国家卫生健康委员会"十四五"规划教材

全国高等学校药学类专业研究生规划教材

供药学类专业用

药 用 材 料

U0276208

主 编　郭圣荣

编　委（按姓氏笔画排序）

丁劲松（中南大学湘雅药学院）

王学清（北京大学药学院）

尹莉芳（中国药科大学）

冯　敏（中山大学药学院）

冯年平（上海中医药大学）

杜永忠（浙江大学药学院）

邱利焱（浙江大学高分子科学与工程学系）

沙先谊（复旦大学药学院）

张　娜（山东大学药学院）

张　蜀（广东药科大学）

张志平（华中科技大学同济药学院）

高会乐（四川大学华西药学院）

郭圣荣（上海交通大学药学院）

涂家生（中国药科大学）

黄永焯（中国科学院上海药物研究所）

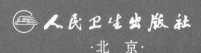

人民卫生出版社

·北　京·

图书在版编目（CIP）数据

药用材料 / 郭圣荣主编 . —北京：人民卫生出版社，2022.3

ISBN 978-7-117-32823-4

Ⅰ. ①药⋯　Ⅱ. ①郭⋯　Ⅲ. ①药物学－教材　Ⅳ. ①R9

中国版本图书馆 CIP 数据核字（2022）第 016898 号

| 人卫智网 | www.ipmph.com | 医学教育、学术、考试、健康，购书智慧智能综合服务平台 |
| 人卫官网 | www.pmph.com | 人卫官方资讯发布平台 |

药 用 材 料

Yaoyong Cailiao

主　　编：郭圣荣

出版发行：人民卫生出版社（中继线 010-59780011）

地　　址：北京市朝阳区潘家园南里 19 号

邮　　编：100021

E - mail：pmph @ pmph.com

购书热线：010-59787592　010-59787584　010-65264830

印　　刷：北京汇林印务有限公司

经　　销：新华书店

开　　本：850 × 1168　1/16　印张：36　插页：16

字　　数：912 千字

版　　次：2022 年 3 月第 1 版

印　　次：2022 年 4 月第 1 次印刷

标准书号：ISBN 978-7-117-32823-4

定　　价：158.00 元

打击盗版举报电话：010-59787491　E-mail：WQ @ pmph.com

质量问题联系电话：010-59787234　E-mail：zhiliang @ pmph.com

出版说明

研究生教育是高等教育体系的重要组成部分,承担着我国高层次拔尖创新型人才培养的艰巨使命,代表着国家科学研究潜力的发展水平,对于实现创新驱动发展、促进经济提质增效具有重大意义。我国的研究生教育经历了从无到有、从小到大、高速规模化发展的时期,正在逐渐步入"内涵式发展,以提高质量为主线"的全新阶段。为顺应新时期药学类专业研究生教育教学改革需要,深入贯彻习近平总书记关于研究生教育工作的重要指示精神,充分发挥教材在医药人才培养过程中的载体作用,更好地满足教学与科研的需要,人民卫生出版社经过一系列细致、广泛的前期调研工作,启动了国内首套专门定位于研究生层次的药学类专业规划教材的编写出版工作。全套教材为国家卫生健康委员会"十四五"规划教材。

针对当前药学类专业研究生教育概况,特别是研究生课程设置与教学情况,本套教材重点突出如下特点:

1. 以科学性为根本,展现学科发展趋势 科学性是教材建设的根本要求,也是教材实现教学载体功能的必然需求。因此,本套教材原则上不编入学术争议较大、不确定性较高的内容。同时,作为培养高层次创新人才的规划教材,本套教材特别强调反映所属学术领域的发展势态和前沿问题,在本领域内起到指导和引领作用,体现时代特色。

2. 以问题为导向,合理规划教材内容 与本科生相比,研究生阶段更注重的是培养学生发现、分析和解决问题的能力。从问题出发,以最终解决问题为目标,培养学生形成分析、综合、概括、质疑、发现与创新的思维模式。因此,教材在内容组织上,坚持以问题为导向,强调对理论知识进行评析,帮助学生通过案例进行思考,从而不断提升分析和解决问题的能力。

3. 以适用性为基础,避免教材"本科化" 本套教材建设特别注重适用性,体现教材适用于研究生层次的定位。知识内容的选择与组织立足于为学生创新性思维的培养提供必要的基础知识与基本技能。区别于本科教材,本套教材强调方法与技术的应用,在做好与本科教材衔接的同时,适当增加理论内容的深度与广度,反映学科发展的最新研究动向与热点。

4. 以实践性为纽带,打造参考书型教材 当前我国药学类专业研究生阶段人才培养已经能与科研实践紧密对接,研究生阶段的学习与实验过程中的知识需求与实际科研工作中的需求具有相通性。因此,本套教材强化能力培养类内容,由"知识传授为主"向"能力培养为主"转变,强调理论学习与实际应用相结合,使其也可以为科研人员提供日常案头参考。

5. 以信息平台为依托,升级教材使用模式　为适应新时期教学模式数字化、信息化的需要,本套教材倡导以纸质教材内容为核心,借用二维码的方式,突破传统纸质教材的容量限制与内容表现形式的单一,从广度和深度上拓展教材内容,增加相关的数字资源,以满足读者多元化的使用需求。

　　作为国内首套药学类专业研究生规划教材,编写过程中必然会存在诸多难点与困惑,来自全国相关院校、科研院所、企事业单位的众多学术水平一流、教学经验丰富的专家教授,以高度负责的科学精神、开拓进取的创新思维、求真务实的治学态度积极参与了本套教材的编写工作,从而使教材得以高质量地如期付梓,在此对于有关单位和专家教授表示诚挚的感谢! 教材出版后,各位老师、学生和其他广大读者在使用过程中,如发现问题请反馈给我们(renweiyaoxue2019@163.com),以便及时更正和修订完善。

人民卫生出版社

2021 年 1 月

主编简介

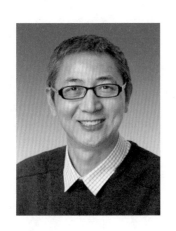

郭圣荣博士,现为上海交通大学长聘教授、博士生导师,药学院药剂学科负责人、精准药物输送与药用材料课题组组长,上海交通大学生农医药学部学位评定委员会委员、上海交通大学科技伦理委员会委员,上海市药学会药剂学专业委员会副主任委员,中国药学会药剂学专业委员会委员。

1995 年获浙江大学高分子化学与物理专业博士;1996—2000 年任复旦大学(原上海医科大学)药学院讲师、副教授,硕士生导师;从 2000 年起至今在上海交通大学药学院工作。2003 年 1 月晋升教授,2017 年起为长聘教授。期间于 2004 年在美国佐治亚理工大学开展合作研究,2013—2015 年作为玛丽·居里国际引进学者在英国利兹大学工作。

主要研究方向为新型药物递送系统、高端药剂、药用材料和药械组合体。在 *Journal of Controlled Release* 和 *Biomaterials* 等药剂学和生物材料领域高水平学术期刊发表研究论文一百余篇,获授权中国专利 10 余项,主编出版专著和教材多部。指导的 70 余名研究生皆获博士或硕士学位,20 余人次获国家奖学金。曾获上海交通大学教书育人奖、首届上海交通大学优秀博士生导师称号、上海交通大学优秀教师奖,上海市自然科学奖、上海市药学科技奖,明治乳业生命科学(杰出)奖,中国国际工业博览会优秀展品奖和中国国际高新技术产品交易会优秀产品奖,国家科技进步二等奖等。

前　言

　　《药用材料》是国家卫生健康委员会"十四五"规划教材和全国高等学校药学类专业研究生规划教材,可供药学类专业本科生、研究生和从事新药研发的人员学习参考使用,由全国 12 所大学和中国科学院上海药物研究所的教授、研究员联合编写。

　　以高分子材料为代表的相关学科的快速发展,使药剂学从单纯的配方和制备工艺学上升到药物递送系统的科学技术新高度,药物制剂进入药物缓控释系统新时代。多年来,"药用高分子材料"作为药学类专业本科生或研究生课程在许多大学开设,受到师生重视。当今,分子组装体或聚集体(如脂质体、纳米粒等)以及预混辅料等新型药用材料的研究和应用越来越广泛、越来越受到重视,有必要在本套研究生教材中得到体现。鉴于此,笔者提出用《药用材料》代替《药用高分子材料》作为规划教材。

　　本书中,将药用材料定义或界定为和原料药物一起制成药物制剂所用的材料。原料药和药用材料在制成药物制剂后分别成为药物制剂中的活性成分和非活性成分。这些非活性成分起赋形的作用,又称为赋形剂。药用材料是制备药物制剂必不可少的材料,不仅在药物制剂中发挥赋形的作用,而且对药物制剂的安全性、有效性、质量可控性也起到了一定的作用。药品包装材料和原料药不属于药用材料,本书中不予以介绍。

　　《药用材料》分为三篇:药用辅料篇、功能性药用高分子材料篇和基于聚集体 / 组装体的药物载体篇。

　　第一篇药用辅料篇,主要按照剂型及功用分类介绍各种药用辅料。药用辅料为经过合理的安全性评价并经过国家药品监督管理局审评审批通过的药用材料。只有用药用辅料制备的药物制剂才能获批准上市销售,才能被患者服用。用于申报新药的药物制剂应采用药用辅料进行研发。

　　第二篇主要介绍功能性药用高分子材料,包括生物降解性高分子材料、刺激响应性高分子材料、黏膜黏附性高分子材料等。一些高分子可以与药物分子轭合之后制成药物 - 高分子轭合物,药物 - 高分子轭合物也将在本篇中予以介绍。

　　第三篇为基于聚集体 / 组装体的药物载体,包括高分子微 / 纳米药物、脂质体、药用水凝胶、生物技术药物载体和无机纳米载体等。用基于聚集体 / 组装体的药物载体制备的药物制剂实际上是载药聚集体 / 组装体的集合体,每一个载药聚集体 / 组装体都是一个独立的载药和释药单元。药物制剂的质量、稳定性和递释药行为等取决于各载药聚集体 / 组装体的集合效应。

　　负责各章编写的编委分别为郭圣荣(第一章、第五至七章)、涂家生(第二章)、尹莉芳(第三章)、张蜀(第四章)、冯敏(第八章)、冯年平(第九章)、张志平(第十章)、王学清(第十一章)、高会乐(第十二章)、杜永忠(第十三章)、张娜(第十四章)、黄永焯(第十五章)、沙先谊(第十六章)、邱利焱(第十七章)、丁劲松(第十八章)。

　　参加编写各章节的人员还包括:孙春萌(第二章)、杜运爱(第二章)、韩晓鹏(第三章)、陈朝阳(第五章)、蔡思敏(第六章)、金竹(第七章)、谭松巍(第十章)、刘永军(第十四章)。陈朝阳为本书编写秘书。杨宁、田柳、常亚、邹晨明、黄雅莉、周华伟、杨玲馨、曾平等参加了书稿的整理和核对工作。

　　非常感谢各位编委和参编人员为本书的编写付出宝贵的心力、精力和时间,本书在编写过程中,得到了各编委所在单位领导以及专家、教授的支持和帮助。所有编委都是所在单位的教学、科研骨干,在药用材料研究方面颇有建树或拥有药用材料方面丰富的教学经验。笔者和张志荣教授探讨药物制剂和剂型的定义,受益匪浅;梁文权教授、蒋新国教授和方晓玲教授分别为一些章节的修改提供了建设性意见。在此向他们及所有关心和帮助本书编写的同志们表示衷心的感谢!

　　限于时间和编者水平有限,书中难免存在不足之处,恳请广大读者提出宝贵意见,以便改进。

郭圣荣

2021 年 8 月 24 日

目 录

药用辅料篇

功能性药用高分子材料篇

第十一章　黏膜黏附性高分子材料 224

第十二章　刺激响应性高分子材料 273

第十三章　药物 - 高分子轭合物　　306

基于聚集体 / 组装体的药物载体篇

第十四章　高分子微 / 纳米药物载体 337

第一章　药用材料概述

问题导航

什么是药用材料？药用材料的功用有哪些？药用材料、原料药与药物制剂之间的关系是什么？

第一节　药用材料的定义

药用材料（pharmaceutical materials）为和原料药物一起制成药物制剂所用的材料。原料药物和药用材料在制成药物制剂（pharmaceutical preparations）后分别成为药物制剂中的活性成分（active pharmaceutical ingredients）和非活性成分（inactive pharmaceutical ingredients），如对乙酰氨基酚片是用对乙酰氨基酚和淀粉、蔗糖、硫脲、羟甲淀粉钠、硬脂酸镁制备而得，淀粉、蔗糖、硫脲、羟甲淀粉钠、硬脂酸镁就是用于制备对乙酰氨基酚片的药用材料，是对乙酰氨基酚片中相对于对乙酰氨基酚的非活性成分。药物制剂中的非活性成分不仅对药物制剂起赋形的作用，而且对药物制剂的安全性、有效性、稳定性、依从性以及生产、贮存和使用也有重要作用。

药用材料与药密切相关。下面简要介绍与药有关的一些基本概念。药可以解读为药物、药品、原料药物、药物制剂等。

药物是一个古老而通俗的名词，《现代汉语词典》（第7版）（商务印书馆出版）将药物表述为能防治疾病、病虫害等的物质，是从药物作用的角度定义的。

药品的定义在《中华人民共和国药品管理法》（2019年修订）中有规定。药品是指用于预防、治疗、诊断人的疾病，有目的地调节人的生理功能并规定有适应证或者功能主治、用法和用量的物质，包括中药、化学药和生物制品。

原料药物在2020年版《中华人民共和国药典》（以下简称《中国药典》）制剂通则中系指用于制剂制备的活性物质，包括中药、化学药、生物制品原料药物。中药原料药物系指饮片、植物油脂、提取物、有效成分或有效部位；化学药原料药物系指化学合成、或来源于天然物质或采用生物技术获得的有效成分（即原料药）；生物制品原料药物系指生物制品原液或将生物制品原液干燥后制成的原粉。

药物制剂,简称药剂、制剂,为药剂学的专业术语和基本概念,系指用原料药物和药用材料一起制成的可适用于一定给药途径的成品。

国际人用药品注册技术协调会(International Council for Harmonization, ICH)将药物制剂中的所有组分包括活性成分和非活性成分均称为药剂组分(pharmaceutical substances)。

与药物制剂密切相关的另一术语为药物剂型(pharmaceutical dosage form),即与一定给药途径相适应的药品的形式。

值得指出的是,传统中药制剂广泛存在"药辅合一"的现象。制备中药制剂的药用材料常具有药理活性,药物也可以发挥赋形剂的作用。

第二节　药用材料的分类

药用材料可按如下方式进行分类:

（一）按是否已经通过合理安全性评价分类

按是否已经通过合理安全性评价可分为药用辅料和非药用辅料。

国际药用辅料协会(International Pharmaceutical Excipients Council, IPEC)将药用辅料定义为药物制剂中经过合理安全性评价的不包括有效成分或前体的组分。因此,只有已经通过合理安全性评价的药用材料才能称为药用辅料。上市的药物制剂产品中所用的药用材料必须是药用辅料。《中国药典》(2020年版)四部中有专门介绍"药用辅料"和"通用技术要求",收载了335种药用辅料。新型药用辅料的研究在新药开发中占重要地位,原国家食品药品监督管理局就药用辅料审评审批发布了《总局关于药包材药用辅料与药品关联审评审批有关事项的公告》(2016年第134号)。

（二）按分子量大小分类

按分子量大小分为药用小分子材料和药用高分子材料。

1. **药用小分子材料**　药用小分子材料的分子量较小,不是采用聚合反应的方法制备而得,分子量小于10^4Da,一般有比较确定的分子量、化学结构、熔点或沸点、溶解度等。如羟苯苄酯,分子量为228.25Da,分子式为$C_{14}H_{12}O_3$,熔点为111~113℃,在甲醇或乙醇中溶解,在水中几乎不溶,用作抑菌剂。其化学结构式如图1-1所示。

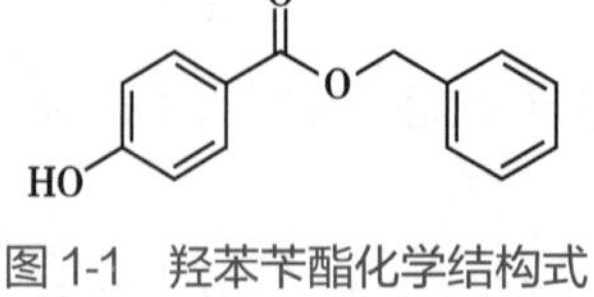

图1-1　羟苯苄酯化学结构式

2. **药用高分子材料**　药用高分子材料的分子量一般在10^4~10^6Da,如聚维酮K30(polyvinyl pyrrolidone K30, PVPK30),平均分子量为3.8×10^4Da,用作黏合剂和助溶剂。药用高分子材料在药物制剂研发中发挥越来越重要的作用。

（三）按来源分类

按来源可分为天然、半天然和合成药用材料。

1. 天然药用材料 如玉米淀粉，系自禾本科植物玉蜀黍 *Zea mays* L. 的颖果制得，用作填充剂和崩解剂等；粉状纤维素，系自植物纤维浆中所得的 α- 纤维素，经纯化和机械粉碎制得，用作黏合剂、填充剂和崩解剂等；橄榄油，系由油橄榄的成熟核果提炼制成的脂肪油，用作溶剂和分散剂等。

2. 合成药用材料 如聚氧乙烯，为环氧乙烷（氧化乙烯）在高温高压下，在引发剂和催化剂存在下聚合而制得的均聚物，用作崩解剂、阻滞剂等；聚山梨酯 80，为山梨坦单油酸酯和环氧乙烷聚合而成的聚氧乙烯 20 山梨坦单油酸酯，用作增溶剂和乳化剂等；聚甲基丙烯酸铵酯 Ⅰ，为甲基丙烯酸甲酯、丙烯酸乙酯与甲基丙烯酸氯化三甲铵基乙酯以 60∶30∶10 共聚而得，用作包衣材料和释放阻滞剂等。

3. 半天然药用材料 如羟乙基纤维素，系碱性纤维素和环氧乙烷经醚化反应制备，用作增稠剂、薄膜包衣剂、稳定剂、黏合剂和助悬剂等；羧甲淀粉钠，系淀粉在碱性条件下与氯乙酸作用生成的淀粉羧甲基醚的钠盐，用作崩解剂和填充剂等。

（四）按化学分类

按化学可分为有机药用材料和无机药用材料。

1. 有机药用材料 如三氯叔丁醇，可用作抑菌剂和增塑剂等；大豆油，可用作溶剂和分散剂等。

2. 无机药用材料 如硫酸钙，用作稀释剂等；硫酸铝，用作助悬剂等；硫酸铵，用作缓冲剂等。

（五）按物态分类

按物态可分为气态、液态和固态药用材料。

1. 气态药用材料 如二氧化碳，用作空气取代剂、pH 调节剂和气雾用抛射剂等。

2. 液态药用材料 如纯化水，用作溶剂和稀释剂等。

3. 固态药用材料 如滑石粉，用作润滑剂等。

（六）根据剂型按用途分类

根据剂型按用途可分为液体制剂、半固体制剂、固体制剂、气雾剂、粉雾剂、喷雾剂等用药用材料。

1. 用于液体制剂 溶剂和分散介质，如水可作溶液剂的溶剂和混悬剂的分散介质。附加剂包括增溶剂、助溶剂、潜溶剂、乳化剂、助乳化剂、助悬剂、润湿剂、絮凝剂与反絮凝剂、pH 调节剂和缓冲剂、金属离子螯合剂、抑菌剂和防腐剂、抗氧剂、着色剂、矫味剂、芳香剂等。

2. 用于半固体制剂 油脂性基质，水溶性基质，乳剂型基质，附加剂如抗氧剂、防腐剂、保湿剂、增稠剂、透皮吸收促进剂等。

3. 用于灭菌制剂和无菌制剂 溶剂，附加剂如等渗调节剂、等张调节剂、止痛剂、冻干保护剂等。

4. 用于气雾剂、粉雾剂、喷雾剂 抛射剂及附加剂。

5. 用于固体制剂 黏合剂、润湿剂、助流剂、润滑剂、填充剂、崩解剂、包衣材料、胶囊囊材、滴丸剂基质等。

（七）根据聚集体和组装体类型分类

根据聚集体和组装体类型可分为脂质体、高分子微 / 纳米粒、无机纳米粒和水凝胶等。

作为药用材料的高分子还可与药物分子通过化学键轭合制备药物 - 高分子轭合物,如聚乙二醇(PEG)化干扰素等。

第三节　药用材料的功用

药用材料的功用即其在药物制剂的制备过程中及所制备的制剂中发挥的作用。

（一）保障药物制剂的制备与生产质量,提高生产效率

如滑石粉,在压片时可用作抗黏剂和润滑剂,防止物料黏附于冲头和冲模表面,降低物料与模壁之间的摩擦力,保证在压片和推片时压力分布均匀、从模孔推片顺利,使片剂表面光洁。

（二）用于药物制剂的成型

同一药物,采用不同的药用材料可制成不同的药物剂型。如用淀粉、蔗糖、硫脲、羟甲淀粉钠和硬脂酸镁与对乙酰氨基酚共混压片可制备对乙酰氨基酚片;将对乙酰氨基酚加入到含有苯甲醇、聚乙二醇、丙二醇、亚硫酸氢钠和盐酸利多卡因的注射用水中可制备对乙酰氨基酚注射液;将对乙酰氨基酚加入到含焦亚硫酸钠的混合脂肪酸甘油酯基质中可制备对乙酰氨基酚栓剂。

（三）保障药物制剂的质量

根据《中国药典》（2020 年版）片剂通则中崩解时限检查法的规定,所有普通供试片必须在 15 分钟内全部崩解。布洛芬片中含有淀粉、糊精、微晶纤维素、羧甲淀粉钠、硬脂酸镁和羟丙甲纤维素等,其中羧甲淀粉钠和微晶纤维素发挥崩解剂的作用,保证布洛芬片符合崩解时限的质量要求。

（四）提高药物制剂的稳定性

如多潘立酮混悬液中含有山梨醇、羟苯甲酯、羟苯丙酯、氢氧化钠、糖精钠、聚山梨酯 20、微晶纤维素、羧甲纤维素钠和纯化水等辅料,其中羟苯甲酯和羟苯丙酯作为防腐剂和抑菌剂防止微生物污染制剂,羧甲纤维素钠作为助悬剂提高混悬液稳定性。

（五）提高患者用药的依从性

如氢溴酸右美沙芬糖浆中含有蔗糖、苯甲酸钠和橘子香精等辅料,蔗糖作为甜味剂,橘子香精作为芳香剂,可掩盖药物的苦涩,提高用药依从性。

（六）递送和释放药物

如比沙可啶肠溶片中含有淀粉、乳糖、微晶纤维素、磷酸氢钙、硬脂酸镁、丙烯酸树脂、滑石粉和苯二甲酸二乙酯等辅料。其中丙烯酸树脂为肠溶包衣材料,苯二甲酸二乙酯为增塑剂,用它们做成的薄膜包衣可保护比沙可啶肠溶片口服后在胃液中不崩解和溶出,药物进入小肠后薄膜包衣溶解,药片崩解和溶出,丙烯酸树脂和苯二甲酸二乙酯发挥在肠道定位释药的作用。

（七）用于制备前药

如抗癌蛋白新制癌菌素与马来酸和苯乙烯的共聚物轭合制备成新制癌菌素的前药,马来酸和苯乙烯的共聚物成为所制备前药的组成部分。该前药给药后在肿瘤中的蓄积较正常组织多,具有较好的抗肿瘤效果。研究者认为大分子可选择性地从肿瘤血管中泄漏出来并在肿瘤组织中蓄积,将偶氮染料伊文思蓝与白蛋白的复合物给药后,发现在荷瘤小鼠的肿瘤部位可见明显的伊文思蓝染料蓄积,据此

提出了高分子量（分子量一般为 10^4 Da 及以上）化合物在实体瘤中的高通透性和滞留效应（enhanced permeability and retention effect），即著名的 EPR 效应。

（八）"药辅合一"

"药辅合一"是中药制剂使用辅料的重要原则，也是中药制剂区别于化药制剂的显著特征，在中药制剂中具有普遍性。

中药制剂中的辅料多具有药理活性。如蜂蜜在蜜丸中同时兼有黏合、矫味与药效作用，在补中益气丸、二母宁嗽丸、麻仁丸、活血跌打丸中分别发挥补气、止咳、通便、止痛的作用；薄荷油兼有促透与药效作用，在八仙油、保济油、清凉油等制剂中分别发挥疏风热、清头目、提神止痒的作用。

第四节　新型药用材料简介

（一）功能性药用高分子材料

1. **基本知识**　高分子为高分子量化合物的简称，一般来说，分子量为 $10^4 \sim 10^6$ Da。通过聚合反应制备的化合物称为聚合物，聚合物一般分子量较大。习惯上，聚合物也称为高分子，但不是所有的聚合物都是高分子量化合物。

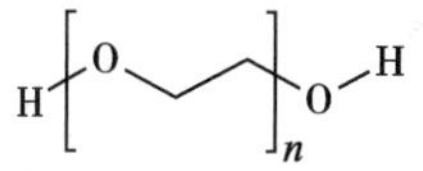

（1）分子量及其分布：一般来说，高分子实际上是一系列同系物的混合物。高分子的分子量不是均一的，具有多分散性（polydispersity），高分子分子量一般指平均分子量。高分子的性状和应用与其分子量大小有关，如聚乙二醇（PEG），其结构式如图 1-2 所示，有各种不同分子量的品种。《中国药典》（2020 年版）收载了 PEG 300（供注射用）、PEG 400、PEG 400（供注射用）、PEG 600、

图 1-2　PEG 的结构式
注：n 为聚合度，n 越大，分子量越大。

PEG 1000、PE 1500、PEG 4000 和 PEG 6000 共 8 种 PEG 药用辅料。如 PEG 400 和 PEG 6000 分别为平均分子量为 380~420Da 和 5 500~7 500Da 的 PEG。PEG 400 的凝点为 4~8℃，为无色或几乎无色的黏稠液体，用作溶剂和增塑剂；PEG 6000 的凝点为 53~58℃，为白色固体，用作软膏剂基质和润滑剂等。

由于计算平均分子量的统计方法不同，高分子平均分子量可以有多种表示方法。

例如，高分子材料中含有分子量为 $M_1, M_2, M_3, \cdots, M_i, \cdots, M_n$ 的高分子同系物，其分子数分别为 $N_1, N_2, N_3, \cdots, N_i, \cdots, N_n$，则数均分子量（$M_n$）可由式（1-1）计算而得：

$$\overline{M_n} = \frac{N_1M_1 + N_2M_2 + N_3M_3 + \cdots + N_nM_n}{N_1 + N_2 + N_3 + \cdots + N_n} = \frac{\sum N_iM_i}{\sum N_i} \qquad \text{式（1-1）}$$

若以高分子的质量分数作为统计分数，高分子材料中含有分子量为 $M_1, M_2, M_3, \cdots, M_i, \cdots, M_n$ 的高分子同系物，其重量分别为 $W_1, W_2, W_3, \cdots, W_i, \cdots, W_n$，则重均分子量（$\overline{M_w}$）可由式（1-2）计算而得：

$$\overline{M_w} = \frac{W_1M_1 + W_2M_2 + W_3M_3 + \cdots + W_nM_n}{W_1 + W_2 + W_3 + \cdots + W_n} = \frac{\sum W_iM_i}{\sum W_i} \qquad \text{式（1-2）}$$

若用 $Z_i(W_iM_i)$ 作为统计分数，高分子的 Z 均分子量（$\overline{M_z}$）可用式（1-3）计算而得：

$$\overline{M_z} = \frac{Z_1M_1+Z_2M_2+Z_3M_3+\cdots+Z_nM_n}{Z_1+Z_2+Z_3+\cdots+Z_n} = \frac{\sum Z_iM_i}{\sum Z_i} \qquad 式（1-3）$$

此外,高分子的相对分子量经常用黏度法来测定,黏均分子量（$\overline{M_\eta}$）可用式（1-4）计算而得:

$$\overline{M_\eta} = \left[\frac{\sum N_iM_i^{\alpha+1}}{\sum N_iM_i}\right]^{1/\alpha} \qquad 式（1-4）$$

式中,线性高分子的 α 介于 0.5~1.0。

通常情况下,$\overline{M_z} > \overline{M_w} > \overline{M_\eta} > \overline{M_n}$。只有当高分子同系物分子量完全均一时,它们才全部相等,即 $\overline{M_z} = \overline{M_w} = \overline{M_\eta} = \overline{M_n}$。

高分子的分子量与黏度有相关性。高分子一般不测定其分子量,而是用黏度大小表征其分子量大小。K 可表征高分子的平均分子量,实际上是与高分子水溶液的相对黏度有关的特征值。通常 K 越大,其黏度越大,黏接性越强。如聚维酮 K30 是聚乙烯吡咯烷酮产品中的一种,K30 代表 K 为 27.0~32.0,不同的 K 分别代表相应的 PVP 平均分子量范围,聚维酮 K30 的分子量（M_w）为 45 000~58 000Da。

$$K=\frac{\sqrt{300W\lg\eta_\tau+(W+1.5W\lg\eta_\tau)^2}+1.5W\lg\eta_\tau-W}{0.15W+0.003W^2} \qquad 式（1-5）$$

式中,η_τ 为 25℃下聚维酮水溶液的相对黏度,W 为供试品的重量（g）。

高分子的分子量分布分散程度可用多分散指数（polydispersity index, PDI）和分子量分布曲线来表示。

$$PDI= \overline{M_w} / \overline{M_n} \qquad 式（1-6）$$

一般来说,分子量分布越窄,高分子材料的质量越好。而 PDI 越接近于 1,分子量分布越窄。若 PDI 为 1,表明高分子分子量均一,为单分布。

以分子量为横坐标,以所含各种分子的质量百分数（或数量百分数）为纵坐标作图,即得分子量的重量或数量分布曲线,可以观察到高分子多分散性的情况。

（2）结构:高分子材料的结构可分为四个不同层次,依次为一级、二级、三级、四级结构。

1）一级结构:包括高分子的化学组成、键接方式、立体构型[包括旋光异构（D 型和 L 型）]、支化和交联等。如聚乳酸（polylactic acid, PLA）可由 D 型乳酸或 L 型乳酸缩合聚合而得,或者由 L 型、D 型或 DL 型丙交酯开环聚合而得,所制备的聚乳酸包括 P（L）LA、P（D）LA 和 P（DL）LA。P（D）LA 和 P（L）LA 的性质基本相似,都是高结晶性聚合物,结晶度在 37% 左右,熔点在 170℃,玻璃化转变温度约为 57℃。P（DL）LA 是非晶态聚合物,玻璃化转变温度在 40~50℃,抗张强度和弹性模量均很小。Raymond C Rowe, Paul J Sheskey 和 Marian E Quinn 编写的 *The Handbook of Pharmaceutical Excipients*（6th Edition）收载了 P（DL）LA,主要用作植入剂、口服固体分散物和包衣剂材料。

高分子大多为线形,称为线形高分子。也有支化、梳形、星形、树枝状高分子和交联网状高分子（又称体型高分子）。如甲基丙烯酸与甲基丙烯酸甲酯分别以 50 : 50 和 35 : 65 的共聚合可得到两种线形丙烯酸树脂。这两种丙烯酸树脂分别在 pH>6 和 pH>7 时可溶于水,可以用作肠溶包衣材料和释放阻滞剂。丙烯酸与交联剂烯丙基蔗糖或季戊四醇烯丙基醚共聚合可制备交联网状高分子卡波姆。卡波姆为水凝胶高分子,吸水溶胀而不溶解,可以用作生物黏附材料、亲水凝胶骨架材料、片剂黏合剂、助悬剂等。聚酰胺-胺树枝状高分子可用作非病毒基因药物载体。

2）二级结构：包括高分子大小和高分子形态（构象）。高分子的构象有很多种类，包括无规线团、伸直链、折叠链和螺旋链等。无规线团是线形高分子在溶液或熔体中的主要形态，这种形态可以想象为一团乱毛线。高分子链由于内旋转可不断改变其构象，这种性质称为高分子的柔顺性。与柔顺性相反的是刚性。高分子链的柔顺性或刚性大小与温度、外力等外界因素有关。

3）三级结构：高分子聚集在一起的结构，也叫聚集态结构，包括结晶结构、非晶结构、取向结构和液晶结构等。如微晶纤维素，为由很多微晶区和非晶区交织在一起的多晶结构，不溶于水、可吸水溶胀，可以用作片剂的崩解剂。在纤维素分子上引入甲基后制备得到甲基纤维素，和纤维素分子比较，甲基纤维素分子的规整性和结晶性降低、水溶性增大，可用作黏合剂和增黏剂。

4）四级结构：两种或两种以上高分子组成的聚集态结构或者高分子与小分子组成的聚集态结构。这种不同高分子之间或高分子与小分子之间的堆砌排列称为织态结构。药物以分子状态分散在高分子材料中制备的固体分散体就是一种高分子的织态结构。

（3）热性能与力学性能：高分子的热性能来源于高分子的热运动。低分子量化合物有明确的沸点和熔点，可以成为固相、液相和气相。一般来说，高分子没有气相，因为其不能克服高分子之间的相互作用使彼此分离，难以气化。

小分子的热运动方式有振动、转动和平动，是整个分子的运动，这种运动称为布朗运动。而高分子由于结构复杂，除了整个分子链的运动外，分子链中的一部分如链段、链节、支链和侧基等也存在相应的各种运动（称为微布朗运动），所以高分子的热性质也比小分子要复杂得多。在高分子的各种运动单元中，链段的运动最重要，高分子材料的许多特性都与链段的运动有直接关系。

下面按照线形非晶态高分子材料的形变-温度曲线来介绍高分子材料的宏观力学性质和分子运动机制。

在线形非晶态高分子的形变-温度曲线（图1-3）上有三种不同的力学状态和两个热转变区，依次为玻璃态、玻璃化转变区、高弹态（又称橡胶态）、黏弹转变区和黏流态。

1）玻璃态：在较低温度下，高分子材料处于玻璃态（glassy state），高分子分子运动的能量很低，不足以克服主链内旋转的位垒，链段处于被"冻结"的状态，只有侧基、链节、短支链等小运动单元的局部振动以及键长、键角的变化。因而高分子材料的力学性质和无机玻璃差不多，弹性模量大、质硬、受力后形变很小（0.01%~0.1%），而且形变遵循胡克定律，外力除去后能立即恢复。

2）玻璃化转变区：处于玻璃化转变（glass transition）区的高分子材料对温度十分敏感，在3~5℃范围内高分子材料性能（如膨胀系数、比热容、比体积、模量、介电常数和折射率等）都会发生突变。随着温度的升高，链段开始"解冻"，即链段克服内旋转位垒而运动，使高分子形态不断改变，分子构象发生改变。分子链可以在外力作用下伸展或卷曲，形变增加。这个转变温度称为玻璃化（转变）温度（T_g）。严格来说，T_g是一个温度范围。

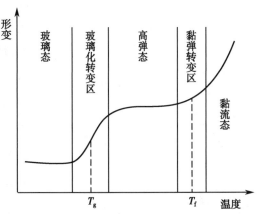

图1-3 线形非晶态高分子的形变-温度曲线

3）高弹态：处于高弹态（elastomeric state）的高分子材料，虽然整个高分子链不能移动，但热运动的能量足以使高分子链段自由运动。这种状态下的高分子材料弹性模量小，受较小的力就可以发生很大的形变（100%~1 000%），且形变是可逆的，外力除去后形变可以完全恢复，称之为高弹形变。高弹态在高分子材料的形变-温度曲线上是一个平台，这是由于链段运动随升温而加剧，能给出较大形变；另一方面，弹性恢复力随升温而增加更能抵抗形变，形变和温度两个因素相互抵消的结果。高弹态是高分子材料特有的力学状态，在小分子化合物中是观察不到的。

4）黏弹转变（viscoelastic transition）区：随着温度进一步升高，高分子链段的热运动逐渐加剧，链段沿作用力方向能协同运动，不仅使分子链的形态改变而且导致高分子链的重心发生相对位移。高分子开始呈现流动性，形变迅速增加。此转变温度称为黏流温度，记作 T_f。

5）黏流态：温度高于 T_f 以后，由于整个高分子链发生运动，开始塑性流动，高分子材料产生不可逆变形。高分子呈现黏性液体状，因而称为黏流态（viscous flow state，即液态）。

如果高分子有交联，低交联度高分子材料（如硫化橡胶）可以观察到 T_g 但没有 T_f，即不发生黏流；高交联度高分子材料（如酚醛树脂等热固性塑料）难以观察到 T_g。

结晶高分子材料的形变-温度曲线与非晶聚合物有很大不同。当结晶度小于40%时，尚能观察到 T_g；当结晶度大于40%时，T_g 不明显或观察不到。

（4）力学性能：包括高分子材料在受力作用下产生可逆或不可逆的形变及其抗破损的性能。

1）基本物理量：应变和应力，当材料在外力作用下不产生位移时，其几何形状和尺寸发生变化，这种变化称为形变或应变（strain）。材料发生形变时内部会产生大小相等但方向相反的反作用力与外力抗衡，定义单位面积上的这种反作用力为应力（stress）。

弹性模量（elastic modulus），简称模量，即单位应变所需应力的大小，是材料刚度的表征。

强度（strength），材料抵抗外力破坏能力的量度，也就是说当施加的外力超过材料的承受能力时，材料将被破坏。不同形式的破坏力对应于不同意义的强度指标，强度在实际应用中有重要意义，通常有抗张强度和冲击强度等。

硬度（hardness），材料抵抗机械压力的一种指标。硬度实验的方法很多，根据实验方法的不同，计算公式也不同，分为布氏硬度和洛氏硬度等。硬度的大小与材料的弹性模量和抗张强度有关，所以有时用硬度作为材料的弹性模量和抗张强度的一种近似估计。

2）应力-应变曲线：从高分子材料的应力-应变曲线（图1-4）可见，曲线上的转折点 B 称为屈服点，其对应的应力为屈服应力（σ_y）。对应于断裂点 C 的应力为断裂应力（σ_b），σ_b 大于 σ_y 时称为韧性断裂，反之称为脆性断裂。曲线1、2、3、4依次代表刚性塑料、脆性塑料、韧性塑料和弹性体的应力-应变曲线。由此可见，应力-应变曲线可反映材料的刚性、脆性、弹性及韧性。应力-应变曲线的形状除了由材料本身的特性决定之外，还与测定时的温度以及拉伸速率等因素有关。通常，温度升高则材料变得软而韧，断裂强度下降，断裂伸长率增加，特别是在玻璃化转变温度前后变化尤其明显。拉伸速率的提高可使高分子材料模量、屈服应力和断裂应力增

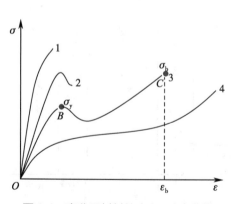

图1-4   高分子材料的应力-应变曲线

加，而断裂伸长率减小，并且在拉伸试验中增加拉伸速率与降低温度具有相同的效应。值得指出的是，某些结晶态高分子材料在拉伸过程中会形成"细颈"，造成瞬时截面积变小，此时实际测得的真实应力应该高于由测试前试样尺寸得到的应力。

高分子材料在拉伸过程中普遍存在屈服行为，发生屈服的同时常常伴随剪切滑移变形带和银纹的形成。韧性高分子材料单向拉伸发生屈服，出现与拉伸方向成45°的剪切滑移变形带，同时逐渐生成"细颈"。"银纹"现象指高分子材料在应力作用下，于某些薄弱部位出现应力集中，而在材料表面或内部垂直于应力方向上出现很多微细缝的现象，即应力发白。

3）高弹性和黏弹性：高分子材料力学性能的最大特点是高弹性和黏弹性。

高弹性：处于高弹态的高分子材料表现出高弹性。高弹性是高分子材料极重要的性能，它的特点为弹性模量小、形变大，形变时伴随有热效应发生，伸长时放热，回缩时吸热。高分子材料具有弹性的必要条件是具有高分子柔性链。因为高分子柔性链在自然状态下处于无规线团状态，构象数最多、熵最大。高分子材料在外力作用下发生变形是由于高分子链被伸展，链伸展引起链构象数减少、熵值下降。热运动可使高分子链恢复到熵值最大、构象数最多的卷曲状态，因而产生弹性恢复力，这就是弹性形变的本质。

黏弹性：理想弹性体的形变与时间无关，形变瞬时达到、瞬时恢复，理想黏性体的形变随时间线性发展。高分子材料介于理想弹性体和黏性体之间，形变的发展强烈依赖于温度和时间，不仅具有弹性而且有黏性。材料力学性质随时间变化的现象称为力学松弛（mechanical relaxation）或黏弹性（viscoelasticity）。广义上说，松弛过程为从体系（始态）在受外场（力场、电场等）作用的瞬间开始，经过一系列非平衡态（中间状态）过渡到平衡态（终态）的过程，而这一过渡时间不是很短。高分子材料在低温或快速形变时表现为普弹性，呈玻璃态；在高温或缓慢形变时表现为黏性，呈黏流态；在中等温度和中等速度形变时，表现为黏弹性，呈橡胶态。黏弹性主要包括蠕变、应力松弛两类静态力学行为以及滞后、内耗两类动态力学行为。

4）溶胀和溶解：高分子的溶解一般可分为两个阶段，第一阶段是溶胀，第二阶段是溶解。由于高分子难以摆脱分子间的相互作用而在溶剂中扩散，溶剂分子首先扩散到高分子之间使之胀大。线形高分子发生溶胀后会逐渐溶解；交联高分子只能达到溶胀平衡而不溶解。高分子溶解在溶剂中形成溶液的过程实质上是溶剂分子首先扩散进入高分子之间，消弱高分子间作用力（称为溶剂化），高分子再扩散进入溶剂中的过程。

高分子的溶解性受化学结构、分子量、结晶性、支化或交联结构等因素的影响。总的来说，分子量越高，溶解越难；结晶度越高，溶解越难；支化或交联程度越高，溶解越难。非极性的结晶高分子必须在接近熔点温度下使结晶熔融，破坏晶格后，再与溶剂作用才能溶解。

2. 代表性功能性药用高分子材料　包括生物降解性高分子、刺激响应性高分子、黏膜黏附性高分子等。一些高分子吸水溶胀成水凝胶，可用作药物的载体，同时也是一类具有良好生物相容性的功能性药用高分子材料。一些高分子材料可以与药物分子轭合之后制成药物-高分子轭合物。本书中将药物-高分子轭合物也看作一种功能性药用高分子材料。

（1）生物降解性药用高分子材料（biodegradable polymer materials for pharmaceutical applications）：药用高分子的生物降解性指其在生物体内可降解为小分子而消除的性能。植入剂和注射剂等可采用生物降解性药用高分子材料。生物降解性药用高分子主要为一些主链可水解断链的高分子,该种高分子及其降解产物应具有良好的生物相容性、无毒,可在一定时间内(从几小时到几年不等)降解成可排泄出体外的小分子。

生物降解性药用高分子可分为:①化学合成的生物降解性高分子(如聚丙交酯、聚乙交酯、聚氰基丙烯酸酯、聚己酸内酯、聚对二氧杂环己烷酮、聚酐、泊洛沙姆、聚膦腈等);②生物合成的生物降解性高分子(如基因工程蛋白质聚合物、传导性弹性和塑性蛋白质聚合物、聚羟基烷酸酯等);③天然的、半合成的生物降解性高分子(如天然聚糖及改性聚糖、氧化纤维素、纤维蛋白原和纤维蛋白、胶原蛋白、明胶等)。

(2)刺激响应性药用高分子材料(stimuli-responsive polymer materials for pharmaceutical applications):高分子刺激响应性指一些高分子因所处环境变化(刺激)而触发其理化性质发生明显改变(响应)的性能,常见的刺激包括光、温度、磁场、超声、pH、酶、氧化还原电位等。根据病灶部位或药物作用部位与其他组织之间的差异(变化),如肿瘤微环境的 pH 略低于健康组织的 pH,采用对这种差异具有响应性的高分子作为药物载体,使所载药物在到达期望的给药部位时才响应性释药。也可使用对外源性刺激,如磁场、超声、光等具有响应性的高分子作为载体,使所载药物到达期望的给药部位时通过施加外源性刺激响应性释药。在期望的给药部位响应性释药可提高药物递送效率,且避免药物分布和作用于其他组织引起的毒副作用。

刺激响应性药用高分子材料包括:①外源性刺激响应性高分子,如光响应性、磁场响应性、超声响应性高分子等;②内源性刺激响应性高分子,如 pH、酶、温度、活性氧簇响应性高分子等。

(3)黏膜黏附性药用高分子材料(mucosa-adhesive polymer materials for pharmaceutical applications):高分子的黏膜黏附性指高分子对黏膜的黏附性能。用黏膜黏附性高分子作为药物载体,可以长时间与黏膜接触并停留,延长所载药物透黏膜吸收时间,提高药物的生物利用度。口服给药的药物透过胃肠道黏膜吸收,口腔、鼻腔、直肠、阴道、肺部给药的药物均是透过相应部位黏膜吸收。

黏膜黏附性高分子材料包括非特异性黏膜黏附性高分子、基于配体-受体相互作用的黏膜黏附性高分子、与黏膜组分分子键合(如形成二硫键)的黏膜黏附性高分子等。

(4)药物-高分子轭合物(drug-polymer conjugates):药物-高分子轭合物中的高分子是轭合物分子的一部分,一定条件下药物分子组分会与高分子组分发生解离而释放出游离的药物分子。药物-高分子轭合物为一种前药,可视为该高分子的衍生物。高分子的理化性质以及药物分子与高分子之间的键合会影响和改变药物分子的理化性质、稳定性、生物药剂学性质以及药理效应的发挥。

药物-高分子轭合物包括药物-聚乙二醇轭合物、药物-多糖轭合物、药物-烯烃类高分子轭合物、药物-聚氨基酸轭合物、药物-抗体轭合物、药物-树枝状大分子轭合物、药物-聚膦腈轭合物等。

(二)基于聚集体/组装体的药物载体

以聚集体/组装体为基础的药物载体制备的药物制剂实际上是载药聚集体/组装体的集合体,每一个载药聚集体/组装体都是一个独立的载药和释药的单元。药物制剂的质量、稳定性和递释药行为等取决于各载药聚集体/组装体的集合效应。药物可在聚集体/组装体制备过程中或制成后负载。载药聚集体/组装体可进一步制成可经一定给药途径用于人体的制剂。

一般来说,药物需从制剂中溶出或释放出来,以游离的药物分子形式透过生物膜吸收。纳米尺寸的固态粒子或液滴可通过膜动转运［吞噬（phagocytosis）和胞饮（pinocytosis）］透过生物膜吸收。纳米尺寸聚集体/组装体（纳米粒）中的药物可不经溶出或释放随纳米粒进入血液和分布到各组织脏器中，包裹在纳米粒中的药物可避免代谢和排泄。游离药物在生物体内的吸收、分布、代谢和排泄过程实际上是生物体对游离药物分子作用的生理行为，难以人为进行调控。采用基于聚集体/组装体的药物载体制备的药物制剂，不仅可以有效调控药物的递送和释放，而且可相当程度上调控药物在体内的吸收、分布、代谢和排泄过程，使药物治疗的疗效最大化。单核吞噬细胞系统（mononuclear phagocytic system，MPS）可吞噬纳米粒，实体肿瘤中的毛细血管对纳米粒具有高通透性，纳米粒在肿瘤组织中存在滞留和蓄积，即所谓的 EPR 效应。纳米粒的大小、表面物理性质和化学性质是其在特定组织蓄积的关键影响因素。纳米粒的尺寸大小或者在外源性刺激（如磁场）的作用下引起其在特定细胞、组织或器官中较多分布称为物理靶向性，纳米粒的表面化学性质使纳米粒与一些细胞、组织或器官具有特异的亲和性而引起靶向性称为主动靶向性。如叶酸表面修饰的纳米粒可与叶酸受体过度表达的肿瘤细胞发生特异性相互作用而导致该纳米粒具有肿瘤细胞靶向性。可据此设计靶向性纳米粒使之在特定的组织蓄积而发挥更有效的治疗作用。由于纳米粒可直接透过生物膜进入人体，其生物安全性应引起高度重视。聚集体/组装体基药物载体的研究具有重大的科学意义和广阔的应用前景。

1. **高分子微/纳米粒（polymer micro-/nanoparticles）** 采用高分子材料制备的微/纳米尺寸的颗粒称为高分子微/纳米粒。高分子微/纳米粒大多为球形或类球形，可为实心或空心，结构均一或非均一。药物可在高分子微/纳米粒制备过程中或制成后负载，分布于高分子微/纳米粒内部和表面。高分子纳米粒作为载体制备的纳米药物可主动和被动靶向特定组织或病灶部位递送并在该部位响应性释药。高分子微球可用作植入剂药物载体，也可用作动脉栓塞剂，如 PVA 微球或海藻酸钙微球经动脉注射，栓塞肝癌部位的血管，切断血供，进而治疗肝癌。

高分子微/纳米粒包括高分子胶束、高分子纳米球和纳米囊、高分子微囊和微球等。

2. **脂质体（liposome）** 脂质体是以磷脂为基本囊材制备的纳米尺寸的囊泡（一种组装体），囊壁与生物膜的组成和结构类似，为磷脂双分子层。磷脂是含磷酸的脂类，一端为含氮或磷的亲水性基团，另一端为疏水（亲油）的长链烃基。在水性介质中，两亲性的磷脂分子亲水端相互靠近，疏水链相互靠近，自组装构成表面亲水、里面疏水（隔水）的磷脂双分子层，该磷脂双分子层作为囊壁，形成囊泡。脂质体具有良好的生物相容性。药物可负载于脂质体囊泡内，疏水性药物也可负载在囊壁的脂质层中。引入一些功能性材料或对普通脂质体进行表面化学改性可制备长循环脂质体、免疫脂质体、响应性脂质体、靶向性脂质体等。脂质体在抗肿瘤、抗真菌、基因治疗、影像检测、经皮给药等方面都得以应用。

3. **水凝胶（hydrogel）** 高分子吸水溶胀形成的含水的半固体状物，即为水凝胶。水凝胶中的高分子骨架（即高分子三维网状结构）可保持水凝胶稳定。通过分子间相互作用（如氢键、疏水性作用等）维持高分子三维网络结构的水凝胶称为物理水凝胶。这种分子间相互作用的建立或者变弱甚至丧失，会引发溶胶-凝胶或凝胶-溶胶的转变。环境变化若能引发这种分子间作用的建立或丧失，可制备环境响应性水凝胶。物理水凝胶的强度比较弱，稳定性也较差。通过化学键来维持高分子三维网络结构的水凝胶称为化学水凝胶。化学水凝胶强度较大，也比较稳定。

水凝胶含有大量的水，具有很好的生物相容性。负载于水凝胶中的药物需从水凝胶中扩散而缓释。水凝胶比较适合作为亲水的蛋白质、多肽类药物的载体。

药用水凝胶包括刺激响应性水凝胶、纳米凝胶、原位凝胶等。

4. 生物技术药物载体 生物技术药物包括蛋白质、多肽和核酸类药物等。生物技术药物分子量大,难以透过黏膜或皮肤吸收,在血液循环中易被蛋白水解酶和核酸水解酶代谢,生物半衰期短。核酸类药物的作用部位往往在细胞核,需递送到细胞内并进入细胞核才能发挥功效。要有效提高生物技术药物口服和经皮给药的生物利用度,延长其在体内的生物半衰期,将核酸药物递送到细胞质和细胞核中,需借助于合适的载体。生物技术药物载体需有效递送生物技术药物到其发挥药理效应的作用部位。

生物技术药物载体主要包括蛋白类药物载体和核酸类药物载体。

5. 无机纳米粒(inorganic nanoparticles) 无机纳米粒可通过分子间相互作用、化学键负载药物作为药物载体。无机纳米粒具有一些与有机纳米粒不一样的性状,如具有磁性、光致热、磁致热等,用作药物载体,实现药物的靶向递送和响应性释放等,发挥药物治疗、光动力治疗和物理治疗等的协同增效作用。大多数无机纳米粒难以生物降解,其生物安全性问题需要引起高度关注。常用作药物载体研究的无机纳米粒,包括金纳米粒(金纳米球、金纳米笼、金纳米棒等)、碳纳米粒(介孔碳纳米粒、石墨烯、纳米金刚石、碳纳米管)和磁性纳米粒等。

(三)其他

将若干种辅料混合制备的预混辅料以及薄膜包衣处方在药物制剂生产中得到应用,为一类新型药用辅料品种。

第五节 药用材料的研究与展望

(一)药用材料研究简介

其实,药用材料的研究和应用与药物制剂是密切相关的。在古代,治病用什么药与用多大剂量一般是根据医生经验而定。药辅合一、药食同源,没有明确区分或说明原料药物与药用材料。现代医学,治病用的是药物制剂,即药用材料和原料药物一起制成的药品。

1993 年,沈阳药科大学郑俊民教授主编的本科教材《药用高分子材料学》出版;2004 年和 2009 年,上海交通大学药学院郭圣荣教授主编的《医药用生物降解性高分子材料》和《药用高分子材料》相继出版;2006 年英国 Strachclyde 大学药学院的 Ijeoma Uchegbu 和 Andrea Schatzlein 教授主编的教材 *Polymers in Drug Delivery* 出版。药用高分子材料不仅起赋形剂的作用,由于其复杂的多级结构、需经溶胀才能溶解的特性等,具有更优异的调控药物从制剂中释放出来的性能,在药物缓控释制剂中发挥关键的作用,越来越受到重视。

随着纳米科技的发展,纳米尺寸的聚集体/组装体作为药物载体可实现药物制剂的靶向递送和响应性释药,引起越来越大的关注。生物技术药物主要为大分子蛋白质和核酸,难以透过生物膜吸收、生物半衰期短,选用合适的生物技术药物载体可提高其生物利用度并延长其生物半衰期。中药现代化体现在其制剂的现代化,中药药用材料具有重要的作用。

新型药用材料,如功能性药用高分子材料、聚集体/组装体基药物载体、生物技术药物载体和中药用材料等的出现为新型药物制剂的发展提供了物质基础。

（二）药用材料的研究内容

药用材料的研究内容主要包括：①药用材料的设计、制备、表征、性能研究以及生物安全性评价；②药用材料应用于药物制剂中，并与之进行关联性研究。药用材料若要申报药用辅料，需按照国家药品监督管理局有关规定，如《总局关于药包材药用辅料与药品关联审评审批有关事项的公告》（2016 年第 134 号）开展研究。

药用材料的设计主要基于其应用于药物制剂或给药系统的功能性和安全性要求以及药物的理化性质。基因药物荷负电性，设计荷正电性的高分子或阳离子脂质体作为载体通过静电作用来负载基因。肿瘤靶向性给药系统可基于 EPR 效应设计纳米尺寸的载体以赋予肿瘤被动靶向性，基于肿瘤细胞过度表达的配体在纳米载体中引入可与之特异性作用的靶向性分子赋予其肿瘤主动靶向性。刺激响应性药物递送系统可基于外源性刺激，如光、磁场、超声波或内源性刺激如 pH、谷胱甘肽浓度等，来设计对相应的刺激具有响应性理化性能变化的载体。

药用材料的制备与其来源有关。天然药用材料如玉米淀粉，为将玉米用 0.3% 亚硫酸浸渍后，通过破碎、过筛、沉淀、干燥、磨细等工序制成。半天然药用材料如羟丙基甲基纤维素，通过将棉绒或木浆纤维用烧碱处理后，再先后与一氯甲烷和环氧丙烷反应，经精制、粉碎而得。聚乙烯醇为聚乙酸乙烯酯的甲醇溶液中加碱液进行醇解反应制得。对于药用高分子材料，需对其多级结构包括一级、二级和三级结构等进行表征。对于纳米载体，需表征其大小及多分散指数、表面电位、形状等基本参数。

药用材料的性能研究应与其应用的药物制剂相关联。如明胶作为胶囊剂的囊材，应考察其成膜性、吸湿性、脆性等。羧甲淀粉钠作为片剂辅料，要考察其吸水溶胀性等。

药用材料若要申报药用辅料需考察其生物安全性，建立质量标准。如丙交酯乙交酯共聚物作为供注射用药用辅料需考察其性状、特性黏数、酸度、溶液澄明度、丙交酯乙交酯摩尔含量、残留溶剂、水分、灼烧残渣、重金属、微生物限度、细菌内毒素等，建立质量标准。

药用材料应与相应的原料药物、药物制剂开展关联性研究。

（三）药用材料的展望

药用材料是应用于药物制剂的材料，新型药物制剂的需求和研发是药用材料发展的源动力，新型药用材料又为研发新型药物制剂提供了物质基础。下面列出了一些应用价值大或具有应用前景的药用材料。

1. **预混辅料**　预混辅料是将多种辅料预先混合均匀制备的辅料品种，在制剂中使用更方便、更有效。如薄膜包衣预混料、淀粉乳糖混合物颗粒等。

2. **半固体制剂用新型基质**　包括凝胶剂、软膏剂、乳膏剂、栓剂、贴膏剂和贴剂用基质材料等。

3. 骨架型、膜控型药物缓控释材料。

4. 新型液体制剂用附加剂、安全环保的气雾剂用抛射剂、喷雾剂与吸入粉雾剂用附加剂等。

5. 中药用防潮、掩味、矫味药用材料，透皮吸收促进剂等。

6. **生物降解性高分子材料**　生物降解性高分子材料可用于制备植入剂和注射剂，可在体内降解，降解产物通过排泄而排出体外，且可调控释药行为。

7. **黏膜黏附性高分子材料**　黏膜黏附性高分子材料可用于制备黏膜黏附性制剂，促进和提高药物经黏膜吸收的生物利用度。

8. **刺激响应性高分子材料** 刺激响应性高分子材料可用于制备刺激响应性制剂,使药物在病灶或作用部位响应性释放,提高药物疗效。

9. **药物-高分子轭合物** 药用材料分子与药物分子化学键合可制备得到药物-高分子轭合物,药物-高分子轭合物可改善药物的理化性质和生物药剂学性质,提高疗效。

10. **高分子微纳米粒** 高分子微纳米粒可用于制备纳米药物制剂,实现靶向递送和可控性释药。

11. **脂质体** 载药脂质体可使药物发挥增效减毒之功效。

12. **水凝胶** 水凝胶具有良好的生物相容性,具有缓控释药物的功用。

13. **无机纳米粒** 无机纳米粒既可作为药物的载体,本身也具有一些特殊的功用,如具有光热、磁热等作用,可发挥药物治疗和理疗协同作用,还可调控释药行为等。

14. **生物技术药物载体** 生物技术药物载体可提高生物技术药物的生物利用度并延长生物半衰期,为生物技术药物口服给药、经皮给药和剂型多样化提供物质基础。

为了实现制剂的各种功能性要求,需使用各种新型药用材料。材料(特别是高分子材料)科学、纳米技术、3D打印等新型制备技术的发展为满足新型药物制剂要求的药用材料研发提供了可能。

思考和讨论题　　1. 如何开展对药用材料的研究?

2. 药用材料的研究对新型药用辅料和新型药物制剂产品的开发有什么促进作用?

（**郭圣荣**）

参考文献

[1] 国家药典委员会. 中华人民共和国药典: 四部[S]. 2020年版. 北京: 中国医药科技出版社, 2020.

[2] ROWE R C, SHESKEY P J, WELLER P J. Handbook of Pharmaceutical Excipients[M]. 4th ed. Washington, DC: Pharmaceutical Press and American Pharmaceutical Association, 2003.

[3] 郑俊民. 药用高分子材料学[M]. 3版. 北京: 中国医药科技出版社, 2009.

[4] 郭圣荣. 医药用生物降解性高分子材料[M]. 北京: 化学工业出版社, 2004.

[5] 郭圣荣. 药用高分子材料[M]. 北京: 人民卫生出版社, 2009.

[6] 姚静. 药用辅料应用指南[M]. 北京: 中国医药科技出版社, 2011.

药用辅料篇

第二章 药用辅料及其标准管理

问题导航

什么是药用辅料？欧洲、美国、日本等地区和国家与我国相比，在辅料注册审批政策、质量标准管理等方面有何异同？

第一节 概 述

一、药用辅料及其发展简介

我国药用辅料的现代研究和应用起步较晚，20世纪80年代药用辅料才得到重视。国内专业的药用辅料生产企业主要是由化工、食品生产企业发展而来。2019年颁布的《中华人民共和国药品管理法》（简称《药品管理法》）对药用辅料进行了定义：辅料是指生产药品和调配处方时所用的赋形剂和附加剂。《中国药典》（Chinese Pharmacopoeia, ChP）（2010年版）首次在附录中收载了药用辅料通则，和制药用水一样成为独立的章节，该增订符合国际发达国家药典的体例。

（一）药用辅料的概念

《中国药典》（2020年版）四部通则定义药用辅料系指生产药品和调配处方时使用的赋形剂和附加剂；是除活性成分或前体以外，在安全性方面已进行合理的评估，一般包含在药物制剂中的物质。在作为非活性物质时，药用辅料除了赋形、充当载体、提高稳定性外，还具有增溶、助溶、调节释放等重要功能，是可能会影响到制剂的质量、安全性和有效性的重要成分。

《美国药典》43版和《国家处方集》38版（United States Pharmacopoeia 43-National Formulary 38, USP 43-NF 38）将辅料定义为处方中除活性成分外的所有物质。

《欧洲药典》10.0版（European Pharmacopoeia 10.0, EP 10.0）将辅料定义为药品中的非活性物质成分。

国际药用辅料协会（International Pharmaceutical Excipients Council, IPEC）将辅料定义为药物制剂中经过合理的安全评价，不包括生理有效成分或前体的组分。

（二）药用辅料的分类

药用辅料可从来源、化学结构、用途、剂型、给药途径等进行分类。

1. 按来源分类　可分为天然辅料、半合成辅料和全合成辅料。

2. 按化学结构分类　可分为酸类、碱类、盐类、醇类、酚类、酯类、醚类、纤维素类、单糖类、双糖类、多糖类等。

3. 按用途分类　可分为溶媒、抛射剂、增溶剂、助溶剂、乳化剂、着色剂、黏合剂、崩解剂、填充剂、润滑剂、润湿剂、渗透压调节剂、稳定剂、助流剂、抗结块剂、矫味剂、抑菌剂、助悬剂、包衣剂、成膜剂、芳香剂、增黏剂、抗黏着剂、抗氧剂、抗氧增效剂、螯合剂、皮肤渗透促进剂、空气置换剂、pH 调节剂、吸附剂、增塑剂、表面活性剂、发泡剂、消泡剂、增稠剂、包合剂、保护剂、保湿剂、柔软剂、吸收剂、稀释剂、絮凝剂与反絮凝剂、助滤剂、冷凝剂、基质、载体材料等。

4. 按剂型分类　主要包括片剂、注射剂、胶囊剂、颗粒剂、眼用制剂、鼻用制剂、栓剂、丸剂、软膏剂、乳膏剂、吸入制剂、喷雾剂、气雾剂、凝胶剂、散剂、糖浆剂、搽剂、涂剂、涂膜剂、酊剂、贴剂、贴膏剂、口服溶液剂、口服混悬剂、口服乳剂、植入剂、膜剂、耳用制剂、冲洗剂、灌肠剂、合剂等用辅料。

5. 按给药途径分类　可分为口服给药、注射给药、经黏膜给药、经皮或局部给药、经鼻或吸入给药、眼部给药制剂等用辅料。

（三）药用辅料的功能

USP 43-NF 38 定义的药用辅料基本功能和作用包括：①改善原料药物的溶解度及生物利用度；②提高原料药物在制剂中的稳定性；③维持原料药物在制剂中的理想多晶形态或构型；④维持液体药物制剂的 pH 或渗透压；⑤可用于片剂中作为黏合剂、崩解剂，或液体制剂的抗氧剂、乳化剂，以及气雾剂的抛射剂；⑥预防原料药物（尤其是蛋白质类药物或多糖类药物）在制剂中发生凝聚反应或解聚反应；⑦改善药物产生的免疫反应及其他类似反应；⑧应符合"公认为安全的物质"（generally recognized as safe, GRAS）标准。IPEC 将药用辅料的作用概括为：①在药物制剂制备过程中有利于成品的加工；②提高药物制剂的稳定性、生物利用度和患者的依从性；③有助于从外观上鉴别药物制剂；④改善药物制剂在贮藏或应用时的安全性和有效性。

（四）药用辅料与药品安全

药用辅料在药品中使用的前提是安全性已经得到全面评估，在药品研发时制剂企业通常优先选择已在上市制剂中有使用历史的药用辅料。不同给药途径的药品在临床使用时的风险性不一样，所用药用辅料可根据风险等级不同而具有不同的质量要求。为保证药品安全，药品中使用的辅料级别应至少与药品的给药途径相匹配。即便如此，部分药用辅料由于来源特殊、组分复杂、杂质难以控制等原因，易于引起药品的安全性问题。例如，动植物来源药用辅料中的残留蛋白，易引起过敏；磷脂中的溶血性杂质溶血磷脂易导致溶血，磷脂主要是从大豆和蛋黄中提取出来的一种混合物，其主要成分为磷脂酰胆碱（phosphatidylcholine, PC），同时含有磷脂酰乙醇胺（phosphatidylethanolamine, PE）、磷脂酰肌醇、鞘磷脂等磷脂成分。目前药用磷脂主要为大豆磷脂、蛋黄卵磷脂，磷脂的一个重要用途是制备注射用乳剂和脂质体等。磷脂生产过程中可能水解生成溶血磷脂酰胆碱（lysophosphatidylcholine, LPC）或溶血磷脂酰乙醇胺（lysophosphatidylethanolamine, LPE）。在乳剂或脂质纳米粒的灭菌过程中，磷脂水解生成 LPC 或 LPE。PC 与 PE 的亲脂性强，而 LPC 与 LPE 的亲水性和亲脂性相对平衡，会加速细胞膜与胞浆间的交换速度,低浓度时可使红细胞变形,若浓度进一步升高,则可使红细胞溶解。不仅如此,磷脂组分的改变亦会对制剂(尤其是特殊制剂)的稳定性产生影响,进一步对制剂安全性产生不利影响。

此外,辅料的安全性具有剂量依赖性和人群依赖性。例如,乙醇在用量较大时,易引起酒精中毒,输液时会产生心脏毒性;苯甲醇易引起神经效应、婴儿脑内出血、溶血、低血压、局部刺激等;丙二醇静脉输注可引起心血管效应、神经效应、丙酮酸症、乳酸症、耳毒性、血栓性静脉炎等。

药用辅料对制剂安全性的影响不仅源自其本身,还可能来自其供应链。近年来,因利益驱使而使用假劣辅料严重威胁药品安全。例如 2006 年的"齐二药"事件和 2012 年的"铬超标胶囊"事件,均是由于相关生产企业在药品或辅料生产中使用了假劣辅料或生产原料而引发的严重药品安全事件。

二、药用辅料管理的相关机构及职能

我国对药用辅料的监管与整个医药产业的发展密不可分,相关行业的基础薄弱及发展的不均衡,注定了我国对药用辅料的管理需要逐步完善。20 世纪 80 年代前,药用辅料行业缺乏明确的监督管理制度。直至 1984 年,首次颁布实施的中华人民共和国第一部《药品管理法》,我国对药用辅料的监管才有了明确的法律基础。而 2019 年颁布实施的现行版《药品管理法》对辅料的备案管理提出了新的监管要求。

(一)我国药用辅料管理相关机构及职能

我国药用辅料主要监管机构主要为国家药品监督管理局(National Medical Products Administration, NMPA),以及国家药典委员会、中国食品药品检定研究院、国家食品药品审核查验中心、国家药品审评中心等 NMPA 直属单位。其中,国家药典委员会(Chinese Pharmacopoeia Commission, CPC)负责药用辅料的命名以及制定、修订药用辅料的技术要求和质量标准;中国食品药品检定研究院(National Institutes for Food and Drug Control, NIFDC)承担药用辅料的注册检验、监督检验、委托检验、复验及技术检定工作,以及承担相关国家标准制订或修订的技术复核与验证工作;国家药品审评中心(Center for Drug Evaluation, CDE)负责在共同审评过程中,对制剂、原料药、药用辅料和药包材进行技术审评和递交材料的审核,审核通过后向大众公布审评结果,合格的可上市销售;国家食品药品审核查验中心(Center for Food and Drug Inspection, CFDI)主要负责药用辅料注册现场检查相关工作。

(二)美国药用辅料管理机构及职能

美国食品药品管理局(Food and Drug Administration, FDA)是美国管理食品、药品以及化妆品等的主要行政部门,它是美国卫生和公共服务部(U. S. Department of Health and Human Services, HHS)的下属机构。同时,它也是美国《联邦食品、药品和化妆品法案》(Federal Food, Drug and Cosmetic Act, FDCA)等重要药政法规的主要执法机构。

美国 FDA 由 9 个部门组成,其中涉及药用辅料管理的机构包括:医疗产品和烟草办公室(Office of Medical Products and Tobacco),药物评价和研究中心(Center for Drug Evaluation and Research, CDER)等,其中医疗产品与烟草办公室为药物评价和研究中心提供高级别的协调和领导,CDER 负责监管非处方药和处方药,包括生物治疗学和非专利药物。

（三）欧洲药用辅料管理机构及职能

欧洲的辅料管理机构主要涉及欧洲药品管理局（European Medicines Agency，EMA）、欧洲药品质量管理局（European Directorate for the Quality of Medicines and HealthCare，EDQM）、欧洲药典委员会等。EMA 主要负责欧盟药品的科学评估、监督和安全监测。欧洲药典委员会主要负责药品管理法律法规的编撰，其中涉及药用辅料的有《欧洲药典》《欧洲药典适用性证书》等。EDQM 有多种职能，包括建立药品的质量标准以供欧洲药典委员会使用，制备化学标准品（Chemical Reference Substance，CRS），执行欧洲药典适用性认证（Certificate of Suitability，COS）程序，最终颁发 COS 证书等，并且在欧盟实行的欧洲药物主文件（European Drug Master File，EDMF）制度中作为主要管理机构。

（四）日本药用辅料管理机构及职能

日本药用辅料管理机构与美国相似，主要涉及日本厚生劳动省、日本医药食品安全局、日本药局方编辑委员会等。其中日本医药食品安全局是厚生劳动省的下属机构，它在日本的药品监管中起着重要的作用，其职责主要为确保药品、化妆品、医疗器械等制品的安全性和有效性。此外，日本药局方编辑委员会负责编纂《日本药局方》（Japanese Pharmacopoeia，JP），并由日本厚生劳动省颁布执行。

第二节　药用辅料质量标准管理

一、我国药用辅料质量标准

药用辅料标准作为控制药用辅料质量的重要措施，对于确保药品的质量和安全性具有重要意义。

（一）《中国药典》中药用辅料标准的发展

《中国药典》（Chinese Pharmacopoeia，ChP）收载的药用辅料标准包括凡例、正文、通则和通用检查法，为国家标准，具有法律地位。《中国药典》辅料标准正文是基于国内已有药用辅料的使用情况、供应现状或生产水平而制订的。质量标准是否收入药典已被作为判定药用辅料质量一致性、工艺合理性、检测方法稳定性的重要依据。

2000 年以来，历版药典的修订周期中，国家药典委员会均针对药用辅料标准体系建设和标准提升设立了大量研究课题，并取得了积极成效。

《中国药典》2005 年版中，共收载药用辅料 72 个，收载的药用辅料数目少，体例标准不够规范，有 32 个品种 "类别" 项未明确辅料的功能类别，标准项目设置不够合理，质量控制水平较低。

《中国药典》2010 年版中，第一次以附录通则的方式对药用辅料生产、使用等方面提出原则性要求，重点扩大了常用药用辅料品种的收载范围，收载药用辅料 132 个，共覆盖了 31 个药用辅料的功能类别，其中新增 62 个，修订 52 个。

《中国药典》2015 年版与《中国药典》2010 年版相比，最大的变化之一是药用辅料标准与通则合并成为单独第四册，药用辅料在收载数目、品种覆盖的类别等许多方面都有重大的变化。《中国药典》

2015 年版收载药用辅料覆盖 66 个功能类别,总数达 270 个,其中新增 137 种,修订 97 种。《中国药典》2015 年版还增加了可供注射用辅料标准,收载可供注射用等级辅料从《中国药典》2010 年版的 2 种增加到了《中国药典》2015 年版的 23 种,对于提高注射剂质量控制标准、保障该类药品安全性起着十分重要的作用。

《中国药典》2020 年版在进一步扩充辅料标准收载数量、提升辅料标准质量的同时,还对《中国药典》2015 年版中收载的两个辅料相关通则进行了全面修订,并新增指导原则两项。具体来看,《中国药典》2020 年版新增药用辅料 65 个,修订 212 个(有实质修订的 116 个,文字规范的 96 个);新增药用辅料指导原则 2 个,修订药用辅料通则和指导原则各 1 个。《中国药典》2020 年版收载的药用辅料通用技术要求包括通则 0251 "药用辅料",9601 "药用辅料功能性相关指标指导原则"(修订)、9602 "动物源药用辅料指导原则"(新增)和 9603 "预混与共处理药用辅料质量控制指导原则"(新增)3 个指导原则以及相关的通用检测方法,药用辅料标准体系更加完备。

目前,国内可参考的药用辅料质量标准不仅包括药典标准,还包括部(局)颁标准、地方标准、国标(食品标准)、化工标准等,以及辅料或制剂企业的内控标准。

(二)我国药用辅料标准体系的不足

应该引起重视的是,目前我国药用辅料的标准体系还不完善,药用辅料的质量问题影响和制约了我国医药产业,尤其是制剂工业的发展。

1. 药用辅料执行标准不统一。目前药用辅料国家规范的标准较少而地方级标准较多,有些地方标准当中包含的检查项有限,甚至大部分辅料还存在没有标准的情况,这直接影响了药用辅料的管理和使用。药用辅料标准的层级多、执行标准不同,导致不同地区、不同企业间药用辅料产品质量参差不齐,同时也给药用辅料的采购、使用及监管带来了一定挑战,不利于标准的规范与进一步的修订。

2. 药用辅料级别的划分仍需进一步加强。同一药用辅料可以用于不同给药途径和药物剂型,如乳糖在吸入剂、注射剂、口服剂型中均可使用,国外相关辅料生产企业往往能够针对辅料的不同用途及其风险性而制定有差异的质量标准和质控策略,从而形成有梯度的产品分级并呈现有差异的产品质量,但我国在辅料分级及其相对应的质量控制等研究领域仍相对薄弱。

3. 药用辅料的规格划分仍需进一步完善。药用辅料在制剂中的使用通常遵循 "非必要不添加" 的原则,因此,制剂处方中的每个辅料均具有其特定的功能作用,而与其功能性相关的辅料理化性质,我们通常称为功能性相关指标(funtionality-related characteristics,FRCs)。同一药用辅料通常可以根据其 FRCs 差异分为不同规格,例如不同分子量的聚乙二醇(PEG 400、PEG 600 等)、不同嵌段比的丙交酯乙交酯共聚物(PLGA5050、PLGA8515 等)、不同粒径的微晶纤维素(PH101、PH102 等)、不同原料来源的淀粉(玉米淀粉、小麦淀粉等)等。与国外辅料相比,国产辅料在规格划分的细致程度上还存在较大差距。

二、国外药典中药用辅料相关通则

《美国药典》从 USP 34 版就开始在附录中增加了药用辅料的功能性指标(<1059>Excipient Performance Chapter),此外,USP 42 中辅料的相关通则还包括辅料生物安全性评价指导(<1074> Excipient

Biological Safety Evaluation Guidelines）、药用辅料的 GMP 要求（<1078>GMPs for Bulk Pharmaceutical Excipients）、药用辅料的分析证明（<1080>Bulk Pharmaceutical Excipients-Certificate of Analysis）、药用辅料的重要变更指导（<1195>Significant Change Guide for Bulk Pharmaceutical Excipients）、药用辅料的良好分销规范（<1197>Good Distribution Practices for Bulk Pharmaceutical Excipients）。

《英国药典》（British Pharmacopoeia, BP）与《欧洲药典》（European Pharmacopoeia, EP）之间存在紧密联系。按照惯例，《欧洲药典》中的全部专论和要求都收录在《英国药典》中。在 EP 10.0 中，总则 5.15 项下有辅料的功能性指标（5.15. Functionality-related characteristics of excipients），5.2.5 项为动物来源成分用于免疫兽药产品（5.2.5. Substances of animal origin for the production of immunological veterinary medicinal products）。在 BP 2020 中，辅料的相关通则主要在补充章节（Supplementary Chapters）中，包括辅料通则（SC I D. Excipients）和辅料的功能性指标（SC IV O. Functionality-related Characteristics of Excipients）。

日本药局方没有设立专门的辅料通则，只在制剂通则（6）项中对药用辅料进行了定义。

三、各国药典与药典协调

（一）各国药典中辅料收载情况

由于发展阶段和建设思路的不同，不同时期的各国药典中，辅料品种的质量标准各论和辅料相关通则在形式、体例和内容上存在一定的差异。

从辅料品种的质量标准各论来看。首先，对于同一品种的辅料，各国药典往往收录了不同的检查项。例如麦芽糊精是由食用淀粉经过合适的酸或者酶部分水解而得的 D- 葡萄糖单元聚合物的糖类混合物，在药物制剂中可作为包衣材料、片剂和胶囊剂的稀释剂、片剂的黏合剂、增稠剂等。ChP 2020 年版、USP 43-NF 38、EP 10.0 均对其有所收载。其中 ChP 2020 年版收载了其水中不溶物和砷盐检查项，USP 43-NF 38 和 EP 10 均未收载。对于蛋白质含量这一检查项，ChP 2020 年版和 USP 43-NF 38 有所收载，而 EP 10.0 未收载。丙二醇作为常见的药用辅料，主要用作溶剂、增塑剂、消毒剂、保湿剂等，在口服制剂、外用制剂和注射剂中都有应用。含量是丙二醇质量的一个重要指标。EP 10.0 和 JP 17 对丙二醇的含量没有明确的规定，也没有含量测定的方法。ChP 2020 年版和 USP 43-NF 38 对丙二醇的含量要求都是大于 99.5%，含量测定方法都是气相色谱法。其次，对于同一品种辅料的相同检查项，各国药典往往采用了不同的检测方法。即使采用了相同的方法，所规定的限度标准也可能会有所不同。例如，糊精是一种常见的药用辅料，常被用作片剂的填充剂和黏合剂。对于糊精的干燥失重检查项，ChP 2020 年版和 JP 17 均为在 105℃ 干燥，减失重量不得过 10%。而 USP 43-NF 38 和 EP 10.0 分别规定在 120℃ 和 130~135℃ 下干燥 4 小时和 1.5 小时，减失重量不得过 13%，限度要求和 ChP 2020 年版、JP 17 不同。对于酸碱度这一检查项，ChP 2020 年版、USP 43-NF 38 和 JP 17 都使用氢氧化钠滴定法，而 EP 10.0 却采用将样品溶于无二氧化碳的水中测量 pH，应为 2.0~8.0，方法与前三者不同。另外，对于丙二醇，EP 10.0 和 JP 17 对其有关物质没有明确的规定。而 ChP 2020 年版和 USP 43-NF 38 都采用气相色谱法测定丙二醇中的有关物质，检测器都是氢火焰离子化检测器，用外标法计算有关物质的量。ChP 2020 年版规定了一缩二乙二醇（二甘醇）、一缩二丙二醇、二缩三丙二醇和环氧丙烷的杂质限度，其中二甘醇的杂质限度是 0.001%,供注射用丙二醇中乙二醇的杂质限度是 0.02%。USP 41-NF 36 规定二甘醇和乙二醇的杂质限度为 0.10%。可见,ChP 2020 年版中供注射用丙二醇对二甘醇和乙二醇的控制要求比 USP 43-NF 38 更为严格。

从辅料相关通则来看。首先,通则收载的形式不同(在本节前两部分已进行介绍)。其次通则采用的体例不同。ChP 2020 年版采用的体例为以辅料的功能性分类后,分别进行概述,再具体叙述其功能性指标及对应通则。而 USP 43-NF 38 则是以剂型分类后,再阐述功能性辅料类别,然后对概述、功能机制、理化性质、功能性指标及对应通则进行描述,最后叙述其他的相关信息。

如上所述,各国药典中辅料的标准和通则有时会存在一定差异。因此,按某一国标准进行辅料生产和检验,可能无法满足其他国家药典标准要求,给产品在世界范围内的流通和使用带来了诸多不便。此外,各国药典辅料标准的不一致也迫使药品在不同国家申请上市时需要执行的辅料标准需"分别定制",延长制剂的开发时间,在不同的区域需要进行额外的质量控制检测,最终会导致药品生产成本增长,并延缓药品上市速度,甚至会影响新药全球同步上市。

(二)各国药典协调

不同国家的辅料药典标准缺乏互认,这意味着在不同地域需要耗费更多资源进行双重甚至多重检测,而此举并不能真正提高产品的质量。因此,为了降低业界的负担,减少"国家"与"地域"的限制,使药品原辅料在各国进出口更加便利,进行药典协调以服务全球市场成为大势所趋。

药典协调组织(Pharmacopoeial Discussion Group,PDG)成立于 1989 年,1990 年开始在欧洲、美国与日本间进行协调工作。它会考虑药品和辅料制造商协会提出的建议,以选择一般分析方法和辅料专论,增加其工作计划。PDG 设计的主要目的是协调药典标准统一,以减少国际间药品贸易的摩擦,促进国际间药品在同一技术平台上公平合理的市场化竞争。自 2001 年起,PDG 每年举行两次制药与辅料行业代表听证会,世界卫生组织(World Health Organization,WHO)作为观察员参与会议。到 2021 年 4 月已开展 69 个辅料的正文标准协调。

IPEC 作为一个国际性组织,从 1998 年开始就同 PDG 一起致力于辅料标准的协调统一工作,两者在推动辅料标准的协调统一上有相同的目标。在不同国家和地区,IPEC 会与各国药典编写机构合作,收集行业有关品种建议,提供企业标准及样品,提供一个药典编写专家与行业的交流平台。目前,IPEC 和 PDG 会定期举行协同会议,提供检测方法和标准的基本原理,IPEC 会协助 PDG 解决相关问题。

除 PDG 与 IPEC 以外,人用药物注册技术要求国际协调会(International Conference on Harmonization of Technical Requirements for Registration of Pharmaceuticals for Human Use,ICH)也为国际间药典协调做出了巨大贡献。2002 年,ICH 修订发布通用技术文件(Common Technical Document,CTD)。目前,CTD 已经成为国际公认的文件编写格式,是向各国药品注册机构递交的结构完善的注册申请文件。该文件的提出,有利于国际间技术和贸易的交流,是国际协调的成功表现。

近年来,国家药典委员会加强与 USP、EP、JP 等国家或组织药典机构的沟通交流,定期组织召开中美药典论坛、中欧药典研讨会、中日药典专题讨论会等国际会议,这些会议的召开为中国药典辅料标准的国际协调奠定了良好基础。

未来,为了在全球范围内提高药典标准协调效率并推进落实,各国相关机构建立专门的药典标准国际协调部门和完善相应机制,明确工作流程和具体实施方案,组织特定议题的双边和多边协调会议等举措势在必行。

第三节 我国药用辅料管理的实践

一、我国药用辅料审评审批制度的发展历程

药用辅料监管是药品监管的重要组成部分,也是促进医药产业健康发展的重要举措。20 世纪 80 年代前,药用辅料行业缺乏明确的监管制度。直至 1984 年首次颁布了第一部《药品管理法》,我国对药用辅料的监管才有了明确的法律基础。2005 年,国家食品药品监督管理总局(State Food and Drug Administration, SFDA)制定了《药用辅料注册管理办法(试行)》(征求意见稿),并在同年发布了《药用辅料注册申报资料要求》,对药用辅料注册申请的审评审批以及药用辅料需要达到的标准等进行了规范要求,从此对药用辅料实行分级注册、分类管理。2006 年,SFDA 又进一步规范了药用辅料的生产管理,制定了《药用辅料生产质量管理规范》,要求各地结合本地实际情况参照执行。后又于 2012 年发布了《加强药用辅料监督管理有关规定》(国食药监办〔2012〕212 号),并及时地公布了《国家食品药品监督管理局注册司关于征求实行许可管理药用辅料品种名单(第一批)意见的函》(食药监注函〔2013〕8 号),从此药用辅料的审评审批实行备案制。在对各级药监部门、科研院所、相关行业协会以及不同生产企业进行充分调研的基础上,同时吸取国际先进的监管理念和经验,结合我国的实际情况,国务院办公厅于 2015 年 8 月 9 日发布《关于改革药品医疗器械审评审批制度的意见》(国发〔2015〕44 号),明确提出实行药品与药用包装材料、药用辅料关联审批,将药用包装材料、药用辅料单独审批改为在审评审批药品注册申请时一并审评审批。2016 年 8 月 10 日,原国家食品药品监督管理总局(China Food and Drug Administration, CFDA)发布了《总局关于药包材药用辅料与药品关联审评审批有关事项的公告》(2016 年第 134 号),同年发布了《总局关于发布药包材药用辅料申报资料要求(试行)的通告》(2016 年第 155 号)。从此我国药用辅料的审评审批制度正式改革为关联审评审批。

2017 年 11 月 30 日,CFDA 发布了《总局关于调整原料药、药用辅料和药包材审评审批事项的公告》(2017 年第 146 号);随后,CFDA 于 2017 年 12 月 4 日发布了《原料药、药用辅料及药包材与药品制剂共同审评审批管理办法(征求意见稿)》,开启了我国药用辅料由审批制向药物主文件(drug master file, DMF)制度的过渡,新制度将过去孤立、分散的药用辅料审评审批与其关联的制剂统一在一个平台上管理,从而有利于整体上提升了我国的药品质量。

在共同审评审批的管理制度下,各级药品监督管理部门不再单独受理药用辅料注册申请,国家药品监督管理局药品审评中心(简称药审中心)建立药用辅料登记平台(简称登记平台)与数据库,并公示药用辅料相关信息。有关企业或者单位可通过登记平台按要求提交药用辅料登记资料,获得登记号,待关联药品制剂提出注册申请后一并审评,相关流程详见图 2-1。

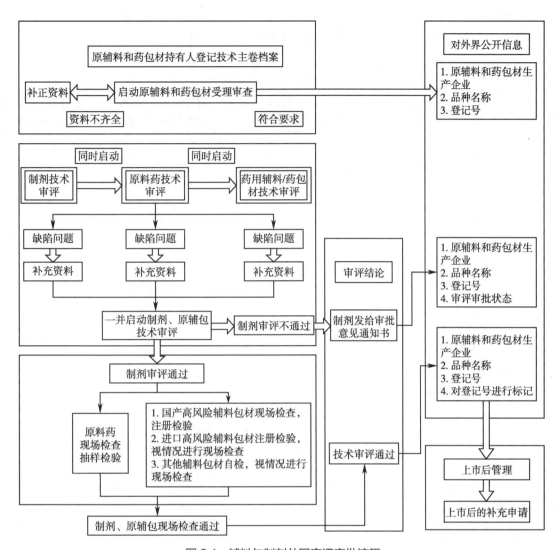

图 2-1 辅料与制剂共同审评审批流程

二、药用辅料的登记要求

目前,我国药品审评部门对药用辅料登记资料的申报项目要求包括:登记人基本信息、辅料基本信息、生产信息、特性鉴定、质量控制、批检验报告、稳定性研究、药理毒理研究等方面。

2019 年 7 月 16 日,NMPA 发布《国家药监局关于进一步完善药品关联审评审批和监管工作有关事宜的公告》(2019 年第 56 号),根据风险等级,将药用辅料划分为不同类别,如下:

1. 境内外上市药品中未有使用历史的,包括:①新的分子结构的辅料以及不属于②和③的辅料;②由已有使用历史的辅料经简单化学结构改变的辅料(如盐基、水合物等);③两者及两者以上已有使用历史的辅料经共处理得到的辅料;④已有使用历史但改变给药途径的辅料。

2. 境内外上市药品中已有使用历史的,且:①《中国药典》/USP/EP/BP/JP 均未收载的辅料;②USP/EP/BP/JP 之一已收载,但未在境内上市药品中使用的辅料;③USP/EP/BP/JP 之一已收载,《中国药典》未收载的辅料;④《中国药典》已收载的辅料。

3. 在食品或化妆品中已有使用历史的,且:①具有食品安全国家标准的用于口服制剂的辅料;②具有化妆品国家或行业标准的用于外用制剂的辅料。

4. 其他　以上不同类别的药用辅料登记资料要求如表 2-1 所示。

表 2-1　药用辅料登记资料表

资料项目	内容	1. 境内外上市药品中未有使用历史的				2. 境内外上市药品中已有使用历史的				3. 在食品或化妆品中已有使用历史的	
		①	②	③	④	①	②	③	④	①	②
1	登记人基本信息	+	+	+	+	+	+	+	+	+	+
2	辅料基本信息	+	+	+	+	+	+	+	+	+	+
3	3.1（1）　工艺综述	+	+	+	+	+	+	+	+	+	+
	3.1（2）　工艺详述	+	±	±	±	±	±	−	−	±	±
	3.1（3）　说明商业生产的分批原则、批量范围和依据	+	+	+	+	+	+	+	+	+	+
	3.1（4）　设备	+	+	+	+	+	+	+	+	+	+
	3.2.1　关键物料控制信息	−	−	−	+	−	−	+	+	+	+
	3.2.2　物料控制信息详述	+	+	+	−	+	+	−	−	−	−
	3.3　关键步骤和中间体的控制	+	+	+	+	+	+	+	+	+	+
	3.4.1　工艺稳定性评估	−	−	−	+	+	+	+	+	+	+
	3.4.2　工艺验证	+	+	+	−	−	−	−	−	−	−
	3.5　生产工艺的开发	+	±	±	−	±	±	−	−	−	−
4	4.1.1（1）　结构确证信息	+	+	+	+	+	+	±	+	+	+
	4.1.1（2）　结构确证研究	+	±	+	−	+	+	−	−	−	−
	4.1.2　理化性质	+	±	±	±	±	±	+	+	±	±
	4.2.1　杂质信息	+	+	+	+	+	+	+	+	+	+
	4.2.2　杂质研究	+	±	+	±	+	±	−	−	±	±
	4.3.1　功能特性信息	+	+	+	+	+	+	+	+	+	+
	4.3.2　功能特性研究	+	+	+	±	±	±	−	−	±	±
5	5.1　质量标准	+	+	+	+	+	+	+	+	+	+
	5.2　分析方法的验证	+	+	+	±	+	+	−	−	±	±
	5.3　质量标准制定依据	+	+	+	+	+	+	+	+	+	+
6	批检验报告	+	+	+	+	+	+	+	+	+	+
7	7.1　稳定性总结	+	+	+	+	+	+	+	+	+	+
	7.2　稳定性数据	+	+	+	+	+	+	+	+	+	+
	7.3　辅料的包装	+	+	+	+	+	+	+	+	+	+
8	药理毒理研究	+	+	+	+	+	±	±	±	±	±

注：+ 需提供相关资料的项目。

　　− 无须提供相关资料的项目。

　　± 根据需要提供相关资料的项目。

此外,NMPA 对规定的高风险药用辅料的共同审评有更严格的申报要求。高风险药用辅料一般包括:①动物源或人源的药用辅料;②用于吸入制剂、注射剂、眼用制剂的药用辅料;③NMPA 根据监测数据特别要求监管的药用辅料。

而对于已在批准上市的药品中长期使用,且用于局部经皮或口服途径风险较低的辅料,如矫味剂、甜味剂、香精、色素等执行相应行业标准,不需进行共同审评审批。

现将药用辅料相关名词术语总结,列于表 2-2。

表 2-2　药用辅料相关名词术语小结

名词术语	定义
药用辅料	药用辅料系指生产药品和调配处方时使用的赋形剂和附加剂;是除活性成分以外,在安全性方面已进行了合理的评估,并且包含在药物制剂中的物质
国际药用辅料协会(IPEC)	国际药用辅料协会是总部分别位于美国、日本、欧洲和中国的四个独立地区工业协会的联合委员会。每个协会都会专注于本地区适用的法律、法规、科学和商业运作的应用,以实现会员公司的目标。各个协会在药用辅料相关的安全和公共健康领域、国际贸易事物和药典专论的协调一致方面共同合作
《美国药典》和《国家处方集》(USP-NF)	《美国药典》和《国家处方集》由美国药典委员会编写,是美国政府对药品质量标准和检定方法作出的技术规定,也是药品生产、使用、管理和检验的法律依据
《英国药典》(BP)	《英国药典》由英国药典委员会编写,是英国药品与保健品管理局正式出版的英国官方药品标准集,是英国制药标准的重要出处,也是药品质量控制、药品生产许可证管理的重要依据
《中国药典》(ChP)	《中国药典》是规范中国药品质量的法典,由国家药典委员会组织编纂出版,政府颁布执行,具有法律约束力
国家药品监督管理局(NMPA)	在改革监管体系的大背景下,考虑到药品监管的特殊性,国家单独组建了国家药品监督管理局,由国家市场监督管理总局管理。国家食品药品监督管理总局(CFDA)则不再保留
国家药品监督管理局食品药品审核查验中心	国家药品监督管理局食品药品审核查验中心是国家药品监督管理局直属事业单位,承担审核查验的相关工作
国家药品监督管理局药品审评中心(CDE)	国家药品监督管理局药品审评中心是国家药品监督管理局药品注册技术审评机构,负责对药品注册申请进行技术审评
中国食品药品检定研究院	中国食品药品检定研究院是国家药品监督管理局直属事业单位,是法定的国家药品、生物制品质量的最高检验和仲裁机构
美国食品药品管理局(FDA)	美国 FDA 是美国管理食品、药品以及化妆品等的主要行政部门,它是美国卫生和公众服务部(Department of Health and Human Services, HHS)的下属机构。同时,它也是美国《联邦食品、药品和化妆品法案》(Federal Food, Drug and Cosmetic Act, FDCA)等重要药政法规的主要执法机构
欧洲药品局(EMA)	EMA 主要负责欧盟药品的科学评估、监督和安全监测,欧洲药典委员会主要负责药品管理法律法规的编撰,其中涉及药用辅料的有《欧洲药典》《欧洲药典适用性证书》等
欧洲药品质量管理局(EDQM)	EDQM 有多种职能,如建立药品的质量标准以供欧洲药典委员会使用,制备标准品 CRS,执行 COS 程序最终颁发 COS 证书等。EDQM 是在欧盟辅料管理践行的 EDMF 制度中的主要管理机构

续表

名词术语	定义
日本医药食品安全局	日本医药食品安全局是日本厚生劳动省的下属机构,它在日本的药品监管中起着重要的作用,其职责主要为确保药品、化妆品、医疗器械等制品的安全性和有效性
《日本药局方》(JP)	《日本药局方》由日本药局方编辑委员会编纂,日本厚生劳务省颁布执行
《药品生产质量管理规范》(GMP)	《药品生产质量管理规范》是一套适用于制药、食品等行业的强制性标准,要求企业从原料、人员、设施设备、生产过程、包装运输、质量控制等方面按国家有关法规达到卫生质量要求,形成一套可操作的作业规范,帮助企业改善企业卫生环境,及时发现生产过程中存在的问题,加以改善
药典协调组织(PDG)	药典协调组织成立于1989年,1990年开始在欧洲药典、美国药典与日本药典间进行协调工作。它会考虑药品和辅料制造商协会提出的建议,以选择一般分析方法和辅料专论,增加其工作计划。其主要目的是协调药典标准统一,以减少国际间药品贸易的摩擦,促进国际间药品在同一技术平台上公平合理的市场化竞争
人用药物注册技术要求国际协调会议(ICH)	人用药物注册技术要求国际协调会议是由欧盟、美国、日本发起,并由三方成员国的药品管理当局以及制药企管理机构共同组成,目的是协调各国的药品注册技术要求,使药品生产厂家能够应用统一的注册资料,提高新药研发、注册、上市的效率
通用技术文件(CTD)	通用技术文件已经成为国际公认的文件编写格式,是向各国药品注册机构递交的结构完善的注册申请文件。该文件的提出,有利于国际间技术和贸易的交流,是国际协调的一种表现
药用辅料共同审评制度	药用辅料共同审评制度是中国所特有的,为建立以药品上市许可持有人为责任主体的药品质量管理体系,提高药品注册质量和效率,保证药品的安全性、有效性和质量可控性,并且以药品制剂质量为核心,原料药、药用辅料及药包材为质量基础,原辅包与制剂共同审评审批的一项管理制度
药用辅料关联审评制度	药用辅料关联审评制度是一种适用于我国境内大陆地区研制、生产、进口和使用的药用辅料审评制度,对于进口药中所用的药用辅料尚未纳入关联审评审批。该制度的发布,开启了中国原辅包审批制向DMF制度的过渡,新制度将过去孤立、分散的原辅包与其关联的制剂统一在一个平台上管理,将从整体上提升我国药品的质量
药用辅料备案	药用辅料备案是指用于药品制剂注册和已批准上市的药品制剂辅料的生产厂商,通过药品监督管理部门建立的药用辅料备案信息平台,按照要求提交辅料相关信息的过程
药用辅料注册管理	药用辅料注册管理是我国制定的一项关于辅料注册管理的制度,规范了药用辅料的研究和注册申报行为,加强我国药用辅料的注册管理工作,确保药用辅料的产品质量
药用辅料登记	药用辅料登记是对需登记的药用辅料基于辅料在制剂中的使用历史及被各国药典收载情况进行了分类,对不同类别的药用辅料所需提交的资料进行了详细规定,有利于我国今后与其他ICH成员国进行相关的标准协调。而且其与新发布的药品上市许可持有人制度进行了有效的政策衔接,对药用辅料品种持有人委托第三方生产时进行药用辅料登记的情形进行了说明
药物主文件(DMF)	药物主文件是提交给药品监管部门的详细保密信息的文件材料,包含一种或多种人用药物在生产、加工、包装或存储中所用设备、工艺或物质的详细保密信息的文件材料

续表

名词术语	定义
DMF 制度	DMF 制度是指药用辅料生产企业将技术资料提交至监管部门备案,并授权使用方引用这些资料,以支持制剂企业提出的药品注册申请,与药物制剂进行关联审评,且同时不向制剂企业披露这些资料信息的管理制度
CTD 格式	CTD 格式由人用药品注册技术要求国际协调会(ICH)发行的文件 M4Q CTD(通用技术文件),该格式已被美国、日本、欧盟三方的政府药品管理部门和制药行业接受
欧洲药物主文件(EDMF)	欧洲药物主文件系指欧盟的药品制造商为取得上市许可而必须向欧盟提交活性原料(API)基本情况的技术性支持文件,适用于原料药的生产厂家不是药品上市许可证申请人的情况,它的申请必须与使用该原料药制剂的上市许可申请同时进行
《欧洲药典》适用性证书(即 CEP,又称 COS)	《欧洲药典》适用性证书是欧洲药品主文件申请的一种补充,是由欧洲药品质量管理局(EDQM)颁发的用以证明原料药的质量是按照《欧洲药典》有关专论描述的方法严格控制的,其质量符合欧洲药典标准的一种证书

思考和讨论题

1. 药用辅料在药剂学中的地位是怎样的?

2. 我国药用辅料与发达国家的差距主要体现在哪些方面?

3. 各国辅料通则的主要作用和现状是怎样的?各国辅料通则在辅料生产研发中的作用是什么?

4. 为何要进行药典协调?该怎样进行药典协调?

（涂家生 孙春萌 杜运爱）

参考文献

[1] 邵蓉. 中国药事法理论与实务[M]. 北京:中国医药科技出版社,2010.

[2] 涂家生. 药用辅料标准的制定及其意义[J]. 中国食品药品监管,2018(09):31-35.

[3] 赵宇新. 《中国药典》2010 年版药用辅料标准增修订概况[J]. 中国药品标准,2010,11(03):165-168.

[4] 喻亮宇,谭桂山. 中国药典 2010 年版药用辅料标准浅析[J]. 中南药学,2013,11(12):958-960.

[5] 孙会敏,杨锐,张朝阳,等. 2015 年版《中国药典》提升药用辅料科学标准体系强化我国药品质量[J]. 中国药学杂志,2015,50(15):1353-1358.

[6] 赵宇新. 关于加强和完善药用辅料管理的建议[J]. 中国药事,2011,25(01):5-7.

[7] 谢正福,王淼,孙慧姝. 药用辅料生产使用现状及问题[J]. 中国药业,2013,22(14):4-5.

[8] 汪丽,贾娜,张珂良,等. 我国药用辅料的现状及监管建议[J]. 中国药事,2013,27(07):678-681.

[9] 李晓海,赵立杰,冯怡,等. 物理性质对微晶纤维素可压缩性和成型性的影响[J]. 中国药学杂志,2013,48(02):116-122.

[10] 冯巧巧,谢纪珍,孙利民,等. 药用辅料行业发展现状分析与思考[J]. 中国药事,2018,32(01):54-58.

[11] 国家药典委员会. 中华人民共和国药典[M]. 2020 年版. 北京:中国医药科技出版社,2020.

[12] The United States Pharmacopeia. The United States Pharmacopoeia 43-National Formulary 38(USP 43-NF 38)[M]. 2019.

[13] The European Directorate for the Quality of Medicines. The European Pharmacopoeia10th Edition（EP 10.0）[M]. 2020

[14] The Medicines and Healthcare products Regulatory Agency. The British Pharmacopoeia 2020 Edition（BP 2020）[M]. 2020.

[15] The Ministry of Health，Labour and Welfare. The Japanese Pharmacopoeia17th Edition（JP 17）[M]. 2016.

[16] 高家敏，曹进. 各国药典中丙二醇质量标准的比较分析[J]. 中国药品标准，2017，18（04）：258-263.

[17] World Health Organization. Pharmacopoeial Discussion Group：update[J]. WHO Drug Information，2011，25（3）：228-229.

[18] European Directorate for the Quality of Medicines. Working Procedures of the Pharmacopoeia Discussion Group（PDG），Revised Version[EB/OL].（2017-09）[2019-06-16]. http：//www.edqm.eu/en/international-harmonisation.

[19] 国际药用辅料协会（中国）有限公司. IPEC China 中国简介[EB/OL].[2020-08-04]. http：//www.ipec-china.org/info/cn/about-ipec-china/profile/.

[20] 国家药典委员会. 2018 中欧药用辅料专题研讨会在 EDQM 总部成功举办.（2018-09-28）[2019-07-23]. https：//www.chp.org.cn/gjydw/tpxw/5172.jhtml.

[21] 任连杰，马玉楠，蒋煜，等. 对药用辅料与药品关联审评审批申报资料要求的解读与思考[J]. 中国新药杂志，2017，26（18）：2128-2135.

[22] 任连杰，马玉楠，蒋煜，等. 对药包材药用辅料与药品关联审评审批有关事项公告的解读与思考[J]. 中国新药杂志，2017，26（19）：2261-2265.

[23] 谭燕美，由春娜，董敏. 我国药用辅料关联审评审批政策的剖析与建议[J]. 中国医药工业杂志，2017，48（08）：1208-1214.

[24] 宋民宪. 共同审评审批亮点解析[N]. 医药经济报，2017-12-14（F02）.

[25] 国家食品药品监督管理总局. 关于印发药用辅料注册申报资料要求的函（食药监注函〔2015〕61 号）[EB/OL].（2005-06-21）[2019-07-05]. http：//www.nmpa.gov.cn/WS04/CL2196/323505.html.

[26] 国家食品药品监督管理总局. 关于印发《药用辅料生产质量管理规范》的通知（国食药监安〔2006〕120 号）[EB/OL].（2006-03-23）[2019-07-13]. http：//www.nmpa.gov.cn/WS04/CL2196/339323_1.html.

[27] 国家食品药品监督管理总局. 关于征求药用原辅材料备案管理规定（征求意见稿）意见的通知（国食药监注函〔2010〕183 号）[EB/OL].（2010-09-16）[2019-07-08]. http：//www.nmpa.gov.cn/WS04/CL2101/228772.html.

[28] 国家食品药品监督管理总局. 国家食品药品监督管理局关于印发加强药用辅料监督管理有关规定的通知. 食药监办〔2012〕212 号[EB/OL]. https：//www.nmpa.gov.cn/xxgk/fgwj/gzwj/gzwjyp/20120801162001696.html

[29] 国务院办公厅. 国务院关于改革药品医疗器械审评审批制度的意见（国发〔2015〕44 号）[EB/OL].（2015-08-18）[2019-07-15]. http：//www.gov.cn/zhengce/content/2015-08/18/content_10101.html.

[30] 国家食品药品监督管理总局. 总局关于药包材药用辅料与药品关联审评审批有关事项的公告（2016 年第 134 号）[EB/OL].（2016-08-10）[2019-07-16]. http：//www.nmpa.gov.cn/WS04/CL2182/300197.html.

[31] 国家食品药品监督管理总局. 总局关于调整原料药、药用辅料和药包材审评审批事项的公告（2017 年第 146 号）[EB/OL].（2017-11-30）[2019-07-15]. http：//www.nmpa.gov.cn/WS04/CL2093/229302.html.

[32] 国家食品药品监督管理总局. 总局办公厅公开征求《原料药、药用辅料及药包材与药品制剂共同审评审批管理办法（征求意见稿）》意见[EB/OL].（2017-12-05）[2019-07-14]. http：//www.nmpa.gov.cn/WS04/CL2095/229370.html.

[33] 国家药品监督管理局. 国家药监局关于进一步完善药品关联审评审批和监管工作有关事宜的公告（2019 年第 56 号）[EB/OL].（2019-07-16）[2019-07-14]. http：//www.nmpa.gov.cn/WS04/CL2138/339042.html.

[34] 韩洪娜，陈永法. 美国原料药 DMF 制度对我国的启示[J]. 山东化工，2016，45（06）：129-131.

[35] 刘东，魏晶. 美国 DMF 备案制度的实施对我国药包材监管制度变革的启示研究[J]. 中国新药杂志，2016，25

（14）: 1572-1576.

［36］鲁亚楠,施海斌,孙宁云．浅谈中国药用辅料管理现状及美国 DMF 药用辅料备案管理［J］.中国医药工业杂志,2016, 47（03）: 363-366.

［37］王颖,韩鹏,张象麟．药用辅料标准和技术体系建设对我国辅料监管改革的重要作用［J］.中国药师,2016,19（09）: 1726-1730.

［38］向星萍,陈永法．MAH 制度下我国药用辅料审评审批制度改革研究［J］.现代商贸工业,2018,39（19）: 161-163.

［39］The Pharmaceuticals and Medical Devices Agency. Guideline on Utilization of Master File for Drug Substances, etc.［EB/OL］.（2005-02-10）［2019-07-16］. https://www.pmda.go.jp/english/service/master_file.html.

第三章 口服固体制剂用辅料

问题导航

1. 口服固体制剂种类繁多,应该如何选择适宜的辅料制备符合要求的制剂?
2. 不同剂型中会用到不同的辅料,应该如何选择适宜的辅料?

第一节 概 述

与液体制剂相比,口服固体制剂(oral solid preparations)具有稳定性好、生产成本低、运输方便等优点,常见的口服固体制剂有片剂、颗粒剂、胶囊剂、口腔速溶膜剂等。口服固体制剂常用的辅料种类繁多。在不同制剂中,同一种辅料有可能发挥不同的作用,不同的辅料有可能发挥相同的作用。例如,羟丙甲纤维素既可以作为口腔速溶膜剂的基质材料,也可以作为片剂的黏合剂,还可以用作片剂包衣的成膜材料。

为了制备质量合格的口服固体制剂,除了活性成分以外,在处方中须加入药用辅料,如填充剂/稀释剂、黏合剂、崩解剂、润滑剂等,根据需要处方中还可加入着色剂和矫味剂等(表 3-1),以提高患者的依从性。药用辅料是药物制剂的基础材料和重要组成部分,是保证药物制剂生产和发展的物质基础。它不仅赋予药物一定的剂型,而且与提高药物的疗效、降低不良反应有很大关系,其质量可靠性和多样性是保证剂型和制剂先进性的物质基础。各种辅料必须具备如下特点:①较高的化学稳定性;②不与活性成分发生反应;③不影响活性成分的疗效和含量测定等。

表 3-1 口服固体制剂代表性辅料

辅料种类	代表性辅料
填充剂/稀释剂	淀粉、蔗糖、糊精、乳糖、预胶化淀粉、微晶纤维素、磷酸钙、甘露醇等
润湿剂和黏合剂	蒸馏水、乙醇、淀粉浆、羟丙甲纤维素、聚维酮等
崩解剂	干淀粉、羧甲淀粉钠、低取代羟丙纤维素、交联聚维酮、交联羧甲纤维素钠、碳酸氢钠、酒石酸等
润滑剂	硬脂酸镁、微粉硅胶、滑石粉、氢化植物油、硬脂酸等

续表

辅料种类	代表性辅料
着色剂	叶绿素、焦糖、苋菜红、氧化铁红、胭脂红和柠檬黄等
矫味剂	单糖浆、蔗糖、糖精、甜菊糖苷、三氯蔗糖等
包衣材料	羟丙甲纤维素、羟丙纤维素、醋酸纤维素酞酸酯、乙基纤维素、丙烯酸树脂等
增塑剂	甘油、聚乙二醇、甘油三醋酸酯、蓖麻油、乙酰单甘油酸酯、邻苯二甲酸酯等
水溶性基质	聚乙二醇、硬脂酸钠、甘油明胶、硬脂酸聚烃氧（40）酯等
油溶性基质	氢化植物油、虫蜡、硬脂酸、单硬脂酸甘油酯、十六醇等

第二节　口服固体制剂常用辅料及应用解析

本节主要介绍片剂、颗粒剂、胶囊剂等口服固体制剂常用辅料。

一、填充剂

填充剂（filler）又称为稀释剂（diluent），主要用于增加制剂的体积，减少重量差异，保证剂量准确，并改善物料的可压性。固体制剂中常用的填充剂有以下几种。

1. **淀粉**　根据其来源不同，淀粉可分为小麦淀粉、玉米淀粉等，药用淀粉多用玉米淀粉。淀粉由直链淀粉和支链淀粉两种多糖分子组成，其结构单元均为 α-D-吡喃葡萄糖，两者的化学结构式见图 3-1 和图 3-2。淀粉具有吸湿性，因此应密封保存。

淀粉为白色或类白色粉末，无臭、无味，呈多角形或类圆形。玉米淀粉粒径分布范围一般在 $2\sim32\mu m$，含水量为 10%~20%。堆密度为 $0.45\sim0.58 g/cm^3$，振实密度为 $0.69\sim0.77 g/cm^3$，真密度为 $1.502 g/cm^3$，比表面积为 $0.40\sim0.54 m^2/g$。

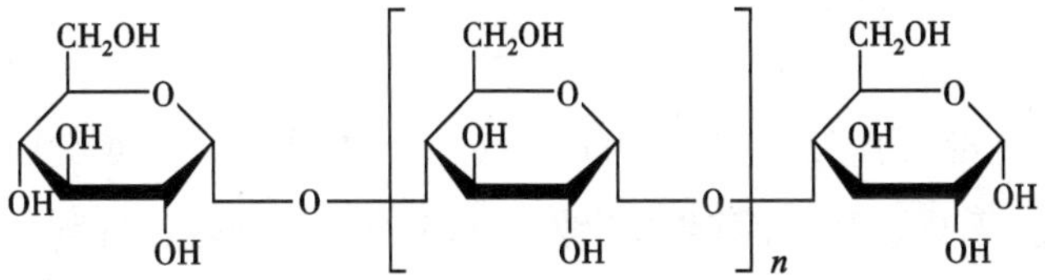

图 3-1　直链淀粉结构式（n=300~1 000）

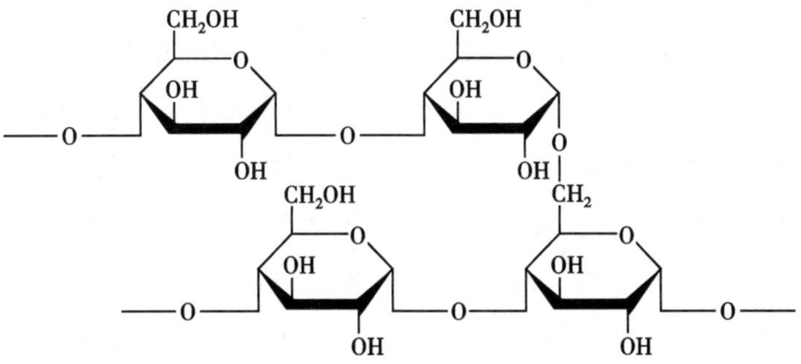

图 3-2　支链淀粉结构式

淀粉分子上的羟基之间会形成分子内和分子间氢键,很少与水分子形成氢键。淀粉颗粒在冷水和乙醇中均不溶解。

淀粉是最常用的填充剂之一,具有黏附性,性质稳定,可以和大多数药物配伍,但由于其流动性、可压性较差,用量不宜过大,经常与乳糖、糊精等填充剂联合使用。由于淀粉在酸性条件下易水解,强酸性药物不宜选用淀粉作填充剂。

2. **蔗糖**　本品为无色结晶或白色结晶性的松散粉末,无臭、味甜。蔗糖的黏合力强,可以改善片剂的硬度。蔗糖的溶解性较好、吸湿性较低,易于制粒,其常与糊精等辅料联合使用作为填充剂,改变其配比可以调整颗粒的成型性、流动性以及吸湿性。蔗糖除作为填充剂外也可以用作矫味剂。据美国FDA批准药物非活性组分数据库收载,颗粒剂中蔗糖的最大用量为 1 052.90mg。蔗糖可能含有痕量重金属,不宜与维生素 C(又称抗坏血酸)合用。

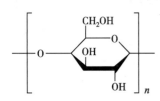

图 3-3　糊精结构式

3. **糊精**　本品为淀粉不完全水解的产物,化学结构式见图3-3。药用糊精分为白糊精和黄糊精,白糊精几乎无味,黄糊精有特殊气味。

本品为白色或类白色的无定形粉末或颗粒,堆密度为 0.80g/cm³,振实密度为 0.91g/cm³,真密度为 1.495~1.589g/cm³,含水量为 5%(W/W)。糊精常和淀粉联合使用作为片剂的填充剂,由于具有较强的黏性,糊精易聚集、结块,使用不当时会导致颗粒过硬,片剂表面出现麻点,且会造成崩解和溶出迟缓等问题。

4. **乳糖**　本品可分为无水 α-乳糖、一水 α-乳糖和 β-乳糖,其中一水 α-乳糖应用最普遍。不同等级的乳糖粒径分布和流动性不同,因此要根据实际应用选择合适的种类。通常,湿法制粒或在加工过程中需进行研磨时,选用小粒径乳糖,利于混合。喷雾干燥乳糖为球形,流动性较好,可用于粉末直接压片。无水乳糖广泛用于粉末直接压片,由于其水分含量低,因此可以用于湿敏性药物。

乳糖性质稳定,可与大多数药物配伍,但乳糖属于还原糖,能够与含有氨基的物质如苯胺类、氨基酸类发生 Maillard 反应,生成深颜色的物质。据美国FDA批准药物非活性成分数据库收载,普通片中一水乳糖的最大用量为 735.2mg。随贮藏时间延长,乳糖颜色可能变为棕色,因此乳糖需储存在密封良好的容器中,并置于阴凉干燥处。

5. **预胶化淀粉**　又称部分预胶化淀粉、可压性淀粉。本品为白色或类白色粉末,含水量为 12%,堆密度为 0.62g/cm³,无臭、无味。其表面存在凹隙、裂隙等不规则形态,有利于压片过程中颗粒相互啮合。预胶化淀粉微溶于冷水,不溶于有机溶剂。与淀粉相比,预胶化淀粉具有良好的流动性、可压性、润滑性和干黏合性,可增加片剂的硬度,减小其脆碎度,加快片剂的崩解和溶出。

6. **微晶纤维素**　本品为白色或类白色粉末或高度多孔性颗粒,无臭、无味,平均粒径为 20~200μm,粒径大小影响其流动性,粒径越大,粒子之间的摩擦力越小,流动性越好。

微晶纤维素具有填充、黏合、吸水膨胀等作用,广泛用作片剂的填充剂、干崩解剂,用作填充剂的用量可以占到处方量的 20%~90%。此外,其摩擦系数较低,表现出一定的润滑性,可以减少黏冲现象的发生。微晶纤维素为多孔性粉末,具有较大的比表面积,制剂遇水时,水分迅速进入其内部,使氢键断裂,因此具有崩解作用。用作崩解剂时,浓度为 5%~15%,一般和其他具有溶胀性的辅料如淀粉等一起使用。据美国FDA批准药物非活性成分数据库收载,微晶纤维素在咀嚼片中最大用量为 639mg,在混悬散剂中最大用量为 550mg。

7. 糖醇类　甘露醇（mannitol）和山梨醇（sorbitol）广泛用作制剂的填充剂。其中,甘露醇为白色的结晶性颗粒或粉末,无臭,有甜味,性质稳定,甘露醇在水中易溶,在乙醇中略溶,溶解过程吸热,可产生凉爽感,因此其多用作咀嚼片、口腔崩解片的填充剂。颗粒型甘露醇可用作直接压片的赋形剂。因甘露醇无吸湿性,故可以与易吸湿的药物配伍。在湿法制粒和直接压片制备的片剂中,山梨醇可用作稀释剂,由于具有宜人的甜味,且有凉爽的口感,山梨醇尤其适用于咀嚼片。

此外,近年来开发的赤藓糖（erithritol）,甜度高,约为蔗糖甜度的 80%,溶解较快且产生凉爽感,在口腔内 pH 不下降,有利于保护牙齿,可用于制备口腔速溶片,但价格较贵。

8. 无机盐类　口服固体制剂中用到的无机盐主要是无机钙盐,如硫酸钙、磷酸氢钙、碳酸钙等。

其中硫酸钙较为常用,其性质稳定,制成的片剂表面光洁、硬度和崩解性能良好。硫酸钙为白色粉末,无臭、无味,微溶于水,在乙醇中不溶,在稀盐酸中溶解,性质稳定,可与多种药物配伍。磷酸氢钙分为磷酸氢钙二水合物和无水磷酸氢钙,二者均为白色粉末或晶体,无臭,不溶于水和乙醇,在稀盐酸或稀硝酸中易溶。磷酸氢钙二水合物无引湿性,具有良好的稳定性和流动性,但可压性较差。经喷雾干燥制得的无水磷酸氢钙是一种具有多孔结构的球形颗粒,可以用于直接压片。此外,无水磷酸氢钙作为填充剂可以提供弱碱性 pH 环境,降低某些药物降解的风险。

二、润湿剂和黏合剂

1. 润湿剂（moistening agent）　润湿剂系指本身没有黏性,但能诱发物料的黏性,以利于制粒的液体。有些药物本身有黏性,如中草药浸出物、浸膏或胶质成分等,只需要加入适当的润湿剂产生黏性。在制粒过程中常用的润湿剂是蒸馏水和乙醇。

（1）蒸馏水（distilled water）:是常用的润湿剂,其本身无黏性。但当物料中含有遇水产生黏性的成分时,则不必另加黏合剂,仅加水润湿即可。用水制粒干燥温度较高,时间较长,故不适用于不耐热、遇水不稳定的药物。当处方中水溶性成分较多时,用水制粒易出现润湿不均匀、结块、干燥后颗粒发硬等现象,此时最好选择适当浓度的乙醇-水溶液作为润湿剂。

（2）乙醇（ethanol）:可用于遇水易分解的药物或者遇水黏性太大的药物。随着乙醇浓度的增大,物料润湿后产生的黏性越低,因此应根据原辅料的性质选择合适的乙醇浓度。

2. 黏合剂　指本身有黏性,能够将无黏性或黏性较小的物料黏合成颗粒的辅料。一般用黏合剂溶液与药物等混合制粒。

（1）淀粉浆:由淀粉在水中受热糊化而得,淀粉糊化温度因品种而异,玉米淀粉糊化温度是62~72℃,马铃薯淀粉糊化温度为 56~66℃。淀粉浆的常用浓度为 5%~20%（W/W）,若物料可压性差,可适当提高淀粉浆的浓度到 20%（W/W）,反之可适当降低淀粉浆的浓度。

（2）甲基纤维素（methyl cellulose, MC）:是一种长链取代纤维素,不同级别的甲基纤维素具有不同的聚合度,聚合度范围为 50~1 000,按干燥品计算,甲氧基（—OCH$_3$）含量应为 27.0%~32.0%。图 3-4 为甲基纤维素完全取代时的结构式。

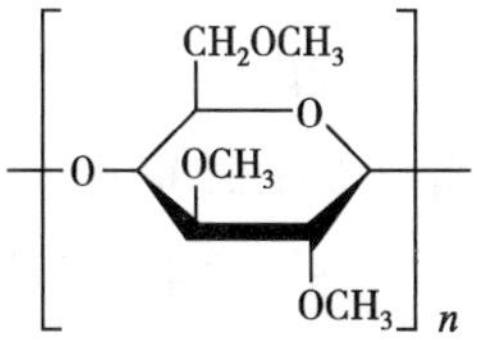

图 3-4　甲基纤维素的结构式（完全取代）

甲基纤维素为无臭、无味、白色或类白色纤维状或颗粒状粉末,松密度为

0.276g/cm³,振实密度为 0.464g/cm³,真密度为 1.341g/cm³。甲基纤维素在丙酮、甲醇、乙醇和热水中几乎不溶,溶于冰醋酸及等量混合的乙醇和三氯甲烷溶液中。在冷水中膨胀形成澄明乳白色的黏稠胶体溶液,可作为黏合剂使用。甲基纤维素在冷水中的溶解度与取代度有关,其 1%(W/V)水溶液的 pH 为 5.5~8.0。甲基纤维素粉末稳定,略有吸湿性,应置于气密容器中,贮存在阴凉干燥处。5%(W/V)的低黏度或中等黏度级的甲基纤维素溶液的黏度相当于 10%(W/V)淀粉浆的黏度。

（3）羟丙纤维素（hydroxypropyl cellulose,HPC）：是指 2-羟丙基醚纤维素（图 3-5）。其为无臭、无味、白色至类白色粉末或颗粒,颗粒比重为 1.222 4,可溶于乙醇,不溶于热水,但能溶胀,易溶于 38℃ 以下的水,形成透明的胶体溶液。1%(W/V)羟丙纤维素水溶液的 pH 为 5.0~8.5。在口服产品中,羟丙纤维素常用作片剂的湿法制粒或干粉直接压片的黏合剂。

（4）羟丙甲纤维素（hypromellose,HPMC）：为部分 O-甲基化、部分 O-（2-羟丙基化）纤维素（图 3-6）,常见取代基含量见表 3-2。

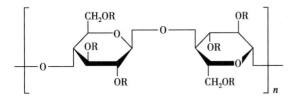

图 3-5   羟丙纤维素的结构式
注:R 代表—H 或［—CH₂—CH(CH₃)—O］ₘH。

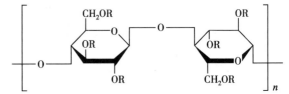

图 3-6   羟丙甲纤维素结构式
注:R 代表—H、—CH₃ 或—［CH₃CH(OH)CH₂］ₘ。

表 3-2   《中国药典》收载的 4 种型号的 HPMC 取代基含量(%)

HPMC 型号	—OCH₃	—OC₃H₆OH
1828	16.5~20.0	23.0~32.0
2208	19.0~24.0	4.0~12.0
2906	27.0~30.0	4.0~7.5
2910	28.0~30.0	7.0~12.0
2910（供胶囊用）	27.0~30.0	7.0~12.0

羟丙甲纤维素为无臭、无味、白色或类白色纤维状或颗粒状粉末,几乎不溶于无水乙醇,在冷水中可溶胀成澄清或微浑浊的胶体溶液。松密度为 0.341g/cm³,振实密度为 0.577g/cm³,真密度为 1.326g/cm³。羟丙甲纤维素具有一定吸湿性,建议储存在密闭容器中,吸水量因其初始含水量、环境温度和相对湿度不同而异。羟丙甲纤维素在水中溶解度随黏度而变化,其黏度越低,溶解度越大,水中溶解度不受 pH 影响。羟丙甲纤维素水溶液易受微生物污染,贮藏时应加入适量的防腐剂。

羟丙甲纤维素可作为湿法制粒或干法制粒的黏合剂,作为黏合剂使用时,羟丙甲纤维素的浓度一般为 2%~5%(W/W)。

（5）羧甲纤维素钠（sodium carboxymethyl cellulose,CMC-Na）：为纤维素的羧甲基醚的钠盐,聚合度为 200~500,分子量为 90 000~700 000Da,结构式如图 3-7。羧甲纤维素钠为白色至微黄色纤维状或颗粒状粉末,几乎不溶于丙酮、乙醇、乙醚和甲苯,在水中易分散,形成透明的胶状溶液。羧甲纤维素钠具有吸湿性,在高湿条件下可以吸收大量的水分,该性质会影响片剂的硬度和崩解时间,羧甲纤维素钠应贮藏在密封良好的容器中,置于阴凉干燥处。其水溶液长期保存时需要加入抑菌剂。1% 羧甲基纤维素钠水溶液 pH 为 6.5~8.5。pH>10 或 pH<5 时,本品胶浆黏度显著降低。羧甲纤维素钠与强酸、可溶性铁盐以及一些其他金属如铝、汞等存在配伍禁忌,其还可沉淀某些带正电的蛋白质,与 95% 乙醇混合会产生沉淀等。

羧甲纤维素钠常用作可压性较差的片剂黏合剂,常用浓度为 1%~6% 的水溶液。

(6)聚维酮(povidone,PVP):是乙烯基吡咯烷酮均聚物,分子量范围为 2 500~3 000 000Da,结构式如图 3-8 所示。聚维酮的分子量可用聚维酮水溶液相对于水的黏度来表征,以 K 值来表示,一般在 10~120,常见黏度级别的聚维酮 K 值与分子量的关系见表 3-3。

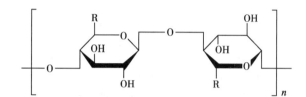

图 3-7 羧甲纤维素钠的结构式
注:取代度为 1.0,R 为—CH₂OCH₂COONa。

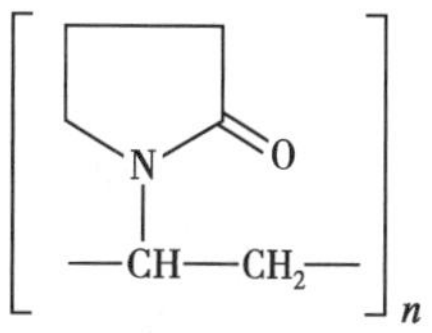

图 3-8 聚维酮结构式

表 3-3 聚维酮的标号与其对应的相对分子量

规格	质均相对分子量 /Da	规格	质均相对分子量 /Da
PVPK12	2 500	PVPK30	50 000
PVPK15	8 000	PVPK60	400 000
PVPK17	10 000	PVPK90	1 000 000
PVPK25	30 000	PVPK120	3 000 000

聚维酮为白色至乳白色,无臭或几乎无臭的吸湿性粉末。聚维酮可压性良好、化学性质稳定。聚维酮的松密度为 0.29~0.39g/cm³,振实密度为 0.39~0.54g/cm³。聚维酮水溶液 pH 为 3.0~7.0。聚维酮吸湿性很强,在较低的相对湿度下,吸湿量也很大,应保存于遮光、阴凉、密闭的容器内。此外,聚维酮与带活性氢原子的药物如磺胺噻唑、水杨酸、苯巴比妥、鞣质、氯霉素等易形成分子络合物,不建议联合使用。

聚维酮溶于水、乙醇,因此可采用聚维酮的水溶液或者乙醇溶液进行药物的制粒,还可用作直接压片的干黏合剂,适用于遇水稳定和不稳定的药物的制粒,用量一般为 0.5%~5%(W/W)。

三、崩解剂

崩解剂是指能使片剂在胃肠液中迅速裂碎成细小颗粒的物质,从而使活性成分迅速溶解吸收,发挥作用。这类物质大都具有良好的吸水性和膨胀性,从而实现片剂的崩解。不同崩解剂发挥作用的机制主要有四种:毛细管作用、膨胀作用、产气作用和润湿热。崩解剂的加入方法分为内加法、外加法和内外加法。崩解剂的加入方法不同,崩解效果不同,在崩解剂用量相同时,溶出速度一般是内外加法 > 内加法 > 外加法。崩解剂的崩解性能取决于其自身的性质和外界因素如粒度、粒度分布、粒子形态、片剂硬度和孔隙率。

1. **干淀粉（dry starch）**   干淀粉是指在 100~105℃ 下干燥 1 小时，含水量在 8% 以下的淀粉。干淀粉的吸水膨胀率在 186% 左右，较适用于水不溶性或微溶性药物的片剂，但对易溶性药物的崩解作用较差，这主要是因为易溶性药物遇水溶解产生浓度差，使片剂外面的水不易通过毛细管渗入到片剂的内部，也就妨碍了片剂内部淀粉的吸水膨胀。

2. **羧甲淀粉钠（sodium starch glycolate，CMS-Na）**   本品为淀粉羧甲基醚的钠盐（图 3-9），分子量为 500 000~1 000 000Da，呈椭球或球形颗粒，直径为 30~100μm，松密度为 $0.756g/cm^3$，振实密度为 $0.945g/cm^3$，真密度为 $1.443g/cm^3$。羧甲淀粉钠几乎不溶于水，可以在水中溶胀，在水中体积能膨胀 300 倍。本品含水量在 10% 以下，但有较大的吸湿性，在 25℃、相对湿度（RH）70% 条件下，其平衡吸湿量为 25%，应贮存在密闭的容器中。

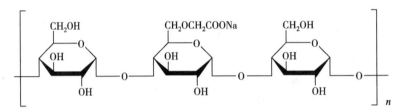

图 3-9   羧甲淀粉钠的结构式

羧甲淀粉钠作为优良的崩解剂，广泛应用于口服固体制剂中，其吸水膨胀作用非常显著，属于超级崩解剂，适用于湿法制粒压片和粉末直接压片。在湿法制粒时，将羧甲淀粉钠加入颗粒内部，其润湿时起黏合剂作用，又能在颗粒干燥后起崩解剂的作用，由于吸水溶胀速度较快，可以达到快速崩解作用，其崩解作用受疏水性辅料（润滑剂）的影响很小，通常在片剂中的用量为 2%~8%。羧甲淀粉钠作为优良的崩解剂，也常用于口腔崩解片。

3. **交联羧甲纤维素钠（croscarmellose sodium，CCNa）**   本品是由羧甲纤维素钠交联而得到的交联聚合物，为白色或类白色粉末。受交联作用的影响，其不溶于水，在水中能吸收数倍量的水膨胀而不溶解，膨胀体积为原来的 4~8 倍；比表面积为 $0.81~0.83m^2/g$；交联羧甲纤维素钠的性质稳定，但具有吸湿性，因此应置于密闭容器中，于阴凉干燥处贮存。

交联羧甲纤维素钠与强酸、铁或其他金属（如铝、汞、锌）的可溶性盐存在配伍禁忌。交联羧甲纤维素钠适用于直接压片和湿法制粒压片工艺。湿法制粒时，交联羧甲纤维素钠可分别于润湿阶段或干燥阶段加入（颗粒内加或颗粒外加），这样可以更好地发挥毛细管和溶胀作用，交联羧甲纤维素钠用作崩解剂时，常用量为片剂重量的 0.5%~5.0%（W/W），通常直接压片工艺中用量为 2%（W/W），湿法制粒压片中用量为 3%（W/W）。交联羧甲纤维素钠与羧甲淀粉钠合用崩解效果更好，但与干淀粉合用崩解作用会降低。需要注意的是，无论是在湿法制粒或直接压片工艺中，吸湿性辅料（如山梨醇）都可造成交联羧甲纤维素钠的崩解效率降低。

4. **低取代羟丙纤维素（low-substituted hydroxypropyl cellulose，L-HPC）**   本品为低取代 2- 羟丙基醚纤维素。本品为白色或类白色粉末，无臭、无味，在乙醇中不溶，在氢氧化钠溶液（1→10）中溶解，形成黏性溶液，在水中溶胀成胶体溶液，在乙醇、乙醚、丙酮中不溶。1%（W/V）低取代羟丙纤维素溶液 pH 为 5.0~7.5。低取代羟丙纤维素与碱性物质可发生反应,片剂处方如含有碱性物质,在经过长时间的贮藏后,崩解时间有可能会延长。

由于表面积和孔隙度很大,低取代羟丙纤维素具有快速大量吸水的能力,吸水膨胀率在 500%~700%,属于超级崩解剂。一般在处方中的使用量为 5%~25%（*W/W*）。市售低取代羟丙纤维素产品有不同粒径和取代度等多种级别,颗粒大小、取代度、聚合度对其应用有着显著的影响。

5. **交联聚维酮**（crospovidone,PVPP）　本品为 *N*- 乙烯 -2- 吡咯烷酮聚合而成的交联物,为白色或类白色粉末,几乎无臭,有引湿性,其 1% 水混悬溶液的 pH 为 5.0~8.0。分子量较高（$>1.0 \times 10^6$）且有交联结构,遇水可迅速溶胀吸水,膨胀体积可增加 150%~200%,略低于低取代羟丙纤维素,远大于淀粉、海藻酸钠等。交联聚维酮吸水溶胀速度快且不会出现低黏度的凝胶层,其在 1 分钟的吸水量可达总吸水量的 98.5%。其具有吸湿性,宜置气密容器中,于阴凉、干燥处贮存。根据粒径不同,分为不同的型号。在压片工艺中,交联聚维酮使用浓度为 2%~5%（*W/W*）。交联聚维酮可迅速表现出高的毛细管活性和优异的水化能力,几乎无凝胶的倾向。另外,用交联聚维酮做崩解剂制得的片剂硬度大、外观光洁美观、崩解时间短、溶出速率高。

6. **泡腾崩解剂**　是专用于泡腾片的特殊崩解剂,最常用的是由碳酸氢钠与柠檬酸组成的混合物。遇水时,上述两种物质产生二氧化碳气体,使制剂在几分钟之内迅速崩解,常用的酸性物质和碱性物质如下:

（1）枸橼酸（citric acid）:又名柠檬酸,结构式如图 3-10 所示。本品为无色半透明结晶、白色颗粒或白色结晶粉末,无臭,味极酸,在干燥空气中微有风化性。本品在水中极易溶解,在乙醇中易溶。在 50%~75% 的相对湿度下,枸橼酸吸水性强。本品在药物制剂中主要用作酸性泡腾剂、缓冲剂、矫味剂等。美国 FDA 批准药物非活性成分数据库记载了泡腾片中无水枸橼酸单剂量最大用量为 839.63mg。枸橼酸一水合物常用于制备泡腾颗粒,而无水枸橼酸常用于制备泡腾片。

（2）DL- 酒石酸（tartaric acid）:酒石酸为无色单斜晶体,白色或类白色结晶性粉末,无臭,有强烈的酸味,结构式如图 3-11 所示。本品在水中易溶,在乙醇中微溶。经常与碳酸氢盐联用,作为泡腾颗粒、泡腾粉和泡腾片剂中的酸性成分。美国 FDA 批准药物非活性成分数据库记载了片剂中单剂量最大用量为 40mg。

（3）延胡索酸（fumaric acid）:又名富马酸,是一种白色、无臭或几乎无臭的颗粒或无吸湿性的结晶性粉末,结构式如图 3-12 所示。本品在乙醇中溶解,在水中微溶。延胡索酸主要用于液体制剂中的酸化剂和调味剂,也可以作为泡腾片剂中的酸性成分,但水中的低溶解性限制了其在泡腾片中的应用。WHO 未限定每日允许最大摄入量。美国 FDA 批准药物非活性成分数据库记载了片剂中单剂量最大用量为 80mg。

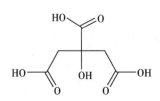

图 3-10　枸橼酸的结构式　　　　　图 3-11　酒石酸的结构式　　　　　图 3-12　延胡索酸的结构式

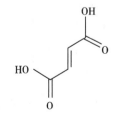

一些水溶性氨基酸、碱式盐（枸橼酸二氢钾等）、己二酸、苹果酸等也常作为酸组分。通常会采用两种到三种酸组分混合使用的方法，例如常把枸橼酸和酒石酸合并使用，来改善粒子的成型性和紧实程度。

碳酸氢钠通常作为泡腾片和泡腾颗粒的二氧化碳来源，常与枸橼酸和 / 或酒石酸配合使用。泡腾片剂中碳酸氢钠一般用量为 25%~50%。美国 FDA 批准药物非活性成分数据库记载了泡腾片中单剂量最大用量约为 1 600mg。

除了酸碱体系的崩解剂之外，有时考虑到一些药物制成的泡腾片难以崩解，常加入辅助崩解剂如淀粉、海藻酸、羧甲淀粉钠、表面活性剂等。

四、润滑剂

广义的润滑剂（lubricant）包括以下三类：①助流剂（glidant），可降低颗粒间的摩擦力，从而改善粉末流动性，使填充均匀，减小制剂的重量差异；②抗黏剂（antiadherent），可防止物料黏附在冲头表面，从而保证压片顺利进行以及片剂表面光洁；③润滑剂，降低药片与冲模孔壁之间的摩擦力，从而保证压片时压力均匀分布，片剂顺利从模孔中推出。一般将具有上述任何一种作用的辅料统称为润滑剂。由于润滑剂是用来改善粒子的表面性质，因此润滑剂宜在制粒及预混完成后加入。常用的润滑剂主要包括疏水性润滑剂和水溶性润滑剂。其中，疏水性润滑剂应用更广，但过多加入会使片剂疏水，从而延长片剂的崩解和溶解时间。因此，在达到润滑作用的前提下，其用量越少越好，通常用量在 1%~2%。

1. **硬脂酸镁（magnesium stearate，MS）**　本品为硬脂酸镁（$C_{36}H_{70}MgO_4$）与棕榈酸镁（$C_{32}H_{62}MgO_4$）为主要成分的混合物，属于疏水性润滑剂。按干燥品计算，Mg 含量应为 4.0%~5.0%。

硬脂酸镁为白色粉末，微有特臭，与皮肤接触有滑腻感，堆密度小（0.159g/cm³），比表面积大（1.6~14.8m²/g），有良好的附着性，易于与颗粒混匀并附着于颗粒表面，不易分离，可减少颗粒与冲模之间的摩擦力。硬脂酸镁存在多种结晶形式，如三水合物、二水合物和无水物。硬脂酸镁通常由结晶形式的混合物组成，由于加热过程中有结晶形式转化的可能性，应考虑预处理条件。

作为片剂的润滑剂使用时，MS 用量一般为 0.1%~5%（*W/W*）。MS 为疏水性物质，用量过大时不仅会产生裂片现象，还会导致片剂难以润湿，从而会造成片剂崩解和溶出迟缓，应尽可能少量使用。此外，随着混合时间的增加，片剂的溶解速率和抗碎强度下降，应谨慎控制硬脂酸镁的混合时间。需要注意的是，碱金属硬脂酸盐呈碱性，某些维生素及多数有机碱盐如颠茄类生物碱制剂中不宜使用。此外，镁离子起催化作用会影响阿司匹林等药物的稳定性。

2. **硬脂酸（stearic acid）**　本品系从动、植物油脂中得到的固体脂肪酸，主要成分为硬脂酸（$C_{18}H_{36}O_2$）与棕榈酸（$C_{16}H_{32}O_2$），属于疏水性润滑剂。硬脂酸为白色或类白色有滑腻感的粉末或结晶性硬块，其剖面有微带光泽的细针状结晶，有类似油脂的微臭，在乙醇中溶解，在水中几乎不溶。凝点不低于 54℃，碘值不大于 4，酸值为 203~210。硬脂酸与大多数金属氢氧化物不相容。

3. **氢化植物油（hydrogenated vegetable oil）**　本品由精制植物油经氢化制得，属于疏水性润滑剂，主要含硬脂酸和棕榈酸的甘油三酯，为白色或淡黄色细粉或块状物，加热熔融后呈透明、淡黄色液体。本品不溶于水和乙醇，可溶于热轻质矿物油、热的异丙醇和液体石蜡等。氢化植物油有良好的润滑性能，与强酸和氧化剂有配伍禁忌。常用的两种类型氢化植物油及性质如表 3-4 所示。

表 3-4 Ⅰ型和Ⅱ型氢化植物油的性质差异

指标	Ⅰ型	Ⅱ型
熔点	57~85℃	20~50℃
重金属含量	0.001%	0.001%
碘值	0~5	50~80
皂化值	175~200	175~200

Ⅰ型氢化植物油是一种优良的片剂润滑剂,可以减小黏冲和模壁摩擦,凡不宜用碱性润滑剂的产品,均可用其取代。使用时,将其溶于轻质液体石蜡或己烷中,再喷于干颗粒上,以利于均匀分布,常用量为 1%~6%(*W/W*),常与滑石粉、二氧化硅或硅酸盐合用。通常,Ⅱ型具有比Ⅰ型更低的熔化范围和更高的碘值,多用于化妆品和栓剂。

4. 液体石蜡(liquid paraffin) 本品系从石油中制得的多种液状饱和烃的混合物,属于疏水性润滑剂。液体石蜡为无色澄清的油状液体,无臭、无味,有较好的润滑性,但其抗黏附性不好,且没有助流性。液体石蜡用作润滑剂,常用浓度为 1%~5%。

5. 聚乙二醇类 聚乙二醇 4000(PEG 4000)和聚乙二醇 6000(PEG 6000)常用作润滑剂使用。PEG 4000 和 PEG 6000 均为白色蜡状固体薄片或颗粒状粉末,略有特臭。在水或乙醇中易溶,溶解后得到澄清溶液。

6. 十二烷基硫酸钠(sodium lauryl sulfate,SLS) 本品系以十二烷基硫酸钠($C_{12}H_{25}NaO_4S$)为主的烷基硫酸钠混合物,属于水溶性润滑剂。

十二烷基硫酸钠具有良好的润滑效果,能够增加片剂的机械强度,也能促进片剂的崩解和药物的溶出。与阳离子表面活性剂反应会失去作用。实验证明,在相同条件下压片,十二烷基硫酸镁的润滑效果比十二烷基硫酸钠、滑石粉等都好。十二烷基硫酸镁在片剂制造中用作润滑剂和崩解剂,作润滑剂相当于硬脂酸镁,作崩解剂优于硬脂酸盐。

7. 微粉硅胶(aerosil) 又称轻质无水硅酸,属于助流剂。本品为白色粉末,无臭、无味,触感细腻柔滑,表面积可达 100~350m²/g。微粉硅胶具有良好的流动性,对药物有较大的吸附力,且亲水能力强,用量大于 1% 时可加速片剂的崩解,有利于药物吸收。本品常用量为 0.1%~0.3%,可用于粉末直接压片。

8. 滑石粉(talc) 本品系经过纯化的含水硅酸镁,由滑石经精选净制、粉碎、浮选、干燥制成,主要成分为 $Mg_3Si_4O_{10}(OH)_2$,含镁应为 17.0%~19.5%,属于助流剂。本品为白色或类白色、无砂性的微细粉末,有滑腻感,无臭、无味,比表面积大(2.41m²/g)。

滑石粉为优良的助流剂和抗黏剂,对片剂的崩解几乎没有影响,可与大多数药物配伍。滑石粉颗粒细、比重大,且附着性较差,压片过程中可因振动而与颗粒分离并沉在颗粒底部,造成片剂的色泽和含量出现较大差异,导致上冲、黏冲现象。滑石粉较少单独使用,常用与硬脂酸镁合用,实现助流和抗黏作用,常用量为 0.1%~3%。

五、矫味剂

为掩盖和矫正药物的不良味道而添加到药物制剂中的物质称为矫味剂,其主要包括芳香剂和甜味剂。天然甜味剂有蔗糖及其单糖浆、橙皮、柠檬等果汁糖浆和植物中提取的甜菊糖苷等,人工合成的甜味剂包括糖精钠和阿司帕坦等。

天然的芳香剂包括天然芳香油如薄荷油、茴香油以及其制剂如复方橙皮酊等,合成芳香剂主要是由醇、醛、酮、缩醛等单香料组成的各种香型的香精,如菠萝、柠檬等香精,香精的加入方法是先将香精溶解于乙醇中,然后均匀喷洒在已经干燥的颗粒上。选择矫味剂时需根据不同药物性质及不同服用人群而采用不同的物质。选取时需注意以下几点:①安全稳定;②与处方中的原辅料无配伍禁忌;③一些香料易受酸碱影响,选取时应注意 pH 范围。

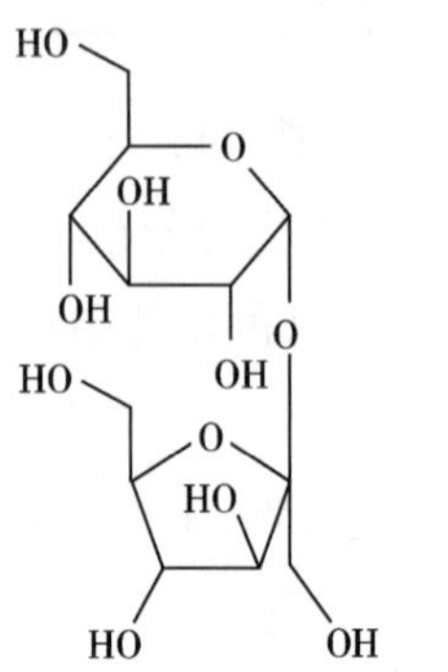

1. **甜味剂** 系指可以赋予药物甜味的添加剂。按其来源可分为天然甜味剂和人工合成甜味剂。

(1)蔗糖:蔗糖来源于甘蔗、甜菜等,广泛用于口服药物制剂中,可作为甜味剂、黏合剂、填充剂等。需注意的是处方中含有大量蔗糖时,片剂可能变硬而难崩解。对于糖尿病、肥胖病患者以及糖代谢不良症患者应控制使用。蔗糖结构式如图 3-13 所示,用量如表 3-5 所示。

图 3-13 蔗糖的结构式

表 3-5 不同用途中蔗糖的用量

用途	用量 /%
甜味剂	67
片剂黏合剂(湿法)	50~67
片剂黏合剂(干法)	2~20

(2)阿司帕坦(aspartame):又名甜味素,是一种灰白色结晶粉末,具有浓郁的甜味,结构式如图 3-14 所示。本品在水中极微溶解,在乙醇中不溶。本品遇氧化剂、碱性药物易发生氧化分解反应。

本品甜味能力为蔗糖的 180~200 倍,尤其适用于糖尿病、肥胖症患者。虽然本品为无毒物质,但值得注意的是,阿司帕坦可能代谢产生具有潜在毒性的物质如甲醇、天冬氨酸和苯丙氨酸。本品一般用量在 0.1%~1.0%。WHO 规定的阿司帕坦日允许摄入量为 40mg/kg。

(3)三氯蔗糖(sucralose):本品具有无能量、甜度高、甜味纯正等特点,结构式如图 3-15 所示。本品在水中易溶,在无水乙醇中溶解。它的甜度是蔗糖的 300~1 000 倍,没有余味。WHO 规定的每日允许摄入量为 15mg/kg。美国 FDA 批准药物非活性成分数据库记载了在泡腾片中单剂量最大用量为 30mg。

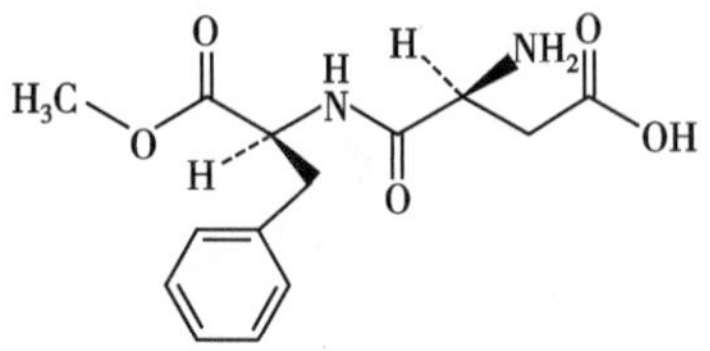

图 3-14 阿司帕坦的结构式 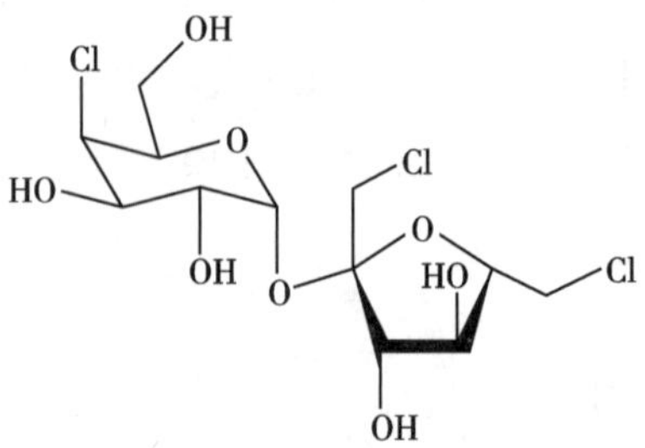   图 3-15 三氯蔗糖的结构式

（4）糖精钠（saccharin sodium）：本品为无色结晶或白色结晶粉末，无味或具有微弱芳香气味，结构式如图 3-16 所示。在干燥空气中易风化。它具有强烈的甜味，具有金属或苦味余味，常与其他甜味剂混合来掩盖其余味。本品易溶于水，微溶于乙醇（96%），常见使用量约为 0.01%，其甜味能力为蔗糖的 300~600 倍，在糖尿病患者用药中作蔗糖的代替品。WHO 规定的每日允许摄入量为 2.5mg/kg（糖精及其钙、钾、钠盐之和）。

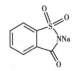

图 3-16　糖精钠的结构式

2. **芳香剂**　主要包括天然芳香剂和人工合成香料。天然芳香剂包括天然芳香油及其制剂，如薄荷油、橙皮油、柠檬油等。薄荷油为无色或淡黄色的澄清液体，味初辛、后凉，存放日久，色渐变深。薄荷油在制剂中常用作芳香矫味剂。其口服用量一次为 0.02~0.2ml。

合成芳香剂包括由醇、醛、酮、酯、萜、醚等香料组成的各种香型的香精，如草莓味、橘子味、柠檬味香精等。

六、包衣用辅料

制剂包衣的目的包括提高药物的稳定性，遮盖药物的不良气味，改变药物释放特征，提高产品识别性和美观度等。结合药物理化性质、作用部位、给药频率、用药人群等方面进行包衣材料的选择，包括糖包衣、胃溶性薄膜包衣、肠溶性或者缓释薄膜包衣等。

（一）糖包衣用辅料

1. **隔离层衣料**　该衣料的作用是将片芯与其他衣料隔开，防止包衣过程中水分渗入片芯，引起片剂膨胀而使片衣裂开或使糖衣变色。因此，选用隔离层衣料应以隔湿性能良好为基本要求。常用的隔离层衣料有邻苯二甲酸醋酸纤维素（CAP）、玉米朊、虫胶乙醇溶液等。隔离包衣一般为 3~5 层。

（1）玉米醇溶蛋白：又称玉米朊，本品系从玉米麸质中提取所得的醇溶性蛋白质，多为白色或淡黄色颗粒或无定形粉末或小片，按干燥品计算，含氮量不得少于 14.0%。本品无臭、无味，相对密度约为 1.26，不溶于水，溶于 98% 乙醇溶液，在丙酮中不溶。一般配制成 5%~15% 的乙醇溶液使用。

（2）虫胶（shellac）：本品属于紫胶虫的树胶状分泌物，主要含紫胶酮酸（约为 40%）、虫胶酸（约为 40%）、虫胶蜡酸（约为 20%）。为了得到低黏度的虫胶溶液，可以采用双溶剂溶解虫胶，如甲醇 + 丙醇（75∶25）、乙醇 + 乙酸乙酯（60∶40）、甲醇 + 丙酮（60∶40）。

2. **粉衣层衣料**　粉衣层衣料主要起掩盖片芯的棱角、便于包糖衣的作用。包衣时，需先润湿已包隔离层的片芯，然后加入撒粉（为填料），使其黏附于表面，将片芯棱角包没。粉衣层衣料包括黏合剂与撒粉。黏合剂常用的有糖浆、明胶浆、阿拉伯胶浆或蔗糖与阿拉伯胶的混合浆，撒粉常用的有滑石粉、糖粉、白陶土、糊精、沉降碳酸钙、淀粉、硫酸钙等，其粒度至少应通过 100 目筛。粉衣层一般为 15~18 层。

3. **糖衣层衣料**　糖衣层衣料主要是增加衣层的牢固性和甜味，多以浓糖浆为衣料，浓度为 60%~75%（g/g），相对密度在 1.313 以上。糖衣层通常为 10~15 层。

4. **色衣层衣料**　色衣层衣料是含有食用色素或遮光剂的包衣材料。常用的色素有柠檬黄、日落黄、胭脂红、苋菜红、姜黄、亮蓝和靛蓝等。常用的遮光剂是二氧化钛，包衣层一般为 8~15 层。

5. 打光衣料　打光衣料多为蜡粉,也可加入少量硅油,其目的是使片面更光滑、美观,兼有防潮作用。常用的蜡粉为虫蜡、白蜡、川蜡。

（二）薄膜包衣用辅料

一般用适宜的溶剂（多为水或乙醇溶液）将包衣材料分散成均匀的包衣液,然后利用包衣设备将包衣液喷洒于固体药物制剂表面,在一定温度下干燥,使制剂表面形成一定厚度的塑性薄膜层。按产品功能,薄膜包衣可分为胃溶包衣、肠溶包衣、缓控释包衣。

1. 成膜聚合物材料

（1）羟丙纤维素（hydroxypropyl cellulose, HPC）:本品羟丙氧基（$C_3H_7O_2$）含量为 7.0%~16.0%,含有少量二氧化硅（防止结块）。根据其黏度和分子量,市售的羟丙纤维素可分为不同的规格,作为包衣常用的分子量范围为 50 000~1 250 000Da。包衣用 HPC 基本性质见表 3-6。

表 3-6　包衣用 HPC 的性质

羟丙基含量	53.4%~77.8%
溶解性	常温下溶于水和多种有机溶剂。如无水甲醇、乙醇、三氯甲烷、甲苯等,溶液澄清透明
性能	具有良好的热塑性、优良的成膜性、优良的黏结性、优良的稳定性

（2）甲基纤维素（methylcellulose, MC）:本品是一种长链纤维素衍生物,含 27%~32% 的甲氧基。甲基纤维素具有不同的聚合度,其范围为 50~1 000;其分子量范围在 10 000~220 000Da 之间。甲基纤维素主要用作片剂包衣材料,包衣液浓度一般为 0.5%~5.0%。

（3）羟乙基纤维素（hydroxyethyl cellulose, HEC）:本品为纤维素（羟乙基）醚的部分取代物。羟乙基纤维素的级别以 20℃时,2%（W/V）溶液的表观黏度来表示,黏度单位为 mPa·s。在 pH 适宜的范围内,羟乙基纤维素水溶液相对稳定,溶液的黏度变化较小。在 pH 低于 5 时,会发生水解反应导致稳定性变差。在 pH 较高时可能发生氧化反应。随着温度升高,羟乙基纤维素水溶液的黏度降低。

（4）聚乙烯醇（polyvinyl alcohol, PVA）:本品是水溶性合成聚合物,分子式为（C_2H_4O）$_n$,市售聚乙烯醇聚合度 n 在 500~5 000,对应分子量范围在 20 000~200 000Da。聚乙烯醇含有大量醇基,具有极性,且可与水形成氢键,能溶于水。

2. 增塑剂　一些成膜材料在温度降低到其玻璃化转变温度后,物理性质发生变化,衣膜缺乏必要的韧性,容易破碎,增塑剂可以降低成膜材料的玻璃化转变温度,增加其可塑性。增塑剂多为无定型聚合物,分子量相对较大,通常与成膜材料间具有化学相似性。常用水溶性增塑剂包括甘油、丙二醇、聚乙二醇等,分子中带有羟基,可做纤维素类聚合物的增塑剂;水不溶性增塑剂包括蓖麻油、邻苯二甲酸二丁酯（二乙酯）、柠檬酸三乙酯等,可作为脂肪族非极性聚合物的增塑剂。

3. 抗黏剂　由于某些聚合物黏性过大,易在包衣过程中出现制剂黏连,可以在包衣液中适当加入抗黏剂,减小衣膜黏附性和包衣液的聚集。常用抗黏剂包括滑石粉、硬脂酸镁等。

4. 释放速度调节剂　释放速度调节剂又称致孔剂,一般为水溶性较好的材料,包括蔗糖、氯化钠、聚乙二醇等。水不溶性衣膜中加入致孔剂,遇水先溶解形成孔道,可调节其加入量来控制药物释放速度。

5. **其他色素和遮光剂**　大多数薄膜包衣都包含色素和遮光剂,便于鉴别和保证美观,提高药物稳定性。固体色素较可溶性染料更易形成不透光的薄膜,并且具有更好的呈色稳定性,因此固体色素的应用较多。

6. **薄膜包衣预混剂**　薄膜包衣预混剂是将包衣所需的各种辅料以最优化的配比制成,使用者可根据需要称取薄膜包衣预混剂,将其直接分散在溶剂中搅拌混匀后即可使用,可以获得更高质量的包衣,简化包衣液配制工序,提高包衣效率。

七、空心胶囊囊材

空心胶囊是用于硬胶囊剂制备的重要药用辅料,空心胶囊囊材大体分为天然囊材和合成囊材。天然囊材主要有明胶、阿拉伯胶、刺梧桐胶、海藻胶、甲基纤维素等。合成囊材主要有聚乙烯醇、聚维酮以及其他高分子材料。

1. **明胶(gelatin)**　按胶原的来源不同,明胶可分为骨胶和皮胶。按制备方法不同,明胶可分为 A 型和 B 型两类。A 型明胶主要以猪皮等为原料,用酸水解方法制得,等电点为 pH 7~9。B 型明胶主要从动物骨和皮中以碱水解方法制备,等电点为 pH 4.7~5.3。

明胶为微黄色至黄色、透明或半透明、微带光泽的薄片或粉粒,其在水中久浸即吸水膨胀并软化,重量可增加 5~10 倍。明胶在热水或甘油与水的热混合溶液中溶解,在乙醇中不溶,在醋酸中溶解。明胶的分子量不均一,大部分商业明胶的分子量范围是 15 000~250 000Da,平均为 50 000~70 000Da。

明胶作为囊材的缺点主要表现为:①明胶以动物的皮和骨头为原料,含动物氨基酸,成分复杂,性质活泼,容易与填充物产生交联反应,引起药物变质;②明胶以动物皮和骨头为原料,可能含有病原体,如牛海绵状脑病和口蹄疫等;③明胶在生产过程中添加环氧乙烷和强酸强碱进行杀菌,这些化学物质会残留在明胶中,威胁人体健康。

2. **羟丙甲纤维素**　本品属于非离子型纤维素混合醚。羟丙甲纤维素胶囊壳主要由羟丙甲纤维素和水制成,有时也含有添加剂,如塑化剂、表面活性剂、胶化剂、分散剂、矫味剂、防腐剂和甜味剂。与明胶空心胶囊相比,本品作为囊壳具有低含水量、无交联风险、易贮存等优势。但是,羟丙甲纤维素胶囊的通氧性约为明胶胶囊的 40 倍,气密性较差。

3. **普鲁兰多糖(pullulan)**　本品是一种由出芽短梗霉发酵所产生的类似葡聚糖、黄原胶的胞外水溶性黏质多糖。本品为 α-1,4- 葡萄糖苷键连接的聚麦芽三糖,易溶于水,安全无毒,可食用,低热值、耐酸碱、可塑性好、成膜性好、薄膜隔气性好。

4. **其他囊材**

(1)改性明胶:改性明胶是通过修饰明胶分子结构而得到的与普通明胶原料理化性质不同的明胶。如为了有效阻止明胶发生交联反应,将有机酸与明胶分子的活性氨基发生酰化反应,得到酰化明胶,从而避免了明胶分子中氨基与内容物醛基发生交联反应。

(2)改性淀粉:淀粉具有成本低、易获得、可生物降解等特性。通过对淀粉进行化学修饰可以得到不同胶凝性质的改性淀粉,如羟丙基淀粉、羟乙基淀粉、淀粉琥珀酸酯等,均可作为囊壳材料。混合使用不同胶凝性质的淀粉,可以获得强度和弹性很好的囊壳。如以玉米、马铃薯淀粉为主料的淀粉胶囊,其在弹韧性及溶解性能方面都与明胶胶囊相近。

（3）阿拉伯胶：大多天然阿拉伯胶呈浅棕色泪滴状，透明、无味、可食。其水溶性良好，相容性好，广泛用作凝胶剂、乳化剂、稳定剂等。如以阿拉伯胶为主料、混合卡拉胶等组成空心胶囊，溶解性明显好于明胶空心胶囊。

八、应用解析

（一）芬太尼口含片用辅料

芬太尼口含片用于缓解成人急性中度至重度疼痛，芬太尼口含片用辅料有甘露醇、羧甲淀粉钠、碳酸氢钠、碳酸钠、柠檬酸和硬脂酸镁，其中羧甲淀粉钠作为崩解剂，实现了芬太尼的快速释放。碳酸钠和碳酸氢钠在与柠檬酸发生泡腾作用后产生二氧化碳，使得溶出过程中的 pH 发生变化，提高了芬太尼的吸收速度和效率。

附芬太尼口含片处方：芬太尼 50mg、甘露醇 40g、羧甲淀粉钠 2g、碳酸钠 1g、碳酸氢钠 1g、柠檬酸 0.5g 和硬脂酸镁适量。

（二）甲硝唑口含片用辅料

甲硝唑口含片用于牙周炎、牙龈炎等的治疗。甲硝唑口含片用辅料有蔗糖、甘露醇、羧甲淀粉钠、硬脂酸镁、阿司帕坦等，其中蔗糖和甘露醇作为填充剂，甘露醇不仅能增加物料流动性与可压性，还可以在口腔中溶解吸热，改善口感。羧甲淀粉钠和硬脂酸镁分别作为片剂中的崩解剂和润滑剂。

附甲硝唑口含片处方：甲硝唑 200g、蔗糖粉 40g、甘露醇 10g、阿司帕坦 20g、CMS-Na 4g、柠檬香精和硬脂酸镁适量。

（三）维生素 B_2 片用辅料

维生素 B_2 片适应证为用于预防和治疗维生素 B_2 缺乏症。主药维生素 B_2 为橙黄色针状结晶，需粉碎改善可压性。维生素 B_2 片用辅料有水、乙醇、淀粉、糊精、硬脂酸镁，处方中淀粉和糊精作为填充剂，淀粉还可以发挥崩解剂的作用，50% 乙醇的水溶液用作润湿剂，硬脂酸镁为润滑剂。

附维生素 B_2 片处方：维生素 B_2 50g、淀粉 360g、糊精 250g、硬脂酸镁 8g、乙醇适量、水适量。

（四）维生素 C 泡腾片用辅料

维生素 C 泡腾片主要用于预防和治疗坏血病，维生素 C 泡腾片用辅料有柠檬酸、碳酸钠 / 碳酸氢钠、乳糖、甘露醇、聚乙二醇 6000、PVPK30、矫味剂。该处方中的崩解剂为柠檬酸 - 碳酸钠 / 碳酸氢钠酸碱体系，1% PVP 乙醇溶液为黏合剂，聚乙二醇 6000 用作润滑剂，乳糖 / 甘露醇为填充剂。

附维生素 C 泡腾片处方：维生素 C 1 000g、柠檬酸 900g、碳酸氢钠 675g、碳酸钠 75g、聚乙二醇 6000 100g、甘露醇 300g、乳糖 200g、PVPK30 适量。

（五）阿奇霉素分散片用辅料

阿奇霉素分散片适用于敏感细菌所引起的中耳炎、鼻窦炎、咽炎、扁桃体炎等上呼吸道感染和支气管炎、肺炎等下呼吸道感染。该分散片用辅料有微晶纤维素、交联聚维酮、交联羧甲纤维素钠、羧甲淀粉钠、硬脂酸镁、二氧化硅等。处方中微晶纤维素作为填充剂，交联聚维酮、交联羧甲纤维素钠与羧甲淀粉钠均为崩解剂，合用崩解效果更好。硬脂酸镁和二氧化硅均作为润滑剂，减少颗粒间的摩擦力。

附阿奇霉素分散片处方：阿奇霉素 250g、微晶纤维素 274.6g、交联聚维酮 34.4g、交联羧甲纤维素钠 18.2g、羧甲淀粉钠 17.4g、硬脂酸镁 25g、二氧化硅 2g。

（六）维生素 C 泡腾颗粒用辅料

维生素 C 泡腾颗粒用于预防坏血病，也可用于各种急慢性传染性疾病及紫癜等的辅助治疗。维生素 C 泡腾颗粒用辅料有柠檬黄、糖粉、食用香精、枸橼酸、碳酸氢钠、糖精钠。处方中糖粉作为填充剂使用，兼有矫味的作用，提高了患者依从性。糖精钠、食用香精起到矫味剂的作用，柠檬黄主要作为色素使用。枸橼酸和碳酸氢钠为泡腾崩解剂，遇水产生二氧化碳，加速片剂的崩解。

附维生素 C 泡腾颗粒处方：维生素 C 300mg、枸橼酸 600mg、碳酸氢钠 600mg、糖粉 180mg、糖精钠 120mg、食用香精和色素适量。

（七）布洛芬泡腾颗粒用辅料

布洛芬泡腾颗粒用于缓解轻度至中度疼痛如头痛、关节痛、偏头痛、牙痛等，也用于普通感冒或流行性感冒引起的发热。布洛芬泡腾颗粒用辅料有微晶纤维素、交联羧甲纤维素钠、蔗糖细粉、聚维酮、苹果酸、无水碳酸钠、十二烷基硫酸钠、橘型香精。处方中微晶纤维素和交联羧甲纤维素钠为不溶性亲水聚合物，可改善布洛芬的混悬性。十二烷基硫酸钠可加快药物的溶出，无水碳酸钠和苹果酸为泡腾崩解剂，微晶纤维素和蔗糖细粉为填充剂，交联羧甲纤维素钠兼有崩解剂作用，聚维酮为黏合剂，橘型香精主要发挥矫味作用。

附布洛芬泡腾颗粒处方：布洛芬 6g、交联羧甲纤维素钠 0.3g、微晶纤维素 20g、蔗糖细粉 12g、无水碳酸钠 1.5g、苹果酸 16.5g、聚维酮 1g、十二烷基硫酸钠 0.05g。

（八）萘普生微丸用辅料

萘普生微丸用于缓解轻度至中度疼痛。萘普生微丸用辅料有空白丸芯、微晶纤维素、PVP。其中微晶纤维素为填充剂，3%PVP 溶液作为黏合剂。

附萘普生微丸处方：空白丸芯 400g、萘普生 400g、微晶纤维素 100g、3%PVP 溶液适量。

（九）法莫替丁微丸用辅料

法莫替丁微丸主要用于消化性溃疡所致上消化道出血的治疗。法莫替丁微丸用辅料有微晶纤维素和水。处方中微晶纤维素为填充剂，水为润湿剂。

附法莫替丁微丸处方：法莫替丁 650g、微晶纤维素 350g、水适量。

（十）益元散用辅料

益元散有清暑利湿的作用，用于感受暑湿，身热心烦，口渴喜饮，小便短赤的治疗。益元散用辅料为滑石粉，发挥填充剂作用，同时作为主药使用。

附益元散处方：滑石粉 10g、甘草 2g、朱砂 0.5g。

第三节　其他口服固体制剂用辅料及应用解析

一、软胶囊用辅料及应用解析

软胶囊系指将液体药物直接包封,或将药物溶解或者分散在适宜的分散剂中制成溶液、混悬液、乳状液或半固体,密封于软质囊材中制成的胶囊剂。

（一）软胶囊的常用辅料

1. **囊壁**　软胶囊的囊壁用辅料通常包括明胶、水和增塑剂。水作为溶剂,通常占比为 4%~10%;甘油作为增塑剂,降低了软胶囊在湿热条件下变形、泄漏的风险。除了甘油外,丙二醇、聚乙二醇 200、甘露醇和山梨醇等也可以作为增塑剂使用。若增塑剂和明胶的比为（0.3~0.5）∶1,制成的软胶囊壳适用于药液为油脂的软胶囊。若增塑剂和明胶的比为（0.4~0.6）∶1,制成的软胶囊壳适用于药液为油脂和表面活性剂混合液为基质的软胶囊。若增塑剂和明胶的比为（0.6~1）∶1,制成的软胶囊壳适用于药液为与水混溶的溶液为基质的软胶囊。

除了上述 3 种辅料外,根据需要囊壁中还可以加入崩解剂（如 PEG 400,其对囊壳明胶有硬化作用,在囊壳处方中加入明胶量 5% 的 PEG 400 作为辅助崩解剂,可以有效地缩短崩解时间）、防腐剂、遮光剂（如二氧化钛）、矫味剂等药用辅料。

2. **内容物**　囊壁通常以明胶为主,填充的内容物（如液体、混悬剂、半固体或者固体等）应该对明胶性质无影响。当药物为固体粉末时,需要加入附加剂,常将其分散于植物油或者 PEG 400 分散介质中制备成混悬剂。除了分散介质,混悬剂中还常常加入助悬剂以使得药物分散均匀。油状介质常用助悬剂为 10%~30% 的油蜡混合物（氢化植物油 1 份、蜂蜡 1 份、熔点为 33~38℃ 的短链植物油 4 份）;PEG 400 等非油性介质常用助悬剂为 1%~15% 的 PEG 4000~6000 等。PEG 400 对囊壳具有脱水硬化的作用,加入 5%~10% 甘油或丙二醇可使硬度降低,改善 PEG 对胶壳的吸水作用。

（二）应用解析

1. **维生素 AD 胶丸（软胶囊）用辅料**　维生素 AD 胶丸主要用于防治夜盲、角膜软化、眼干燥、表皮角化及佝偻病和软骨病等,也用于增长体力、助长发育。该软胶囊囊壁用辅料包括明胶、甘油（增塑剂）和水,内容物附加剂为鱼肝油或精炼食用植物油,用以调整浓度至每丸含维生素 A 为标示量的 90%~120%,含维生素 D 为标示量的 85% 以上。

附维生素 AD 胶丸处方:维生素 A 3 000 单位、维生素 D 300 单位、明胶 100 份、甘油 55~66 份、水 120 份、鱼肝油或精炼食用植物油适量。

2. **尼群地平胶丸（软胶囊）用辅料**　尼群地平胶丸为治疗高血压的药物。该软胶囊囊壁用辅料包括明胶、甘油（增塑剂）和水,内容物附加剂为 PEG 400（分散介质）、甘油（降低硬度）、聚山梨酯 80（助悬剂）,

附尼群地平胶丸（1 000 粒）处方:尼群地平 100g、PEG 400 4 000g、甘油 200g、聚山梨酯 80 200g、明胶 3 000g、甘油 900ml、水 2 000ml。

二、滴丸剂用辅料及应用解析

滴丸剂系指固体或液体药物与适宜的基质加热熔融混匀,滴入不相混溶、互不作用的冷凝介质中,表面张力的作用使液滴收缩成球状而制成的制剂,主要供口服用。滴丸剂可以分为速释滴丸、缓控释滴丸、溶液滴丸、硬胶囊滴丸等。滴丸剂具有起效迅速、生物利用度高、可使液体药物固体化等特点,但是滴丸载药量小、含药量低、服药剂量大。

（一）滴丸剂的常用辅料

1. 水溶性基质

（1）聚乙二醇（polyethylene glycol,PEG）:液体级聚乙二醇（PEG 200~600）为透明、无色或略带黄色的黏性液体,密度为 $1.11~1.14g/cm^3$。固体级聚乙二醇（PEG>1 000）为白色或类白色,性状从浆糊到蜡状薄片。聚乙二醇（PEG）是稳定的亲水性物质,所有级别的聚乙二醇都溶于水。

聚乙二醇 4000、聚乙二醇 6000 是常用的水溶性固态基质。聚乙二醇 4000 在水中或乙醇中易溶,在乙醚中不溶。其凝固点为 50~54℃,平均相对分子质量为 3 400~4 200Da,运动黏度为 5.5~9.0mm²/s（40℃）。聚乙二醇 6000 在水中或乙醇中易溶,凝固点为 53~58℃,平均相对分子量为 5 400~7 800Da,运动黏度为 10.5~16.5mm²/s（40℃）。

聚乙二醇 4000 和聚乙二醇 6000 熔点适中,极易与药物熔融形成固体分散体,故适于药物的溶解、熔融、滴制和成型过程。如对于含大量挥发油的中药提取物,用聚乙二醇 4000 作基质时,若滴丸硬度不够、流动性差、耐热性差时,可用聚乙二醇 6000 来替换部分聚乙二醇 4000。如当单独使用聚乙二醇 6000 作基质时,若料液的黏度高、滴制温度高、滴丸的光泽度差,可用聚乙二醇 4000 来替换部分聚乙二醇 6000,降低其料液黏度,提高其流动性。因此,实际生产中,经常是混合使用多种聚乙二醇。

（2）硬脂酸钠（sodium stearate）:本品熔点为 245~255℃,密度为 $1.103g/cm^3$,沸点为 359.4℃。硬脂酸钠为白色细微粉末或块状固体,有滑腻感且有脂肪味,有吸水性。其易溶于热水和热乙醇,在冷水和冷乙醇中溶解性较差。

（3）甘油明胶（gelatinum glycerinatum）:甘油明胶为淡黄色的冻胶状物,味甜,高温时融化。甘油明胶常以水:明胶:甘油（10:20:70）的比例配制,溶出速度与甘油、明胶、水的用量有关。甘油明胶可作为栓剂的基质和滴丸剂的水溶性基质,具有安全无毒的优点。

（4）硬脂酸聚烃氧（40）酯（polyoxyl 40 stearate,S-40）:本品为白色至淡黄色蜡状固体,无臭。在水、乙醇、乙醚中溶解,在乙二醇中不溶。皂化值为 25~35;羟值为 22~38。硬脂酸聚烃氧（40）酯能够改善某些聚乙二醇中难溶药物的溶解度,但其引湿性较聚乙二醇强,故本品应注意密封保存。在滴丸剂中的应用方法与聚乙二醇类似,可以混合使用。本品基本无毒,无刺激性。

2. 脂溶性基质

（1）氢化植物油:本品为脂肪甘油三酯的混合物。USP42-NF37 收载了Ⅰ型和Ⅱ型氢化植物油。

（2）虫蜡（cera chinensis）:本品主要是脂肪酸一元酸和一元醇的酯类混合物,占总量的 3%~95%。虫蜡呈块状,气微,味淡。其熔点为 81~85℃,酸值不大于 1,皂化值为 70~92,碘值不大于 9。

（3）硬脂酸和单硬脂酸甘油酯（glyceryl monostearate）:硬脂酸别名为十八酸,为白色或微黄色、有光泽的结晶固体或者黄白色粉末。单硬脂酸甘油酯是一种白色、奶油状、蜡状固体,熔点为

55~60℃。其具有蜡质的触感,并有轻微的脂肪气味。可溶于热乙醇、醚、三氯甲烷、热丙酮、矿物油和固定油。

3. **表面活性剂**　表面活性剂在滴丸剂中的作用主要是改善难溶药物的吸收和溶出,提高其生物利用度。常用的表面活性剂有脂肪酸山梨坦(span)、泊洛沙姆(poloxamer)、十二烷基硫酸钠等。

(二)应用解析

1. **布洛芬滴丸用辅料**　布洛芬滴丸用于缓解轻度至中度疼痛,也用于普通感冒或流行性感冒引起的发热。该滴丸用辅料包括聚乙二醇、羧甲纤维素钠、低取代羟丙纤维素、羧甲淀粉钠和微粉硅胶,处方中聚乙二醇为水溶性基质,低取代羟丙纤维素和羧甲淀粉钠为崩解剂,微粉硅胶为润滑剂。

附布洛芬滴丸处方:布洛芬 40g、PEG 1500 12g、低取代羟丙纤维素 2g、羧甲淀粉钠 4g、微粉硅胶 0.5g。

2. **联苯双酯滴丸用辅料**　联苯双酯滴丸临床用于慢性迁延性肝炎伴谷丙转氨酶(glutamic-pyruvic transaminase, GPT)升高者,也可用于化学毒物、药物引起的 GPT 升高。该滴丸用辅料包括聚乙二醇 6000、聚山梨酯 80。处方中聚乙二醇 6000 作为基质,聚山梨酯 80 作为表面活性剂,起到增溶作用。

附联苯双酯滴丸剂处方:联苯双酯 1.5g、PEG 6000 13.35g、聚山梨酯 80 0.15g。

三、口腔速溶膜剂用辅料及应用解析

(一)口腔速溶膜剂用辅料

1. **成膜材料**　成膜材料是膜剂的赋形剂。选择成膜材料应从药膜的物理性质、药物、经济效益等几方面综合考虑。成膜材料可分为天然和人工合成两大类。天然高分子材料有淀粉、糊精、纤维素、明胶、虫胶、阿拉伯胶、琼脂、海藻酸等,天然成膜材料多数为可降解或溶解,但成膜、脱模性能较差,因此其常与其他成膜材料合用。人工合成高分子材料具有生产成本低、性质稳定、成膜性能良好等优点。

(1)聚乙烯醇(polyvinyl alcohol, PVA):本品是由聚乙酸乙烯酯经醇解而成的高分子材料。聚乙烯醇的物理性质受化学结构、醇解度、聚合度的影响,在水中可溶,其聚合度越大,在水中越难溶解。完全醇解的 PVA 熔点为 228℃,部分醇解的 PVA 熔点为 180~190℃。用于成膜材料的 PVA 主要有 PVA 05-88、PVA-124 和 PVA 17-88 3 种。在上述 3 种 PVA 中,PVA 05-88 所制得的膜剂在吸湿性、水溶性、柔软性等方面性质为最优,其缺点是膜的抗拉强度、黏附性较差;PVA-124 和 PVA 05-88 联合使用可改善膜剂的抗拉强度。3 种 PVA 中,PVA 17-88 的水溶性最差,其药物释放速度也最慢,常用作缓释材料。

(2)羟丙甲纤维素:口腔速溶膜剂所选用的羟丙甲纤维素黏度多为 3~5mPa·s,如制备利培酮口腔速溶膜时,HPMC E3、HPMC E5 成膜性良好,但所成膜的强度较差、易断裂;HPMC E15 成膜性良好,所成膜的强度好、韧性强且光滑。上市品种多采用 HPC 与 HPMC 联合作为成膜材料,两者联合使用可以改善膜剂成型性和韧性。

2. **增塑剂**　增塑剂可以降低成膜材料玻璃化转变温度,增加膜剂的伸长率,利于膜剂的分装切割。通常增塑剂的用量≤20% 可有效防止膜干燥后出现开裂、起皱等现象,但增塑剂用量过多会导致膜过于柔软,易延伸而剂量不准。常用的增塑剂有甘油、丙二醇、聚乙二醇、邻苯二甲酸酯、枸橼酸酯、三乙酸甘油酯及蓖麻油等。

3. **矫味剂**　加入芳香剂、甜味剂或苦味抑制剂等可以掩盖药物的不良气味。常用的矫味剂有三氯蔗糖、阿司帕坦、甜菊苷和食用香精等。一般甜味剂的用量为 3%~6%（*W/W*）。

（二）应用解析

1. **盐酸多奈哌齐口腔速溶膜剂用辅料**　盐酸多奈哌齐口腔速溶膜剂适用于轻度或中度阿尔茨海默病痴呆症状的治疗,该膜剂用辅料有 HPMC E5、HPC-ELF、三氯蔗糖、二氧化钛、甘油。处方中 HPMC E5 与 HPC-ELF 作为成膜材料,三氯蔗糖为矫味剂、二氧化钛为着色剂。甘油作为增塑剂改变膜的柔软度,调节膜的机械性能,且有利于裁剪分割。

附盐酸多奈哌齐口腔速溶膜剂处方:盐酸多奈哌齐 1.000g、HPMC E5 2.290g、HPC-ELF 0.458g、三氯蔗糖 0.700g、甘油 0.640g、二氧化钛 0.500g。

2. **昂丹司琼口腔膜剂用辅料**　昂丹司琼口腔膜剂用于控制癌症化疗和放射治疗引起的恶心和呕吐,该膜剂用辅料包括 HPMC、甲基纤维素、PVPK30、聚乙二醇 400 及赤藓糖醇。处方中 HPMC、甲基纤维素为成膜材料,PVPK30 为抑晶剂,聚乙二醇 400 为增塑剂,赤藓糖醇为矫味剂。

附昂丹司琼口腔膜剂处方:盐酸昂丹司琼 0.8g、PVPK30 0.8g、羟丙甲纤维素 1.8g、甲基纤维素 0.6g、聚乙二醇 400 0.9g、赤藓糖醇 0.1g。

四、预混与共处理辅料及应用解析

预混与共处理辅料是将两种或以上辅料按特定比例,以特殊的生产工艺如喷雾干燥、流化床干燥、物理或化学修饰、共同结晶等方式预先混合起来,形成一种具有特定功能、表现均一的辅料。

（一）常用预混辅料

目前除本章第二节"六、包衣材料"中提到的薄膜包衣预混剂之外,较为常用的预混辅料见表 3-7。

表 3-7　常用的预混辅料

成分	特点
3.5% 聚维酮 +3.5% 交联聚维酮 +93% 乳糖	直接压片,崩解速度快,同时有效改善片剂硬度和脆碎度
蔗糖 +3% 糊精	可供直接压片
25% 微晶纤维素 +75% 乳糖	可压性好、片剂性能好
85% 一水 *α*- 乳糖 +15% 玉米淀粉	可压性、流动性、崩解性好,可供直接压片
微晶纤维素 + 二氧化硅	流动性好、片剂硬度好
微晶纤维素 + 瓜尔胶	无砂砾感、口感好
微晶纤维素 + 乳糖	用于流动性差的有效成分制备成大剂量的小片剂
碳酸钙 + 山梨醇	粒径分布可控
玉米淀粉 + 预胶化淀粉	增强流动性、可压性和片剂的硬度,可供粉末直压
60% 淀粉 +20% 微晶纤维素 +20% 硅酸铝	制得的片剂光洁、美观、硬度大、崩解快、主药溶出迅速
乳糖 + 淀粉	直接压片赋形剂
甘露醇 + 淀粉	直接压片赋形剂
3.5% 聚维酮 +96.5% 乳糖	流动性好、硬度稳定
25% 粉状纤维素 +75% 一水 *α*- 乳糖	可压性好、片剂硬度和重量稳定

（二）应用解析

1. **阿司匹林片用辅料**   阿司匹林片属于水杨酸类镇痛、消炎、解热、抗风湿及抑制血小板聚集药。该片剂的辅料包括：乳糖、PVP、PVPP 和硬脂酸。处方中 93% 乳糖、3.5%PVPK30 和 3.5%PVPP CL 组成的复合辅料 Ludipress® 作为填充剂，具有很好的直压性，制得的片剂具有较低的脆碎度，另取 PVPP CL 作为崩解剂，硬脂酸作为润滑剂。

附阿司匹林片处方：乙酰水杨酸结晶 400mg，Ludipress®99mg，PVPP CL15mg，硬脂酸 1mg。

2. **普萘洛尔缓释片用辅料**   普萘洛尔缓释片适用于高血压（单独或与其他抗高血压药合用）、劳力型心绞痛、控制室上性快速心律失常、室性心律失常等疾病，该缓释片用辅料包括 HPMC 15M、Ludipress®LCE（3.5%PVPK30+96.5% 乳糖）、胶态二氧化硅、硬脂酸镁。处方中 HPMC 15M 为骨架材料，Ludipress®LCE 作为填充剂，胶态二氧化硅为助流剂，硬脂酸镁为润滑剂。

附普萘洛尔缓释片处方：盐酸普萘洛尔 1.60g、HPMC 15M 0.80g、Ludipress®LCE 1.00g、胶态二氧化硅 0.034g、硬脂酸镁 0.016g。

第四节   口服固体制剂用辅料性能评价

口服固体制剂用辅料的性能不仅影响药品的稳定性，甚至会影响药物的溶出、释放行为以及口服生物利用度，如稀释剂的粒度可能影响固体制剂的成型性，渗透泵制剂中的推动剂聚氧乙烯（PEO）的分子量可能影响渗透泵制剂的释放。因此在剂型设计的过程中，应对辅料的性质如粒度和粒度分布、密度、粒子形态、水分、黏度、比表面积、分子量和分子量分布、流动性和压缩成型性等进行评价。

一、粒度和粒度分布

辅料的粒度和粒度分布可能会对制剂的性能或生产工艺过程如混合均匀度、流动性、可压性、溶出等产生显著影响，因此在制剂开发过程中需考察填充剂、黏合剂、崩解剂、润滑剂等常用辅料的粒度和粒度分布对制剂质量和工艺过程的影响。粒度和粒度分布的测定主要有三种方法：显微镜法、筛分法和光散射法。

1. **显微镜法**   粒度是在显微镜下观察到的长度。

2. **筛分法**   一般分为手动筛分法、机械筛分法与空气喷射筛分法。手动筛分法和机械筛分法适用于测定大部分粒径大于 75μm 的样品。对于粒径小于 75μm 的样品，则应采用空气喷射筛分法或其他适宜的方法。筛分试验时需注意环境湿度，防止样品吸水或失水。对易产生静电的样品，可加入 0.5% 胶态二氧化硅和 / 或氧化铝等抗静电剂，以减小静电作用产生的影响。

3. **光散射法**   基本原理是散射光的能量分布与颗粒的大小有关，通过测量散射光的能量分布，依据米氏散射理论和弗朗霍夫近似理论，即可计算出颗粒的粒度分布，一般可采用激光散射粒度分布仪测定粒径和粒径分布。根据辅料的性状和溶解性能，选择湿法测定或干法测定，湿法测定用于测定不溶于分散介质的样品，干法测定用于测定水溶性或无合适分散介质的样品。

二、密度

制剂工艺过程中辅料间或辅料与原料药间的密度差异过大可能会影响混合的均匀性或在压片、胶囊罐装等工艺过程中出现物料分层、沉降等问题,因此对于填充剂、黏合剂、润滑剂等辅料需要测定其密度。辅料的密度一般采用堆密度和振实密度来表征。

1. 堆密度　堆密度是粉体样品自然地充填规定容器时单位体积粉体的质量,单位一般以 g/ml 表示(国际单位为 kg/m^3),也可以 g/cm^3 表示。堆密度的测定值受样品的制备、处理和贮藏的影响,即与处置过程相关,因此,堆密度测定结果重现性不高,报告堆密度时应注明测定条件。堆密度可通过测量过筛后一定质量的粉末样品在量筒中的体积来确定,或使用专用的体积计进行测定,也可通过测定过筛后充满具有一定容积的容器的粉末样品的质量来确定。

2. 振实密度　振实密度系指粉末在振实状态下的填充密度。振实状态是将容器中的粉末样品在某一特定频率下,向下振敲直到体积不再变化时的状态。机械振动是通过上提量筒或量杯并使其在重力作用下自由下落一段固定的距离实现的。振实密度可通过测定固定质量样品的振实体积或测定样品在已知容积的量器中振实后的质量求得。

三、粒子形态

在制剂生产过程中,原辅料的粒子形态不仅影响物料的流动性、混合均匀性,还可能会影响制剂的溶出,如润滑剂的表面粗糙度或形状可影响其润滑效果,因此,对辅料粒子形态的监测尤为重要。颗粒形态信息的获取主要依靠图像分析技术的发展,如可采用电子探针显微分析仪、扫描电子显微镜、原子力显微镜、全自动粒形分析仪等设备表征分析辅料的形貌结构、粒子形态、表面粗糙度等。

四、水分

水分会对制剂的质量和生产工艺选择产生显著性影响,因此在制剂开发过程中,填充剂、黏合剂、崩解剂、润滑剂等常用辅料的水分需严格控制。目前测定水分的方法主要有费休氏法、烘干法、减压干燥法等。

1. 费休氏法　利用 I_2、SO_2、吡啶、无水 CH_3OH(含水量在 0.05% 以下)配制成试剂,测定试剂的水当量,在试剂与样品中的水进行反应后,通过计算试剂消耗量而计算出样品中水含量。费休氏法不仅可测得辅料中的自由水,更客观地反映出辅料中总水分含量。

2. 烘干法　通过测定干燥前后样品重量的变化,计算水分。由于残留溶剂经常被算入水分含量中,因此烘干法适用于不含或少含挥发性成分的辅料。

3. 减压干燥法　采用减压烘干方法去除样品中的水分,通过烘干前后的称量计算出水分的含量。此法操作温度低,特别适合于含热敏感成分的辅料水分的测定。

五、黏度

黏度是高分子药用辅料的重要物理性质和流变学属性。如纤维素醚的聚合度越高,其分子量越大,水溶液的黏度也就越高。此外,黏度决定了制剂中黏合剂的种类和型号。因此,黏度被认为是黏合剂、包衣剂等口服固体制剂辅料的功能性相关指标。

黏度可以采用平氏毛细管黏度计、乌氏毛细管黏度计和旋转黏度计测定。平氏毛细管黏度计相对法测量一定体积的液体在重力的作用下流经毛细管所需时间,以求得流体的运动黏度或动力黏度。乌氏毛细管黏度计常用来测定高分子聚合物极稀溶液的特性黏度,以用来计算平均分子量。旋转黏度计测定法通过测定转子在流体内以一定角速度(ω)相对运动时其表面受到的扭矩(M)来计算牛顿流体(剪切非依赖型)或非牛顿流体(剪切依赖型)动力黏度。

六、比表面积

比表面积是表征粉体中粒子粗细及固体吸附的一种量度,可用体积比表面积和质量比表面积表示。体积比表面积是指单位体积粉体所具有的表面积,质量比表面积是指单位质量粉体所具有的表面积。粒子的表面积不仅包括粒子的外表面积,还包括裂缝和孔隙形成的内表面积。直接测定比表面积的常用方法有气体吸附法和气体透过法。

1. 气体吸附法　物理吸附是被测粉体的表面与被吸附气体(吸附质)之间形成相对微弱范德华力的结果。测定在低温(常用液氮的沸点温度)下进行,被吸附气体的量可通过容量法或动态流动法进行测定。

2. 气体透过法　系指利用气体透过粉体层的空隙流动时,通过测定气体流动速度与阻力得到粉体的比表面积。

七、分子量和分子量分布

辅料的相对分子质量是恒量高分子材料的基本结构参数之一,如物态(液体和固体)、力学性质(强度、弹性、韧性、硬度等)和黏度等,和相对分子质量的大小及其分布有密切联系。相对分子量的测定方法有:

1. 数均相对分子量　采用依数性为实验原理的方法测得平均相对分子量为数均相对分子量,如冰点下降法、沸点升高法、渗透压法及端基分析法。

2. 重均相对分子量　光散射法是测定重均相对分子量的经典方法,利用溶液的光散射性质可测定溶质的相对分子量、分子大小及形状。

3. 黏均相对分子量　当聚合物、溶剂和温度确定后,黏度数值与试样的分子量有关,因此可以根据黏度测定辅料的分子量。

相对分子量分布一般采用分子排阻色谱法测定,分子排阻色谱法是根据待测组分的分子大小进行分离的一种液相色谱技术。分子排阻色谱法的分离原理为凝胶色谱柱的分子筛机制。色谱柱多以亲水硅胶、凝胶或经过修饰的凝胶为填充剂,这些填充剂表面分布着不同孔径尺寸的孔,分子进入色谱柱后,它们中的不同组分按其分子大小进入相应的孔内,大于所有孔径的分子不能进入填充剂颗粒内部,在色谱过程中不被保留,最早被流动相洗脱至柱外,表现为保留时间较短;小于所有孔径的分子能自由进入填充剂表面的所有孔径,在色谱柱中滞留时间较长,表现为保留时间较长。

八、流动性和压缩成型性

口服固体制剂辅料多为粉体,其流动性和可压性对药物制剂的生产有比较大的影响,如片剂生产过程中,原辅料的粉碎、混合、制粒、填充、压片等,对辅料流动性和可压性均有一定要求。流动性直观地定义为粉体流动的难易及粉体床中各个粒子相互位置的变化。辅料的流动性可以通过休止角、松密度、内摩擦力、压缩系数等参数量化。同时,流动性还与辅料形成及存在环境有关,受含水量、环境湿度、温度、压力、粒子大小等影响。流动性的表征方法有休止角和流速。

1. 休止角　粉体粒子在粉体堆积层的自由面上滑动时受到重力和粒子间摩擦力的作用,当这些力达到平衡时处于静止状态,此时粉体堆积层的自由斜面和水平面所形成的最大角为休止角。常用的测定方法有注入法、排除法、倾斜角法等。休止角测定法是检验粉体流动性好坏的最简便方法。休止角越小,说明摩擦力越小、流动性越好。

2. 流速　粉体从一定孔径的孔或管中流出的速度。测定方法:将粉体加入漏斗中,测定单位时间内流出的粉体量即可测得流速。

辅料的压缩性表示粉体在压力下体积减少的能力,成型性表示物料紧密结合成一定形状的能力。对于辅料而言,压缩性和成型性紧密联系在一起。粉体的压缩成型性主要通过以下方式进行研究:压缩力与体积的变化、压缩力的传递、压缩功与弹性功的关系。

第五节　口服固体制剂用辅料筛选与应用策略及举例

一、口服固体制剂处方设计和辅料的选择

口服固体制剂用辅料会对制剂质量产生重要影响,辅料种类、型号、粒度、晶型、晶癖等均可能影响制剂质量。因此在研发阶段需要对辅料的性质和功能进行充分研究,明确辅料的种类、用量、型号、级别等信息。

(一)目标产品概况和关键质量属性

为了科学系统规范地指导药物开发,美国食品药品管理局提出了质量源于设计(quality by design, QbD)的理念,其核心是通过理解和控制处方和工艺的变量来确保产品关键质量属性。

新药制剂开发中,QbD 主要由两大部分组成:①生物药剂学分类系统(biopharmaceutical classification system, BCS);②开发剂型的目标产品概况(target product profile, TPP)。固体口服制剂进入人体后,经过崩解、溶出、吸收,最终进入血液到达靶点。为了描述上述因素对口服固体制剂的影响,Amidon 提出生物药剂学分类系统(BCS)。

2007 年,美国食品药品管理局发布了 *Guidance for industry and review staff*: *Target product profile——a strategic development process tool*,即目标产品概况(TPP)。典型的 TPP 包括功能主治、用法用量、剂型和剂量等。

片剂和胶囊剂为最常见的固体制剂剂型。片剂的规格和片重可以根据需要调整,包衣可以改善口

感,降低胃肠道刺激,但其单元操作相对较多,压片过程中可能出现黏冲、硬度不稳定、片重差异大等问题,体内吸收过程复杂。而胶囊剂工艺简单,溶出过程较快,但是空心胶囊壳的体积都已经标准化,所以在剂量设计时需要考虑胶囊体积的大小。

（二）剂量、剂型和尺寸的选择

剂量是由临床前实验和临床设计共同决定的。剂量确定后,下一步需要考虑的问题是如何选择剂型尺寸和形状。剂型尺寸、形状等设计需要结合特定人群、文化、生活习惯等背景来考虑。2015 年,美国食品药品管理局发布了 *Size, Shape, and Other Physical Attributes of Generic Tablets and Capsules*,虽然该指南主要针对片剂、胶囊剂仿制药开发的尺寸、形状和其他物理属性的问题,但其对新药制剂尺寸、形状也具有很好的指导意义。

（三）辅料的选择

确定了剂型和剂量后,后续需要考虑的问题是辅料的选择。药物的 BCS 分类、理化性质、稳定性和拟定给药途径、给药剂量、固体口服剂型选择等均决定了辅料种类和用量。在选择辅料之前,需要了解辅料的性质、辅料供应商提供的辅料文献、其他产品使用该辅料的情况以及该辅料全球法规注册情况。辅料选择的基本原则是选择尽可能少的辅料类型。在确定和选择辅料种类和用量时,建议参考美国 FDA 批准药物非活性成分数据库中关于辅料种类和最大用量的推荐值,确认该辅料是否已被现有产品使用以及最大用量情况;如果使用 USP 和 IID 未收录的辅料类型,可能需要做额外的药理、毒理实验以及人体试验证明该辅料对人体安全无害。

口服固体制剂处方中的辅料根据功能分类,主要分为填充剂、黏合剂、崩解剂和润滑剂等。

1. 填充剂 在粉末直压工艺中,填充剂同时起到"填充＋黏合"的作用,其不仅能够使剂型大小适中,而且能够通过提供黏性赋予制剂合适的硬度。另外,填充剂通过自身流动性、可压缩性等性质,影响制剂的脆碎度、含量均一性、溶解性、稳定性和可加工性等。处方中一般可同时存在 1~2 种填充剂,譬如乳糖作为单一填充剂,在湿法制粒时的终点范围较窄,容易过度制粒。而同时使用乳糖和微晶纤维素作为填充剂时,则湿法制粒终点范围较宽,便于工艺的可放大性。每种填充剂都有一定的缺陷,一般情况下均联合使用。由于成本高,在粉末直压过程中,MCC 经常与其他填充剂混合使用,如与脆性填充剂乳糖联合使用,达到塑性变性互补的目的。

2. 黏合剂 湿法制粒中,黏合剂有两种加入方式:干粉、配成溶液。从制粒效果来讲,配成溶液加入的效果优于干粉直加。此外,黏合剂的加入方式,溶剂的种类、用量和黏度都会影响制剂的体内、体外行为。

3. 崩解剂 不同崩解剂发挥作用的机制主要有四种:毛细管作用、膨胀作用、产气作用和润湿热。影响崩解效果的因素有加入顺序、粒径大小、制粒工艺、硬度、辅料水溶性、pH 和高湿条件等。

4. 润滑剂 助流剂、抗黏剂和润滑剂是片剂、胶囊等固体制剂的重要组成部分。其中硬脂酸镁是最为常用的润滑剂,用量一般在 0.25%~2.0%,但是长时间混合容易导致 MCC 等辅料过度润滑、片剂硬度降低。因此,为了防止过度润滑,一般先加入 0.5%~1% 的胶态二氧化硅。

尽管绝大多数辅料都是惰性的,但是仍需要通过辅料相容性确定辅料是否可用。实验一般先进行药物与辅料的二元或多元混合,然后进行影响因素考察,通过与单独药物样品作对照,检测样品的含量和有关物质,考察药物与辅料间、辅料与辅料间是否存在相容性问题;避免使用有相容性问题的辅料,片剂常用辅料选择注意事项如 3-17 所示。

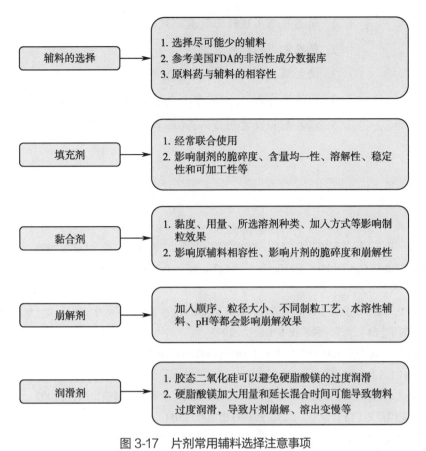

图 3-17 片剂常用辅料选择注意事项

二、应用解析

(一)瑞舒伐他汀钙片用辅料

瑞舒伐他汀钙片用于控制高胆固醇血症或者混合型血脂异常症。瑞舒伐他汀钙片选取微晶纤维素和乳糖作为填充剂,淀粉作为黏合剂,交联聚维酮作为崩解剂,采用高速搅拌和沸腾制粒机制备。以片芯颗粒休止角、片剂硬度、脆碎度、崩解时限、溶出度和吸湿度等为指标进行处方工艺优化,最终处方为:乳糖 75mg、微晶纤维素 80mg、淀粉 115mg、交联聚维酮 5mg。

(二)盐酸阿夫唑嗪口腔崩解片用辅料

盐酸阿夫唑嗪口腔崩解片用于缓解良性前列腺增生症状,该片剂所用辅料有甘露醇、L-HPC、MCC、硬脂酸镁、滑石粉、香精。口腔崩解片要求在口腔中能迅速崩解成细小的颗粒,因此选用优质的崩解剂是关键。在预实验的基础上,筛选 MCC、L-HPC 为崩解剂。其中 MCC 流动性强、可压性好,具有高度变形性,为海绵的多孔管状结构,受压时粒子间借助氢键而结合,具有较强的结合力,压成的片剂有较大的硬度,尤其适合直接压片法;L-HPC 具有极强的吸水性,在水中能迅速溶胀,崩解性能十分优越。以崩解时限、口感、硬度、溶出等为考察指标,通过调整崩解剂 L-HPC 的用量改善崩解时间,调整甘露醇和香精的用量调整口感,通过调整润滑剂硬脂酸镁和滑石粉的用量改善压片工艺过程,最终处方为:盐酸阿夫唑嗪 2.5mg、甘露醇 50mg、MCC 30mg、硬脂酸镁 1mg、滑石粉 0.8mg、L-HPC 5mg、香精适量。

思考和讨论题

1. 简述片剂用辅料与胶囊剂用辅料的相同点与不同点。

2. 包衣常用的材料有哪些？

3. 滴丸剂、膜剂常用的辅料有哪些？

4. 简述崩解剂、空心胶囊和包衣材料的性能评价指标。

5. 以片剂和胶囊剂为例，简述口服固体制剂用辅料筛选策略。

（尹莉芳）

参考文献

［1］国家药典委员会.中华人民共和国药典［M］.2020年版.北京：中国医药科技出版社，2020.

［2］PAUL J S, WALTER G C, COLIN G C. Handbook of pharmaceutical excipients［M］. 8th ed. London：Pharmaceutical Press, 2017.

［3］黄依依,熊素彬,王文喜.法莫替丁胃漂浮微丸的制备及质量评价［J］.海峡药学,2013,25（6）：5-8

［4］彭名炜.实用药剂学［M］.北京：科学技术出版社,2005.

［5］DURFEE S, MESSINA D J, KHANKARI R. Fentanyl effervescent buccal tablets［J］. American Journal of Drug Delivery, 2006, 4（1）：1-5.

［6］侯惠民,王浩,张光杰,等.药用辅料应用技术［M］.2版.北京：中国医药科技出版社,2002.

［7］姚静.药用辅料应用指南［M］.北京：中国医药科技出版社,2011.

［8］平其能,屠锡德,张钧寿,等.药剂学［M］.4版.北京：人民卫生出版社,2013.

［9］张夕瑶,王永禄,王栋,等.HPMC胶囊的体内外研究现状与应用展望［J］.中国生化药物杂志,2014（1）：138-141.

［10］敖玲玲,张晨芳,徐凯敏,等.几种常用崩解剂的理化性能和应用效果［J］.中国医药指南,2015,13（16）：20-22.

［11］沈慧凤,任麒.药用崩解剂性能比较及应用［J］.中国医药工业杂志,1997（12）：539-543.

［12］方亮.药剂学［M］.8版.北京：人民卫生出版社,2016.

［13］郭圣荣.药用高分子材料［M］.北京：人民卫生出版社,2009.

［14］周建平,唐星.工业药剂学［M］.北京：人民卫生出版社,2014.

第四章　半固体制剂用辅料

问题导航

1. 如何选用辅料增加半固体制剂的稳定性？
2. 半固体制剂的稳定性应从哪几个方面进行评价？
3. 凝胶贴膏剂和贴剂应如何利用辅料促进药物透过皮肤屏障并吸收入血？
4. 如何筛选和应用相应的辅料？

第一节　概　　述

半固体制剂为药物溶解或混悬在相应的半固体基质中,主要供皮肤外用或腔道黏膜用的制剂,剂型包括软膏剂(ointments)、乳膏剂(creams)、凝胶剂(gels)、栓剂(suppositories)、贴膏剂(adhesive plasters)和贴剂(patches)等。本章将介绍上述半固体制剂中的常用辅料。

一、软膏剂和乳膏剂及其辅料

软膏剂是指药物与油脂性或水溶性基质混合制成的具有一定稠度的均匀半固体外用制剂。软膏剂一般由药物、基质和附加剂组成,基质在软膏剂中主要用作赋形剂。根据药物在基质中的分散状态不同,软膏剂可分为溶液型软膏剂和混悬型软膏剂。溶液型软膏剂是药物溶解(或共熔)于基质或基质组分中制成的软膏剂。混悬型软膏剂是药物细粉均匀分散于基质中制成的软膏剂。软膏剂基质可分为油脂性基质和水溶性基质。油脂性基质常用的有凡士林、石蜡、液体石蜡、硅油、蜂蜡、硬脂酸、羊毛脂等;水溶性基质主要有聚乙二醇。

药物溶解或分散于乳剂型基质中形成的均匀半固体外用制剂称为乳膏剂。根据基质不同,分为水包油型乳膏剂和油包水型乳膏剂。相应地,常用的乳化剂可分为水包油型和油包水型。水包油型乳化剂有钠皂、三乙醇胺皂类、脂肪醇硫酸(酯)钠类和聚山梨酯类;油包水型乳化剂有钙皂、羊毛脂、单甘油酯、脂肪醇等。

根据需要添加附加剂,如防腐剂、助溶剂、乳化剂、抗氧剂、增稠剂、保湿剂、皮肤渗透促进剂等,以增加药物和基质的稳定性。软膏剂、乳膏剂可长时间黏附或铺展于用药部位,主要使药物在局部发挥润滑皮肤、保护创面和治疗的作用,如抗感染、止痒、消毒、麻醉等。

二、凝胶剂及其辅料

凝胶剂是指原料药物与能形成凝胶的辅料制成的具有凝胶特性的稠厚液体或半固体制剂。乳状液型凝胶剂又称为乳胶剂。由高分子基质如西黄蓍胶制成的凝胶剂,也可称为胶浆剂。通常凝胶剂仅局部用于皮肤及体腔(如鼻腔、阴道和直肠)使用。

凝胶剂基质属单相分散系统,有水性与油性之分。水性凝胶基质一般由水、甘油或丙二醇与纤维素衍生物、卡波姆和海藻酸盐、西黄蓍胶、明胶或淀粉等构成;油性凝胶基质由液体石蜡与聚氧乙烯或脂肪油与胶体硅或铝皂、锌皂等构成。

三、栓剂及其辅料

栓剂是指药物与适宜基质制成的具有一定形状的供人体腔道内给药的固体制剂。按给药途径分为直肠用、阴道用、尿道用栓剂等。栓剂在常温下为固体,塞入腔道后,在体温下能迅速软化熔融或溶解于分泌液中,逐渐释放药物而产生局部或全身作用。栓剂的最终物态为固体制剂,但是在制备过程中基质熔融或溶解混合时是半固体状态,因此也归在本章介绍。栓剂可以局部应用,起润滑、收敛、抗菌、杀虫、局麻等作用,亦可通过直肠吸收药物而发挥全身作用,避免肝脏的首过消除。

栓剂常用基质分为油脂性基质和水溶性基质。油脂性基质包括半合成脂肪酸甘油酯、可可豆脂、聚氧乙烯硬脂酸酯、氢化植物油等;水溶性与亲水性基质包括甘油明胶、泊洛沙姆、聚乙二醇类或其他适宜物质。根据需要可加入表面活性剂、稀释剂、润滑剂和抑菌剂等。

四、贴膏剂及其辅料

贴膏剂是将原料药物与适宜的基质制成膏状物,涂布于背衬材料上供皮肤贴敷,可产生全身性或局部作用的一种薄片状制剂。贴膏剂包括凝胶贴膏(原巴布膏剂或凝胶膏剂)和橡胶贴膏(原橡胶膏剂)。凝胶贴膏具有以下优点:①亲水性高分子基质与皮肤相容性好,透气、耐汗、无刺激性;②载药量大,尤其适合中药浸膏;③应用透皮吸收控释技术,使血药浓度平稳持久;④使用方便、不污染衣物、易洗除、可反复粘贴;⑤生产过程中不使用汽油及其他有机溶剂,避免了对环境的污染。

凝胶贴膏与橡胶贴膏均是将原料药物与适宜基质涂布于背衬材料上制成的贴膏剂,所不同的是凝胶贴膏的基质是亲水性基质,而橡胶贴膏则采用橡胶作为基质。贴膏剂常用的辅料包括两部分:①基质;②背衬和保护材料。根据需要贴膏剂中可加入表面活性剂、乳化剂、保湿剂、抑菌剂或抗氧剂等。凝胶贴膏常用基质有聚丙烯酸钠、羧甲纤维素钠、明胶、甘油和微粉硅胶等。橡胶膏剂常用溶剂为汽油和正己烷,常用基质有橡胶、热塑性橡胶、松香、松香衍生物、凡士林、羊毛脂和氧化锌等,也可用其他适宜溶剂和基质。贴膏剂常用的背衬材料有棉布、无纺布、纸等;常用的盖衬材料有防粘纸、塑料薄膜、铝箔-聚乙烯复合膜、硬质纱布等。

五、贴剂及其辅料

贴剂是指原料药物与适宜的材料制成的供粘贴在皮肤上的可产生全身性或局部作用的一种薄片状

制剂。贴剂可用于完整皮肤表面,也可用于有疾患或不完整的皮肤表面。其中用于完整皮肤表面,能将药物透过皮肤输送进入血液循环系统起全身作用的贴剂称为透皮贴剂。透皮贴剂中的药物从贮库中扩散,直接进入皮肤和血液循环,若有控释膜和粘贴层则通过上述两层进入皮肤和血液循环。透皮给药的优点包括:①无肝脏首过消除,不受胃排空速率等因素影响;②能够维持恒定的最佳血药浓度或生理效应;③使用方便,可随时中断治疗;④吸收面积固定、给药剂量准确、血药浓度稳定;⑤无松香等增黏剂,对皮肤刺激性小;⑥延长作用时间、减少用药次数。

贴剂通常由背衬层、药物贮库、粘贴层及保护层组成。药物贮库分为骨架型和控释膜型两类。贴剂常用压敏胶基质,是一类在轻微压力下即实现粘贴,同时又容易剥离的胶粘材料,同时起到粘贴、药库和控释作用。压敏胶材料的分子量及分子量分布、结晶与结晶度、交联度、玻璃化转变温度对药物的透皮吸收有重要影响。一般根据药物在压敏胶基质中的溶解度、分散系数和渗透系数来选择压敏胶种类。常用的压敏胶主要有热熔型压敏胶、聚丙烯酸酯类压敏胶、聚异丁烯类压敏胶、硅酮压敏胶等。

贴剂根据需要可加入表面活性剂、乳化剂、保湿剂、抑菌剂、抗氧剂或透皮促进剂。透皮贴剂中为了使药物更易于透过角质层到达真皮层从而经毛细血管吸收入血,通常加入适量的透皮促进剂,如月桂氮草酮、肉豆蔻酸异丙酯、月桂酸甘油酯、月桂酸甲酯、油酸乙酯等。亲水性凝胶还需加入甘油等作为保湿剂,防止凝胶失水变硬。保护层起防粘和保护制剂的作用,临用前除去。保护层要求活性成分和水都不能透过,常用防粘纸、塑料或金属材料。

第二节　软膏剂用辅料及应用解析

软膏剂用辅料包括基质(油脂性和水溶性基质)和附加剂(抗氧剂、抑菌剂和保湿剂等)。

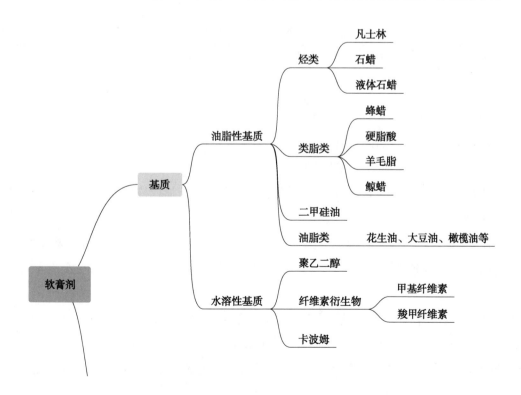

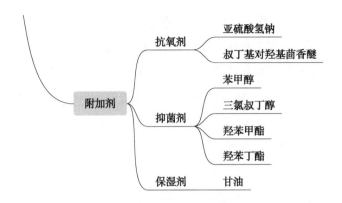

一、软膏剂用基质

软膏剂用基质是药物的载体,根据药物的性质和临床应用要求选择不同的基质。软膏剂用基质分为油脂性基质和水溶性基质两大类。

（一）油脂性基质

油脂性基质又称油膏基质,包括烃类、油脂类、类脂类及二甲硅油等。

1. 烃类　大部分为饱和烃类,其性质稳定,很少与主药发生作用,不易酸败、不易被皮肤吸收,适用于保护性软膏。此类基质较少单独使用,多与其他基质合用。常用的品种有凡士林、石蜡和液体石蜡等。

（1）凡士林:由多种烃类组成的半固体混合物,有黄、白两种,后者由前者脱色漂白而得。凡士林可单独做软膏剂基质,对皮肤具有较强的软化、保护作用,但油腻性大、吸水性差,不适于急性且有多量渗出液的创面。可通过加入适量羊毛脂、胆固醇和其他高级醇类等改善其吸水性能。凡士林在外用软膏中的最大使用量可达99.98%。凡士林的种类及应用见表4-1。

表4-1　凡士林的种类及应用

种类	制备	应用
白凡士林	经过脱色	优先使用,但不能用于眼膏
黄凡士林	未经脱色	可用于眼膏

（2）石蜡:是固体饱和烃的混合物,有滑腻感、有脆性。熔程为50~65℃,对大多数化学药品稳定。在软膏中,石蜡常用来提高基质的熔点或增加硬度。

（3）液体石蜡:是液体烃的混合物,无色透明。能与多数脂肪油或挥发油混合,主要用于调节基质（如凡士林）的稠度。

2. 类脂类　物理性质与脂肪相似,化学性质稳定,具有一定的表面活性作用与吸水性能,多与油脂性基质合用,可调节基质的稠度,也可用于乳剂型基质中增加稳定性。此类基质主要有羊毛脂、蜂蜡、硬脂酸、鲸蜡等。

羊毛脂通常指无水羊毛脂,具有优良的吸水性能,可吸收2倍的水形成油包水（W/O）型乳剂,且不易酸败。羊毛脂可作为疏水性载体,用于油包水乳膏及软膏剂的制备,用量为5%。羊毛脂的性质与皮脂接近,利于药物渗透进入皮肤,但黏性太大,涂于局部有不适感,故很少单独使用,常与凡士林（1:9）

合用,改善凡士林的吸水性和渗透性以及羊毛脂的黏稠性和涂展性。含30%水分的羊毛脂(称含水羊毛脂)黏性低,便于取用。

3. **二甲硅油**　为二甲基硅氧烷的线性聚合物,因聚合度不同而有不同黏度,黏度随分子量的增加而增大。按照运动黏度的不同分为20、50、100、200、350、500、750、1 000、12 500、30 000共10个型号。二甲硅油化学性质稳定、疏水性强,能与羊毛脂、硬脂酸、十六醇、单硬脂酸甘油酯、聚山梨酯类和脂肪酸山梨坦类等混合。本品有极好的润滑效果,常用于乳膏剂中作润滑剂,且可提高药物对皮肤的渗透能力。常与其他油脂性基质合用,也可用于乳剂型基质。本品对眼有刺激性,不宜用作眼膏基质。二甲硅油的局部用药最大用量为5%。

4. **油脂类**　主要来源于植物的高级脂肪酸甘油酯及其混合物,即植物油。常用的植物油如花生油、大豆油、橄榄油、麻油、棉籽油等,由于存在不饱和键,稳定性不如烃类。常温下为液体,常与熔点较高的类脂类混合使用,以获得适当稠度的油脂类基质。植物油可作为乳剂型基质的油相。

将植物油在催化作用下加氢得到的饱和或部分饱和的脂肪酸甘油酯为氢化植物油,较植物油稳定,不易酸败。

(二)水溶性基质

水溶性基质又称无油性基质,仅含有水溶性成分,不含油脂性物质,包括天然的或合成的高分子水溶性物质,如聚乙二醇、纤维素衍生物(如甲基纤维素、羧甲纤维素等)、甘油明胶、海藻酸钠、卡波姆、淀粉甘油等。

聚乙二醇作为基质不宜使用单一品种,最好是液体和固体的聚乙二醇混合使用。不同季节的温度与湿度对此类基质的稠度影响很大。一般采用25%~30%的聚乙二醇400和70%~75%的聚乙二醇1500混合基质。

水溶性基质中的水分易蒸发,使稠度改变,易霉败,常需加入防腐剂和保湿剂。

二、软膏剂用附加剂

软膏剂中除药物的基质外,还需要加一些附加剂。如水溶性基质等容易霉变,且水分蒸发会影响软膏剂的质量,需加入抑菌剂、保湿剂、抗氧剂、吸收促进剂等附加剂。含油基质,特别是植物油脂,性质不稳定、易氧化,应加入抗氧剂。

常用的抗氧剂、抑菌剂和保湿剂详见表4-2。

三、应用解析

(一)醋酸氯己定软膏用辅料

该软膏用辅料包括白凡士林、无水羊毛脂和乙醇。白凡士林是软膏基质的主要组成,无水羊毛脂用以改善凡士林的吸水性。醋酸氯己定微溶于水,在乙醇中溶解,采用乙醇作为溶剂溶解药物后加入基质中。该软膏采用冰片作为清凉剂,且有一定的促渗作用。

附处方:醋酸氯己定5g、冰片5g、无水羊毛脂40g、白凡士林901g、乙醇适量,制成1 000g。

(二)复方新霉素软膏用辅料

该软膏用辅料包括液体石蜡和凡士林,两者组成软膏基质,以适宜的比例达到适宜的稠度,这是简单、常用的软膏基质组成。

表 4-2　软膏剂和乳膏剂中常用的附加剂

附加剂	种类	常见的品种
抗氧剂	水溶性抗氧剂	亚硫酸氢钠、焦亚硫酸钠、硫代硫酸钠、亚硫酸钠、维生素 C、半胱氨酸、蛋氨酸
	油溶性抗氧剂	叔丁基对羟基茴香醚（BHA）、二丁基羟基甲苯（BHT）、没食子酸丙酯、维生素 E
	金属离子络合剂	依地酸二钠（即乙二胺四乙酸二钠，EDTA-2Na）、枸橼酸、酒石酸
抑菌剂	醇	三氯叔丁醇、苯甲醇
	酸	苯甲酸、山梨酸
	酚	苯酚、苯甲酚
	酯	羟苯甲酯、羟苯丁酯
	季铵盐	苯扎氯铵、苯扎溴铵
保湿剂	多元醇	甘油、丙二醇、山梨醇

注：叔丁基对羟基茴香醚（butylated hydroxyanisole，BHA），二丁基羟基甲苯（butylated hydroxytoluene，bht）。

附处方：硫酸新霉素 200 万单位、杆菌肽 25 万单位、液体石蜡适量、凡士林适量，制成 1 000g。

（三）水杨酸软膏用辅料

水杨酸软膏采用水溶性基质，由聚乙二醇 300 与聚乙二醇 1500 组成，其中聚乙二醇 300 为液体，聚乙二醇 1500 为固体，两者以适当比例混合得到合适硬度的基质。水杨酸微溶于水，以蓖麻油作为溶剂，溶解药物后混溶于蜡状基质中得到均一的软膏。

附处方：水杨酸 5g、蓖麻油 10g、聚乙二醇 300 35g、聚乙二醇 1500 加至 100g。

第三节　乳膏剂用辅料及应用解析

乳膏剂用辅料包括乳剂型基质（由油相、水相和乳化剂形成的膏状半固体基质）和附加剂。

一、乳膏剂用基质

乳膏剂的基质是药物的载体，应根据药物的性质和临床应用要求选择不同的基质。乳膏剂可分为水包油型（O/W）乳膏剂和油包水型（W/O）乳膏剂，由油相、水相和乳化剂组成。油相和水相在乳化剂的作用下混合乳化，由于乳膏型基质中含有固体油相，从而形成膏状半固体基质。

水包油型（O/W）基质一般称为亲水性基质，也称为水洗性基质，水相的含量为 10%~80%。水包油型（O/W）基质稳定性好，在 0~37℃稠度变化很小。缺点是水分容易蒸发，包装不严密时易于干涸，滑润作用较差，久用有干燥感，且能黏合于创面。

油包水型（W/O）基质为水/油乳剂型基质，不易洗除，俗称冷霜。无水基质可吸收一定量的水而形成乳剂。油包水型（W/O）基质可与大多数的药物配伍，此类基质具有油脂性基质的油腻性缺点，但在皮肤上较油脂性基质容易除去。油包水型（W/O）基质通常由水包油型的乳化剂与凡士林等混合而成，如胆固醇、羊毛醇、羊毛脂、十六醇、十八醇、蜂蜡、脂肪酸的碱盐或合成的乳化剂脂肪酸山梨坦、聚甘油硬脂酸酯等。

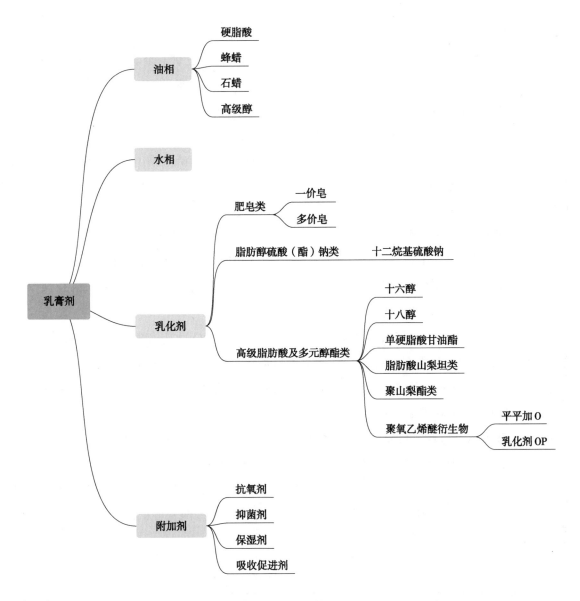

（一）油相

乳剂型基质中油相主要是固体或半固体辅料,如硬脂酸、蜂蜡、石蜡、高级醇（如十八醇、十六醇）等,有时需要加入适量的液体石蜡、植物油和凡士林等调节稠度。

（二）水相

乳剂型基质中水相多为纯化水,因 O/W 型基质的外相含大量水,在储存过程中容易霉变,常需加入防腐剂。因基质中水分易蒸发而变硬,常加入甘油、丙二醇、山梨醇等保湿剂,用量一般为 5%~20%。

（三）乳化剂

乳膏剂常用的乳化剂多为表面活性剂,可分为水包油型和油包水型。油包水型乳化剂的亲水亲油平衡（hydrophile-lipophile balance, HLB）值为 3~6,水包油型乳化剂的 HLB 值为 8~18。水包油型乳化剂有钠皂、三乙醇胺皂类、脂肪醇硫酸（酯）钠类和聚山梨酯类;油包水型乳化剂有钙皂、羊毛脂、单甘油酯、脂肪酸山梨坦等。表面活性剂又分为阳离子型、阴离子型、非离子型和两性表面活性剂,其中阳离子型表面活性剂对皮肤和黏膜刺激性较大,故乳剂型基质常用的乳化剂是阴离子型和非离子型表面活性剂,主要有以下几类:

1. **肥皂类** 包括一价皂和二价以上的多价皂。一价皂是用一价金属离子钾、钠、或化学性质类似于金属离子的铵的碱,二价以上的多价皂则是用钙、镁、锌、铝等二、三价的金属氢氧化物与硬脂酸或油酸等脂肪酸作用生成的新生皂,其中一价皂的 HLB 值为 15~18,多价皂的 HLB 值小于 6。皂化反应需要的碱性物质能影响乳剂型基质的质量。新生钠皂类的乳剂型基质较硬,钾皂的基质较软,以三乙醇胺参与反应生成的有机铵皂为乳化剂制成的基质则细腻、有光泽。

2. **脂肪醇硫酸(酯)钠类** 常用十二烷基硫酸钠(亦称月桂醇硫酸钠)配制成 O/W 型乳剂型基质,用量为 0.5%~2%。本品常与 W/O 型乳化剂合用以调节 HLB 值,如十六醇、十八醇、单硬脂酸甘油酯和脂肪酸山梨坦等。

3. **高级脂肪酸及多元醇酯类**

(1)十六醇及十八醇:十六醇亦称鲸蜡醇,熔程为 45~50℃;十八醇亦称硬脂醇,熔程为 56~60℃。两者均不溶于水,但有一定的吸水能力,吸水后可形成 W/O 型乳剂型基质,常发挥辅助乳化剂作用,可增加 O/W 型乳剂基质的稳定性和稠度。

(2)脂肪酸甘油酯类:单硬脂酸甘油酯的 HLB 值为 3.8,是 W/O 型乳化剂,与一价皂或十二烷基硫酸钠等合用,可得到 O/W 型乳剂型基质,常用作乳剂型基质的稳定剂或增稠剂。此外还有聚乙二醇 -7-硬脂酸酯,常温下为白色蜡状固体,熔点为 46~53℃,其 HLB 值是 9~10,为非离子型 O/W 型乳化剂,容易分散于水。用量为 10%~20%,可制得稳定的、明亮的乳膏,具有极好的皮肤耐受性。

(3)脂肪酸山梨坦与聚山梨酯类:脂肪酸山梨坦与聚山梨酯的商品名分别为司盘(Span)与吐温(Tween),脂肪酸山梨坦因脂肪酸的不同有 20、40、60、65、80、83、85 等型号。聚山梨酯有 20、40、60、65、80、85 等型号(见表 4-3)。两者均属于非离子型表面活性剂,脂肪酸山梨坦的 HLB 值为 1.8~8.6,是 W/O 型乳化剂;聚山梨酯的 HLB 值为 9.6~16.7,是 O/W 型乳化剂。两者可单独使用,也常与其他乳化剂合用以调节适宜的 HLB 值,增加乳剂型基质的稳定性。

表 4-3 常用聚山梨酯的型号及性质

化学名	商品名	相对密度(25℃)	运动黏度 /(mm²/s)	皂化值	羟值
聚山梨酯 20	吐温 20	1.09~1.12	25~400(25℃)	40~50	96~108
聚山梨酯 40	吐温 40	1.07~1.10	25~400(30℃)	41~52	89~105
聚山梨酯 60	吐温 60	1.06~1.09	30~450(30℃)	45~55	81~96
聚山梨酯 80	吐温 80	1.06~1.09	35~550(25℃)	45~55	65~80

4. **聚氧乙烯型与聚氧乙烯 - 聚氧丙烯共聚物** 该类化合物是非离子型表面活性剂,属于 O/W 型乳化剂。

(1)聚氧乙烯型:包括聚氧乙烯脂肪酸酯,商品名为卖泽(Myrj);聚氧乙烯脂肪醇醚,商品名为苄泽(Brij);聚氧乙烯醚衍生物类平平加 O,其 HLB 值为 15.9,用量为油相量的 2%~10%。平平加 O 通常与辅助乳化剂合用才能形成稳定的乳剂型基质。乳化剂 OP 的 HLB 值为 14.5,用量为油相量的 5%~10%。

(2)聚氧乙烯 - 聚氧丙烯共聚物:泊洛沙姆(Poloxamer)为聚氧乙烯聚氧丙烯醚嵌段共聚物,随聚合度增大,物态呈现为液态、半固体到蜡状固体,均易溶于水。泊洛沙姆种类有泊洛沙姆 124、188、237、

338、407 等型号（表 4-4），其中常用的泊洛沙姆 188（商品名为 Pluronic F68）和泊洛沙姆 407 已被收载于《中国药典》（2020 年版）四部，其 HLB 值分别为 29 和 22，是优良的 O/W 型乳化剂。

表 4-4　常用的泊洛沙姆型号及指标

型号	Pluronic	物理形态	氧乙烯含量 /%	熔点 /℃	黏度 /（mPa/s）	HLB 值
124	L44	液态	46.7	14	440	14
237	F87	固态	72.4	49	700	24
188	F68	固态	81.1	52	100	29
407	F127	固态	73.2	56	3 100	22
338	F108	固态	83.1	57	2 800	27

二、乳膏剂用附加剂

乳膏剂中含有较大量的水，在贮存过程中易发生氧化、变干或霉变等变化，需要加入抑菌剂、保湿剂、抗氧剂、透皮促进剂等附加剂。详见本章第二节。

三、应用解析

（一）曲安奈德益康唑乳膏用辅料

该乳膏基质的辅料包括聚氧乙烯 -7- 硬脂酸酯、聚氧乙烯 -5- 油酸酯、液体石蜡、苯甲酸、乙二胺四乙酸二钠、丁羟茴醚和纯化水。该乳膏为水包油型乳膏，液体石蜡作为油相，聚氧乙烯 -7- 硬脂酸酯、聚氧乙烯 -5- 油酸酯作为乳化剂，纯化水是水相。乙二胺四乙酸二钠为金属离子络合剂使乳膏稳定。丁羟茴醚为抗氧剂。由于本品是水包油型乳膏，因此需加入苯甲酸作为抑菌剂。

【处方】

曲安奈德	1.0g
硝酸咪康唑	10.0g
基质	适量
制成	1 000g

（二）盐酸特比萘芬乳膏用辅料

该乳膏每克含盐酸特比萘芬 10mg。辅料包括异丙基肉豆蔻酯、吐温 60、硬脂醇、十六醇、十六烷基棕榈酸酯、司盘 60、苯甲醇、氢氧化钠和水。该乳膏为水包油型乳膏，异丙基肉豆蔻酯极易被皮肤吸收，在乳膏中作为油相。吐温 60、硬脂醇、十六醇、司盘 60 作为乳化剂，其中硬脂醇、十六醇也可以调节乳膏的稠度。十六烷基棕榈酸酯则有保湿、软化的作用。纯化水是水相，由于是水包油型乳膏，加入苯甲醇作为抑菌剂防止霉变。盐酸特比萘芬是强酸弱碱盐，需加入少量氢氧化钠作为乳膏的 pH 调节剂，以减少对皮肤的刺激性。

（三）复方酮康唑乳膏用辅料

该乳膏基质由辅料白凡士林、十八醇、单硬脂酸甘油脂、液体石蜡、丙二醇、羟苯乙酯、平平加 O、无水亚硫酸钠、乙二胺四乙酸二钠、乙醇、盐酸、纯化水组成。该乳膏为乳剂型基质乳膏，其中白凡士林和液体石蜡为油相，平平加 O 作为乳化剂，纯化水是水相。十八醇和单硬脂酸甘油脂作为辅助乳化剂和稳定剂,制得水包油的乳剂型基质。活性组分酮康唑和丙酸氯倍他索均几乎不溶于水,以丙二醇、乙醇作为溶剂,并加入盐酸增加其溶解度。无水亚硫酸钠和金属离子络合剂乙二胺四乙酸二钠均作为抗氧剂,增加药物的稳定性。羟苯乙酯则作为乳膏的抑菌剂。也可以使用失水山梨醇单硬脂酸酯、聚山梨酯60、聚山梨酯80作为乳化剂替代平平加O,十四酸异丙酯、十六醇、十八醇替代十八醇和单硬脂酸甘油脂作为辅助乳化剂和稳定剂。

【处方】

酮康唑	10g
丙酸氯倍他索	0.25g
硫酸新霉素	500万单位
基质	适量
制成	1 000g

第四节　凝胶剂用辅料及应用解析

凝胶剂用辅料包括基质(水性凝胶基质、油性凝胶基质)和附加剂。

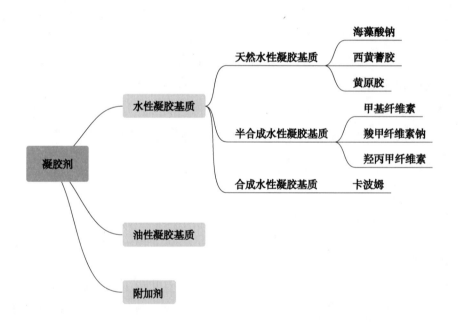

一、凝胶剂用基质

(一)水性凝胶基质

水性凝胶基质具有以下优点:①无油腻感,易于涂展、易于洗除;②能够吸收组织渗透液,不妨碍皮肤正常功能;③稠度小、利于药物释放,特别是水溶性药物的释放。缺点是润滑性较差、容易失水与霉变,常需要加入较大量的保湿剂与防腐剂。主要分为天然、半合成、合成高分子材料。

1. **天然水性凝胶基质**　天然水性凝胶基质是来源于天然的植物、动物等经加工得到的基质材料,主要有海藻酸钠、明胶、果胶、西黄蓍胶、阿拉伯胶、琼脂、黄原胶、淀粉等。

（1）海藻酸钠：海藻酸钠在水中可溶胀成胶体溶液，其黏度随聚合度、浓度及 pH 变化而变化，pH 5~10 时黏度最大。在高温状态下，由于藻蛋白酶的作用使分子解聚、黏度降低。胶液遇酸会析出凝胶状沉淀的海藻酸，遇铜、钙、铅等二价金属离子（镁离子除外）则会形成凝胶体。

（2）黄原胶：黄原胶在水中会溶胀成胶体溶液，显示出其优异的凝胶特性。①快速而良好的水化作用，若溶液中的离子浓度增加，则水化速度变慢；②高度的假塑性和在多种浓度下很高的弹性模量；③无热凝胶作用，其流变性质与温度和离子浓度无关，在多种浓度下，溶液都能凝结。

（3）西黄蓍胶：西黄蓍胶常与阿拉伯胶等亲水胶合并使用。

2. 半合成水性凝胶基质　主要有纤维素类衍生物，如甲基纤维素、羟丙甲纤维素、羧甲纤维素钠。

（1）甲基纤维素：甲基纤维素会在冷水中膨胀形成澄明及乳白色的黏稠胶体溶液，在 pH 2~12 时稳定。

（2）羧甲纤维素钠：羧甲纤维素钠会在水中溶胀成胶状溶液。在 pH<2 时产生沉淀，pH>10 时黏度迅速下降。

（3）羟丙甲纤维素：羟丙甲纤维素会在冷水中溶胀成澄清或微混浊的胶体溶液。在 pH 3~11 时稳定，该类基质黏附性较强，较易失水干燥，常需加保湿剂。

3. 合成水性凝胶基质　主要有卡波姆、聚维酮、聚乙烯醇等。

（1）卡波姆：《中国药典》（2020 年版）四部收载了卡波姆均聚物、卡波姆共聚物和卡波姆间聚物，均是以非苯溶剂为聚合溶剂的丙烯酸聚合物。卡波姆在水中迅速溶胀，但不溶解，不同型号的卡波姆形成的凝胶黏度不同（表 4-5）。其分子结构中含有 52%~68% 的羧基（—COOH），水分散液呈酸性。1% 的卡波姆水分散体的 pH 为 2.5~3.5，黏度较低。用碱中和时，在水中逐渐溶解，黏度迅速增大。浓度较大时可形成具有一定强度和弹性的半透明状凝胶，在 pH 6~11 时达到最大黏度或者稠度。卡波姆凝胶具有明显的塑性流变性质。此外，卡波姆还具有良好的凝胶性、黏合性、增稠性、乳化性、助悬性和成膜性。盐类电解质、强酸可使卡波姆凝胶的黏度下降，碱金属离子以及阳离子聚合物等可与之结合成不溶性盐。

表 4-5　不同型号的卡波姆黏度

卡波姆型号	黏度/（Pa·s）		
	卡波姆均聚物	卡波姆共聚物	卡波姆间聚物
A	4~11	4.5~13.5	45~65
B	25~45	10~29	47~77
C	40~60	25~45	—

凝胶基质中卡波姆的常用量为 0.5%~5%。以卡波姆为基质的凝胶剂具有释药快、无油腻、易于涂展、润滑舒适、对皮肤和黏膜无刺激性等优点。特别适合于脂溢性皮肤病。值得注意的是，卡波姆均极具引湿性，贮藏和使用过程中对环境的湿度要求较高。

（2）聚维酮：一般指聚乙烯吡咯烷酮（polyvinyl pyrrolidone，PVP），PVP 以不同的 K 值分别代表相应的 PVP 平均分子量。通常 K 值越大，其黏度越大，黏接性越强。常用的是 PVPK30。PVP 毒性很低、生物相容性好,其水溶液具有一定的黏度,可用于制备凝胶剂。

（3）聚乙烯醇（polyvinyl alcohol, PVA）：平均分子量为 20 000~150 000Da,在热水中溶解,在冷水中不溶。PVA 的型号是根据聚合度和醇解度确定的,如 PVA 17-88 的平均聚合度为 1 700,醇解度为 88%,其黏度等性质与其聚合度和醇解度有关。PVA 生物相容性良好,其水性凝胶常应用于眼科、伤口敷料和人工关节等。

（二）油性凝胶剂基质

油性凝胶剂基质由液体石蜡与聚氧乙烯或脂肪油与胶体硅或铝皂、锌皂等构成。相关辅料详见本章第二节、第三节。

近年来,较多报道采用乙基纤维素（ethyl cellulose, EC）制备含药油凝胶,应用于局部或口服给药系统。采用常压加热冷却法或热压法可以制备 EC 油凝胶,将乙氧基含量为 47%~49% 的 EC 与大豆油的混合物加热至 EC 的玻璃化转变温度（140℃）以上,搅拌下冷却至室温即可形成凝胶结构。也可以采用低温减压混合法制备,将 EC 与药物溶于无水乙醇中,混合滴加至蓖麻油中,减压干燥去除溶剂,即得 EC 油凝胶。该方法不采用加热工艺,降低了 EC 凝胶中油脂氧化的程度,提高了药物的稳定性。

二、凝胶剂用附加剂

水性凝胶剂中含有大量的水,在贮存过程中易发生氧化、变干或霉变等变化,需根据具体情况填加适量的抑菌剂、保湿剂、抗氧剂、吸收促进剂等附加剂。详见本章第二节。

三、应用解析

（一）甲硝唑凝胶用辅料

该凝胶用辅料为卡波姆、甘油、羟苯乙酯、氢氧化钠、纯化水。卡波姆为水性凝胶基质,氢氧化钠用于中和卡波姆,使其分子交联并形成黏稠的凝胶。甘油作为保湿剂,防止水凝胶在存放过程中干涸变硬。羟苯乙酯作为防腐剂,防止水凝胶霉变。

（二）对乙酰氨基酚凝胶用辅料

该凝胶用辅料为可溶性淀粉、明胶、蔗糖、蛋白糖、食用香精、β-环糊精、甘油、对羟基苯甲酸乙酯、琼脂、柠檬酸钠、甜蜜素、柠檬黄色素、纯化水。该凝胶为口服凝胶剂,采用天然的水溶性凝胶基质可溶性淀粉、明胶和琼脂。由于对乙酰氨基酚仅略溶于水,因此加入 β-环糊精将药物制成包合物以增大药物在水中的溶解度。甘油作为保湿剂防止水凝胶变干。对羟基苯甲酸乙酯、柠檬酸钠作为防腐剂,防止水凝胶霉变。该凝胶为儿童用药,为改善该凝胶的口感,采用蔗糖、蛋白糖、甜蜜素和食用香精作为矫味剂,并加入柠檬黄色素作为着色剂改善患者的依从性。

（三）氢氧化铝凝胶用辅料

该凝胶为氢氧化铝形成的口服溶胶剂。辅料为柠檬酸、薄荷油、糖精钠、乙醇、苯甲酸、纯化水。乙醇和水作为药物溶剂,柠檬酸、薄荷油、糖精钠作为矫味剂,苯甲酸作为防腐剂。

第五节　栓剂用辅料及应用解析

栓剂用辅料包括基质（油脂性、水溶性基质）和附加剂。

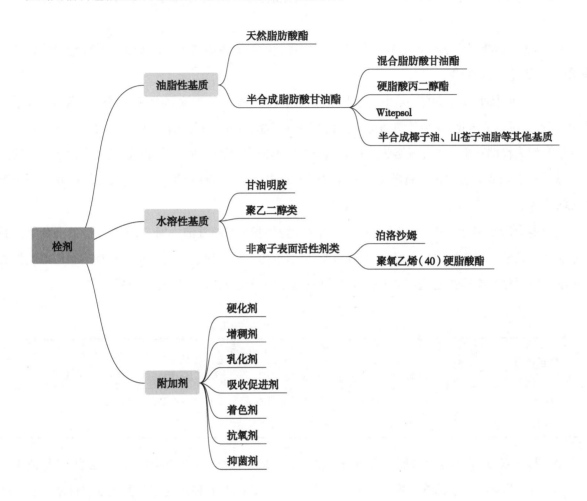

一、栓剂用基质

栓剂基质是栓剂的赋形剂，最早使用的是可可脂等天然油脂，后来出现了半合成脂肪酸甘油酯、混合脂肪酸甘油酯等，以及一些水溶性基质，如甘油明胶、聚乙二醇、泊洛沙姆等，大大地丰富了基质的品种。栓剂基质还可影响药物的释放和吸收，与其生物利用度和疗效有一定关系，故基质的选择在栓剂生产中是非常重要的。

栓剂基质的商品种类较多，主要有油脂性和水溶性两大类。优良栓剂基质应符合以下要求：①在室温下应有适当的硬度，塞入腔道时不变形或碎裂，在直肠温度36℃下易软化、熔化或溶解；②本身性质稳定，与药物混合后没有相互作用，亦不妨碍主药的作用与含量测定；③对黏膜无刺激性、毒性和过敏性；④释药速率应符合治疗要求，需产生局部作用的药物一般要求释药缓慢而持久；⑤具有润湿或乳化的能力，能混入较多的水；⑥适用于热熔法及冷压法制备，遇冷收缩可自动脱模，无须使用润滑剂；⑦油脂性基质还应要求酸值在0.2以下，皂化值为200~245，碘值低于7，熔点与凝点之差要小。栓剂的附加剂包括表面活性剂、稀释剂、润滑剂和抑菌剂等。

（一）油脂性基质

这类基质的化学性质稳定，与主药不起化学反应。油脂性基质的熔点或熔程属于重要参数。其缺点是抗热性能差，在夏季高温季节，对贮藏和使用会产生一些不便。油脂性基质主要有三大类，即天然脂肪酸酯、半合成脂肪酸甘油酯、氢化油类。氢化油类已在本章第二节中介绍，故本节重点介绍前两类。

1. **天然脂肪酸酯**　是一类直接从植物果实中得到的半固体或者固体的脂肪酸甘油酯，如可可脂、香果脂、茴香脂、槟榔脂等。

2. **半合成脂肪酸甘油酯**　系由天然植物油如椰子油、棕榈种子油等经水解、分馏得到 $C_{12} \sim C_{18}$ 游离脂肪酸，再经部分氢化，并与甘油酯化而得到的甘油三酯、甘油二酯、甘油一酯的混合酯。酯化后的熔点较适合作为栓剂基质。半合成脂肪酸甘油酯所含的不饱和碳链较少，不易酸败，已逐渐代替天然的油脂性基质。半合成脂肪酸甘油酯产品有半合成椰子油酯、半合成脂肪酸酯、混合脂肪酸甘油酯、硬脂酸丙二醇酯等。

（1）混合脂肪酸甘油酯（硬脂）：本品为 $C_8 \sim C_{18}$ 饱和脂肪酸的甘油一酯、二酯与三酯的混合物。混合脂肪酸甘油酯的规格根据熔点确定（表 4-6）。目前市场上还出现了将混合脂肪酸甘油酯与单硬脂酸甘油酯、聚山梨酯 65 等复配而成的硬脂辅料，可以直接用于制备各种要求的栓剂基质。

表 4-6　混合脂肪酸甘油酯的主要质量指标

项目指标	型号			
	34 型	36 型	38 型	40 型
性状	白色或类白色蜡状固体，具有油脂臭，触摸时有滑腻感			
熔点 /℃	33~35	35~37	37~39	39~41

（2）其他基质：其他半合成脂肪酸酯还包括半合成椰子油酯、山苍子油酯、棕榈油酯、氢化植物油等。这些基质因熔点不是都符合栓剂基质的要求，且熔程较宽，故在使用时常与其他油脂性基质混合以调整熔点，如石蜡、植物油等。

（二）水溶性基质

水溶性基质主要包括甘油明胶、聚乙二醇、聚山梨酯、聚氧乙烯类等。此类基质的特点是熔点较高、不易受温度的影响，给药后吸水膨胀、溶解或者分散在体液中。

1. **甘油明胶**　系指用明胶、甘油与水制成的，有弹性、不易折断，塞入腔道内可缓慢溶于分泌液中，作用缓和而持久，可以延长药物的疗效。甘油明胶的溶出速度可以随着水、甘油、明胶三者比例的改变而改变，甘油与水的比例越高，越容易溶解。甘油能防止栓剂干燥，通常水：明胶：甘油为 10：20：70。

2. **聚乙二醇**　PEG 的分子量不同导致其物理性状不同（表 4-7），如 PEG 1000 的熔点为 38~40℃，PEG 4000 为 48~53℃，PEG 6000 为 55~60℃，PEG 600 以下为液态。常常将不同分子量的 PEG 混合使用以达到栓剂基质的要求。一般将 PEG 1000、PEG 1500、PEG 4000、PEG 6000 等品种中的两种或两种以上熔融混合，可得到具有理想稠度及特性的基质。PEG 基质在夏天不软化，不需要冷藏，贮存

表 4-7 聚乙二醇的性质

品名	性状	溶解性	凝点 /℃	运动黏度 40℃ /（mm²/s）
PEG 400	无色或几乎无色的黏稠液体；略有特臭	在水或乙醇中易溶，在乙醚中不溶	4~8	37~45
PEG 600	无色或几乎无色的黏稠液体，或呈半透明蜡状软物；略有特臭	在水或乙醇中易溶，在乙醚中不溶	15~25	56~62
PEG 1000	无色或几乎无色的黏稠液体，或呈半透明蜡状软物；略有特臭	在水或乙醇中易溶，在乙醚中不溶	33~38	8.5~11.0
PEG 1500	白色蜡状固体薄片或颗粒状粉末；略有特臭	在水或乙醇中易溶，在乙醚中不溶	41~46	3.0~4.0
PEG 4000	白色蜡状固体薄片或颗粒状粉末；略有特臭	在水或乙醇中易溶，在乙醚中不溶	50~54	5.5~9.0
PEG 6000	白色蜡状固体薄片或颗粒状粉末；略有特臭	在水或乙醇中易溶，在乙醚中不溶	53~58	10.5~16.5

方便，但吸湿性强，受潮易变性，对直肠黏膜有刺激性，需加水润湿使用或涂层硬脂醇膜、蜡醇。PEG 在体温下不熔，但在体液中能渐渐溶解，释放药物而发挥作用。为了促进溶解，也可加水或液状聚乙二醇。

聚乙二醇基质不宜与银盐、鞣酸、奎宁、水杨酸、乙酰水杨酸、苯佐卡因、磺胺类等配伍。水杨酸能使基质软化，乙酰水杨酸能与聚乙二醇生成复合物，巴比妥钠等药物在聚乙二醇中析出结晶。

3. 非离子表面活性剂类 常用作栓剂基质的非离子表面活性剂主要有泊洛沙姆，常用型号为 188 型，商品名为 Pluronic F68，熔点为 52℃，平均分子量为 7 680~9 510Da。此外，还有聚氧乙烯（40）硬脂酸酯，即聚乙二醇的单硬脂酸酯和二硬脂酸酯的混合物，熔点为 39~45℃，可以与 PEG 混合使用，制得崩解、释放性能较好的栓剂。

二、栓剂用附加剂

为了改变栓剂的物理性质或改善药物的吸收并提高稳定性，栓剂中往往加入一些附加剂，如吸收促进剂、防腐剂、抗氧剂等（表 4-8）。

1. 乳化剂 在栓剂中，本类辅料常与 PEG 等混合使用，主要用作油脂性和水溶性基质中的乳化分散剂，加速基质的融化崩散，从而加快药物的释放，一般使用 0.1%~2.0%。常用的乳化剂为非离子型表面活性剂如聚山梨酯等。由于本品中残留的脂肪酸会影响与药物的配伍或制剂的质量和稳定性，所以《中国药典》（2020 年版）中聚山梨酯增加了酸值的检查项。值得注意的是，聚山梨酯类化合物与碱、重金属盐、酚类、鞣质类有配伍变化，可降低一些药物和防腐剂的活性。

2. 抗氧剂与抑菌剂 当主药对氧化作用特别敏感时，应采用抗氧剂，如叔丁基对羟基茴香醚、二丁基羟基甲苯、没食子酸酯类等。当栓剂中含有植物浸膏或水性溶液时，可使用防腐剂及抑菌剂，如对羟基苯甲酸酯类。使用防腐剂时应验证其溶解度、有效剂量、配伍禁忌以及直肠对它的耐受性。部分抑菌剂品种及常用量见表 4-9。

表 4-8   常见的栓剂附加剂

种类	常见的品种
硬化剂	白蜡、十六醇、硬脂酸、巴西棕榈蜡
增稠剂	氢化蓖麻油、单硬脂酸甘油酯、硬脂酸铝
乳化剂	聚山梨酯类、油酸山梨坦类等
吸收促进剂	月桂氮䓬酮、氨基酸乙胺衍生物、乙酰醋酸酯类、β-二羧酸酯、芳香族酸性化合物、脂肪族酸性化合物
着色剂	水溶性或脂溶性着色剂
抗氧剂	叔丁基对羟基茴香醚、二丁基羟基甲苯、没食子酸丙酯、间苯二酚
抑菌剂	对羟基苯甲酸酯类等

表 4-9   栓剂中抑菌剂的常用量

品种	使用浓度 /%	品种	使用浓度 /%
苯扎溴铵	0.02~0.2	苯酚	0.25~0.5
醋酸氯己定	0.02~0.05	甲酚	0.25~0.3
邻苯基苯酚	0.005~0.2	氯甲酚	0.05~0.2
薄荷油	0.05	苯甲醇	1~3
桂皮油	0.01	三氯叔丁醇	0.25~0.5
桉叶油	0.01~0.05	硫柳汞	~0.01

三、应用解析

（一）壬苯醇醚栓用辅料

该栓剂辅料只有一种，采用混合脂肪酸甘油酯作为油脂性基质。混合脂肪酸甘油酯是常用的油脂性栓剂基质，制备工艺简单方便。

（二）聚维酮碘栓用辅料

该栓剂辅料为聚乙二醇 1000、硬脂酸聚烃氧（40）酯、甘油。其中聚乙二醇 1000、硬脂酸聚烃氧（40）酯作为亲水性基质，甘油作为保湿剂。

（三）双唑泰栓用辅料

【处方】甲硝唑　　　　　　　　200g

　　　　克霉唑　　　　　　　　160g

　　　　醋酸氯己定　　　　　　8g

　　　　羊毛脂　　　　　　　　适量

　　　　石蜡　　　　　　　　　适量

　　　　半合成脂肪酸甘油酯　　适量

　　　　制成　　　　　　　　　1 000 粒

该栓剂辅料为羊毛脂、石蜡、半合成脂肪酸甘油酯。其中半合成脂肪酸甘油酯作为油脂性基质,加入石蜡与羊毛脂制备混合基质,以调整基质的硬度和吸水性。

第六节 贴膏剂用辅料及应用解析

贴膏剂可分为凝胶贴膏和橡胶贴膏。凝胶贴膏用辅料包括黏着剂、交联剂、保湿剂、填充剂、背衬材料及防粘保护剂等;橡胶贴膏用辅料包括天然橡胶、填充剂、增黏剂、软化剂、背衬材料及膏面覆盖物等。

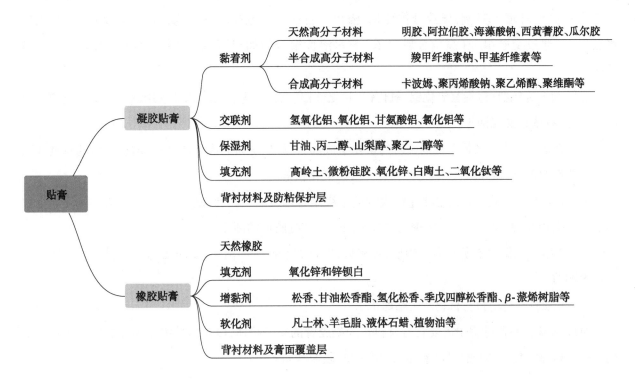

一、凝胶贴膏用辅料

凝胶贴膏包括三层:①背衬层,主要作为膏体的载体,常使用无纺布、人造棉布等;②膏体层,即基质和主药部分,在贴敷中产生一定的黏附性使之与皮肤紧密接触,以达到治疗目的;③防粘层,起保护膏体的作用,常用防粘纸、塑料薄膜、硬质纱布等。

基质的研究是凝胶膏剂研究的核心内容。基质辅料的选择是凝胶贴膏配方中重要的一环。凝胶贴膏的基质主要由黏着剂、交联剂、保湿剂、填充剂和透皮吸收促进剂组成,还可加入软化剂、表面活性剂、防腐剂、抗氧剂等其他成分。

(一)凝胶贴膏用基质

1. 凝胶骨架成分 作为基质骨架材料,也是产生黏性的主要物质,即黏着剂,可以为天然高分子材料、半合成高分子材料、合成高分子材料。天然高分子材料包括明胶、阿拉伯胶、海藻酸钠、西黄蓍胶、瓜尔胶等。半合成高分子材料包括羧甲纤维素钠、甲基纤维素等。合成高分子材料主要包括卡波姆、聚丙烯酸钠、聚乙烯醇、聚维酮等,其中卡波姆详见第四节"凝胶剂用辅料及应用解析"。

（1）聚丙烯酸钠:可慢慢溶于水,形成极黏稠透明液体。水溶液在 pH 4.0 左右时,容易凝聚;在 pH 2.5 左右时溶解。黏度比 CMC、海藻酸钠大 5~20 倍。

（2）羟丙甲纤维素:在水中溶胀成胶体溶液,具有黏合、成膜、乳化等性质。

（3）聚乙烯醇:在冷水中不溶,在热水至沸水中易溶,是凝胶剂、透皮制剂、涂膜剂、膜剂的优良基质和成膜材料。

（4）聚维酮:具有黏合、增稠、助悬、分散、助溶、络合、成膜等特性和作用,用作增稠剂、助悬剂、分散剂、助溶剂、络合剂、前体药物制剂载体、黏合剂、成膜材料、包衣材料和缓释材料等。

2. 交联剂与交联调节剂　凝胶贴膏的基质主要由水溶性聚合物材料组成。采用非交联的基质容易在高湿环境下吸潮,导致膏体变稀、溢出。目前的主流凝胶贴膏均采用交联基质,称为成型凝胶贴膏,通过交联组分(高价金属离子)与水溶性聚合物如聚丙烯酸、羧甲纤维素形成交联网络结构。

交联剂多为铝盐,包括氢氧化铝、氧化铝、甘氨酸铝、氯化铝等。交联调节剂用以调节交联反应的速度,常用的有依地酸二钠等。

3. 填充剂　填充剂是贴膏剂基质的重要组成部分,影响膏体的成型性,可以增加膏体的稠度和强度。主要有高岭土、微粉硅胶、氧化锌、白陶土、二氧化钛等。

4. 保湿剂　凝胶贴膏的含水量很大程度上决定着基质的黏着性、赋形性、释药行为。保湿剂有甘油、丙二醇、山梨醇、聚乙二醇等。聚乙二醇可用于调节凝胶剂的硬度。

5. 其他　根据药物及基质的性质,还可以加入软化剂、表面活性剂、防腐剂、抗氧剂等,具体参见本章第四节。

（二）凝胶贴膏用背衬材料及防粘保护层

凝胶贴膏在制备过程中需要背衬材料作为凝胶膏的支持载体,以及防粘膜作为保护层。两者多采用有一定机械强度和柔韧性的防粘纸、塑料薄膜、硬质纱布等。

二、凝胶贴膏用辅料应用解析

（一）洛索洛芬钠凝胶膏用辅料

该凝胶贴膏辅料包括部分中和的聚丙烯酸钠、羧甲纤维素钠、二氧化钛、二氧化硅、甘油、聚山梨酯 80、乙醇、酒石酸、羟苯乙酯、氢氧化铝、薄荷脑、依地酸二钠和纯化水。其中,部分中和的聚丙烯酸钠为凝胶骨架成分,羧甲纤维素钠为增黏剂,依地酸二钠为交联调节剂,氢氧化铝为交联剂,后者与聚丙烯酸钠、羧甲纤维素钠形成交联网络结构,得到稳定的凝胶。二氧化钛、二氧化硅作为填充剂。酒石酸作为 pH 调节剂,乙醇作为溶解药物的溶剂,甘油为保湿剂。聚山梨酯 80 作为增溶剂,可增加药物在基质中的溶解度。羟苯乙酯作为抑菌剂,防止水性基质发霉。薄荷脑则是作为透皮促进剂和清凉剂。

（二）吲哚美辛巴布膏用辅料

该凝胶贴膏辅料有薄荷醇、乙二醇、羧甲纤维素钠、浓甘油、山梨醇溶液、高岭土、亚硫酸氢钠、依地酸二钠、明胶、麝香草酚、松香甘油酯、轻质液体石蜡、干燥氢氧化铝。该贴膏剂的基质由羧甲纤维素钠、明胶、轻质液体石蜡组成,其中羧甲纤维素钠、明胶和松香甘油酯联合作为凝胶骨架成分,亚硫酸氢钠、依地酸二钠作为交联调节剂,干燥氢氧化铝作为交联剂与羧甲纤维素钠形成交联网络结构的凝胶,加入高岭土和干燥氢氧化铝作为填充剂,轻质液体石蜡可以调节基质的软硬度。乙二醇作为吲哚美辛的溶剂,薄荷醇则是增加药物渗透的透皮促进剂和清凉剂。麝香草酚有矫味、增香的作用,浓甘油作为保湿剂,山梨醇溶液是防止基质霉变的防腐剂。

(三)骨友灵巴布膏用辅料

该中药巴布剂属凝胶贴膏剂,药物成分有红花、延胡索、川乌、威灵仙、防风、续断、鸡血藤、蝉蜕、何首乌、冰片、马来酸氯苯那敏、颠茄流浸膏。辅料包括甘油和明胶,这两种辅料以一定比例混合组成该凝胶贴膏的基质,具有良好的黏着力。

三、橡胶贴膏剂用辅料

(一)橡胶贴膏剂用基质

橡胶贴膏剂是传统的中药外用剂型,由背衬层、膏料层和膏面覆盖层组成。膏料层含有基质和药物,为橡胶贴膏剂的主要成分,主要由天然橡胶、增黏剂、软化剂和填充剂组成。

1. 天然橡胶　是由橡胶树上流出的胶乳,经凝固、干燥等加工而制成的弹性固状物。天然橡胶含橡胶烃 90% 以上,是以异戊二烯为主要成分的不饱和天然高分子化合物。

纯天然橡胶无一定的熔点,加热后慢慢软化,130~140℃时完全软化为熔融状态,200℃左右开始分解,270℃急剧分解。纯天然橡胶具有良好的弹性,弹性伸长率最大可达 1 000%,在 350% 范围内伸缩时,弹回率达 85% 以上,永久变形率在 15% 以下。本品的有机溶液具有极强的黏合性。主要用于制造硬膏剂、贴布剂以及其他透皮制剂。

2. 填充剂　主要有氧化锌和锌钡白(俗称立德粉)。氧化锌可与松香酸生成松香酸锌盐,增加膏料黏性,增加膏料与裱背材料间的黏着性,降低松香酸对皮肤的刺激性。此外氧化锌还起收敛作用。锌钡白粒度比氧化锌大,且易结团,使用溶剂法制备制剂时,操作困难,但采用热压法时,就能充分发挥它遮盖力强、胶料硬度大的优点,且成本较低。

3. 增黏剂　可以增加膏体的黏性。主要以松香为代表,还包含甘油松香酯、氢化松香、季戊四醇松香酯、β-蒎烯树脂等。软化点从低到高为甘油松香酯<季戊四醇松香酯~松香<β-蒎烯树酯。松香外用一般是安全的,偶尔出现皮肤过敏现象。

4. 软化剂　主要作用是使橡胶软化,增强其可塑性,增加贴膏剂的柔软性、耐寒性及黏性。主要有凡士林、羊毛脂、液体石蜡、植物油等。

(二)橡胶贴膏剂用背衬材料及膏面覆盖层

橡胶贴膏剂的背衬层一般采用漂白细布,也可用无纺布等。膏面覆盖层常用硬质纱布、塑料薄膜、防粘纸等。

四、橡胶贴膏剂用辅料应用解析

（一）麝香镇痛膏用辅料

该橡胶贴膏剂中橡胶为主要基质材料,松香作为增黏剂,氧化锌作为填充剂。适当比例的凡士林、无水羊毛脂作为软化剂,调节膏体软硬度,增加吸水性。

【处方】人工麝香 0.125g　　　生川乌 50g

水杨酸甲酯 50g　　　　颠茄流浸膏 96g

辣椒 480g　　　　　　红茴香根 200g

樟脑 140g

（二）红药贴膏用辅料

该橡胶贴膏剂辅料中橡胶为主要基质,氧化锌作为填充剂,二甲基亚砜为冰片、樟脑、水杨酸甲酯、薄荷脑、酸软骨素、盐酸苯海拉明等难溶性药物的溶剂。香精作为矫味剂,胭脂红作为着色剂,增加患者的依从性。

【处方】三七 750g　　　　　　白芷 175g

土鳖虫 175g　　　　　川芎 175g

当归 175g　　　　　　红花 175g

冰片 35g　　　　　　　樟脑 35g

水杨酸甲酯 51g　　　　薄荷脑 80g

颠茄流浸膏 80g　　　　硫酸软骨素钠 10g

盐酸苯海拉明 12g

（三）消炎止痛膏用辅料

该橡胶贴膏剂辅料为橡胶、氧化锌、松香、无水羊毛脂。橡胶为主要基质,氧化锌作为填充剂,松香作为增黏剂,无水羊毛脂作为软化剂调节膏体的软硬度,增加吸水性。

【处方】颠茄流浸膏 200g　　　樟脑 80g

冰片 100g　　　　　　薄荷脑 280g

麝香草酚 68g　　　　　盐酸苯海拉明 16g

水杨酸甲酯 60g　　　　桉油 40g

第七节　贴剂用辅料及应用解析

贴剂用辅料包括基质(由压敏胶、透皮促进剂、控释膜、其他胶体材料等组成),背衬材料和保护层材料等。

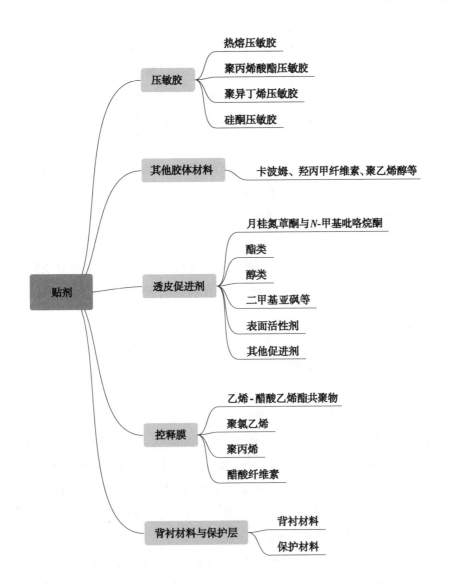

一、贴剂用基质的组成

药物与压敏胶混溶形成的含药基质称为骨架型药物贮库。药物胶体、控释膜和粘贴层组成的多层结构为控释膜型药物贮库。压敏胶骨架型药物贮库应用较广泛。可采用卡波姆、羟丙甲纤维素、聚乙烯醇作为凝胶材料,加入轻质液体石蜡、硅油、聚乙二醇等调节胶体的软硬度和柔韧性,加入胶态二氧化硅、二氧化钛作润滑剂制成控释膜型的胶体。

(一)压敏胶

压敏胶(pressure sensitive adhesive, PSA)是对压力敏感的胶黏剂,是一类无须借助溶剂、热或其他手段,只需施加轻度指压、即可与被黏物牢固黏合的胶黏剂。作为压敏胶分散型贴剂的基质,它不仅作为药物的载体,还可以调节药物的释放。

1. **热熔压敏胶**　苯乙烯-异戊二烯-苯乙烯嵌段共聚物(styrene isoprene styrene block copolymer, SIS)可以作为热熔压敏胶的原料,100℃左右时 SIS 呈热可塑性。采用热熔压敏胶时,在贴剂的生产过程中不需要有机溶剂和干燥设备,贴剂表面不出现气泡,生产过程安全、节能环保。SIS 热熔压敏胶与皮肤的黏附性好,与药物的混合性好,过敏性和刺激性低于天然橡胶。乙烯-丁二烯-苯乙烯三嵌段共聚物(styrene butadiene styrene block copolymer, SBS)也可作为压敏胶原料。

2. 聚丙烯酸酯压敏胶　是以丙烯酸高级酯（碳数 4-8）为主成分，与其他丙烯酸类单体共聚制得。聚丙烯酸酯压敏胶在常温下具有优良的压敏性和黏合性，不需加入增黏剂、抗氧化剂等，很少引起过敏反应和刺激性，同时又具有优良的耐老化性、耐光性和耐水性，是常用的一类压敏胶。

3. 聚异丁烯压敏胶　一种自身具有黏性的合成橡胶，本品非常稳定，耐候性、耐热性及抗老化性良好，但对水的通透性很低。

4. 硅酮压敏胶　是低黏度聚二甲基硅氧烷与硅树脂经缩聚反应形成的聚合物。硅酮压敏胶具有耐热氧化性、耐低温、疏水性和内聚强度较低等特点。硅酮压敏胶的软化点较接近于皮肤温度，故在正常体温下具有较好的流动性、柔软性以及黏附性。

（二）其他胶体材料

控释膜型药物贮库由药物胶体、控释膜和粘贴层等组成，胶体多数采用可形成凝胶的辅料，如卡波姆、羟丙甲纤维素、聚乙烯醇等。胶态二氧化硅、二氧化钛在贴剂中也可作为基质材料，起到吸附、分散和润滑等作用。

（三）透皮促进剂

透皮促进剂为增强药物经皮透过性的一类物质。透皮促进剂的应用是改善药物经皮吸收的首选方法。主要包括以下几种：

1. 月桂氮䓬酮与 N- 甲基吡咯烷酮　月桂氮䓬酮对亲水性或疏水性药物都能显著增强透皮速率，作用比 $N, N-$ 二甲基甲酰胺（N, N-dimethylformamide, DMF）、二甲基乙酰胺（dimethyl acetamide, DMA）及二甲基亚砜（dimethyl sulfoxide, DMSO）强。1% 月桂氮䓬酮的透皮增强作用比 50% DMF 大 13 倍，常与丙二醇并用，产生协同作用，其最佳使用浓度视具体药物不同，为 0.1%~5%。月桂氮䓬酮对低浓度药物的透皮增强作用大。$N-$ 甲基吡咯烷酮具有用量低、毒性小、促进作用强等特点，但对人体皮肤会引起红斑和其他刺激性，应用受到一定限制。

2. 酯类　肉豆蔻酸异丙酯是非脂性润肤剂，极易被皮肤吸收，可作为透皮促进剂，可与治疗用超声波和离子导入结合使用。一般认为肉豆蔻酸异丙酯是无毒、无刺激的材料。油酸和油酸乙酯也可用作透皮促进剂。油酸在作为透皮促进剂时常与丙二醇合用产生协同作用、常用浓度小于 10%，浓度超过 20% 会引起皮肤红斑和水肿。

3. 醇类　低级醇类可以增加药物的溶解度，改善其在组织中的溶解性，促进药物的经皮透过。乙醇、丁醇等能溶胀和提取角质层中的类脂，增加药物的溶解度，从而提高极性和非极性药物的经皮透过。丙二醇、丙三醇及聚乙二醇等多元醇也常作为透皮促进剂使用，但单独应用的效果不佳。丙二醇常与油酸、癸基甲基亚砜、$N-$ 甲基吡咯烷酮、薄荷醇等合用。薄荷醇还具有清凉和止痛作用。

4. 二甲基亚砜等　二甲基亚砜可被皮肤吸收，是一个较好的透皮促进剂。促透作用需要的浓度较高，对皮肤具有较严重的刺激性。二甲基甲酰胺也可作为透皮促进剂，但有一定的毒性。

5. 表面活性剂　如聚山梨酯、十二烷基硫酸钠等。阳离子型表面活性剂的促透作用优于阴离子型和非离子型表面活性剂，但由于其对皮肤有刺激作用，因此一般选择非离子型表面活性剂。

6. 其他　挥发油如薄荷油、桉叶油、松节油等主要成分为萜烯化合物，可改变角质层类脂双分子层结构，从而促进药物渗透。此外，将药物制成脂质体也可促进药物透皮吸收。

（四）控释膜

分为均质膜和微孔膜，常用的均质膜材料包括乙烯 - 醋酸乙烯酯共聚物、聚硅氧烷等，微孔膜材料包括聚丙烯、醋酸纤维素、聚四氟乙烯等。

1. **乙烯 - 醋酸乙烯酯共聚物（ethylene-vinylacetate copolymer，EVA）**　EVA 是透明或乳白色的粒状塑料，其溶解性与醋酸乙烯酯（vinylacetate，VA）单体组分含量有关，VA 含量直接影响膜材的机械性能和渗透性能，VA 含量越低或分子量越大，耐冲击强度越高、柔软性下降、渗透性也降低。

2. **聚氯乙烯（polyvinyl chloride，PVC）**　用于医药及食品包装材料的是无毒聚氯乙烯。PVC 的渗透性比较低，用作控释膜材和含药骨架膜，常能维持较长时间（一星期至数月等）的药物释放。

3. **聚丙烯（polypropylene，PP）**　透气性和透湿性均较聚乙烯小得多，抗拉强度则较聚乙烯高。聚丙烯薄膜具有优良的透明性、强度和耐热性等。

4. **醋酸纤维素（cellulose acetate，CA）**　其薄膜透明，有一定弹性，机械强度不高。增塑剂能改善其脆性，但一般需较高用量。

二、贴剂用背衬材料及保护层

背衬层是贴剂的重要组成之一。它不仅可以提供整洁的外观，将含药物的胶层与外界隔开，使活性成分等不会轻易损失，药物胶层也不会受外界污染，形成封闭完整的给药系统。贴剂的背衬材料要求不透气、不透水并具有遮光性，而且要具有良好的硬度和柔韧性，方便贴敷于不同的部位。

一般采用着色的铝 - 聚酯膜、聚乙烯、聚酯 - 聚乙烯复合膜、着色的聚乙烯、铝 - 聚酯 / 乙烯 - 醋酸乙烯复合膜、多层聚酯膜、聚酯 -EVA 复合膜、无纺布、弹力布等。

（一）背衬材料

1. **铝 - 聚酯膜**　铝箔有良好的遮光性、阻气性、阻湿性。同时聚酯薄膜综合性能优良，为无色透明、有光泽的薄膜。机械性能亦优良，刚性、硬度及韧性高，气密性和阻湿性良好。基于以上优点，铝 - 聚酯膜被广泛应用于贴剂中。

2. **聚乙烯**　分子量越高，聚乙烯物理力学性能越好。聚乙烯耐低温性能优良。在 –60℃下仍可保持良好的力学性能。

3. **塑塑复合膜**　是指用两种或两种以上的塑料材料通过胶水复合在一起的复合膜。塑料基材主要有聚乙烯（PE）、聚丙烯（PP）、尼龙（PA）、聚酯（PET）和镀铝聚酯（VMP）织造布，具有柔软、透气和平面结构的新型纤维制品，产生纤维屑，强韧、耐用、柔软。

（二）保护材料

贴剂的保护材料即防粘层，具有保持贴剂凝胶膏体不变形、不缺失等作用，在使用前撕下。一般采用硅化聚酯薄膜、氟聚合物涂覆聚酯薄膜、铝箔 - 硅纸复合物、硅化铝箔、硅化纸等。

三、应用解析

（一）雌二醇缓释贴片用辅料

该透皮贴剂的辅料包括聚异丁烯压敏胶、羟丙基纤维素、乙醇、乙烯 - 醋酸乙烯共聚物。由羟丙基纤维素乙醇溶液形成的凝胶作为贮库介质，其中乙醇同时又有促进药物经皮吸收的作用；乙烯 - 醋酸乙烯共聚物为控释膜，聚异丁烯压敏胶组成胶黏层，使药物与皮肤紧密贴合。

（二）芬太尼透皮贴剂用辅料

该透皮贴剂的辅料由乙烯 - 醋酸乙烯共聚物、聚硅氧烷压敏胶、乙醇、聚酯膜、硅化纸等组成。药物溶于 30% 乙醇和 2% 羟乙基纤维素中组成药物贮库，乙醇还作为芬太尼经皮吸收促进剂，乙烯 - 醋酸乙烯共聚物为控释膜，控释膜外是含药的聚硅氧烷压敏胶，聚酯膜作为背衬膜，硅化纸是保护膜。

（三）可乐定透皮贴剂用辅料

该透皮贴剂的辅料由液体石蜡、聚异丁烯、胶态二氧化硅、微孔聚丙烯膜、聚酯膜等组成。药物贮库和胶黏层的黏性主要由聚异丁烯压敏胶产生，当中加入液体石蜡用以调节该压敏胶的柔韧度，再加入二氧化钛起到吸附、分散和润滑等作用，能够使胶层更均匀。微孔聚丙烯膜作为控释膜可控制药物以一定的速率释放，铝聚酯膜是背衬膜，聚酯薄膜作保护膜。

第八节　半固体制剂用基质特性评价

半固体制剂用基质的特性一般分为感官特性、理化特性和生物学特性三大类。其中，软膏剂与乳膏剂基质的特性主要有熔点或熔程、凝点外观、性状、显微乳滴粒径、涂展性、黏度或锥入度、肤感等；凝胶剂基质的特性包括外观性状、流变学特性、肤感等；栓剂基质主要关注熔点或熔程、凝点、硬度和融变时限等特性；橡胶贴膏剂与贴剂则要关注赋形性、耐热性和黏附力等特性，其中，含压敏胶的还要关注其分子量及分子量分布、玻璃化转变温度、通透性和抗张强度等。部分特性和评价方法已收载于《中国药典》（2020 年版）四部，也有部分特性需要借鉴其他行业的标准或自拟方法进行评价。

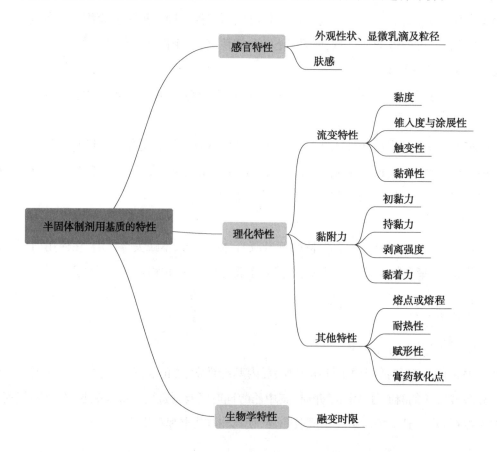

一、感官特性

（一）外观性状、显微乳滴及粒径

乳膏基质乳化的好坏可以从外观性状判断，宏观目视检查基质或膏体应该洁白、细腻、有光泽。也可以用显微镜检查微观状态下的乳滴情况，若乳滴圆整，粒径较小（2μm 以下）且均匀，粒径分布范围较小，则乳膏剂的稳定性会较好，不易分层。乳滴及粒径的检查方法可参考《中国药典》（2020 年版）四部通则 0982 "粒度和粒度分布测定法"。

（二）肤感

对于半固体基质来说，肤感也是患者用药依从性的一个影响因素。因此借鉴参考化妆品的评价方法，主要采用对比法，对各因素进行相对客观的评价。建立一系列空白模型基质，并确定其各方面的特性为一个值。从而通过对比评价供试品的肤感表现，包括即时接触的厚度，涂抹时的黏腻感、柔软度、铺展性和残留膜，涂抹后的用后光亮度、用后柔软感、用后黏腻感等。

二、理化特性

（一）流变特性

半固体制剂处方组成多为复合材料，在制备过程中均存在一个共同特点，在制备初期随着材料的溶胀和溶解或材料在高温下熔化，得到的液体物料多数黏度较低，属于非牛顿流体。随着材料的交联或温度降低，物料溶液黏度增大，凝固成半固体或固体。半固体制剂的流变特性包括黏性、弹性、硬度、黏弹性、屈服性、触变性等。而这些流变特性又在不同程度上决定了制剂的稳定性、可挤出性、涂展性、通针性、滞留性、控释性等。可见，评价半固体制剂的流变特性对半固体制剂的处方工艺、质量控制等研究及产品使用均具有重要意义。

1. **黏度**　系指流体对流动产生阻抗能力的性质，是流体流动时所表现出来的内摩擦。对于半固体制剂的非牛顿流体而言，黏度是最基本、常用的流变参数之一，《中国药典》（2020 年版）四部收载了的黏度测定法，半固体制剂的非牛顿流体动力黏度可采用其中的旋转式黏度计测定。

2. **锥入度与涂展性**　锥入度测定法适用于软膏剂、眼膏剂及其常用的基质材料（如凡士林、羊毛脂、蜂蜡）等半固体物质，以控制其软硬度和黏稠度等性质，避免影响药物的涂布延展性。锥入度系指利用自由落体运动，在 25℃下，将一定质量的锥体由锥入度仪向下释放，测定锥体释放后 5 秒内刺入供试品的深度。仪器装置和测定方法参见《中国药典》（2020 年版）四部。

软膏或乳膏等半固体制剂的涂展性可用于判断膏体的软硬度是否适中，是否均匀细腻。

3. **触变性**　凝胶、乳膏等半固体制剂的黏度与剪切力作用的时间长短有关，在搅动时成为流体，即在一定的剪切速率下，剪切力随时间而减小。因此，研究乳膏等半固体制剂的触变性对于生产中的灌装工艺和使用时的挤出与涂抹等环节具有重要意义。可通过流变仪测定并绘制其流变曲线进行研究。

4. **黏弹性**　凝胶、乳膏及贴剂的压敏胶等半固体制剂既具有黏性又具有一定的弹性。其储能模量（G'）和损耗模量（G''）等流变学参数可采用流变仪进行测定。

（二）黏附力

《中国药典》（2020 年版）分别采用初黏力、持黏力、剥离强度及黏着力四个指标测定贴膏剂、贴剂的黏附力。初黏力系指贴膏剂、贴剂黏性表面与皮肤在轻微压力接触时对皮肤的黏附力,即轻微压力接触情况下产生的剥离抵抗力;持黏力可反映贴膏剂、贴剂的膏体抵抗持久性外力所引起变形或断裂的能力;剥离强度表示贴膏剂、贴剂的膏体与皮肤的剥离抵抗力;黏着力表示贴膏剂、贴剂的黏性表面与皮肤附着后对皮肤产生的黏附力。

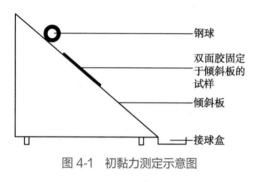

图 4-1　初黏力测定示意图

1. **初黏力**　采用滚球斜坡停止法测定。将适宜的系列钢球分别滚过置于倾斜板上的供试品黏性表面,根据供试品黏性面能够黏住的最大球号钢球,评价其初黏性的大小(图 4-1)。

2. **持黏力**　将供试品黏性面黏贴于试验板表面,垂直放置,沿供试品的长度方向悬挂一规定质量的砝码,记录供试品滑移直至脱落的时间或在一定时间内位移的距离。

3. **剥离强度**　采用 180° 剥离强度试验法测定。将供试品背衬用双面胶固定在试验板上,使供试品平整地贴合在板上。将供试品黏性面与洁净聚酯薄膜黏接,按照《中国药典》(2020 年版)四部方法测定,由自动记录仪绘出剥离曲线。试验装置采用拉力试验机,以及符合 JB 1256—77(6020 聚酯薄膜)规定的厚度为 0.025mm 的薄膜,长度约为 110mm,宽度应大于供试品约 20mm。也可以采用质构仪等其他仪器测定。

4. **黏着力**　本法中贴膏剂、贴剂黏着力的测定值应符合各品种项下的规定。制订黏着力限值的两个原则:①贴膏剂、贴剂在用药期间,应能独立附着于皮肤上;②黏着力大小应在人体体感可接受范围内。一般情况下,建议橡胶膏剂的黏着力应在 3 000~6 000mN,凝胶膏剂的黏着力应在 1 000~2 000mN。本法适用于尺寸不小于 3mm × 60mm 的贴膏剂、贴剂。试验装置主要由压辊、拉杆、支架、夹具、传感器、传动装置和电机等部分组成,夹具分为底板和压板两部分(图 4-2)。根据供试品厚度,选择相应的夹具将供试品放置在夹具底板上测定即可。

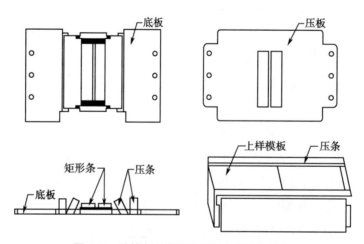

图 4-2　黏着力测定的夹具及上样模块结构

（三）其他

1. **熔点或熔程**　油脂性基质或原料可用熔点或熔程检查或控制质量,滴点是样品在标准条件下受热熔化而从管口落下第一滴时的温度。一般软膏以接近凡士林的熔点为宜,测定方法可采用《中国药典》的方法测定,取数次平均值来评定,但其误差比较大,故生产上多以滴点在 45~55℃为标准。

2. 耐热性　是评价橡胶贴膏在高温下的稳定性指标之一,若耐热性好即热稳定性好,则膏体应无变化,不会出现渗油现象。实验方法为取橡胶贴膏供试品 2 片,除去盖衬,在 60℃加热 2 小时,放冷后背衬应无渗油现象,膏面应有光泽,用手指触试应仍有黏性。

3. 赋形性　是评价贴膏基质内聚力大小的一个指标。取橡胶贴膏供试品 1 片,置于 37℃、相对湿度 64% 的恒温恒湿箱中 30 分钟,取出,用夹子将供试品固定在一个平整的钢板上,钢板与水平面的倾斜角为 60°,放置 24 小时,膏面应无流淌现象。

4. 膏药软化点　可采用图 4-3 装置测定膏药在规定条件下受热软化时的温度。仪器装置包括试样环(A)为倒圆锥形黄铜环,其中的钢球定位器(B)使钢球(C)定位于试样中央,两个水平圆环的扁平黄铜板支撑两个试样环,D 为支架。按照测定方法操作,读取钢球刚触及下支撑板表面的温度,取平均值作为供试品的软化点。膏药软化点用于检测膏药的老嫩程度,并可间接反映膏药的黏性。

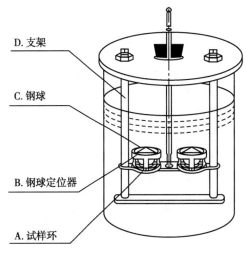

图 4-3　膏药软化点测定组合装置

三、生物学特性

融变时限是评价栓剂及其基质在人体温度下融化、软化或溶散快慢的特性。检测方法及仪器已被收载于《中国药典》(2020 年版)四部。采用模拟人体的生物学环境条件,如水温 37.0℃±0.5℃,且装置每隔 10 分钟在溶液中翻转一次模拟直肠或阴道蠕动的情况。

根据规定,脂肪性基质的栓剂 3 粒均应在 30 分钟内完全融化、软化或触压时无硬心;水溶性基质的栓剂 3 粒均应在 60 分钟内完全溶解。

第九节　半固体制剂用辅料应用策略

一、软膏剂、乳膏剂和凝胶剂用辅料的筛选及应用

(一)筛选策略

软膏剂、乳膏剂和凝胶剂用辅料筛选的一般流程详见图 4-4~ 图 4-6。首先需对药物特性进行研究,再根据药物特性以及制剂产品的需求选择确定基质并确定软膏剂、乳膏剂和凝胶剂类型。根据选定基质的类型及处方特殊要求,确定所需附加剂的种类,再在该类辅料中根据药物与基质等之间的适配性初步选定辅料品种。随后利用单因素考察、正交设计、星点设计等方法进行处方筛选,针对不同类型软膏剂、乳膏剂和凝胶剂的特性进一步对处方进行优化,以满足制剂的质量要求。

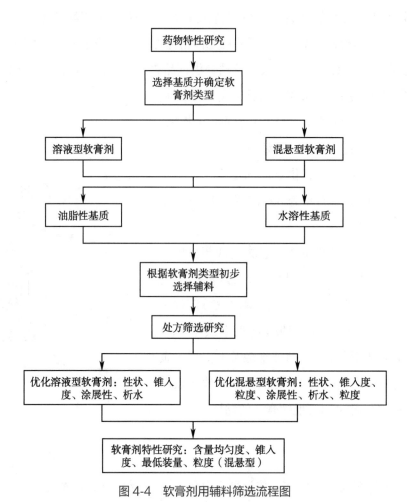

图 4-4   软膏剂用辅料筛选流程图

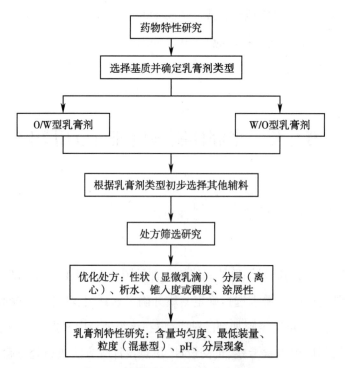

图 4-5   乳膏剂用辅料筛选流程图

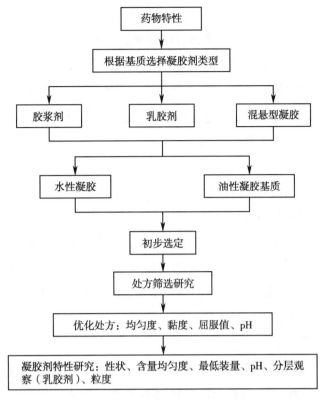

图 4-6 凝胶剂用辅料筛选流程图

软膏剂、乳膏剂和凝胶剂处方中使用的基质不仅作为药物载体,起赋形作用,而且对药物的理化性质、释放、穿透、吸收及疗效有较大的影响。软膏剂、乳膏剂和凝胶剂的基质在筛选过程中有以下因素需要考虑:

(1)药物的溶解度:软膏剂、乳膏剂和凝胶剂中,药物在制剂中的存在状态(分散或溶解)对治疗效果极其重要。水溶性药物可以溶解于水中再分散在基质中,故选择溶液型软膏剂、乳膏剂或凝胶剂配方。对于难溶性药物,要尽量选择处方中的一种基质或溶剂,先将其溶解,然后再与其他基质混合。或者采取加入合适的表面活性剂,先将其溶解,再加入混合基质中。否则只能粉碎成细粉再加入基质中制成混悬型软膏剂、乳膏剂或凝胶剂。混悬型软膏剂和凝胶剂在筛选过程中要考察粒度,乳膏剂虽然没有明确规定这一点,但是由于乳膏剂与软膏剂的制剂通则是合并的,因此建议参照混悬型软膏剂的粒度要求进行检查。

(2)患部皮肤情况:患部皮肤有渗出液的宜设计并选用水溶性基质制备软膏剂、乳膏剂或凝胶剂,水溶性基质能与水溶液混合并吸收炎症部位的组织渗出液,适用于有渗出液的皮肤。

(3)pH:软膏剂和乳膏剂多应用于局部皮肤,正常皮肤表面呈弱酸性,其 pH 为 5.0~7.0。因此,在基质筛选中要考虑使用 pH 调节剂,使制剂的 pH 在适宜的范围之内。凝胶剂限局部用于皮肤及体腔,如鼻腔、阴道和直肠等,一般应检查 pH,因此也要进行 pH 调节剂种类及用量的筛选。

(二)醋丙甲泼尼龙乳膏用辅料的筛选

该乳膏剂设计为油包水型乳膏剂。在确定油相和水相组成的基础上进行处方研究,以乳膏的物理稳定性、渗透性及皮肤滞留性作为评价指标,分别对油相[十八醇、甘油三酯(辛酸/癸酸/硬脂酸]、表面活性剂(单硬脂酸甘油酯、聚烃氧 40 酯和混合脂肪酸甘油酯)、促渗剂(油酸癸酯)以及溶剂(甘油)

的含量进行了优化。单因素试验结果显示,油相和表面活性剂的含量主要影响处方的物理稳定性;油相中十八醇的含量和溶剂的含量是影响乳膏中药物的皮肤滞留性的主要因素;促渗剂主要影响药物的经皮渗透性。采用三因素三水平正交试验进行处方优化,确定了十八醇、溶剂和促渗剂的用量。最后,通过单因素实验对处方中防腐剂苯甲醇、抗氧剂及金属络合剂依地酸二钠等用量进行了优化,确定了醋丙甲泼尼龙乳膏的最终处方,并以稳定性、外观、pH、显微镜下的粒径大小及分散均匀性为考察指标,评价醋丙甲泼尼龙乳膏最优处方是否合理。

（三）卤米松三氯生乳膏用辅料的筛选

该乳膏剂设计为水包油型乳膏剂,选择阴离子表面活性剂十二烷基硫酸钠为乳化剂,以十六醇、硬脂醇、硬脂酸、白凡士林为油相基质,丙二醇为药物溶剂,甘油为保护剂制备乳膏剂。并对十六醇、十八醇、硬脂酸的用量进行了筛选,通过对乳膏的外观性状、离心分层、涂抹情况等指标进行评价。

处方中水相比例较大,乳膏容易染菌。因此考虑加入苯氧乙醇作为防腐剂,同时为了防止乳膏中主药成分氧化降解,选用抗坏血酸棕榈酸酯作抗氧剂,并通过评价其外观、黏稠度、离心分层和涂抹情况等指标来确定该复方制剂的最优处方。

（四）复方紫草凝胶剂用辅料的筛选

该凝胶是由紫草、黄柏、当归、苦参四味药组成的中药凝胶剂。设计为水性凝胶剂,以卡波姆为凝胶基质,吐温 80 作为表面活性剂,丙二醇作为保湿剂,冰片和薄荷不仅有清凉作用,让使用者有舒适感,还具有促渗透作用,使该凝胶剂具有良好的透皮吸收性能,对羟基苯甲酸甲酯作为防腐剂,三乙醇胺作为pH 调节剂,乙醇和蒸馏水作为溶剂。

该凝胶剂采用加入表面活性剂的方法来解决中药提取液中脂溶性成分在水中的溶解问题。在复方紫草凝胶剂的制备过程中,以凝胶剂的感观指标和实验指标综合评分作为考察指标对复方紫草凝胶剂的制备工艺进行多因素考察,其中感官指标主要包括凝胶剂的外观性状、均匀性以及涂展性,实验指标主要包括凝胶变色时间、耐热稳定性以及耐寒稳定性。采用 $L_9(3^4)$ 正交试验筛选最佳处方,确定复方紫草凝胶剂的最佳处方为:卡波姆 940 的用量为 1%、甘油的用量为 20%、pH 为 6.50。对所制得的中药复方凝胶剂的外观形态、pH 等理化性质进行了考察,结果表明中药复方凝胶剂理化性质稳定,达到制剂要求。

二、栓剂用辅料的筛选及应用

（一）筛选策略

栓剂用辅料筛选的一般流程如图 4-7 所示。首先需对药物特性进行研究,再根据药物特性以及用药的需求选择确定基质并确定栓剂类型。根据选定基质的类型及处方特殊要求,确定所需附加剂的种类,再在该类辅料中根据药物与基质等之间的适配性初步选定辅料品种。随后利用单因素试验、均匀试验、正交试验等试验优化方法进行处方筛选,进一步对处方进行优化。

基质不仅赋予药物成形,而且影响药物的作用。栓剂基质在筛选过程中需要考虑以下因素:

（1）用药的需求:栓剂的疗效与其药物在腔道内的扩散速度有关。局部作用要求释药缓慢而持久,全身作用则要求纳入腔道后迅速释药。栓剂纳入腔道后,药物必须从基质中释放出来,然后分散或溶解于分泌液中。基质的性质不同,释放药物的速度也不同。一般来说,阴道栓多采用水溶性基质。

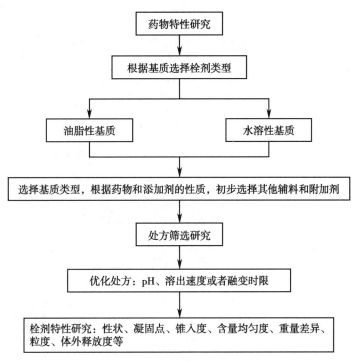

图 4-7　栓剂用辅料筛选流程图

（2）pH：不同的栓剂对 pH 的要求不同，阴道栓要调节至相对较低的 pH，避免对处于酸性环境的阴道黏膜造成刺激。

（3）药物的溶解度：脂溶性药物在油脂性基质中释放较慢。为增加药物的亲水性，加速药物向分泌液中扩散，可以加入表面活性剂，有助于药物的释放和吸收。但是需要筛选适宜的表面活性剂用量，浓度太大时吸水形成胶团反而使药物的吸收减慢。目前市售产品中已经有添加表面活性剂的栓剂基质，一般常用非离子型表面活性剂。

（二）间苯三酚栓剂用辅料的筛选

该栓剂采用油脂性基质，加入表面活性剂增加主药的溶解度。以栓剂的外观性状、硬度、均匀性、融变时限等为指标，考察非离子型表面活性剂聚山梨酯（吐温）80、脂肪酸山梨坦（司盘）40 以及阴离子表面活性剂十二烷基硫酸钠，优选表面活性剂为十二烷基硫酸钠。

三、贴膏剂用辅料的筛选及应用

（一）筛选策略

贴膏剂用辅料筛选的一般流程如图 4-8 所示。首先需对药物特性进行研究，再根据药物特性以及制剂产品的需求选择确定基质并确定贴膏剂类型。根据选定基质的类型及处方特殊要求，确定所需附加剂的种类，再在该类辅料中根据药物与基质等之间的适配性初步选定辅料品种。随后利用各种试验优化方法进行处方筛选，进一步对处方进行优化，以满足制剂质量要求。

传统的橡胶贴膏组成相对简单。凝胶贴膏剂基质组成则比较复杂，其组成对制剂的含水量、舒适性、透气性和疗效等因素有影响。凝胶膏剂基质主要由凝胶骨架、交联剂和 / 或交联调节剂、增黏剂、填

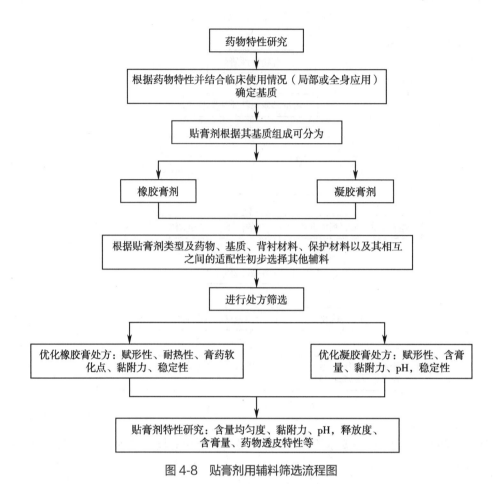

图 4-8 贴膏剂用辅料筛选流程图

充剂、保湿剂、成膜剂、抑菌剂、乳化剂、芳香剂和水等成分构成,凝胶贴膏剂基质在筛选过程中有以下因素需要考虑:

（1）含药量：凝胶贴膏剂基质组成种类多,量也比较大,因此,含药量不会太高。要根据具体的药物选择适宜的基质。

（2）交联剂：凝胶骨架成分绝大多数采用丙烯酸聚合物,如聚丙烯酸钠,它与高价金属离子的交联作用可以提高基质的内聚强度。使贴敷时或贴敷后膏体不会分层或断裂。最常用铝盐做交联剂,目前多采用甘氨酸铝作交联剂。

（3）增黏剂：单纯使用丙烯酸聚合物的黏着性并不理想,通常需要添加适当的增黏剂,如明胶、聚乙烯醇、聚维酮和羧甲纤维素钠等,增加膏体的稠度。

（二）伤湿止痛凝胶膏剂用辅料的筛选

该凝胶膏剂采用合成的黏均分子量在数百万级的聚丙烯酸作为辅料以满足中药载药量大的需求。首先以不同固体含量的聚丙烯酸和已优选出的空白凝胶膏剂配方［（聚丙烯酸＋聚丙烯酸钠）:甘油:高岭土:氢氧化铝 =10∶25∶3∶0.05,其中聚丙烯酸:聚丙烯酸钠 =5∶1］,添加不同量的药物,制备凝胶膏剂。在凝胶膏剂贴片厚度不变情况下,以凝胶膏剂性能和透皮速率为指标考察单位面积含药量对凝胶基质性能的影响,确定单位面积含药量。

由于空白凝胶膏剂基质加入中药成分后改变了凝胶的性能,因此,以初黏力、强度为考核指标,通过试验对凝胶膏剂骨架材料、交联剂、保湿剂、填充剂添加比例进行筛选研究。考察氢氧化铝、氧化铝、甘氨酸铝、氯化铝等四种交联剂,筛选出适合工业化生产的交联剂种类和用量,以初黏力、赋形性、体外透皮速率为考核指标,进行伤湿止痛凝胶膏剂处方工艺筛选。

四、贴剂用辅料的筛选及应用

（一）筛选策略

贴剂用辅料筛选的一般流程同贴膏剂（图 4-8）基本相同。首先需对药物特性进行研究,再根据药物特性以及制剂产品的需求选择确定基质并确定贴剂类型。根据选定基质的类型及处方特殊要求,确定所需附加剂的种类,再在该类辅料中根据药物与基质等之间的适配性初步选定辅料品种。随后利用各种试验优化方法进行处方筛选,进一步对处方进行优化,以满足贴剂质量要求。

贴剂处方中使用的基质会影响药物的释放以及在皮肤的透过率,进而影响药效。贴剂基质在筛选过程中有以下因素需要考虑:

（1）药物的溶解度与载药量:制备贴剂过程中,难溶性药物可以采用适宜溶剂溶解再加入贴剂基质中,以获得较高的载药量。但是载药量不能过高,否则在挥干溶剂或存放过程中由于溶剂的挥发易造成药物析出结晶,影响药物的疗效。

（2）压敏胶:不同压敏胶由于其理化性质不同,对于药物的体外经皮渗透行为有不同的影响,所以其经皮渗透速率也各不相同。

（3）透皮促进剂:为增加药物透过皮肤屏障的渗透率,通常贴剂中要添加透皮促进剂,并透过体外透皮试验筛选用量。常用的有,①表面活性剂;②有机溶剂类,如乙醇、丙二醇、二甲基亚砜及其类似物等;③月桂氮䓬酮及其同系物;④有机酸和脂肪醇,如油酸、月桂醇等;⑤角质保湿与软化剂,如尿素、水杨酸等;⑥萜烯类,如桉叶油、薄荷油等。

（二）倍他司汀经皮吸收贴剂用辅料的筛选

考察市售四种型号的压敏胶,发现采用其中一个型号的压敏胶制备的贴剂可获得最大的 12 小时单位面积累积透过量以及最大的稳态通透速率,确定倍他司汀经皮给药贴剂以该型号的压敏胶为基质。其他型号的压敏胶含有羧基或羟基官能团,可能是因为羧基和羟基与药物的仲胺基相互作用,从而影响了药物从这些压敏胶中的释放。

以氧气通透量与水分通量为考察指标筛选了市售 5 种型号的背衬层,选用氧气通透量与水分通量最低的其中一种作为药物贴剂的背衬层。

以单位面积累积透过量 Q（g/cm^2）、稳态通透速率 J_{ss}[g/(h·cm^2)]等经皮渗透参数为指标,考察了具有不同油水分配系数值（log$K_{O/W}$）的 6 种常用的透皮促进剂月桂氮䓬酮、油酸、N-甲基吡咯烷酮、l-薄荷醇、丙二醇和二乙二醇单乙基醚,最终选择 l-薄荷醇作为透皮促进剂。

思考和讨论题

1. 在研发水难溶性药物乳膏剂的过程中,辅料该如何筛选与应用?

2. 贴剂的压敏胶和透皮促进剂应根据哪些指标进行筛选?

3. 半固体制剂的处方筛选时应该以哪些感官指标和理化指标作为评价指标?

（张　蜀）

参考文献

[1] 国家食品药品监督管理总局药品审评中心. 新注册分类的皮肤外用仿制药的技术评价要求（征求意见稿）[EB/OL].[2018-07-11]https://www.cde.org.cn/main/news/viewInfoCommon/bec4520b9d49718ce022c1e96fb6a450.

[2] 王涵. 醋丙甲泼尼龙乳膏的处方和工艺研究[D]. 大连：大连理工大学，2016.

[3] 朱雅莲. 卤米松三氯生乳膏的研制与质量研究[D]. 武汉：湖北中医药大学，2018.

[4] 周彤. 复方紫草凝胶剂的制备与研究[D]. 天津：天津工业大学，2017.

[5] 黄益艳. 间苯三酚栓剂的制备及其药动学评价[D]. 成都：成都医学院，2018.

[6] 贺成. 伤湿止痛凝胶膏剂的研制与评价[D]. 北京：北京中医药大学，2012.

[7] 李渊茹，方亮. 倍他司汀经皮吸收贴剂的处方优化[J]. 中国药剂学杂志，2016（03）：69-77.

第五章 液体制剂用辅料

问题导航

1. 如何根据活性成分和制剂要求选择合适的辅料制备液体制剂?

2. 如何选择合适的辅料有效提高液体制剂中难溶性药物的溶解度以及混悬剂中药物微粒的分散稳定性?

第一节 概　　述

本章所述的液体制剂(liquid preparations)用辅料主要是指供内服或外用的液态药物制剂用辅料。采用浸提法(extraction)制备的液体制剂、灭菌或无菌液体制剂用辅料将分别在"中药制剂用辅料"以及"灭菌与无菌制剂用辅料"章节中论述。

一、液体制剂及其辅料

液体制剂的分散相可以是固体、液体或气体药物,在一定条件下以颗粒、液滴、胶粒、分子、离子或其他形式存在于分散系中。液体制剂可分为均相液体制剂(低分子溶液剂、高分子溶液剂)和非均相液体制剂(溶胶剂、乳剂、混悬剂)。与固体制剂如片剂、胶囊剂、颗粒剂等相比,液体制剂有以下特点:①药物的分散度大,接触面积大,吸收快,可迅速发挥疗效;②给药途径多,可口服给药,也可皮肤、黏膜和腔道给药;③便于分剂量,服用方便;④可减少某些易溶性固体药物给药后局部浓度过高引起的刺激性;⑤某些药物制成混悬剂或乳剂可提高药物稳定性,具有缓释作用,有利于提高药物的生物利用度。

液体制剂辅料的应用与制剂给药途径(口服或外用)以及类型(溶液剂、乳剂和混悬剂)有关。液体制剂用辅料的功用有:①提高药物溶解性,可与药物形成盐的酸或碱,以及潜溶剂、助溶剂、增溶剂、环糊精等;②提高液体制剂的稳定性,如抗氧剂、金属络合物、pH调节剂等;③改善患者用药依从性,如矫味剂和着色剂;④提高药物颗粒分散稳定性,如润湿剂、助悬剂、絮凝剂和反絮凝剂等;⑤形成乳状液,如乳化剂和助乳化剂;⑥防腐、防腐剂;⑦形成高分子溶液剂。

二、液体制剂用溶剂或分散介质

溶液剂中用来溶解药物的液体称为溶剂,混悬剂、乳剂、溶胶剂中作为连续相的液体称作分散介质。

(一)溶剂或分散介质的选用

液体制剂的溶剂或分散介质对液体制剂的制备方法、稳定性及药效等都会产生影响。溶剂或分散介质的选用应符合以下条件:

1. 对药物具有较好的溶解性或分散性。

2. 具有良好的物理化学稳定性,不影响药物的理化性质。

3. 安全无毒,患者依从性好。

4. 价廉易得,易于运输保存。

(二)常用溶剂或分散介质

外用液体制剂常用溶剂包括纯化水、乙醇、甘油、动植物油、二甲基亚砜等,口服液体制剂常用溶剂包括水、乙醇、甘油等。

1. **纯化水(purified water)** 液体制剂最常用的溶剂,能与乙醇、甘油、丙二醇等以任意比例混合。纯化水为饮用水经蒸馏法、离子交换法、反渗透法或其他适宜方法制得,为无色澄明液体,无臭无味。

2. **乙醇(ethanol)** 乙醇为无色澄明液体,微有特臭,味灼烈,易挥发,易燃,燃烧时火焰显淡蓝色。与水、甘油、三氯甲烷和乙醚互溶,能溶解大部分有机药物,如生物碱及其盐类、挥发油、树胶、鞣质、有机酸和色素等。

非处方药(over the counter, OTC)中乙醇的限量分别为 10%(V/V, 12 岁以上患者), 5%(V/V, 6~12 岁患者), 0.5%(V/V, 6 岁以下患者)。外用制剂中乙醇含量超过 50%,可能对皮肤有刺激性。

3. **甘油(glycerin)** 为无色黏稠澄明液体,味甜,有引湿性。沸点为 290℃,伴有分解。水溶液呈中性,可与水和乙醇等以任意比例混合,微溶于丙酮,不溶于三氯甲烷或乙醚,对硼酸、苯酚和鞣质的溶解度比水大。含甘油 30% 以上有防腐作用,可供内服或外用,外用常用作保湿剂和防腐剂。世界卫生组织(World Health Organization, WHO)未限定每日允许最大摄入量。不良反应主要为脱水,大剂量口服可能导致头痛、口渴、恶心等。

4. **丙二醇(propylene glycol)** 一般为 1, 2- 丙二醇,性质与甘油相近,为无色黏稠澄明液体,无臭,味稍甜,有引湿性。可与水、乙醇、甘油、丙酮、三氯甲烷等以任意比例混合,可溶于乙醚或某些挥发油中,但不能与脂肪油相混溶。

5. **异丙醇** 为无色澄清液体,易挥发燃烧,有特臭,微苦。可与水、甲醇、乙醇和乙醚混溶,溶于丙酮。

6. **聚乙二醇 400** 为无色或几乎无色黏稠液体,略有特臭,熔点 4~8℃。易溶于水和乙醇,不溶于乙醚。聚乙二醇 - 水的混合溶液可溶解许多水溶性无机盐和水不溶性的有机药物。本品对易水解药物有一定的稳定作用,在洗剂中能增加皮肤的柔韧性,具有一定的保湿作用。

7. **聚乙二醇 800** 为无色或几乎无色黏稠液体,或呈半透明蜡状软物,略有特臭,熔点 15~25℃。易溶于水和乙醇,不溶于乙醚。

8. **精制玉米油** 为淡黄色澄明油状液体,微有特臭,味淡,熔点 –18~–10℃。与乙醚、三氯甲烷、石油醚、丙酮混溶,微溶于乙醇。

9. **大豆油** 为淡黄色澄明液体,无臭或几乎无臭,口感温和,熔点 –16~–10℃。可与乙醚、三氯甲烷混溶,极微溶于乙醇,几乎不溶于水。

10. **橄榄油** 为淡黄色澄明液体,无臭或几乎无臭。与乙醚、三氯甲烷混溶,极微溶于乙醇,几乎不溶于水。

11. **二甲基亚砜** 为无色澄明液体或晶体,无臭或微有酸臭味,味微苦,后变甜,有吸湿性,同时放热,沸点为 189℃。与水、乙醇、甘油、丙二醇等以任意比例混合。本品溶解范围广,能促进药物在皮肤和黏膜上的渗透作用,但对皮肤有轻度刺激性。

12. **乙酸乙酯** 为无色油状液体,有挥发性和可燃性。在空气中容易氧化、变色,故使用时常需加入抗氧化剂。本品能溶解挥发油、甾体类药物及其他油溶性药物,故常作为搽剂的溶剂。

13. **油酸乙酯** 为淡黄色或几乎无色易流动的油状液体,为脂肪油的代用品。酸值<0.5,碘值75~85,皂化值177~188。本品为甾类化合物及其他油溶性药物的常用溶剂,但在空气中暴露易氧化、变色,故使用时常需加入抗氧化剂。

第二节 口服水溶液剂用附加剂及应用解析

一、口服水溶液剂用附加剂

口服水溶液剂(oral aqueous solution)系指将药物溶解于水中所形成的供口服的澄明液体制剂。水难溶性药物要制成水溶液剂需提高其溶解度,根据药物的化学结构和理化性质,通常采用加酸或碱中和制成水溶性盐类,应用潜溶剂,加入助溶剂、增溶剂,以及包合的方法。加入抗氧化剂、矫味剂、着色剂等附加剂可提高药物的稳定性、改善患者用药依从性。

(一)提高药物溶解性用附加剂

1. **酸或碱** 含酸性基团的难溶性药物,如含羧基的对氨基水杨酸、青霉素等,含磺酰胺基的磺胺类,含酰亚胺的巴比妥类等,可用碱如氢氧化钠、碳酸氢钠、氢氧化钾、氨水、乙二胺、二乙醇胺等与其作用生成水溶性盐。难溶的有机弱碱性药物则可用酸如盐酸、硫酸、硝酸、氢溴酸、枸橼酸、水杨酸、马来酸、酒石酸、醋酸等与之作用生成可溶性盐以提高药物溶解性。

2. **潜溶剂** 两种溶剂以一定比例混合使用,形成比单一溶剂更易溶解药物的混合溶剂,称为潜溶剂(cosolvent)。如丙二醇-水可作为氯霉素、双嘧达莫的潜溶剂,乙醇-水作为氢化可的松的潜溶剂。

3. **助溶剂** 在溶剂中加入第三种物质使难溶性药物与之在溶剂中形成可溶性的络合物、缔合物或复盐等,以增加药物在溶剂中的溶解度,这第三种物质称为助溶剂(hydrotropy agents)。如难溶性的碘可与碘化钾形成络合物 KI_3,将碘溶于 10% 碘化钾水溶液中可制成碘含量 5% 的水溶液,提高了碘在水中的溶解度。助溶剂多为小分子化合物,常用助溶剂包括某些有机酸及其钠盐如苯甲酸钠、水杨酸钠、对氨基苯甲酸钠等,酰胺化合物如乌拉坦、尿素、烟酰胺、乙酰胺等。

4. 增溶剂　表面活性剂水溶液的浓度在其临界胶束浓度（critical micelle concentration，CMC）以上时，表面活性剂分子缔合形成胶束，可增加难溶性药物的溶解性，这种作用称为增溶（solubilization）。具有增溶作用的表面活性剂称为增溶剂（solubilizer）。增溶剂可以改善药物的吸收，增强其药理作用。例如，肾上腺素用聚山梨酯 20 增溶后，药效持续时间为肾上腺素水溶液的 1.7 倍。常用的增溶剂有聚山梨酯类和脂肪酸山梨坦类（司盘类）等。增溶剂的应用比较广泛，如挥发油、脂溶性维生素、甾体激素类、苯巴比妥类、生物碱、磺胺类、抗生素类以及止痛剂、镇静剂、催眠剂和抗凝剂等，均可通过添加增溶剂制成较高浓度的澄明液体。

影响难溶性药物增溶效果的因素包括表面活性剂以及药物的性质、表面活性剂用量及加入顺序等。

5. 其他　环糊精可包合药物，增加药物水溶解性，提高药物的稳定性、生物利用度和调节药物释放速率等。如 2- 羟丙基 -β- 环糊精可包合阿昔洛韦、地塞米松、甲氨蝶呤、地西泮、醋酸炔诺酮等药物，使其溶解度大大提高。但应注意，包合物可能产生一定的毒性或刺激性。

（二）提高药物稳定性用附加剂

1. 抗氧剂　抗氧剂本身为还原剂，自身首先被氧化，从而保护药物不被氧化。常用的抗氧剂有亚硫酸氢钠、焦亚硫酸钠、亚硫酸钠、硫代硫酸钠、硫脲、半胱氨酸和抗坏血酸等。

2. 金属螯合剂　Cu^{2+}、Fe^{2+}、Pb^{2+}、Mn^{2+} 等金属离子对药物的自动氧化有催化作用。螯合剂通过与金属离子结合阻止金属离子起作用，防止药物氧化。常用的金属螯合剂有依地酸二钠（0.005%~0.02%）、枸橼酸钠（0.2%~1%）、酒石酸（0.5%~2%）等。

3. pH 调节剂　pH 对药物的水解及氧化速率有重要影响，通常用盐酸或氢氧化钠调节 pH，亦可用醋酸、乳酸、三乙醇胺等有机酸碱，以及醋酸及其盐、磷酸及其盐、枸橼酸及其盐、硼酸及其盐等缓冲对进行调节。

（三）改善用药依从性用附加剂

1. 矫味剂（flavouring agents）　为掩盖药物的不良臭味或改善药物臭味而加到制剂中的物质为矫味剂，亦称矫臭剂。常用的主要有甜味剂、芳香剂、胶浆剂及泡腾剂。

（1）甜味剂（sweeting agents）：包括天然甜味剂和合成甜味剂。天然甜味剂中的蔗糖、单糖浆应用最广泛，具有芳香气味的果味糖浆（橙皮糖浆、枸橼糖浆、樱桃糖浆及甘草糖浆等）不但可以矫味，亦能矫臭；甜菊苷甜味持久，但甜中带苦，常与蔗糖和糖精钠合用；蔗糖可合用甘油、山梨醇或甘露醇防止其结晶。合成的矫味剂有糖精钠，甜度为蔗糖的 200~700 倍，常与单糖浆、蔗糖或甜菊苷合用；阿司帕坦，也称蛋白糖，适用于糖尿病、肥胖症患者。

（2）芳香剂（flavoring agents）：包括天然香料和人造香料。天然香料有植物中提取的芳香性挥发油，如薄荷油、橙皮油、丁香油、香兰素、生姜油等，这类芳香性挥发油同时具有一定防腐效能，此外它们的制剂也可作为芳香剂，如薄荷水、桂皮水等。人造香料也称调和香料，如香蕉香精、橘子香精、柠檬香精、樱桃香精、草莓香精等。

（3）胶浆剂（mucilage）：具有黏稠缓和的性质，可通过干扰味蕾的味觉而矫味，如海藻酸钠、淀粉、阿拉伯胶、西黄蓍胶、羧甲纤维素钠、琼脂、明胶、甲基纤维素等。若在胶浆剂中加入适量糖精钠或甜菊苷等甜味剂，可增加其矫味作用。

（4）泡腾剂（effervescent agents）：系指有机酸与碳酸钠或碳酸氢钠的混合物，该混合物遇水产生大量二氧化碳可麻痹味蕾,发挥矫味作用。与甜味剂、芳香剂混用可得清凉饮料的味道,对盐类的苦涩咸有改善作用。

2. 着色剂(colorant)　又称色素或染料,包括天然色素和合成色素。

(1)天然色素:红色的如苏木、紫草根、茜草根、甜菜红、胭脂虫红等,黄色的如姜黄、山栀子、胡萝卜素等,蓝色的如松叶兰等,绿色的如叶绿酸铜钠盐等,棕色的如焦糖等。

(2)合成色素:如苋菜红、柠檬黄、胭脂红和胭脂蓝等,合成色素通常用量不能超过万分之一。

(四)防腐、抑菌用附加剂

防腐剂(preservative)指具有抑菌作用、能抑制微生物生长的物质。以水为溶剂或介质的液体制剂易被微生物污染而发霉变质,尤其是含有糖、蛋白质等营养物质的液体制剂,更利于微生物的滋生和繁殖,需添加防腐剂抑制微生物生长与繁殖。常用的防腐剂包括羟苯酯类、苯甲酸及其盐、山梨酸、挥发油、桂皮醛、乙醇等。

1. 羟苯酯类　也称尼泊金类,是一类很有效的防腐剂,无毒、无味、无臭、不挥发,化学性质稳定。在酸性溶液中作用较强。在弱碱性溶液中作用减弱。

2. 苯甲酸及其盐　苯甲酸与苯甲酸钠为常用的防腐剂,苯甲酸在水中的溶解度为0.29%,在乙醇中溶解度为43%(20℃),通常配成20%醇溶液备用,用量为0.03%~0.1%。苯甲酸在酸性溶液中抑菌作用较好,最适pH为4。苯甲酸钠在酸性溶液中防腐作用与苯甲酸相当,用量为0.1%~0.2%,pH超过5时苯甲酸和苯甲酸钠的抑菌作用都明显降低,其用量应不少于0.5%。

3. 山梨酸　在pH为4的酸性溶液中防腐效果较好,山梨酸与其他抗菌剂或乙二醇联合使用产生协同作用。此外,山梨酸在塑料容器中活性会降低。

4. 挥发油　防腐力一般较弱,但亦有防腐力强的挥发油,如桂皮油,用它作为内服制剂的防腐剂时浓度仅需0.01%即有较好防腐作用。

5. 桂皮醛　微黄色油状液体,存在于桂皮油中,亦可人工合成。本品对青霉菌、酵母菌的作用比羟苯乙酯强,而对毛霉菌的作用不及羟苯乙酯。pH对本品的抑菌效果无明显影响。本品与羟苯乙酯联合使用,防腐作用加强。

6. 乙醇　含醇量在20%以上即具有防腐作用。但禁用于儿童及忌酒疾病的患者。

二、应用解析

(一)复方碘口服溶液用辅料

复方碘口服溶液为深棕色的澄明液体。复方碘口服溶液用辅料包括纯化水和碘化钾。由于碘在水中几乎不溶,碘化钾作为助溶剂,与碘形成水溶性的络合物 $KI \cdot I_2$,使溶液稳定。

附复方碘口服溶液处方:碘50g,碘化钾100g,纯化水加至1 000ml。

(二)磷酸可待因糖浆用辅料

磷酸可待因糖浆为无色或淡黄色的浓厚液体,味先甜而后苦。磷酸可待因糖浆用辅料包括蒸馏水、蔗糖和防腐剂。蔗糖为甜味剂。糖浆稀溶液适宜微生物生长,易发生腐败变质,故需加入具有抗菌防腐作用的防腐剂。

附磷酸可待因糖浆处方:磷酸可待因5g,蔗糖650g,防腐剂适量,蒸馏水加至1 000ml。

第三节   口服混悬剂用附加剂及应用解析

一、口服混悬剂用附加剂

口服混悬剂（oral suspensions）指难溶性固体药物以微粒状态分散在液体介质中形成的供口服的非均相液体制剂，为热力学和动力学不稳定体系。混悬剂中微粒粒径大多在 0.5~10μm，分散介质大多为水，也可为植物油。混悬剂的质量要求为：药物本身化学性质稳定，在使用或贮存期含量符合要求，粒子沉降速率缓慢，沉降后不应有结块现象，振摇后应迅速均匀分散。

为提高混悬剂中药物颗粒的分散稳定性，可加入润湿剂、助悬剂、絮凝剂和反絮凝剂等附加剂。

（一）润湿药物微粒用附加剂

润湿是液体与固体接触时沿固体表面扩展的现象，在混悬剂中指液体分散介质，如水润湿水不溶性的固体药物微粒。润湿性是水润湿固体药物微粒的能力。润湿剂系指能增加疏水性药物被水润湿能力的附加剂。如果水在药物微粒表面扩展不好，也就是难以润湿，药物微粒容易聚集，难以分散在水中。如阿司匹林不易被水润湿，制备混悬剂时会漂浮在液体表面上，不能分散在整个系统中。

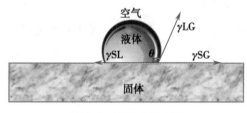

图 5-1   接触角示意图

通常用接触角来表征固体表面的润湿性强弱。当气泡在固体表面附着（或水滴附着于固体表面）时，固、液、气三相界面自由能达到平衡，液 - 气界面的切线（γLG）与固 - 液界面切线（γSL）之间的夹角即为平衡接触角（θ），简称接触角（如图 5-1）。接触角最小为 0°，最大为 180°。接触角越小，则固体的润湿性越好。

（1）$\theta=0°$：液体完全润湿固体表面，液体在固体表面铺展。

（2）$0°<\theta<90°$：液体可润湿固体，且 θ 越小，润湿性越好。

（3）$90°<\theta<180°$：液体不能润湿固体。

（4）$\theta=180°$：完全不润湿，液体在固体表面凝聚成小球。

常用的润湿剂是具有亲水性和疏水性结构的表面活性剂分子，通常其亲水亲油平衡（hydrophilic-lipophilic balance，HLB）值为 7~11。表面活性剂分子的疏水性结构通过疏水作用附着于疏水性药物微粒表面将之覆盖，其亲水性结构部分则裸露在外，与水的亲和力大，从而提高药物微粒的亲水性和水润湿性。口服混悬剂常用聚山梨酯类、磷脂类作为润湿剂。此外，甘油、糖浆等也有一定润湿作用。

（二）助悬药物微粒用附加剂

助悬剂（suspending agents）系指能增加液体分散介质的黏度，降低微粒的沉降速度或增加微粒亲水性的附加剂。助悬剂应具有良好的助悬性能，不黏壁，易再分散，絮凝颗粒细腻，对药物的药理作用无影响。

常用的助悬剂有：

1. **低分子助悬剂**   如甘油、糖浆剂等，外用混悬剂中常加入甘油。

2. 高分子助悬剂

（1）天然高分子：如阿拉伯胶、西黄蓍胶、海藻酸钠、琼脂、淀粉浆等。

（2）合成或半合成高分子：如甲基纤维素、羧甲纤维素钠、羟丙基纤维素、卡波普、聚维酮、葡聚糖等。此类助悬剂性质稳定，受 pH 影响小，但应注意某些助悬剂能与药物或其他附加剂有配伍变化。

（3）触变胶：具有触变性，即凝胶与溶胶恒温转变的性质，静置时形成凝胶防止微粒沉降，振摇时变为溶胶有利于倒出。使用触变性助悬剂有利于混悬剂的稳定。单硬脂酸铝溶解于植物油中可形成典型的触变胶。

（三）药物微粒絮凝与反絮凝用附加剂

混悬剂中固体药物微粒带有电荷，电荷的排斥力阻碍了微粒发生聚集。加入表面电荷与药物微粒相反的电解质后，zeta 电位降低，微粒间电荷的排斥力减小。当 zeta 电位降低到一定程度后，混悬剂中的微粒形成疏松的絮状聚集体，使混悬剂处于稳定状态。混悬微粒形成疏松聚集体的过程称为絮凝（flocculation），加入的电解质称为絮凝剂。为了得到稳定的混悬剂，一般应控制其 zeta 电位为 20~25mV，使其恰好能产生絮凝作用。絮凝状态具有以下特点：沉降速度快，有明显的沉降面，沉降体积大，经振摇后能迅速恢复均匀的混悬状态。

絮凝剂主要是具有不同价数的电解质，其中阴离子絮凝作用大于阳离子。电解质的絮凝效果与离子的价数有关，离子价数增加 1，絮凝效果增加 10 倍。常用的絮凝剂有枸橼酸盐、酒石酸盐、磷酸盐等。

向絮凝状态的混悬剂中加入与微粒具有相同电荷的电解质，zeta 电位增高，微粒间电荷的排斥力增强。当 zeta 电位高达 25mV 以上时，混悬剂中微粒间的斥力大于引力而以单个微粒的形式分散在体系中，混悬剂从絮凝状态变为非絮凝状态，此过程称为反絮凝或去絮凝，加入的电解质称为反絮凝剂。

二、应用解析

多潘立酮混悬液为白色混悬液，所用辅料为山梨醇、羟苯甲酯、羟苯丙酯、氢氧化钠、糖精钠、聚山梨酯 20、微晶纤维素、羧甲纤维素钠和纯化水。其中纯化水为溶剂，多潘立酮为白色至微黄色粉末，味苦，几乎不溶于水，故将之分散于水中制成混悬剂。多潘立酮混悬液为口服药物，为改善口感，提高患者用药依从性，添加糖精钠和山梨醇用作甜味剂；聚山梨酯 20 用作多潘立酮粉末的润湿剂；羟苯甲酯、羟苯丙酯用作防腐剂；微晶纤维素和羧甲纤维素钠为助悬剂；氢氧化钠为 pH 调节剂。

附多潘立酮混悬液的处方：多潘立酮、山梨醇、羟苯甲酯、羟苯丙酯、氢氧化钠、糖精钠、聚山梨酯 20、微晶纤维素、羧甲纤维素钠和纯化水。

第四节 口服乳剂用附加剂及应用解析

一、乳剂用附加剂

乳剂（emulsion）是一种液体以微小液滴（分散相）分散于另一种液体（连续相）中形成的相对稳定的非均相制剂。口服乳剂一般为水包油（O/W）型乳液制剂。其中分散相液滴尺寸一般为

0.1~10μm,分散于连续相中形成不透明的乳白色液体。乳剂为热力学和动力学不稳定体系。

（一）乳剂的形成与乳化用附加剂

为使与水不互溶的油滴稳定分散在水相中制成符合要求的乳剂,必须加入乳化剂(emulsifier)。乳化剂的作用是降低界面张力,在分散相液滴的周围形成界面膜,以防止分散相液滴的合并导致破乳。

（二）常用乳化用附加剂

乳化剂包括合成乳化剂、天然乳化剂和固体粉末乳化剂。

1. 合成乳化剂　常用的合成乳化剂有蔗糖脂肪酸酯、失水山梨醇脂肪酸酯、聚氧乙烯失水山梨醇脂肪酸酯、十二烷基硫酸钠、聚氧乙烯蓖麻油、聚氧氢化乙烯蓖麻油、聚氧乙烯 - 聚氧丙烯 - 共聚物、脂肪酸甘油酯等。

2. 天然乳化剂　为亲水性高分子,黏度大,多数为 O/W 型乳化剂,对乳剂稳定有良好的作用。常用的天然乳化剂如卵磷脂、阿拉伯胶、西黄蓍胶、磷脂酰胆碱、白及胶、果胶、桃胶、海藻酸钠、琼脂等。

3. 固体粉末乳化剂　为极其细微的不溶性粉末,可在油和水之间形成稳定的界面膜,防止分散相的液滴彼此接触合并,且不受电解质的影响。固体粉末乳化剂有氢氧化镁、氢氧化铝、二氧化硅、皂土等。若固体粉末与表面活性剂合用,则可优化界面膜,改善乳剂的稳定性。

4. 辅助乳化剂　与乳化剂合并使用提高乳剂稳定性,辅助乳化剂的乳化能力较弱或无乳化能力,但能提高乳剂黏度和乳化膜强度,防止乳滴的絮凝与聚结。增加水相黏度的辅助乳化剂有甲基纤维素、羟甲纤维素、海藻酸钠、琼脂、阿拉伯胶、西黄蓍胶等。增加油相黏度的辅助乳化剂有鲸蜡醇、羧甲纤维素钠、单硬脂酸甘油酯、硬脂酸、甲基纤维素等。

（三）乳化用表面活性剂

溶于水后能够显著降低水的表面能的物质称为表面活性剂(surfactant 或 surface active agents)。表面活性剂的分子结构具有独特的两亲性。两类结构与性能截然相反的分子碎片或基团(亲水基和亲油基或疏水基)处于同一分子的两端并以化学键相连接,形成了一种不对称的、极性的结构,这种结构赋予表面活性剂分子既亲水、又亲油,但又不是整体亲水或亲油的特性。表面活性剂的这种特有结构通常称作"双亲结构(amphiphilic structure)",表面活性剂分子因而也常被称作"双亲分子",其乳化能力强,性质比较稳定,容易在液滴周围形成单分子乳化膜。

表面活性剂的两亲性可用 HLB 值来表征。表面活性剂亲水基团常为极性基团,如羧酸、磺酸、硫酸、氨基或胺基及其盐、羟基、酰胺基、醚键等;疏水基团常为非极性烃链,如 8 个碳原子以上的烃链。表面活性剂分为离子型表面活性剂、非离子型表面活性剂、两性表面活性剂、复配表面活性剂、其他表面活性剂等。

乳化剂混合使用可获得适宜的 HLB 值,如磷脂与胆固醇以 10∶1 混合,可作为 O/W 型乳化剂;以 6∶1 混合,则为 W/O 型乳化剂。混合乳化剂还可增加乳化膜牢固性,如油酸钠与鲸蜡醇、胆固醇混合,既可增强乳化膜牢固性,又能增加乳剂黏度,使乳剂稳定。乳化不同油相所需乳化剂的 HLB 值不同,如表 5-1 所示。

表 5-1　乳化不同油相所需乳化剂的 HLB 值

油相	HLB 值		油相	HLB 值	
	W/O 型	O/W 型		W/O 型	O/W 型
轻质液体石蜡	4	10	重质液体石蜡	4	10.5
植物油	—	7~12	棉籽油	5	10
芳香挥发油	—	9~16	鲸腊醇	—	14
硬脂醇		14	硬脂醇		14
硬脂酸	—	15	无水羊毛脂	8	15
无水羊毛脂	8	15	蜂蜡	5	9

二、应用解析

西咪替丁口服乳用辅料包括纯化水、豆磷脂、豆油、泊洛沙姆、甘油。西咪替丁在水中微溶，选豆油用作西咪替丁的溶剂，甘油用作西咪替丁的润湿剂，泊洛沙姆、豆磷脂为乳化剂，降低油滴界面张力，促进乳剂形成。

附西咪替丁口服乳的处方：西咪替丁、豆磷脂、豆油、泊洛沙姆、甘油、纯化水。

第五节　外用液体制剂用附加剂及应用解析

一、洗剂用附加剂及应用解析

（一）洗剂用附加剂

洗剂（lotions）为供清洁或涂抹无破损皮肤的外用液体制剂，包括药物的溶液、乳状液、混悬液。溶液型洗剂中水或乙醇涂抹在皮肤上会挥发，具有冷却与收缩血管作用，使急性炎症得以减轻；混悬型洗剂中加入甘油和助悬剂，分散介质挥发后在皮肤表面形成保护膜，保护皮肤免受到刺激；乳剂型洗剂中的乳化剂对皮肤有润湿、去污作用。

（二）应用解析

1. 复方硫黄洗剂用辅料　复方硫黄洗剂是混悬型洗剂，所用辅料包括水、甘油、羧甲纤维素钠。其中水为溶剂；硫黄和樟脑疏水性强，甘油为润湿剂，将硫黄与甘油混合研匀成细腻糊状，利于硫黄在水中的分散；羧甲纤维素钠是助悬剂，使硫黄、樟脑在溶剂中分散均匀。

附复方硫黄洗剂处方：硫酸锌 30g，沉降硫黄 30g，樟脑醑 250ml，甘油 100ml，羧甲纤维素钠 5g，蒸馏水加至 1 000ml。

2. 复方炉甘石洗剂用辅料　复方炉甘石洗剂是混悬型洗剂，所用辅料包括纯化水、甘油。复方炉甘石洗剂中的主要成分炉甘石和氧化锌为疏水性，甘油起润湿及助悬作用，且能保护皮肤免受刺激。

附复方炉甘石洗剂的处方：炉甘石 150g、氧化锌 50g、甘油 50ml，纯化水加至 1 000ml。

二、搽剂用附加剂及应用解析

（一）搽剂用附加剂

搽剂（liniments）指将药物用乙醇、油或适宜溶剂溶解或分散制成的供无损皮肤揉搽用的外用液体制剂，包括溶液剂、乳剂、混悬剂。常用的溶剂为水、乙醇、液体石蜡、甘油或植物油。保护性搽剂多使用油、液体石蜡为分散介质，具有润滑、降低刺激的作用。乳剂型搽剂多用肥皂类乳化剂，起到润滑和促进药物渗透的作用。

（二）应用解析

1. **联苯苄唑溶液剂用辅料**　联苯苄唑溶液剂用辅料包括95%乙醇、二甲基亚砜、甘油。联苯苄唑在水中几乎不溶，故采用95%乙醇、二甲基亚砜作为溶剂溶解联苯苄唑；甘油可在皮肤表面形成保护膜，保护皮肤免受到刺激。

附联苯苄唑溶液处方：联苯苄唑100mg、二甲基亚砜、甘油，95%乙醇加至30ml。

2. **碘甘油用辅料**　碘甘油为红棕色的黏稠液体，有碘的特臭。碘甘油用辅料包括蒸馏水、碘化钾、甘油。碘甘油中甘油作为碘的溶剂可缓和碘对黏膜的刺激，甘油易附着于皮肤或黏膜上，使药物滞留于患处，而起到延长效果的作用；碘在甘油中溶解度约1%（g/g，16℃），碘化钾可与碘形成络合物，增加碘在甘油中的溶解度。

附碘甘油处方：碘10g、碘化钾10g、水10ml，甘油加至1 000ml。

三、涂膜剂用附加剂及应用解析

（一）涂膜剂用附加剂

涂膜剂（paints）是将药物溶解或分散于含成膜材料的溶液中，涂搽患处后形成薄膜的外用液体制剂，适用于无渗出液的损伤性皮肤病等。所用的成膜材料有聚乙烯醇、聚维酮、聚乙烯缩甲乙醛、聚乙烯缩丁醛、乙基纤维素等，增塑剂常用甘油、丙二醇、邻苯二甲酸二丁酯等，溶剂一般为乙醇、丙酮或二者混合物等。

（二）应用解析

氢化可的松为白色或几乎白色结晶性粉末，不溶于水。氢化可的松涂膜剂用辅料包括甲基丙烯酸甲酯与甲基丙烯酸丁酯（1∶15）的共聚物、邻苯二甲酸二丁酯、丙酮。丙酮作为溶剂，共聚物作为成膜材料，邻苯二甲酸二丁酯作为增塑剂。

附氢化可的松涂膜剂处方：氢化可的松5g、甲基丙烯酸甲酯与甲基丙烯酸丁酯（1∶15）的共聚物100g、邻苯二甲酸二丁酯5g、丙酮890g。

四、滴耳剂用附加剂及应用解析

（一）滴耳剂用附加剂

滴耳剂（ear drops）是将药物与适宜辅料制成的水溶液，或由甘油或其他适宜溶剂和分散介质制成的澄明溶液、混悬液或乳状液，是一种供滴入外耳道用的液体制剂。常用水、乙醇、甘油、丙二醇、聚乙二醇等作为溶剂。外耳道用滴耳剂的pH一般调节为弱酸性。

（二）应用解析

硼酸冰片滴耳液用辅料包括水、乙醇、甘油。硼酸溶于水,冰片微溶于水、溶于乙醇;甘油可以延长药物在耳部病灶周围的滞留时间;乙醇可以增加药物对皮肤的穿透性,使其充分发挥药效。

附硼酸冰片滴耳液处方:硼酸 90g,冰片 4g,乙醇 12.87g,甘油 879g,加水适量至全量 1 000g。

第六节　液体制剂用辅料性能评价与辅料筛选策略

一、增溶剂性能评价

增溶剂能增加难溶性药物在溶剂中的溶解度。增溶剂多为表面活性剂,具有两亲结构,能在水中形成胶束,将难溶性药物包藏或吸附,增大溶解度。

增溶剂的增溶性能可用摩尔增溶比(molar solubilization ratio, MSR)来评价:

$$MSR = (S_t - S_{CMC}) / (c_t - c_{CMC}) \qquad\qquad 式(5\text{-}1)$$

式中, c_t 为表面活性剂的浓度; S_t、S_{CMC} 分别为表面活性剂的浓度为 c_t 时以及在临界胶束浓度(CMC)时溶质的表观溶解度。MSR 用于定量描述增溶剂(表面活性剂)对特定溶质的增溶能力。MSR 越大,增溶剂的增溶能力越强。

要测定 MSR,需建立药物和表面活性剂定量分析方法,测量药物和表面活性剂溶液的浓度,还要确定表面活性剂的 CMC。

临界胶束浓度(CMC)指表面活性剂开始形成胶束的最低浓度,表面活性剂溶液的一些物理性质,如表面张力、电阻率、渗透压、冰点、蒸气压、黏度、增溶性和光散射性等在 CMC 时都有显著变化,通过测定发生这些显著变化时的突变点,可得知 CMC。测量 CMC 的常用方法有表面张力法、电导法、染料法、增溶法、渗透压法、荧光法、超声吸附法、浊度法、pH 法、流变法、离子选择性电极法和循环伏安法等。

二、助悬剂性能评价

助悬剂用于降低混悬剂中微粒的沉降速度,可通过考察加入助悬剂后混悬液中微粒沉降速度来评价其助悬性能。

沉降体积比为沉降物(微粒)的容积和沉降前混悬液的容积之比。将混悬液放于量筒中,混匀,测定混悬剂的总容积 V_0,静置一定时间后,观察沉降面不再改变时沉降物的容积 V_u,其沉降容积比 F 为:

$$F = V_u / V_0 \qquad\qquad 式(5\text{-}2)$$

沉降容积比也可以用高度比表示,即沉降后沉降面的高度与沉降前混悬液的高度之比。F 在 0~1 之间,F 愈大混悬液愈稳定。以沉降容积比为纵坐标,沉降时间为横坐标作图,可得沉降曲线。根据沉降曲线的形状可以判断混悬液中助悬剂的性能优劣。沉降曲线平和缓慢降低说明混悬液比较稳定,所选助悬剂性能较好。

三、乳化剂选择和性能评价

乳化剂是能使两种或两种以上互不相溶组分的混合液体形成稳定的乳状液的一类化合物。其作用原理是降低分散相与连续相之间的界面张力,在分散相液滴表面形成较坚固的薄膜或双电层,阻止液滴彼此聚集,提高乳状液稳定性。因此对乳化剂最重要的性能要求是:①乳化剂必须吸附或富集在两相之间的界面上,要有界面活性或表面活性,即能降低互不相溶的两相之间的界面张力;②乳化剂必须使乳状液中液滴间相互静电排斥,或在液滴周围形成一层稳定的、黏性大的或甚至是固态的保护膜。

乳化剂的特性参数包括 CMC、克拉夫特点、浊点、HLB 值等。

浓度在 CMC 以下的乳化剂溶液称为乳化剂稀溶液。在稀溶液时,其表面张力和界面张力均随乳化剂浓度增大而迅速降低。当乳化剂浓度增大到 CMC 以后,乳化剂溶液表面张力和界面张力不再随乳化剂浓度增加而显著降低,其他性质如离子活性、导电率、渗透压等性质在 CMC 附近也都发生明显的转折。乳化剂的使用浓度必须超过 CMC 才能有明显效果。乳化剂的 CMC 值越低,说明这种乳化剂的表面活性越高,因此,掌握乳化剂的 CMC 具有重要的实际意义。

离子型乳化剂在水中的溶解度随温度升高而逐渐增大,当达到某一特定温度时,溶解度急剧上升,该温度称为克拉夫特点(Krafft point)。克拉夫特点是离子型表面活性剂在水中溶解度剧增时的突变温度,在该温度时开始出现胶束,因此,在克拉夫特点时表面活性剂的溶解度即其 CMC。离子型乳化剂一般在其临界溶解温度即克拉夫特点以上使用。

非离子型表面活性剂在温度较低时易溶于水成为澄清溶液,当温度升高到一定程度后,溶解度反而下降,会在水中出现混浊、析出、分层现象。溶液由透明变为混浊的温度称为浊点(cloud point),是非离子型表面活性剂的特征参数。非离子型表面活性剂一般在其浊点以下温度使用。

HLB 值法是 1949 年 Griffin 研究非离子乳化剂时提出的一种方法。HLB 值指表面活性剂分子中亲水基与亲油基部分的比值。规定石蜡、油酸、油酸钾、十二烷基硫酸酯盐的 HLB 值分别为 0、1、20、40。阴、阳离子表面活性剂的 HLB 值为 1~40,非离子表面活性剂的 HLB 值为 1~20。HLB 值越小,亲油性越强;HLB 值越大,亲水性越强。常用表面活性剂的 HLB 值、不同 HLB 值表面活性剂的应用分别见表 5-2、表 5-3。

配制乳状液可以以 HLB 值为依据选择乳化剂。HLB 值为 3~6 的表面活性剂亲油性较强,比较适合作 W/O 型乳化剂;HLB 值为 8~18 的表面活性剂亲水性较强,比较适合作 O/W 型乳化剂。几种乳化剂复合使用的乳化效果比使用单一乳化剂好。可根据 HLB 值选择复合乳化剂。如为乳化 20% 石蜡和 80% 芳烃矿物油组成的混合物,可使用司盘 20 和聚山梨酯 20 作为复合乳化剂。乳化石蜡和芳烃矿物油所需乳化剂的 HLB 值分别为 10 和 12,则其混合物所需乳化剂的 HLB 值为 $10 \times 0.2 + 12 \times 0.8 = 11.6$。司盘 20 和聚山梨酯 20 的 HLB 值分别为 8.6 和 16.7。按 63% 司盘和 37% 聚山梨酯 20 混合得到的复合表面活性剂 HLB 值为 $0.63 \times 8.6 + 0.37 \times 16.7 \approx 11.6$,与混合物所需乳化剂的 HLB 值接近,适合用作该混合物的乳化剂。需要指出的是,理想的乳化剂需结合实验获得。

相转变温度(phase inversion temperature, PIT)法是选择乳化剂的又一方法,可弥补 HLB 值法没考虑温度变化对 HLB 值影响的不足。PIT 法尚只适用于选择聚氧乙烯型非离子型表面活性剂。随着温度的升高,聚氧乙烯型非离子型表面活性剂分子中亲水基部分基于氢键作用的水合程度降低,亲水性

表 5-2　常用表面活性剂的 HLB 值

表面活性剂	HLB 值	表面活性剂	HLB 值
山梨糖醇酐三油酸酯	1.8	聚氧乙烯（9）壬基苯酚	13.0
山梨糖醇酐三硬脂酸酯	2.1	聚氧乙烯（4）山梨糖醇酐十二烷基酯	13.3
山梨糖醇酐单油酸酯	4.3	聚氧乙烯（20）山梨糖醇酐单硬脂酸酯	14.9
山梨糖醇酐单硬脂酸酯	4.7	聚氧乙烯（20）山梨糖醇酐单油酸酯	15.0
山梨糖醇酐单十六烷酸酯	6.7	聚氧乙烯（20）油酸醚	15.4
山梨糖醇酐单十二烷酸酯	8.6	聚氧乙烯（20）山梨糖醇酐单十六烷基酯	15.6
聚氧乙烯（4）十二烷基醚	9.5	聚氧乙烯（30）硬脂酸酯	16.0
聚氧乙烯（4）山梨糖醇酐单硬脂酸酯	9.6	聚氧乙烯（40）硬脂酸酯	16.9
聚氧乙烯（5）山梨糖醇酐单油酸酯	10.0	油酸钠	18.0
聚氧乙烯（4）山梨糖醇酐三硬脂酸酯	10.5	聚氧乙烯（100）硬脂酸酯	18.8
聚氧乙烯（5）山梨糖醇酐三油酸酯	11.0	油酸钾	20.0
三乙醇胺油酸酯	12.0	十二烷基硫酸钠	~40.0

表 5-3　不同 HLB 值表面活性剂的应用

HLB 值	应用	HLB 值	应用
1~3	消泡剂	8~18	O/W 型乳化剂
3~6	W/O 型乳化剂	13~15	洗涤剂
7~9	润湿剂	15~18	增溶剂

降低，HLB 值下降。当表面活性剂亲水和亲油达到平衡时，乳状液发生从 O/W 型向 W/O 型的转相，该温度即为相转变温度。PIT 的测定方法是将等量的油和水以及 3%~5% 的乳化剂混合制成乳液，加热搅拌，用电导仪测电导率，升温直到电导率突然降低，说明 O/W 型向 W/O 型转相，此时温度即为相转变温度。

乳液转变点（emulsion inversion point, EIP）为乳液从 W/O 型向 O/W 型转变的转折点。乳液转变点法选择乳化剂的测定方法是在相同浓度不同乳化剂配成的 W/O 型乳液中加入水并记录发生转相时加入水的体积数，乳液转变点用发生转相时每立方厘米油所需加入水的体积（cm³）来表示。选择 EIP 最低的乳化剂可配成最稳定的 O/W 型乳状液。

用上述方法选择乳化剂，选择的结果也可能与实际情况会有出入，需与实际经验结合起来选择乳化剂。依靠经验选择乳化剂的基本原则包括：①离子型与非离子型乳化剂复合使用，具有协同效应，往往比单一乳化剂效果好；②选用的乳化剂应不影响乳状液的性能，乳化剂与油相、水相中各成分有良好相容性，安全无毒；③选用与油相成分结构相似的乳化剂，往往可获得较好乳化效果，如乳化食用油时使用甘油单脂肪酸酯类乳化剂较好，乳化矿物油是使用含较长烃基的乳化剂较好。

四、口服水溶液剂用辅料筛选策略

口服水溶液剂用辅料筛选是基于药物的性能展开的（图 5-2），首先是测定药物的水溶解度，若水溶性好，则可配制成溶液剂；若水溶性不好，通过成盐或加入潜溶剂、助溶剂、增溶剂或采用环糊精包合等方式能提高其溶解度后,也可配制成溶液剂。此外,加抗氧剂、金属螯合剂或 pH 调节剂等提高溶液剂中药物的稳定性,加矫味剂或着色剂提高口服溶液剂的依从性,可加防腐剂以防止溶液剂染菌。

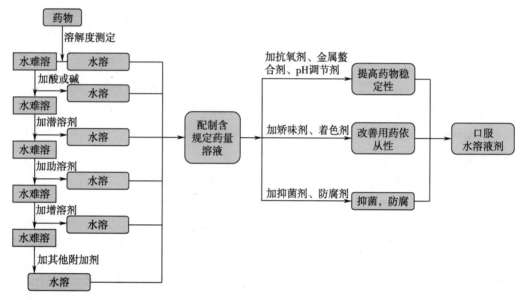

图 5-2　口服水溶液剂用辅料筛选策略示意图

思考和讨论题

1. 如何根据药物的化学结构特征和理化性质设计合适的液体制剂?
2. 简述溶液剂、混悬剂和乳剂所用附加剂的功用。

（郭圣荣　陈朝阳）

参考文献

［1］崔福德.药剂学［M］.7 版.北京:人民卫生出版社,2014.

［2］张志荣.药剂学［M］.北京:高等教育出版社,2007.

［3］国家药典委员会.中华人民共和国药典［S］.2020 年版.北京:中国医药科技出版社,2020.

第六章　灭菌与无菌制剂用辅料

问题导航

注射剂用附加剂有哪些种类,起什么作用?

第一节　概　　述

灭菌制剂(sterilized preparations)系指采用物理或化学灭菌法杀灭或除去所有活的微生物的一类药物制剂。目前临床上使用的注射剂、眼药水等大多数属于这类制剂。无菌制剂(aseptic preparations)系指在无菌环境中采用无菌操作法或无菌技术制备的不含有任何活的微生物的一类药物制剂。对于一些热稳定性差的药物如蛋白质、核酸、多肽类等生物大分子药物,常采用无菌操作法制备无菌制剂。本章主要介绍注射液、注射用无菌粉末、眼用制剂及其他灭菌制剂与无菌制剂用的辅料,以及对这些辅料功能评价的实验方法和筛选策略。

一、辅料的灭菌和无菌技术

灭菌是指用物理或化学等方法杀灭或除去所有致病和非致病微生物繁殖体和芽孢的手段。无菌指在指定物体、介质或环境中,不得存在任何活的微生物。无菌操作指整个操作过程在无菌环境中进行。有些药物在灭菌时稳定性差,不能进行灭菌工艺处理,需要采用无菌操作制成无菌制剂。这类药物的制剂用辅料需要事先进行灭菌或无菌操作。灭菌与无菌技术主要是为了杀灭或除去辅料中的所有微生物繁殖体和芽孢,以提高无菌或灭菌制剂的安全性,提高其稳定性,保证临床疗效。常用的辅料灭菌法主要分为3类:物理灭菌法、化学灭菌法、无菌操作法。详细分类如图6-1所示。

二、注射用辅料的安全性要求

根据《中国药典》(2020年版)规定,注射剂可分为注射液、注射用无菌粉末、注射用浓溶液。注射用辅料即注射剂中所用的辅料。注射剂作为一种常用的制剂剂型广泛地应用于临床,由于其直接进入

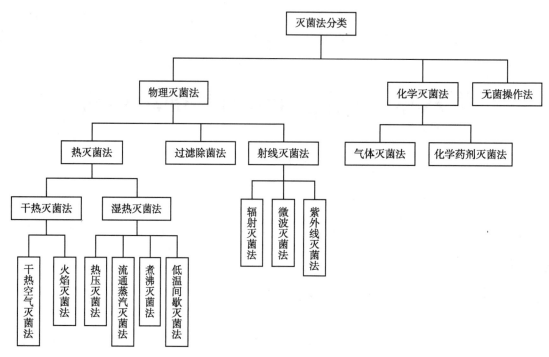

图 6-1　灭菌法的分类

人体迅速发挥疗效,其安全性显得更为重要。注射剂的安全性、有效性和稳定性与所用辅料密切相关,选择注射剂用辅料应注意以下方面:

1. **无药理活性**　所用辅料无药理活性。

2. **良好的安全性**　相对于口服、外用等剂型用辅料,注射用辅料的安全性要求更高。如聚山梨酯、聚氧乙烯蓖麻油、丙二醇等在注射液中起增溶作用,当其用量较大时可能会产生溶血现象。注射用辅料使用时应严格控制其用量,应对机体安全、无毒、无刺激。

3. **可用于注射**　只有药典收载的注射用辅料品种才能用于注射剂。如 PEG 是一种常用的辅料,其中 PEG 200、PEG 400、PEG 600 等分子量小的产品可作为注射剂中的增溶剂,而 PEG 4000、PEG 6000 等分子量大的产品不可作为静脉注射给药制剂的增溶剂,更多用作片剂的润滑剂和软膏剂、栓剂等制剂的基质。

4. **不影响药物的质量控制**　药物含量及有关物质的量等是控制药物质量、保证药物安全有效的重要指标。辅料的应用不应对药物质量控制产生干扰。若有干扰,应调整药物质量控制方法使其不影响药物的质量控制。

静脉给药以及脑内、硬膜外、椎管内给药用注射剂不得加入抑菌剂。

三、注射液用辅料的作用及分类

注射液可分为小容量注射剂(小针剂)和大容量注射剂(输液)。注射液用辅料包括注射液用溶剂与附加剂。

注射液用溶剂是注射液的重要组成部分,一般分为水性溶剂(一般指注射用水)和注射用油、乙醇、丙二醇、聚乙二醇、甘油、二甲基乙酰胺等非水溶剂。使用时,需根据药物的溶解性、稳定性、给药途径、临床用途等不同需求,选择不同类型的溶剂。

注射液在配制时,除了溶剂外,还可根据制备及医疗的需要添加其他物质,以提高注射液的有效性、安全性及稳定性,这类物质被称为注射液的附加剂。附加剂的作用主要包括增加药物的溶解度、提高药物的稳定性、抑菌、调节渗透压、调节 pH、减轻疼痛或刺激等。根据作用不同,附加剂可分为增溶剂、助溶剂、抗氧剂、缓冲剂、局麻剂、等渗调节剂、抑菌剂等。输液因其用量大且直接进入血液,故不含抑菌剂。详见表 6-1。

表 6-1　注射液常用的附加剂及其用量

附加剂种类	附加剂名称	浓度 /%
增溶剂、润湿剂或乳化剂	聚氧乙烯蓖麻油	1~65
	聚山梨酯 20（吐温 20）	0.01
	聚山梨酯 40（吐温 40）	0.05
	聚山梨酯 80（吐温 80）	0.04~4.0
	聚维酮	0.2~1.0
	脱氧胆酸钠	0.5~2.3
	卵磷脂	0.21
	泊洛沙姆 188	0.21
稳定剂	肌酸	0.5~0.8
	甘氨酸	1.5~2.25
助悬剂	羧甲纤维素	0.05~0.75
	明胶	2
填充剂	乳糖	1~8
	甘露醇	1~10
	甘氨酸	1~10
抗氧剂	焦亚硫酸钠	0.1~0.2
	亚硫酸氢钠	0.1~0.2
	亚硫酸钠	0.1~0.2
	硫代硫酸钠	0.1
金属离子螯合剂	EDTA-2Na	0.01~0.05
抑菌剂	苯酚	0.25~0.5
	甲酚	0.25~0.3
	氯甲酚	0.05~0.2
	苯甲醇	1~3
	三氯叔丁醇	0.25~0.5
	硫柳汞	0.01~0.05
pH 调节剂和缓冲剂	醋酸、醋酸钠	0.22、0.8
	枸橼酸、枸橼酸钠	0.5、0.4
	乳酸	0.1
	酒石酸、酒石酸钠	0.65、1.2
	磷酸二氢钠、磷酸氢二钠	1.7、0.71
	磷酸氢钠、碳酸钠	0.005、0.06

续表

附加剂种类	附加剂名称	浓度/%
局麻剂	盐酸普鲁卡因	0.5~2
	利多卡因	0.5~1
等渗调节剂	氯化钠	0.5~0.9
	葡萄糖	4~5
	甘油	2.25
保护剂	乳糖	2~5
	蔗糖	2~5
	麦芽糖	2~5
	人血白蛋白	0.2~2

四、注射用无菌粉末用辅料的作用

注射用无菌粉末（sterile powder for injection）又称粉针，指用药物与辅料制成的无菌粉末或无菌块状物，临用前用注射用溶剂配制后注射。根据生产工艺不同，可分为注射用无菌分装制品和注射用冷冻干燥制品。

1. **注射用无菌分装制品中辅料的作用**　注射用无菌分装制品为按照规格确定药物装量，在无菌条件下将无菌粉末直接分装而得，如注射用氨苄西林钠、注射用头孢呋辛钠等，适用于遇热或在溶液中不稳定的药物，常见于抗生素药品以及氯化乙酰胆碱、新长春碱、阿糖胞苷等。有些药物，由于剂量太小，分装操作困难，装量不易准确，需加入填充剂将其稀释至适当重量或容量。为了提高药物的稳定性、调节 pH 或防腐等，还需要加入其他辅料。所有加入的辅料均应灭菌。

2. **注射用冷冻干燥制品中辅料的作用**　注射用冷冻干燥制品为经无菌过滤的药液，按照规格确定药物装量，灌装于安瓿或直管瓶中冷冻干燥后封口或盖塞轧盖制得，适用于不耐热或在水溶液中长期贮存不稳定，但在干燥状态下稳定的化学药物和生物制品，如苄丙酮香豆素、氯噻嗪、顺氯氨铂、普卡霉素、胰蛋白酶等。为改善冻干产品的溶解性和稳定性，防止冻干过程中药物的变性，或为了增加冻干品结构的牢固和外观的平整，使冻干产品有美观的外形，需要在制品中加入冻干保护剂。

第二节　注射液用辅料及应用解析

一、注射液用辅料

注射液用辅料包括注射液用溶剂与附加剂。

（一）注射液用溶剂

1. **注射用水**　为注射液最常用的水性溶剂。配制注射液时，一般优先选用水作为溶剂。注射用水是由纯化水经蒸馏法或反渗透法所制得的水，制备所得注射用水应在收集后的 24 小时内使用。要求

注射用水 pH 为 5.0~7.0；每毫升注射用水中的细菌内毒素含量应小于 0.25EU；每 100ml 的微生物总数不超过 10 个。《中国药典》（2020 年版）收载了注射用水的质量标准。

2. 非水溶剂　当药物在水中溶解度有限，或因药物易水解等物理或化学因素影响而不能单独使用水性溶剂时，注射液中常常需要添加一种或多种非水溶剂。注射用非水溶剂应不影响药物活性，且无刺激性、无毒、无致敏作用。

（1）注射用油：对于一些水难溶性药物或为了达到长效目的，可采用注射用油为溶剂，增加溶解度或实现药物的缓慢吸收，通过肌内注射进行给药。常用的注射用油主要有大豆油、麻油、茶油等植物油，其他植物油如玉米油、花生油、棉籽油、橄榄油、蓖麻油等经精制后也可用于注射。此外还有油酸乙酯、苯甲酸苄酯等。

评价注射用油的重要指标包括碘值、皂化值和酸值。碘值反映油脂中不饱和键的多少，碘值高表明含不饱和键多。碘值高的油脂易氧化腐败。皂化值反映游离脂肪酸和结合成酯的脂肪酸总量。皂化值过低表明油脂中脂肪酸分子量较大或含不皂化物（如胆固醇等）杂质较多；皂化值过高表明脂肪酸分子量小，亲水性强。酸值高表明油脂酸败严重，会影响药物的稳定性，且有刺激作用。《中国药典》（2020 年版）规定注射用大豆油应无异臭，淡黄色澄清液体，相对密度为 0.916~0.922，碘值为 126~140，皂化值为 188~195，酸值不得大于 0.1。

（2）乙醇：无色澄明液体，混溶于水、甘油等。一般来说，乙醇注射液中乙醇浓度超过 10% 时可能会有溶血作用，并且肌内注射有疼痛感。

（3）丙二醇：无色澄清黏稠液体，无臭，味稍甜。可与水、甘油、乙醇相混溶，能溶解多种水不溶性药物，可被用作肌内注射和静脉注射的溶剂。静脉注射剂中最高用量可达 50%。皮下注射或肌内注射时有局部刺激性。

（4）聚乙二醇：可与水、乙醇混溶，性质稳定。PEG 300 和 PEG 400 可供注射用。

（5）甘油：无色澄明黏稠液体，味甜，可与水、乙醇任意混溶。常与水、乙醇、丙二醇等组成注射用复合溶剂。静脉注射剂中最高用量可达 12%。

（6）二甲基乙酰胺：可与乙醇、水任意混溶，对药物的溶解范围广，为澄明液体。常用浓度为 0.01%。连续使用时，需注意其慢性毒性。

（二）注射液用附加剂

注射液用附加剂主要包括增溶剂、助溶剂、抗氧剂、缓冲剂、局麻剂、等渗调节剂、抑菌剂等。详见表 6-1。

二、应用解析

（一）维生素 C 注射液用辅料

维生素 C 又称抗坏血酸，是一种酸性多羟基化合物，为无色无臭的片状晶体，易溶于水，不溶于有机溶剂，在酸性环境中稳定，遇空气中氧、热、光、碱性物质，特别是有氧化酶及痕量铜、铁等金属离子存在时，易氧化。基于维生素 C 的化学结构和理化性质，维生素 C 注射液中以注射用水为溶剂；依地酸二钠（EDTA-2Na）为金属离子螯合剂，通过与金属离子的结合作用将金属离子包合到螯合剂内部，从而阻止金属离子氧化维生素 C；碳酸氢钠作为 pH 调节剂，在一定程度上能够中和维生素 C，以避免注射时疼痛；亚硫酸氢钠作为抗氧剂。

附维生素 C 注射液处方：维生素 C 104g、依地酸二钠 0.05g、碳酸氢钠 49g、亚硫酸氢钠 2g，注射用水加至 1 000ml。

（二）醋酸可的松注射液用辅料

醋酸可的松为白色或几乎白色的结晶性粉末，在水中不溶。醋酸可的松注射液为细微颗粒的混悬液，静置后细微颗粒下沉，振摇后呈均匀的乳白色混悬液。基于醋酸可的松不溶于水，其注射液为水混悬液。醋酸可的松注射液以注射用水为溶剂；聚山梨酯 80 作为增溶剂，增加醋酸可的松颗粒在水中的溶解性；羧甲纤维素钠作为助悬剂，使醋酸可的松颗粒分散在水中形成混悬型注射液；氯化钠作为等渗调节剂，使溶液的渗透压相当于血浆渗透压；硫柳汞作为防腐剂。

附醋酸可的松注射液处方：醋酸可的松微晶 25g、硫柳汞 0.01g、氯化钠 3g、聚山梨酯 80 1.5g、羧甲纤维素钠 5g，注射用水加至 1 000ml。

第三节　注射用无菌粉末用辅料及应用解析

一、注射用无菌粉末用辅料

注射用无菌粉末分装制品中，蔗糖、乳糖、甘露醇等常用作填充剂。维生素 C、磷酸盐、枸橼酸盐、羟苯乙酯、无水碳酸钠、明胶、氯化钠等可用于提高药物的稳定性，调节 pH 或渗透压、防腐等。

注射用冷冻干燥制品中辅料主要是冻干保护剂。表 6-2 列出了注射用冷冻干燥制品中常用的冻干保护剂。有些冻干制品中药物含量极少，需要加入填充物质，如蔗糖、乳糖、聚维酮、葡聚糖、山梨醇等，冻干后的产品能形成较理想的团块。有些药物冷冻干燥时易受物理或化学因素影响，需要加入保护剂或防冻剂，如甘油、聚维酮等。加入甘露醇、聚维酮等物质可以提高产品的崩解温度，易冷冻干燥并得到良好品质的产品。加入碳酸氢钠、氢氧化钠等可以改变冻干前液体制剂的酸碱度，从而改变共熔点以利于冻干。加入抗氧剂如维生素 C、硫代硫酸钠等可以提高产品贮藏的稳定性，增加贮藏时间。

冻干保护剂如甘露醇、葡萄糖、蔗糖、海藻糖对卵磷脂 / 单硬脂酸甘油酯纳米颗粒冷冻干燥制品的质量有较大影响。由图 6-2 可见，甘露醇作为冻干保护剂得到的冷冻干燥制品的结构稳固、外形美观，不使用冻干保护剂或使用其他几种冻干保护剂得到的冷冻干燥制品出现了不同程度的塌陷。选择适合的冻干保护剂才可获得性状优良的产品。

表 6-2　常用冻干保护剂

糖类	盐类	醇类	酸类	碱类	聚合物
蔗糖	硫酸钠	山梨醇	柠檬酸	氢氧化钠	葡聚糖
乳糖	谷氨酸钠	乙醇	磷酸		聚乙二醇
麦芽糖	氯化钠	甘油	酒石酸		聚维酮
葡萄糖	氯化钾	甘露醇	乙二氨四乙酸		明胶
果糖	硫代硫酸钠				甲基纤维素
	碳酸氢钠				糊精

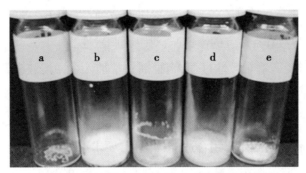

a. 不加；b. 甘露糖；c. 葡萄糖；d. 蔗糖；e. 海藻糖。

图 6-2　加入不同冻干保护剂的卵磷脂 /
单硬脂酸甘油酯纳米颗粒冷冻干燥制品

二、应用解析

（一）注射用辅酶 A 无菌冻干制剂用辅料

辅酶 A 是一种含有泛酸的辅酶。注射用辅酶 A 无菌冻干制剂为白色或类白色的冻干块状或粉状物，其中甘露醇、水解明胶及葡萄糖酸钙作为填充剂，半胱氨酸作为稳定剂。半胱氨酸残基之间可以形成二硫键，二硫键可以使蛋白质免受损坏，并能延长蛋白质的半衰期，从而维持蛋白质的稳定性。

附注射用辅酶 A 无菌冻干制剂处方：辅酶 A 56.1U、水解明胶 5mg、甘露醇 10mg、葡萄糖酸钙 1mg、半胱氨酸 0.5mg。

（二）注射用法莫替丁用辅料

法莫替丁是白色或略呈黄白色结晶，无臭、味略苦，水中溶解度为 1.1mg/ml，极难溶于水、乙腈、无水乙醇或丙酮。法莫替丁显弱碱性，可与门冬氨酸形成易溶于水的盐，增加法莫替丁在注射用水中的溶解度。基于法莫替丁的这些性质，注射用法莫替丁中选用 L- 门冬氨酸为增溶剂，甘露醇作为冻干保护剂以获得外形美观的产品。

附注射用法莫替丁处方：法莫替丁 20g、甘露醇 10g、L- 门冬氨酸 8g、注射用水 1 000ml。

第四节　眼用制剂用辅料及应用解析

滴眼剂和眼膏剂是常用的眼用制剂。眼用制剂中常加入渗透压调节剂、pH 调节剂、增黏剂、增溶剂、稳定剂、抑菌剂等附加剂以使其符合处方要求和质量要求。

一、滴眼剂用辅料及应用解析

（一）滴眼剂用辅料

滴眼剂中可加入调节渗透压、pH、黏度以及增加原料药物的溶解度和提高制剂稳定性的辅料，所用辅料不应降低药效或产生局部刺激性。

1. **渗透压调节剂**　眼球对渗透压有一定的耐受范围。一般认为，高渗的滴眼液可使外眼组织失去水分，导致组织干燥而产生不适感；低渗的滴眼液能使外眼组织细胞胀大，而产生刺激感。因此，滴眼液需要加入等渗调节剂配成等渗溶液。常用的渗透压调节剂有氯化钠、硼砂、硼酸、葡萄糖、氯化钾、甘油等。0.8%~1.2% 氯化钠溶液具有适宜的渗透压,对眼无刺激性。

2. pH 调节剂　为避免药物刺激性过强,滴眼剂中常加入缓冲溶液来调节药液的 pH。常用的缓冲液有硼酸盐缓冲液(pH 为 6.7~9.1,可用于磺胺类药物)、硼酸缓冲液(pH 为 5.0,可用于盐酸可卡因、盐酸普鲁卡因、硫酸锌等)、磷酸盐缓冲液(pH 为 5.9~8.0,可用于毛果芸香碱、阿托品等)。

3. 抑菌剂　多剂量滴眼剂需要选用合适的抑菌剂,要求有效、迅速,能在患者两次用药的间隔时间内(一般 2 小时内)发挥抑菌作用。常用的抑菌剂有苯乙醇(0.5%)、三氯叔丁醇(0.35%~0.5%)、硝酸苯汞(0.002%~0.004%)、硫柳汞(0.005%~0.01%)、氯化苯甲羟胺(0.01%~0.02%)、对羟基苯甲酸甲酯与丙酯的混合物(甲酯 0.03%~0.1%)等。

4. 增黏剂　适当增加滴眼剂的黏度,可以降低滴眼剂的刺激性,延长药物在眼内的停留时间,提高药物作用效果。常用的黏度调节剂有甲基纤维素、聚乙二醇、卡波姆、羟丙甲纤维素、聚维酮等。羧甲纤维素钠与生物碱盐和氯己定有配伍禁忌,不常用。

5. 抗氧剂及抗氧增效剂　为防止滴眼剂在制备和储存过程中发生氧化变质、保证用药安全有效,可在药物制备过程中加入抗氧剂及抗氧增效剂。抗氧剂是易氧化的物质,当与易氧化的药物共存时首先被氧化,从而保护药物不被氧化。抗氧剂可分为水溶性抗氧剂和油溶性抗氧剂。水溶性抗氧剂有:①亚硫酸盐类,如亚硫酸钠、亚硫酸氢钠、焦亚硫酸氢钠、硫代硫酸钠;②维生素 C 类,如维生素 C、D- 异维生素 C 类;③硫代化合物,如硫脲、硫代甘油、2- 二巯基乙醇、二巯基丙醇;④氨基酸类,如 L- 半胱氨酸盐、L- 蛋氨酸;⑤胺类,如盐酸吡哆胺;⑥有机酸类,如反丁烯二酸、顺乙烯二酸、L- 酒石酸;⑦酚类,如对苯二酚、对氨基苯酚、8- 羟基喹啉。油溶性抗氧剂有没食子酸丙酯等。抗氧增效剂本身不被氧化,与一些抗氧剂同时使用时能提高抗氧效果。抗氧增效剂应具备以下性质:在制剂中能与痕量金属催化剂络合;降低药物在制剂中的氧化电势;降低制剂中的氧稳定性和含量。抗氧增效剂可分为氨基酸类如 L- 半胱氨酸、L- 谷胱甘肽等,有机酸类如富马酸、马来酸等,盐类如乙二胺四乙酸二钠盐、1, 2- 环己二胺四乙酸等。

(二)应用解析

1. 氯霉素滴眼液用辅料　氯霉素是白色或无色的针状或片状结晶,微溶于水。氯霉素滴眼液中,蒸馏水是溶剂;氯化钠是渗透压调节剂,使氯霉素滴眼液的渗透压在眼球的耐受范围内;氯霉素滴眼液是多剂量包装,需加入尼泊金甲酯和尼泊金丙酯作抑菌剂。

附氯霉素滴眼液处方:氯霉素 0.25g、氯化钠 0.9g、尼泊金甲酯 0.023g、尼泊金丙酯 0.011g,蒸馏水加至 100ml。

2. 醋酸可的松滴眼液用辅料　醋酸可的松是白色或几乎白色的结晶性粉末,无臭,难溶于水。故将醋酸可的松制成混悬型滴眼液。醋酸可的松滴眼液中蒸馏水是溶剂;因醋酸可的松难溶于水,添加聚山梨酯 80 作增溶剂以增加其在水中的溶解度;羧甲纤维素钠作为助悬剂提高药物悬浮稳定性,因与羧甲纤维素钠有配伍禁忌,本滴眼液中不能加入阳离子表面活性剂;硼酸为 pH 及等渗调节剂,因常用的等渗调节剂氯化钠能使羧甲纤维素钠黏度显著下降,促使结块沉降,改用 2% 硼酸后,不仅能改善氯化钠降低黏度的缺点,且能减轻药液对眼黏膜的刺激性;硝酸苯汞为抑菌剂。

附醋酸可的松滴眼液处方：醋酸可的松微晶 5.0g、聚山梨酯 80 0.8g、硝酸苯汞 0.02g、硼酸 20.0g、羧甲纤维素钠 2.0g，蒸馏水加至 1 000ml。

二、眼膏剂用辅料及应用解析

眼膏剂用辅料主要是基质，以及抗氧剂、保湿剂、吸收促进剂等附加剂。

眼膏剂选用的基质应刺激性小、不含水并具有化学惰性，适宜于配制对水不稳定的药物，如某些抗生素药物。眼膏剂在眼中保留时间长，增加药物与眼的接触时间，因此具有长效作用。

常用的眼膏剂基质包括黄凡士林、无菌液体石蜡、无水羊毛脂等。黄凡士林漂白而成的白凡士林对眼黏膜有刺激性，不宜选用。无菌液体石蜡可调节眼膏的稠度，并且有利于药物与基质的混合。羊毛脂有较强的吸水性和黏附性，容易和眼泪混合，并易附着于眼黏膜上，使基质中的药物易穿透眼黏膜。如盐酸金霉素眼膏中的基质为凡士林和液体石蜡，红霉素眼膏和马应龙八宝眼膏中的基质为凡士林、羊毛脂和液体石蜡。

第五节　其他灭菌与无菌制剂用辅料及应用解析

其他灭菌与无菌制剂用辅料包括创面用制剂用辅料、手术用制剂用辅料、体内植入制剂用辅料。

一、创面用制剂用辅料及应用解析

创面用制剂用辅料包括用于溃疡、烧伤及外伤的溶液剂、软膏剂、气雾剂和粉雾剂，相应辅料的应用可参考本书第五章和第七章。除此之外，创面用制剂所用的辅料应为无菌或经灭菌处理的，且无刺激性。

硼酸溶液是外用杀菌剂、消毒剂和防腐剂。对多种细菌、霉菌均有抑制作用。硼酸为弱酸，在进入微生物细胞后，通过释放出氢离子而产生抑菌作用。硼酸溶液久贮易被微生物污染，故应灭菌后使用，或加 0.01% 新洁尔灭作防腐剂。

附硼酸溶液的处方：硼酸 30g、蒸馏水加至 1 000ml。

二、体内植入制剂用辅料及应用解析

体内植入制剂是一类经手术植入皮下或经针头导入皮下，可以控制释药的制剂，属于无菌制剂。如主要用于治疗前列腺癌的醋酸戈舍瑞林缓释植入剂，用于治疗由静脉阻塞引起的黄斑水肿的地塞米松玻璃体内植入剂，以乙交酯 - 丙交酯共聚物作为载体。

第六节　灭菌与无菌制剂用辅料的功能评价与实验方法

评价灭菌与无菌制剂用辅料的功能有利于根据药物性质选择合适的辅料。本节将重点介绍注射液中等渗与等张的调节，灭菌与无菌制剂的抗氧剂、抑菌剂的功能及功效评价与实验方法。

一、等渗和等张的调节

等渗溶液指与血浆渗透压相等的溶液,是物理化学概念。静脉注射大量低渗溶液,使大量水分子进入红细胞,导致细胞破裂而溶血,产生血尿,甚至引起死亡。处方设计时,若为低渗溶液必须加入渗透压调节剂使其达到等渗或稍偏高渗。等张溶液是指渗透压与红细胞膜张力相等的溶液,属于生物学概念。普鲁卡因、尿素等药物可自由进出细胞。这些药物的等渗溶液依然会导致红细胞破裂及溶血,为等渗不等张溶液。注射液的等张性可经过体外溶血试验来测定:在一系列不同浓度的氯化钠水溶液及待测注射液中分别加入相同量的人红细胞,于37℃下观察比较,与注射液的溶血程度相当的氯化钠溶液即为其等张溶液。

二、抗氧化活性评价

药物中抗氧剂的抗氧化活性评价或筛选主要为化学评价方法。首先是通过体外模拟生成活性氧,包括羟自由基、超氧阴离子自由基、过氧化氢、单线态氧等,然后针对活性氧的类型选择测定方法,用以测定相应抗氧剂的活性。近年来,人们常用的一些用于抗氧化活性评价的化学方法有 FRAP 法（Ferric Reducing Antioxidant Power）、TEAC 法（Trolox Equivalent Antioxidant Capacity）、DPPH 法（2, 2-diphenyl-*l*-picrylhydrazyl Radical Scavenging Capacity）、ORAC 法（Oxygen Radical Absorption Capacity）、TRAP 法（Total Radical Trapping Antioxidant Parameter）、TOSC 法（Total Oxyradical Scavenging Capacity）、F-C 法（Folin-Ciocalteu）。

三、抑菌活性评价

多剂量分装的灭菌或无菌制剂中需加入抑菌剂以保证其下次使用时的质量。常用的测定抑菌活性的方法中有抑菌环试验、最小抑菌浓度测定试验等。抑菌环试验即琼脂扩散法为定性实验,包括滤纸片法、平板打孔法、牛津杯法等。最小抑菌浓度测定试验为定量实验,分为琼脂梯度稀释法（适用于不溶性抑菌物,可在试管或平板上进行）和营养肉汤梯度稀释法（适用于可溶性抑菌物,可在试管中进行）。

第七节　灭菌与无菌制剂用辅料筛选与应用策略及举例

辅料对药品质量的优劣具有至关重要的作用,药物制剂的质量和疗效的发挥很大程度上依赖于辅料的选择及生产工艺过程。以注射液和冻干粉针剂的辅料筛选为例。

一、注射液用辅料

首先需对药物理化性质进行研究,根据药物特性以及制剂产品的需求确定药物剂型,选择合适的溶剂及附加剂的种类,并根据原辅料特性、配伍禁忌、制剂工艺等因素,初步选定辅料品种。随后利用单因素考察、正交设计、星点设计等方法进行处方筛选,确定辅料品种及用量,以满足注射液的质量要求。注射液用辅料筛选流程如图 6-3 所示。

以复方磺胺甲噁唑注射液处方设计过程中辅料的筛选方法为例：

注射液处方设计选用辅料时,首先考虑药物的理化性质。磺胺甲噁唑(SMZ)和甲氧苄啶(TMP)在水中溶解度小,磺胺甲噁唑分子中磺酰亚胺(—SO$_2$NH—)上的氢显酸性,可与碱性物质成盐而增加溶解性,此种盐类碱性很强。甲氧苄啶分子中有—NH$_2$,可与酸性物质成盐,此种盐类偏酸。如果 pH 低则 SMZ 析出,若 pH 高则 TMP 析出,所以制成复方制剂需要首先解决溶解度的问题。实验结果表明,1g 的 SMZ 可溶于 20ml 丙二醇或 2ml 的 PEG 400,能与氢氧化钠(pH>9.5)、乙醇胺(pH>9.25)成盐;TMP 能溶于丙二醇或 PEG 400,可与枸橼酸或乳酸成盐。因此通过将 SMZ 成盐,或选择丙二醇、PEG 400 作为有机溶剂溶解TMP 等方法解决溶解度问题。

考虑药物本身的性质,复方磺胺甲噁唑注射液的 pH 需要调节至 9.0~11.0,可选择乳酸或乙醇胺作 pH 调节剂。

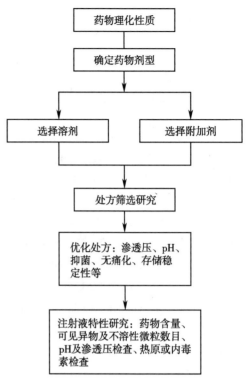

图 6-3　注射液用辅料筛选流程图

考虑药物的稳定性,SMZ 分子中有芳胺基,有氧化变色的可能。实验表明,氧气、光线、金属离子对复方磺胺甲噁唑注射液有显著影响,需加入抗氧剂,经筛选可用焦亚硫酸钠、无水亚硫酸钠和硫代硫酸钠。

考虑注射液安全性、渗透压调节以及注射液无痛化,复方磺胺甲噁唑注射液 pH 较高,又无法调整,注射时必然会产生疼痛,故可加入适量止疼剂如苯甲醇。

二、冻干粉针剂

首先对药物特性进行研究,根据药物特性确定合适的溶剂。再根据原辅料特性、配伍禁忌等因素,初步选定赋形剂及冻干保护剂的品种及其他辅料品种。随后利用单因素考察、正交设计、星点设计等进行处方筛选,确定辅料品种及用量,以满足冻干粉针剂质量要求。

以注射用奥美拉唑钠冻干粉针剂处方设计过程中辅料的筛选方法为例：

首先考虑奥美拉唑钠原料的理化性质,水中易溶,甲醛或乙醇中略溶,乙醚中几乎不溶,可选用氯化钠溶液或 PEG 400 溶液作溶剂。

对于填充剂的筛选,用右旋糖酐和甘露醇分别试制样品,考察样品的含水量、机械强度、成型性和溶解性等各项指标,从而选出最适合的填充剂及其用量。经筛选,用甘露醇作填充剂较好。

奥美拉唑为硫酰基苯并咪唑类结构,易受 pH、光线、金属离子、温度等因素的影响。因此,为防止金属离子对药物自身氧化的催化作用,需向制剂中加入金属离子螯合剂,以降低金属离子的浓度。奥美拉唑镁肠溶片中选择依地酸二钠(EDTA-2Na)作为金属离子螯合剂。

（郭圣荣　蔡思敏）

思考和讨论题

1. 简述注射液常用的附加剂。

2. 如何根据药物的结构与理化性质选择辅料设计合适的注射剂？

参考文献

［1］方亮. 药剂学［M］. 8 版. 北京：人民卫生出版社，2016.

［2］国家药典委员会. 中华人民共和国药典［M］. 2020 年版. 北京：中国医药科技出版社，2020.

［3］姚静. 药用辅料应用指南［M］. 北京：中国医药科技出版社，2011.

［4］彭名炜. 实用药剂学［M］. 北京：科学技术出版社，2005.

［5］侯惠民，王浩，张光杰，等. 药用辅料应用技术［M］. 2 版. 北京：中国医药科技出版社，2002.

［6］曹玉娜，宋志前，魏征，等. 抗氧化剂的抗氧化活性测定方法研究进展［J］. 中国药房，2013，415（1）：86-88.

［7］刘如运. 几种常用抑菌试验方法的评价及比较［J］. 现代企业教育，2013，433（14）：341-342.

［8］SLOAT B R, SANDOVAL M A, CUI Z. Towards preserving the immunogenicity of protein antigens carried by nanoparticles while avoiding the cold chain［J］. International Journal of Pharmaceutics, 2010, 393（1）: 198-203.

第七章　气雾剂、喷雾剂与吸入粉雾剂用辅料

问题导航

如何利用辅料提高气雾剂、喷雾剂、吸入粉雾剂的雾化效果使药物到达相应的作用部位?

第一节　概　　述

药物雾化后给药,经肺部、腔道黏膜或皮肤吸收,从而实现全身或局部治疗的给药方式称为雾化给药。本章将介绍雾化给药制剂中气雾剂(aerosol)、喷雾剂(spray)、吸入粉雾剂(powder aerosol for inhalation)的常用辅料。

一、气雾剂及其辅料

气雾剂系指原料药物或原料药物和附加剂与适宜的抛射剂共同装封于具有特制阀门系统的耐压容器中,使用时借助抛射剂的压力将内容物呈雾状物喷出,用于肺部吸入或直接喷至腔道黏膜、皮肤的制剂。气雾剂一般由含药内容物(抛射剂、药物与附加剂)、耐压容器及阀门系统组成。一种压力定量吸入气雾剂的结构如图7-1所示。气雾剂的特点包括:①药物可直接到达吸收或作用部位,起效快;②密封容器包装,可避免与外部环境接触,防止污染,提高药物稳定性;③药物不通过胃肠道吸收,避免胃肠道对药物的降解破坏,避免肝首过效应,提高药物的生物利用度;④有特殊的定量阀门,可准确控制剂量;⑤外用喷雾时,不直接接触皮肤或创面,刺激性小。气雾剂需要特殊包装及生产设备,生产成本高,具有一定内压,遇热后受撞击易发生爆炸。气雾剂中抛射剂渗漏会导致无法喷出药液而失效。吸入气雾剂时吸气与释药过程需协调,儿童与

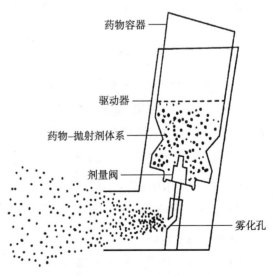

图7-1　压力定量吸入气雾剂的结构示意图

老年人依从性差。

气雾剂用辅料系指气雾剂内容物中除药物以外的其他组分,如抛射剂及附加剂。抛射剂(propellant)是喷射药物的动力来源,有时兼有溶剂的作用。抛射剂多为液化气体,在常压下沸点低于室温,在阀门开启时,借抛射剂气化的压力将容器内药液以雾状形式喷至用药部位。抛射剂应满足以下条件:①无毒、无致敏性和刺激性;②在常温下饱和蒸气压高于大气压;③惰性,不与药物等发生反应;④不易燃易爆;⑤无色、无臭、无味;⑥价廉易得。过去常用氯氟烃(chlorofluorocarbon,CFC)作抛射剂,由于其可破坏大气臭氧层,产生温室效应,我国已全面停止生产和使用含有 CFC 的气雾剂,常采用氢氟烷烃(hydrofluoroalkane,HFA)替代 CFC 作为抛射剂。常用的抛射剂还包括二甲醚(dimethyl ether,DME)、碳氢化合物和压缩气体。根据药物在抛射剂中的溶解或分散情况,需要加入适当的助溶剂、增溶剂、助悬剂、润湿剂、乳化剂等,使气雾剂内容物形成质量稳定的溶液、混悬液或乳液,必要时还需加入矫味剂、抗氧剂、防腐剂等。

二、喷雾剂及其辅料

喷雾剂系指原料药物与适宜辅料一起填充于具有喷雾装置的容器内,使用时将含药内容物呈雾状物喷出,用于肺部给药或直接喷至腔道黏膜及皮肤等的制剂。喷雾剂一般由含药内容物、容器和喷雾装置组成(图 7-2)。与气雾剂不同,喷雾剂无抛射剂,采用特殊喷雾装置将药液喷出。相比于气雾剂,喷雾剂喷射的雾滴较大。喷雾剂采用非加压装置,可避免使用抛射剂,安全可靠,制备成本低。

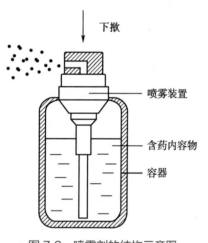

图 7-2　喷雾剂的结构示意图

喷雾剂用辅料系指含药内容物中除药物以外的溶剂及附加剂。通常选择水或水与乙醇、甘油等形成的混合液作为溶剂。喷雾剂按照分散系统分为溶液型、混悬型或乳剂型,可使用助溶剂、润湿剂、助悬剂、乳化剂等附加剂。考虑到药物的理化性质、给药部位等因素,同时为满足制剂的质量要求,处方中还需添加 pH 调节剂、等渗调节剂、抗氧剂、防腐剂和矫味剂等附加剂。

三、吸入粉雾剂及其辅料

吸入粉雾剂又称为干粉吸入剂(dry powders inhalation,DPI),系指微粉化药物或与载体以胶囊、泡囊或多剂量贮库形式填充,采用特制的干粉吸入装置,由患者主动吸入雾化药物至肺部的制剂。一种干粉吸入装置又称为粉末雾化器,其结构如图 7-3 所示。

吸入粉雾剂相比于气雾剂、喷雾剂,其优点在于:①由患者主动吸入,避免了药物释出与吸入不协调的问题,易于使用;②无抛射剂,避免了对大气的污染;③药物以胶囊或泡囊形式释药,剂量准确;④不含乙醇、防腐剂等对病变黏膜具有刺激性的附加剂;⑤药物呈干粉状态保存,稳定性好,尤其适用于多肽和蛋白类药物给药。

吸入粉雾剂用辅料系指填充粉末中除药物以外的附加剂,包括药物载体以及其他附加剂。药物载体在粉雾剂中起稀释剂和改善药物微粉流动性的作用。微粉因具有较大的表面自由能和聚集倾向,流

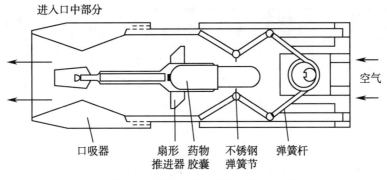

图 7-3　一种粉末雾化器的结构示意图

动性差,贮存后易聚结,药物载体能改善粉雾剂生产、填充的流动性,提高胶囊或泡囊的排空率,减少粘壁,起到稀释剂的作用。雾化时,药物载体颗粒会在口咽部或支气管沉降而滞留,从而降低其对肺泡壁的损害或副作用。吸入粉雾剂中除了载体外,还可使用其他附加剂如表面活性剂、分散剂、润滑剂和抗静电剂等。附加剂可改善药物粉末的粉体学特性、抗静电性能,改善载体表面性质,使粉末吸入时药物最大限度地从载体表面分离,到达肺泡。

第二节　气雾剂用抛射剂、附加剂及应用解析

一、抛射剂

抛射剂为气雾剂提供喷射动力,可兼作药物的溶剂。过去,最为常用的抛射剂为氯氟烃,其优点是沸点低,常温下饱和蒸气压略高于大气压,易控制,性质稳定,不易燃烧,液化后密度大,无味,基本无臭,毒性小,不溶于水,可做脂溶性药物的溶剂。常用的 CFC 有 F_{11}(CCl_3F)、F_{12}(CCl_2F_2)、和 F_{114}($CClF_2$-$CClF_2$),可将这些 CFC 按照不同比例混合得到不同性质的抛射剂,以满足不同气雾剂的需求。目前,常用的非 CFC 抛射剂有以下几类:

1. **氢氟烷烃**　氢氟烷烃被认为是最适合的 CFC 替代品,已在美国 FDA 注册的氢氟烷烃类抛射剂有四氟乙烷(HFA-134a)和七氟丙烷(HFA-227ea)。HFA 分子中不含氯,仅含有碳氢氟 3 种元素,不破坏大气臭氧层,在人体中残留少,毒性小,化学性质稳定,几乎不与任何物质发生化学反应,不具有可燃性。由于 HFA 与 CFC 相比理化性质具有较大差异(表 7-1),使得 HFA 在溶解性、密封材料的相容性方面和 CFC 相比有较大的差异。用 HFA 替代 CFC 的气雾剂需要重新评估气雾剂给药后的体内分布、安全性和有效性等。

2. **二甲醚**　二甲醚为无色气体或压缩液体,具有轻微醚香味,可作为氯氟烷替代品,其优点是常温下稳定,不易自动氧化,压力适宜,易液化,具有良好的水溶性,对极性和非极性物质均具有较好的溶解性,兼具推进剂和溶剂的双重功能,无腐蚀性,无致癌性,低毒。二甲醚尤其适用于水溶性药物的气雾剂。二甲醚/水体系对马口铁罐材料有腐蚀作用。二甲醚为可燃性气体,可与适量阻燃剂配合使用,提高气雾剂产品安全性。

表 7-1　氢氟烷烃与氯氟烷烃性质比较

名称	代号	分子式	蒸气压/kPa（25℃）	沸点/℃	液态密度/（g/ml）	液态介电常数	水中溶解度/（μg/g）	臭氧破坏作用*	温室效应*	大气生命周期/年
三氯一氟甲烷	F_{11}	CCl_3F	105.49	−23.7	1.49	2.33	130（30℃）	1	1	75
二氯二氟甲烷	F_{12}	CCl_2F_2	651.58	−29.8	1.33	2.04	120（30℃）	1	3	111
二氯四氟乙烷	F_{114}	$CClF_2CClF_2$	213.74	3.6	1.47	2.13	110（30℃）	0.7	3.9	7 200
四氟乙烷	HFA-134a	CH_2FCF_3	666.06	−26.1	1.23	9.51	2 200（25℃）	0	0.22	15.5
七氟丙烷	HFA-227ea	CF_3CHFCF_3	453.00	−15.6	1.41	3.94	610（25℃）	0	0.7	33

注：* 以三氯一氟甲烷为参照。

3. 碳氢化合物　主要品种有丙烷、正丁烷和异丁烷。该类抛射剂化学性质稳定，毒性低，密度低，沸点低。碳氢化合物类抛射剂易燃易爆，不适合单独使用，应与其他辅料合用。

4. 压缩气体　主要品种有二氧化碳、氮气、氧化亚氮、氩等。该类抛射剂化学性质稳定，不与药物发生反应，不易燃烧；液化后沸点低，常温时气压过高，对容器耐压性要求高，使用时易造成容器压力降低过快，喷射效果变差。压缩气体可能使产品的口味发生变化，如一氧化氮使产品带甜味，二氧化碳产生酸味，氮气则没有影响。

二、附加剂

气雾剂用辅料除了抛射剂外，还有附加剂。根据药物理化性质、制剂质量以及使用目的等的要求使用附加剂。根据气雾剂分散体系类型，附加剂主要分为以下 3 大类：

（一）溶液型气雾剂用辅料

若药物无法完全溶解于抛射剂中，可使用适量乙醇或丙二醇作为潜溶剂，或加入助溶剂、增溶剂等，获得药物溶液。需要注意的是，乙醇、异丙醇等附加剂吸入后对患者（尤其是哮喘患者）的呼吸道有刺激作用。

（二）混悬型气雾剂用辅料

药物无法完全溶解在抛射剂的情况下，会以细微颗粒分散于抛射剂中，形成非均相分散体系，为提高分散体系稳定性需加入适宜的附加剂，如：①固体润湿剂，包括滑石粉、胶体二氧化硅等；②表面活性剂，包括油酸、聚山梨酯 80、三油酸山梨坦 85、泊洛沙姆 188、卵磷脂、月桂醇等；③比重调节剂，包括超细粉末的氯化钠、硫酸钠、磷酸氢钠、亚硫酸氢钠、乳糖和硫酸钙等，可以调节比重使之与抛射剂比重接近；④水分调节剂，如无水硫酸钠、无水硫酸钙、无水氯化钙等，将水分控制在 300ppm 以下，以避免药物聚结。

（三）乳剂型气雾剂用辅料

乳剂型气雾剂的非均相分散体系分为 W/O 型或 O/W 型。O/W 型乳液中抛射剂为内相，药物水溶液为外相。药液随着内相抛射剂气化以泡沫形式喷出，为维持泡沫稳定可加入甘油作为稳定剂。吸入型气雾剂常用聚山梨酯类、卵磷脂衍生物等作为乳化剂。

乳剂型气雾剂的乳化剂对气雾剂的乳液质量影响大。乳剂型气雾剂在振摇后乳液的乳滴应很小，乳液外观呈白色、较稠厚，乳液至少在 1~2 分钟内不分层，抛射剂与药液应同时喷出。

其他附加剂包括：①用于抗氧化的焦亚硫酸钠、无水亚硫酸钠等；②用于提高药物化学稳定性的有机酸等；③用于调节渗透压的氯化钠等；④用于调节酸碱度的磷酸盐等；⑤用于矫味的木糖醇、植物挥发油等。

三、应用解析

（一）异丙托溴铵气雾剂用辅料

该气雾剂用辅料包括四氟乙烷（HFA-134a）、水、无水乙醇及无水枸橼酸。异丙托溴铵不溶于氟碳化合物，溶于水，微溶于乙醇。该气雾剂抛射剂为 HFA-134a，加入水和乙醇形成混合溶剂可溶解异丙托溴铵。异丙托溴铵为一水合物，可因脱水而分解，且在碱性环境中不稳定。无水枸橼酸作为 pH 调节剂，可将溶液 pH 调至酸性以避免药物降解，同时加入水可防止药物脱水分解。

（二）环索奈德吸入气雾剂用辅料

该气雾剂用辅料包括 HFA-134a、乙醇。环索奈德可溶于乙醇。适量乙醇与抛射剂 HFA-134a 形成的混合溶剂可将环索奈德溶解，得到溶液型气雾剂。

（三）硫酸沙丁胺醇吸入气雾剂用辅料

该气雾剂用辅料包括 HFA-134a、乙醇和油酸。HFA-134a 为抛射剂，硫酸沙丁胺醇以微粒形式分散于 HFA-134a 与乙醇混合形成的分散介质中，在油酸的稳定作用下形成稳定的混悬体系。

（四）硝酸益康唑气雾剂用辅料

该气雾剂用辅料包括二甲基硅油、甘油、聚山梨酯 20、聚维酮、丙二醇、硬脂酸、三乙醇胺、纯化水以及丁烷。硝酸益康唑气雾剂是一种外用泡沫型气雾剂，为 O/W 乳剂型气雾剂。抛射剂丁烷作为内相，纯化水为外相，药物溶解在水中。内容物喷出后抛射剂膨胀气化，形成泡沫。水中加入甘油和丙二醇作潜溶剂；聚山梨酯 20 作为表面活性剂，对主药起增溶作用。硬脂酸与三乙醇胺中和后生成的三乙醇胺硬脂酸酯具有乳化作用，可使抛射剂与水乳化形成 O/W 型乳剂。聚维酮在气雾剂中作为成膜剂，用于稳定形成的泡沫。二甲基硅油具有保湿作用和药物促渗透作用。

第三节　喷雾剂用溶剂、附加剂及应用解析

一、溶剂及附加剂

溶液型喷雾剂常用溶剂为水以及水与乙醇、丙二醇或甘油的混合溶剂等。通过调节溶剂的介电常数、溶度参数、表面张力、分配系数等与溶解有关的特性参数，可提高水难溶性药物的溶解度。喷雾剂用附加剂种类及功用可参考气雾剂用附加剂的介绍，包括抗氧剂、防腐剂、矫味剂等。

二、应用解析

（一）糠酸莫米松鼻喷雾剂用辅料

该喷雾剂辅料包括水、甘油、微晶纤维素、羧甲纤维素钠、柠檬酸钠、柠檬酸、苯扎氯铵和聚山梨酯80。水作为分散介质,糠酸莫米松作为主药分散于其中形成混悬液。微晶纤维素与羧甲纤维素钠作为助悬剂,增加黏度,减慢主药微粒的沉降速度,并吸附在主药微粒表面以防止主药微粒聚集结块。聚山梨酯80作为润湿剂可以吸附于主药微粒的表面,增强主药的亲水性。该喷雾剂为鼻黏膜给药,甘油起到保湿的作用,柠檬酸和柠檬酸钠作为pH调节剂。苯扎氯铵作为防腐剂,防止制剂微生物污染、腐败变质。

（二）盐酸氮卓斯汀鼻喷雾剂用辅料

该喷雾剂用辅料包括纯化水、氯化钠、磷酸氢二钠、枸橼酸、羟丙甲纤维素、依地酸二钠和苯扎氯铵。该喷雾剂中水作为溶剂,药物溶解于其中。羟丙甲纤维素作为增稠剂以提高药物溶液的黏度,使药液喷出后具有适宜黏膜滞留时间。该喷雾剂为鼻黏膜给药,氯化钠用于等渗调节剂,磷酸氢二钠和枸橼酸作为pH调节剂。依地酸二钠为金属螯合剂,用于提高药物的稳定性。苯扎氯铵为防腐剂,防止制剂微生物污染、腐败变质。

第四节 吸入粉雾剂用附加剂及应用解析

一、附加剂

（一）药物载体

乳糖是吸入粉雾剂中广泛使用的药物载体,具有原料易得、价格低廉、无毒、晶体表面性质可改造的优点。乳糖可提高干粉的流动性和分散性,但如药物与乳糖微粒结合过于紧密可能会影响给药过程中药物的释放,使用一定比例的微细乳糖或抗黏剂、润滑剂可在一定程度上解决这一问题。乳糖为还原糖,不适合用作含伯胺基团的药物、蛋白质或多肽药物的载体。

甘露醇是一种非还原糖,可作为蛋白或多肽药物载体,与乳糖相比不易吸湿。甘露醇还具有稳定蛋白质的作用,已应用到多种市售蛋白制剂中。

此外,环糊精、海藻糖、木糖醇以及磷脂类的磷脂酰胆碱、胆固醇有望用作吸入粉雾剂的载体。

（二）其他附加剂

润滑剂、助流剂以及抗静电剂可提高粉末流动性。

硬脂酸镁可作为润滑剂应用于吸入粉雾剂中。硬脂酸镁具有疏水性,可以作为水分屏障,改善制剂贮存过程中的稳定性。亮氨酸可以促进粉末分散,使其具备良好的空气动力学性质。在喷雾干燥过程中,亮氨酸会迁移到粉末表面,改变其表面化学性质,提高粉体的流动性和肺沉积性能。载体细粉可降低粉末的黏着性,改善粉体的流动性并利于雾化及分散。表面活性剂泊洛沙姆可作为抗静电剂。

蔗糖、海藻糖、山梨醇、葡萄糖等可作为蛋白质或多肽类药物的干粉吸入制剂的蛋白质稳定剂,防止药物失活。

二、应用解析

（一）硫酸沙丁胺醇吸入粉雾剂用辅料

该吸入粉雾剂用辅料为乳糖—水合物（α型）。乳糖—水合物作为药物载体与硫酸沙丁胺醇混合。

（二）布地奈德吸入粉雾剂用辅料

该吸入粉雾剂辅料为微粉化乳糖—水合物。微粉化乳糖—水合物作为药物载体与微粉化布地奈德混合。

（三）糠酸氟替卡松／维兰特罗复方吸入粉雾剂用辅料

该吸入粉雾剂辅料包括乳糖—水合物和硬脂酸镁。乳糖—水合物作为载体，一部分与微粉化糠酸氟替卡松封装于单独泡罩条中，另一部分与微粉化维兰特罗以及硬脂酸镁封装于另一单独泡罩条中，硬脂酸镁作为润滑剂以提高粉末流动性。

（四）重组人胰岛素吸入粉雾剂用辅料

该吸入粉雾剂辅料为富马酰二酮哌嗪和聚山梨酯80。富马酰二酮哌嗪作为载体材料在微酸的介质中与重组人胰岛素自组装成粒径为2~5μm的多孔微球。当微球被吸入并接触黏膜时，聚山梨酯80作为表面活性剂，润湿微球表面，调节胰岛素的释放。

第五节　抛射剂功能评价技术与实验方法

一、抛射剂用作喷射药物的动力

气雾剂喷射能力的强弱取决于抛射剂的蒸气压和用量。通常，抛射剂的蒸气压越高、用量越大，喷射能力越强，反之则越弱。根据医疗要求选择适宜抛射剂的组分及用量。一般采用混合抛射剂，并通过调整用量和蒸气压达到调整喷射能力的目的。《中国药典》（2020年版）颁布的气雾剂质量评价要求中列出了与抛射剂作为喷射药物动力相关的指标包括喷射速度和喷出总量以及具体检测方法。

吸入气雾剂给药后，药物的主要吸收部位为肺。药物微粒的大小是影响药物能否深入肺泡囊的主要因素。通常吸入的微粒大小在0.5~5μm范围内最适宜。表7-2为气雾粒子粒径与微粒沉积的呼吸道部位的关系。《中国药典》（2020年版）在通则中对吸入制剂的微细粒子剂量及检测方法作出了规定常用的检测装置为双级撞击器（如图7-4所示）。

表7-2　气雾粒子粒径与微粒沉积的呼吸道部位的关系

沉积部位	气雾粒子粒径/μm	沉积部位	气雾粒子粒径/μm
口腔	5.8~9.0	支气管	2.1~3.3
咽喉部	4.7~5.8	末梢气管	1.1~2.1
气管	3.3~4.7	肺泡	0.43~1.1

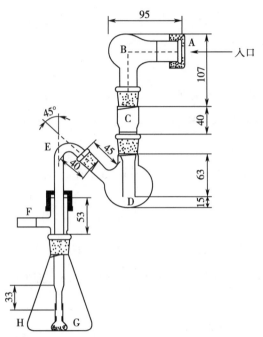

A. 吸嘴适配器,连接吸入装置;B. 模拟喉部,由改进的 50ml 圆底烧瓶制成,入口为 29/32 磨口管,出口为 24/29 磨口塞;C. 模拟颈部;D. 一级分布瓶,由 24/29 磨口 100ml 圆底烧瓶制成,出口为 14/23 磨口管;E. 连接管,由 14 口磨口塞与 D 连接;F. 出口三通管,侧面出口为 14 口磨口塞,上端连接塑料螺帽(内含垫圈)使 E 与 F 密封,下端出口为 24/29 磨口塞;G. 喷头,由聚丙烯材料制成,底部有 4 个直径为(1.8±0.125)mm 的喷孔,喷孔中心有一直径为 2mm,高度为 2mm 的凸出物;H. 二级分布瓶,24/29 磨口 250ml 锥形瓶。

图 7-4 双级撞击器示意图(单位:mm)

二、抛射剂用作药物分散介质

抛射剂不仅可作为喷射动力,还可作为药物分散介质。根据药物在抛射剂中的分散状态,可将气雾剂设计为溶液型或混悬型。根据药物在抛射剂中的溶解度来选择合适的分散体系。

将过量药物与适量抛射剂密封在压力容器中,混合一段时间达到溶解平衡后,微孔滤膜过滤溶解有药物的抛射剂溶液至另一预冷的压力容器中,在低温环境中转移到容量瓶里,升温挥发抛射剂,析出的药物用溶剂或流动相溶解,采用高效液相色谱法或其他定量检测方法测定药物含量。

第六节 气雾剂、喷雾剂与吸入粉雾剂
用辅料筛选与应用策略及举例

一、气雾剂用辅料筛选与应用

(一)筛选策略
气雾剂用辅料筛选的一般流程如图 7-5 所示。

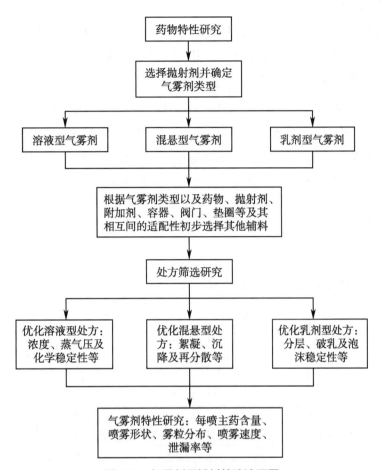

图 7-5　气雾剂用辅料筛选流程图

首先需对药物特性进行研究,根据药物特性以及制剂产品的需求选择抛射剂并确定气雾剂类型。针对溶液型、混悬型或乳剂型气雾剂处方的特殊要求,确定所需附加剂的种类,根据药物、抛射剂、附加剂、容器、阀门、垫圈等及其相互间的适配性初步选定辅料品种。利用单因素考察、正交设计、星点设计等方法进行处方筛选,针对不同类型气雾剂的特性优化处方确定辅料品种及用量。

气雾剂处方中使用的抛射剂、附加剂以及药物性质等都影响气雾粒子在呼吸道的沉积分布。抛射剂作为气雾剂的重要组成成分,对气雾剂喷射能力影响较大。如目前用于替代 CFC 的 HFA,其蒸气压比 CFC 高。较高蒸气压可产生较小的气雾粒子,但过高蒸气压可增加气雾粒子喷射的初速度,使更多的气雾粒子沉积在口咽部,从而影响药效。抛射剂在筛选过程中除蒸气压外还需注意:

1. **水分**　以 HFA 作为抛射剂可能在气雾剂制备或贮存时引入较高的水分,引起混悬型气雾剂中药物颗粒发生变化,出现粒径分布不均匀、絮凝等现象,导致气雾剂质量不合格。

2. **溶解度**　若药物可溶解在抛射剂或其与乙醇的混合溶液中,宜选择溶液型的配方。溶液型配方具有较好的剂量均一性、可喷出更细的气雾粒子。不溶性药物可添加表面活性剂、助溶剂制成混悬型气雾剂。

3. **材料相容性**　气雾剂容器材料涉及到罐体、阀门零部件等,抛射剂选择过程,需要考虑抛射剂是否与不同材料存在相互作用,这种相互作用是否会对药物的稳定性、罐体及阀门的可靠性构成影响。因此必须进行材料相容性评估。

（二）黄石散气雾剂用辅料的筛选

黄石散为临床外用经验方，用以治疗烧烫伤、皮肤溃疡等，为散剂，用药时需与麻油混合涂抹患处，携带使用不方便，使用过程容易染菌，不利于安全用药。黄石散溶解性不好，设计为混悬型气雾剂。选取四氟乙烷作为抛射剂，加入表面活性剂、助悬剂以提高混悬液的稳定性。以表面活性剂在抛射剂中溶解度为评价指标，对表面活性剂、润肤油脂类表面活性剂和植物油脂进行筛选，发现肉豆蔻酸异丙酯（十四酸异丙酯）在四氟乙烷中溶解性较好，选用其为增溶剂。以悬浮效果为评价指标，对有机膨润土、聚乙烯醇、气相二氧化硅、单硬脂酸铝和单硬脂酸镁进行筛选，发现气相二氧化硅用量小，与肉豆蔻酸异丙酯混合后能产生明显的触变性，悬浮效果最佳，选用其为助悬剂。

二、喷雾剂用辅料筛选与应用

（一）筛选策略

喷雾剂用辅料筛选的一般流程如图 7-6 所示。

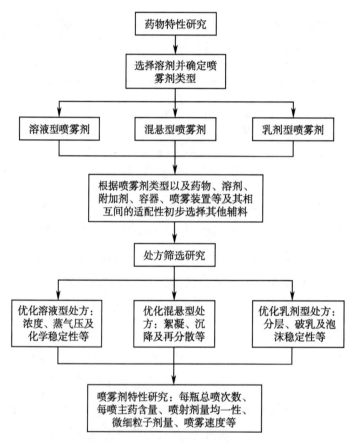

图 7-6　喷雾剂用辅料筛选流程图

喷雾剂用辅料筛选策略与气雾剂基本相同。

（二）糠酸莫米松鼻用凝胶喷雾剂辅料筛选

鼻用凝胶喷雾剂一般采用水作为溶剂，主药糠酸莫米松在水中不溶，将该制剂设计为混悬型喷雾剂，主要辅料类别包括凝胶基质、助悬剂、润湿剂、防腐剂和 pH 调节剂。采用具有一定助悬效果的脱乙酰基结冷胶作为离子敏感的即型凝胶基质。对卡波姆、羧甲纤维素钠、羟丙甲纤维素和黄原胶助悬效果进行筛选,发现黄原胶具有黏度高,耐热及耐酸、碱、盐的优点,选择黄原胶作为助悬剂。选用温和、无毒的甘油作为润湿剂。

尼泊金酯类防腐剂对鼻纤毛有不同程度的毒性,醋酸氯己定的纤毛毒性较小,其用量为处方总量0.01%可满足制剂的防腐要求和临床的安全性要求。糠酸莫米松在偏酸性的条件下较为稳定,鼻腔的pH适应范围通常在4~8,采用稀盐酸溶液调节 pH 为 4~6。

三、吸入粉雾剂用辅料筛选与应用

(一)筛选策略

吸入粉雾剂用辅料筛选的一般流程如图 7-7 所示。

首先根据药物特性确定是否加入载体并选择合适载体,再进一步确定是否需要加入其他附加剂,并根据原辅料特性、配伍禁忌、制剂工艺等因素,初步选定辅料品种。最后根据制剂质量要求,利用单因素考察、正交设计、星点设计等方法,对辅料品种及用量进行筛选优化。

(二)阿奇霉素吸入粉雾剂用辅料筛选

该阿奇霉素吸入粉雾剂的含药粉末制备方法采用喷雾干燥法,所用辅料除药物载体外,还包括助流剂、抗静电剂、pH 调节剂。通过文献调研并结合经验,初步选定葡萄糖、乳糖、蔗糖、海藻糖、甘露醇、山梨醇和木糖醇作为筛选的药物载体,丙氨酸、缬氨酸、亮氨酸、异亮氨酸、苯丙氨酸、甘氨酸、苏氨酸、天冬氨酸、赖氨酸和精氨酸作为筛选的助流剂,选定盐酸、冰醋酸、硫酸、柠檬

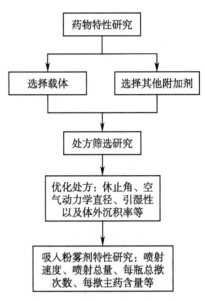

图 7-7　吸入粉雾剂用辅料筛选流程图

酸和磷酸作为筛选的 pH 调节剂。通过单因素试验,以收率、休止角、空气动力学直径、引湿性以及体外沉积率为评价指标,筛选确定甘露醇、亮氨酸、盐酸分别作为药物载体、助流剂和 pH 调节剂。选择泊洛沙姆 F68 作为抗静电剂。将阿奇霉素用量固定为 6.0%,利用星点设计 - 效应面法考察甘露醇、亮氨酸和 F68 用量对含药粉末休止角、空气动力学粒径、有效部位沉积率、收率等评价指标的影响,最终确定甘露醇用量为 1.82%(W/V)、亮氨酸用量为 1.35%(W/V)、F68 用量为 0.038%(W/V)。

思考和讨论题

1. 简述气雾剂用辅料与喷雾剂用辅料的共同点与不同点。

2. 水难溶性药物制备成为气雾剂需要哪些辅料?

3. 简述吸入粉雾剂用辅料筛选的策略。

(郭圣荣　金 竹)

参考文献

[1] JETZER M, SCHNEIDER M, MORRICAL B, et al. Investigations on the mechanism of magnesiumstearate to modify aerosol performance in dry powder inhaled formulations [J]. Journal of Pharmaceutical Sciences, 2018(4):984-998.

[2] 高蕾,马玉楠,王亚敏,等. 吸入粉雾剂的处方与工艺研究解析[J]. 中国新药杂志,2018(9):20-23.

[3] 蒋国民. 气雾剂理论与技术[M]. 北京:化学工业出版社,2011.

[4] GUPTA A, MYRDAL P B. Novel method for the determination of solubility in aerosol propellants[J]. Journal of Pharmaceutical Sciences, 2010(10):2411-2419.

[5] 朱宁,文筱,周在富. 黄石散气雾剂的制备工艺研究[J]. 四川中医,2016(1):100-103.

[6] 任晓维. 糠酸莫米松鼻用即型凝胶喷雾剂的研制[D]. 上海:复旦大学,2008.

[7] 张宇. 阿奇霉素肺部吸入粉雾剂的研究[D]. 沈阳:沈阳药科大学,2010.

第八章　缓控释及迟释制剂用辅料

问题导航

1. 药用辅料在缓控释制剂和迟释制剂中的作用是什么？
2. 骨架型和膜控型缓控释制剂的辅料有哪些特性？

第一节　概　　述

通过药用辅料调控药物释放速率来设计缓释、控释制剂,使药物治疗作用持久,血药浓度平稳,毒副作用降低,减少用药次数,提高患者用药依从性。应用药用辅料设计不同时滞时间的迟释制剂可延迟释放药物。

一、缓控释制剂及辅料

缓释制剂、控释制剂又称调释制剂(modified-release preparation)。缓释制剂系指在规定的释放介质中,按要求缓慢地非恒速释放药物,与相应的普通制剂比较,给药频率减少,能显著增加患者依从性的制剂。控释制剂系指在规定的释放介质中,按要求缓慢地恒速释放药物,与相应的普通制剂比较,给药频率减少,血药浓度比缓释制剂更加平稳,能显著增加患者依从性的制剂。

口服缓控释制剂主要包括骨架型缓释制剂、膜控型缓释制剂及渗透泵控释型制剂等。骨架型缓释制剂用辅料包括亲水型、不溶性及溶蚀性骨架辅料。常用的亲水型骨架辅料为可溶性纤维素醚类、聚氧乙烯类、水溶性天然多糖胶类、丙烯酸与聚乙烯醇交联聚合物、聚乙烯醋酸酯和聚乙烯吡咯烷酮混合物等。常用的不溶性骨架辅料包括乙基纤维素、胃肠不溶型丙烯酸树脂类等。硬脂酸、十八烷醇、单硬脂酸甘油酯等多作为溶蚀性骨架的辅料。膜控型缓释制剂是将片芯或丸芯外面包被乙基纤维素或胃肠不溶型丙烯酸树脂等水分散体形成的薄膜衣,调节药物释放。渗透泵型控释制剂利用渗透压作为驱动力调控药物释放,所用辅料包括片芯渗透压活性物质、半透膜包衣及致孔剂等。

除了口服缓控释制剂外,还有一类注射型缓控释制剂。注射型缓控释制剂用辅料包括可生物降解的聚丙交酯和乙交酯 - 丙交酯共聚物等。

二、迟释制剂及辅料

迟释制剂系指在给药后不立即释放药物的制剂,包括肠溶制剂、结肠定位制剂和脉冲制剂等。

肠溶制剂系指在规定的酸性介质中不释放或几乎不释放药物,而在要求的时间内,于 pH 6.8 的磷酸盐缓冲液中大部分或全部释放药物的制剂。肠溶辅料为带有羧酸基团的聚合物,在胃液中不溶解,在肠液中溶解性增大。常用的肠溶制剂药用辅料为肠溶型纤维素衍生物和肠溶型丙烯酸树脂等。

结肠定位制剂系指药物在胃肠道上部基本不释放、在结肠内释放的制剂,即一定时间内在规定的酸性介质与 pH 6.8 的磷酸盐缓冲溶液中药物不释放或几乎不释放,而在要求的时间内,于 pH 7.5~8.0 的磷酸盐缓冲溶液中药物大部分或全部释放的制剂。结肠定位制剂常用辅料包括肠溶辅料中具有较高溶解临界 pH 的辅料,或可被结肠中特殊酶降解的辅料,可分类为时间控制型、pH 依赖型或酶触发型药用辅料等。

脉冲制剂系指不立即释放药物,而在某种条件下(如在体液中经过一定时间、一定 pH 或某些酶作用)一次或多次突然释放药物的制剂。脉冲制剂常用辅料包括羟丙甲纤维素、聚甲基丙烯酸甲酯、聚醋酸乙烯酯和聚环氧乙烷等。

第二节   口服缓控释制剂用辅料及应用解析

根据辅料阻滞药物释放的方式不同,可将口服缓控释制剂分为骨架型、膜控型以及渗透泵型。

一、骨架型缓释制剂用辅料及应用解析

骨架型缓释制剂中药物通过扩散或骨架溶蚀释放,可分为亲水型和疏水型骨架制剂。亲水型骨架制剂所用辅料具有水溶性或吸水可溶胀性。疏水型骨架制剂所用辅料为水不溶性且低溶胀性(图 8-1)。

(一)亲水型骨架辅料

1. 常用亲水型骨架辅料

(1)可溶性纤维素醚类:包括不同取代度和黏度级别的羟丙甲纤维素,如 Methocel K100LV、K4M、K15M、K100M 等;羟丙纤维素,如 Klucel GXF、MXF、HXF;羟乙基纤维素,如 Natrosol 250HHX、HX、M、G。

(2)聚氧乙烯:如 Polyox WSR N-12K、WSR N-60K、WSR-301、WSR-303、WSR-308、WSR-coagulant。

(3)水溶性天然多糖胶类:如黄原胶、海藻酸钠、槐豆胶等。

(4)丙烯酸与聚乙烯醇交联聚合物:极易吸水溶胀,但不溶于水,如 carbopol 71G NF、971P、974P、934P。

(5)聚乙烯醋酸酯和聚乙烯吡咯烷酮混合物(Kollidon SR)。

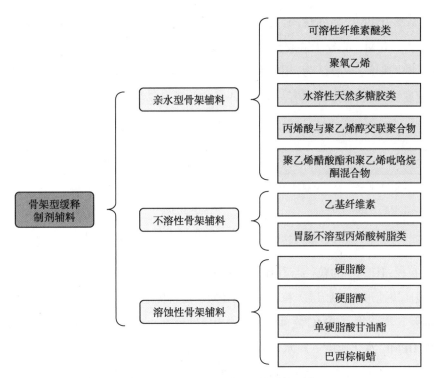

图 8-1 骨架型缓释制剂用辅料的分类

缓释制剂中应用最广泛的亲水型骨架辅料是 HPMC。常用的 HPMC 品种有 HPMC 1828、HPMC 2208、HPMC 2906 和 HPMC 2910。HPMC 后附的四位数字表示取代基含量的平均值,如 HPMC 1828,前二位数字代表甲氧基平均百分含量,后二位数字代表的是羟丙基的平均百分含量。不同品种 HPMC 的水化速度不同:HPMC 2208>HPMC 2910>HPMC 2906>HPMC 1828。HPMC 2208 和 HPMC 2910 常用作缓释制剂辅料。

2. 亲水型骨架辅料阻滞药物释放机理 亲水型骨架制剂中药物释放涉及两种竞争机理:Fickian 扩散和松弛释放(relaxational release)。一方面,亲水性聚合物吸水后快速溶胀形成凝胶,药物通过凝胶扩散;同时,聚合物链的松弛导致骨架溶蚀促进药物的释放。药物的性质和骨架组成决定何种释药机理起主导作用。微溶性药物从亲水型骨架中释放涉及两个过程:①亲水型高分子骨架材料吸水溶胀形成凝胶,药物从凝胶中扩散释放;②同时聚合物链从凝胶中缓慢溶蚀进入到介质中,促进药物的释放。药物从亲水型骨架制剂中的释放行为可用半经验指数方程,即式(8-1)描述。

$$Q=kt^n \qquad \qquad 式(8-1)$$

式(8-1)中,Q 为 t 时间释药量;k 为速率常数;n 为扩散指数,可以表征药物的释放机理。当 $n=0.5$ 时,药物释放遵循 Fickian 定律,药物的释放由浓度梯度推动。当 $n=1$ 时,药物通过松弛转运释放。当 $0.5<n<1$ 时,药物以非 Fickian 扩散释放,该过程由药物的扩散和聚合物分子的溶蚀共同决定。

3. 亲水型辅料对缓释制剂释药性能的影响 以 HPMC 为例,HPMC 的种类、用量、黏度、粒度、水化速度以及附加剂等都会影响药物从凝胶骨架中释放。

(1)HPMC 用量:对于选定型号的 HPMC,其用量通常是影响药物释放的主要因素之一。当处方中 HPMC 用量较低(≤30%)时,难以形成连续凝胶层,不能有效阻滞药物释放。当 HPMC 的用量较高时,可形成连续的凝胶层。当凝胶层增厚,凝胶强度增大时,药物释放速率减慢。

（2）HPMC 黏度：HPMC 黏度越高，释药速率越慢。高黏度 HPMC 具有较大的吸水性，形成凝胶速度快，凝胶强度大，HPMC 的分子链较长，溶蚀较慢，可有效延缓药物的释放。

（3）HPMC 水化速度：一般认为，相同黏度的 HPMC，羟丙基的含量与其水化速度直接相关，羟丙基含量高，水化速度快，凝胶层形成越容易（表 8-1）。

表 8-1　HPMC 羟丙基含量与水化速率

型号	规格	甲氧基 /%	羟丙基 /%	相对水化率
HPMC 2208	K100、K4M、K15M、K100M	19.0~24.0	4.0~12.0	最快
HPMC 2910	E4M、E10M	28.0~30.0	7.0~12.0	次快
HPMC 2906	F4M	27.0~30.0	4.0~7.5	慢

（4）HPMC 粒径：HPMC 的粒径与其比表面积的大小有关，粒径小的辅料颗粒比表面积大，水化速度快，易在片剂表面快速形成凝胶层。粒径小的 HPMC 辅料更适宜制备成凝胶骨架缓释制剂。

（5）附加剂及其与药物、HPMC 之间的相互作用：助流剂、水溶性或水不溶性填充剂、pH 调节剂等可影响片剂表面 HPMC 水化速度。疏水性附加剂如硬脂酸镁、滑石粉可使药物的释放速度减慢。亲水性辅料如微晶纤维素，可使 HPMC 形成的凝胶骨架网状结构相对疏松，药物溶出加快。增溶剂可有效地提高难溶性药物的释放速率。

4. 亲水型骨架缓释辅料应用解析

（1）茶碱亲水凝胶骨架片用辅料：茶碱亲水凝胶缓释骨架片处方辅料成分包括 HPMC（E-30）、乳糖、80% 乙醇和硬脂酸镁。HPMC（E-30）作为亲水型骨架缓释材料，遇水形成凝胶层阻滞药物释放，乳糖作为填充剂，可改善片剂的外观和硬度，80% 乙醇为润湿剂，硬脂酸镁为润滑剂。

（2）单硝酸异山梨醇酯亲水凝胶骨架片用辅料：该骨架片中的辅料有羟丙甲纤维素（Methocel E50 和 Methocel K4M）、羟丙纤维素、无水乳糖、硬脂酸、硬脂酸镁和微粉硅胶（Syloid244）。Methocel E50、Methocel K4M 和羟丙纤维素作为亲水型缓释骨架材料，遇水形成凝胶缓慢释放药物，硬脂酸作为阻滞剂，可使凝胶层间变得致密，减缓药物通过水化凝胶层扩散。无水乳糖作为填充剂，硬脂酸镁和微粉硅胶作为润滑剂。

（3）卡托普利亲水凝胶骨架片用辅料：卡托普利亲水型凝胶骨架片由卡托普利、HPMC、乳糖和适量硬脂酸镁过筛后按等量递加法混合，直接压片制备。随 HPMC 用量增加，药物释放速率减慢，当 HPMC 用量大于 30% 后，可形成连续的凝胶层，继续增加 HPMC 用量对缓释作用影响不大。

（二）不溶性骨架辅料

不溶性骨架片中药物释放与药物溶解性和辅料骨架的孔隙率有关。脂溶性药物自骨架内释出的速度过缓，不宜制成不溶性骨架缓释制剂。此外，大剂量的药物也不宜制成不溶性骨架缓释制剂。

1. 常用的不溶性骨架辅料　常用的不溶性骨架辅料包括：乙基纤维素、胃肠不溶型丙烯酸树脂类（如 Eudragit RS、Eudragit RL、Eudragit NE 等）、醋酸纤维素丁酸盐（CAB-381C20）、醋酸纤维素酯（CAP-482C2）、聚乙烯、聚氯乙烯、聚丙烯、聚硅氧烷和乙烯 - 醋酸乙烯共聚物等。

乙基纤维素（ethylcellulose，EC）是纤维素的乙基醚，是通过乙缩醛连接的以 β- 脱水葡萄糖为单元的长链聚合物。完全乙氧基化的乙基纤维素分子式为 $C_{12}H_{23}O_6（C_{12}H_{22}O_5）_nC_{12}H_{23}O_5$。乙基纤维素为白色至微黄色流动性粉末,无药理活性,化学性质稳定,不溶于甘油和水。乙氧基含量低于 46.5% 的乙基纤维素易溶于三氯甲烷、乙酸甲酯、四氢呋喃及芳香烃与 95% 乙醇的混合物,而乙氧基含量高于 46.5%的乙基纤维素易溶于三氯甲烷、5% 乙醇、乙酸乙酯、甲醇及甲苯。

渗透型聚甲丙烯酸铵酯包括高渗型聚甲丙烯酸铵酯 I 和低渗型聚甲丙烯酸铵酯 II,两者均为甲基丙烯酸甲酯 - 丙烯酸乙酯 - 甲基丙烯酸氯化三甲铵基乙酯三元共聚物,其化学结构式如图 8-2 所示,前者甲基丙烯酸甲酯:丙烯酸乙酯:甲基丙烯酸氯化三甲铵基乙酯比例为 60∶30∶10,后者为 65∶30∶5,分别与 Eudragit RL 和 Eudragit RS 相对应。渗透型聚甲丙烯酸铵酯在胃肠介质中均不溶解,但有一定的渗透性,季铵基团含量越高渗透能力越强。通过选择高渗、低渗或混合使用两种渗透型丙烯酸树脂作为疏水型骨架,可调控缓释制剂的药物释放速率。

甲基丙烯酸甲酯 - 丙烯酸乙酯二元共聚物,对应商品化产品为 Eudragit NE,其化学结构式见图 8-3,与其他 Eudragit 辅料合用于骨架型制剂。常用胃肠不溶型丙烯酸树脂类缓释骨架辅料见表 8-2。

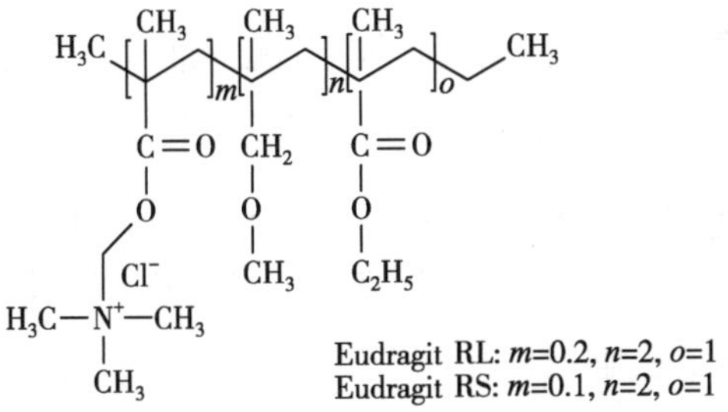

图 8-2　聚甲丙烯酸铵酯的化学结构式

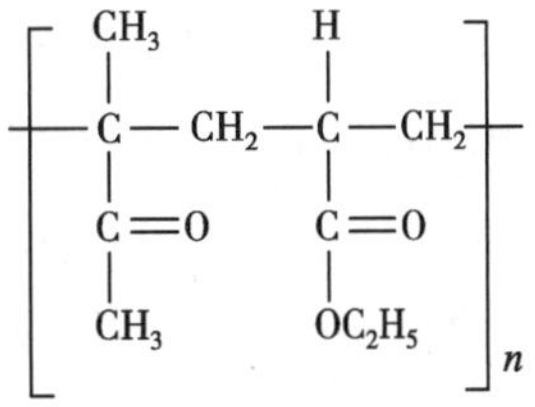

图 8-3　Eudragit NE 化学结构式

表 8-2　常用胃肠不溶型丙烯酸树脂类缓释骨架辅料

型号	供给形式	干聚合物含量	建议使用的溶剂或稀释剂	溶解度	应用
Eudragit RL 12.5	有机溶液	12.5%	丙酮、乙醇	高渗透性	缓释、控释
Eudragit RL 100	颗粒	97%	丙酮、乙醇	高渗透性	缓释、控释
Eudragit RL PO	粉末	97%	丙酮、乙醇	高渗透性	缓释、控释
Eudragit RS 12.5	有机溶液	12.5%	丙酮、乙醇	低渗透性	缓释、控释
Eudragit RS 100	颗粒	97%	丙酮、乙醇	低渗透性	缓释、控释
Eudragit RS PO	粉末	97%	丙酮、乙醇	低渗透性	缓释、控释
Eudragit NE 30D	水分散体	30%	水	可溶胀、可渗透	缓释、控释
Eudragit NE 40D	水分散体	40%	水	可溶胀、可渗透	缓释、控释

2. 不溶性骨架辅料阻滞药物释放机理　不溶性骨架在药物释放过程中几乎不发生改变。一个单一均匀的骨架制剂,药物的释放可用 Higuchi 方程描述,药物的释放受骨架 - 分界线(matrix-boundary)条件限制:

$$M_t = \left[DC_s (2A - C_s) t \right]^{1/2} \qquad \text{式（8-2）}$$

式(8-2)中,M_t 为单位面积在 t 时间的释药量;A 为单位体积骨架中的药物含量;C_s 为药物溶解度;D

为药物在骨架系统中的扩散系数。

3. 不溶性骨架缓释制剂辅料应用解析

（1）茶碱不溶性骨架缓释片用辅料：茶碱不溶性骨架缓释片辅料包括乙基纤维素、羟丙甲纤维素、乳糖、硬脂酸镁、淀粉和95%乙醇。乙基纤维素在胃肠液中不溶；羟丙甲纤维素为致孔剂，溶解后在片剂中形成孔道；茶碱溶于渗入孔道的液体中并向外扩散达到缓释作用。

（2）双氯芬酸钠缓释片用辅料：该缓释片辅料包括乙基纤维素、羟丙甲纤维素、十八醇和乳糖。乙基纤维素作为骨架材料阻滞双氯芬酸钠的释放。

（三）溶蚀性骨架辅料

溶蚀性骨架片也叫蜡质骨架片，是利用固体脂肪或蜡等生物溶蚀性骨架材料制备而成的一类缓释骨架制剂，这类骨架制剂随着固体脂肪或蜡的逐渐溶蚀，药物通过孔道扩散与蚀解调控药物的释放。溶蚀性骨架片具有以下优点：①可避免胃肠局部药物浓度过高，减少刺激性；②小的溶蚀性分散颗粒易于在胃肠黏膜上滞留从而延长胃肠转运时间，提供更持久的作用；③受胃排空和食物的影响较小。

1. 常用溶蚀性骨架辅料

常用的溶蚀性骨架辅料包括硬脂酸、月桂醇、鲸蜡或十八烷醇、单硬脂酸甘油酯、甘油二十二烷酸酯、巴西棕榈蜡、蜂蜡、棕榈蜡、微晶蜡以及低分子量聚乙烯。

硬脂酸（stearic acid）辅料产品实际上为硬脂酸（$C_{18}H_{36}O_2$）和棕榈酸（$C_{16}H_{32}O_2$）的混合物。

十八烷醇（stearyl alcohol）辅料产品为固态醇的混合物，1-十八烷醇（$C_{18}H_{38}O$）含量不得低于95%。其为白色硬质蜡状薄片或颗粒状固体，微有异味，无刺激性，易溶于四氯化碳、95%乙醇、乙醚，水中不溶解。

单硬脂酸甘油酯（glyceryl monostearate）辅料产品是不同比例的单硬脂酸甘油酯和单棕榈酸甘油酯的混合物。单硬脂酸甘油酯是白色或乳白色，小球状、薄片状或是粉末状的蜡状固体，并微有轻脂肪臭味。

巴西棕榈蜡（carnauba wax）辅料产品主要由酸和羟基酸的酯组成的复杂混合物，大部分是脂肪酸酯、ω-羟基脂肪酸酯、p-甲氧基肉桂酸酯和p-羟基肉桂酸二酯，其脂肪链长度不等，以C_{26}醇和C_{32}醇最为常见。此外，巴西棕榈蜡中还含有酸、氧化多元醇、烃类、树脂样物质和水。其为淡棕色至灰黄色的粉末、薄片或形状不规则且质地硬脆的蜡块，具有温和特臭，但几乎无味。巴西棕榈蜡不产生酸败，可溶于温热的三氯甲烷和甲苯，微溶于沸腾的乙醇（95%），几乎不溶于水。

2. 溶蚀性辅料释药机制

蜡质骨架型缓释制剂的释药特性复杂，药物不仅可从制剂中扩散出来，制剂中辅料的溶蚀也会影响药物的释放。当骨架辅料溶蚀时，药物扩散的路径长度改变，形成移动界面扩散系统，此类系统的优点在于骨架材料溶蚀后不残留骨架，缺点则是由于影响因素多，此类骨架的系统释药动力学很难控制。

Peppas方程，即式（8-3）可以简便地揭示该释药机制：

$$\frac{Q_t}{Q_\infty}=kt^n \qquad\qquad 式（8-3）$$

式（8-3）中，Q_t、Q_∞分别是t和∞时间累积释放量；k是骨架结构的几何特性常数；n是释放指数，用以表示药物释放机制。

当 $n=1$ 时,释药速率与时间无关,即零级动力学。当 n 取极端值 0.5 和 1.0 时,是 Peppas 方程应用的两个特例,分别表示扩散控制和溶蚀控制的释放规律。当 n 为 0.5~1.0 时,表示释放规律是扩散和溶蚀综合作用的结果,为不规则转运。此外,极端值 0.5 和 1.0 仅适用于片状骨架,对于圆柱状和球状骨架, n 是不同的。不同几何形状骨架药物释放指数 n 及释放机制见表 8-3。

表 8-3　不同几何形状骨架药物释放指数 n 及释放机制

释放指数 n			释放机制
薄片状	圆柱体	球体	
0.5	0.45	0.43	Fick's 扩散
$0.5<n<1.0$	$0.45<n<0.89$	$0.43<n<0.85$	不规则转运
1.0	0.89	0.85	Ⅱ 相转运

Peppas 和 Sahlin 将扩散和溶蚀机制分隔开,推导出:

$$\frac{Q_t}{Q_\infty}=k_1t^m+k_2t^{2m} \qquad \text{式（8-4）}$$

假设 $F=k_1t^m$, $R=k_2t^{2m}$ 则:

$$\frac{R}{F}=\frac{k_2t^m}{k_1} \qquad \text{式（8-5）}$$

可以通过 $\frac{R}{F}$ 大小确定主要释药机制, $\frac{R}{F}$ 较大时,溶蚀对释放的贡献较大； $\frac{R}{F}$ 较小时,扩散对释放的贡献大。

3. 溶蚀性骨架缓释制剂辅料应用解析

（1）氨茶碱溶蚀性骨架片用辅料:氨茶碱溶蚀性骨架片中的辅料包括单硬脂酸甘油酯、微晶纤维素和硬脂酸镁。其中单硬脂酸甘油酯为溶蚀性骨架材料,通过骨架的溶蚀缓慢释放药物。该缓释片的释药速率可通过微晶纤维素与单硬脂酸甘油酯的比例调节。氨茶碱呈较强的碱性,局部刺激性较强,服用缓释骨架片可减轻该副作用,平稳血药浓度,减少给药次数。

（2）盐酸麻黄素缓释片用辅料:该缓释片辅料包括巴西棕榈蜡、氢化蓖麻油、$CaSO_4$、胶性二氧化硅、硬脂酸镁、乙基纤维素、卡波姆、硬脂酸镁及滑石粉。其中,巴西棕榈蜡和乙基纤维素分别作为蜡质骨架和不溶性骨架材料共同阻滞药物释放。

二、膜控型缓释制剂用辅料及应用解析

（一）膜控型缓释制剂用辅料

膜控型缓释制剂指通过薄膜包衣缓释药物的制剂,包括包衣微丸和包衣片等。常用的薄膜包衣辅料包括成膜材料如乙基纤维素、胃肠不溶性丙烯酸树脂和醋酸纤维素。以下介绍常用膜控型缓释制剂的膜包衣材料水分散体如乙基纤维素水分散体（ethylcellulose aqueous dispersion）产品 Aquacoat ECD 30 和 Surelease,胃肠不溶性丙烯酸树脂水分散体产品 Eudragit RL 30D 和 Eudragit RS 30D,及聚丙烯酸酯薄膜包衣液。

《中国药典》2020 年版收载了两种乙基纤维素水分散体［乙基纤维素水分散体与乙基纤维素水分散体（B 型）］，前者含适量的十六醇和十二烷基硫酸钠作为分散剂和稳定剂；后者可加入适量的增塑剂、稳定剂和助流剂。目前商品化的乙基纤维素水分散体有 Aquacoat ECD 30（FMC 公司）和苏丽丝（Surelease, Colorcon 公司）。

Aquacoat ECD 30：该水分散体含 25%（g/g）乙基纤维素，总固体含量约为 30%，内含相当于乙基纤维素重量 2.7% 的十二烷基硫酸钠及 5% 十六醇作为稳定剂，有时还可加少量消泡剂和抗菌剂。使用时需加上相当于乙基纤维素重量 20%~30% 的增塑剂。十二烷基硫酸钠的作用是降低聚合物溶液与水相间的界面张力，并防止贮存时分散的聚合物粒子凝聚和结块。十六醇起辅助乳化剂的作用，同时对乙基纤维素可起增塑作用。水分散体中乙基纤维素分散粒子大小为 0.1~0.3μm。用该水分散体包衣制备的缓释制剂释药速率往往受释放介质的影响，在偏碱性的介质中释药明显加快。

苏丽丝（Surelease）：为具有氨气味、含有 25% 直径为 0.2μm 乙基纤维素颗粒的水分散体。该水分散体中还含有稳定剂油酸、增塑剂癸二酸二丁酯、氨水，有时含有抗黏剂微粉硅胶。应用时可用纯水稀释至 8%~15%，低速搅拌 15 分钟后即可包衣，为保持其均匀的分散状态，在包衣全过程中应始终不停地搅拌。苏丽丝有三种型号：苏丽丝（E-7-7050）、苏丽丝 X（EA-7100）和苏丽丝 XM（E-7-7060）。苏丽丝 X 比苏丽丝含较多的抗黏剂轻质硅胶，含量可达 15%；而苏丽丝 XM 则用精馏椰子油代普通型中的癸二酸二丁酯作增塑剂。苏丽丝可单独用于小丸、颗粒和片剂包衣制备缓释制剂，亦可作为黏合剂制成缓释骨架片。用此分散体包衣缓释骨架片可制备两种释药机制调控的缓释制剂。

Surelease 和 Aquacoat ECD 30 的主要区别在于，Aquacoat ECD 30 不含增塑剂，在包衣前需要添加增塑剂。而 Surelease 在水分散体制备过程中，已加入增塑剂，包衣前无须再添加，包衣过程中膜可愈合完全，形成致密的衣膜。

添加增塑剂可增加薄膜衣的塑性。增塑剂的增塑机理为增塑剂位于高分子链之间，降低高分子链之间的相互作用，增大高分子链之间的距离，使高分子链的运动性提高，从而使包衣膜材料的塑性增强。增塑剂应与高分子相容性好。增塑剂对高分子材料的增塑性可用玻璃化转变温度（glass transition temperature, T_g）来表征。T_g 降低越多，增塑性越好。纤维素类高分子辅料常用的增塑剂为带羟基的增塑剂（甘油、丙二醇、聚乙二醇）。丙烯酸树脂类常用的增塑剂为椰子油、蓖麻油、玉米油、甘油单醋酸酯、甘油三醋酸酯、二丁基癸二酸酯、邻苯二甲酸二丁酯等。

聚甲丙烯酸铵酯水分散体包衣液基本配方如下：

Eudragit RL 30D	393g
Eudragit RS 30D	3 532g
滑石粉	590g
柠檬酸三乙酯	233g
水	5 252g
合计	10 000g
包衣液中固体含量	20.0%
包衣液中聚合物含量	11.8%

滑石粉和柠檬酸三乙酯倒入水中,用高剪切匀浆机匀化,临用前倒入 Eudragit RL 30D 和 RS 30D 水分散体中,经 40 目筛过滤。包衣过程中持续搅拌。

包衣液中 Eudragit RL 30D 和 Eudragit RS 30D 为成膜材料,改变两者的比例可调控所制备薄膜的渗透性,从而调控药物的透过性能。柠檬酸三乙酯为增塑剂,使所制备的包衣塑性大,不易脆裂。滑石粉为抗黏剂,防止包衣过程中出现黏结。

聚丙烯酸酯水分散体包衣液基本配方如下:

Eudragit NE 30D	4 167g
滑石粉	1 250g
消泡剂	3g
水	4 580g
合计	10 000g
包衣液中固体含量	25.0%
包衣液中聚合物含量	12.5%

将滑石粉加入水中,用匀化器匀化。加入消泡剂(例如甲基硅油乳油)消除可能产生的泡沫。在临用前,将此混悬液倒入 Eudragit NE 30D 中,用 80 目筛过滤。包衣过程中持续搅拌。

(二)膜控型药物缓释机理

用 Fick's 第一扩散定律表征膜控型缓释制剂中药物的释放行为:

$$\frac{\mathrm{d}M_t}{\mathrm{d}t} = \frac{DSK\Delta C}{L} \qquad \text{式(8-6)}$$

式(8-6)中,M_t 为 t 时刻药物总释放量;D 为药物扩散系数;S 为药物扩散膜的有效面积或阻碍层面积;L 为扩散路径长度(例如膜厚度);K 为药物在包衣膜和扩散介质中的分配系数;ΔC 为储库中药物溶解度(C_s)与扩散介质中药物浓度(C_e)间的浓度差。

(三)膜控型缓释制剂用辅料应用解析

1. **马来酸氟伏沙明缓释胶囊用辅料** 马来酸氟伏沙明是一种选择性的 5-羟色胺(5-HT)再摄取抑制剂。马来酸氟伏沙明缓释微丸胶囊的辅料主要包括蔗糖丸芯、聚甲丙烯酸铵酯Ⅰ、癸二酸二丁酯、红色氧化铁、FD&C 蓝色 2 号、二氧化钛、滑石粉和明胶等。其中聚甲丙烯酸铵酯Ⅰ作为微丸包衣膜控型缓释辅料,癸二酸二丁酯为增塑剂,红色氧化铁、FD&C 蓝色 2 号为着色剂,二氧化钛为遮光剂,滑石粉作为润滑剂,明胶作为黏合剂。马来酸氟伏沙明包衣微丸可使 24 小时内的峰谷血药浓度波动减小,单剂口服 100mg 后 1.5~8 小时血药峰浓度保持在 31~87ng/ml。

2. **硫酸吗啡胶囊用辅料** 硫酸吗啡胶囊中包含速释和缓释两种吗啡微丸,既能迅速释放药物快速起效,又能持续释放药物长时间控制症状。该缓释微丸辅料主要成分包括聚甲丙烯酸铵酯共聚物、富马酸、聚乙烯吡啶酮、月桂磺酸钠、空白淀粉丸芯和滑石粉。其中聚甲丙烯酸铵酯共聚物作为膜控释的包衣材料调控硫酸吗啡缓慢释放。

3. **利巴韦林缓释片用辅料** 利巴韦林缓释片包衣辅料为乙基纤维素水分散体,增塑剂为三乙酸甘油酯,水性包衣后经热处理融合成致密衣膜。欧巴代(HPMC、二氧化钛和滑石粉、黄色和红色氧化铁)作为隔离层。

三、渗透泵控释制剂用辅料及应用解析

利用渗透压作为驱动力调控药物释放的控释制剂称为"渗透泵"（osmotic pump）型控释制剂。这类制剂多以零级动力学释放药物，其药物释放不受胃肠道蠕动及 pH 的影响，具有良好的体内外相关性。口服渗透泵制剂一般由片芯、包衣膜和释药孔三部分组成。在释药介质中，渗透压活性物质溶解，在包衣膜内外形成渗透压差，将片芯中的药液以恒速推出释药孔，完成释药行为。渗透泵控释制剂可分为胶囊式渗透泵、单室渗透泵和多室渗透泵控释制剂（图 8-4）。胶囊式渗透泵通常在顶端开有释药通道。单室渗透泵片由片芯、包衣膜和释药孔组成。单室渗透泵片芯中包含药物和渗透压活性物质，包衣膜由半透膜性质的聚合物组成，包裹在片芯的表面，并在衣膜上激光打一个小孔。单室渗透泵片适用于水溶性好的药物。多室渗透泵制剂的片芯为双层片或多层片，一层或数层含有药物、渗透压活性物质及可溶性辅料，另一层为遇水可膨胀的聚合物推动层。多室渗透泵制剂适用于难溶性药物。多室渗透泵制剂还可设计成夹层渗透泵片，由推动层和两个药室组成，推动层在中间，两个药室在推动层的两边，将此三层片芯包衣一层半透膜，每个药室各有一释药小孔与外界相连。

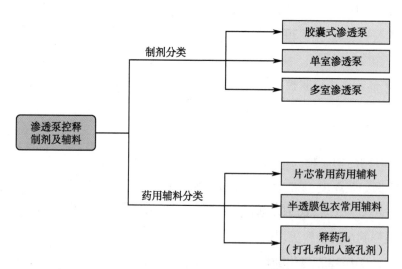

图 8-4   渗透泵控释制剂分类及其辅料

（一）渗透泵制剂用辅料

片芯用辅料包括渗透压活性物质和促渗剂。

渗透压活性物质可维持半透膜内外的渗透压差，使片芯产生吸水的驱动力。渗透压活性物质通常为无机酸盐、有机酸盐、碳水化合物、水溶性氨基酸等，如氯化钠、氯化钾、硫酸钠、硫酸钾、葡萄糖、山梨糖醇和蔗糖等（表 8-4）。一般而言，片芯渗透压至少要达到膜外胃肠液渗透压（780kPa，约为 7.698atm）的 7~8 倍才能稳定释药。促渗剂也称为推动剂。推动剂具有吸水溶胀的性质，当其与水接触时溶胀，溶胀后促渗剂的体积可增大 2~50 倍。常用的促渗剂包括交联或非交联的亲水性聚合物，如聚羟基甲基丙烯酸烷酯、聚乙烯吡咯烷酮、卡波姆、聚丙烯酸和聚环氧乙烷等。

半透膜的作用为水分子可透过，药物分子或其他辅料分子不能透过，从而产生内外渗透压差，作为调控药物释放的主要动力。理论上，任何对水有通透性但对其他物质没有通透性的高分子都可作为半透膜材。理想的半透膜应该具有以下特性：①膜的渗透性应具有一定的选择性，只允许水分子渗透，而

表 8-4　常用渗透压活性物质及其饱和溶液的渗透压

渗透压活性物质	渗透压 /atm	渗透压活性物质	渗透压 /atm
乳糖 - 果糖 500	500	甘露醇 - 蔗糖	170
葡萄糖 - 果糖	450	蔗糖	150
蔗糖 - 果糖	430	甘露醇 - 乳糖	130
甘露醇 - 果糖	415	葡萄糖	82
氯化钠	356	硫酸钾	39
果糖	335	甘露醇	38
乳糖 - 蔗糖	250	磷酸三钠·12H_2O	36
氯化钾	245	磷酸氢二钠·7H_2O	31
乳糖 - 葡萄糖	225	磷酸氢二钠·12H_2O	31
甘露醇 - 葡萄糖	225	磷酸二氢钠·H_2O	28
葡萄糖 - 蔗糖	190	磷酸氢二钠	21

药物分子及制剂的其他非活性成分不能渗透通过；②具有足够的润湿度和润湿模量；③在释药过程中具有足够的刚性，能够保持完整；④有足够的水通透性，水分透过速率保持在适当的范围内；⑤化学惰性，与制剂的其他成分不发生相互作用。

　　常用的半透膜材有醋酸纤维素、醋酸丁酸纤维素、乙基纤维素、乙烯 - 丙烯共聚物、乙烯 - 醋酸乙烯酯、甲基纤维素、聚碳酸酯、聚乙烯、聚丙烯、聚乙烯醇、聚氯乙烯等。由于渗透泵制剂膜内外渗透压差可达 7~8 倍，释药过程中衣膜完整性对于渗透压和释药速度的控制和维持有重要影响，为提高衣膜的强度、柔韧性和渗透性，通常会加入一定的增塑剂配合使用。增塑剂可以改变半透膜的 T_g 和黏弹性行为，常用的增塑剂包括聚乙二醇、乙二醇单乙酸酯、乙二醇二乙酸酯（用于低渗性半透膜）、柠檬酸三乙酯、酒石酸二乙酯（用于渗透性较强的半透膜）和邻苯二甲酸二丁酯等。

　　（二）渗透泵制剂用辅料应用解析

　　在片芯外以半透膜包衣，并在半透膜上用激光打一个或数个释药小孔，可制成渗透泵制剂。渗透泵制剂包括单室渗透泵、推 - 拉式渗透泵以及三层渗透泵制剂。

　　1. 单室渗透泵制剂用辅料　由具有渗透活性的药物片芯、半透膜和激光释药孔三部分组成。洛伐他汀、环苯扎林、盐酸文拉法辛、吲哚美辛、盐酸伪麻黄碱溴苯那敏、沙丁胺醇等可制成单室渗透泵制剂。以洛伐他汀渗透泵制剂为例，其辅料成分包括：柠檬酸三丁酯、丁基化羟基苯甲醚、小烛树蜡、醋酸纤维素、糖果糖（含玉米淀粉）、FD&C 黄色 #6、单硬脂酸甘油酯、羟丙甲纤维素、邻苯二甲酸酯、乳糖、甲基丙烯酸共聚物 B 型、聚乙二醇（PEG 400、PEG 8000）、聚环氧乙烷、聚山梨酯 80、丙二醇、二氧化硅、氯化钠、月桂酸硫酸钠、合成黑色氧化铁、红色氧化铁、滑石粉、二氧化钛。作为渗透压活性物质和促渗剂的有氯化钠、乳糖、聚环氧乙烷、月桂酸硫酸钠。半透膜材为醋酸纤维素，柠檬酸三丁酯和 PEG 作为增塑剂。

　　2. 推 - 拉式渗透泵制剂用辅料　片芯为药物层与推动层，推动层含有渗透压活性物质和可膨胀聚合物，吸水后推动药物由释药孔释放。推动层的吸水速率由外层半透膜控制。

　　以盐酸奥昔布宁推 - 拉式双层渗透泵控释制剂为例，该制剂的辅料成分包括丁基羟基甲苯、醋酸纤维素、羟丙甲纤维素、乳糖、硬脂酸镁、聚乙二醇、聚环氧乙烷、聚山梨酯 80、丙二醇、氯化钠、合成氧化铁和二氧化钛。醋酸纤维素作为渗透泵的半透膜,在丙二醇、氯化钠、聚环氧乙烷等渗透压活性物质的推动下释放药物。

除盐酸奥昔布宁渗透泵片外,格列吡嗪和尼群地平也有推-拉式双层渗透泵制剂。其中,格列吡嗪渗透泵制剂的辅料成分包括:醋酸纤维素、聚环氧乙烷、羟丙甲纤维素、硬脂酸镁、氯化钠、红色氧化铁、聚乙二醇、蓝色包衣液(2.5mg 片剂)、白色包衣液(5mg 片剂)和黑色包衣液(10mg 片剂)。尼群地平渗透泵制剂辅料成分包括:醋酸纤维素、羟丙纤维素、羟丙甲纤维素、硬脂酸镁、聚乙二醇、聚环氧乙烷、红色氧化铁、氯化钠和二氧化钛。这两种渗透泵制剂使用的半透膜成分也均为醋酸纤维素,且均使用了聚乙二醇为醋酸纤维素的增塑剂。在渗透压活性物质氯化钠和聚环氧乙烷的推动下释放药物。

3. **三层渗透泵控释制剂用辅料** 片芯由两层药物层和一层推动层组成。片芯外为半透膜层,一般会在药物层顶端激光打孔作为释药孔。该制剂比双层渗透泵制剂多一层药物层,通过在不同药物层加入不同辅料或加入不同质量的药物,调节两层药物的释放速率,达到两种缓慢恒速梯度释药的效果。

帕潘立酮渗透泵片的片芯含有两个药物层和一个渗透压活性组分层。制剂顶部有两个精确的激光钻孔,片芯外部为半透膜,半透膜外包被有含色素的可溶性含药薄膜包衣,速释药物达到快速起效作用。在片芯的两层药物层中,由于辅料组成和药物浓度差异,可获得两种缓慢恒速的梯度药物释放速率模式。

帕潘立酮渗透泵片的辅料成分包括:巴西棕榈蜡、醋酸纤维素、羟乙基纤维素、聚乙二醇、聚环氧乙烷、聚维酮、氯化钠、硬脂酸、丁基化羟基甲苯、羟丙甲纤维素、二氧化钛、氧化铁、乳糖一水合物(3mg/片)和甘油三乙酸酯(3mg/片)。具有助推作用的辅料是聚环氧乙烷、聚维酮、氯化钠。氯化钠为渗透压活性物质,提供水进入半透膜的渗透压差。聚环氧乙烷和聚维酮均为亲水聚合物,吸水膨胀,推动药物从释药孔释放。润滑层由巴西棕榈蜡和羟乙基纤维素/羟丙甲纤维素共同组成,巴西棕榈蜡有较强的润滑性,由于疏水性较强,不利于水分进入片芯,通过加入羟乙基纤维素/羟丙甲纤维素调节亲水性和润滑性。醋酸纤维素为半透膜材。聚乙二醇为增塑剂,调节半透膜的塑性、衣膜强度和水通透性。

第三节 注射缓控释制剂用辅料及应用解析

一、长效注射微球用辅料及应用解析

长效注射微球系指药物溶解或者分散在可生物降解聚合物基质中形成可注射给药的微小球状实体,粒径为 1~250μm。局部注射给药后,载药微球在体内可缓释药物数周至数月。

常用注射型缓释辅料生物相容性好且可生物降解,如聚丙交酯(又称聚乳酸,polylactic acid,PLA)、乙交酯-丙交酯共聚物[即乳酸-羟基醋酸共聚物,poly(lactide-co-glycolide),PLGA]、丙交酯-

己内酯共聚物和聚乙二醇 - 聚（乙交酯 - 丙交酯）共聚物。PLA 和 PLGA 在体内经三羧酸循环降解为二氧化碳和水。

PLGA 作为生物相容性好和可生物降解的聚合物可用于各种类型植入和注射用药物制剂中，如棒、圆筒、管、膜、纤维等形态的植入制剂，以及注射用微囊、微球、纳米粒和可注射原位凝胶等。

二、长效原位凝胶注射剂用辅料及应用解析

长效原位凝胶注射剂由药物溶解或分散在可生物降解聚合物无菌溶液中组成，当注射入体内后发生胶凝，形成半固体凝胶阻滞药物扩散，达到长效缓释作用。原位凝胶注射剂可分为原位聚合物沉淀型、温敏型、热塑型、原位交联型制剂。

（一）原位聚合物沉淀型凝胶注射剂用辅料

原位聚合物沉淀型原位凝胶注射剂是利用可注射并和水互溶的有机溶媒（如 *N*- 甲基 -2- 吡咯烷酮（*N*-methyl-2-pyrrolidone，NMP））溶解可生物降解聚合物（如 PLGA 或 PLA），加入药物制成溶液或混悬剂，注射到皮下或肌肉后，制剂中可与水相互混溶的有机溶媒很快扩散至体液中，而体液中的水（可生物降解材料的不良溶媒）渗透至有机相中，使其中的聚合物因溶解度降低而发生沉淀，并将药物包裹于其中，形成可缓慢释药的储库。此类型原位凝胶注射剂常用辅料是聚丙交酯、丙交酯 - 己内酯共聚物和乙交酯 - 丙交酯共聚物。

已上市聚合物沉淀型凝胶产品包括缓释 1 周的盐酸多西环素注射凝胶和缓释 1 个月、3 个月、4 个月和 6 个月的亮丙瑞林注射凝胶。制剂中所用缓释辅料为 PLGA 或 PLA，有机溶媒均采用安全性良好的 *N*- 甲基 -2- 吡咯烷酮。它们的包装均采用 A、B 两支预装灌封针，A 注射器内装有 PLA/PLGA 的 NMP 溶液，B 注射器内装有药物粉末，使用前经 "桥管" 连接，将聚合物溶液和药物充分混匀后再进行注射。

（二）原位聚合物温敏型凝胶注射剂用辅料

原位聚合物温敏型凝胶注射剂在环境温度到达临界温度时会发生溶胶到凝胶的相转变。根据随温度变化导致相转变状态的不同，可分为 "高温溶胶 - 低温凝胶" 的正相温敏型凝胶和 "低温溶胶 - 高温凝胶" 的反相温敏型凝胶。前者相转变的胶凝温度称为最高临界共溶温度（upper critical solution temperature，UCST），后者的相转变温度称为最低临界共溶温度（lower critical solution temperature，LCST）。在可注射温敏型凝胶制剂中，反相温敏型凝胶更有应用价值，因为在低温（室温）溶胶状态时可进行注射，高温（体温）凝胶状态时可缓释药物。

PLGA-PEG-PLGA 三嵌段共聚物溶解在 pH 7.4 的磷酸盐缓冲液中制成温敏型原位凝胶，具有 "低温溶胶 - 高温凝胶" 的反相温敏型凝胶特性，药物的释放速率可通过改变三嵌段聚合物的疏水 / 亲水组分含量、聚合物浓度和分子量进行调节，具有广泛的应用空间。

第四节　迟释制剂用辅料及应用解析

时辰药理学研究表明心血管疾病、哮喘、胃酸分泌、关节炎、偏头痛等疾病都有昼夜节律性，如高血压、心肌梗死及脑卒中等多在清晨发作。普通制剂和缓控释制剂难以针对这些疾病的高发时段来调节

药物释放。为了提高治疗节律性疾病药物的疗效,研究人员开发出药物迟释制剂,其通过结合人体的生理特点及针对疾病的节律性发作调节药物释放。《中国药典》(2020 年版)定义迟释制剂是指在给药后不立即释放药物的制剂,包括肠溶制剂、结肠定位制剂和脉冲制剂等。

一、肠溶制剂用辅料及应用解析

(一)肠溶制剂用辅料

一般来说,肠溶包衣辅料为阴离子型 pH 敏感性高分子,含有—COOH 基团。在较低 pH 的胃液中(pH 1.5~3.5)高分子衣膜不溶解,保持包衣完整性;在较高 pH 的肠道环境中(pH 4.8~7.4),高分子衣膜溶解,包衣破裂和消除,包衣内的药物释放。常用肠溶包衣辅料主要有纤维素衍生物、丙烯酸树脂类和其他类。

1. 纤维醋法酯　纤维醋法酯(cellulose acetate phthalate, CP)的化学结构式见图 8-5 所示,通过纤维素上的部分羟基与乙酸发生酯化,部分羟基与含两个羧酸基团的酞酸中的一个羧酸基团发生酯化制得。CP 是含有游离羧基基团的纤维素衍生物,有吸湿性,为白色或类白色的粉末、颗粒或片状物质,无味、无臭或微有醋酸臭味。CP 在水或乙醇中不溶;在酮、酯、醚醇、环醚和某些混合溶剂中可溶;可溶于 pH 6.0 的缓冲溶液。CP 可作为肠溶包衣辅料,所制备的包衣层可以耐受长时间与强酸性胃液的接触,在弱碱性或中性的环境中可以溶解。

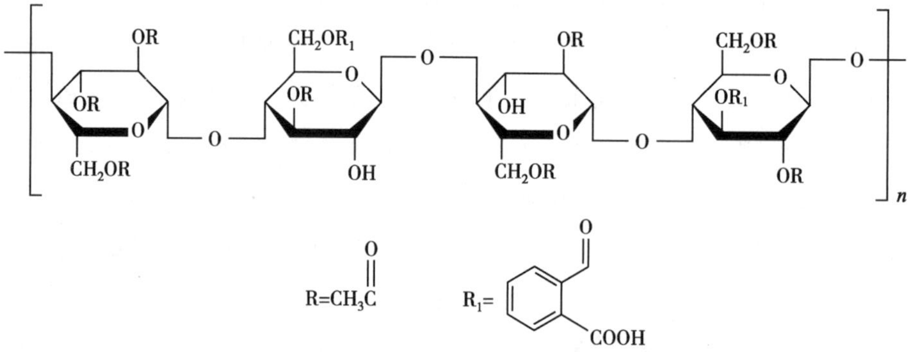

图 8-5　纤维醋法酯化学结构式

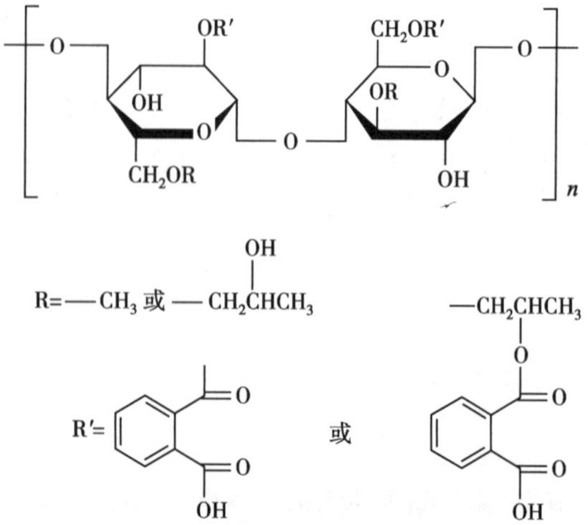

图 8-6　羟丙基甲基纤维素酞酸酯的化学结构式

2. 羟丙甲纤维素酞酸酯　羟丙甲纤维素酞酸酯(hypromellose methyl cellulose phthalate, HPMCP)化学结构式如图 8-6 所示,纤维素分子上部分羟基被甲基醚、2-羟丙基醚或酞酰酯取代而制得。HPMCP 是白色或类白色流动性良好的薄片状或颗粒状粉末,没有气味,或有轻微的酸性气味。HPMCP 结构中具有游离羧基,不溶于胃液,可在小肠上部溶解。不同型号 HPMCP 辅料产品的取代度和分子量不同,物理性能不同,如 HP-50、HP-55 和 HP-55S,分别对应于《美国药典》(USP/NF)收载的 NF220824、NF200731 和 NF200731。HP-50 可溶解在 pH 5 的介质中,HP-55 可溶解在 pH 5.5 的介质中,HP-55S 中的 S 指的是分子量较高,形成的衣膜不易开裂。HPMCP 作为片剂和微丸的肠溶包衣材料应用广泛,一般使用浓度在 5%~10%。各种型号的 HPMCP 见表 8-5。

表 8-5　各种型号的羟丙甲纤维素酞酸酯

型号	HP-50	HP-55	HP-55S
酞酰基含量	21%~27%	27%~35%	27%~35%
甲氧基含量	20%~24%	18%~22%	18%~22%
羟丙氧基含量	6%~10%	5%~9%	5%~9%
分子量	84 000	78 000	132 000

3. **醋酸羟丙甲纤维素琥珀酸酯**　醋酸羟丙甲纤维素琥珀酸酯(hypromellose acetate succinate,HPMCAS)的化学结构式如图 8-7 所示,为羟丙甲纤维素的醋酸、琥珀酸混合酯。按干燥品计算,含甲氧基为 12.0%~28.0%,2-羟丙氧基为 4.0%~23.0%,乙酰基为 2.0%~16.0%,琥珀酰基为 4.0%~28.0%。Shin-EtsuAaoat 为 HPMCAS 辅料的产品,其主要型号如表 8-6 所示。其中,AS-LG(LF)在 pH 5.5 溶解;AS-MG(MF)在 pH 6.0 溶解;AS-HG(HF)在 pH 6.5 溶解。包衣材料的 pK_a 越小,酸性越强,能完全溶解或溶胀所需的pH 越低。

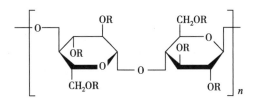

R=—H
　—CH$_3$
　—CH$_2$CH(CH$_3$)OH
　—COCH$_3$
　—COCH$_2$CH$_2$COOH
　—CH$_2$CH(CH$_3$)OCOCH$_3$
　—CH$_2$CH(CH$_3$)OCOCH$_2$CH$_2$COOH

图 8-7　醋酸羟丙甲纤维素
琥珀酸酯的化学结构式

表 8-6　醋酸羟丙甲纤维素琥珀酸酯的主要型号及性质

种类	型号	标记黏度/(mm^2/s)	乙酰基/%	琥珀酰基/%	平均粒度/μm	溶解时 pH	典型应用
醋酸羟丙甲纤维素琥珀酸酯 HPMCAS	AS-LF	3	8	15	5	≥5.5	微粉型(用于水分散体包衣体系)
	AS-MF		9	11		≥6.0	
	AS-HF		12	6		≥6.5	
	AS-LG		8	15	1 000	≥5.5	颗粒型(用于有机溶剂包衣体系)
	AS-MG		9	11		≥6.0	
	AS-HG		12	6		≥6.5	

4. **肠溶型丙烯酸树脂**　是甲基丙烯酸及其酯作为单体按不同的比例聚合而成的共聚物。肠溶型丙烯酸树脂产品有以下几种:

(1)Eudragit L-55:Eudragit L-55 为甲基丙烯酸和丙烯酸乙酯共聚物(甲基丙烯酸:丙烯酸乙酯=1:1),如图 8-8 所示。不溶于胃液,肠液中可溶(pH>5.5),溶于乙醇、丙酮、二氯甲烷,主要型号有 Eudragit L100-55、L30D-55。Eudragit L100-55 为固体粉末,Eudragit L30D-55 为固含量 30% 的水分散体。

(2)Eudragit L/S:Eudragit L 和 S 型为甲基丙烯酸和甲基丙烯酸甲酯的共聚物,如图 8-9 所示。游离羧基和酯的比例在 Eudragit L 中为 1:1,在 Eudragit S 中为 1:2。两种共聚物在中性和弱碱时可溶,能和碱形成盐。Eudragit L 可在 pH 6 肠液中溶解，Eudragit S 可在 pH 7 肠液中溶解。Eudragit L100 和 Eudragit S100 是固体粉末，Eudragit L12.5 和 Eudragit S12.5 是共聚物含量为 12.5% 的异丙醇溶液产品，Eudragit L12.5P 和 Eudragit S12.5P 是溶液中含有 1.25% 邻苯二甲酸二丁酯增塑剂的 Eudragit L12.5 和 Eudragit S12.5。不同肠溶型丙烯酸树脂的应用见表 8-7。

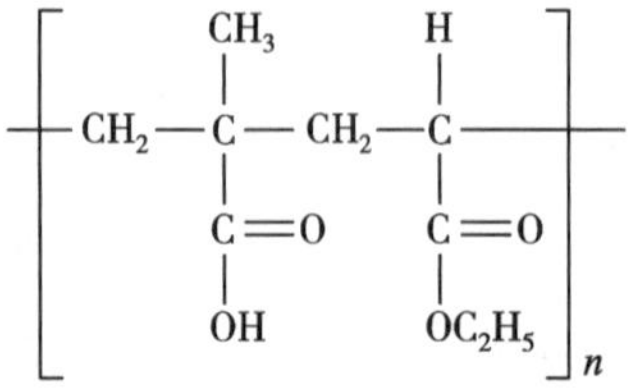

图 8-8　Eudragit L-55 化学结构式 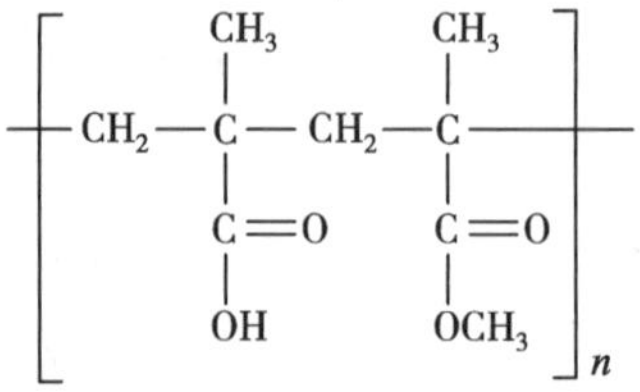　　　　图 8-9　Eudragit L/S 化学结构式

表 8-7　肠溶型丙烯酸树脂与应用

型号	供给形式	干聚合物含量	建议使用的溶剂或稀释剂	溶解性
Eudragit L 100-55	粉末	95%	丙酮，乙醇	pH 5.5 肠液中溶解
Eudragit L 30D-55	水分散体	30%	水	pH 5.5 肠液中溶解
Eudragit L 12.5P	有机溶液	12.5%	丙酮，乙醇	pH 6 肠液中溶解
Eudragit L 12.5	有机溶液	12.5%	丙酮，乙醇	pH 6 肠液中溶解
Eudragit L 100	粉末	95%	丙酮，乙醇	pH 6 肠液中溶解
Eudragit S 12.5P	有机溶液	12.5%	丙酮，乙醇	pH 7 肠液中溶解
Eudragit S 12.5	有机溶液	12.5%	丙酮，乙醇	pH 7 肠液中溶解
Eudragit S 100	粉末	95%	丙酮，乙醇	pH 7 肠液中溶解
EUDRAGIT FS 30D	水分散体	30%	水	pH 7 肠液中溶解

其他肠溶型辅料包括聚醋酸乙烯苯二甲酸酯、邻苯二甲酸醋酸淀粉、邻苯二甲酸糖类衍生物、聚甲基乙烯醚 - 马来酸酐共聚物的部分酶化物、虫胶等。

（二）肠溶制剂辅料的应用

奥美拉唑肠溶胶囊中辅料包括羟丙甲纤维素、聚山梨酯 80、磷酸氢二钠、磷酸三钠、药用微丸丸芯、丙二醇、Eudragit（L30D-55）、聚乙二醇 6000 和滑石粉。其中，Eudragit L30D-55 为肠溶包衣材料，聚乙二醇 6000 作为增塑剂。

替米沙坦和普伐他汀钠肠溶双层片中，将替米沙坦用聚乙二醇 6000 和氧化镁（MgO）制备固体分散体，以提高其在肠液中的溶解速率，MgO 作为碱化剂，使替米沙坦颗粒附近保持较高的 pH；普伐他汀钠使用肠溶型丙烯酸树脂水分散体包衣，可防止胃液对其的降解。在此基础上，制备由替米沙坦固体分散体和普伐他汀钠双层片芯组成的肠溶包衣双层片，并且在双层片芯与肠溶包衣之间引入隔离层。溶出实验表明该肠溶双层片在酸性介质（pH 1.0）中几乎不释放药物，在 pH 6.8 释放介质中 45 分钟内释药完全。该制剂同时解决了替米沙坦在肠道中水溶性差和普伐他汀钠在胃液中稳定性差的问题。

右兰索拉唑肠溶胶囊由两种不同 pH 依赖性的肠溶包衣微丸组成,可在不同时滞时间释药。一种微丸在给药后 1~2 小时内血药浓度达到峰浓度,另一种微丸在给药后 4~5 小时内达到峰浓度。可 24 小时控制非糜烂性胃食管反流病相关的胃灼热。右兰索拉唑肠溶胶囊所用辅料包括三种肠溶性丙烯酸树脂(临界溶解 pH 分别为 5.5、6 和 7)、碳酸镁、蔗糖、低取代羟丙纤维素、二氧化钛、羟丙纤维素、羟丙甲纤维素、滑石粉、PEG 8000、柠檬酸三乙酯、聚山梨酯 80 和角叉菜胶。该胶囊依据人体胃肠道不同部位 pH 的差异,选择了三种肠溶包衣材料,实现依赖肠道内的 pH 变化释放药物的目的。

二、结肠给药制剂用辅料及应用解析

结肠给药制剂口服后可避免在胃、十二指肠、空肠和回肠前端释放药物,而是转运至回盲肠或结肠部位才释放药物。结肠给药制剂可分为时间控制型、pH 依赖型、酶触发型等几种类型。

(一)时间控制型制剂用辅料

药物经口服后到达结肠的时间约为 6 小时,用合适的辅料制备具有 6 小时及以上时滞时间的迟释制剂,使药物在胃和小肠不释放,而到达结肠开始释放,达到结肠定位释药的目的。可在片芯中加入一定比例的崩解剂,外层包以蜡质辅料等低水渗透性衣膜,通过干法压制包衣或蜡质辅料溶解法在药芯外面形成外壳,使片芯密封在蜡质辅料中。通过调节包衣层的厚度和组成实现不同的释药时滞;通过改变片芯中崩解剂的种类和比例,调节片芯的崩解速度,实现各种脉冲释药速率。

(二)pH 依赖型制剂用辅料

结肠液 pH 为 7.0~7.5,比胃液和小肠液 pH 略高,采用在结肠 pH 环境下溶解的 pH 依赖型聚合物辅料作为包衣材料,使药物在结肠部位释放发挥疗效。

(三)酶触发型制剂用辅料

小肠与结肠间存在着显著的菌落梯度,且结肠内含有大量独特的酶系,一些辅料能被这些独特的酶所降解。通过前体药物、骨架片或包衣制剂,可以使药物在缺少结肠独特酶系的胃和小肠内顺利通过而不被降解,从而实现在结肠定位释药的目的。应用于该系统的辅料主要有偶氮类和多糖类。壳聚糖、果胶等天然多糖在人体胃液、小肠液中不降解,而能够被结肠中微生物产生的酶(如 β- 甘露聚糖酶、果胶酶、纤维素酶等)降解为单糖或低聚糖,可用作结肠定位给药系统的辅料。但天然多糖亲水性高,在消化液中易溶胀和溶蚀,使药物到达结肠前提前释放,其应用受到一定限制。天然多糖与其他辅料联合使用或进行化学修饰后可作为结肠定位给药系统的辅料,如壳聚糖、葡聚糖、果胶、瓜尔胶、直链淀粉和海藻酸等。

第五节 缓控 / 迟释制剂用辅料筛选与应用

在药物研发中,制剂创新可提高用药的安全性、有效性和依从性,且可提高药物的市场竞争性。下面以盐酸哌甲酯和盐酸维拉帕米为例介绍基于缓控释 / 迟释制剂的类型筛选与应用相应的辅料。

一、盐酸哌甲酯制剂用辅料筛选与应用

（一）盐酸哌甲酯适应证及需解决的问题

盐酸哌甲酯为中枢神经系统兴奋剂,适用于儿童注意缺陷多动障碍（attention deficit hyperactivity disorder, ADHD）的治疗。ADHD 的表现为注意力不集中、活动过度和冲动,造成学习困难,明显影响患者的学业和身心健康。

第一个盐酸哌甲酯制剂产品是普通片剂,有 5mg、10mg 和 20mg 三种规格,所用辅料包括淀粉（5mg 及 10mg 片剂）、乳糖、聚乙二醇、黄蓍胶（20mg 片剂）、硬脂酸镁、滑石粉。该制剂的起效时间为服药后的 20~30 分钟,平均达峰时间为 1.9 小时,顿服药效只能维持 3~6 小时。该药每日要口服 2~3 次（每隔 4 小时给药 1 次）,儿童须在学校至少服药一次,容易漏服,依从性差,且血药浓度不稳定,有较大的波动,带来厌食、体重减轻、头晕等不良反应。

为提高患儿服用盐酸哌甲酯的依从性,减少不良反应,理想的制剂应该具备便于服用、服药后能较快控制行为、作用时间延长、给药频率减少、血药浓度平稳等特征。

（二）盐酸哌甲酯缓释片用不溶性骨架辅料

盐酸哌甲酯缓释片所用辅料包括纤维素衍生物、乳糖、聚维酮、硬脂酸镁、棕榈醇、玉米蛋白、矿物油、二氧化钛。纤维素衍生物为缓释片中起延缓药物释放作用的骨架材料,包括 EC。EC 为水不溶性辅料,可以使整个骨架带有疏水性,降低整个片剂的润湿性,减缓药物的溶出速率。

（三）盐酸哌甲酯控释片用渗透泵控释型辅料

盐酸哌甲酯控释制剂最外层速释层含 22% 的药物剂量,两层药库片芯含 78% 的控释药物剂量。盐酸哌甲酯控释制剂的示意图如图 8-10 所示。

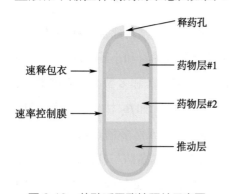

图 8-10　盐酸哌甲酯控释片示意图

盐酸哌甲酯控释片一般在早餐前服用,当药物进入胃肠道后,最外层速释层首先溶解释放药物（约占总量的 22%）,服药后可较快控制症状。片芯分 3 部分,由一个推进层和两个药物层构成,推进层含渗透压活性物质,吸收水分膨胀,将第一部分哌甲酯药库缓慢恒速从激光小孔平稳推出,提供上午所需的血药浓度;推进层继续膨胀,第二部分浓度更高的哌甲酯药库在下午被平稳推出,形成上升型的血药浓度,保证下午症状的良好控制,使疗效覆盖整个下午和傍晚。

（四）多单元微丸双时相释放型缓释胶囊用不同性能的辅料

盐酸哌甲酯缓释胶囊含 30% 速释微丸和 70% 缓释微丸。所用辅料包括蔗糖空白丸芯、癸二酸二丁酯、聚乙烯吡咯烷酮、明胶、羟丙甲纤维素、二氧化钛、聚乙二醇、FD&C 蓝 2 号、乙基纤维素水分散体、氧化铁黄。在缓释胶囊中,速释部分使用的衣膜为羟丙甲纤维素。HPMC 为亲水性衣膜,无阻滞药物释放作用,盐酸哌甲酯可迅速溶出,发挥控制症状作用。乙基纤维素水分散体和癸二酸二丁酯为缓释微丸的包衣成分。乙基纤维素为水不溶性包衣膜,从而起到膜控释作用,癸二酸二丁酯为乙基纤维素衣膜的增塑剂。

除上述双时相缓释胶囊外,目前已上市的盐酸哌甲酯缓释胶囊还有两种(表 8-8),一种含 50% 速释微丸和 50% 缓释微丸,另一种含 30% 速释微丸和 70% 缓释微丸。双时相释放药物,起效快,顿服药效维持 8 小时,改善血药浓度波动,无吞咽障碍,两种胶囊的非活性成分基本相似。

表 8-8　两种盐酸哌甲酯缓释胶囊所用辅料及其作用

胶囊 1	作用	胶囊 2	作用
蔗糖空白丸芯	丸芯	蔗糖空白丸芯	丸芯
聚甲丙烯酸铵酯	微丸包衣	聚甲丙烯酸铵酯	微丸包衣
甲基丙烯酸共聚物	微丸包衣	甲基丙烯酸共聚物	微丸包衣
聚乙二醇	增塑剂	聚乙二醇	增塑剂
滑石粉	助流剂	滑石粉	助流剂
柠檬酸三乙酯	增塑剂	柠檬酸三乙酯	增塑剂
明胶	胶囊壳	明胶	胶囊壳
黑色氧化铁(10mg 和 40mg 胶囊)	色素	ink Tan SW-8010	色素
黄色氧化铁(10mg、30mg 和 40mg 胶囊)	色素	FD&C 蓝 2 号(5mg 胶囊)	色素
红色氧化铁(10mg 和 40mg 胶囊)	色素	FDS/E172 黄色氧化铁(10mg 胶囊)	色素
二氧化钛	色素	二氧化钛	色素

可以看出,二者除了用于外观识别的色素辅料有差别,其他辅料成分一致。这两种制剂使用了渗透型聚甲丙烯酸铵酯和肠溶型甲基丙烯酸共聚物作为微丸的缓控释包衣。

(五)盐酸哌甲酯透皮贴剂用膜控型缓释辅料

该贴剂以乙烯 - 醋酸乙烯酯共聚物为背衬层,含有盐酸哌甲酯的丙烯酸和硅氧烷为黏胶层,涂有氟聚合物的聚酯为保护衬里。制剂剂量由贴剂面积控制。

(六)盐酸哌甲酯口服缓释混悬剂用辅料

该混悬剂属于双时相口服缓释混悬剂,含有 20% 的速释成分和 80% 的缓释成分。该药物结合了液体制剂和缓释制剂的优点。起效快,缓慢释放药物,便于吞咽,且每日只用服药 1 次。盐酸哌甲酯口服缓释混悬剂中的药用辅料包括聚苯乙烯磺酸钠离子交换树脂、聚醋酸乙烯酯、聚乙烯吡咯烷酮、蔗糖素、甘油醋酸酯、泊洛沙姆 188、乳糖、淀粉、无水柠檬酸三钠、黄原胶、无水柠檬酸、滑石粉、苯甲酸钠、二氧化硅、邻苯二甲酸酯。

聚苯乙烯磺酸钠离子交换树脂是一种不溶性的强酸钠盐,其游离的钠离子可用于阳离子交换。由于该树脂为不溶性强酸强碱盐,其离子交换能力几乎不依赖于 pH 变化。由于哌甲酯哌啶上的 N 具有碱性,在一定条件下可以形成阳离子,可与聚苯乙烯磺酸钠离子交换树脂上的钠离子进行离子交换。聚苯乙烯磺酸钠离子交换树脂将药物结合到不溶性聚合物骨架,形成药物树脂复合物,体内高电解质浓度环境中,药物从树脂中释放。药物的释药主要受到药物在树脂聚合物中的扩散速率、药物对树脂的选择性和解吸附过程中溶液电解质的性质和浓度等因素的影响。由于药物对树脂的解吸附需要时间,离子交换树脂的使用可减少药物的突释,增加血药浓度的稳定性。聚醋酸乙烯酯用于对哌甲酯 - 聚苯乙烯磺酸钠树脂骨架颗粒进行包衣,实现缓释。混悬剂中 20% 的速释成分和 80% 的缓释成分分别为未包衣和聚醋酸乙烯酯包衣的哌甲酯－聚苯乙烯磺酸钠离子交换树脂微粒。聚醋酸乙烯酯是一种水不溶性的聚合物，可以阻滞药物释放，当聚醋酸乙烯酯作为包衣膜时，通常会加入一定的增塑剂来改善其衣膜强度和释放特性，邻苯二甲酸酯作为增塑剂。

（七）盐酸哌甲酯缓释口崩片用速释和缓释辅料

盐酸哌甲酯缓释口崩片含有 25% 的速释部分和 75% 的缓释部分，服药后 1 小时起效，持续药效 12 小时，每日仅需服用一次药物，无须水吞服，无吞咽障碍。该口崩片所用辅料包括甘露醇、二氧化硅、果糖、柠檬酸三乙酯、微晶纤维素、硬脂酸镁、交联聚乙烯吡咯烷酮、乙基纤维素、丙烯酸甲酯、蔗糖素、聚苯乙烯磺酸。聚苯乙烯磺酸离子交换树脂作为载药骨架材料，使用难溶性 EC 作为缓释部分的包衣。交联聚乙烯吡咯烷酮为高效崩解剂。交联聚乙烯吡咯烷酮具有毛细管活性高、水合能力强的特点，崩解性能比相同用量的干淀粉和交联羧甲纤维素好。

二、盐酸维拉帕米制剂用辅料筛选与应用

（一）盐酸维拉帕米适应证

盐酸维拉帕米为 L 型钙通道阻滞剂，用于治疗高血压、心绞痛及心律失常。该药物在生物药剂学系统分类中属于 BCS Ⅰ 类化合物。临床报告显示在清晨 6 点至中午 12 点期间为心血管疾病发作的高峰期，血压在该时段达到最高值。血压晨峰会促使清晨时段心脑血管疾病事件（心肌梗死、脑卒中等）的增加。心绞痛和猝死往往会在上午 9 时左右发生，此时段发作的心脏病比晚上 11 时发病几率高 3 倍左右。因而，盐酸维拉帕米制剂的改良从平稳血药浓度和减少给药次数的缓控释制剂进一步依据时辰药理学进行迟释制剂研发。

（二）盐酸维拉帕米缓释骨架片用辅料

采用凝胶骨架材料制备盐酸维拉帕米缓释骨架片。该骨架片以海藻酸盐为凝胶骨架材料制成，药物释放为 pH 依赖型。为了克服食物和胃肠道 pH 环境对盐酸维拉帕米口服吸收的影响，加入了 HPMC。在酸性环境中（如胃），HPMC 吸水在片剂表层形成凝胶层。药物在凝胶层内溶解，接着以较慢的速度扩散进入周围的含水环境。随着片剂从胃进入肠道，环境的 pH 上升，片剂中海藻酸盐也开始溶胀成凝胶层，形成了药物扩散和骨架溶蚀的阻碍层。80% 的药物符合零级释药规律。在含有海藻酸盐和 HPMC 的骨架系统中联合使用阴离子型聚合物（如甲基丙烯酸共聚物），几乎 100% 的药物释放行为符合零级动力学。

（三）盐酸维拉帕米缓释胶囊用辅料

采用不同功用的辅料制备盐酸维拉帕米缓释胶囊。该缓释胶囊为多单元微丸双时相释药系统，该系统含有 20% 速释微丸和 80% 缓释包衣微丸。其中，丸芯的组成有蔗糖或淀粉空白丸芯、盐酸维拉帕米、苹果酸、滑石粉、HPMC；包衣液的组成有 5%HPMC、5%EC、滑石粉。其中，HPMC 和 EC 均混悬在甲醇与二氯甲烷混合液（60∶40）中，难溶性 EC 包衣是达到缓释作用的主要辅料。

（四）盐酸维拉帕米多单元微丸迟释制剂用辅料

选择合适辅料制备具有时辰治疗作用的维拉帕米多单元微丸迟释制剂。该制剂以疏水性虫胶为迟释包衣膜，以亲水性明胶和聚乙烯吡咯烷酮为复合包衣材料，当亲水性聚合物溶蚀后会在衣膜上形成水通道，水分子进入丸芯，维拉帕米溶解经水通道释放。衣膜中明胶和 PVP 溶蚀的时间为时滞时间。患者晚上睡前 10 点服用该制剂,服药后间隔 4~5 小时于次日凌晨 2 点开始缓释盐酸维拉帕米,清晨心血管病高发时段血药浓度达峰,可以更有效地治疗疾病。通过调节包衣膜聚合物的类型、组成和使用量来控制、延迟起效的时滞时间。

(五)盐酸维拉帕米迟释和渗透泵控释型制剂用辅料

采用多种功能性辅料制备时辰治疗迟释和渗透泵控释型维拉帕米制剂。该制剂为一种双室推-拉渗透泵。通过在片芯和外层半透膜间额外加入可溶蚀包衣层使得药物释放延迟。根据内包衣的组成和用量,可调控药物开始释放的时间。该迟释渗透泵制剂由内至外的组成为片芯(含药层和渗透助推层)、迟释包衣和半透膜包衣三部分。其中含药层包括盐酸维拉帕米、聚氧乙烯、氯化钠、聚维酮、硬脂酸镁。渗透助推层包括聚氧乙烯、氯化钠、羟丙纤维素、硬脂酸镁。迟释包衣膜包括羟丙甲纤维素。半透膜包括醋酸纤维素、聚乙二醇。该维拉帕米迟释制剂可延迟 3 小时释放维拉帕米,开始释药后在渗透泵作用下药物缓慢恒速释放,可有效控制心血管疾病的"晨峰现象"同时平稳血药浓度。

在盐酸哌甲酯的制剂改良中,通过制剂的设计和调节药物释放速率辅料的应用,研发缓控释制剂,减缓药物释放速率,平稳血药浓度,减少给药次数,增强患者依从性。再进一步将制剂改良为双时相释药制剂,达到快速且持续地控制疾病症状的目的,体现更加智能化的制剂发展。此外,设计盐酸哌甲酯儿童友好型制剂,由原来体积比较大、患儿较难服用的片剂和胶囊发展为用药更为方便的贴剂、混悬液、咀嚼片和口崩片,这些剂型都极大地提高了患者的依从性。盐酸维拉帕米制剂改良依据心血管疾病发病的时间规律,应用不同性质的药用辅料设计具有合适时滞时间的迟释制剂,即可方便患者服药,又可使血药浓度达峰时间与疾病节律性发作高风险时段匹配,达到最佳疗效。盐酸哌甲酯制剂和盐酸维拉帕米制剂的改良离不开药物辅料的组合和应用,巧妙合理地应用药用辅料调节药物释放方式和速率,对新制剂的研发有重要作用。

思考和讨论题

1. 如何基于辅料的理化特性,研发缓控释药物制剂?
2. 简述缓控释药用辅料的分类及特性。

(冯　敏　黄　欢　韦润秀　孙　然)

参考文献

[1] 国家药典委员会. 中华人民共和国药典[M]. 2020 年版. 北京:中国医药科技出版社,2020.

[2] 郭圣荣. 药用高分子材料[M]. 北京:人民卫生出版社,2009.

[3] 崔福德. 药剂学[M]. 7 版. 北京:人民卫生出版社,2012.

[4] 颜耀东. 缓释控释制剂的设计与开发[M]. 北京:中国医药科技出版社,2006.

[5] MISRA A, SHAHIWALA A. Applications of polymers in drug delivery[M]. The United Kingdom:Smithers Rapra Technology, 2014.

[6] 平其能. 现代药剂学[M]. 北京:中国医药科技出版社,1998.

[7] VERMA R K, KRISHNA D M, GARG S. Formulation aspects in the development of osmotically controlled oral drug delivery systems[J]. Journal of Controlled Release, 2002, 79(1):7-27.

[8] CORTESE S, D'ACUNTO G, KONOFAL E, et al. New formulations of methylphenidate for the treatment of attention-

deficit/hyperactivity disorder：pharmacokinetics，efficacy，and tolerability［J］. CNS drugs，2017，31（2）：149-160.

［9］CHILDRESS A，SALLEE F R. The use of methylphenidate hydrochloride extended release oral suspension for the treatment of ADHD［J］. Expert Review of Neurotherapeutics，2013，13（9）：979-988.

［10］R. C. 罗，P. J. 舍斯基，P. J. 韦勒. 药用辅料手册［M］. 4 版. 北京：化学工业出版社，2005.

［11］邱怡虹，陈义生，张光中. 固体口服制剂的开发——药学理论与实践［M］. 北京：化学工业出版社，2013.

［12］DAVOODI P，LEE L Y，XU Q. Drug delivery systems for programmed and on demand release［J］. Advanced Drug Delivery Reviews，2018，132：104-138.

［13］唐星. 口服缓控释制剂［M］. 北京：人民卫生出版社，2007.

［14］J. 西尼尔，M. 拉多米斯基. 可注射缓释制剂［M］. 北京：化学工业出版社，2005.

［15］李宵凌，B. 贾斯蒂. 控释药物传递系统的设计［M］. 北京：化学工业出版社，2008.

［16］郑俊民. 药用高分子辅料［M］. 3 版. 北京：中国医药科技出版社，2009.

第九章　中药制剂用辅料

问题导航

1. 中药制剂用辅料的特点?

2. 针对中药制剂原料(中药饮片、复方提取物等)的特性,在中药新制剂研究中,如何筛选和应用辅料?

第一节　概　　述

中药制剂,是指在中医药理论指导下,根据《中国药典》、制剂规范和其他规定的处方将中药材加工制成具有一定规格,并标明功能主治和用法用量,可供临床直接使用的药品,包括中药有效成分、提取物、中药单味药制剂及中药复方制剂等。

中药制剂用辅料不仅是原料药物制剂成型的物质基础,还与制剂工艺过程、药品质量、给药途径、作用方式、临床疗效等密切相关。本章主要介绍传统中药制剂用辅料及其应用。

一、中药制剂及其辅料的发展

(一)传统中药制剂及其辅料的发展历史

辅料的应用贯穿于整个中药制剂的历史。早在夏禹时期(公元前 2140 年),就用酒浸渍中药材以制作药酒。用水煎煮中药制备汤剂最早见于商代(公元前 1766 年),《史记殷本纪》中有"伊开以滋味说汤"。在商代,动物胶、蜂蜜、淀粉、酒、醋、植物油(芝麻油)、动物油(羊脂、豚脂等)等辅料已被应用于中药制剂。马王堆汉墓出土的医方书《五十二病方》不仅记载了膏、丹、丸、散、曲、油、药浆、胶等剂型,而且记载了醋、酒和油脂等相关辅料的应用。

东汉,在张仲景所著的《伤寒论》和《金匮要略》中,不仅有众多中药剂型,还有动物胶汁、炼蜜以及淀粉糊作为赋形剂制备丸剂的记载。

两晋、南北朝时期,葛洪所著《肘后备急方》记载的剂型,除汤剂外,还有丸、膏、散、酒、栓、洗、搽、含漱、滴耳、眼膏、灌肠、熨、熏、香囊及药枕等 10 余种。此外,涉及的赋形剂种类颇多,如蜜、酒、醋(苦酒）、药汁、泥、面糊、水、麻油、猪脂、羊脂、鸡子白或黄、乳汁、胶汁、枣泥、唾液、米泔水等，其中以蜜、醋、酒的使用最多。

唐代孙思邈在《备急千金要方》和《千金翼方》记载了 20 余种剂型，涉及辅料 38 种，《备急千金要方》中还设有制药总论专章，阐述了药物制剂理论、工艺和质量等，促进了中药制剂的发展。

宋代，由太医院颁布了我国历史上第一部制剂规范《太平惠民和剂局方》，系统地叙述了"处方""合药""服药食禁""服饵"和"药石炮制"等制剂规范，其中记载的辅料多达 90 余种。

金元时期，李杲（李东垣）在《汤液本草》指出："大抵汤者，荡也，去大病用之；散者，散也，去急病用之；丸者，缓也，不能速去之，其用药之舒缓而治之意也"，指出不同剂型对治疗效果的影响不同；"水丸取其易化，蜜丸取其缓化，糊丸取其迟化，蜡丸取其难化"说明了不同辅料对药物释放和疗效发挥快慢的影响。

明代李时珍著有的《本草纲目》收载剂型近 40 种，并设有专章论述制剂及辅料。文中的"蔗，脾之果也，其浆甘寒，能泻火热煎炼成糖，则甘温助湿热，所谓积温成热也"，提出了蔗糖"药辅合一"的特性，认为辅料并非完全惰性。

近代，由于我国科技发展缓慢、战争频发，药物制剂技术及药用辅料的发展几乎处于停滞状态。

（二）现代中药制剂辅料发展概况

现代中药制剂发展迅速，大量新辅料的开发与应用，很大程度地克服了中药制剂浸膏服用量大或药粉黏性强、易吸湿，部分药效成分水溶性差、稳定性差、易挥发及味道刺激等问题，有效提高了其成型性、稳定性和患者依从性。

如乳糖、微晶纤维素、预胶化淀粉等辅料，有效改善了中药片剂、颗粒剂、胶囊剂等固体制剂制备过程中的流动性和可压性；交联聚乙烯吡咯烷酮、交联羧甲纤维素钠和低取代羟丙基纤维素等超级崩解剂加速了中药分散片的发展，已有银杏叶分散片、血塞通分散片、元胡止痛分散片、独一味分散片等 40 多个品种上市；丙烯酸树脂类等包衣材料有效解决了中药固体制剂吸潮的问题；以速释、缓控释高分子材料制备中药新剂型，已成为研究和开发的热点领域，已有复方丹参滴丸、雷公藤双层片、正清风痛宁缓释片等品种上市；随着纳米制剂技术和新辅料的发展与应用，纳米中药制剂的研究方兴未艾，如复方牛黄醒消丸纳米给药系统、复方丹皮酚纳米乳、纳米丹参酮固体脂质颗粒等制剂，但目前还处在实验室阶段。

二、中药制剂用辅料的特点

中药制剂辅料的显著特点在于其"药辅合一"，即既有药效作用又具备辅料的功能。

一方面，处方中某些药物充当辅料的角色，利用其特殊的理化性质以及分散、吸附或助悬等功能，辅助制剂的成型与稳定，即"药之为辅"。如《丹溪治法心要》记载"生甘草汁调地龙粪，轻轻敷之"以治疗阴囊肿痛，其中甘草汁起缓急止痛、解毒作用的同时兼作黏合剂便于制剂成型；中药半浸膏片制备中，药材的稠浸膏既是药物，又可作为黏合剂。另一方面，某些辅料能改变其他药物的溶解、释放或吸收等性质，协同增效减毒，即"辅之为药"。如辽源七厘散内服需用黄酒调服，由于乳香、没药等树脂类药材粉末导致散剂润湿性差，利用黄酒降低胃肠液在这些药粉的表面张力，有利于散剂快速均匀分散，便于吸收；紫草膏中的麻油既作为溶解有效成分的溶媒，又是制备软膏的基质。

由于中药成分复杂,辅料对中药制剂中各组方药的影响往往不甚清楚。此外,受药材产地、采收季节及制备工艺等的影响,制剂中辅料的用量大多难以统一,这在一定程度上制约了中药制剂辅料的发展和应用。

第二节　传统中药制剂用辅料及应用解析

传统中药制剂,系指丸散膏丹、酒露汤饮、胶曲茶锭等,多以原粉入药,亦有经提取后制剂成型。本节将根据剂型分别介绍其常用辅料。

一、汤剂、煮散、茶剂用辅料

(一)概述

汤剂系指将中药饮片加水煎煮,去渣取汁制成的液体制剂,亦称"汤液"。汤剂是传统中药剂型,制法简单,但汤剂久置易变质,携带不便。

以药材粗颗粒与水共煮,去渣取汁而制成的液体药剂称为"煮散"。与汤剂比较,其有节省药材、便于煎煮、提高效率的特点。

茶剂系指饮片或提取物(液)与茶叶或其他辅料混合制成的内服制剂,《神农本草经》在记载流传茶的起源时说:"神农尝百草,一日遭七十二毒,得茶而解之。"根据组成,可将茶剂分为有药有茶与有药无茶两类。前者如午时茶、杜仲茶和姜茶;后者如人参茶和参斛茶。

(二)辅料

汤剂、煮散与茶剂采用煎煮法、浸渍法制备,辅料为药用纯化水。多糖、蛋白质、氨基酸、鞣质、生物碱盐及苷类都能被水溶出,但水提液容易变质,不易保存。

(三)应用解析

罗布麻茶

该茶剂辅料为水,水为提取溶剂,服用时通过加水浸泡,浸提出罗布麻叶中有效成分。

附处方:

【处方】罗布麻叶 3 000g。

【制法】取罗布麻叶,除去杂质,杀青、揉捻、炒干,分装,制成 1 000 袋,即得。

二、丸剂用辅料

(一)概述

丸剂系指原料药物与适宜的辅料制成的球形或类球形固体制剂。根据制备方法和辅料的不同,分为水丸、蜜丸、水蜜丸、浓缩丸、蜡丸、糊丸、滴丸等多种类型,主要供内服。

《伤寒论》与《金匮要略》中提出采用蜂蜜、糖、淀粉糊及动物胶汁作丸剂的黏合剂。东晋时期,葛洪利用某些药物本身的黏合力制丸,如用鸡冠血、牛胆汁、鸡子白等;金元时期出现了丸剂包衣,明代有"朱砂为衣",并一直沿用至今,如七珍丸等;清代郭佩兰发明了以川蜡为衣料的肠溶衣丸剂。

（二）辅料

传统中药丸剂辅料多用蜂蜜、水、糊粉和蜂蜡等,制备方法主要有泛制法和塑制法。

1. **水**   水能使药材中某些成分如黏液质、胶类、糖、淀粉等润湿后产生黏性,使药材细粉可泛制成丸。泛丸用水为蒸馏水、新鲜的冷开水或去离子水,且成丸后应立即干燥。

2. **酒**   常用白酒与黄酒两种。酒既是一种润湿剂,也是一种良好的溶剂,有助于生物碱、挥发油等成分的溶出,以提高药效。酒具有防腐作用,使药物在泛丸过程中不易霉败,且易于挥发,成丸后容易干燥。

3. **醋**   古称酢、醯、苦酒。醋以米、麦、高粱以及酒精等酿制而成,味酸、苦,性温,有止痒、祛风、杀虫、杀菌防腐等功能。醋既是一种润湿剂,能润湿药粉使其黏合成丸;又可与药材中的生物碱等成分发生反应,增加其溶解度,提高疗效,如香连丸;还能与大戟、芫花等药物中的三萜类毒性成分发生化学反应生成毒性很小的衍生物而使其毒性降低。

4. **药汁**   某些药材不宜制粉,可制成药汁,作润湿剂或黏合剂,既有利于保存药性、提高疗效,也便于操作。处方中含纤维丰富的药物(如丝瓜络、石韦)、质地坚硬的药物(如自然铜、磁石)、树脂类(如乳香、没药)、浸膏类(如儿茶、芦荟)、糖黏性(如熟地黄)、胶类(如阿胶、龟甲胶)等难以制成细粉的药材,可取其煎汁或加水溶化作润湿剂或黏合剂;含有生姜、大葱或其他鲜药时,可将鲜药捣碎榨取其汁或水煎汁作润湿剂或黏合剂。

5. **蜂蜜**   是蜜丸的主要赋形剂,味甜芳香有矫味作用。同时,蜂蜜具有镇咳缓下、润燥、解毒的作用。由于蜂蜜黏稠,使蜜丸在胃肠道中逐渐溶散释药,故作用持久。蜂蜜含有大量还原糖,能防止药材中易氧化的成分变质。常用的蜂蜜有荆条花蜜、枣花蜜、杂花蜜及荞麦花蜜等。蜂蜜应用前需炼制,其目的是除去杂质,破坏酶类,杀死微生物,降低水分含量,增加黏合力。炼蜜根据其炼制程度分为嫩蜜、中蜜和老蜜,可根据处方中药粉的性质选用。

6. **糊粉**   有糯米粉、面粉、黍米粉、神曲粉等,其中糯米粉和面粉最为常用。由于糊粉黏合力较好,一般可作为黏合剂,多用于制备糊丸。糊粉干燥后,丸粒坚硬,在胃内溶散迟缓,可缓慢释药、达到延长药效的作用。

7. **蜂蜡**   蜂蜡味甘,性微温,有收涩敛疮、生肌止痛之功。《神农本草经》将蜂蜡列为"上品"。由于蜂蜡含软脂酸蜂脂,极性小,不溶于水,制成的丸剂在体内释放药物极缓慢,可延缓药物的吸收而起到长效作用,通过调节蜂蜡用量又可使丸药在肠道起效,从而防止药物对胃的强烈刺激或中毒反应。

（三）应用解析

艾附暖宫丸

该丸剂辅料为炼制后的蜂蜜,做黏合剂,利于丸剂成型。此外,蜂蜜的滋润作用还可缓和艾叶、吴茱萸、肉桂温燥伤阴之弊,起到"使药"的作用。

附处方:

【**处方**】艾叶(炭)120g,醋香附240g,制吴茱萸80g,肉桂20g,当归120g,川芎80g,白芍(酒炒)80g,地黄40g,炙黄芪80g,续断60g。

【**制法**】以上十味,粉碎成细粉,过筛,混匀。每100g粉末加炼蜜110~130g,制成小蜜丸或大蜜丸,即得。

七珍丸

该丸剂辅料为水和朱砂,水作为润湿剂,可诱发药材细粉黏性,可泛制成丸。朱砂作为药物衣,可提高全方镇静安神、定惊豁痰、清热解毒的作用。

附处方:

【处方】炒僵蚕 160g,全蝎 160g,人工麝香 16g,朱砂 80g,雄黄 80g,胆南星 80g,天竺黄 80g,巴豆霜 32g,寒食曲 160g。

【制法】以上九味,除人工麝香、巴豆霜外,雄黄、朱砂分别水飞成极细粉;其余炒僵蚕等五味粉碎成细粉。将人工麝香研细,与上述粉末(取出适量朱砂作包衣用)配研,过筛,混匀,用水泛丸,低温干燥,用朱砂粉末包衣,即得。

三、散剂用辅料

（一）概述

散剂系指原料药物或与适宜的辅料经粉碎、均匀混合制成的干燥粉末状制剂。《黄帝内经》已有散剂的记载。《名医别录》中有"先切细曝燥乃捣,有各捣者,有合捣者……"对散剂的粉碎方法论述。

散剂有易分散、奏效快的特点,如李东垣所言:"散者散也,去急病用之"。散剂制法简便,剂量可随意增减,运输携带方便,但由于药物粉碎后,比表面积加大,故其嗅味、刺激性、吸湿性及化学活性也相应增加,使部分药物易起变化,挥发性成分易散失。所以一些腐蚀性强及易吸潮变质的药物,不宜配成散剂。传统的散剂制备有"冶""研""捣""剉""咀"等,具体包括直接研末服,或炒后研末,或温酒调服,或醋、蜜、茶、香油调服,或酒蒸为末。

（二）辅料

滑石粉、冰片为传统中药散剂最常用辅料。

1. **滑石粉**　味甘、性寒,具有清热、解暑、渗湿、利尿等功能。因其粉末直径较小,流动性好,故常用作散剂的分散剂、稀释剂等。

2. **冰片**　用于散剂,可掩盖药物不良气味,且冰片有开窍醒神、清热止痛之功,故可药辅两用。

（三）应用解析

益元散

处方中滑石粉为分散剂、稀释剂,同时滑石粉还有药辅合一的作用。滑石淡能利窍,滑能通利,具泻热通淋之效。

附处方:

【处方】滑石 600g,甘草 100g,朱砂 30g。

【制法】以上三味,滑石、甘草粉碎成细粉,朱砂水飞成极细粉,与上述粉末配研,过筛,混匀,即得。

四、煎膏剂用辅料

（一）概述

煎膏剂系指饮片用水煎煮,取煎煮液浓缩,加炼蜜或糖(或转化糖)制成的半流体制剂。煎膏剂多以滋补为主,兼具有缓和的治疗作用,故又称膏滋。煎膏剂由汤剂(煎剂)浓缩演变而来,凡汤丸之有效者,皆可熬膏服用,东汉张仲景《金匮要略》记载的大乌头膏,是内服膏剂的最早记载。

（二）辅料

煎膏剂的赋形剂有炼糖或炼蜜,就糖而言有冰糖、蔗糖、红糖、白糖、饴糖等,就蜜而言有槐花蜜、油菜花蜜、荞麦花蜜等,使用前都必须加以炼制。鹿角胶、龟甲胶、阿胶等也可作为煎膏剂的辅料。

1. **蜂蜜的炼制**　将蜂蜜置适宜锅内加热至沸,过筛除去死蜂、浮沫及杂质等,再继续加热至色泽无明显变化,稍有黏性或产生浅黄色有光泽的泡,以手捏之有黏性,但两手指分开无白丝。

2. **炼糖方法**　有炒糖法、转化糖法。炒糖法系将蔗糖置适宜锅内,直火加热,不断炒拌,直到糖全部融化,色转黄至发泡及微有青白烟即可,此法劳动强度大,炒糖的标准不易掌握,容易造成焦糊。转化糖法为取蔗糖置夹层锅内,加 20%~50% 水溶解,蒸汽加热煮沸 0.5 小时,加入含糖量 0.1% 酒石酸或 0.3% 枸橼酸搅拌均匀,保持温度 110~115℃,2 小时转化,至糖液金黄色,透明清亮,冷却至 70℃加入 0.36% 碳酸氢钠中和,此法操作容易掌握,且糖不易焦化,蔗糖转化率可达 65% 左右。

（三）应用解析

益母草膏

该煎膏剂辅料为红糖,有矫味作用。为防止返砂现象,在炼糖时通常会加入含糖量 0.1% 酒石酸或 0.3% 枸橼酸。红糖性温,具温补中焦,活血化瘀之功,与益母草相合寒温并用,活血调经,利尿消肿。

附处方:

【制法】取益母草 1 000g,切碎,加水煎煮二次,每次 2 小时,合并煎液,滤过,滤液浓缩至相对密度为 1.21~1.25（80℃）的清膏。每 100g 清膏加红糖 200g,加热溶化,混匀,浓缩至规定的相对密度,即得。

五、酒剂用辅料

（一）概述

酒剂系指饮片用蒸馏酒提取调配而制成的澄清液体制剂。酒剂多供内服,也可外用,还可加入适量的糖和蜂蜜矫味。《黄帝内经》记载用五谷制作"汤液醪醴"（醪醴即治病的药酒）谓邪气时至,服之完全。《汉书·食货志》中亦提到:"酒,百药之长"。酒性温,味甘苦辛,散寒,入心、肝、肺、胃经。由于酒本身具有活血、散寒、升提等作用,故多用于制备风湿药酒。此外,酒具有防腐作用且穿透力强,适宜提取厚味滋补药物和动物药,可用于制备滋补药酒,如参茸酒。

（二）辅料

一般用白酒和黄酒。白酒消冷寒气、燥痰湿、开郁结、止水泄,如雷公藤药酒等。黄酒健脾开胃、舒筋活血、利湿、散癖、补血养颜、延年益寿等,如鹿龟酒等。

内服药酒应用谷类蒸馏酒,不能加入乙醇替代。黄酒一般为淡黄色透明液体,气味醇香特异;白酒一般为无色透明液体,制备药酒所用白酒含醇量一般为 50%~70%。

（三）应用解析

冯了性风湿跌打药酒

辅料为白酒,蒸制后药材软化,水分容易进入药材的空隙中,再用白酒为溶剂,可提高浸提效率。白酒温通活血,以助药力直达病所。

附处方：

【处方】丁公藤 2 500g,桂枝 75g,麻黄 93.8g,羌活 7.5g,当归 7.5g,川芎 7.5g,白芷 7.5g,补骨脂7.5g,乳香 7.5g,猪牙皂 7.5g,陈皮 33.1g,苍术 7.5g,厚朴 7.5g,香附 7.5g,木香 7.5g,枳壳 50g,白术 7.5g,山药 7.5g,黄精 20g,菟丝子 7.5g,小茴香 7.5g,苦杏仁 7.5g,泽泻 7.5g,五灵脂 7.5g,蚕沙 16.2g,牡丹皮7.5g,没药 7.5g。

【制法】以上二十七味,除乳香、五灵脂、木香、没药、麻黄、桂枝、白芷、小茴香、羌活、猪牙皂外,其余丁公藤等十七味混匀,蒸 2 小时,取出,放冷,与上述乳香等十味合并,置容器内,加入白酒 10kg,密闭浸泡 30~40 天,滤过,即得。

六、胶剂用辅料

（一）概述

胶剂系指将动物皮、骨、甲或角用水煎取胶质,浓缩成稠胶状,经干燥后制成的固体块状内服制剂。胶剂的历史可追溯至先秦时期,早在《五十二病方》中就有以葵种汁煮胶治疗瘅（癃）病的记载;《神农本草经》中载有"白胶"（即鹿角胶）和"阿胶"（即傅致胶）。胶剂的主要成分为动物胶原蛋白及其水解产物,具有补血、止血、祛风及妇科调经等功效,可用以治疗虚劳、羸瘦、吐血、衄血、崩漏、腰腿酸软等症。

胶剂常分为四类：①以动物皮为原料的皮胶类,如阿胶、黄明胶等;②以动物骨骼为原料的骨胶类,如狗骨胶等;③以动物甲壳为原料的甲胶类,如龟板胶、鳖甲胶等;④以动物骨化角为原料的角胶类,如鹿角胶。

（二）辅料

为了矫味矫臭、沉淀杂质、辅助成型,胶剂制备过程中常加入糖、油、酒、明矾等辅料。

1. **冰糖** 加入冰糖可使胶剂的透明度和硬度增加,并有矫味作用。如无冰糖,也可用白糖代替。

2. **油类** 主要有花生油、豆油和麻油。油可降低胶的黏度,便于切胶;且在浓缩收胶时,锅内气泡也容易逸散。

3. **酒类** 制胶用酒以黄酒为主,也可用白酒代替。加酒可以矫味矫臭。同时,胶液经浓缩至出胶前,在搅拌下喷入黄酒,有利于气泡逸散,并能改善胶剂的气味。

4. **明矾** 明矾可以沉淀胶液中的泥砂杂质,以保证成品胶洁净,提高透明度。

5. **阿胶** 某些胶剂在浓缩收胶时,常加入少量阿胶,使黏度增加,易于凝固成型,也可发挥协同作用。

（三）应用解析

鹿角胶

本品为鹿角经水煎煮、浓缩制成的固体胶。加白矾沉淀胶液中杂质,黄酒矫味矫臭。冰糖使胶剂的透明度和硬度增加,并有矫味作用。加豆油可降低胶的黏度,便于切胶,且在浓缩收胶时,锅内气泡也容易逸散。

【制法】将鹿角锯段,漂泡洗净,分次水煎,滤过,合并滤液（或加入白矾细粉少量）,静置,滤取胶液,浓缩（可加适量黄酒、冰糖和豆油）至稠膏状,冷凝,切块,晾干,即得。

七、软膏剂、膏药用辅料

（一）概述

软膏剂系指中药提取物、饮片细粉与油脂性或水溶性基质混合制成的均匀的半固体外用制剂。传统中药软膏剂一般分为两种：①糊膏，指含有大量粉末的软膏剂；②油膏（或油剂），系用油脂浸出中药中的有效成分，制得含药的油。

膏药系指饮片、食用植物油与红丹（铅丹）或宫粉（铅粉）炼制成膏料，摊涂于裱褙材料上制成的供皮肤贴敷的外用制剂，前者称为黑膏药，后者称为白膏药。

（二）辅料

1. 软膏剂用辅料　常用动物油（豚脂）、植物油（麻油、花生油、菜籽油等）、黄蜡、白蜡、醋、酒和水等。

2. 膏药用辅料　主要基质为食用植物油、红丹、宫粉。

（1）食用植物油：可用麻油、棉籽油、菜籽油、花生油、玉米胚油、大豆油等。以麻油为最好，其优点是熬炼时泡沫少，利于操作，且制成的膏药色泽光亮、细腻、黏性好。

（2）红丹：又称章丹、铅丹或黄丹，为橘红色非晶性粉末，主要成分为四氧化三铅（Pb_3O_4），应为干燥细粉，使用前在铁锅中炒干，并过 100 目筛。

（三）应用解析

狗皮膏

本方祛风散寒，舒筋活血。食用植物油为辅料，浸提出药物有效成分，红丹具有拔毒生肌、杀虫止痒，收湿敛疮之效。

附处方：

【处方】生川乌 80g，生草乌 40g，羌活 20g，独活 20g，青风藤 30g，香加皮 30g，防风 30g，铁丝威灵仙 30g，苍术 20g，蛇床子 20g，麻黄 30g，高良姜 9g，小茴香 20g，官桂 10g，当归 20g，赤芍 30g，木瓜 30g，苏木 30g，大黄 30g，油松节 30g，续断 40g，川芎 30g，白芷 30g，乳香 34g，没药 34g，冰片 17g，樟脑 34g，丁香 17g，肉桂 11g。

【制法】以上二十九味，乳香、没药、丁香、肉桂分别粉碎成粉末，与樟脑、冰片粉末配研，过筛，混匀；其余生川乌等二十三味酌予碎断，与食用植物油 3 495g 同置锅内炸枯，去渣，滤过，炼至滴水成珠。另取红丹 1 040~1 140g，加入油内，搅匀，收膏，将膏浸泡于水中。取膏，用文火熔化，加入上述粉末，搅匀，分摊于兽皮或布上，即得。

八、其他剂型用辅料

（一）锭剂用辅料

锭剂系指饮片细粉与适宜黏合剂（或利用饮片细粉本身的黏性）制成不同形状的固体制剂，可供外用与内服。锭剂形状有长方形、纺锤形、圆柱形、圆锥形等，随形状不同，使用方法也不同，纺锤形多作内服，长方形和圆柱形多以液体研磨后涂敷外用。锭剂常用的黏合剂有蜂蜜、糯米糊等。

（二）糕剂用辅料

糕剂系指药材细粉与米粉、蔗糖等经蒸制而成的香甜可口的形状似饼干的剂型。糕剂主要应用于小儿脾胃虚弱、面黄肌瘦、慢性消化不良等症。常用辅料为米粉、蔗糖等。

（三）钉剂用辅料

钉剂系指药材细粉加糯米混匀后，加水、加热制成软材，分剂量，搓成细而长、两端尖锐（或锥形）的外用固体剂型，供外用插入痔核、瘘管等使用。常用辅料为糯米。

（四）露剂用辅料

露剂系指含挥发性成分的饮片用水蒸气蒸馏法制成的芳香水剂，亦称为药露。中药药露质轻，色淡，取其清冽之气，不似汤剂有腻滞肠膈之弊。制备时，根据需要可加入适宜的抑菌剂和矫味剂，如蔗糖、苯甲酸钠等。

（五）丹药用辅料

丹药系用汞及某些矿物类药物，在高温条件下经烧炼制成的不同结晶形状的无机汞化合物，按制备方法可分为红升丹和白降丹。中医学认为丹药具有提脓、去腐、生肌燥湿、杀虫等功用，主要应用于中医外科，治疗疮疖痈疽、疔、瘘、瘰疬、骨髓炎等。丹药用量少，用法多样，可制成散剂、钉剂、药线、药条和外用膏剂等。丹药毒性较大，一般不可内服。

（六）应用解析

紫金锭

本方因含毒性成分较多，以糯米糊为辅料，除作黏合剂外，还可使药物缓慢崩解释放，保护胃气。

附处方：

【处方】山慈菇 200g，红大戟 150g，千金子霜 100g，五倍子 100g，人工麝香 30g，朱砂 40g，雄黄 20g。

【制法】以上七味，朱砂、雄黄分别水飞成极细粉；山慈菇、五倍子、红大戟粉碎成细粉；将人工麝香研细，与上述粉末及千金子霜配研，过筛，混匀。另取糯米粉 320g，加水做成团块，蒸熟，与上述粉末混匀，压制成锭，低温干燥，即得。

八珍糕

本方中粳米粉、糯米粉为黏合剂，健胃助消化，白糖有矫味作用。

附处方：

【处方】党参 60g，茯苓 60g，白扁豆 60g，白术 60g，薏米 60g，莲子肉 60g，山药 60g，芡实 60g，粳米粉 3.0kg，白糖 2.4kg，糯米粉 3.0kg。

【制法】以上十一味，粳米粉、糯米粉、白糖预先备好料，其余八味共同粉碎为细粉，过 100 目筛，与上述辅料混匀，加入适量冷开水，揉合制成松散颗粒，放入模具中制成糕状，取出蒸熟，晾干，分成每块重 6g，包装即得。

第三节　现代中药制剂用辅料及应用解析

中药制剂有其特殊性，如成分复杂，多含强吸湿性成分，易结块；口感欠佳，患者依从性差；流动性可压性差，成型困难；溶出崩解重现性差，影响临床疗效等。为解决上述问题，现代中药制剂需要有针对性地应用一些特定功能的辅料,如为防潮、掩味、透皮吸收、速释及缓控释等。

一、防潮辅料

吸潮是中药制剂普遍存在的问题。在不改变提取和精制工艺的情况下,可以通过选用防潮辅料来降低制剂的吸湿性。

(一)具有防潮性能的稀释剂、赋形剂

常用的防潮辅料有乳糖、微晶纤维素、微粉硅胶、可溶性淀粉、磷酸(氢)钙等,主要在中药片剂、颗粒剂、丸剂及散剂中应用。

1. **乳糖**　乳糖性质稳定,吸湿性小,与大多数药物不起化学反应,对主药含量测定的影响较小,是常用的防潮辅料。

2. **微晶纤维素**　较乳糖吸湿性强,但成型性好,吸水后能形成一层保护膜阻断药粉与外界的接触,是较理想的防潮辅料。

3. **微粉硅胶**　比表面积大,有极强的吸湿、防潮能力,同时微粉硅胶具有助流作用,可克服中药浸膏在制粒时易出现的结块、黏附、阻塞筛网、搅拌不均等问题。

4. **(可溶性)淀粉**　淀粉能与大多数药物配伍,具有防潮性能,常与其他辅料混合使用。

5. **磷酸氢钙**　稳定性、流动性较好,易吸水,但吸水后形成不易扩散的结晶水,可有效改善制剂的吸湿性,但钙盐对胃肠有一定刺激性,故较少选用。

(二)防潮包衣辅料

1. **薄膜包衣**　利用不同性能高分子衣膜包衣,可以达到防潮、避光和提高药物稳定性的目的。水溶性包衣材料主要有羟丙甲纤维素、聚丙烯酸树脂类等。聚乙二醇和聚维酮吸湿性太强,一般不单独用作成膜剂,而作为增塑剂和稳定剂与其他材料配合使用。脂溶性包衣材料有乙基纤维素、醋酸纤维素酞酸酯及聚乙烯缩乙醛二乙胺醋酸酯等,可制成水分散体用于包衣,也可用于水敏感性药物的隔离层包衣。

2. **热熔包衣**　热熔包衣是把热熔性包衣材料以熔融的状态覆盖于底物(如含药颗粒)表面的包衣技术,由于药物与辅料混合均匀,结合紧密,可以起到较好的防潮效果。常用辅料有硬脂酸、单硬脂酸甘油酯、巴西棕榈蜡、蜂蜡、聚乙二醇 6000 等。

(三)用于中药表面改性的辅料

通过物理或化学方法对中药提取物表面进行改性处理从而降低物料的吸湿性。常用方法有:

1. **物理混合法**　选择具有一定疏水性的防潮辅料如乙基纤维素,将制剂原料和防潮辅料利用高剪切技术充分混合,改变物料组成,达到降低吸湿性的效果。

2. **辅料包裹(或包覆)技术**　用辅料在干燥过程中包裹药物,主要采用机械搅拌法,即利用搅拌桨在高速旋转运动下产生搅拌冲击作用,使辅料在提取物表面附着,形成相对均一的包覆物。常用的辅料有微晶纤维素、纳米二氧化硅等。

3. **微囊化技术**　通过在中药表面形成聚合物薄膜,减少中药对水分的吸收,达到防潮效果,常用辅料为明胶。

（四）离子交换树脂

离子交换树脂的防潮原理是通过带相反电荷的离子相互交换,将药物与离子交换树脂键合形成复合物,降低药物吸湿性,并且在非离子环境下药物不易解离泄漏,能够长期保持稳定状态。如黄芪多糖与离子交换树脂制成的树脂复合物显示出良好的防潮效果。

（五）防潮辅料的应用解析

桂枝茯苓小丸用辅料

桂枝茯苓提取物易吸潮,以50%乙醇溶液作黏合剂,挤出滚圆法制备桂枝茯苓小丸后,用热熔包衣技术对含药小丸进行包衣,并研究在不同相对湿度下桂枝茯苓小丸的吸湿性。实验发现,硬脂酸/聚乙二醇6000（96/4）包衣小丸在相对湿度75%的环境下放置10天,水分含量仅为4.9%,45分钟内药物累积释放率超过90%,热熔包衣小丸与同水平下用欧巴代包衣的小丸相比具有更好的防潮能力。

二、用于中药掩味的辅料

中药多具有不良味道或嗅味。中药矫味与掩味技术主要有:①添加矫味剂混淆大脑味觉掩盖药物苦味;②延缓或阻止药物在口腔释放,隔离药物和味蕾的接触;③麻痹味觉细胞,提高苦味感受阈值,阻止苦味受体与苦味剂的结合,切断信号传导掩盖苦味等。

（一）甜味剂

对于苦味较弱或微有不良味感（如酸味、咸味）的药物,单用甜味剂即可达到很好的矫味效果。常用的甜味剂包括天然甜味剂和人工合成甜味剂两大类。

1. 天然甜味剂 主要有蔗糖、果汁糖浆、蜂蜜、甜菊素及甘露醇。

（1）蔗糖:是中药制剂最常用的矫味剂,在中药糖浆剂、酒剂、膏剂、颗粒剂中多有应用。

（2）甜菊素:甜度约为蔗糖的300倍,甜味持久,并有降低血压、促进代谢、治疗胃酸过多等作用,在中药制剂中应用广泛。

（3）甘露醇:为山梨醇的异构体,无吸湿性,甜度与葡萄糖相当,约为蔗糖的57%~72%,溶解热为负值,溶解时吸热,使口腔有清凉舒适感,也是良好的填充剂和赋形剂。

2. 人工合成甜味剂 主要有阿斯巴甜、甜蜜素及糖精钠等。

（1）阿斯巴甜:与蔗糖口味近似,具有清凉感,甜度为蔗糖的150~200倍,安全性较高,但不适于苯丙酮尿症患者服用。

（2）甜蜜素:甜度为白砂糖的30倍、蔗糖的50倍,加热后略有苦味。人体过量摄入甜蜜素对健康不利,我国明确限定了其使用范围及最大使用量。

（二）芳香剂

芳香剂通过对嗅觉的影响来对味觉进行混淆,进而掩盖苦味。芳香剂可分为天然香料和人工香料。薄荷油、桂皮油、茴香油、橙皮油等属于天然香料,人工香料常用各种果味香精,如橘子香精、甜橙香精等。

（三）掩蔽剂

掩蔽剂能在药物冲溶时迅速溶解,并和药物形成难溶盐,以阻止药物继续溶解。常用掩蔽剂有甘油、鞣酸、柠檬酸及乳酸等。

（四）苦味阻滞剂

苦味阻滞剂可与苦味药物竞争苦味受体,阻断苦味药与苦味受体的结合,使受体对苦味的感应减弱或消失,从而达到掩盖苦味的效果。苦味阻滞剂有单磷酸腺苷及其衍生物、阿魏酸和咖啡酸及苯乙烯酸衍生物、磷脂酸等。

（五）口腔麻痹剂

口腔麻痹剂可使味觉细胞被暂时性麻痹,对苦味的感应降低,使得苦味阈值增高,达到掩盖药物不良味道的目的。常用的味蕾麻痹剂有花椒、胡椒、薄荷脑、薄荷油、泡腾剂、丁香油等。

（六）用于中药包衣的辅料

包衣是理想的掩味方法。传统的中药包衣辅料有朱砂、甘草粉末、滑石粉、黑氧化铁、百草霜、生赭石粉等。聚丙烯酸树脂等现代高分子材料也常用于掩味。

（七）用于中药包合的辅料

将药物全部或部分包合在包合剂中,阻断药物分子与味蕾的接触,可达到掩盖药物苦味的目的。主要包合技术有环糊精包合、制成微囊等,相关辅料有β-环糊精、聚丙烯酸树脂类合成高分子材料、纤维素衍生物等半合成高分子材料以及明胶、海藻酸盐等天然材料。

（八）用于中药掩味辅料的应用解析

盐酸小檗碱用辅料

盐酸小檗碱为异喹啉类生物碱,味极苦,采用粉体改性技术来掩盖其苦味。对三种改性剂甘露醇、羟丙纤维素及β-环糊精进行了考察,发现盐酸小檗碱/甘露醇复合物(质量为6:4)掩味效果最好,盐酸小檗碱经甘露醇改性后,复合粒子粉体在电子显微镜下呈现明显的包覆结构,通过口尝评价与化学评价两种方法评价苦味掩蔽效果,发现复合物优于其物理混合粉体。

三黄片苦味掩蔽辅料

三黄片中的大黄、黄芩浸膏以及盐酸小檗碱均为苦寒药物,以甘露醇作为掩味改性剂,筛选了物料加入顺序、粉碎复合时间以及药物与改性剂比例等因素,确定药物与改性剂甘露醇比例为6.5:3.5,粉碎复合时间为2分钟,对三黄复合物苦味掩蔽效果优于其物理混合物。

附处方:

【**处方**】大黄300g,盐酸小檗碱5g,黄芩浸膏21g。

三、中药透皮吸收促进剂

透皮促进剂是指能够增加药物透皮速度或增加药物透皮量的物质。很多中药的挥发油,不仅促透效果好、对皮肤刺激小,还具有一定的药理作用。如当归具有活血、调经、止痛的作用;肉桂具散寒止痛、温通经脉的功效。

（一）中药透皮促进剂

主要有冰片、薄荷脑、苍术油、吴茱萸挥发油、川芎挥发油、肉桂油、辛夷挥发油及丁香挥发油等,其中冰片、薄荷脑应用最为广泛。

1. **冰片**　冰片可促进药物透过皮肤、鼻腔、眼睛等黏膜,其促透机制与可逆性影响细胞间紧密连接和细胞内囊泡的状态、黏膜脂质有序排列和黏膜通透性等方面有关。马应龙麝香痔疮膏、康妇软膏、紫花烧伤软膏等都含有冰片。

2. 薄荷脑 薄荷脑对亲水性和亲脂性化合物的透皮吸收均有显著促进作用,且对脂溶性药物的促透作用更明显。其促渗机制主要是加速角质层结构的变化,导致角质层裂解剥脱,造成表皮细胞间隙扩大,从而改变角质层的通透性。薄荷脑和冰片经常联合应用,两者起协同作用。

（二）中药透皮促进剂应用解析

少林风湿跌打膏用透皮促进剂

处方中薄荷脑、冰片既是药物也是透皮促进剂,橡胶、松香为基质材料。

附处方:

【处方】 生川乌 16g,生草乌 16g,乌药 16g,白及 16g,白芷 16g,白蔹 16g,土鳖虫 16g,木瓜 16g,三棱 16g,莪术 16g,当归 16g,赤芍 16g,肉桂 16g,大黄 32g,连翘 32g,血竭 10g,乳香（炒）6g,没药（炒）6g,三七 6g,儿茶 6g,薄荷脑 8g,水杨酸甲酯 8g,冰片 8g。

【制法】 以上二十三味,除薄荷脑、水杨酸甲酯、冰片外,血竭、乳香、没药、三七、儿茶粉碎成粗粉,用 90% 乙醇制成相对密度为 1.05 的流浸膏;其余生川乌等十五味加水煎煮三次,第一、二次各 3 小时,第三次 2 小时,合并煎液,滤过,滤液浓缩至相对密度为 1.25~1.30（80℃）的清膏。与上述流浸膏合并,待冷却后加入薄荷脑、水杨酸甲酯、冰片,混匀,另加 8.5~9.0 倍重的由橡胶、松香等制成的基质,制成涂料,进行涂膏,切段,盖衬,打孔,切成小块,即得。

四、药物速释辅料

中药固体速释制剂主要包括分散片、口腔崩解片、泡腾片等,具有崩解和溶出迅速、药效发挥快的特点,适合于急症且为老人、儿童及吞咽固体困难的患者。上市的中药速释制剂品种如复方丹参滴丸、小柴胡泡腾片、颠茄口腔崩解片、芩暴红止咳分散片等。

（一）速溶制剂用辅料

速溶制剂主要是固体分散技术制剂,增加药物溶解速率主要是通过增加药物的分散度、形成高能态物质、载体抑制药物结晶生成和降低药物粒子的表面能作用来完成的。常用载体材料为水溶性高分子化合物如聚乙二醇、聚维酮,表面活性剂类如泊洛沙姆 188,糖类与醇类如右旋糖酐、半乳糖、壳聚糖、蔗糖等及有机酸类如枸橼酸、酒石酸、琥珀酸等。

《中国药典》（2020 年版）收载了复方丹参滴丸、元胡止痛滴丸、穿心莲内酯滴丸、银杏叶滴丸、藿香正气滴丸、麝香通心滴丸、益心酮滴丸、柴胡滴丸都梁滴丸、芪参益气滴丸等速释制剂,辅料为聚乙二醇 6000 或聚乙二醇 6000 与聚乙二醇 4000 的混合物。

（二）速崩制剂用辅料

速崩制剂主要有口腔崩解片、分散片和泡腾片等。

口腔崩解片常用的崩解剂有低取代羟丙纤维素、交联羧甲纤维素钠、交联聚乙烯吡咯烷酮、羧甲淀粉钠等。常用的填充剂有微晶纤维素、甘露醇、乳糖、淀粉等。矫味剂主要包括甜味剂、芳香剂、遮味剂等。

分散片与口腔崩解片的崩解剂、填充剂及矫味剂辅料基本类似,还可以添加适量的表面活性剂以降低表面张力,增加药物和水的亲和力,促进水分渗入片剂,达到更好的崩解和溶出效果。常用的表面活性剂有十二烷基硫酸钠、磺基丁二酸二辛脂、吐温类等。

泡腾片除上述辅料外，还包括泡腾崩解剂。其酸源有柠檬酸、酒石酸、富马酸、己二酸、苹果酸、水溶性氨基酸等；二氧化碳源有碳酸氢钠、碳酸钠、碳酸氢钾、碳酸钙等。《中国药典》（2020年版）收载的品种有妇必舒阴道泡腾片、小柴胡泡腾片、茵栀黄泡腾片、清开灵泡腾片等。

（三）速释辅料应用解析

复方丹参滴丸用辅料

该制剂载体为水溶性高分子材料聚乙二醇，对中药提取后得到的稠膏有良好的分散能力，可显著增加药物的溶出速率，提高药物的生物利用度。液体石蜡为滴丸的冷却液。

附处方：

【处方】丹参90g，三七17.6g，冰片1g。

【制法】以上三味，冰片研细；丹参、三七加水煎煮，煎液滤过，滤液浓缩，加入乙醇，静置使沉淀，取上清液，回收乙醇，浓缩成稠膏，备用。取聚乙二醇适量，加热使熔融，加入上述稠膏和冰片细粉，混匀，滴入冷却的液体石蜡中，制成滴丸或包薄膜衣，即得。

五、药物缓控释辅料

由于中药化学成分复杂、成分间理化性质差异大且药效物质基础不明确等，给中药缓释制剂的设计、制备以及体内外评价带来了困难，目前上市的中药缓控释制剂仅有正清风痛宁缓释片、雷公藤双层片等少数品种。

（一）药物缓控释辅料

中医药很早就认识到不同的辅料能使药物达到不同的释放速度，如《本草纲目》记载"稠面糊取其迟化，直至中下。或酒或醋，取其收散之意也。犯半夏、南星，欲去湿者，丸以姜汁稀糊，取其易化也……滴水丸，又易化。炼蜜丸者，取其迟化而循经络也。蜡丸取其难化而旋旋取效，或毒药不伤脾胃也"，传统制剂辅料如蜡、米糊、面糊、树胶、树脂、果实、种子、动植物油脂等制成的蜡丸、糊丸等丸剂都具有一定的缓释作用。

中药缓控释制剂主要有骨架型缓释、膜控释缓释、渗透泵型控释及胃内滞留给药制剂等，常用的辅料有乙基纤维素、羟丙甲纤维素、卡波姆、明胶、壳聚糖、丙烯酸树脂等，与化学药物缓控释材料基本相同，本节不再赘述。

（二）缓控释辅料应用解析

附子理中泡腾型渗透泵控释片用辅料

附子理中处方由制附子、党参、干姜、炒白术和甘草五味中药组成，先将处方药材提取精制后得附子理中处方的有效组分，再制备成附子理中泡腾型渗透泵控释片。该制剂辅料有氯化钠、碳酸氢钠、甘露醇、乙基纤维素、羟丙甲纤维素、聚氧乙烯、醋酸纤维素、聚乙二醇4000。

渗透活性物质由氯化钠、甘露醇、碳酸氢钠和HPMC组成，附子理中有效组分中含有的有效成分呈弱酸性，当半透膜外的水分渗透入片芯时，与片芯内的碳酸氢钠发生反应，产生的二氧化碳气体有助于药物的充分释放，HPMC有良好的控释行为，起到调节释放作用；醋酸纤维素为半渗透膜，PEG 4000为增塑剂，同时又能形成少量的微孔，让水分子能透过衣膜进入片芯。

第四节　中药制剂用辅料性能评价

一、防潮性能评价

吸湿是一个动态的过程,主要分为三个阶段:①药物粉体通过表面或毛细管作用吸附空气中的水分子;②水分子向药物内部渗透的过程;③当吸收的水分足够多时药物粉体表面发生溶解,粉体间形成液体桥从而导致黏连。药物的含水量随着时间的延长而增加,或随着环境湿度的增大而增加。《中国药典》(2020年版)提供了药物引湿性试验指导原则,是在温度为25℃±1℃、相对湿度为80%±2%的条件下通过测量吸湿前后的增重率进行评价分类,辅料防潮性能的评价主要是通过平衡吸湿量、吸湿率、吸湿时间曲线、吸湿常数、粉体流动性(休止角)等指标进行判断。

(一)主要指标

1. **吸湿率和平衡吸湿量**　吸湿率反映的是吸湿前后质量的变化,通过式(9-1)可量化药物的吸湿程度,直接反映其吸湿特性。平衡吸湿量表示药物或者制剂吸湿达到平衡时的含水量,可根据其大小初步判断制剂的吸湿能力。但这两种方法反映的都是一定时间内药物吸湿后质量的变化,无法反映吸湿过程的特点,因此仍需要与其他指标相结合进行判断。

$$吸湿率(\%) = \frac{吸湿后药物的重量 - 吸湿前药物的重量}{吸湿前药物的重量} \times 100\% \qquad 式(9\text{-}1)$$

2. **临界相对湿度**　临界相对湿度(critical relative humidity, CRH)通常是用来表示物料开始大量吸湿时的最低限度,多用于控制物料生产和贮藏时的环境湿度,不能单独评价物料吸湿性,可作为辅助指标。

3. **吸湿时间曲线与吸湿速度**　吸湿时间曲线可反映吸湿率或累积吸湿率与时间的关系,便于直观了解制剂的吸湿特性和规律。

4. **休止角**　中药物料(粉末或颗粒等)吸湿后易结块,从而影响其流动性。因此,休止角作为评价中药提取物粉体或颗粒流动性的指标,也可间接反映吸湿性的强弱。

(二)数学模型

对吸湿时间曲线进行模型拟合,计算出相应的吸湿参数,可描述吸湿的动力学过程,能够增加评价方法的合理性。常用模型有一元二次方程、双指数模型、Higuchi模型、零级过程、一级过程等,见表9-1。

二、掩味、矫味性能评价

辅料的掩味效果评价方法主要有体外和体内掩味效果评估。

(一)掩味、矫味性能体外评价

1. **电子舌**　电子舌(E-tongue)是一种利用传感器阵列感测样品的特征响应信号,通过信号识别处理对样品进行定量或定性分析的检测设备。电子舌系统模拟人体对味觉的感知,可减少体内评价中

表 9-1 吸湿过程模型

模型	方程	参数意义
双指数模型	$F=F^{\infty}-Ae^{-k_1t}-Be^{-k_2t}$	F 为吸湿百分率，F^{∞} 为平衡吸湿率，k_1 为浸膏表面吸湿（水）速率常数，k_2 为扩散速率常数，A、B 为模型参数
一元二次方程	$F=at^2+bt+c$	F 为吸湿百分率，t 为时间，a、b、c 分别为模型参数
Higuchi 方程	$F=kt^{\frac{1}{2}}$	F 为吸湿百分率，t 为时间，k 为吸湿速率常数
一级过程	$F=F_{\infty}(1-e^{-kt})$	F 为吸湿百分率，F^{∞} 为平衡吸湿率，k 为吸湿速率常数
零级过程	$F=F_0+kt$	F 为吸湿百分率，F_0 为初始含水量，k 为吸湿速率常数

因个体味觉敏感差异和主观感知差异带来的偏差，结果重现性较好。但电子舌设备昂贵，且传感器使用寿命短，限制了该方法的普及应用。

2. **溶出试验** 溶出试验可用于初步评价制剂的掩味效果。通常考察口腔和胃肠道环境下药物的释放情况。

（1）模拟口腔环境进行溶出试验：以水或模拟唾液（simulated salivary fluid，SSF）为介质，检测药物在一定时间内的累积溶出量。根据国际药学联合会和美国药学科学家协会（FIP/AAPS）发布的《新型和特殊剂型的溶出/体外释放实验指导原则》，如果掩味是制剂质量评价的重要一环，则需要在 5 分钟内多点检测药物的溶出，重点关注 30 秒内药物的释放情况。

（2）模拟胃肠道环境进行溶出试验：掩味制剂在有效掩味的同时不能影响药物的体内释放，因此要考察药物在胃肠道中的溶出。若为崩解片，还需考察其崩解特性。

（二）掩味、矫味性能体内评价

1. **经典人群口感评价方法** 又称口尝法，通常是指由 4~30 人组成的小组采用直接舌头品尝的方式进行口感评价。由于参与者饮食习惯、年龄、地域等的差异性，对味道的判断有很强的主观性，该法不适于毒性药物，也不适于大批量快速评价。

2. **动物偏好测试和电生理模型法** 动物偏好指数是基于双瓶喜好实验（two-bottle preference test）评价口感的指标，其原理是根据动物对味觉喜好或厌恶的反应做出相关举动进行判断。动物偏好测试实验过程中，受试动物先适应性饲养一段时间，在不禁食的条件下，将两个外形一致并分别装有样品溶液和去离子水（或不同口味的溶液）的水瓶同时置于饲养笼盖上，根据受试动物对不同样品的饮水量及饮水时的自身反应程度（摇头、躁动等一些逃避反应）进行评价，计算偏好指数（样品溶液消耗量/消耗总量）。偏好指数大于 0.5，表明受试动物对该溶液呈喜好状态；偏好指数小于 0.5，则表明呈厌恶状态。通过偏好指数，可比较出受试动物对不同样品的厌恶程度，间接评价样品的口感。

电生理模型法则使用电极测量麻醉动物对苦味刺激的神经响应以评价苦味。将电极安放在已麻醉的牛蛙或小鼠的鼓索神经纤维或舌咽肌纤维处，用苦味物质刺激舌部，产生电脉冲经过放大后，会得到产生的刺激性随剂量变化的曲线图。但该方法影响因素较多，对检测操作和仪器有较高要求。

第五节　中药制剂用辅料应用策略

一、防潮辅料的筛选与应用

（一）筛选策略

防潮辅料筛选的一般策略见图9-1。首先需对中药制剂原料药物的吸湿特性进行研究，再根据制剂处方用量、制剂产品的需求选择适合的防潮技术。设计单因素考察、正交设计、星点设计等方法进行防潮处方筛选，以CRH、吸湿时间曲线、吸湿率等数据为指标，结合数学模型，对比评价辅料的防潮性能并进行适应性探讨。

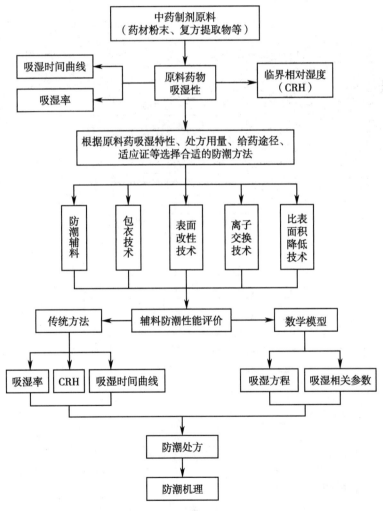

图9-1　防潮辅料筛选策略示意图

（二）黄芪多糖防潮辅料的筛选

黄芪多糖具有增强免疫系统功能等作用，但极易吸湿。运用离子交换技术、包覆技术和降低比表面积法制备黄芪多糖树脂复合物、混合粉体和多糖颗粒，并评价其防潮性能。

以阴离子交换树脂（Amberlite IRA-400）为载体制备黄芪多糖树脂复合物,通过制备工艺的优选,以及复合物吸湿性评价,发现加大辅料比例有利于降低药物吸湿性。

选取磷酸氢钙、甘露醇、乳糖、乙基纤维素、β-环糊精、羟丙甲纤维素、微晶纤维素、可溶性淀粉、低取代羟丙纤维素、糊精等10种常用辅料与黄芪多糖混合制粒,考察不同辅料和比例对混合粉体吸湿性的影响。结果表明微晶纤维素与黄芪多糖混合形成的混合粉体防潮效果最为理想。

选取乳糖、甘露醇、微晶纤维素、糊精和可溶性淀粉为赋形剂,以混合辅料的吸湿率和外观性状为评价指标,筛选辅料的混合配比,得到最佳配比:乳糖46.3%、甘露醇14.5%、微晶纤维素39.2%,按此配比制备混合辅料,与黄芪多糖按2∶1制粒后,吸湿率最低。

二、中药掩味辅料筛选与应用

（一）筛选策略

中药用辅料筛选的一般策略见图9-2。首先需对中药制剂原料药物的口感进行评价,通常采用经典人群口感评价法,再根据制剂处方用量、制剂产品的需求选择适合的掩味技术。设计单因素考察、正交设计、星点设计等方法进行,进行掩味处方筛选,以体外和体内掩味效果为指标,对比评价辅料的掩味性能并进行掩味机理探讨。

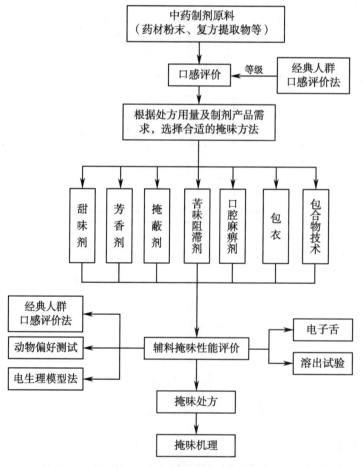

图 9-2　掩味辅料筛选策略示意图

（二）龙胆、苦参、穿心莲、莲子心水煎液掩味剂的筛选

苦参、龙胆、穿心莲和莲子心是"性状"为极苦或苦味的中药，以这4种中药的水煎液为研究对象，选择羟丙基-β-环糊精、β-环糊精为包合类掩味剂、阿斯巴甜、安赛蜜为甜味剂类掩味剂，通过口尝法和电子舌两种评价方法建立抑苦效能评价指标，对不同类型掩味剂的掩味效果进行评价。

分别对口尝法数据进行掩味剂的修正抑苦率、半效抑苦浓度、修正半效抑苦浓度、修正半效抑苦效价指数计算，发现威布尔模型更符合口尝法抑苦规律；电子舌法测得4种中药水煎液的苦度降低值均随β-环糊精质量浓度的增大而升高，而阿斯巴甜对穿心莲水煎液的抑苦效果并不理想；安赛蜜在较低质量浓度时可使龙胆、苦参水煎液苦度有较大程度降低，当其质量浓度大于2.0g/L时，穿心莲、龙胆水煎液苦度不再降低，反而有增加趋势。

思考和讨论题

1. 简述中药制剂辅料的作用特点。
2. 结合上市品种，简述传统中药制剂常用辅料。
3. 简述防潮型辅料筛选策略。
4. 简述掩味型辅料的筛选策略。

（冯年平）

参考文献

[1] CHEN H, SHI S, LIU A, et al. Combined application of extrusion-spheronization and hot-melt coating technologies for improving moisture-proofing of herbal extracts[J]. Journal of Pharmaceutical Sciences, 2010, 99(5): 2444-2454.

[2] 何婧. 粉末改性技术用于盐酸小檗碱及三黄片制剂处方苦味掩蔽研究[D]. 成都: 成都中医药大学, 2016.

[3] LI X D, PAN W S, NIE S F, et al. Studies on controlled release effervescent osmotic pump tablets from traditional Chinese medicine compound recipe[J]. Journal of Controlled Release, 2004, 96(3): 359-367.

[4] 国家药典委员会. 中华人民共和国药典[M]. 2020年版. 北京: 中国医药科技出版社, 2020.

[5] 黄蓓莉, 钱勇, 林巧平. 药物掩味技术及其评价方法研究进展[J]. 中国医药工业杂志, 2017, 48(11): 1559-1568.

[6] 韩雪, 姜红, 林俊芝, 等. 基于动物偏好指数与电子舌评价关联的中药涩味整体量化表征方法研究[J]. 中国中药杂志, 2017, 42(3): 486-492.

[7] 姜红, 张定堃, 林俊芝, 等. 生物检测方法在制剂口感评价中的应用进展[J]. 中成药, 2017, 39(3): 588-592.

[8] 林浩. 以黄芪多糖为模型药物的中药防潮技术研究[D]. 成都: 成都中医药大学, 2017.

[9] 李学林, 康欢, 田亮玉, 等. 不同类型掩味剂对龙胆、苦参、穿心莲、莲子心4种中药水煎液的抑苦效能及抑苦规律评价[J]. 中草药, 2018, 49(22): 5280-5291.

功能性药用高分子材料篇

　　高分子是高分子量化合物的简称。合成高分子通常采用聚合反应的方法制得。通过聚合反应制备的化合物称为聚合物。一般来说,聚合物的分子量比较大,高分子和聚合物常常混用。有些聚合物分子量不是很大。严格意义上,分子量只有几百的聚合物就不能称之为高分子。材料是人类用于制造物品、器件、构件、机器等产品的物质。高分子用于制备药物制剂,常用药用高分子材料来表述。若介绍高分子化学与物理的基本知识,常用高分子来表述。本篇主要介绍几种功能性药用高分子材料。

第十章　生物降解性高分子材料

问题导航

1. 生物降解性高分子材料的化学结构特征、生物降解机制及影响因素是什么?
2. 生物降解性高分子材料在药物递送中的应用及其作为药物载体的优点有哪些?

第一节　概　　述

生物降解性高分子材料在医药领域已经应用于手术缝合线、植入剂以及各种新型给药系统。一些含有高分子材料的药物剂型,如注射剂、输液、植入剂,给药后进入人体,高分子材料长期存在于体内,可能会作为异物而引起一些不必要的生理病理反应,带来潜在的安全问题。

生物降解性高分子材料的生物医学应用可以追溯到数千年前,如古埃及使用的"肠线"、隋唐用的"桑皮线"。合成类生物降解性高分子材料在20世纪60年代后期才开始应用并迅速发展,极大地推动了药物控制释放、纳米制剂等技术的发展。通过选择生物降解性高分子材料,并利用材料性质和降解速度来调节药物释放速度,可提高药物制剂疗效、安全性以及患者依从性。对生物降解性高分子材料,通常认为应该具有以下特征:

1. 可降解成能通过人体排泄的小分子碎片。

2. 自身及降解产物生物相容性好,无毒副作用。

3. 具有一定的降解时间或降解速率。

4. 具有一定的可加工性。

一、高分子生物降解的定义

高分子生物降解(biodegradation)是指高分子在生物体内的降解或者生物体参与的降解,主要表现为高分子分子量降低。生物体内是一个水性环境,生物酶对外源性物质在生物体内的生物转化或代谢发挥重要的作用。一般来说,外源性物质在生物体内常被转化成极性增大、水溶性增强的代谢产物并通过排泄从生物体内消除。因此,高分子在生物体内通过增溶、水解或通过生物体中的酶以及其他生物活

性物质的作用而转化成一些分子量较小的中间产物或终产物,这个过程即为生物降解。与其类似的概念还包括:

1. **生物吸收**　生物吸收(bioabsorption)指高分子在生物体内从其应用部位消失的过程。

2. **生物再吸收**　生物再吸收(bioresorption)指高分子在生物体内降解为可被生物体通过自然通道从体内消除的低分子量物质的过程。

3. **生物侵蚀**　生物侵蚀(bioerosion)指高分子在生物体内遭受破坏被侵蚀的过程。

4. **生物退化**　生物退化(biodeterioration)指高分子的性质(如力学性能、理化性质)发生不希望发生的变化,是一种不受欢迎的破坏性过程。

事实上,生物体内环境对高分子而言是出人意料地"恶劣",一些我们认为"温和"的环境,如pH、温度、低浓度盐,对高分子都有很大的影响。生物体对异物的排斥、清除作用是数万年进化发展而来的,机体分泌的酶、强氧化物(如活性氧、一氧化氮)等,都会对高分子的物理、化学结构和性质产生很大的影响,因此高分子在机体内变化过程和机制极其复杂。

二、高分子生物降解机制与形式

生物降解性高分子成功应用的一个重要前提是我们对其生物降解性能有充分的认识和理解。当生物降解性高分子进入机体后,其宏观性质(如形态、表面结构、力学性能)和微观结构(如化学键)都可能发生变化,进而产生一系列的物理现象,其中包括质量降低、形态改变、功能消失等。一般来说,生物降解可分为四个阶段:水化(hydration)、强度下降(strength loss)、完整性破坏(loss of mass integrity)和质量损失(mass loss)。这些现象不一定是独立产生的,背后可能是多种过程同时作用的结果。

(一)高分子生物降解机制——化学水解与酶解

高分子生物降解包括化学键断裂、分子量降低以及寡聚体和单体生成。高分子生物降解机制分为化学水解和酶解。化学水解即高分子上可水解官能团在机体内与水作用发生的水解。化学水解的高分子可称为化学水解型高分子。化学水解是生物降解性高分子最重要的降解机制。绝大部分合成的生物降解性高分子都属于此类,如聚乳酸(polylactic acid, PLA)、聚羟基乙酸(polyglycolic acid, PGA)、聚 ε- 己酸内酯(polycaprolactone, PCL)、聚磷酸酯(polyphosphoester, PPE)、聚原酸酯(polyorthoester, POE)、聚酸酐(polyanhydrides)、聚氰基丙烯酸烷酯(polyalkylcyanocraylate, PACA)、聚膦腈(polyphosphazenes)。影响高分子水解的因素有很多,包括化学键类型、共聚物组成、分子量、聚集态结构、pH等。

高分子生物降解的另一种机制是酶解。这类高分子可以被酶特异性降解,称为酶解型高分子。生物酶广泛存在于人体内,是一类对其所催化的反应及反应物(底物)具有高度专一性的生物催化剂。酶通过与底物结合形成复合物而加速反应。根据酶促反应的性质,将酶分成6大类:氧化还原酶、转移酶、水解酶、裂合酶、异构酶和连接酶。酶对生物降解性高分子有着重要的意义,它能催化C—O、C—N和C—C键的裂解,几乎所有的天然高分子(如蛋白质、多糖和核酸)和部分合成高分子都可被酶解而形成小分子产物(表10-1)。

表 10-1　一些酶解高分子及其降解产物

高分子类别	实例	水解酶	降解产物
天然蛋白质 / 多肽	白蛋白 胶原蛋白 明胶	蛋白酶	α- 氨基酸
合成多肽	聚（L- 谷氨酸） 聚（L- 赖氨酸） 聚（L- 天冬氨酸）	蛋白酶	α- 氨基酸
多糖	淀粉	淀粉酶	葡萄糖
	壳聚糖	溶菌酶	葡萄糖胺
	透明质酸	透明质酸酶	4 糖以上片段
	海藻酸	海藻酸酶	D- 甘露糖醛酸、L- 葡萄糖酸
生物聚酯	聚（3- 羟基脂肪酸酯）	酯酶	3- 羟基丁酸

人体内含有大量的酶，可将蛋白质、多糖水解为小分子。随着新型给药系统的发展，基于生物降解性高分子而设计的靶向给药系统或植入剂可以直接进入人体，但它们体内的降解行为较为复杂。一般认为，纳米给药系统经胞吞进入内涵体或溶酶体，其中丰富多样的酶可将各种蛋白质、多糖、核酸及合成高分子降解；对于植入剂而言，其酶解主要源自一些免疫细胞分泌物，如巨噬细胞分泌的溶菌酶等。

对药用生物降解性高分子来说，实现良好的药物控制释放是其关键。通常认为，人体软组织水含量较为稳定，个体差异不大，但相对而言，酶的活性不但存在个体差异，而且同一个体不同组织间差异也较大。另外，考虑到渗透扩散能力，酶解一般只能发生在高分子材料表面，而水解则可能同时发生在高分子材料的表面和内部。因此，基于化学水解型高分子制备的药物递送体系，其释药行为更容易预测，而酶解型高分子药物递送体系设计难度大、要求高。

（二）高分子材料降解形式——表面侵蚀和本体降解

从宏观的角度来讲，生物降解性高分子材料的降解方式可分为两种：表面降解（surface degradation；又称表面侵蚀，surface erosion）以及本体降解（bulk degradation），也称非均相降解和均相降解（图 10-1）。本体降解是指降解均匀发生在整个高分子材料制品中，即制品表面和内部的高分子基本同步降解，高分子分子量随时间逐步降低。当分子量足够小时，降解产物开始从制品中溶出，制品重量随之开始减小。脂肪族聚酯是本体降解的典型例子，如 PLA、PGA。表面侵蚀则指降解过程发生在材料制品的表面（降解层）。在这种情况下，制品体积随时间减小，高分子材料分子量和力学性质往往变化不大，当制品厚度小于临界厚度（即降解层厚度≥制品厚度）时，表面降解转变为本体降解。聚酸酐和聚原酸酯为表面降解的典型例子。如图 10-2 和图 10-3 所示，聚（N- 异丙基丙烯酰胺）-PLGA 微球降解过程一直保持球形，但孔洞不断增多和变大，直至微球崩塌；聚癸二酸酐球晶在降解过程中仅出现体积缩小的现象。这两种降解方式是水在高分子材料中的渗透速度（或水化速度，V_{hydro}）和高分子水解速度（V_{deg}）差异造成的。当V_{hydro}远远大于V_{deg}时，高分子水解是限速步骤，表现为本体降解；当V_{hydro}远远小于V_{deg}，高分子水化是限速步骤，制品表面易水化而降解，表现为表面降解。高分子材料降解方式对药物从高分子载体中的释放有较大影响。对本体降解体系而言，药物从高分子载体中主要通过扩散释放；对表面降解体系而言，药物从高分子载体中的释放取决于药物扩散和材料降解两方面的因素，材料降解甚至可以起到主导作用。

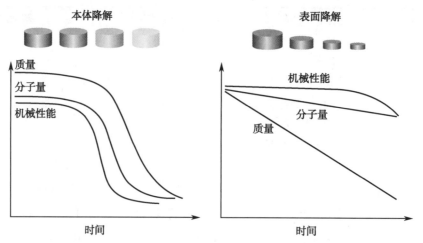

图 10-1   高分子材料发生本体降解或表面降解的形貌、质量、平均分子量、机械性能变化示意图

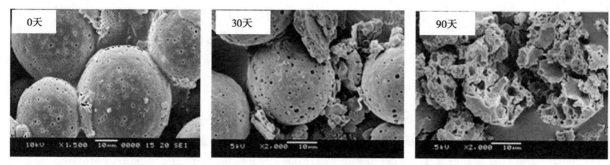

图 10-2   聚（ *N*- 异丙基丙烯酰胺）-PLGA 微球降解不同时间形貌变化

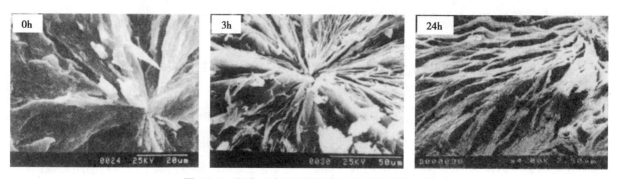

图 10-3   聚癸二酸酐球晶降解不同时间形貌变化

三、高分子生物降解的影响因素

（一）高分子化学键

生物降解性高分子中可水解官能团类型对降解影响较大。从表 10-2 可以看出，基于不同官能团的高分子降解速度可以从几分钟到几万年不等。高分子中可水解官能团的邻近基团对高分子水解也有较大影响，例如聚乳酸（详见本章第三节中的脂肪族聚酯部分）由于甲基位阻而产生的立体效应可阻碍水分子与酯键的结合，其水解速度显著慢于聚羟基乙酸；在酯键、酰胺键 α 位引入一些基团可加快其水解速度，例如在酰胺键 α 位引入甲基丙烯酸侧基，其在 pH 7.4 和 pH 6.5 条件下 24 小时水解度为 20% 和

表 10-2　一些高分子的水解半衰期（pH 7，25℃）

高分子	半衰期	高分子	半衰期
聚酸酐	0.1 小时	聚脲	33 年
聚缩酮	3 小时	聚碳酸酯	42 000 年
聚原酸酯	4 小时	聚氨酯	42 000 年
聚缩醛	0.8 年	聚酰胺	83 000 年
聚酯	3.3 年		

60%，而无侧基则难以水解；在酰胺键 α 位引入苄基，可被胰凝乳蛋白酶有效降解，这是因为胰凝乳蛋白酶可以特异性地催化与蛋白质中苯丙氨酸残基相连的肽键水解。

（二）高分子结构

高分子具有多级结构：①一级结构为高分子的化学组成和键接方式；②二级结构为高分子的大小和形状；③三级结构为高分子聚集态结构；④四级结构为高分子与其他分子的织态结构。不同结构、不同温度下高分子的运动性（运动能力和运动程度）和性能均有差别。因此，高分子的结构与性能通过高分子的热运动相关联。水分子只有与高分子上可发生水解的化学键有效接触和作用才能引发水解；酶只有与高分子上发生酶解的部位有效接触和作用，才能产生酶催化作用。一般来说，含有水解官能团的亲水性高分子易发生水解。

高分子分子量对其生物降解速度的影响比较复杂。通常，随着分子量的升高，高分子玻璃化温度也升高，在同一条件下分子链运动更困难，水分不易渗入，从而水解速度减慢，降解为水溶性低聚物或单体所需时间增加。对于 C—C 骨架高分子来说，当其分子量很低时，可被生物体吸收、代谢，但链长超过 24~30 个碳原子后，降解变得非常缓慢。

高分子聚集态结构会影响其降解速率，其中一个重要因素即为结晶。蛋白质和合成高分子间主要差异之一是蛋白质多肽链上少有连续的相同氨基酸单元，导致蛋白质分子链规整性较差而不易结晶，这有助于蛋白质的生物降解。而合成高分子通常具有较多重复单元，这种结构规整性使得合成高分子更容易结晶。一般而言，结晶高分子的水解速度将受其结晶度的影响，如结晶性聚（L-乳酸）的水解速度比内消旋无定形聚（D，L-乳酸）要慢得多。对同一高分子而言，非晶区水解速度要远高于结晶区。在降解过程中，样品的结晶度首先迅速增加，然后随着结晶度接近 100% 而趋于平缓。这是因为无定形区高分子链排列相对疏松，水或者酶更容易渗入，促进其降解；而结晶区高分子链排列规律、致密，水或者酶难以进入，降解缓慢。另外，需要指出的是，结晶区的水解和酶解略有不同。例如，利用 40% 甲胺水溶液和丝状真菌对部分结晶 PCL 膜降解实验结果表明，微生物产生的细胞外酶能够比甲胺更快地降解 PCL 结晶区域。这是因为酶可作用于结晶区边缘的高分子链，从而快速地将高分子链降解。因此，高分子结晶区表面积对其酶解速度有一定影响，拉伸（形成伸直链晶片）会导致 PCL 膜降解速率增加，而退火（完善晶体结构）导致 PCL 降解速率降低。

当高分子化学结构相似时，生物降解速率与其聚集态结构的关系遵循以下规律：结晶高分子 < 无定型高分子。高分子材料孔隙率、比表面积也会影响水或酶的渗入和接触，从而改变高分子降解速度。

共聚合可以改变高分子结晶度和玻璃化转变温度。如聚（L-乳酸）和聚羟基乙酸具有结晶性，而聚（D, L- 乳酸）和乳酸 - 羟基乙酸共聚物（PLGA）为无定型状态。对 PLGA 来说，随着高分子中羟基乙酸含量增大，高分子的亲疏水性、结晶性和立体效应都会发生变化，从而改变其降解速度。共聚物中各单体单元的键接方式也对水解速度有影响。例如，由 A 和 B 两种单体组成的共聚物，键接方式有 4 种：A-A、B-B、A-B 和 B-A。这些键的水解速度不一定相同。因此，共聚物的降解机制与其相应的均聚物可能有所不同。

对酶解高分子来说，降解性主要依赖于酶与相关化学键的可接近程度，高分子主链必须有足够柔性以适应酶活性部位。因此，柔性脂肪族聚酯容易被酶解，而刚性脂肪族聚酯，如聚（对苯二甲酸乙二醇酯），通常为生物惰性。立体化学也会影响高分子酶解，例如聚（L- 苯丙氨酸）的酶解速度远高于聚（D, L- 苯丙氨酸）。由于大多数酶催化反应发生在水性介质中，合成高分子的亲水 - 疏水特性也会影响它们的生物降解性。同时含有疏水和亲水链段的高分子可能比仅含有疏水或亲水结构的高分子具有更高的生物降解性。在聚（酒石酸烷基酯）的降解过程中，衍生自 C-6 和 C-8 烷基二醇的高分子比更亲水的高分子（衍生自 C-2 和 C-4 烷基二醇）或更疏水的高分子（衍生自 C-10 和 C-12 烷基二醇）更易降解。

（三）高分子材料的处理与加工

对需要进入人体的药用材料而言，不可避免地要经历加工成型、灭菌等过程。加工条件可以改变高分子的结晶度，进而改变降解速度；同时，加工温度、环境水分含量等也可能导致高分子分子量降低，进而对其体内降解行为产生影响。环氧灭菌也会引发高分子降解。因此，处理与加工方法也是生物降解性高分子在使用过程中需要考虑的重要因素。

（四）环境因素——pH、辐射

高分子材料所处的环境会对其降解行为产生影响。pH 是生物可降解高分子水解的影响因素之一。许多高分子因其降解产物呈酸性也会导致水解环境 pH 的改变。聚酯是 pH 影响降解的典型例子，酸或碱均能催化聚酯水解，随着降解的进行，PLA、PGA、PLGA 等聚酯降解生成含有羧基的低聚物、乳酸、羟基乙酸等单体，使材料内部不断酸化，从而产生自催化效应，使这类材料内部降解速度快于表面。聚原酸酯的降解随 pH 的降低而加快，但因为 OH$^-$ 不能与原酸酯键发生作用，故碱不能催化其降解。在聚原酸酯中加入氢氧化镁可以降低水解速度，而加入酸酐则会使水解加快。因此，在以生物降解性高分子材料作为酸性、碱性药物载体时，应考虑它们对降解速度的影响。

紫外线照射和 γ- 射线辐照容易诱导自由基、离子产生而导致高分子链发生断裂和交联，影响材料的降解行为。

第二节　酶解型高分子

一、淀粉酶解型高分子

（一）淀粉

天然淀粉通过植物光合作用合成，以淀粉粒形式存在，其中结晶区占 25%~50%，其余为无定形区。淀粉以 α-D- 葡萄糖为结构单元，根据糖苷键不同，可分为直链淀粉和支链淀粉。直链淀粉是葡萄糖基

通过 α-1,4-糖苷键连接形成的分子量为 $1.28 \times 10^5 \sim 4.8 \times 10^5$ Da 的线性高分子。由于分子内氢键作用，直链淀粉卷曲成螺旋状，每个螺旋含有 6 个葡萄糖单元。支链淀粉为淀粉链上具有 α-1,6-糖苷键连接侧链结构、分子量为 $0.1 \times 10^8 \sim 5 \times 10^8$ Da 的高分子化合物。一般来说，淀粉链上每隔 24~30 个葡萄糖单元就会伸出一条支链。淀粉的结构式和构象如图 10-4 所示。

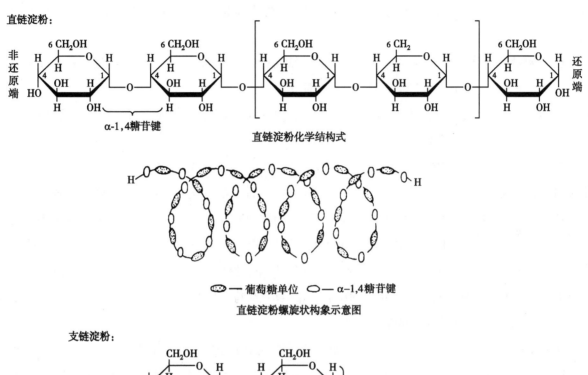

直链淀粉化学结构式

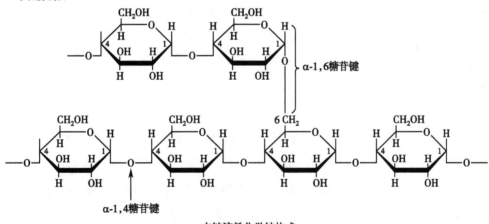

⬭ — 葡萄糖单位　◯ — α-1,4糖苷键

直链淀粉螺旋状构象示意图

支链淀粉化学结构式

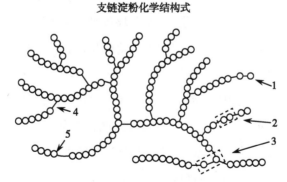

支链淀粉螺旋状构象示意图

1.（○）代表一个葡萄糖单元；2. 麦芽糖单元；3. 异麦芽糖单元；4. α-1,6-糖苷键；5. α-1,4-糖苷键。

图 10-4　淀粉的结构式和构象

《中国药典》（2020 年版）收录了 5 种淀粉，分别为小麦淀粉（自禾本科植物小麦 *Triticum aestivum* L. 的颖果中制得）、马铃薯淀粉（自茄科植物马铃薯 *Solanum tuberosum* L. 的块茎中制得）、木薯淀粉（自大戟科植物木薯 *Manihot utilissima* Pohl. 的块根中制得）、豌豆淀粉（自豆科植物豌豆 *Pisum sativum* L. 的种子制得）和玉米淀粉（自禾本科植物玉蜀黍 *Zea mays* L. 的颖果中制得）。淀粉为白色或类白色粉末，无臭无味，在冷水或乙醇中均不溶解，在 37℃水中迅速膨胀 5%~10%，pH 对淀粉溶胀几乎没有影响。

1. 降解性 淀粉中的 α-1，4- 糖苷键可被淀粉酶解，α-1，6- 糖苷键则通过葡萄糖淀粉酶和脱支酶解。在酸性条件下（通常为稀硝酸），淀粉也可被催化水解。

2. 安全性 淀粉安全无毒，小鼠腹腔注射 LD_{50} 为 6.6g/kg，但口服过量易形成淀粉结石，引起肠梗阻。淀粉接触到腹膜、脑膜或伤口会引起肉芽肿反应。

3. 应用 将淀粉通过一些手段处理（常用反相乳液法）后经交联可制备成淀粉微球，可用于血管栓塞和鼻腔给药，起到缓释、靶向等作用。有研究表明，α- 淀粉酶对交联淀粉微球的降解模式为表面降解，酶解发生在液体和固体两相交界处。市售可降解的淀粉微球产品大小约 45μm，体外降解半衰期为 20~35 分钟，主要用于动脉血管栓塞，由于血液中的淀粉酶可将其降解，栓塞时间较短。淀粉微球联合化疗药物可用于肝动脉栓塞的治疗，可以延长药物作用时间，提高肝癌治疗效果。结合肝动脉内灌注丝裂霉素 C 和淀粉微球栓塞可用于不可切除型肝胆管癌治疗，每周栓塞 1 次有效率为 54.5%，显著高于非栓塞组（20%），并且骨髓抑制明显降低。

淀粉微球遇水膨胀形成凝胶，可延长药物在鼻腔内的作用时间。比起液体药物，载药淀粉微球与鼻黏液的作用时间可提高近十倍。人体试验表明，淀粉微球对鼻黏膜和黏膜纤毛清除无负面影响，基本无毒。载褪黑素淀粉微球可用于鼻腔给药，给药 2 小时后淀粉微球体系鼻清除率小于 20%（溶液剂为 70%），褪黑素绝对生物利用度高达 84%。

（二）淀粉衍生物

淀粉衍生物由天然淀粉改性制得。《中国药典》（2020 年版）收录的淀粉衍生物包括：磷酸淀粉钠、羧甲淀粉钠、羟丙基淀粉胶囊、预胶化羟丙基淀粉、糊精、麦芽糊精、淀粉水解寡糖、α- 环糊精、β- 环糊精、γ- 环糊精和羟丙基 -β- 环糊精。除环糊精外，淀粉衍生物多用于口服给药体系。

环糊精是直链淀粉在酶作用下生成的环状低聚物，通常含有 6~12 个葡萄糖单元，其中 6、7、8 个葡萄糖单元的环糊精研究最多，意义重大，分别称为 α- 环糊精、β- 环糊精和 γ- 环糊精。β- 环糊精与 1，2- 环氧丙烷醚化后得到羟丙基 -β- 环糊精。与 β- 环糊精相比，羟丙基 -β- 环糊精的水溶性大幅提升（25℃时溶解度 $\geqslant$ 50g/ml），易溶于甲醇或乙醇。

环糊精具有特殊的"桶状"刚性中空结构，空腔为疏水性，外部为亲水性。环糊精（主分子）的空腔内可容纳一定尺寸的疏水性分子（客分子），形成包合物，这被称为主 - 客体相互作用。环糊精主要用于制备药物分子的包合物，使得药物溶解度增大、化学和物理稳定性提高。环糊精包合物可用来掩盖活性物质的不良味道和将液体物质转化为固体材料。

1. 降解性 环糊精可被 α- 淀粉酶解，口服给药后也可被结肠微生物群代谢，代谢产物为麦芽糊精、麦芽糖和葡萄糖，然后进一步被代谢为二氧化碳和水而排泄。

2.　**安全性**　环糊精基本上没有溶血性和肌肉刺激性,安全性好。大鼠静脉注射 α- 环糊精、β- 环糊精和羟丙基 -β- 环糊精的 LD_{50} 分别为 0.79g/kg,1g/kg 和 10g/kg。但 β- 环糊精在体内可形成不溶性胆固醇复合物而蓄积在肾脏,导致肾毒性。

3.　**应用**　环糊精常用于口服和注射用药物制剂,也用于局部和眼用制剂,累计已有数十个含环糊精及其衍生物的药物制剂,所涉及的药物包括伊曲康唑、吡罗昔康、碘、前列腺素、苄萘酸酯、地塞米松、硝酸甘油、氢化可的松等。

在注射剂中,环糊精与难溶性药物形成包合物,增加溶解度,进而避免使用表面活性剂或有机溶剂。包合物的形成还能降低药物的毒性和刺激性,例如,丝裂霉素包合物与丝裂霉素的药代动力学参数无显著差异,但可明显降低注射局部红斑、溃疡等药物皮肤毒性反应。

在滴眼剂中,环糊精与亲脂性药物(如甾类皮质激素)能形成水溶性复合物,提高药物水溶性,促进药物吸收进入眼内,改善水溶液的稳定性和降低局部刺激性。

西地碘含片也是利用 β- 环糊精与碘形成的包合物,在唾液作用下迅速释放分子碘,杀灭各种微生物。通过 β- 环糊精的包合作用,可改善碘的刺激性气味、黄染率高、有效碘含量损失快等问题。

二、蛋白酶解型高分子

(一)白蛋白

白蛋白(albumin)在肝脏中合成,是人体血浆中最丰富的蛋白质,占血浆蛋白总质量的 50% 左右。白蛋白是一种水溶性蛋白质,由 584 个氨基酸残基组成,分子量为 66kDa,主要功能是携带、运输水溶性差的分子,如疏水性脂肪酸、类固醇等。白蛋白的组成特点是色氨酸和蛋氨酸含量低,胱氨酸和荷电氨基酸含量高,如天冬氨酸、谷氨酸、赖氨酸和精氨酸。

1.　**降解性**　白蛋白由蛋白酶解,人体几乎所有组织都有降解白蛋白的能力。

2.　**安全性**　白蛋白无免疫原性,无毒无刺激性,小鼠和大鼠静脉注射 LD_{50} 分别为 18g/kg 和 17g/kg。

3.　**应用**　白蛋白具有良好的可加工性,易加工成各种形状和形式,如膜、微球、纳米纤维和纳米粒。白蛋白的生物相容性极佳,已广泛应用于药物、基因递送载体,也被用作心血管器械涂层材料。由牛血清白蛋白和戊二醛组成的外科粘接剂已被美国 FDA 批准用于心脏外科手术中。

白蛋白在药物制剂中可用作:

(1)注射剂产品中的辅料:如蛋白类药物稳定剂、冻干制剂载体(冻干保护剂)。

(2)药物载体:如白蛋白微球或纳米粒。目前,白蛋白结合型紫杉醇纳米粒已经上市(详见第十四章),阿霉素白蛋白纳米粒已进入临床 Ⅱ 期研究。

(3)前体药物:GLP-1- 白蛋白偶联物已经上市,用于 2 型糖尿病治疗,甲氨蝶呤 - 白蛋白偶联物也已进入临床 I/Ⅱ 期研究。

(4)显影剂:全氟丙烷人血白蛋白微球、锝[^{99m}Tc]聚合白蛋白注射液已在国内上市。

(二)胶原蛋白

胶原蛋白(collagen)是人体中最丰富的蛋白质,棒状,长度近300nm,分子量为 200~300kDa,是动物结缔组织的主要组成部分,占蛋白质总量的 25%~30%。胶原蛋白是细胞外最重要的水不溶性纤维蛋白,是细胞外基质骨架构成成分,在细胞外基质中形成半晶纤维,给细胞提供抗张力和弹性,并在细胞迁移和发育中发挥作用。迄今,在人体中已经发现了 27 种不同类型的胶原蛋白,其中 I 型胶原是哺乳动物体内含量最丰富的胶原,也是研究最透彻的胶原。 I 型胶原分子是由三条具有相同氨基酸成分多肽亚基组成的三股螺旋结构(图 10-5),每条多肽由大约 1 050 个氨基酸组成,大约含有 33% 甘氨酸、25%脯氨酸和 25% 羟脯氨酸和相对丰富的赖氨酸。

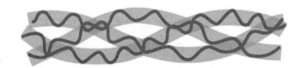

图 10-5   I 型胶原分子三重螺旋结构示意图

胶原的亚单位链在相应的细胞(如成纤维细胞和成骨细胞)中合成,主要结构由重复的三联体(甘氨酸 -X-Y)$_n$ 组成,其中 X 和 Y 通常为脯氨酸和羟脯氨酸。该重复序列为三螺旋结构。这些胶原亚单位链被分泌到细胞外空间后,可自发组装形成更高级的结构,有时还可产生进一步修饰,如交联。因此,胶原纤维在不同类型组织中具有不同的导向,以具有适当的机械强度。

1. **降解性**   胶原在人体内主要通过基质金属蛋白酶(MMP)进行酶解,产生相应的氨基酸。根据胶原种类,对应不同的 MMP,如胶原 I 和胶原Ⅲ降解与 MMP-1 和 MMP-8 相关,胶原Ⅱ则主要依靠MMP-13 进行降解。脱落酶和胶原酶也参与胶原降解。

2. **安全性**   目前应用于生物医学的胶原蛋白主要来源是牛或猪皮肤以及牛或马跟腱,这些材料免疫原性低,安全性高。

3. **应用**   胶原蛋白目前的主要应用为组织工程支架和伤口敷料,如作为硬脑膜替代物产品可用于修复和恢复颅骨以及脊柱外科手术中的硬脑膜缺损。

胶原蛋白作为止血剂已在市场上销售或正在进行多种手术适应证的临床试验,胶原止血剂目前已有市售产品。

胶原蛋白可通过冻干方式直接粉末压制成型。将胶原蛋白与干扰素 -γ 共同冻干后,所得粉末可直接压制为 6mm×6mm 的小条。与白蛋白或明胶制备的体系相比,胶原蛋白小条具有更好的缓释能力,可实现干扰素 -γ 的持续释放。

作为一种蛋白质,胶原蛋白有诸多活性基团,可与多种交联剂进行交联(如二醛、二亚胺、六亚甲基二异氰酸酯、聚环氧化合物等),或通过热辐射或高能辐照进行交联,制备药物递送载体和组织工程支架。改变胶原基质的物理性质,如孔隙度、密度和降解速率,可以进一步控制胶原蛋白基质中药物的释放行为。

交联胶原蛋白海绵可用作蛋白质载体。利用胶原蛋白海绵可有效包载重组人骨形态蛋白(rh-BMP-2)并实现蛋白质持续释放,该产品于 2002 年被美国 FDA 批准与钛椎体间脊柱融合器联合用于前路腰椎融合。2016 年,美国 FDA 又批准了该产品和聚醚醚酮(PEEK)树脂组成的脊柱植入物用于更多的脊柱手术适应证。

与白蛋白类似,胶原蛋白亦可用于制备微球或纳米粒,制备抗生素、类固醇等药物的缓释制剂。制备温度对所得胶原颗粒降解有较大影响,39℃制备的胶原颗粒在胃蛋白酶培养基中孵育 30 分钟后可完全降解,但 100℃下制备的产物在 30 分钟内可保持稳定。胶原蛋白纳米粒可被网状内皮系统(RES)捕获,因此可以增强多种细胞,特别是巨噬细胞对外源性化合物(如抗 HIV 药物)的摄取。

(三)明胶

明胶(gelatin)是胶原蛋白部分水解的产物,胶囊用明胶已收录于《中国药典》(2020 年版)。胶原蛋白水解时,三股螺旋互相拆开,肽链呈不同程度断裂,生成能溶于水、大小不同的碎片即为明胶。因此明胶没有固定的结构,分子量 15~250kDa。

药用明胶有两种生产方法:①经酸水解制得为 A 型(酸法)明胶,等电点 7~9;②经碱水解制得为 B 型(碱法)明胶,等电点 4.7~5.3。

明胶可溶于水、多元醇以及极性大、可形成氢键的有机溶剂,如醋酸、三氟乙醇和甲酰胺等。明胶在冷水中溶胀,在热水中(40℃)可完全溶解形成溶液。明胶溶胀速度和程度是其特征性质。在等电点时,明胶溶胀性最小;pH 低于等电点时,选择合适的阴离子可以控制溶胀;在高于等电点的 pH 下,主要是阳离子影响溶胀。溶胀速度符合二级动力学方程。

明胶具有凝胶化特性。0.5% 以上的明胶溶液冷却至 35~40℃,溶液黏度增大,随后形成凝胶。凝胶化过程可能包括如下 3 个阶段:①单个分子链重排成规则的螺旋状或胶原蛋白折叠;②2 个或 3 个规则链段联合生成晶体;③在螺旋内形成分子间氢键使结构稳定。凝胶刚性或强度与浓度、明胶固有强度、pH、温度和添加剂有关。这一凝胶 - 溶胶体系是热可逆的,熔点比凝固点略高。

1. 降解性　明胶对酶敏感,可被蛋白水解酶水解产生相应的氨基酸或多肽;明胶在水溶液中也可缓慢水解,且水解速度随温度升高而加快。

2. 安全性　明胶是胶原蛋白的水解产物,它在药品、化妆品以及食品中具有悠久的安全使用历史,被美国 FDA 认为是公认安全材料。

3. 应用　明胶广泛应用于各种药物制剂中,作为一种有效的保护胶体,可以阻止晶体或粒子聚集,用以稳定非均相悬浮液。明胶在水包油乳剂中用作乳化剂,在植入剂或微纳米载体中用作生物可降解的骨架材料。

在治疗中,明胶可用于制备创面敷料和血浆替代品,但在血浆替代品的研究中曾有过敏反应报道。吸收性明胶可以用于制备灭菌薄膜、眼用膜剂、灭菌压缩棉、灭菌棉球和灭菌海绵粉末。吸收性明胶海绵对创面渗血有止血作用,可用于创伤止血。

利用明胶可制备微纳米载体,用于抗癌药、蛋白质、核酸等药物的递送。利用 O/W/O 乳化法制备的载紫杉醇(PTX)明胶纳米粒,在无蛋白酶的存在下 24 小时 PTX 释放仅为 2%,而在加入胰蛋白酶后,受蛋白酶解,明胶层被破坏,26~46 小时后药物突释。使用交联剂可进一步提高明胶纳米粒机械性能和稳定性。使用京尼平作为交联剂制备的明胶纳米粒可减少模型蛋白初期的突释,在 10 天内缓慢释放 50% 的蛋白。明胶纳米粒还可在体内保持蛋白质,如胰岛素、碱性磷酸酶等的生物活性。明胶也可用于基因转染,如明胶 - 丙型肝炎病毒非结构蛋白 2(NS2)基因纳米粒在大肠杆菌 DH5-α 中的转染效率比游离基因提高了 50%。明胶微粒也可用于肺部吸入式给药,基于明胶制备的异烟肼 - 利福平共载微球中载药量分别为 22% 和 51%,具有良好的雾化效果,可用于抗结核药物肺部递送。

（四）聚氨基酸

聚氨基酸由天然氨基酸合成，分子内存在与天然蛋白质相同的肽键，因此具有良好的生物降解性和优异的生物相容性。1906年，Hermann Leuchs首次通过α-氨基酸-N-羧酸酐（NCA）聚合得到聚氨基酸材料。之后各种聚氨基酸、多肽被合成并广泛用于医用、药用场合。几乎所有类型的氨基酸都可以用于聚合，并可通过活性基团（如羟基、羧基、氨基和巯基）的选择实现药物负载或释放控制。例如，带羧基的聚谷氨酸和聚天冬氨酸可以增强阳离子药物负载量，而带氨基的聚赖氨酸可作为基因载体。

聚氨基酸化学结构通式如图10-6所示，其结构特征为重复单元通过肽键连接。合成聚氨基酸最成熟的方法为使用胺基引发剂引发NCA开环聚合（ROP）（图10-7），对于多官能团氨基酸来说，需要先进行官能团保护，在氨基酸聚合完成之后再脱保护。由于聚氨基酸具有活性较高的侧基，也可直接通过反应引入其他官能团。

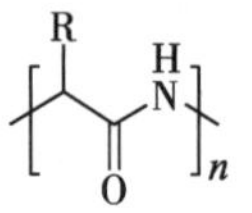

图10-6　聚氨基酸结构通式
注：R为氨基酸侧基。

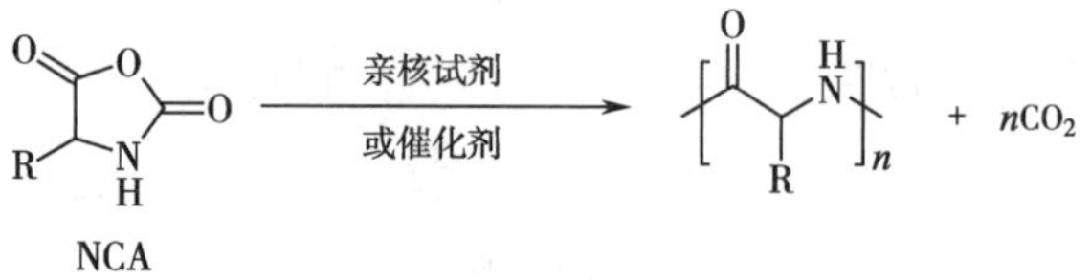

图10-7　聚氨基酸的开环聚合
注：R为氨基酸侧基。

聚氨基酸的优点包括：①生物相容性优良，可生物降解；②低免疫原性，无毒副作用；③大部分水溶性好，可与药物相互作用以增加药物的溶解性；④弱阴离子型聚氨基酸在血液循环中停留时间较长；⑤具有活性较高的侧基，可进一步修饰改性。

常见的聚氨基酸包括：

1. 聚谷氨酸　聚谷氨酸根据结构有两种来源，分别是微生物发酵产生的聚（γ-谷氨酸）（γ-PGA）和化学合成的聚（L-谷氨酸）（L-PGA）（图10-8）。γ-PGA由α-氨基与γ-羧酸基团之间的酰胺键连接的D，L-谷氨酸单元组成，是一种含不同比例对映异构体（L-谷氨酸和D-谷氨酸）的共聚物。γ共聚物于1937年首次从炭疽杆菌的荚膜中分离出来，后来一般利用芽孢杆菌或地衣杆菌发酵得到。L-PGA是将谷氨酸与苯甲醇反应形成苄酯，保护一个羧基，再与光气反应制得NCA，引发NCA的开环聚合后去掉保护基得到的产物。

L-PGA具有良好的生物相容性和非免疫原性，在溶酶体中酶解迅速，降解产物为L-谷氨酸。有研究表明，分子量为11kDa时，L-PGA可以通过肾脏和尿液排出，而在其他组织中的保留量很少。

L-PGA的羧酸侧链反应性强，可通过化学修饰引入多种生物活性配体或调节高分子物理性质。L-PGA也可与抗癌药物反应得到轭合物以提高药物水溶性、血浆分布时间和肿瘤分布情况。目前，已有PGA-药物偶联物进入临床试验阶段（详见第十三章）。

2. 聚天冬氨酸　聚天冬氨酸（PAsp）（图10-9）是一种高水溶性离子型高分子，其羧酸含量远高于聚谷氨酸，是聚丙烯酸的良好替代品。聚天冬氨酸具有很好的生物相容性、水溶性和可生物降解特性，在体内可通过溶酶体酶解。

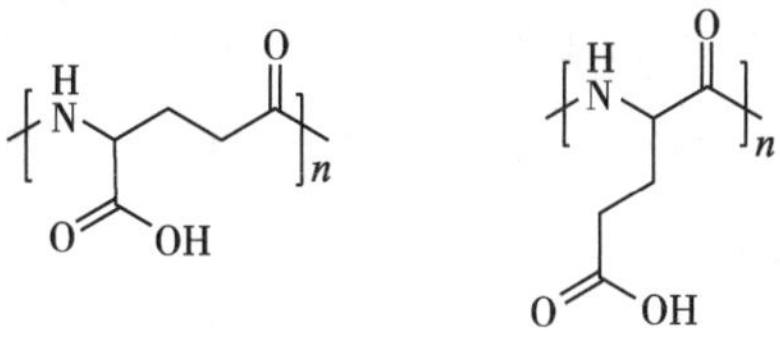

图 10-8 聚谷氨酸结构式

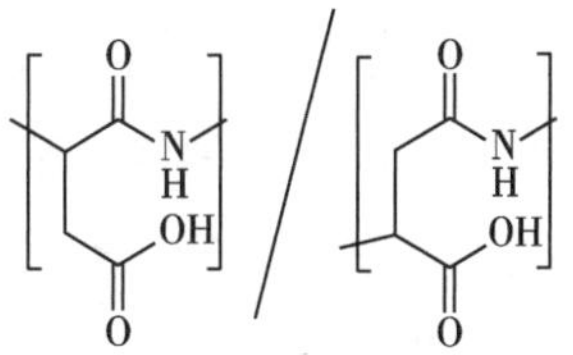

图 10-9 聚天冬氨酸结构式

聚天冬氨酸的合成途径主要分 3 个步骤（图 10-10）：①由天冬氨酸或马来酸酐、马来酸氨盐等热缩合合成中间体聚琥珀酰亚胺（polysuccinimide，PSI）；②聚琥珀酰亚胺水解制备聚天冬氨酸盐；③聚天冬氨酸盐分离与纯化。

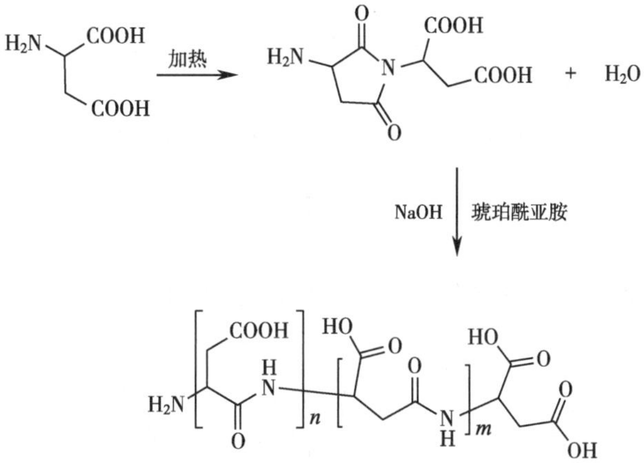

β-连接(70%)

图 10-10 聚天冬氨酸的合成

合成聚天冬氨酸分子链中存在 α、β 两种构型，其中 β 连接占 70% 左右。在药物控制释放领域，人们制备了 PAsp 共聚物，利用其侧链羧基获得药物轭合物、或通过静电、氢键等复合作用控制药物释放。部分基于 PAsp 的智能药物递送载体已在进行临床试验。

在药用领域，PAsp 衍生物也得到了广泛的研究和应用，常见的两种分别为用乙醇胺使 PSI 开环制得聚（α，β-N- 羟乙基 -D，L- 天冬酰胺）（PHEA）和用水合肼与 PSI 反应制得聚天冬酰肼（PAHy）。PHEA 水溶液经 γ- 射线照射可直接交联形成水凝胶，作为一些亲水药物的缓释载体。PAHy 的活性侧基可与多种药物反应键合得到轭合物体系，并利用其水解性质控制药物释放。

3. 聚赖氨酸 聚赖氨酸是现代生物技术研究中较早使用的阳离子型高分子之一。2003 年，聚赖氨酸被美国 FDA 批准为食品添加剂，广泛应用于食品中。与聚谷氨酸一样，聚赖氨酸也有两种来源，微生物发酵产生的聚（ε- 赖氨酸）和化学合成的聚（L- 赖氨酸）（Poly-L-Lysine，PLL）（图 10-11）。PLL 无毒，水溶性强，可由酶解。其水溶液在 100℃下煮沸 30 分钟或在 120℃下高压灭菌 20 分钟均能保持稳定。

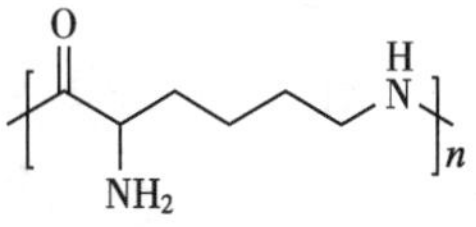

PLL 带正电荷，易通过胞饮作用被细胞摄取。可生物降解性也使 PLL 广泛应用于体内研究。Laemmli 于 1975 年发现 PLL 能结合 DNA，随后 PLL 在基因转染的研究中得到了大量的应用。一般而言，只有分

图 10-11 聚 L- 赖氨酸结构式

子量大于 3 000Da 的 PLL 才能有效地将 DNA 压缩并形成稳定的复合物（polyplex），但复合物中 PLL 的氨基被完全质子化，缓冲能力减弱，难以从内涵体 / 溶酶体中逃逸，需要添加其他物质或进一步功能化才能促进复合物内涵体 / 溶酶体逃逸，增强其转染效率。

4. 聚精氨酸   精氨酸的 pK_a 为 12.48，因此在中性、酸性甚至碱性条件下带正电。与 PLL 一样，聚精氨酸（PArg）正电荷残基的存在有助于体系的细胞膜穿透作用。因此，PArg 被广泛用作蛋白质或基因载体，促进它们的细胞摄取和内化。

5. 聚组氨酸   L- 组氨酸具有咪唑环侧基，pK_a 约为 6.0。当环境 pH 低于 6 时，聚组氨酸（PHis）带正电且溶于水，因而也能与带负电的 DNA、RNA 结合形成复合物。与 PLL 不同，咪唑环具有较高的缓冲能力，可促进荷载基因的内涵体逃逸。PHis 常用作非病毒基因载体的一部分以提高体系转染效率。PHis 修饰的 PLL 转染效率与 PLL 相比可提高 3~4.5 倍。此外，PHis 还可作为 pH 响应性材料，用于药物控制释放。

6. 聚苯丙氨酸   苯丙氨酸（Phe）是一种非极性氨基酸，由于苄基的存在，聚苯丙氨酸（PPhe）可以与一些带苯环结构的疏水性药物（如阿霉素、紫杉醇）通过 π- π 堆积作用（π- π stacking）形成强相互作用，从而有效包载这些药物。一般来说，PPhe 作为疏水链段引入两亲性共聚物中，形成疏水核心，用于疏水性药物的包载。

聚精氨酸、聚组氨酸和聚苯丙氨酸的结构式如图 10-12 所示。

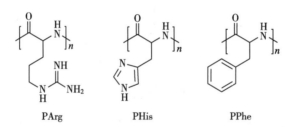

图 10-12   聚精氨酸、聚组氨酸和聚苯丙氨酸的结构式

聚氨基酸的性质和应用包括：

1. 降解性   聚氨基酸在体内可被蛋白酶解，或者在酸性、碱性条件下化学水解，形成相应的 α- 氨基酸。对于多元聚氨基酸而言，由于不同蛋白酶的酶解位点不同，氨基酸种类、比例都会影响其酶解速度。

2. 安全性   聚氨基酸降解产物为 α- 氨基酸，无毒无刺激，具有良好的生物安全性。

3. 应用   聚氨基酸的应用受到其溶解性、可加工性、在水中的溶胀性及三个或三个以上氨基酸单元潜在的抗原性等限制。作为一种重要的可降解药物递送系统，基于聚氨基酸开发的新型给药系统数量庞大，有个别聚氨基酸 - 药物轭合物已经进入临床试验阶段。典型的例子就是 PEG 和聚谷氨酸的嵌段共聚物。聚谷氨酸能够络合不同的铂类药物，其中基于顺铂的 NC-6004 完成了临床 II 期试验，基于 1, 2- 二氨基环己烷铂（DACH- 铂）的 NC-4016 也完成了临床 I 期试验。另外，其他抗癌药物也可与 L-PGA 嵌段共价连接，如 NK 012 为喜树碱衍生物 SN-38 的 L-PGA 功能化产物，目前已完成临床 II 期试验，用于治疗乳腺癌和肺癌。利用 PEG-b-PAsp 的羧基可与阿霉素（DOX）的氨基反应，形成共价连接，其中 PEG 嵌段分子量为 12 000Da，聚天冬氨酸嵌段重复单元数为 20，DOX 取代度为 77%，所形成的胶束粒径 45nm 左右,该轭合物体系(NK 911)也进入了临床 I 期,但与脂质体多柔比星相比,NK911 稳定性较差、药物释放更快,且在其他组织蓄积更多。PEG-*b*-PAsp 的部分疏水化衍生物(PEG 嵌段分子量 12 000Da,改性 PAsp 嵌段分子量 8 000Da,其中天冬氨酸 -4- 苯基 -1- 丁酯取代度约 50%)也可用于紫杉醇的包载,形成载药量 23%、粒径 85nm 左右的载药胶束,该胶束(NK 105)目前已经完成临床 Ⅲ 期试验。

高生物相容性的聚氨基酸也可用于制备组织工程支架、水凝胶等体系。例如,PLL 可用作抗菌剂,可抑制包括酵母等真菌和革兰氏阳性菌、革兰氏阴性菌的生长,基于 PLL 可开发抗菌水凝胶用于伤口敷料。表 10-3 列举了一些常见聚氨基酸的性质和应用。

表 10-3　常见聚氨基酸的性质和应用

类型	名称	性质	应用
阴离子聚氨基酸	聚谷氨酸	侧基化学反应性;与阳离子高分子形成聚电解质复合物;具有 pH 响应性	水凝胶、药物载体、蛋白载体、纳米颗粒
阳离子聚氨基酸	聚赖氨酸	抗菌剂:抗酵母菌、真菌、革兰氏阳性菌和革兰氏阴性菌;与阴离子高分子形成聚电解质复合物	食品添加剂、药物和基因载体、表面涂层、水凝胶
	聚精氨酸	良好的蛋白质和基因(质粒 DNA、siRNA、miRNA)载体,促进细胞膜穿透	药物囊泡、基因载体、脂质体、胶束
	聚组氨酸	结合负电荷 DNA 或 RNA 形成复合物促进基因溶酶体逃逸	基因载体、复合物、水凝胶、胶束、纳米颗粒
中性聚氨基酸	聚苯丙氨酸	有效包载疏水药物	囊泡、胶束、纳米颗粒

PLL 可提高 dsRNA(Poly-I:C)的稳定性,避免 Poly-I:C 被人体内酶快速灭活。因此,利用 PLL、羧甲基纤维素可制备 Toll 样受体激动剂 Poly(ICLC),用于免疫调节。基于 Poly(ICLC)的许多研究目前已进入临床 Ⅱ 期,用于治疗脑癌、非小细胞肺癌、皮肤癌、乳腺癌、AIDS 甚至天花等。

将 L-PGA 与明胶、尿素混合可制备组织黏附材料,并通过添加水溶性碳二亚胺(WSC)催化交联(L-PGA、明胶、尿素和 WSC 的浓度分别为 100mg/ml、100mg/ml、100mg/ml 和 9.59mg/ml)。L-PGA- 明胶在植入小鼠体内后前 2 周内快速降解、重量显著下降,然后缓慢失重直至 12 周(图 10-13)。组织切片也发现,无论是否存在尿素,L-PGA- 明胶都不会诱导严重的炎症。

三、其他酶解型高分子

(一)壳聚糖

壳聚糖(chitosan)是由 β-1,4- 糖苷键连接的 *N*- 乙酰 -D- 氨基葡萄糖和 D- 氨基葡萄糖组成的无分支二元多聚糖,由甲壳素(几丁质)脱乙酰化得到(图 10-14),属《中国药典》(2020 年版)收录的药用辅料。壳聚糖脱乙酰度应大于 70%,1%wt 水溶液 pH 应为 6.5~8.5。壳聚糖为类白色粉末,不溶于乙醇、微溶于水、易溶于酸性稀溶液,溶解性受脱乙酰度、分子量、浓度和 pH 影响,有较强的吸湿性。壳聚糖脱乙酰度越高、分子量越小,越容易溶于水。通常认为,当壳聚糖降解至聚合度 <20,重均分子量 <3 900Da 时,称之为壳寡糖,可完全溶解在水中。

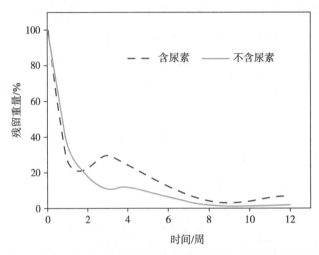

图 10-13　L-PGA-明胶凝胶组织黏附材料体内降解时间曲线

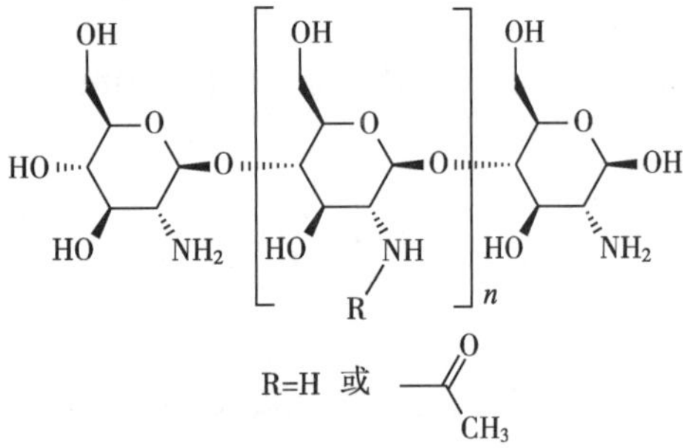

图 10-14　壳聚糖结构式

1. 降解性　壳聚糖酶、溶菌酶和木瓜蛋白酶等都能在体外降解壳聚糖,其体内降解主要依靠溶菌酶通过乙酰化残基水解方式发生。壳聚糖的降解速率取决于其乙酰化程度和结晶度,高度脱乙酰化壳聚糖降解速率最低,可在体内稳定存在数月。壳聚糖的化学改性也可影响其溶解度和降解速率,与85%脱乙酰壳聚糖相比,异丁基取代壳聚糖(取代度约40%)在小鼠肌肉中的降解速度更快。通过各种浓度戊二醛可制备具有不同交联密度的壳聚糖凝胶,具有较低交联密度凝胶在植入皮下和腹膜14天后即显示出明显失重,皮下和腹膜失重率分别为80%和91%,而高度交联凝胶则未出现显著的重量降低。

2. 安全性　壳聚糖生物相容性好,口服无毒,是美国FDA批准的食品添加剂,无毒、无免疫原性,小鼠口服 LD_{50}>10g/kg、皮下注射 LD_{50}>10g/kg、腹腔注射 LD_{50}>5.2g/kg,无皮肤、眼黏膜刺激性。

3. 应用　壳聚糖及其衍生物在药剂中可用作药物递送、基因载体等。由于壳聚糖有大量的氨基和羟基,反应活性高,既可以与药物分子反应制备轭合物,也可与其他高分子键合形成共聚物,进一步制备成微纳米载体用于药物的递送。壳聚糖还是一种良好的黏膜黏附和透皮吸收促进材料,在腔道、黏膜给药方面也得到了广泛的应用(详见第十一章)。

壳聚糖具有正电性,因此也可用作基因载体。壳聚糖可以与DNA复合形成稳定的小颗粒,粒径在20~500nm,其包封和转染效率会受壳聚糖分子量和脱乙酰度(电荷数量)的影响。一般认为,适用于基因转染的壳聚糖分子量在10~50kDa。由于壳聚糖上只有伯胺基团,缓冲能力相对聚乙烯亚胺(PEI)偏弱,转染效率也偏低。对壳聚糖进行改性,如与靶向配体(如半乳糖、叶酸、RGD多肽、适配体)、小分子(如脱氧胆酸)或高分子(如PEG、PEI)等偶联都可提高壳聚糖体系的基因转染效率。

将壳聚糖制成微球,能够控制药物释放速率,提高药物稳定性。许多药物,如5-氟尿嘧啶、黄体酮、胰岛素等,都可包载于壳聚糖微球中,实现缓控释。另外,壳聚糖还具有抗菌、止血特性,因此在伤口愈合方面也得到了应用。

壳聚糖可与其他材料混合制备水凝胶,目前已有部分产品上市。一种是由壳聚糖和 PEG 组成的口服水凝胶系统,在肠道碱性环境中,溶胀的高分子网络收缩并释放包载的地尔硫䓬盐酸盐,实现 pH 敏感药物释放,用于高血压治疗。另一种是壳聚糖衍生物与聚乙烯吡咯烷酮(PVP)形成的络合水凝胶,它具有良好的物理强度和稳定性,可用于多种药物负载,这种水凝胶不需要使用高温或高能量源(如 γ-射线辐射)进行交联,可以很容易地加工成各种厚度的薄膜。

(二)海藻酸/海藻酸钠

海藻酸(alginic acid)是 1,4- 糖苷键连接 β-D- 甘露糖醛酸(M)和 α-L- 古洛糖醛酸(G)单体形成的线性多元嵌段共聚物(图 10-15),其组成(即两种糖醛酸的比例及排列顺序)随来源而变化。海藻酸钠(sodium alginate)是使用碱溶液从藻类中提取的藻酸盐,相对分子量在 $0.32 \times 10^5 \sim 2.0 \times 10^5$ Da,含羧酸基(—COOH)19.0%~25.0%,属于《中国药典》(2020 年版)收录的药用辅料。

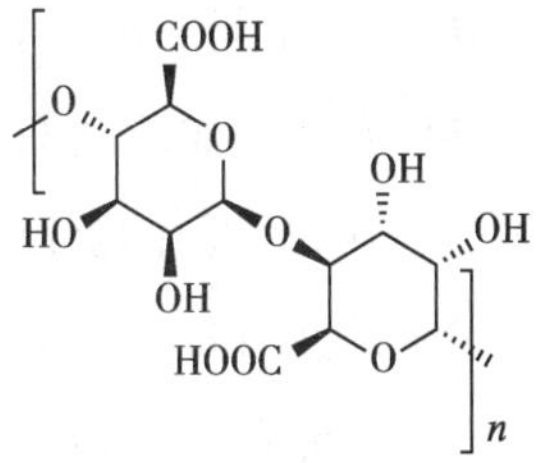

图 10-15 海藻酸结构式

海藻酸钠为无臭、无味、白色至淡黄色粉末,不溶于有机溶剂和酸类,能在水中溶胀成胶体溶液。海藻酸钠最大特性是凝胶性,在二价阳离子(如钙离子)存在下能自发形成凝胶,且古洛糖醛酸含量越高、聚合度越大,则凝胶硬度越大,这种温和的胶凝特性可使各类生物活性分子甚至细胞在被海藻酸盐凝胶包封的过程中不受影响,保持活性。

1. **降解性** 海藻酸钠降解性质相对独特,可被海藻酸酶解,亦可在水中缓慢降解,通过诸如 γ- 射线辐射、高碘酸盐氧化等方式亦可提高海藻酸盐在体内的降解和清除速度。离子交联的海藻酸盐在失去二价交联阳离子时,在中性 pH 下会溶解。

2. **安全性** 海藻酸钠安全性较高,具备良好的生物相容性,小鼠腹腔注射 LD_{50} 为 1.0g/kg,大鼠静脉注射 LD_{50} 为 1.0g/kg。

3. **应用** 海藻酸钠可作为药物递送系统,其中药物释放速率可以通过改变药物与海藻酸钠间相互作用或者直接通过羧酸基与药物反应形成轭合物来控制。海藻酸独特的胶凝性质也使它在蛋白质和生物活性因子递送中有较多应用。由于海藻酸钙凝胶在酸性介质中不溶胀、在碱性环境下逐渐溶胀,因而可防止酸敏感药物在酸性环境受到破坏。在不添加外源性钙离子或其他二价/多价阳离子的情况下,海藻酸钠水溶液可以与泪液中所含有的钙离子等阳离子络合而在眼中凝胶化,因此可用于制备眼用原位凝胶制剂,其凝胶化程度和药物(如毛果芸香碱)释放程度取决于主链中的古洛糖醛酸(G)百分比。由于海藻酸钠凝胶化条件温和,还可用于细胞微囊化制备,实现其免疫隔离。作为电负性材料,海藻酸钠可与阳离子材料(如壳聚糖)复合,制备微囊,并通过对囊壁的调节以实现对包载药物的控制释放。该复合微囊可对带电药物进行良好包封,适于生物药物如多糖抗体、胰岛素、水蛭素等的包载。

(三)透明质酸

透明质酸(hyaluronic acid, HA),又名玻璃酸,最早在 1934 年由 Meyer 和 Palmer 从眼睛玻璃体中分离得到。透明质酸为糖胺聚糖家族成员,是由 1,4-D- 葡萄糖醛酸 -β-1,3-D-N- 乙酰葡萄糖胺的双糖重复单元连接构成的一种线性酸性黏多糖(图 10-16),几乎存在于脊椎动物的每个组织中,是构成细胞外基质和细胞间基质的主要成分。HA 中双糖单元数为 300~

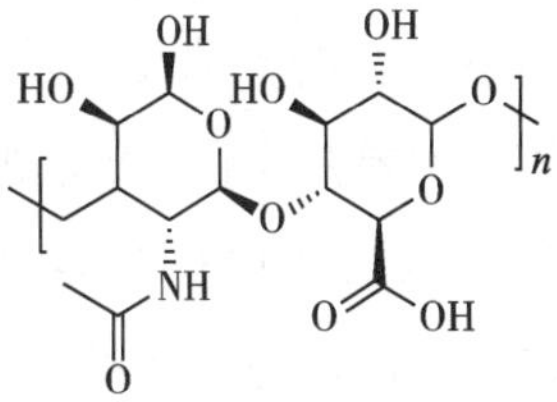

图 10-16 透明质酸结构式

11 000 对,平均分子量为 $5 \times 10^3 \sim 8 \times 10^6$ Da,可认为是分子量最大的糖胺聚糖。早期的 HA 主要从动物组织中提取(如鸡冠),成本较高,现在多为微生物发酵提取,成本低且品质可控。

HA 是白色、无臭、无味、无定形粉末,有强吸湿性,不溶于有机溶剂,可溶于水,能形成具有独特黏弹性的高黏度溶液,但溶液黏度受 pH、酶以及半胱氨酸和维生素 C 等还原性物质的影响。HA 热稳定性较高,其水溶液在 60℃下加热 12 小时黏度无变化。

1. 降解性　HA 可被体内透明质酸酶(HAase)、β-D- 葡糖苷酸酶、β-N- 乙酰 -D- 氨基己糖酶和硫酸软骨素酶等降解,活性氧也能促进 HA 降解。HA 酶解活化中心与葡萄糖醛酸上羧基有关,完全酯化的透明质酸(如乙基酯和苄基酯)分子量在酶处理 7 天和 14 天后没有减小,而部分酯化的水溶性 HA 酶解较快,黏度在几分钟内就急剧降低。因此,羧基的酯化反应会影响透明质酸酶对 HA 的降解。加入一价 / 二价阳离子能促进 HAase 对 HA 的酶解。

2. 安全性　HA 为人体组成部分,无种属差异,无免疫原性,因此在使用上没有禁忌,安全性高。

3. 应用　HA 在药剂中应用广泛。在眼科制剂上,透明质酸钠可帮助药物长时间附着于眼球表面,从而提高药效。因此,在很多滴眼液中都有 HA 存在。HA 对创伤愈合有多种促进作用,可用于创伤、烧伤以及骨科等外科的治疗。例如,HA 水凝胶对大鼠骨关节软骨损伤有缓解作用,在负载地塞米松后,HA 水凝胶体系可减少炎性细胞浸润,保持滑膜关节面光滑,显示出良好的治疗效果。HA 凝胶还可用于大分子药物的缓释,例如,通过迈克尔加成制备负载促红细胞生成素(erythropoietin, EPO)的可注射 HA 水凝胶可完整地释放出超过 90% 的 EPO,体内可在 7 天内保持有效的 EPO 血药浓度(>0.1ng/ml),而 PEG 基水凝胶体系仅能维持 3 天。EPO 释放完全后,HA 凝胶在 3 个月内开始降解,而 PEG 凝胶则难以清除。

通过喷雾干燥可制备负载重组人胰岛素的 HA 微球,用于肺部吸入式给药。雄性 Beagle 犬吸入实验结果显示,与喷雾干燥制得的纯胰岛素微粒相比,添加 Zn^{2+} 的 HA 微球可实现 9 倍 MRT(平均滞留时间)、2.5 倍 AUC(曲线下面积)和 3 倍 T_{max}。同样,利用喷雾干燥制得的人生长激素(hGH)-HA 缓释给药系统单次给药可实现 hGH 72 小时以上的持续释放,并使血清中胰岛素样生长因子 -I 水平在 6 天内保持升高,目前该产品已在韩国上市。

人体细胞膜上存在四种 HA 受体,分别为 CD44、透明质酸调节迁移受体(RHAMM, CD168)、淋巴内皮细胞透明质酸受体 1(LYVE-1)以及透明质酸内吞受体(HARE),其中 CD44 和 RHAMM 在多种肿瘤细胞膜上均有过表达。因此 HA 可用来修饰纳米粒以实现其肿瘤细胞乃至肿瘤干细胞靶向作用。HA 在纳米粒子中的应用有以下几种方式:①与小分子药物轭合得到 HA- 药物轭合物。例如,HA- 紫杉醇偶联物目前已经进入临床 I 期试验,膀胱灌注给药后对膀胱癌的响应率在 60% 左右,且不良反应较低。②制备 HA 衍生物或共聚物,通过自组装形成纳米载体输送药物。例如,透明质酸 - 二油酰磷脂酰乙醇胺衍生物可直接插入脂质体双分子层中,提高脂质体及所包载药物的稳定性,并赋予体系良好的肿瘤靶向功能。HA-PEI 共聚物可通过 LYVE-1 靶向小鼠黑色素瘤细胞,递送 siRNA,该体系主要蓄积在肝脏和肿瘤组织,可有效沉默靶基因。③通过静电相互作用与表面带正电荷的粒子复合(HA 带负电荷),得到 HA 包覆纳米粒子。例如,HA 可包覆在大豆卵磷脂与双十烷基二甲基溴化铵组成的固体脂质纳米粒(SLNs)表面,用于递送组蛋白脱乙酰酶抑制剂,治疗 T 细胞白血病和实体肿瘤。

HA 还可代替 PEG 作为蛋白质和多肽药物的载体,通过 HA 上羧基偶联,可实现蛋白质、多肽 HA 化。与 PEG 化相比,每条 HA 链可与不同数量肽链、蛋白质分子结合,使多肽、蛋白质药物发挥多种作用。

（四）细菌聚酯

细菌聚酯(聚羟基脂肪酸酯,polyhydroxyalkanoates,PHA)是天然存在的可生物降解聚酯,是许多细菌的碳源和能源储备。迄今已经分离得到由不同单体组成的细菌聚酯 150 余种。细菌聚酯单体中以 3- 羟基脂肪酸为主,同时也有 4- 羟基脂肪酸、5- 羟基脂肪酸、6- 羟基脂肪酸及带有其他官能团的 3- 羟基脂肪酸,如图 10-17。最常见的细菌聚酯是聚(3- 羟基丁酸酯)(PHB)和聚(3- 羟基戊酸酯)(PHV),它们的性质与应用均与 PLA 类似。PHB 和 PHV 在生理条件下相对稳定,但可被细菌降解。除细菌合成途径外,PHB 和 PHV 也可通过化学途径合成,如具有光学活性的 β- 丁内酯可通过开环聚合合成与细菌合成途径相同的 PHB。PHB 是半结晶全同立构高分子,性质硬而脆,与 PHV 共聚后能形成低结晶度高韧性共聚物 P(HB-HV),其熔点取决于共聚物中 HV 单体含量,玻璃化转变温度为 –5~20℃。

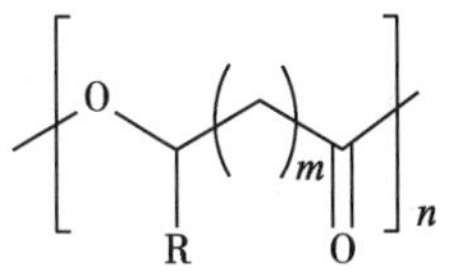

图 10-17　细菌聚酯结构式通式
注:m=1、2 或 3,R 为链长为 1~13 烷基。

1. **降解性**　细菌聚酯可被酯酶解、也可在体内化学水解,PHB 降解产物为 3- 羟基 - 丁酸,PHV 降解产物为 3- 羟基 - 戊酸。含有己内酯的 P(HB-HV)微球在不同模拟环境下降解速度为小牛血清 > 胰酶汁 > 合成胃液。与合成聚酯相比,PHB 在体内降解速率偏低,与 HV 共聚后降解速度可得到提高,质量损失遵循零级释放动力学,说明 P(HB-HV)的降解为表面降解。

2. **安全性**　细菌聚酯的降解产物为羟基脂肪酸,通常为人体正常成分,如 PHB 的水解产物 3- 羟基 - 丁酸,是血液中正常成分(浓度在 0.3~1.3mmol/L)。相比于合成聚酯,细菌聚酯的生物相容性更好、安全性更高,无毒副作用。

3. **应用**　细菌聚酯是理想的生物降解性材料,聚(4- 羟基丁酸)(P4HB)可吸收缝合线已经由美国 FDA 批准上市。细菌聚酯常用于开发中长期植入剂。相比于 PLA、PGA 等合成聚酯,PHB 降解周期更长,生物相容性更好。药物从细菌聚酯中释放会受到高分子组成、加工温度的影响。以 P(HB-HV)微球为例,随着共聚物中 HV 含量增加,模型药物甲基红的释放速率加快,这是由于甲基红主要包埋在 PHB 球晶内,HV 含量的增加使得药物更多地聚集在球晶表面和球间隙边界处。同时,在 110℃结晶体系中甲基红的释放速率大于 60℃下结晶体系,这也与其在共聚物中的包载位置有关。

药物从 PHA 中释放也受到药物分子结构及其与聚酯的相互作用强弱的影响。泼尼松龙与丁卡因在 24~48 小时内即从 PHB 微球中全部释放,而地西泮释放则可达 30 天以上。将 5- 氟 -2′- 脱氧尿苷(FdUR)用不同的脂肪酸修饰,负载于不同分子量的 PHB 微球中($\overline{M}_w$=6.5 × 10^{4}Da、1.4 × 10^{5}Da 或 4.5 × 10^{6}Da,直径 100~300μm),结果表明,在所有的体系中,相对释放速率为丙酰 -FdUR> 丁酰 -FdUR> 戊酰 -FdUR,且丁酰 -FdUR 从低分子量微球($\overline{M}_w$=6.5 × 10^{4}Da)中释放速度高于高分子量微球($\overline{M}_w$= 1.4 × 10^{5}Da 或 4.5 × 10^{6}Da)。药物含量对药物释放也有影响。对 PHB 微球而言,药物含量越高,其释放速度越快,这可能跟药物在微球中的分布有关。低载药量时,药物分布于微球内部,释放慢;而高载药量时,药物更多地分布于微球表层部位,释放快。

第三节　化学水解型高分子

一、酯水解高分子

（一）脂肪族聚酯

脂肪族聚酯是一大类应用早、研究广泛的生物可降解高分子材料，其特征为主链中含易水解的脂肪族酯键。理论上所有的聚酯都可降解，但只有酯键间脂肪链较短的聚酯才可在生物医学应用所需时间范围内降解。在脂肪族聚酯中，研究最广泛的为聚羟基酸，包括聚羟基乙酸/聚乙交酯（PGA）和聚乳酸/聚丙交酯（PLA）。自20世纪60年代后期PGA合成缝合材料成功开发，由于其良好的生物相容性和降解可控特征，脂肪族聚酯受到了研究者的极大关注，得到了蓬勃发展。PGA、PLA、PLGA、PCL等聚酯都得到了美国FDA批准，用作植入剂、微球、微囊、纳米制剂药用辅料。《中国药典》（2020年版）里收录了PLGA5050、7525、8515三种聚酯，作为注射用辅料。

PGA是第一种在生物医学中应用的生物降解性合成高分子，高度结晶（结晶度为35%~75%），玻璃化转变温度为35~40℃，熔点高于200℃，具有较高的拉伸模量和优异的成纤维能力。PGA可通过挤出、注塑、压缩和溶剂浇铸等方式成型。

与羟基乙酸不同，乳酸是一种手性分子，以两种光学活性形式存在：L-乳酸和D-乳酸，对应的环状分子为L-丙交酯和D-丙交酯。采用单一手性单体得到的高分子（即PLLA和PDLA）为半结晶材料，外消旋产物（PDLLA）为无定形材料。其中，L-乳酸/L-丙交酯是天然存在的异构体，因此大部分商业化PLA均为PLLA。但在实际的聚合过程中，由于L型单体和D型单体存在旋光异构转化，故标识为PLLA的商品实际上为LLA和DLA的"共聚物"。与PGA类似，PLLA亦为结晶高分子，结晶度约为37%，具体则取决于其分子量和高分子加工参数。PLLA玻璃化转变温度为60~65℃，熔融温度约为175℃。与PGA相比，PLLA降解速度更低，具有良好的拉伸强度，低延伸率和高模量（约4.8GPa），因此被认为是负载轴承应用的理想生物材料，如骨科固定装置、软组织固定螺钉、缝合锚钉、全螺纹生物干涉螺钉。由于PLLA比PGA疏水性更强，它的降解速率非常低，高分子量PLLA在体内完全被吸收需要2~6年。PDLLA是无定形高分子，玻璃化转变温度为57~59℃，强度较PLLA偏低（约1.9GPa）。

为了进一步开发性能可调的聚酯类材料，将GA和LA共聚可形成系列PLGA共聚物。在25%~75%GA含量范围内，PLGA为无定形高分子。PLGA是一类应用较早、使用范围广泛的合成疏水性生物可降解材料，具有优良的生物相容性、有长时间安全使用记录、可控的生物降解性（降解速度从一个月到几年可调）和较好的可加工性（可以加工成任意形状的植入剂、微球、膜以及多孔支架等），加之PLGA为美国FDA和中国NMPA批准的药用辅料，使得PLGA在新型药物递送系统、组织工程支架等方面都得到了广泛的应用。

聚己内酯（PCL）是一种半结晶聚酯，可溶于多种有机溶剂，具有良好的可加工性、低熔点（55~60℃）和低玻璃化转变温度（约60℃）的特点，以及可与各种高分子形成相容性共混物的能力。PCL及其单体生物相容性好，对小分子药物有很好的通透性，可用于溶蚀型药物控释材料。相比于

PGA、PLA、PLGA，PCL 疏水性更强、体内降解速度缓慢，使用时需与其他材料（如 GA）共聚以改善其可加工性、调节其降解速率。

1. 脂肪族聚酯的合成　聚酯可以通过双官能单体的缩聚合成（图 10-18），如羟基酸 / 二酸与二醇的缩合、二酰氯与二醇的缩聚反应或二酯和二醇的酯交换反应。然而，由于通过缩聚途径难以获得高分子量产物，因此未在生物材料领域进行广泛研究。

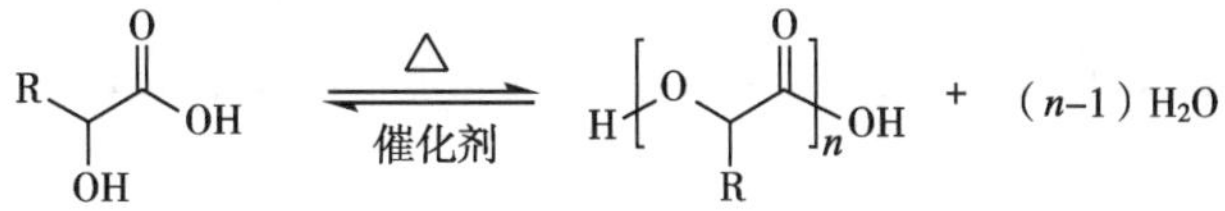

图 10-18　缩聚法合成聚酯

环内酯开环聚合（ROP，图 10-19，表 10-4）已经发展成为合成高分子聚酯均聚物、共聚物最有效的"一锅煮"聚合途径。相比缩聚，ROP 的优点为反应条件温和，反应时间短，不存在副产物，可通过特定引发剂分子（如含羟基分子）来控制其分子量。聚酯 ROP 最常用的催化剂为辛酸亚锡，这种催化剂高效并得到了美国 FDA 的认可，作为食品添加剂。通过改变式中 R′ 的种类（可以是单官能团小分子、多官能团小分子、高分子）可以合成线形均聚物、多臂星形均聚物、嵌段 / 接枝共聚物等多种拓扑结构的聚酯。

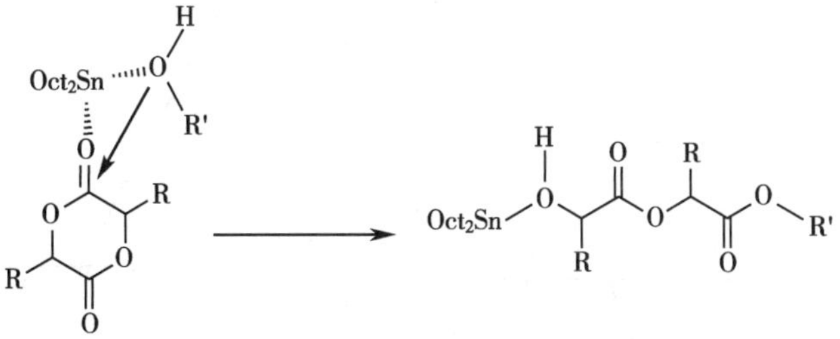

图 10-19　开环聚合制备聚酯

表 10-4　聚酯常见的环状单体及对应的高分子

内酯（单体）	高分子	内酯（单体）	高分子
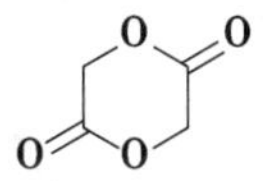 GA	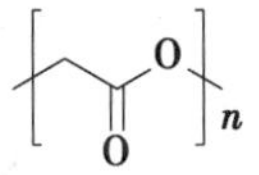 PGA	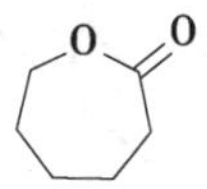 CL	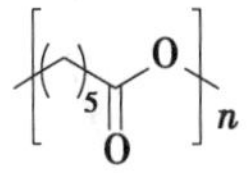 PCL
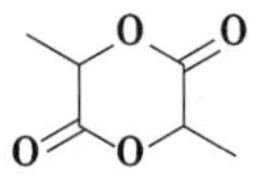 LA	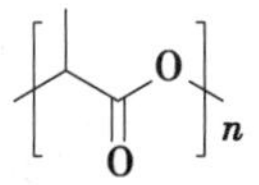 PLA	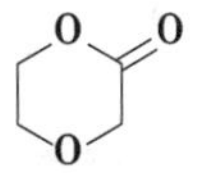 二氧杂环己烷酮，DO	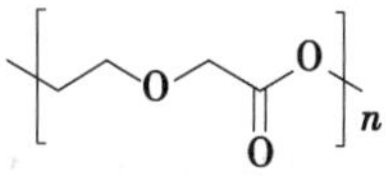 PDO

在 ROP 中，单体纯度对所得高分子分子量有重要影响。要得到高分子量材料，单体中游离酸浓度要求小于 0.05%，环境湿度也要严格控制。

2. 脂肪族聚酯的水解

（1）PGA：PGA 是一种降解速度较快的高分子，通过酯骨架的非特异性断裂而降解。PGA 在水解时 1~2 个月内就会失去其强度。在体内，PGA 降解后被转化为甘氨酸，甘氨酸可以通过尿液排出体外或通过柠檬酸循环转化为二氧化碳和水。

（2）PLA：PLA 通过酯骨架断裂而水解为乳酸，这是一种正常的人体代谢副产物，可通过柠檬酸循环分解为水和二氧化碳，因此 PLA 安全性较高。PLA 降解也受到分子量、聚集态结构、形态等多方面影响，如图 10-20 所示，分子量越高，PLA 降解越慢。与 PLLA 相比，PDLLA 具有更快的降解速率。因此，PDLLA 是开发药物递送载体和用于组织再生低强度支架的优选材料。需要指出的是，脂肪族聚酯的降解产物为酸，会引起局部酸度过高而带来一些副作用（诸如炎症），这是 PLA、PGA 等聚羟基酸所面临的共性问题。

（3）PLGA：PLGA 也通过酯键的水解而发生生物降解，其降解速率取决于多种参数，包括 LA/GA 比（图 10-21），分子量和基质形状与结构。PLGA50/50 最不稳定，在此基础上增加任一组分含量都将降低其水解速度。PLGA50/50 可在 1~2 个月内降解，PLGA75/25 在 4~5 个月内降解，PLGA85/15 在 5~6 个月内降解。

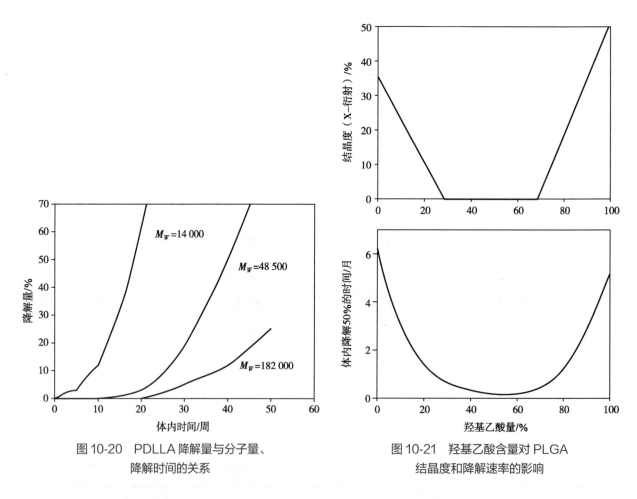

图 10-20　PDLLA 降解量与分子量、降解时间的关系

图 10-21　羟基乙酸含量对 PLGA 结晶度和降解速率的影响

（4）PCL：由于酯键的存在，PCL 也可水解，但降解速度缓慢（2~3 年）。PCL 在 40℃盐水中的降解速率和在兔体内的很接近，说明在降解过程中酶的作用很小。PCL 降解初期（2~110 周）表观速率常数为 3.07×10^{-3}/d。降解 110 周后，PCL 结晶度从降解 2 周后的约 50% 上升到约 70%。只有当 PCL 分子量降解至约 5 000Da 后才会出现低分子量降解产物。

PCL 植入剂在 SD 大鼠体内的降解过程分三个阶段。在第一阶段,PCL 植入剂被仅含有临时性巨细胞的胶原丝包裹,这种结缔组织囊厚度小于 $100\mu m$,没有血管。由于植入引起的组织损伤,在植入后的两周内观察到暂时性炎症反应,随着伤口愈合,炎症逐渐消失。这一阶段持续时间约为 9 个月,PCL 植入剂未出现质量损失。此后,当 PCL 分子量降低到约 5 000Da 时,降解进入第二阶段,PCL 降解产生短链低聚物,植入剂出现质量损失。最后,PCL 植入剂失去强度、碎裂成粉末。将分子量约 3 000Da,粒径分别为 $53\sim106\mu m$ 和 $221\sim500\mu m$ 的 PCL 粉末各 25mg 装入明胶胶囊中灭菌后植入动物体内,结果发现它们能引起相同的组织反应。在巨噬细胞和巨细胞的吞噬体内可观察到 PCL 碎片降解,且降解速度快,有些仅需 13 天就被完全吸收。在一些纤维原细胞中也可发现 PCL 碎片。因此,细胞内降解可能是 PCL 吸收、降解的基本途径。

PCL 降解速率可以通过共聚进行调节,例如,ε- 己内酯与 D,L- 丙交酯共聚物降解速率就有明显地提升,由 ε- 己内酯、乙交酯、丙交酯和聚乙二醇单元组成的可生物降解多嵌段共聚物已被开发为中小分子量生物活性分子药物递送载体。

3. 脂肪族聚酯的应用 基于脂肪族聚酯优良的性质,人们开发了各类聚酯类药物递送载体,包括微球、微囊、纳米粒、纳米纤维及植入剂,用于化学药物、蛋白或基因的控制释放。微纳米载体将在本书第十四章做详细讲述,本节仅以目前上市或处于临床阶段的聚酯产品为代表举例说明。

地塞米松植入剂有两种上市剂型。一种为柱状颗粒型 PLGA 植入剂,在白内障手术后插入前房 / 后房,以控制术后炎症。每颗地塞米松缓释微粒总重量为 $120\mu g$,地塞米松含量为 $60\mu g$,可在眼内持续平稳地释放 7 天,以避免由于术后使用消炎药经常产生的眼内压升高进而引起其他并发症的现象。另一种是小棒状玻璃体内植入剂,用于治疗视网膜分支静脉阻塞(BRVO)或中央静脉阻塞(CRVO)引起的黄斑水肿。该植入剂由 PLGA 构成,含有地塞米松 0.7mg,植入剂从玻璃体内注射到眼后部,可实现六个月的地塞米松缓慢释放。

类固醇 -PLGA/PEG 植入装置可在手术后植入鼻腔辅助治疗慢性鼻窦炎,保持鼻腔术后畅通。家兔实验表明,植入 4 周后,装置破碎并被黏膜包裹进入窦壁,到 6 周时,已经完全降解,18 周时复查,没有炎症、纤维组织增生等副作用。

左炔诺孕酮植入剂是基于 PCL 开发的长期避孕器,可实现左炔诺孕酮的长期零级释放,单个植入物就能实现长达一年的排卵抑制。但由于存在皮肤刺激、存储稳定性以及因 PCL 降解过于缓慢而带来的手术移除和残余释放等问题,该植入剂在 20 世纪 90 年代进入临床 II 期后被放弃。

除了化学药物,植入剂体系也可用于基因递送,例如,基于 PLGA 开发的植入剂体系可用于针对 KrasG12D 的 siRNA 递送,在植入肿瘤后 4 个月内持续释放 siRNA,实现局部晚期胰腺癌的靶向治疗。目前,该产品已经进入临床 II 期。大鼠皮下植入实验表明,在植入物和组织间存在一层由巨噬细胞和多核巨细胞组成的单层囊壁,但无表皮溃疡、慢性炎症、肉芽肿的出现,说明该体系具有较好的生物安全性。

血管支架在植入后由于支架内血管平滑细胞迁移会出现再狭窄问题,通过可生物降解含药高分子涂层(如 PLGA 和 PLA)缓慢释放负载药物,可抑制血管内皮生长从而预防再狭窄的发生。尽管含药涂层可增加支架的功效和寿命,但在高分子涂层降解后,金属支架仍然留在动脉中,仍然可能导致再狭窄。因此,完全可生物降解支架被逐步开发并投入市场。依诺莫司 -PLLA/PDLLA 洗脱支架已经得到了美国 FDA 批准,络利莫斯 -PLLA 支架也得到了 CE 的批准。一种基于聚碳酸酯的支架也进入了临床试验阶段。

(二)聚原酸酯

聚原酸酯[Poly(ortho ester),POE]是一类发展了多年的合成生物降解性高分子,由原酸酯(原酸的 3 个羟基全部被烷氧基取代所生成的化合物)与多元醇缩合而成,为疏水型高分子材料,不溶于水,在水中也不溶胀,具有典型表面降解特征。聚原酸酯降解速率和玻璃化转变温度均可通过改变聚原酸酯的结构以及使用不同的二醇来控制,而药物释放速率又可通过原酸酯降解速率来控制。由于原酸酯键是一种酸敏感化学键,比缩酮键、缩醛键及腙键水解速度更快,降解产物基本无毒,因此被广泛应用于药物递送系统之中。聚原酸酯发展至今,经历了四代,包括 POE Ⅰ、POE Ⅱ、POE Ⅲ 和 POE Ⅳ,其结构如图 10-22 所示。

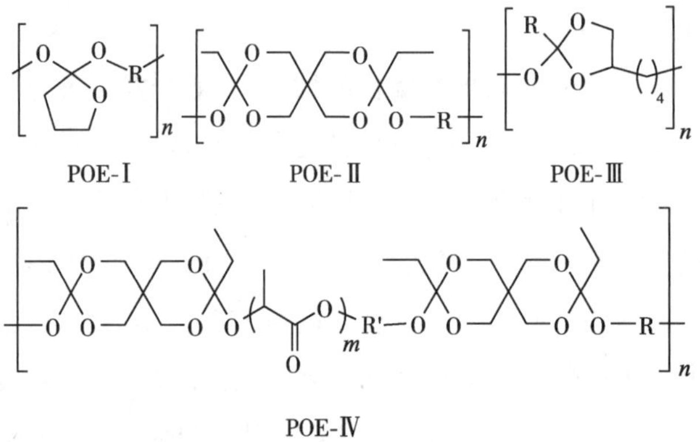

图 10-22　聚原酸酯Ⅰ、Ⅱ、Ⅲ、Ⅳ的化学结构式

聚原酸酯具有良好的生物相容性,将聚原酸酯Ⅲ与透明质酸钠、磷酸盐缓冲液和生物级硅油混合,注入兔眼结膜下(注射剂量 0.2ml)。注入后,聚原酸酯Ⅲ和水溶液接触后乳化成小液滴,3 天后出现病灶嗜酸性反应,10 天后,聚原酸酯Ⅲ在注射部位消失,炎症反应也随之消除。15~21 天后,新组织出现在注射部位。聚原酸酯Ⅲ不与纤维组织形成包结,而是在较短时间内发生生物降解。

将聚原酸酯Ⅲ采用皮下注射和支架植入两种方式给药,考察其在小鼠体内的生物安全性,结果发现,皮下注射 3~7 天后,小鼠出现温和的局部炎症反应,之后转变为轻微的慢性炎症;在支架植入体系中,除了实验组中总的白细胞和巨噬细胞浓度较空白组高外,两者没有明显区别,这也证明聚原酸酯Ⅲ有较高的生物安全性。

1. 聚原酸酯的合成　聚原酸酯Ⅰ(POE Ⅰ)可通过二醇和二乙氧基四氢呋喃之间的酯交换合成。聚原酸酯Ⅱ(POE Ⅱ)可利用双烯酮单体 3,9- 二亚甲基 -2,4,8,10- 四氧螺旋(5,5)十一烷(DETOSU)与 1,6- 己二醇聚合形成,其机械性能可通过选择不同的二元醇来调节。聚原酸酯Ⅲ(POE Ⅲ)通过三醇与原酸酯间的酯交换反应直接聚合合成。该反应一般在无水条件下进行,以环己烷为溶剂,甲苯磺酸为催化剂进行,通过分馏蒸出反应中生成的乙醇,从而生成更高分子量的聚合物。POE Ⅲ 在室温下为凝胶状材料,可与药物直接混合后注射。聚原酸酯Ⅳ为 POE Ⅱ 的改性产物,是在 POE Ⅱ 的主链上引入 LA 或 GA 短链段形成共聚物,可在不添加酸性添加剂的情况下控制原酸酯的降解速率。

2. 聚原酸酯的水解　聚原酸酯的水解机制如图 10-23 所示。POE Ⅰ 的水解产物为 γ- 羟基丁酸和二元醇,而 γ-羟基丁酸对聚原酸酯的进一步降解具有自催化作用,因此可在材料中加入碱,如 $CaCO_3$,以防止这种反应发生。

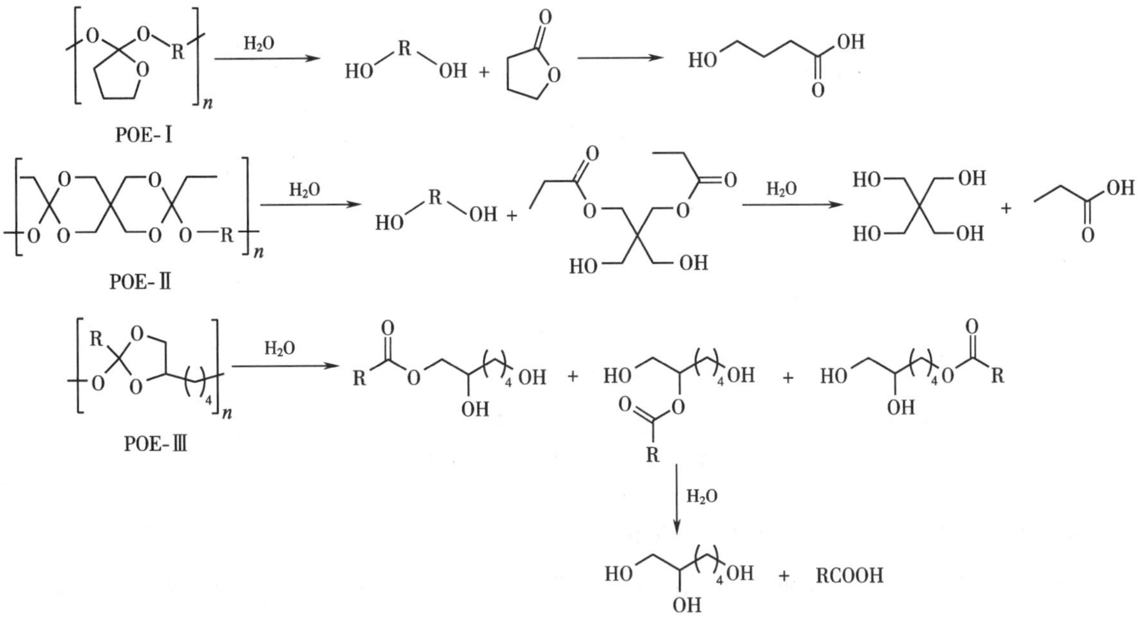

图 10-23 聚原酸酯的水解机制

POE Ⅱ 水解中间产物为中性分子季戊四醇二乙酸酯和二元醇,而酯键水解较慢,在水解出乙酸之前季戊四醇二乙酸酯即可从高分子表面扩散脱离,因此不存在自催化作用。通过改变 POE Ⅱ 亲疏水性或添加酸(如衣康酸和己二酸)可调节 POE Ⅱ 水解速率。

POE Ⅲ 水解与 POE Ⅱ 类似,其水解中间产物为一种或者多种同分异构体的三元醇单酯,因而不产生自催化作用。POE Ⅲ 水解受环境影响较大,加入酸性添加剂或包载酸性药物能加速水解,而加入碱性物质(如氢氧化镁)或其他碱性药物(如丝裂霉素 C)则减慢水解。

POE Ⅳ 水解与上述 POE 略有不同,在含水环境中 POE Ⅳ 主链上的 LA 或 GA 链段首先水解,产生含羧基的高分子碎片,进而催化原酸酯键水解。电子顺磁共振结果显示,POE Ⅳ 降解机制以表面降解为主,但同时也存在本体降解过程。通过改变高分子主链中酸性链段(如 GA 或 LA)的量,就可控制 POE Ⅳ 降解速率,从几天到几个月不等。另外,通过改变二醇的结构,可调节 POE Ⅳ 物理状态,得到固体材料或软凝胶状材料。

3. 聚原酸酯的应用 聚原酸酯多用于植入剂,在诸多领域都有应用,如眼部、麻醉剂、避孕药、疼痛缓解、骨骼、神经和整形外科的组织再生、肿瘤、口腔等。利用反式环己烷二甲醇(t-CDM)和 1,6-己二醇(HD)为单体可合成系列具有不同结构的多元 POE 共聚物,制成植入剂圆片用于 5-氟尿嘧啶(5-FU)的包载和控制释放。t-CDM/HD 摩尔比为 90∶10 的制剂药物释放最快,当药物完全释放时,只有 30% 的 POE 被降解,这种情况下,5-FU 的释放机制为扩散释放。而当 t-CDM/HD 摩尔比为 0∶100(即只含 HD)时,药物的释放和 POE 的降解出现了良好的伴随性(图 10-24)。药物释放完全时,基质材料也完全降解,在药物释放过程中,残余的 POE 分子量保持不变,基质的水解过程仅在制剂的表层进行,为表面降解。

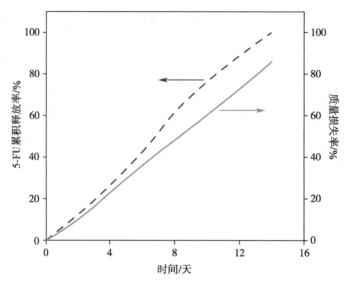

图 10-24　POE 植入剂（含 5-FU 10%wt 和辛酸 0.15%wt）质量损失与
5-FU 累积释放情况（PBS，pH 7.4，37℃）

聚原酸酯也可设计成纳米药物载体，例如，三嵌段共聚物聚乙二醇 -b- 聚（原酸酯氨基甲酸酯）-b-
聚乙二醇（PEG-POEU-PEG）是通过 mPEG、含有原酸酯的二醇和六亚甲基二异氰酸酯之间缩聚制得，
可进一步自组装为纳米胶束。由于原酸酯的 pH 敏感性，PEG-POEU-PEG 胶束在 pH 5.0 下比在 pH 7.4
下降解得更快，PEG-POEU9-PEG 和 PEG-POEU16-PEG 中约 96.1% 和 78.2% 的聚原酸酯在 pH 5.0 下
24 小时内水解，而在 pH 7.4 下仅有 13.2% 和 7.5% 的聚原酸酯水解。在 pH 5.0 下，24 小时内 DOX 可
分别从胶束中释放 97.2% 和 80.9%，而 pH 7.4 下 DOX 释放少于 20%（图 10-25），与高分子水解表现出
较好的一致性。

（三）聚磷酸酯

聚磷酸酯（polyphosphoric ester，PPE）是一种主链含有可降解磷酸二酯键、结构较易进行修饰和功
能化的生物可降解高分子（图 10-26），在生物医药领域也有广泛的应用。聚磷酸酯的优点包括：①侧链
易修饰，与碳骨架聚酯相比，五价磷原子使其聚磷酸酯侧链更易功能化，得到多种具有不同官能团和不
同性质的高分子；②良好的生物相容性，聚磷酸酯与天然大分子 DNA 和 RNA 具有相似的结构，毒性较
低；③良好的可降解性，磷酸酯键在酸性或碱性条件下易水解，体内存在的一些酶也能促进聚磷酸酯水
解，最终降解产物为磷酸盐、醇和二醇。

1. 聚磷酸酯的合成　聚磷酸酯可以通过多种路线合成，包括缩聚、加聚和开环反应。缩聚常利用
磷酰二氯与含有二元醇或者双酚的化合物进行缩合，或者通过磷酸二酯与二元醇之间的取代反应以实
现高分子的链增长。加聚则主要通过磷酸或磷酰二卤素化合物与含有双环氧基化合物之间的环加成实
现，与缩聚法相比，加聚过程中没有小分子产生，所得产物易于纯化，而且单体转化率较高。开环聚合为
合成聚磷酸酯最新的方法（图 10-27），考虑到环的稳定性及开环聚合的难易度，常采用五元环磷酸酯单
体合成聚磷酸酯。

2. 聚磷酸酯的水解　聚磷酸酯的降解速率可能受到其侧基性质和环境的影响。例如，聚（甲基亚
乙基磷酸酯）在酸性条件下，磷酰基的氧质子化有利于水对酯键碳原子的攻击，使侧基水解更快；而在
碱性条件下，磷原子受到氢氧根离子的攻击，三个方向水解速度接近，主、侧链同时降解（表 10-5）。在

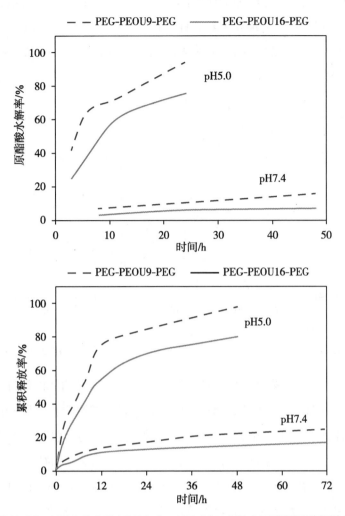

图 10-25 PEG-POEU-PEG 在 pH7.4 和 pH5.0 下降解及药物释放

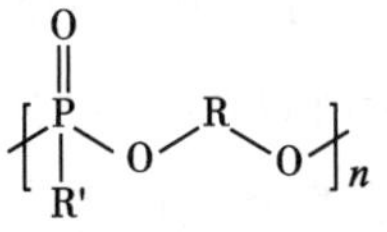

图 10-26 聚磷酸酯结构通式 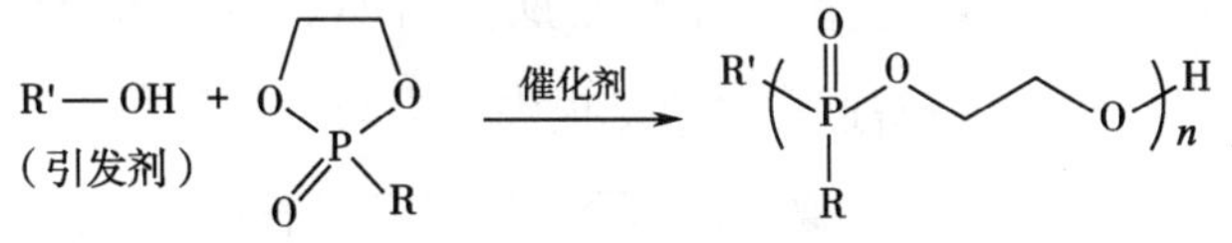　　　　　　图 10-27 聚磷酸酯的开环聚合

表 10-5　不同 pH 下聚（甲基亚乙基磷酸酯）（$\overline{M}_n$=1.2×10^5）水解半衰期（h）（侧基，$t_{s1/2}$；主链，$t_{m1/2}$）

pH	$t_{s1/2}$	$t_{m1/2}$	pH	$t_{s1/2}$	$t_{m1/2}$
12.30	6.0	5.0	5.90	3 640.0	12 922.0
11.70	14.0	15.0	4.60	3 654.0	15 042.0
10.90	52.0	72.0	3.78	3 775.0	16 890.0
9.60	219.0	429.0	3.15	2 778.0	13 188.0
8.60	1 030.0	2 456.0	2.80	2 121.0	10 352.0
7.30	5 121.0	15 161.0	1.50	1 750.0	9 579.0

PPE 中引入氨基,如聚(2-氨基乙基丙烯酸磷酸酯)(PPE-EA),与带有甲基或乙基侧链的结构相比水解明显加快,在 pH 7.4 的 PBS 中水解半衰期只有 100 小时(图 10-28)。PPE 与 PEG 形成的嵌段共聚物可在水中形成胶束,该胶束在 37℃、pH 7.4 下,稳定性很好,但在 pH 5 时,PPE 可明显降解,在 7 天内已检测不到胶束存在(图 10-28)。

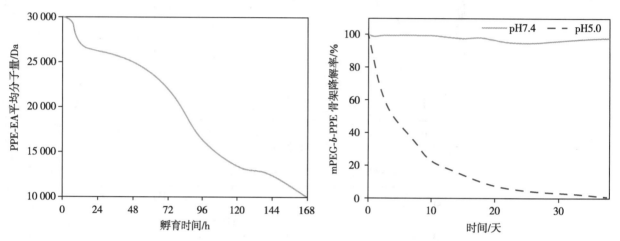

图 10-28　37℃下 PPE-EA(左)在 pH 7.4 及 mPEG$_{44}$-b-PPE$_{33}$(右)在 pH 5.0 和 pH 7.4 时骨架降解曲线

3. 聚磷酸酯的应用　聚磷酸酯具有良好的生物相容性和优异的功能修饰性,因而在生物医药领域得到了广泛的应用。自 20 世纪 90 年代 Kam W. Leong 和卓仁禧等将聚磷酸酯用于药物控释以来,国内外诸多学者设计合成了多种聚磷酸酯材料用于纳米粒、轭合物、微凝胶/水凝胶、基因载体和组织工程等领域。典型的例子为丙交酯-磷酸乙酯共聚物。与分子量相当的聚丙交酯相比,丙交酯-磷酸乙酯共聚物降解较快。丙交酯-磷酸乙酯共聚物微球的分子量在 4 周内可降低 60%,随后的 8 周分子量又可下降 15%。丙交酯-磷酸乙酯共聚物的体内外降解有良好的相关性,体内外降解引起的分子量变化差异不大,显示出相似的降解行为(图 10-29)。

丙交酯-磷酸乙酯共聚物微球体内外降解过程中质量损失如图 10-29 所示。初期的质量损失较快,后期较慢。降解过程中质量损失行为与分子量减小的规律相符,但体内降解过程中质量损失比体外快得多。体外高分子微球聚集会阻碍降解过程中产生的低聚物溶出,而体内降解产物能更快地转运。

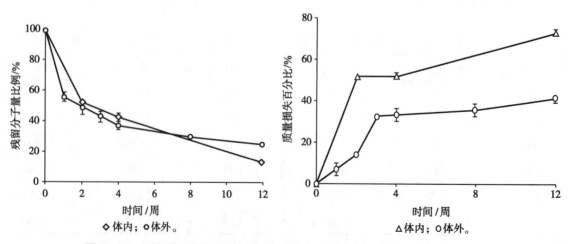

图 10-29　丙交酯-磷酸乙酯共聚物微球体内、外降解过程中分子量和质量变化

丙交酯-磷酸乙酯共聚物降解行为有明显的阶段性,表现为初期的快速降解和后期的慢速降解,而聚丙交酯则不明显。丙交酯-磷酸乙酯共聚物第一阶段降解主要发生在共聚物分子中磷酸酯与丙交酯结构单元连接处,导致共聚物分子量快速降低,降解产物为磷酸二酯。由于磷酸二酯比磷酸三酯稳定,水解速率较低,在磷酸三酯消耗之后降解进入到第二阶段,分子量减小速度变慢。该阶段降解主要取决于聚丙交酯链段水解。

丙交酯-磷酸乙酯共聚物载药微球作为紫杉醇药物载体一度进入卵巢癌或原发性腹膜癌 I 期临床试验(图 10-30)。微球含有 10%(W/W)紫杉醇,直径范围为 20~200μm,可在 90 天时间内以每天 1%~2% 的速率连续释放紫杉醇。经腹腔给药后,微球可持续释放紫杉醇。血浆紫杉醇浓度较低,但能持续至少 8 周。

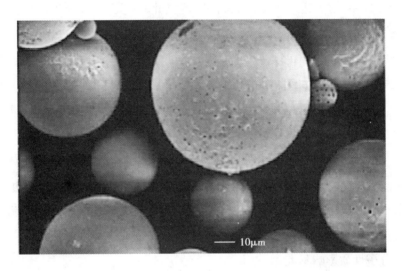

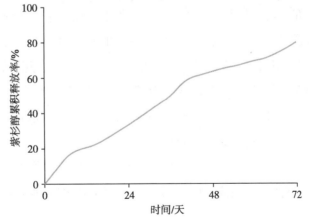

图 10-30 紫杉醇负载丙交酯-磷酸乙酯共聚物载药微球 SEM 照片和体外药物释放曲线

阳离子聚磷酸酯材料可用于基因递送,例如阳离子聚磷酸酯 PPE-EA(分子量 3×10^4Da)可通过静电作用得到 PPE-EA/DNA 复合体系,保护 DNA 并实现较高的转染效率。浓度高达 100μg/ml 的 PPE-EA 溶液对细胞没有毒性,而聚左旋赖氨酸(PLL,分子量 2.7×10^4Da)和聚氮丙啶(支链 PEI,分子量 2.5×10^4Da)对细胞有较高的毒性,PLL 的 IC_{50} 低于 40μg/ml,PEI 的 IC_{50} 为 20μg/ml。

PPE-EA 在盐溶液和 PBS 中均可与质粒 DNA 形成复合物,保护质粒 DNA,防止酶解,具有较好的细胞转染能力。与其他阳离子高分子相似,聚磷酸酯转染效率也与相对 DNA 的 N/P 比有关。在 HeLa

细胞中，N/P 为 10 时，PPE-EA/DNA 复合物转染效率为 PLL 的两倍。

PPE-EA 具有良好的可降解性，分子量在 24 小时内下降 12%，7 天后降低 65%，10 天后降解为低聚物，无法复合质粒 DNA。

二、酸酐水解高分子

聚酸酐

聚酸酐是最易水解的合成高分子材料之一。脂肪族聚酸酐于 1932 年开发，计划作为聚酯的替代物用于纺织品行业，但由于其高水解性和表面侵蚀性而失败。Langer 等人在 20 世纪 80 年代开始将聚酸酐应用于药物递送系统。1996 年，经过广泛的体外和体内药物释放及生物相容性评估，美国 FDA 批准聚酸酐作为药物输送载体，用于递送双氯乙亚硝脲（卡氮芥 / 卡莫司汀，BCNU），治疗脑胶质瘤。受限于降解速度和机械性能，聚酸酐主要应用于药物短期控制释放。

聚酸酐的化学结构通式如图 10-31 所示，其结构特征为重复单元通过酸酐键连接。酸酐键易于水解，使得聚酸酐能快速降解为二元酸低聚物和单体。酸酐具有高反应活性，在用作一些含有游离氨基、羟基或其他亲核功能基药物递送时，以及在熔融加工时，聚酸酐与药物潜在的的反应性不可忽视。

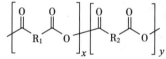

图 10-31 聚酸酐结构通式

聚酸酐具有以下优点：①成本低廉，合成所用单体为二元羧酸；②一步合成，无须纯化；③结构明确，分子量可控，水解速度可以预期；④作为载体，可在一定时间内（如几个星期）使药物以一定的速度释放；⑤易于加工，可低温注塑和挤出成型；⑥水解产物为二元酸，一些二元羧酸是人体内代谢物，可在几周或几个月内从体内完全消除；⑦采用 γ- 射线辐射灭菌对高分子性质影响不大。

聚酸酐也存在一些不足，包括易于水解、需在无水条件下低温保存、力学强度低、成膜性和成纤维性差。在有机溶剂中或在室温及以上的温度条件下保存会发生解聚，生成低分子量高分子。

在毒性方面，一些哺乳细胞实验结果表明，聚［1，3- 双（对羧基苯氧基）丙烷 - 癸二酸］［P（CPP：SA）］45：55，聚对苯二甲酸酐（PTA），聚（对苯二甲酸 - 癸二酸）［P（TA：SA）］50：50 对哺乳细胞没有急性细胞毒性。P（CPP-SA）的诱变性、致畸性实验结果表明其没有细胞毒性，致诱变性、致畸可能性很小。P（CPP）和 P（TA：SA）50：50 对兔角膜没有炎性反应。

P（CPP：SA）20：80 薄片植入小鼠皮下后 8 周内可完全从植入部位被清除，没有发现局部毒性和全身毒性反应。P（CPP-SA）植入大鼠脑内后，和氧化纤维素相比，急性期组织反应比较大，后期则明显降低。

1. 聚酸酐的合成 聚酸酐可通过二酸 / 二酸酯的熔融缩合、开环聚合，二酸和二酰氯的脱氯化氢或二酰氯与偶联剂（如光气、双光气）的反应来合成。

除热不稳定、易成环二酸单体外，其他二酸均可通过熔融缩聚聚合。二元羧酸首先与乙酸酐反应生成混合酸酐预聚物，然后该预聚物在高真空熔融条件下发生缩聚反应，脱去乙酸酐而得到产物聚酸酐。聚酸酐分子量与二酸结构以及聚合条件有关，单体柔性越大、真空度越高，分子量越大（图 10-32）。

开环聚合仅适用于环己二酸酐的聚合，所得聚己二酸酐分子量较低，一般在 5 000Da 以下。其他环状酸酐如琥珀酸酐、戊二酸酐由于环较稳定，不能通过开环聚合得到聚酸酐。

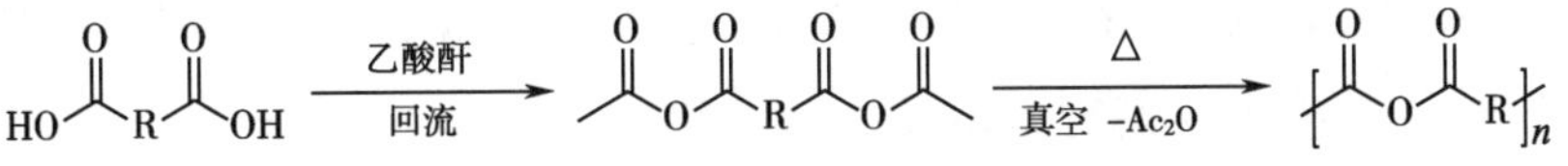

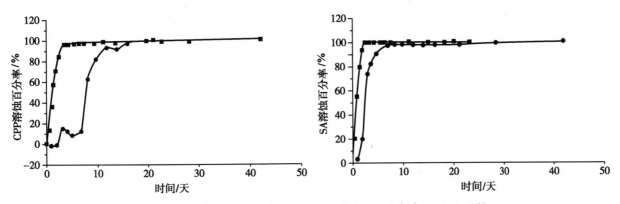

图 10-32　聚酸酐的脱乙酸酐缩合聚合

脱氯化氢法通过二元酰氯与二元羧酸的酰化反应生成聚酸酐。反应条件温和,特别适合于热不稳定聚酸酐合成,但合成原料中酰氯与羧酸只能按摩尔比 1∶1 进行反应,且合成的聚酸酐分子量在几千道尔顿左右,机械强度较差,因而在药物控释等领域无实用价值。

根据聚酸酐结构单元特点,可将其分为脂肪族聚酸酐、不饱和聚酸酐、芳香族聚酸酐以及在这些基础上衍生的聚酸酐类高分子。脂肪族聚酸酐由饱和二元酸单体聚合而成,有结晶性,熔点较低(<100℃),降解速度快,体内消除时间为几周。不饱和聚酸酐则在主链上保有双键,可进一步反应(如光交联)得到交联聚酸酐,增加聚酸酐机械强度。芳香族聚酸酐均聚产物熔点高(>200℃)且不溶于常用的有机溶剂,降解时间长达几年,应用受限,但可以通过与不同单体共聚以改善其溶解与加工性能,例如,引入脂肪族二酸单体(如癸二酸)来调节晶体结构和降解速度,开发具有可控降解速率和可加工性的高分子体系。

如需合成聚酸酐与其他高分子的共聚物,如聚(酯-酸酐)、聚(醚-酸酐)、聚乙二醇-聚酸酐,首先要对共聚大分子单体做羧酸化处理,使其端基转变为羧酸基,再与酸酐预聚物混合、熔融聚合得到。

2. **聚酸酐的水解**　人体内没有降解酸酐键的酶,因此聚酸酐的降解速度只受水解速度控制。如前所述,聚酸酐是典型的表面降解高分子,可以通过调节共聚单体的比例和分子量来实现包载药物在数天到数年时间内的零级释放。如果改变疏水性单体 CPP 在 P(CPP∶SA)中的比例(0~100%),完全降解时间可从几天变为几个月。例如,P(CPP)和 P(CPP∶SA)85∶15 在 0.1mol/L 的 PBS 中可以以恒定的速度溶蚀 8 个月,而 P(CPP∶SA)20∶80 的降解速度为前者的 800 倍以上。

随释放介质和 pH 不同,聚酸酐水解速度也有所差别。虽然酸碱都能催化聚酸酐水解,但由于聚酸酐的水解产物为二元羧酸,在低 pH 条件下不能电离,溶解度较小,不利于反应进行;而在碱性 pH 下,羧酸根电离,溶解度高,水解速度较快。

P(CPP∶SA)20∶80 薄片在体内外降解情况有所不同(图 10-33),薄片体外降解快于体内降解,1 周时间内可观察到明显溶蚀。和体外相比较,体内 CPP 和 SA 释放明显滞后。降解 6 周后,小鼠脑内

图 10-33　P(CPP∶SA)20∶80 薄片在小鼠脑内(●)及 pH 7.4 的
PBS(■)中 CPP(左)和 SA(右)的溶蚀

高分子完全降解，未发现残留物。载药后（20% BCNU）P（CPP∶SA）20∶80薄片体外降解也快于体内降解（小鼠脑内），与不载药薄片降解行为相似。

聚酸酐在体内水解终产物为二元羧酸，例如，P（CPP∶SA）20∶80在大鼠体内降解产物为SA和CPP。其中，SA大部分可通过β-氧化路径代谢为CO_2和水排出体外，而CPP则不能经体内代谢。CPP在大鼠体内首先崩解为小碎片，然后通过免疫系统转运，通过尿液和粪便排出体外。官方数据也表明，超过70%的P（CPP-SA）会在植入后3周内降解；但CT扫描发现，49天后18例患者中仍有11例可见P（CPP-SA）植入剂残余物，植入后的232天内，P（CPP-SA）仍可能以单体的形式存在。

3. **聚酸酐的应用** 聚酸酐种类繁多，但目前得到应用的主要为P（CPP∶SA）20∶80、聚（芥酸二聚体-癸二酸）［P（EAD-SA），EAD∶SA=50∶50］、聚（富马酸-癸二酸）［P（FA-SA），FA∶SA=20∶80］。其中，研究最广泛为P（CPP∶SA）20∶80，已被美国FDA批准用作局部药物递送载体，用于递送BCNU以治疗脑癌。除芳香族共聚单体外，还基于高疏水性脂肪族直链脂肪酸二聚体（FAD）开发了缓慢降解的聚酸酐。这些脂肪酸高分子的降解速率可以通过使用非线性脂肪酸二聚体进一步调节。此外，还开发了不同类型的具有醚、酯和氨基甲酸酯键的聚酸酐，以适用于不同使用环境。

（1）P（CPP-SA）-BCNU植入剂：P（CPP-SA）-BCNU植入剂是基于P（CPP∶SA）20∶80开发的商业化植入剂，为直径1.45cm、厚约1cm的圆形薄片，含7.7mg BCNU和61.6mg P（CPP∶SA）20∶80。不同分子量P（CPP∶SA）20∶80在大鼠脑组织中的分子量减少显示出类似趋势（图10-34）。分子量前8小时迅速下降至约5 000Da，呈伪一阶速率常数，之后降解趋缓。植入剂在大鼠脑中的释放结果显示，随分子量增大，BCNU释放略微减慢，且在释放早期，累积释放百分比与时间的平方根存在线性关系（图10-35），说明早期BCNU从植入剂上释放受扩散控制。1996年，P（CPP-SA）-BCNU植入剂被美国FDA批准用于治疗复发性多形性胶质母细胞瘤（GBM）。P（CPP-SA）-BCNU植入剂在辅助手术、放疗或化疗治疗成人高级恶性胶质瘤上有一定的效果，患者中位生存期从11.6个月提高到13.9个月。对复发性多形性胶质母细胞瘤而言，辅助手术、放疗或化疗可使患者中位生存期从4.64个月提高到6.51个月，半年存活率从36%提高到56%。

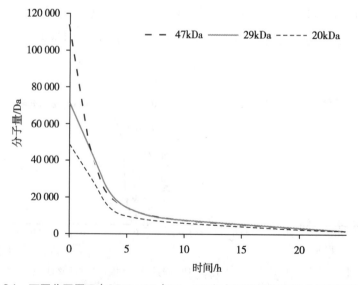

图10-34 不同分子量P（CPP∶SA）20∶80在大鼠脑组织中的分子量变化曲线

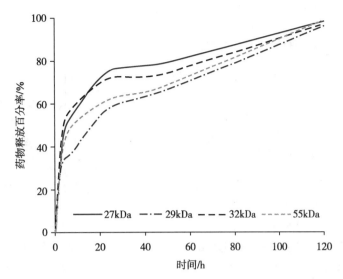

图 10-35　不同分子量 P（CPP-SA）-BCNU 植入剂在大鼠脑组织中的 BUCN 释放曲线

（2）硫酸庆大霉素 - 聚酸酐植入剂：硫酸庆大霉素 - 聚酸酐植入剂由 5 个珠状小粒连在一起。珠状小粒长度为 12mm，直径为 4mm，重量为 150mg，硫酸庆大霉素含量为 20mg，用于治疗骨髓炎。植入剂以 P（EAD∶SA）1∶1 为载体，采用双螺杆挤出机将载体与硫酸庆大霉素以一定比例熔融、混合均匀，挤出成小球后注塑成型，经 γ- 射线辐射灭菌后得到植入剂成品。

从图 10-36 可知，不载药聚酸酐植入剂中癸二酸 SA 溶出速度随 pH 升高而增大。然而，硫酸庆大霉素 - 聚酸酐植入剂在 pH 7.4 缓冲溶液中药物释放速度比在水（pH <7.4）中慢得多（图 10-37）。这表明庆大霉素释放机制不完全是表面溶蚀。将植入剂植入雄性 SD 大鼠背部皮下，发现药物在体内释放行为与在水中的体外释放行为接近（图 10-38），说明该植入剂体内释放环境更适宜用水而不是 pH 7.4 磷酸盐缓冲溶液模拟，降解机制以表面降解为主。

采用皮肤脓肿大鼠模型对硫酸庆大霉素 - 聚酸酐植入剂进行药效学评价，实验结果表明，硫酸庆大霉素 - 聚酸酐植入剂的药效比肌内注射庆大霉素高几倍。人体试验结果表明硫酸庆大霉素 - 聚酸酐植入剂在作用部位药物浓度比静脉注射相同剂量庆大霉素高一个数量级。

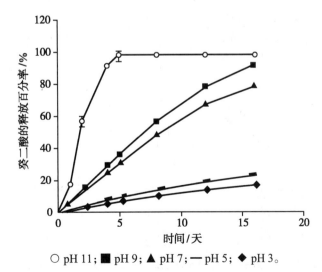

○ pH 11；■ pH 9；▲ pH 7；— pH 5；◆ pH 3。

图 10-36　不载药 P（EAD∶SA）1∶1 植入剂中聚合物溶蚀与 pH 的关系

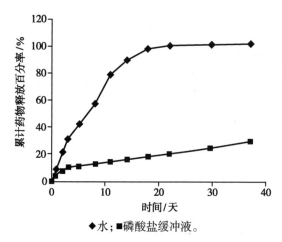
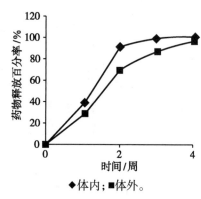

◆水；■磷酸盐缓冲液。

图 10-37 硫酸庆大霉素 - 聚酸酐植入剂在水和
pH 7.4 磷酸盐缓冲液中的药物释放行为

◆体内；■体外。

图 10-38 硫酸庆大霉素 - 聚酸酐植入剂
在水中和体内药物释放的比较

三、其他水解高分子

(一) 聚膦腈

聚膦腈(polyphosphazenes)是主链骨架由磷、氮交替排列(—P═N—)构成的一大类元素有机高分子材料(图 10-39)。在合成过程中,与磷原子连接的氯原子可以通过与烷氧基、胺基等分子反应而被有机基团所取代,因而具有结构高度可调节性。迄今已合成了超过 500 种聚膦腈。虽然磷氮骨架具有水解稳定性,但掺入某些基团,如氨基酸酯、葡萄糖基、甘油基、乙醇酸、乳酸和咪唑,可使聚膦腈主链易于水解,从而得到可生物降解聚膦腈,其降解速度也可通过侧基结构变化和组合来调节,从而控制药物释放速率。

聚膦腈有着很好的生物相容性,含有氟代烷氧基的聚膦腈皮下植入后组织反应性很小,芳氧基聚膦腈体内组织相容性试验结果表明该材料有望用作惰性生物材料。将含有咪唑和甲基苯氧侧基的聚膦腈皮下植入雌性小鼠背部,1 个月后植入部位周围组织未发现明显炎症反应,高分子保持完整,外包覆一

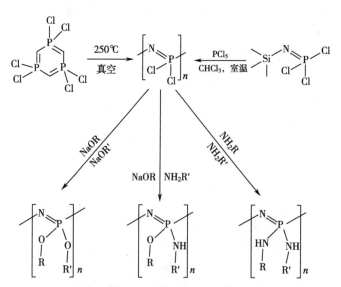

图 10-39 聚膦腈结构通式、合成路径及不同结构聚膦腈结构式
注:—R,—R′ 可以是相同基团。

层纤维囊。将氨基酸酯聚膦腈植入小鼠体内皮下,分别于第4周、4个月和6个月后取出含有植入剂的组织进行组织学评估,未发现炎症反应,有轻微囊化,但没有观察到"异物反应"。

1. 聚膦腈的合成　常用的聚膦腈合成途径有两种:①六氯环三膦腈的开环聚合,即通过热引发环状三聚体-六氯环三膦腈开环聚合得到聚二氯膦腈,随后,通过亲核反应将氯原子用有机侧基取代;②活性阳离子聚合,通过单体$(CH_3)_3Si—N≡PCl_3$的催化缩合,脱去$(CH_3)_3SiCl$得到聚二氯膦腈,该活性聚合可以在室温下进行,并能得到具有链长可控和分子量分布窄的聚二氯膦腈。

2. 聚膦腈的水解　在可降解聚膦腈中,聚(氨基酸酯)膦腈在生物医学的应用较为广泛。所有氨基酸酯取代的聚膦腈都是可降解的,水解产物为磷酸酯、氨、相应的氨基酸和醇,降解速率随所用氨基酸酯的类型而变化。其中,甘氨酸乙酯取代的聚膦腈降解速度最快。聚(氨基酸酯)膦腈的酯基以3种不同的机制参与氨基酸酯聚膦腈的水解:①酯基首先水解生成氨基酸,产生的羧基作用于主链上的磷原子,使氨基酸与主链解离,主链进一步水解生成磷酸酯和氨;②酯基直接作用于高分子主链,水分子进而与磷酯键作用,使氨基酸解离,生成易水解的膦腈;③水分子直接取代氨基酸酯,生成羟基膦腈,进而水解成磷酸酯和氨。

对酯基分别为甲基、乙基、叔丁基及苯甲基的甘氨酸酯、丙氨酸酯和苯丙氨酸聚膦腈降解行为进行研究。结果表明,氨基酸相同,随着酯基增大,高分子水解速度减慢;酯基相同,则水解速度为苯丙氨酸酯聚膦腈>丙氨酸酯聚膦腈>氨基乙酸酯聚膦腈。聚(氨基酸酯)膦腈易于加工,生理温度下具有良好的尺寸稳定性,可作为支架、手术缝合线以及药物输送载体材料。

甘油基聚膦腈水解生成甘油和磷酸,其水解速度与温度有关:100℃完全水解需150小时,而37℃完全水解需720小时。葡萄糖基甲氨基聚膦腈在100℃下于pH 7.8的缓冲液中完全水解需24~96小时,生理条件下需165~175小时,降解产物为葡萄糖、氨和甲胺。

3. 聚膦腈的应用　由于聚膦腈独特的合成途径,使得很多药物都可以很容易结合到聚膦腈主链而得到高分子轭合物体系。例如,利用阿霉素上羟基与六氯环三膦腈合成轭合物小分子,再自组装得到阿霉素-聚膦腈轭合物纳米粒(图10-40,文末彩图10-40)。由于聚膦腈中P—O和/或P—N键的水解速度不同,纳米粒在生理pH下只释放很少的药物,而在pH 6.6和pH 5.5时,DOX释放急剧增加。透射电子显微镜(TEM)和动态光散射(DLS)也证实,随着降解的进行,纳米粒粒径减小。受限于聚膦腈的水解速率,阿霉素-聚膦腈轭合物纳米粒在pH 5.5下,4天仅释放25%的药物。

基于聚膦腈的微球、纳米粒、纳米纤维等新型药物递送系统也得到了大量的研究。采用静电纺丝法可将氟喹诺酮取代聚膦腈制备为纳米/微米纤维,并通过氨基酸酯(甘氨酸、丙氨酸及苯丙氨酸)取代基团调节其性能,随着材料所含氨基酸种类及比率不同,在pH为5.9~6.8、37℃的条件下,6周内纤维质量损失5%~23%,可释放抗生素4%~30%。

将聚膦腈与PLGA共混可得到相容性很好的共混材料,且由于聚膦腈水解产物的缓冲能力,可将降解介质pH由2.5提高到4.0,从而降低PLGA降解速率,使得共混物水解速率比母体更慢,这在某种程度上拓展了材料的综合性能,解决了PLGA降解产物酸性太大而带来的潜在问题。

以甘氨酸乙酯聚膦腈、苯丙氨酸乙酯聚膦腈及其共混物为载体,可负载抗癌药物丝裂霉素C并调节其释放行为。丝裂霉素C从甘氨酸乙酯聚膦腈中的释放速度要快于苯丙氨酸乙酯聚膦腈;丝裂霉素

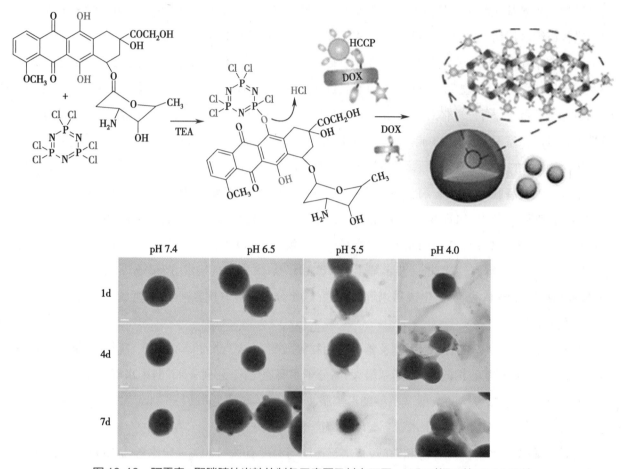

图 10-40　阿霉素 - 聚膦腈纳米粒的制备示意图及其在不同 pH 和时间下的 TEM 照片

C 从共混物中的释放随苯丙氨酸乙酯聚膦腈含量增加而变慢,这是因为随共混物中苯丙氨酸聚膦腈含量增加,体系疏水性增强,水渗透性减弱,从而使药物释放变慢。

（二）聚氰基丙烯酸酯

聚氰基丙烯酸酯（PACA）是一类历史较久、应用广泛的医用黏合剂,具有室温快速固化、黏合力强等特点。作为医用胶,PACA 已经有了数十年的应用历史,应用领域包括止血、皮肤黏合、医疗栓塞、无痛绝育等。PACA 纳米粒子也由于其生物可降解、易于制备、无溶剂残留、对多种药物或蛋白质良好的包载能力得到了关注。

1. 聚氰基丙烯酸酯的合成　氰基丙烯酸酯（ACA）是一类具有很强反应活性的单体,结构中氰基和酯基的强吸电子作用使得烯键非常活泼,在微量阴离子条件下就能迅速发生聚合（图 10-41）。微量的水、醇以及氨基酸等生物组织中的物质都可引发 ACA 的聚合,其中,蛋白质中的氨基酸引发 ACA 聚合被认为是其强组织黏合力产生的主要原因。

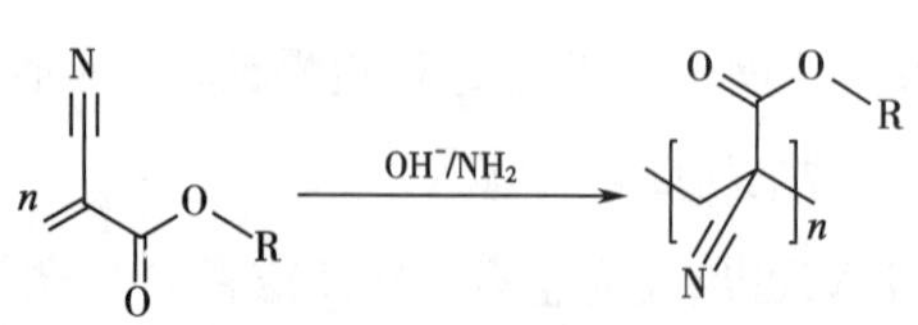

图 10-41　聚氰基丙烯酸酯聚合

2. 聚氰基丙烯酸酯的水解　由于吸电子基团对亚甲基的高度活化,PACA 是降解速度最快的高分子之一,降解时间从几小时到几天不等。当水分子进入 PACA 后,会导致主链 C—C 键水解断裂,降解机制如图 10-42 所示。PACA 的降解速率取决于烷基侧基的长度,侧基碳链越长,水解速度越慢。

低级烷基衍生物,如聚甲基氰基丙烯酸酯,在水性环境中数小时即可降解,但降解产物有毒(如氰基乙酸和甲醛),能引起组织炎性和毒性反应。聚氰基丙烯酸正丁酯纳米粒 15 天的水解量为 8.5%,相同条件下的聚(2-辛基氰基丙烯酸酯)纳米粒 15 天水解率仅为 0.048%。因此,当今 PACA 的应用研究都集中在高级烷基衍生物上,如辛基氰基丙烯酸酯和 N-丁基-2-氰基丙烯酸酯。聚辛基氰基丙烯酸酯可以快速修复创伤性撕裂和手术切口,单体和降解产物均未见毒性报道,但缺点是生物降解速率慢。除侧基外,其他条件,包括 PACA 的分子量、降解体系中介质的 pH、酶的存在(有研究称 PACA 可被酯酶水解)甚至所得 PACA 微球/纳米粒的粒径都会影响其水解速度。

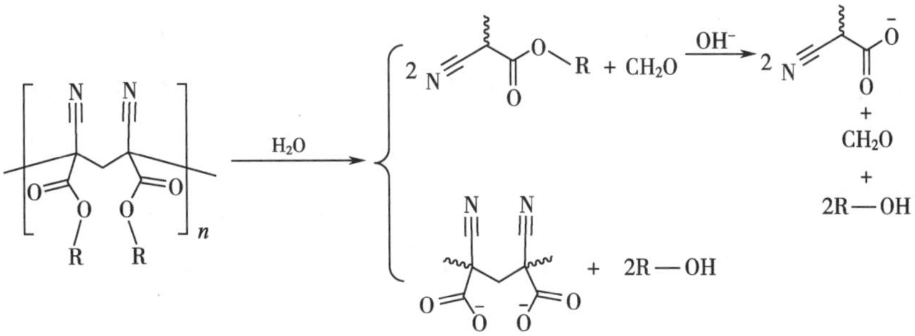

图 10-42 聚氰基丙烯酸酯的结构通式及降解机制

3. 聚氰基丙烯酸酯的应用 PACA 可作为皮肤黏合剂、外科胶、栓塞材料以及纳米药物递送系统。PACA 易于合成,可通过制备方法的调控形成不同的纳米结构,如纳米粒、含油和水的纳米胶囊及核-壳结构纳米粒。利用聚异己基氰基丙烯酸酯制备的阿霉素负载 PACA 纳米粒目前已经完成临床Ⅲ期 ReLive 研究阶段。由 PACA 制备的纳米粒具有三大特性:①黏附于细胞表面而不被摄取;②材料的降解与药物释放同步;③降解产物能与阿霉素形成离子对,避免 P-糖蛋白(P-gp)的识别和外排,因此能克服由 P-gp 引起的多药耐药性(图 10-43)。

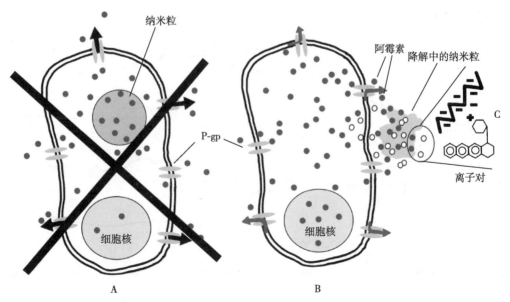

图 10-43 聚异己基氰基丙烯酸酯克服肿瘤细胞耐药性机制

第四节　生物降解性高分子表征

一、生物降解性高分子的表征技术

（一）红外光谱

傅里叶变换红外光谱术（fourier transform infrared spectroscopy，FTIR）是研究高分子材料结构和组成的重要方法之一，《中国药典》（2020 年版）记载为"红外分光光度法"（通则 0402）。通过官能团在红外光谱特定位置吸收（特征频率）作为基团和结构分析的定性依据，为基团鉴定提供最有效的信息。除部分光学异构体及长链烷烃同系物外，几乎没有两个化合物具有相同的红外光谱。一般而言，FTIR 谱带强度仅用于定性分析，但实际上化合物对红外辐射吸收程度与其浓度的关系也符合朗伯 - 比尔定律，在需要定量计算时可加入外标，通过峰强度对比计算浓度。对生物降解性高分子而言，红外光谱是其结构鉴定的重要手段。

在高分子降解过程中，会出现基团种类和数量变化，但由于降解过程中常伴有质量流失，且谱峰位置易受到基团所处环境的影响（如氢键、结晶区和非晶区等），使得 FTIR 谱图变得复杂，不太适合用于定量分析降解过程。

如图 10-44 所示，聚（N- 异丙基丙烯酰胺）-b- 聚乳酸嵌段共聚物（PNIPAAm-b-PLA）FTIR 谱图，与降解前相比，PLA 上位于 1 757.8cm^{-1}（$V_{C=O}$，a）和 1 089.4cm^{-1}（V_{C-O}，b）酯键吸收峰强度随时间延长而降低、消失，而归属于 PNIPAAm 的 1 654.6cm^{-1}（$V_{C=O}$，c）和 1 550.8cm^{-1}（V_{N-H}，d）峰强度基本不变，这也证实了 PLA 可在 5 个月内降解。

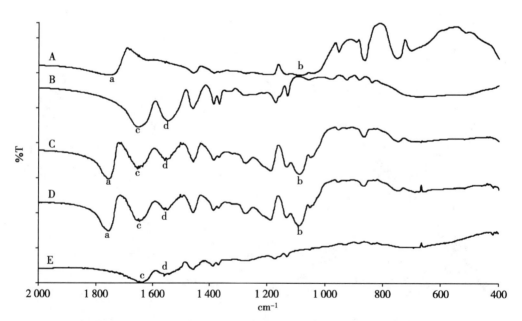

图 10-44　PNIPAAm-b-PLA 微球体外降解不同时间 FTIR 谱图

注：A. PLA；B. PNIPAAm；C. PNIPAAm-b-PLA（降解前）；D. PNIPAAm-b-PLA 降解 1 个月；E. PNIPAAm-b-PLA 降解 5 个月。

（二）核磁共振波谱

核磁共振波谱法（nuclear magnetic resonance spectroscopy，NMR）的原理是利用分子中具有磁矩的原子核在外磁场中吸收射频能量，发生原子核能级跃迁，同时产生核磁共振信号，得到相应的谱图，《中国药典》（2020 年版）记载于通则 0441"核磁共振波谱法"。

核磁共振波谱中提供的最重要参数是化学位移，化学位移反映了质子所处的化学环境，包括质子附近电子密度以及邻近核间相互作用。

根据探测的原子核信号不同，可以测量 ^1H 谱、^{13}C 谱、^{31}P 谱和 ^{15}N 谱等。在高分子材料中，经常研究的是 H 核和 C 核的共振吸收，用于判断相对分子质量及组成构型、键接结构、支化度、共聚物序列分布等。样品通常是溶液，即样品通过氘代试剂溶解制得，其谱图分辨率较高。随着固体高分辨技术的发展，固体 NMR 被广泛用于解析固体高分子的结构和微观特征，适用于分析不溶性高分子的结构、固态下高分子链构象、结晶和形态以及复合材料形态和相容性等。

核磁共振可用于结构分析，以核磁氢谱为例，首先根据化合物分子结构进行鉴定，对谱图上各峰进行归属，再根据基团上质子数比值正比于其峰面积这一原则进行定量测定。

核磁共振可用于检测高分子降解过程中出现的基团种类和数量变化，并且可以定量计算，很容易得出高分子降解的具体情况。例如，mPEG-PLGA（LA：GA=80：20）在不同降解条件、时间核磁谱图显示（图 10-45），与 PEG 信号（3.6ppm，峰 a）相比属于乳酸单元的 5.2ppm（峰 c）、1.6ppm（峰 d）和乙醇

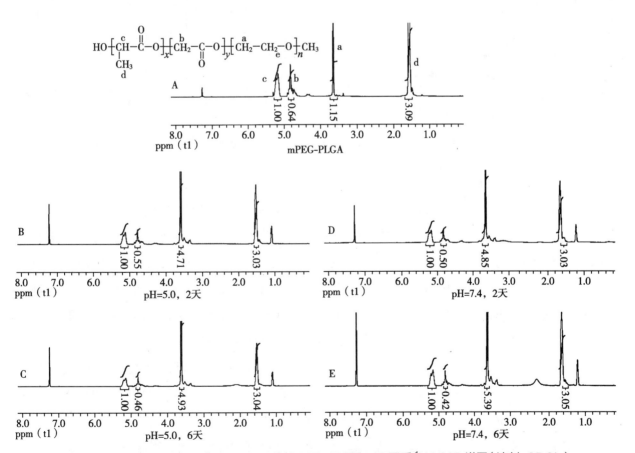

图 10-45　mPEG-PLGA 在不同 pH 下降解 0 天、15 天和 45 天后 ^1H-NMR 谱图（溶剂：CDCl$_3$）

注：A. mPEG-PLGA（降解前）；B. pH5.0 降解 2 天；C. pH5.0 降解 6 天；D. pH7.4 降解 2 天；E. pH7.4 降解 6 天。

酸单元的 4.8ppm（峰 b）的信号强度随时间延长而降低，且 GA-GA 连接降解速度高于 GA-LA 和 LA-LA 连接。

通过 ^{31}P-NMR 监测 PEVEP 骨架在不同 pH 水溶液中的降解情况，可以看到伴随着降解进行，PEVEP 在 −0.71ppm 处核磁信号峰减弱，而在低场出现了一些新峰。通过对峰面积的定量计算，可得 PEVEP 主链降解与时间的关系图（图 10-46，文末彩图 10-46）。

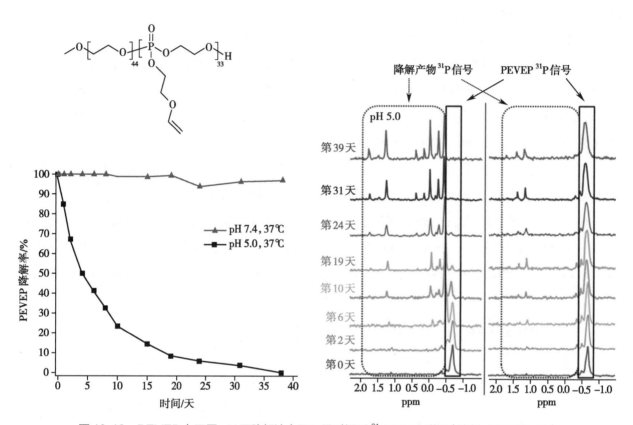

图 10-46　PEVEP 在不同 pH 下降解速率及不同时间后 ^{31}P-NMR 谱图（溶剂：DMSO-d6）

（三）凝胶渗透色谱

凝胶渗透色谱法（gel permeation chromatography，GPC），也称尺寸排阻色谱法（size exclusion chromatography，SEC），《中国药典》（2020 年版）记载为"分子排阻色谱"（通则 0514），是利用多孔填料柱将溶液中的高分子按尺寸大小分离的一种色谱技术。该色谱柱分离原理是分子尺寸较大的高分子渗透进入多孔填料孔洞中的概率较小，首先被淋洗出来，保留时间较短；尺寸较小的高分子则容易进入填料孔洞，滞留时间较长，较后被淋洗出来（图 10-47）。由此得出高分子尺寸大小随保留时间（或保留体积）变化曲线，即分子量分布色谱图。利用标准样品绘制标准曲线即可得到样品的重均分子量以及多分散系数。凝胶渗透色谱属于分子量测定的相对方法，它可以用来快速测定平均分子量及分子量分布，制备型 GPC 可用于制备窄分布高分子试样。GPC 适合测定分子量在 1×10^7Da 以内的高分子，常用的流动相为四氢呋喃（THF）、N, N- 二甲基甲酰胺（DMF）和水等。

在高分子降解过程中，分子量会不断降低，用 GPC 可以很直观、准确地测得这一变化。如图 10-48 所示，与 F127-PLGA 只存在单峰相比，在第 20 天、第 55 天，GPC 曲线显示出 4 个不同的峰（峰为 1、2、

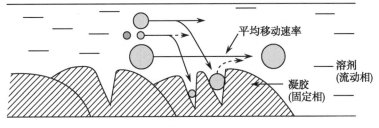

图 10-47 GPC 分离原理示意图

3 和 4）。主峰（1）明显移至右侧，并出现了对应较小分子量片段的 3 个峰（峰 2~ 峰 4），意味着高分子分子量降低和高分子降解后碎片出现。

（四）黏度法

黏度法（viscosity method）因设备简单，操作便利，精度较好，是测定高分子尤其是天然高分子相对分子质量最常用的方法，适用分子量范围为 $2 \times 10^4 \sim 1 \times 10^6 Da$。

黏度法的测定常用乌氏黏度计（Ubbelohde viscometer），即《中国药典》（2020 年版）通则 0633 "黏度测定法" 的第二法（图 10-49），测定时以一定体积纯溶剂流经毛细管的流出时间（即液面流经两条刻度线所需时间）计作流出时间 t_0，以高分子溶液的流出时间为 t。根据在同一黏度计中黏度正比于流出时间的原则，测得 t_0 和不同浓度溶液的 t，就可以通过作图，用外推法求得高分子特性黏数 $[\eta]$。高分子 $[\eta]$ 值与分子量、分子形态以及分子链在溶液中的行为有关。通常 $[\eta]$ 随分子量增加而增大，随分子链伸展程度或链刚性增加而增大。因此利用已建立的该高分子的 Mark-Houwink 方程式，可求得黏均分子量：

$$[\eta]=KM^\alpha \qquad\qquad 式（10-1）$$

上式中的参数 K 和 α 可以在手册中查得，也可以自行测定。但是由于 K 和 α 值的确定需靠其他方法配合，所以黏度法只是一种相对的方法。

在研究高分子降解时，在高分子浓度保持一致的前提下，通过黏度测定，可简便、直观地反映其降解状况。例如，图 10-50 显示 PLA 和 PLGA（50：50）在降解过程中特性黏度随时间降低情况。与 PLA 相比，PLGA（50：50）黏度降低更快，即降解速率更高。

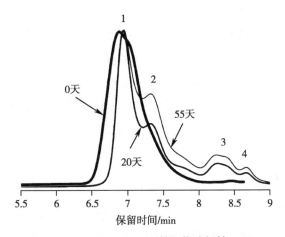

图 10-48 F127-PLGA 共聚物降解第 0 天、20 天、55 天后 GPC 曲线

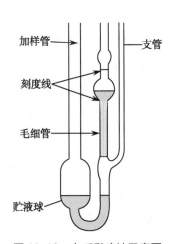

图 10-49 乌氏黏度计示意图

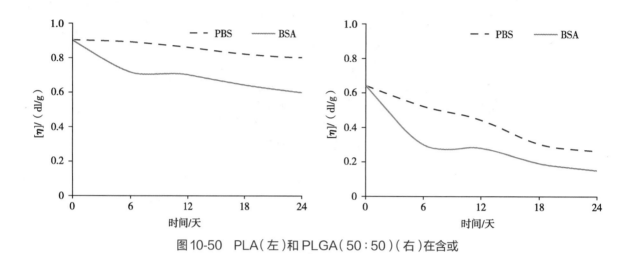

图 10-50　PLA（左）和 PLGA（50 : 50）（右）在含或
不含 BSA 的 PBS 中体外降解期间特性黏度变化

（五）X 射线衍射法

X 射线衍射法（XRD）可用来测定高分子晶体结构及结晶度，《中国药典》（2020 年版）记载于通则 0451 "X 射线衍射法"。一般来说，非晶区出现弥散峰，结晶区则出现锐峰，根据 Bragg 公式：

$$n\lambda = 2d\sin\theta \qquad\qquad 式（10\text{-}2）$$

式（10-2）中，d 为晶面间距；λ 为波长；n 为衍射级数，通常取 1。每个峰对应于一组间距为 d 的晶面。由于结晶峰与非晶峰可能会叠加，需计算积分峰，然后分别求它们的积分强度。考虑到结晶和非晶对强度贡献不同，不能直接将强度加和，所以设：

$$X_c = pI_c; \qquad 1-X_c = qI_a \qquad\qquad 式（10\text{-}3）$$

式（10-3）中，X_c 为结晶度；p、q 是比例常数；I_c、I_a 分别是结晶和非晶强度。于是有：

$$I_c = (1/p) - (q/p)I_a \qquad\qquad 式（10\text{-}4）$$

以不同结晶度已知样品的 I_c 对 I_a 作图，就可以从斜率和截距求得 p 和 q，从而求出 X_c。一般来说，高分子的降解优先发生在非晶区，因此随降解的进行，高分子结晶度通常会出现增高的趋势。但是，影响高分子结晶因素很多，温度、小分子渗入等都可能对高分子结晶产生影响。用 XRD 研究高分子降解还需要与其他检测方式（如 FTIR、NMR、GPC 等）联合判断。

（六）热分析

热分析法是测量在程控温度下，物质物理性质与温度依赖关系的一类技术，《中国药典》（2020 年版）记载于通则 0661 "热分析法"。高分子热分析技术主要用于反映高分子材料的相变，最常用的方法有两种：①示差扫描量热法（differential scanning calorimetry，DSC），用于研究高分子玻璃化转变行为、熔融行为和结晶动态；②热重分析（thermogravimetric analysis，TGA），用于研究高分子的分解或裂解和热氧化降解，以及对水、挥发组分和灰分等定量分析。高分子降解难以用 TGA 表征，在此仅介绍 DSC 技术。

DSC 是在相同的程控温度变化下，用补偿器测量样品与参比物之间温差保持为零所需热量对温度 T 的依赖关系（图 10-51）。当温度达到玻璃化转变温度（T_g）时，样品热容增大就需要吸收更多的热量，使基线发生位移。因此高分子玻璃化转变一般都表现为基线的转折。如果样品能够结晶，并且处于过冷非晶状态，那么在 T_g 以上可以进行结晶，同时放出结晶热而产生一个放热峰（T_e）。进一步升

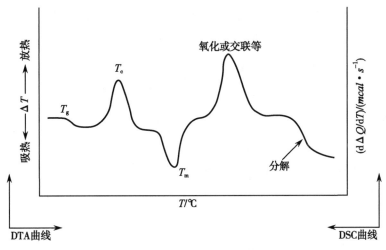

图 10-51 DSC 曲线示意图

温,结晶熔融吸热,出现吸热峰(T_m)。再进一步升温,样品可能发生氧化、交联反应而放热,出现放热峰。最后样品发生分解、断链,出现吸热峰。当然,并不是所有的高分子样品都存在上述全部物理变化和化学反应。通过计算结晶区熔融焓,与该高分子标准熔融焓比较,可计算出高分子结晶度。高分子玻璃化转变温度、结晶等均与其分子量、分子结构有关,通过对这些参数测定,可以定性反映其降解过程。

（七）显微分析

1. **透射电镜** 全称为透射电子显微镜(transmission electron microscope, TEM),是利用电子束代替光源,用电磁透镜代替光学显微镜中的聚光镜进行成像,分辨率为 0.2~0.3nm。透射电镜样品应当为很薄的切片(超薄切片)或者很小的颗粒,厚度最高为 100~200nm,可用来观察材料或者细胞内部细微结构,或者观察纳米粒子大小和形态。由于电子束穿透能力很弱,观察时需将样品安放在附有支持膜的铜网上。对于高分子样品,为了获得反差好、清晰度高的图像,还需对高分子试样进行电子染色(常用锇、钨等重金属的氧化物或盐类)。TEM 可用来观察纳米粒子降解情况,如图 10-52 所示,在 pH5.0 和 7.4 这两种介质中,PLGA、mPEG-PLGA、mPEG-PLGA-PLL 纳米粒降解 144 小时后粒子比降解 48 小时后体积更小,pH 7.4 介质中的粒子尺寸也比 pH 5.0 下的略小。此外,随降解时间延长,纳米粒的侵蚀、裂纹和缺陷裂片也更为明显。

2. **扫描电子显微镜** 扫描电子显微镜(scanning electron microscope, SEM),简称扫描电镜,是利用电子束与样品表面相互作用产生不同信号如二次电子、背射电子进行成像,用于观察样品表面形貌,具有很强立体感,其分辨率为 5~10nm。由于高分子材料大多数为绝缘材料,所以需要在高分子样品表面喷镀一层导电层,一般采用金、铂或碳等材料。SEM 可以观察高分子样品表面及内部形貌,如图 10-53 所示,随着聚合物降解,PNIPAAm-*b*-PLA 微球出现了大小不一的孔洞,逐步破裂并失去其球形,呈显著的本体降解特征。

3. **原子力显微镜** 原子力显微镜(atomic force microscope, AFM)是将一个对微弱力极敏感的微悬臂一端固定,另一端有一个微小针尖,其尖端原子与样品表面原子间存在极微弱的排斥力(10^{-8}~10^{-6}N),利用光学检测法或隧道电流检测法,通过测量针尖与样品表面原子间的作用力而获得样品表面形貌的三维信息。AFM 分辨率很高,可在原子量级上显示物质的表面结构,可用于观察高分子材料表面形貌和相分离、单链高分子结构以及进行蛋白质、DNA、生物膜表面分析等。AFM 可用于研究高分子样品的表面形貌,分辨率较 SEM 高,可达原子级。PLGA 膜在处理前很光滑,但在暴露于氧等离子体后,由于降解、溶蚀形成了粗糙的颗粒状形貌(图 10-54,文末彩图 10-54)。

(八)机械性能

高分子降解过程中,由于分子量发生变化以及聚集态结构发生改变,其机械性能也会随之发生改变。对本体降解高分子而言,由于分子量下降、内部结构破坏等原因,力学性能会随时间而降低;而对表面降解高分子而言,因质量流失仅发生在表面,力学性能在很长一段时间内可保持稳定。

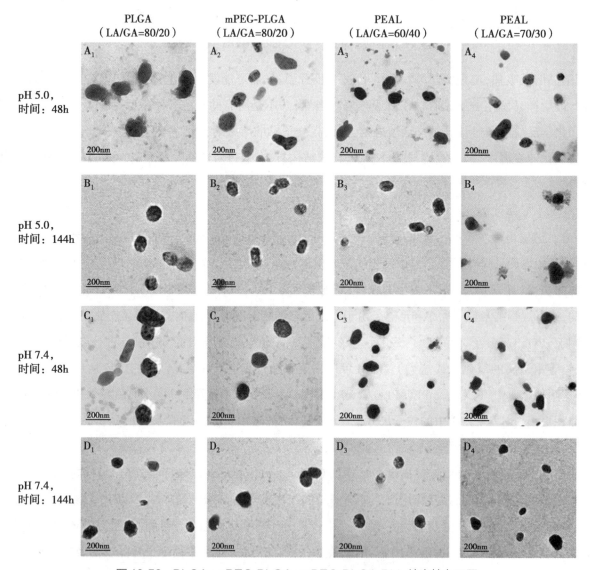

图 10-52 PLGA、mPEG-PLGA、mPEG-PLGA-PLL 纳米粒在不同
pH 溶液中降解 48 小时、144 小时后 TEM 图像

注:A$_{1-4}$. pH 5.0 降解 48 小时;B$_{1-4}$. pH 5.0 降解 144 小时;C$_{1-4}$. pH 7.4 降解 48 小时;D$_{1-4}$. pH 7.4 降解 144 小时。

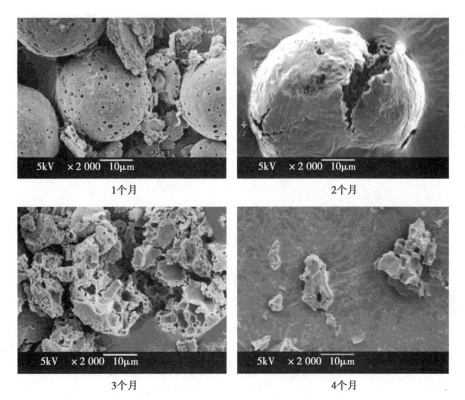

图 10-53 PNIPAAm-*b*-PLA 微球降解不同时间后 SEM 图像

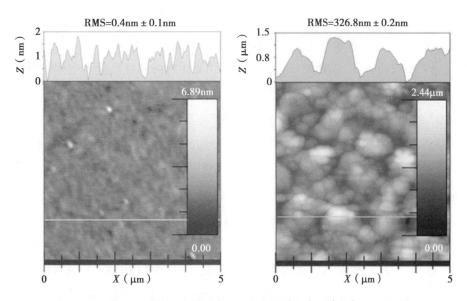

图 10-54 PLGA 膜表面在氧等离子体处理前（左）、后（右）AFM 图像

二、高分子生物降解性实验方法

高分子降解与环境密切相关,在最终使用的环境中评价其降解情况更符合实际情况。对生物降解性高分子来说,其降解性可通过体内、体外两种方式来评价。

最常见的体外评价是将高分子制备为固定大小的样品,称重后置于含有纯水或不同 pH 的缓冲液小瓶中。在一定时间内(通常在 37℃)机械摇动小瓶,在特定时间点分析各个样品,测量干燥后样品质量损失,并通过各种技术鉴定溶液中的水解产物、检测降解产物的结构、测定剩余固体分子量及机械性能等。高分子降解是一个综合过程,单一性质的变化不足以比较用于生物环境的生物降解性高分子的性能差异。例如,固体聚乙基甘氨酸膦腈在 50 天内分子量可下降约 80%,但质量损失仅 40%,分子量急剧下降不一定导致固体完整性相应下降。

体外评价也可利用取出的组织液、消化液、人工胃液、人工肠液等代替水或缓冲液进行,观察记录材料外观、质量和分子量等变化。

体内评估通常采用动物模型,将高分子材料植入动物的皮下、腹腔或腔道,定期取出,利用 HE 染色病理切片及高分子性能测试来评价材料降解情况。

第五节　生物降解性高分子的应用策略

生物降解性高分子多种多样,在应用时首先需要考虑高分子的应用部位。例如,在制备植入剂时,要求高分子能在一定的时间内生物降解,同时不能诱发局部病变,因此聚酯、聚酸酐、聚原酸酯等合成高分子材料在植入剂中得到了较多的应用。而天然高分子,如淀粉,由于其潜在刺激性(如形成肉芽肿),几乎不用于植入剂体系,但淀粉微球可用于动脉栓塞,未见毒副作用。

药物与高分子间的相容性,或者说二者间相互作用是生物降解性高分子应用时需要考虑的第二个问题。PLGA 可以包载很多疏水性药物,但由于相容性问题,PLGA 几乎不能用于铂类药物和阿霉素递送(鳌合物体系除外)。聚谷氨酸的羧基侧基能与铂产生配位作用,因此 PEG- 聚谷氨酸能有效负载顺铂、1,2- 二氨基环己烷铂等药物;聚谷氨酸卞酯因苯环间的 π-π 堆积作用(π-π stacking),能高效负载阿霉素。

生物降解性高分子在作用部位降解速度和降解机制,以及药物从高分子中释放速度和机制也需要注意。临床应用的生物降解材料应该具有与药物释放时间或生物组织愈合率平行的降解速率。一个典型案例就是左炔诺孕酮 -PCL 植入剂(参见本章第三节),因降解过于缓慢而带来手术移除和残余释放问题,导致左炔诺孕酮 -PCL 植入剂在进入临床Ⅱ期后被放弃。P(CPP-SA)-BCNU 植入剂是一个成功的典范。BCNU 是一种疏水性药物,对热不稳定,在其熔点(30~32℃)以上分解,在 pH 4 时稳定性最高,pH 7 以上迅速分解,且在血液中分解速度为 PBS 中 3 倍以上,体内半衰期极短($t_{1/2} \approx 15min$),常规给药(如口服、静脉注射)无法发挥作用。与聚酯类材料相比(如 PLGA50∶50),聚酸酐 P(CPP∶SA)20∶80 在降解速度上没有差别,但其降解特性更适合于 BCNU 颅内递送。P(CPP-SA)为表面降解,水分不易渗入到植入剂内部,BCNU 随高分子降解而直接释放;PLGA 为本体降解,水分可渗透到植入剂内部。

BNCU 主要通过在含水孔道的扩散释放,容易降解。另外,P(CPP-SA)的降解产物为二酸,pH 缓冲调节能力比降解为羟基酸的 PLGA 更强,也有利于提高 BNCU 的稳定性。因此,P(CPP-SA)-BCNU 植入剂可实现长达 3 周的 BNCU 释放,病灶部位药物浓度是静脉注射的 100 倍以上。另一个例子是聚原酸酯 - 左炔诺孕酮植入剂。要延长植入剂的释药时间,可在高分子中掺入碱,使高分子本体保持稳定,而植入剂表面的碱由于扩散而溶出,从而控制降解发生在表面。在用 2 份二乙烯酮缩二甲醇与 1 份 3-甲基 -1, 5- 戊二醇反应制得的预聚物中加入 30% 左炔诺孕酮、7% Mg(OH)$_2$ 和过量 30% 的 1, 2, 6- 己三醇,经挤压制得植入剂,将植入剂皮下植入兔体内可实现 1 年时间左炔诺孕酮恒速释放。但是,该处方下植入剂稳态血药浓度过低,因此要求高分子降解速度更快一些。采用含 1% 9, 10- 二羟基硬脂酸的聚原酸酯共聚物即可使血药浓度明显提高,可达到令人满意的血药浓度水平。对纳曲酮 - 聚原酸酯植入剂而言,为了保证纳屈酮的血浆浓度在有效浓度以上(>2ng/ml),纳曲酮的释放速度应该在 3~4mg/d。但纳曲酮是一种碱,其饱和水溶液的 pH 为 10,直接使用将导致聚原酸酯难以降解而使得药物无法释放。因此,将纳曲酮制备为双萘水杨酸盐,由于纳曲酮双萘水杨酸盐含有未反应的酚羟基呈酸性,在载药量达 50% 的情况下,植入剂仍表现为表面降解,药物释放与基质降解同步。

除了水解,利用酶解高分子也能实现药物在特定部位释放,如胶原 / 明胶体系可被肿瘤部位高表达的基质金属蛋白酶解,进而特异性释放药物。

总之,生物降解性高分子的应用需考虑其作用部位,在该部位高分子降解情况是否符合预期,药物与高分子间相互作用能否保证药物有效包载,以及药物从高分子释放的动力学和机制能否满足治疗需求,这四部分紧密联系,不可分割。药物递送体系在发挥完递送功能后,高分子应迅速被降解吸收,将潜在副作用降至最低。

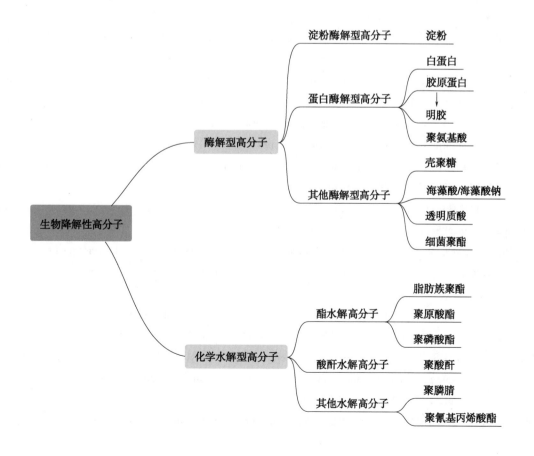

思考和讨论题

1. 生物降解性高分子有什么化学结构特点？降解速度受何种因素的影响？

2. 在选取生物降解性高分子材料作为药物载体时，需考虑何种因素？

3. 降解速度是否越快越好？如何考虑制剂要求与材料降解之间的平衡？

（张志平　谭松巍）

参考文献

[1] CHANDRA R, RUSTGI R. Biodegradable polymers [J]. Progress in Polymer Science, 1998, 23(7): 1273-1335.

[2] NAIR L S, LAURENCIN C T. Biodegradable polymers as biomaterials [J]. Progress in Polymer Science, 2007, 32(8): 762-798.

[3] 郭圣荣. 药用高分子材料 [M]. 北京：人民卫生出版社, 2009.

[4] ZHANG Y, SUN T, JIANG C. Biomacromolecules as carriers in drug delivery and tissue engineering [J]. Acta Pharmaceutica Sinica B, 2017, 8(1): 34-50.

[5] YIN L, YUVIENCO C, MONTCLARE J K. Protein based therapeutic delivery agents: Contemporary developments and challenges [J]. Biomaterials, 2017, 134: 91-116.

[6] LIU S Q, YANG Y Y, LIU X M, et al. Preparation and characterization of temperature-sensitive poly(*N*-isopropylacrylamide)-*b*-poly(d, l-lactide) microspheres for protein delivery [J]. Biomacromolecules, 2003, 4(6): 1784-1793.

[7] MATHIOWITZ E, JACOB J, PEKAREK K, et al. Morphological characterization of bioerodible polymers. 3. characterization of the erosion and intact zones in polyanhydrides using scanning electron microscopy [J]. Macromolecules, 1993, 26(25): 6756-6765.

[8] OTANI Y, TABATA Y, IKADA Y. Effect of additives on gelation and tissue adhesion of gelatin-poly(L-glutamic acid) mixture [J]. Biomaterials, 1998, 19(23): 2167.

[9] MAA Y F, HELLER J. Controlled release of 5-fluorouracil from linear poly(ortho esters) [J]. Journal of Controlled Release, 1990, 13(1): 11-19.

[10] WANG J, LU Y, LI S, et al. pH-sensitive amphiphilic triblock copolymers containing ortho ester main-chains as efficient drug delivery platforms [J]. Materials Science and Engineering: C, 2019, 94: 169-178.

[11] BARAN J, PENCZEK S. Hydrolysis of polyesters of phosphoric acid. 1. kinetics and the pH profile [J]. Macromolecules, 1995, 28(15): 5167-5176.

[12] WANG J, MAO H Q, LEONG K W. A novel biodegradable gene carrier based on polyphosphoester [J]. Journal of the American Chemical Society, 2001, 123(38): 9480-9481.

[13] HARPER E, DANG W, LAPIDUS R G, et al. Enhanced efficacy of a novel controlled release paclitaxel formulation (PACLIMER delivery system) for local-regional therapy of lung cancer tumor nodules in mice [J]. Clinical Cancer Research, 1999, 5(12): 4242-4248.

[14] DANG W, DAVIAU T, YING P, et al. Effects of GLIADEL® wafer initial molecular weight on the erosion of wafer and release of BCNU [J]. Journal of Controlled Release, 1996, 42(1): 83-92.

[15] LIM Y H, HEO G S, REZENOM Y H, et al. Development of a vinyl ether-functionalized polyphosphoester as a template for multiple postpolymerization conjugation chemistries and study of core degradable polymeric nanoparticles [J]. Macromolecules, 2014, 47(14): 4634-4644.

[16] HOU S, CHEN S, DONG Y, et al. Biodegradable cyclomatrix polyphosphazene nanoparticles: a novel pH-responsive

drug self-framed delivery system [J]. ACS Applied Materials & Interfaces, 2018, 10(31): 25983–25993.

[17] VAUTHIER C, DUBERNET C, CHAUVIERRE C, et al. Drug delivery to resistant tumors: the potential of poly(alkyl cyanoacrylate)nanoparticles [J]. Journal of Controlled Release, 2003, 93(2): 151-160.

[18] HE Z, SUN Y, WANG Q, et al. Degradation and bio-safety evaluation of mPEG-PLGA-PLL copolymer-prepared nanoparticles [J]. The Journal of Physical Chemistry C, 2015, 119(6): 3348-3362.

[19] ÇATIKER E, GÜMÜŞDERELIOĞLU M, GÜNER A. Degradation of PLA, PLGA homo- and copolymers in the presence of serum albumin: a spectroscopic investigation [J]. Polymer International, 2000, 49(7): 728-734.

[20] XIONG X Y, TAM K C, GAN L H. Hydrolytic degradation of pluronic F127/poly(lactic acid)block copolymer nanoparticles [J]. Macromolecules, 2004, 37(9): 3425-3430.

[21] LÓPEZ-SANTOS C, TERRIZA A, PORTOLÉS J, et al. Physiological degradation mechanisms of PLGA membrane films under oxygen plasma treatment [J]. Journal of Physical Chemistry C, 2015, 119(35): 20446-20452.

[22] LUO J, HUO F, LIN H, et al. Stereochemical heterogeneity of biodegradable poly(L-lactide)homopolymer as revealed by temperature rising elution fractionation and successive self-nucleation/annealing thermal fractionation [J]. Journal of Polymer Science Part B-Polymer Physics, 2012, 50(18): 1277-1285.

第十一章 黏膜黏附性高分子材料

问题导航

1. 黏膜的生理解剖特征有哪些？
2. 如何基于黏膜生理解剖特征设计黏膜黏附性高分子？
3. 黏膜黏附性高分子作为药物载体有哪些优点和特点？

黏膜黏附药物递送系统是指使用合适的载体将药物与人体的一些黏膜部位（如鼻腔、口腔、胃肠道、眼、阴道等）紧密接触，通过上皮细胞进入局部或全身血液循环而起效的给药系统。要获得一个良好的黏膜黏附药物递送系统，性能优异的黏膜黏附性高分子的应用是必不可少的。本章在介绍黏膜解剖生理以及黏膜黏附特点的基础上，分别阐述非特异性的黏膜黏附性高分子、特异性的黏膜黏附性高分子、特殊功能/结构的黏膜黏附性高分子及其应用，黏膜黏附性高分子的性能表征技术与实验方法，黏膜黏附性高分子的设计与应用策略等。

第一节 概　　述

一、黏膜与黏膜黏附

（一）黏膜

黏膜（mucosa, mucous membrane）存在于机体的很多部位，如口腔、鼻腔、消化道、眼、阴道等，其主要功能是保护机体免于外界的损伤。制剂中的药物分子在经黏膜给药后需要克服黏膜屏障才能被吸收。

黏膜的表面覆盖着黏液层（mucus layer）。它是一种亲水的黏性液体，以凝胶层的形态存在（图 11-1，文末彩图 11-1）。单层上皮细胞主要由杯状细胞把黏液分泌到上皮的表面，多层的上皮细胞或靠近组织的多层细胞中含有特殊的腺体，如唾液腺，分泌黏液到上皮的表面。肠黏液屏障的功能是限制外源性（如病原体、药物）和内源性物质（如腔液组分）进入上皮层，同时充当润滑剂以防止如食物穿过肠道时

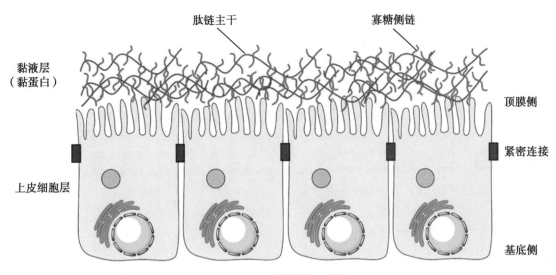

图 11-1 黏膜结构示意图

引起的机械损伤。呼吸道黏液可以作为对外部环境的保护屏障,维持呼吸道的水合作用和上皮屏障功能,并调节免疫反应、细胞增殖和分化。

黏液中除了水(占重量的 95%~99%)以外,其主要成分为黏蛋白(1%~5%),此外还有细菌、类脂、无机盐、细胞碎片等成分。黏蛋白(mucin)是由上皮细胞分泌的一组高分子量(>200kDa)糖蛋白,由一条肽链主干和若干条糖基侧链组成。黏蛋白中肽链主干占总重量的 12%~17%,其中丝氨酸、苏氨酸和脯氨酸约占 70%;糖基侧链占 50%~80%,主要有 N-乙酰半乳糖胺、N-乙酰葡萄糖胺、半乳糖、岩藻糖、唾液酸等。糖基侧链与肽链主干之间以及肽链主干内部由二硫键连接。黏蛋白具有柔韧性,可以通过缠结交联,形成密集的具有黏弹性的纤维网络。此外,黏蛋白还具有周期性的疏水性裸蛋白球状结构域。黏蛋白中存在大量的羧基(主要来自于唾液酸)和磺酸基,使其在生理 pH 条件下带负电,可以包裹细菌,易化细菌的识别,并与细菌竞争受体,阻碍细菌定植。另外黏蛋白还可以协同抗体,通过肠蠕动将黏液层中细菌和毒素排出体外。同时这种性质还能产生高电荷密度,有利于生物黏附的形成。

不同腔道的黏液层表现出不同的特点,如它们存在着不同的黏液层 pH、厚度、更新速率等(表 11-1)。肺和鼻腔的黏液 pH 近中性或弱酸性(pH 5.5~6.5),眼部黏液的 pH 偏弱碱性,口腔黏液的 pH 为 6.2~7.4,阴道黏液的 pH 与年龄相关,总体偏酸性。胃肠道的 pH 变化范围很大,从胃内的酸性 pH(1~2)到结肠的偏碱性(pH 8)。除了不同腔道的黏液整体表现出不同的 pH 外,在同一腔道黏液层的不同深度也可能表现出不同的 pH。以胃黏液层为例,其内容物一侧的 pH 为 3 左右,随着向上皮细胞层的深入,pH 逐渐升高,在上皮细胞的表面可达到 pH 7.4(图 11-2)。

不同部位的黏液层,其厚度也是不同的。口腔黏膜黏液层较薄,大约为 0.7μm,鼻腔约 5μm,眼部为 3~10μm,而消化道内黏液的厚度变化非常大(表 11-1)。同时黏液层也是以恒定的速率脱落更新的。眼部更新非常快,仅为 5.0~7.7 分钟,呼吸道为 10~20 分钟。胃肠道的黏液层可以分为两部分,疏松黏附的黏液层和紧密黏附的黏液层,二者的更新速度不同,前者几十分钟即可更新一次,而后者需要几个小时更新一次,所以在递送系统设计的时候为了延长黏附的时间,尽可能地实现对紧密黏附的黏液层黏附是很必要的。

表 11-1　人体黏液的主要特征

	胃肠道	呼吸道	女性泌尿生殖道	眼睛
功能	保护层 润滑作用 营养吸收	保护层 湿润吸入的空气	保护层 在性周期中对渗透性的调节作用	保护层 润滑作用：减少眨眼时的剪切应力
黏蛋白（MUC）	胃：MUC5AC/ MUC6 小肠：MUC2 大肠：MUC2	MUC5AC 和 MUC5B	MUC5B	MUC5AC
pH	胃：1.0~2.0 十二指肠：2.5~6 空肠：4.5~6.5 回肠：6.6~7.5 盲肠：6.2~8.5 结肠：7.0~8.0 直肠：6.8~7.9	鼻：约 6.5 气管：7.0~9.0	健康女性：3.5~4.5 不孕妇女：5.4~8.2	约 7.4
厚度 /μm	胃：约 170 回肠：约 10 盲肠：约 37 结肠：约 100 直肠：约 125	气管：约 15 支气管：约 55	—	（仅）黏液层：约 0.035 泪膜：约 5 或约 40
清除机制	蠕动 / 翻转	纤毛摆动和咳嗽	腹内压和腹部运动	眨眼
更新时间 / 速率	胃：4~5h 结肠：270~300min 直肠：3~4h	总体：10~20min 上颌窦：20~30min 鼻：8.8~20min 或 5~11mm/min 气管：4.7mm/min 或 15.5mm/min 支气管：2.4mm/min 小气道：1mm/min	尚不清楚，可能为几小时	黏液层：5~7.7min 泪膜：5~7.7min

黏液的下面是上皮细胞层（epithelial layer）（图11-1）。虽然不同腔道的上皮细胞层的结构有一定的差异，比如胃、小肠、大肠和支气管等部位主要由单层上皮细胞组成，食管、阴道、角膜等部位由多层的层状上皮细胞组成，但是其包含的细胞类型基本是相同的，这些不同类型的细胞发挥着不同的功能。以小肠上皮细胞层为例，小肠上皮细胞拥有机体最大的黏膜表面积（约400m²），单层细胞组成了隐窝和绒毛。小肠上皮细胞

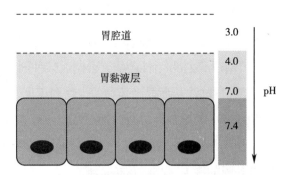

图11-2　胃黏液层不同深度的pH变化示意图

表面通过驻留在隐窝基底部的多能性肠上皮干细胞（pluripotent intestinal epithelial stem cell，pIESC）连续地更新。小肠上皮细胞可以分为两大类，即吸收性上皮细胞和非吸收性上皮细胞。前者包括吸收细胞（absorptive cell）、杯状细胞（goblet cell）、帕内特细胞（或称潘氏细胞，paneth cell）和肠内分泌细胞（enteroendocrine cell）等，后者主要是M细胞。吸收细胞主要负责吸收营养物质和水。杯状细胞的主要功能是分泌黏液，覆盖于肠上皮表面，可以减轻消化道中有害物质对胃肠道屏障的损伤。帕内特细胞有一定的吞噬细菌的能力，还可以分泌非特异性溶菌酶，调节肠道菌群。M细胞是一种典型的可以摄取外部抗原呈递给抗原呈递细胞（antigen-presenting cell，APC）的免疫细胞。APC处理之后可以将抗原释放到肠黏膜固有层和黏膜下层，激活上皮内淋巴细胞（intraepithelial lymphocyte，IEL）和固有层淋巴细胞（lamina propria lymphocyte，LPL），从而释放抗体和细胞因子。细胞之间有紧密连接（tight junction），孔径较小，只允许水分子和小分子水溶性物质选择性通过，可有效地防止细菌及内毒素等有害物质进入血液。

需要指出的是，黏膜上皮细胞是一类高度极化的细胞，其朝向体表或器官腔面的一侧称为游离面或顶面，常分化出一些特殊的结构以适应不同的功能需要。与顶面相对的一侧为基底面，通过基膜与结缔组织相连。依据上皮细胞的顶面和基底面结构的不同（如受体、转运体的分布），可以通过设计黏膜黏附性高分子延长黏附的时间，甚至促进药物的跨膜转运。

上皮细胞层的下面是固有层、黏膜肌层、黏膜下层、肌层、浆膜层等，药物要吸收还要继续穿过血管内皮细胞层。由于它们对药物的转运影响不是很大，这里不做详细阐述。

相比于胃肠道，其他腔道的黏膜（如口腔黏膜、鼻黏膜等）具有毛细血管丰富，酶活性较低，药物吸收迅速、起效快的特点，同时又可以避免药物被胃肠道破坏或首过效应，给药方便，特别适合口服生物利用度低的药物。其他腔道黏膜的特点及其黏膜黏附性高分子的应用请见本章第二节。

（二）黏膜黏附

生物黏附（bioadhesion）是指天然或合成的高分子与软组织之间的黏附作用，黏附的作用部位可以是皮肤、黏膜等。当生物黏附的底物是黏膜时，通常称其为黏膜黏附（mucoadhesion）。在黏膜黏附中，当底物是黏液时，称为黏液黏附；当底物为细胞膜时，称为细胞黏附。事实上，一般很难把黏膜黏附性高分子对黏液和细胞膜的黏附作用区分开来，大多数黏附性高分子与两者都结合，所以我们更多地使用黏膜黏附一词。由于在黏膜黏附药物递送系统设计时需要系统地考虑黏膜的性质，所以本章将黏液和细胞的特点分别予以介绍。

20 世纪 80 年代以来,人们就研究将黏膜黏附性高分子用于药物递送系统,称为黏膜黏附药物递送系统(mucoadhesive drug delivery system)。最初将其应用于药物递送系统的想法很简单,即黏膜黏附性高分子作为载体和活性药物混合制成某种剂型,利用载体的黏附作用使之与黏膜表面紧密接触,药物在作用部位释放,从而提高药物的生物利用度。黏膜黏附药物递送系统已经被制成多种剂型,如片剂、膜剂、凝胶剂、喷雾剂等,并有多种产品上市。随着黏膜黏附性高分子的发展,它们不仅可用于延长药物制剂在作用部位的滞留时间,还可以通过调节黏液层的穿透性以及打开细胞间紧密连接等功能增强药物跨过黏膜的能力,促进药物的吸收。

二、黏膜黏附过程与黏附机制

(一)黏附过程

高分子与黏膜间的作用可分为两个阶段(图 11-3):

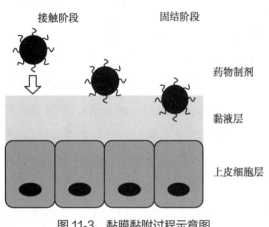

图 11-3　黏膜黏附过程示意图

1. **接触阶段**　黏附性高分子通过氢键/静电力等相互作用与黏膜紧密接触,同时吸收黏液层的水分形成凝胶以增强黏附作用。

2. **固结阶段**　高分子与黏液层中黏蛋白分子链之间相互缠绕,相互渗透,发生一系列物理化学作用,从而使黏附力增强,黏附时间延长。

(二)黏附机制

目前对于黏膜黏附现象主要有 5 种理论来解释:吸附理论、电荷理论、扩散理论、润湿理论和断裂理论。针对黏液或细胞上特定受体的黏附还有"配体-受体"亲和理论。

1. **吸附理论**　认为黏膜黏附性高分子与黏膜之间主要是通过次级化学键,如氢键、范德华力等作用力黏附在一起。高分子上具有特定的化学基团,如羧基、羟基、氨基等,它们能够与黏液层糖蛋白产生较强的分子间作用力。通过化学结构可以对高分子的黏附性能进行初步分析,但事实上,影响高分子黏附性能的因素不仅于此,高分子的浓度、环境的 pH 对黏附性均有重要影响。

2. **电荷理论**　认为黏膜黏附性高分子和黏膜接触时,由于二者所带电荷不同,它们之间会发生电子转移,并在两者接触面形成一个双电子层结构,从而达到电荷平衡,依靠电荷之间的吸引力产生黏附作用。含有唾液酸化糖基侧链的黏蛋白在生理条件下荷负电,因此与携带正电荷的黏附性高分子(如壳聚糖、聚氨基葡萄糖)能够通过电荷吸引产生黏附。

3. **扩散理论**　认为黏膜黏附性高分子和黏膜接触后,在浓度梯度的作用下,黏附材料的链段和黏膜表面黏液层的黏蛋白相互扩散、渗透,两者之间形成一定厚度的扩散层(图 11-4)。黏附性高分子渗透到黏液层的程度与高分子的相对分子质量、链长、浓度梯度和扩散系数有关。

4. **润湿理论**　主要是针对液体或半固体药物递送系统。该理论认为,黏附材料的黏附性能主要取决于其对黏膜的润湿能力,黏附面充分润湿是保证黏附的前提。润湿是由表面能效应引起的黏附材

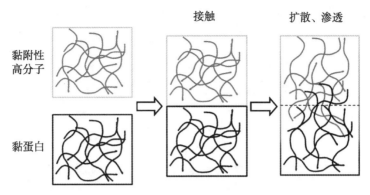

图 11-4　基于扩散理论的黏附过程

料与黏液两相上发生的界面现象和铺展过程,润湿能力可以通过润湿角进行评价。润湿后的黏附材料与黏液相互透过而产生缠结,形成分子之间的内聚力。

5. 断裂理论　主要用于分析使两个表面分离所需要的力,对于描述使用机械方法测试生物黏附性能非常适用。分离两个表面时,产生的最大应力等于最大分离力除以接触面积。断裂理论认为断裂发生在黏附剂和生物组织的接触界面上,但大量实验证明,断裂很少按设想的只发生在两者界面上,而是发生在接近界面的地方。

6. "配体 – 受体"亲和理论　某些黏附性高分子与黏液或细胞表面存在的特异性分子,通过类似于配体 - 受体的相互作用实现黏附。如不同来源的凝集素能够与含 *N*- 乙酰葡萄糖胺侧链的糖蛋白、含唾液酸侧链的糖蛋白、含岩藻糖基侧链的糖蛋白发生特异性结合从而实现黏附;巯基化聚合物能够与富含半胱氨酸的区域形成二硫键而实现黏附。这种黏附作用具有靶向性和专一性,作用更牢固,受内环境和生理因素的影响也比较小。

(三)影响黏膜黏附的因素

影响黏膜黏附的因素有很多,主要包括高分子因素、药物及其他添加剂因素、黏膜因素等。

1. 高分子因素

(1)相对分子质量:高分子与黏蛋白之间的缠绕随着分子量的增大而加强,黏膜黏附作用也随之增加,但当分子量达到一定值时,高分子链内部过度缠结,导致氢键过度形成,从而妨碍高分子和黏液层间的作用,黏附作用的增强不再明显,有时甚至减弱。因此,分子量的大小最好控制在 $1 \times 10^4 \sim 4 \times 10^6 Da$ 之间。

(2)高分子链柔韧性:高分子链的柔韧性对于高分子与黏液层间的作用很关键,它可影响黏膜黏附过程中氢键和范德华力的形成,链的柔韧性越好,高分子与黏蛋白的互穿和渗透作用越强。

(3)立体结构:解缠绕或扩展开的凝胶网状结构更利于高分子与黏液的相互作用。

(4)浓度:对于固态黏膜黏附给药系统,高分子浓度越高,其黏附性能则越强;而对于液态黏膜黏附给药系统,最强的黏膜黏附性能出现在某个适当的浓度。

(5)电荷密度:高电荷密度也是影响黏膜黏附性高分子与黏膜间作用的因素。

2. 药物及其他添加剂因素　药物与添加剂的性质也会影响黏膜黏附作用。研究表明,在壳聚糖中加入盐酸雷尼替丁、苯甲酸钠及法莫替丁等非黏性物质后,溶胶的内摩擦力下降,下降程度为苯甲酸钠 > 盐酸雷尼替丁 > 法莫替丁。分析其原因可能由于 3 种药物的性质不同,苯甲酸钠为碱性药物,带负电,部分中和壳聚糖内的正电荷,使壳聚糖内斥力下降,分子链卷曲,黏度下降;盐酸雷尼替丁为酸性药物,药物本身带有正电荷,与溶胶分子间的斥力使表观黏度下降;法莫替丁为中性药物,影响最小。甚至有些药物本身也会影响黏膜屏障,降低黏液的黏度并实现黏液的快速清除,进而影响药物的吸收(表 11-2)。处方中加入电解质等添加剂也会对黏附力产生影响,如含 1% 氯化钠的泊洛沙姆可延长药物在黏膜的滞留时间。

表 11-2　对黏膜屏障有影响的药物

黏膜活性物质	潜在的作用
祛痰药	
高渗生理盐水	增加分泌量和增强水化作用
化学黏液溶解剂	
N- 乙酰半胱氨酸	破坏二硫键连接的黏蛋白寡聚体
氨溴索	增加氯化物的分泌和破坏二硫键
肽类黏液溶解剂	
Dornase alfa	水解 DNA 聚合物、缩短 DNA 长度
凝溶胶蛋白或胸腺素 β_4	解聚 F- 肌动蛋白
非破坏性黏膜溶解剂	
右旋糖酐	氢键断裂
黏液调节剂	
抗胆碱能药物	减少受刺激分泌物的量
糖皮质激素	减轻呼吸道炎症和黏蛋白分泌
吲哚美辛	减轻呼吸道炎症
大环内酯类抗生素	减轻呼吸道炎症和黏蛋白分泌
咳嗽清除促进剂	
支气管扩张药	增加呼气量、改善咳嗽
表面活性剂	降低痰液黏性

3. 黏膜因素

(1)用药部位:用药部位不同,pH、分泌的黏液量、黏液成分均有差异,而高分子的黏附性会受到这些因素的影响。以 pH 为例,各种高分子在不同 pH 环境中的表现是有差异的,如丙烯酸、甲基丙烯酸聚合物在酸性胃液中因离子化受到抑制,几乎不溶胀,黏附力较弱,而在碱性环境中,酸性基团离子化,复合物解离,其溶胀程度增加,黏附性增强。一定量的水分能使高分子水化,并与黏膜表面的黏蛋白形成黏附作用力,但水分过多或过少也都会影响聚合物的黏附力,如口腔黏膜的液体量多,阴道黏膜的液体量少,对高分子的黏附力都会有影响。

(2)黏蛋白更新:由于黏膜表面的分泌作用使黏液不断更新(身体各部位的黏液更新时间从几分钟到几小时不等,见表 11-1),黏膜黏附药物递送系统的黏附持续时间受到限制。

(3)病理因素:感冒、胃溃疡、溃疡性结肠炎以及炎症等状况可能会改变黏液层的理化性质,进而影响黏附作用。

三、黏膜黏附性高分子结构特点与分类

（一）结构特点

理想的黏膜黏附性高分子应具有以下特点：①在使用部位不被吸收或可生物降解成无毒、无活性的化合物；②与黏蛋白/上皮细胞有较强的相互作用，易黏附于黏膜表面；③生物相容性好，与药物无配伍变化，不影响药物释放；④在固体和溶液中都具有生物黏附性等。

为实现上述特点，黏膜黏附性高分子在结构上需要具备的特性包括：①具有足够大的分子量；②具有足够多能形成氢键的基团（如—OH和—COOH）；③具有空间立体结构；④具有一定的表面张力使其易于铺展、润湿和膨胀；⑤具有良好的柔韧性使其可延伸进入黏液层等。

（二）分类

按材料与黏膜相互作用的特点可将黏膜黏附性高分子分为三类：

1. 非特异性的黏膜黏附性高分子　这类高分子黏附作用的产生是多种理化作用（静电引力、范德华力、氢键、疏水键等）的综合结果。其优点包括：①延长药物在吸收部位的滞留时间，减少给药次数，提高患者的依从性；②与黏膜紧密接触，改善黏膜上皮细胞吸收差的药物（如蛋白质多肽类药物）的吸收情况，提高生物利用度；③某些黏膜黏附性高分子能够打开细胞间的紧密连接，提高上皮细胞间的通透性；④一些黏膜黏附性高分子具有蛋白水解酶抑制作用。但是，这类黏膜黏附性高分子可黏附到多种黏液表面，不能区分体内不同部位黏液间的差异，因此可能导致药物黏附于非靶向部位，反而降低生物利用度。另外，药物与黏膜表面的黏液凝胶层产生黏附，而黏液凝胶层是以恒定的速率脱落更新的（如在胃肠内更新时间不超过2小时），使得黏附持续时间较短，不利于药物的充分吸收。

2. 特异性的黏膜黏附性高分子　它主要通过类似于"配体-受体"的反应产生黏附作用而发挥疗效，因而具有一定的靶向功能。该类高分子以其在时间方向（延长在给药部位的作用时间）和空间方向（靶向某些特定部位）上黏附的特点而发挥非特异性黏膜黏附性高分子无法比拟的优越性。这种黏附不受黏液凝胶层更新时间的限制，具有良好的发展前景（详见本章第三节）。

3. 特殊功能/结构的黏膜黏附性高分子　为了实现优越的黏膜黏附性，高分子需要有良好的机械性能、柔韧性、溶胀性和亲疏水性等。传统黏膜黏附性高分子理化性质往往不能满足上述要求，所以需要对其进行结构改造。同时为了克服黏液层屏障及上皮细胞层屏障对药物递送的阻碍，研究人员也不断依据黏液层和上皮细胞层的结构特点对传统黏膜黏附性高分子进行结构改造，增强其对黏液层的穿透性，以及对上皮细胞的黏附性和透过性。本章将这些通过结构改造而被赋予特定功能的高分子统称为特殊功能/结构的黏膜黏附性高分子（详见本章第四节）。

第二节　非特异性的黏膜黏附性高分子

非特异性的黏膜黏附性高分子按照来源可分为天然型、半合成型和合成型；按照电荷可分为阳离子型、阴离子型和非离子型；按照溶解性可分为水溶性和非水溶性，具体品种如表11-3所示。按照黏附的机制可分为基于吸附的黏膜黏附性高分子，基于电荷相互作用的黏膜黏附性高分子，基于扩散理论的

黏膜黏附性高分子,基于润湿理论的黏膜黏附性高分子等。事实上,黏膜黏附的发生是多种作用的共同结果,同一高分子黏附的过程中这些作用可能同时存在,并不能完全分割开来。本节将按照黏附的机制加以介绍。

表 11-3 非特异性的黏膜黏附性高分子分类及举例

分类标准	类型	黏附性高分子举例
来源	天然型	透明质酸、海藻酸钠、明胶、果胶、西黄蓍胶、阿拉伯胶、黄原胶、瓜尔胶、壳聚糖
	半合成型	壳聚糖类衍生物,如 *N*- 三甲基化壳聚糖;纤维素类衍生物,如甲基纤维素、羧甲纤维素钠、羟乙纤维素、羟丙甲纤维素、羟丙纤维素
	合成型	丙烯酸类聚合物,如聚丙烯酸、卡波姆、聚卡波菲,聚乙烯醇,泊洛沙姆
电荷	阳离子型	壳聚糖、*N*- 三甲基化壳聚糖、氨基葡聚糖
	阴离子型	聚丙烯酸、卡波姆、聚卡波菲、羧甲纤维素钠、海藻酸钠
	非离子型	甲基纤维素、羟乙纤维素、羟丙纤维素、羟丙甲纤维素、聚乙烯醇、泊洛沙姆
溶解性	水溶性	聚丙烯酸、卡波姆、甲基纤维素、羧甲纤维素钠、羟丙纤维素、羟丙甲纤维素、聚乙烯醇、泊洛沙姆、海藻酸钠
	非水溶性	壳聚糖、聚卡波菲

一、基于吸附的黏膜黏附性高分子

吸附理论认为,黏膜黏附性高分子与黏膜之间主要是通过次级化学键,如氢键、范德华力、疏水键等作用力黏附在一起,所以高分子结构中应富含可以产生这些相互作用力的特定化学基团,如羧基、羟基等。按结构特点可分为聚丙烯酸类,纤维素类等。

1. 聚丙烯酸类 聚丙烯酸类黏膜黏附性高分子主要包括聚丙烯酸、聚甲基丙烯酸、卡波姆、聚卡波菲等。其主要结构单元如图 11-5 所示。聚丙烯酸类具有优良的黏膜黏附性能,原因在于其存在大量的羧酸基团,能与黏蛋白的寡糖侧链形成氢键,同时高分子链与黏液层形成物理缠结,更有利于促进与黏膜的黏附。另外由于分子上含有大量活性基团,非常有利于进行结构改造。

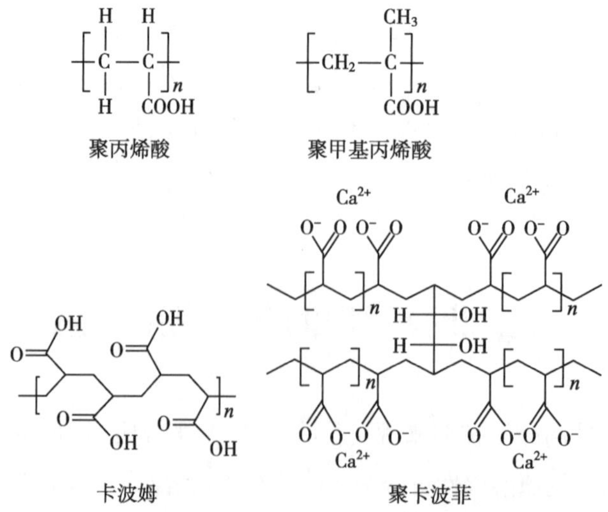

图 11-5 聚丙烯酸类高分子结构示意图

（1）聚丙烯酸和聚甲基丙烯酸：聚甲基丙烯酸（polymethacrylic acid，PMAA）的性质与聚丙烯酸［poly（acrylic acid），PAA］相似，水溶性比聚丙烯酸低，生物黏附性在于其存在大量的羧酸基团。

（2）卡波姆：卡波姆（carbomer）是丙烯酸与烯丙基蔗糖或与烯丙基季戊四醇醚的交联共聚物。卡波姆含有大量亲水性荷负电的羧酸根，在水性介质中，同种电荷相互排斥使卡波姆的链段伸展开，同时吸附大量水，体积扩大，以凝胶状态存在，黏度增大。当卡波姆与黏膜接触时，卡波姆分子上的羟基、羧基等与黏蛋白分子上的羟基、氨基等发生氢键作用，形成黏液凝胶网状结构，使之可以长时间黏附在黏膜上。卡波姆还可作用于细胞间的紧密连接，促进肠道蛋白质类药物的吸收；还可抑制某些酶的作用，这可能是由于酶活化需要的金属离子被卡波姆螯合导致酶活性受到抑制。

（3）聚卡波菲及其钙盐：聚卡波菲（polycarbophil，PCP）是丙烯酸与二乙烯基乙二醇的交联聚合物，其中NoveonAA-1是聚卡波菲非酸的形式，NoveonCA-1和NoveonCA-2是中和后的钙盐形式。聚卡波菲钙为白色粉末，无臭，不溶于水、酸、碱及有机溶剂，能与强酸如盐酸反应生成凝胶状聚卡波菲，具有较强的吸水性，吸水后膨胀。聚卡波菲具有很强的生物黏附作用，其黏附机制与卡波姆相同。在丙烯酸聚合物系列中，聚卡波菲与胃肠道的黏附性最强。

2. 纤维素醚类衍生物　纤维素醚类衍生物是由纤维素通过醚化反应制得的，通常由纤维素与氢氧化钠反应后，再与各种功能单体如环氧丙烷、环氧乙烷、单氯甲烷等进行醚化反应。纤维素醚主要包括两种类型，分别为单一醚类，如甲基纤维素、羧甲纤维素钠、羟乙纤维素和混合醚类，如羟丙甲纤维素等。其结构通式如图11-6所示。

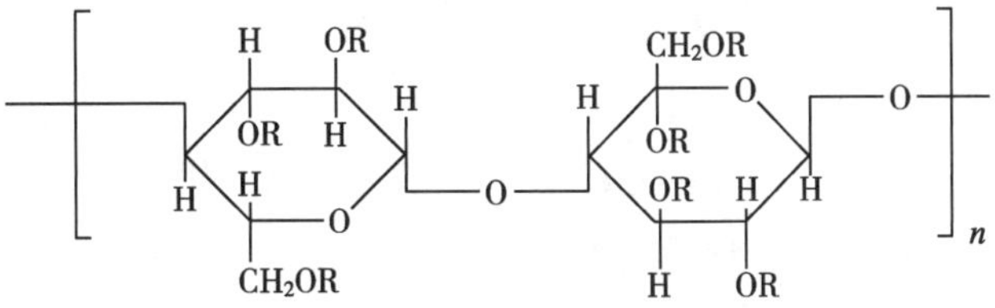

图11-6　纤维素醚类高分子结构单元示意图
注：R＝H或CH₃时为甲基纤维素，R＝H或CH₂COONa时为羧甲纤维素钠，R＝H或（CH₂CH₂O）ₙH时为羟乙纤维素，R＝H、CH₃或CH₂CHOHCH₃时为羟丙甲纤维素。

（1）甲基纤维素：甲基纤维素（methyl cellulose，MC）在水中的溶解度根据其甲氧基的取代度不同而不同，较高取代度的MC仅能溶于有机溶剂，较低取代度的MC在水中溶解度较低，当取代度为1.6~1.9时，MC在水中的溶解度最大。MC溶液在很宽的pH（3.0~11.0）范围内是稳定的，且具有独特的热胶凝性质，即在加热时形成凝胶，冷却时溶解，胶凝温度范围为50~70℃。MC和黏蛋白之间因氢键、范德华力及疏水键力产生黏膜黏附，黏附性随高分子浓度的增加而增加。

（2）羧甲纤维素钠：羧甲纤维素（carboxymethyl cellulose，CMC）是一种直链、阴离子水溶性纤维素醚，是天然纤维素与氯乙酸经化学改性得到的一种衍生物。CMC酸式结构的水溶性不好，为了便于应用，其产品普遍制成钠盐，即羧甲纤维素钠（sodium carboxymethyl cellulose，CMC-Na）。CMC-Na具有许多特殊性质，如增稠、黏结、成膜、保水、乳化，且本身无毒、无嗅、不易发酵、热稳定性好，广泛应用于食品、医药、石油、纺织等领域中。CMC-Na溶于水以后可形成稳定的黏性液体。

（3）羟乙纤维素：羟乙纤维素（hydroxyethyl cellulose，HEC）是一种由碱性纤维素和环氧乙烷（或氯乙醇）经醚化反应制备的非离子型可溶纤维素醚类，性状为白色或淡黄色，无味、无毒，呈纤维状或粉末状固体。HEC 具有良好的增稠、悬浮、分散、乳化、黏合、成膜、保水和提供保护胶体等特性，可以广泛用于生物医药领域。HEC 在冷水和热水中均可溶解，其溶液在 pH 2~12 内黏度较大且变化较小。HEC 的保水能力比甲基纤维素高出一倍，具有较好的流动调节性。中高黏度的 HEC 溶液呈非牛顿型，显示高度的假塑性，黏度受剪切速率影响。在低剪切速率下，HEC 排列是无规则的，形成高黏度的链缠结，黏度增加；在高剪切速率下，分子随流动方向变为定向排列，减少对流动的阻力，黏度则随着剪切速率的增加而下降。总之，HEC 作为黏膜黏附性高分子，除了拥有纤维素醚类黏附高分子的共性外，还具有良好的水溶性、增黏性、对电解质的溶盐性、流变性、成膜性及易体内降解等优点。

（4）羟丙甲纤维素：羟丙甲纤维素（hydroxypropyl methylcellulose，HPMC）是一种非离子型纤维素混合醚，是以 D- 葡萄糖为主链，以 β-1，4 糖苷键连接，在 2 位、3 位或 6 位进行甲基、羟丙基修饰的产物。HPMC 能够溶于冷水中并形成黏性溶液，其黏度和型号、分子量相关。HPMC 具有良好的保水性、pH 稳定性、分散性、成膜性，还具有较强的增稠能力、广泛的耐酶性以及良好的黏附性，在生物医学领域得到了广泛的应用。

总之，纤维素醚类衍生物具有良好的生物相容性和可降解性，以及优良的增稠性、成膜性、保水性等。由于它们含有丰富的羟基、羧基等，可和黏蛋白分子形成氢键、范德华力作用，具有黏膜黏附性。纤维素醚类衍生物的黏附性能与其分子量、种类、黏度等密切相关。

3. 其他多糖类   多种天然多糖，如海藻酸钠、透明质酸、果胶、阿拉伯胶、黄原胶、瓜尔胶等均含有的大量羧基与羟基（图 11-7），可以与黏膜通过氢键、范德华力等发生相互作用而产生黏附作用，具有黏膜黏附性。

（1）海藻酸钠：海藻酸钠（sodium alginate）是从海带或海藻中提取的一种阴离子天然多糖类化合物，由古洛糖醛酸（G 段）与其立体异构体甘露糖醛酸（M 段）这 2 种结构单元以 3 种方式（MM 段、GG 段与 MG 段）通过 α（1→4）糖苷键连接而成的线型链段共聚物（图 11-7）。海藻酸钠的外观为白色或淡黄色粉末，几乎无臭，溶于水而形成黏稠胶体，不溶于乙醇和其他有机溶剂。海藻酸钠与黏液层通过氢键、范德华力等发生相互作用，并能有效渗透进入黏液层，与黏液层产生电荷效应，吸水后形成凝胶进一步增强黏附作用。

（2）透明质酸：透明质酸（hyaluronic acid，HA）是一种独特的细胞外大分子酸性黏多糖，由葡萄糖醛酸和 N- 乙酰氨基葡萄糖的双糖单位反复交替连接而成（图 11-7），广泛存在于哺乳动物的结缔组织。HA 有诸多优点：①生物相容性好、安全性高。人体内存在大量的透明质酸。其他物种来源的 HA 与人体内的 HA 分子结构相同，所以无免疫原性；HA 在人体内可以完全降解，安全性好。②具有肿瘤靶向性。HA 能与肿瘤细胞表面高表达的 CD44 受体结合，将其作为配体修饰小分子或大分子药物可以实现药物对特定肿瘤细胞的黏附。

（3）黄原胶：黄原胶（xanthan gum），又称汉生胶，其基本结构由重复的五糖单元组成，D- 葡萄糖以 β-1，4 糖苷键连接形成类纤维素结构的主链，侧链则由 D- 甘露糖和 D- 葡萄糖醛酸交替的三糖单元连接构成（图 11-7）。黄原胶分子量为 $0.2 \times 10^7 \sim 2 \times 10^7$ Da，与主链相连的甘露糖残基常被乙酰化，末端的部分甘露糖残基上连有丙酮酰基。黄原胶侧链的丙酮酸基团和乙酰基可通过氢键或静电作用反向缠绕

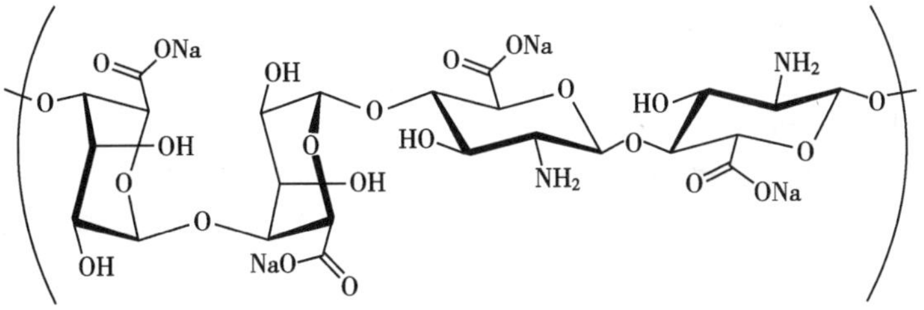

图 11-7　几种多糖类高分子结构示意图

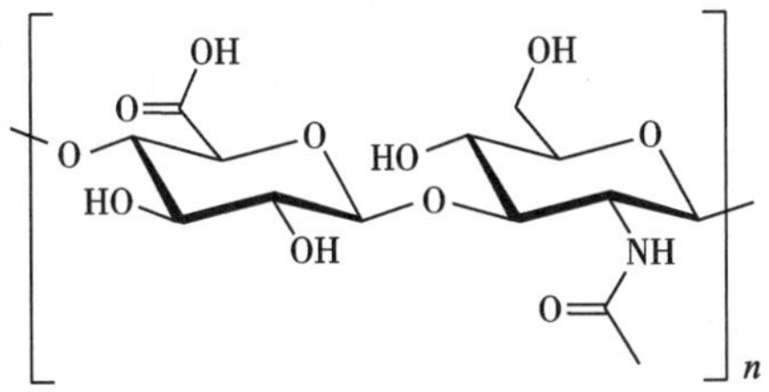

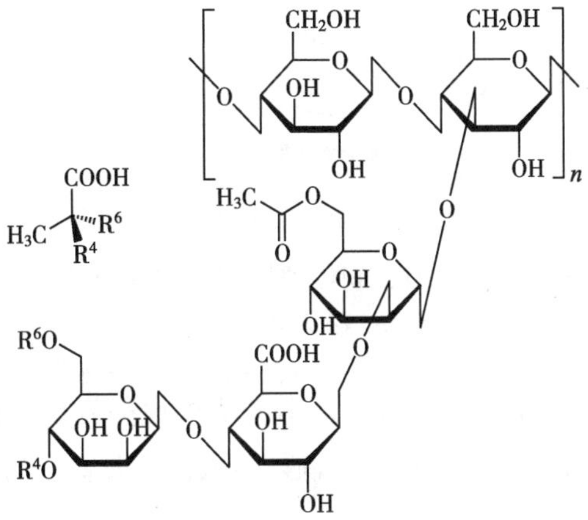

主链形成棒状螺旋结构的二级结构,并通过非共价键作用形成更复杂的网状螺旋复合体结构。黄原胶分子中含大量亲水基团,具有良好的水溶性,其水溶液在低浓度下也表现为较高黏度,质量分数 0.3% 的黄原胶溶液黏度可达 1 300mPa·s。黄原胶水溶液稳定性较强,在温度为 10~60℃,pH 为 3~12 时,其黏度基本保持不变。当温度高于 80℃时,黏度略微降低,当温度降低时,黏度立即恢复。黄原胶在液体制剂中可作为有效的增稠剂、悬浮剂、乳化剂和稳定剂。黄原胶具有黏膜黏附性。

二、基于电荷相互作用的黏膜黏附性高分子

电荷理论认为,黏膜黏附性高分子和黏膜的黏附作用是基于二者所带电荷不同而产生的。由于黏液层中的主要成分黏蛋白富含唾液酸、磺酸基,在生理条件下荷负电,因此可与携带正电荷的黏附性高分子通过电荷吸引产生黏附。

1. **壳聚糖**　甲壳质(图 11-8A)是从虾、蟹等甲壳类动物中提取出来的,其化学名称为 β-(1, 4)-2- 乙酰氨基 -2- 脱氧 -D- 葡聚糖。甲壳质经过脱乙酰基形成壳聚糖(chitosan,图 11-8B)。壳聚糖带有正电荷,常用分子量在 50~2 000kDa 之间,脱乙酰程度在 40%~98%。壳聚糖的生物相容性好,毒性低,可生物降解且降解产物无毒。同时,壳聚糖具有很好的化学改性潜力。壳聚糖与黏膜间除了通过电荷效应产生黏附作用外,也可以与黏膜层形成氢键。因高分子链具有柔韧性,壳聚糖能有效地渗透至黏膜层。同时壳聚糖还可以与细胞直接作用,破坏细胞间的紧密连接,使药物通过细胞旁路途径吸收。

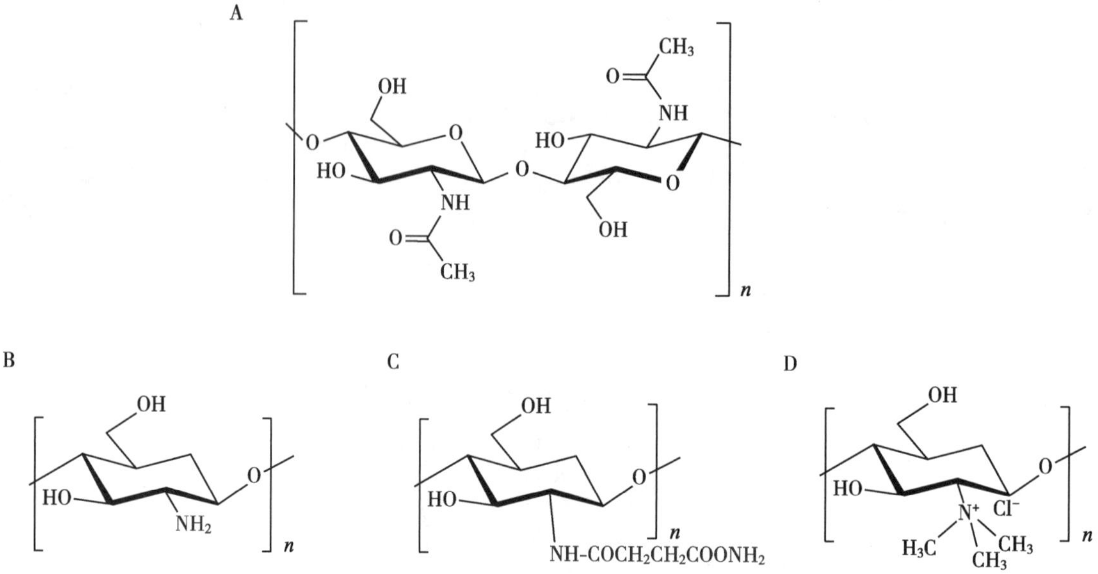

图 11-8   一些基于电荷相互作用的黏膜黏附性高分子的结构示意图
A. 甲壳质；B. 壳聚糖；C. *N*- 羧基化壳聚糖；D. *N*- 三甲基壳聚糖。

2. 羧基化壳聚糖和羧甲基化壳聚糖   引入亲水基团可提高壳聚糖的水溶性，其中羧化是最常用和最有效的方法之一。与壳聚糖相比，羧基化壳聚糖不仅水溶性提高，其成膜性、吸附性、吸湿性和保湿性、黏膜黏附性均获得改善。根据羧化方法的不同可分为：

（1）*O*- 羧化壳聚糖：在碱性条件下，通过控制反应条件，可合成 6-*O*- 羧甲基壳聚糖。

（2）*N*- 羧化壳聚糖（*N*-carboxylated chitosan，图 11-8C）：一种方法是壳聚糖先与乙醛酸和乙酰丙酸等含有羧基的基团进行反应，得到席夫碱，然后再用硼氢化钠还原即得；另一种方法是用壳聚糖直接与酸酐反应，得到相应的羧化产物。

（3）*N*, *O*- 羧化壳聚糖：在醇碱体系中，用含羧基的卤代烷与壳聚糖进行反应，即可得到 *N*, *O*- 取代的衍生物。

3. 烷基化壳聚糖和 *N*- 三甲基壳聚糖   壳聚糖烷基化可增强壳聚糖对黏膜的黏附能力。由于壳聚糖结构中存在羟基和氨基，因此可在氧原子或氮原子上发生烷基化反应，其相应的产物分别为 *O*- 烷基壳聚糖、*N*- 烷基壳聚糖或 *N*, *O*- 烷基壳聚糖。

O 位烷基化壳聚糖衍生物，通常有 3 种合成方法：

（1）席夫碱法：壳聚糖与醛反应生成席夫碱，再使之与卤代烷发生烷基化反应，随后在醇酸中脱去保护基，既得 *O*- 烷基壳聚糖。

（2）*N*- 邻苯二甲酰化法：用 *N*- 邻苯二甲酰化反应保护氨基，再使之与卤代烷发生烷基化反应，随后用肼脱去保护基，既得 O 位烷基化产物。

（3）金属模板合成法：先将壳聚糖与过渡金属离子络合，保护—NH_2 和 C-3 位羟基，再与卤代烷发生烷基化反应，最后用稀酸处理 C-6 位上的 O 位烷基化产物。

此外，*N*- 烷基化壳聚糖衍生物的合成通常是采用醛与壳聚糖分子中的氨基反应形成席夫碱，然后再用 $NaBH_3CN$ 或 $NaBH_4$ 还原得到。N、O 位烷基化是在碱性条件下，壳聚糖与卤代烷直接反应制备在 N、O 位同时取代的衍生物。

N-烷基化制备的*N*-三甲基壳聚糖（*N*-trimethyl chitosan，TMC，图 11-8D）是一类重要的烷基化壳聚糖衍生物。TMC 保留了壳聚糖的生物相容性和生物降解性，同时其正电性明显比壳聚糖强，具有良好的水溶性和黏膜黏附性。TMC 的季铵化程度是 TMC 评价的重要指标，它决定了 TMC 所带正电荷的多少，季铵化程度越高，TMC 所携带的正电荷越多，对黏膜的黏附能力也越强。

4. 巯基化壳聚糖 巯基化壳聚糖是一类新型多功能性高分子，除了可以通过电荷相互作用与黏膜发生黏附，还可以和黏膜形成二硫键。与未修饰的壳聚糖相比，其更容易形成水凝胶，黏附性和促渗能力显著增强（详见本章第四节）。

三、基于扩散理论的黏膜黏附性高分子

扩散理论认为黏附性高分子的链段向黏液层的扩散、渗透是黏附的重要因素，增加黏膜黏附性高分子的柔韧性、扩散系数对于提高黏附性有重要作用。

聚乙二醇的修饰可以增强高分子的柔韧性以及高分子向黏液的渗透性（图 11-9）。聚丙烯酸（PAA）的羧基和黏蛋白的羧基易形成氢键，产生黏附性。但在生理 pH 条件下，两者的羧基容易解离，产生斥力，使以 PAA 为载体的黏膜黏附递送系统黏附性大大下降。当 PEG 连接到 PAA 上后，PEG 链通过线性扩散进入黏蛋白中，同时和它们形成氢键，起促进黏附作用，即使在生理 pH 7.4 条件下，PAA 形成钠盐，与黏蛋白分离，但由于 PEG 的加入使黏度大为增加，黏附时间延长，仍起到黏附促进作用。

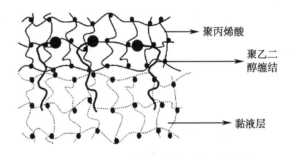

图 11-9 PEG 链与黏液互穿示意图

四、基于润湿理论的黏膜黏附性高分子

润湿理论认为黏附材料的黏附性能主要取决于其对黏膜的润湿能力，黏附面充分润湿是保证黏附的前提。为了提高黏附面的润湿性，可以采用表面活性剂或者亲水性高分子对传统高分子进行修饰，以降低高分子与黏膜间的界面张力，如采用两性离子型聚合物修饰疏水的二甲基硅油，采用聚吡咯修饰聚己内酯均可改善高分子的润湿性，提高黏附力。

五、应用

非特异性的黏膜黏附性高分子广泛应用于黏膜黏附递送系统中，其剂型包括溶液剂、混悬剂、片剂、膜剂、凝胶剂、软膏剂、脂质体等各种微粒制剂，给药途径涉及到口腔、胃肠道、鼻腔、肺、眼、阴道等，目前已有多种产品上市（表 11-4）。

1. 口腔黏膜黏附制剂 黏膜覆盖在口腔中的不同部位，可分为颊黏膜、舌下黏膜、硬腭黏膜和牙龈黏膜。其中，颊黏膜和舌下黏膜为未角质化黏膜，药物透过黏膜后可直接经毛细血管和静脉回流进入全身循环，避免肝脏首过效应，提高药物生物利用度。因此，口腔黏膜给药主要为颊部和舌下给药。

表 11-4　部分上市的黏膜黏附制剂

活性药物	剂型	黏附性高分子
阿昔洛韦	口腔贴片	微晶纤维素（MCC），PVP，HPMC
睾酮	口腔贴片	聚卡波菲，卡波姆，乳糖
曲安奈德	口腔贴片	羟丙纤维素（HPC），乳糖，聚羧乙烯
咪康唑	口腔贴片	HPMC，一水乳糖
尼古丁	口腔咀嚼片	海藻酸盐，黄原胶，聚卡波菲钙
盐酸叔丁啡，盐酸纳洛酮	口腔膜	HPC，HEC，CMC，聚卡波菲
盐酸叔丁啡，盐酸纳洛酮	舌下膜	HPMC
阿奇霉素	口服混悬剂	泊洛沙姆，HPC，黄原胶
丙酸氟替卡松	鼻喷雾剂	MCC，CMC-Na，葡聚糖
曲安奈德	鼻喷雾剂	MCC，CMC-Na，葡聚糖，吐温 80
布地奈德	鼻喷雾剂	MCC，CMC-Na，葡聚糖，吐温 80
环索奈德	鼻喷雾剂	MCC，CMC-Na，HPMC
糠酸氟替卡松	鼻喷雾剂	MCC，CMC-Na，葡聚糖，吐温 80
阿奇霉素	滴眼剂	聚卡波菲，泊洛沙姆
雌二醇	阴道片	HPMC，PEG

口腔黏膜黏附制剂是比较成功的黏膜给药系统之一。对于半衰期短、水溶性差、透过性差、易被酶降解以及需要采用缓释给药的药物可考虑运用口腔黏膜黏附制剂进行给药，既可用于局部治疗，又可发挥全身疗效。表 11-4 列举了几种口腔使用的上市制剂以及所用的黏膜黏附性高分子，剂型涉及凝胶、膜剂、颊贴片、微球和脂质体等。运用非渗透性支持膜、限速性中间膜及包含聚卡波菲的黏附膜制备了口腔用三层膜剂，将这种黏附膜剂用于人口腔内，可在给药部位保留 15 小时，甚至不受进食和饮水影响。运用卡波姆 943P 和 CMC-Na 为黏附材料与氟烃脱氢皮质醇混合制备口腔黏附溶蚀片，体外实验中 8 小时释药 79.1%，体内试验未发现局部刺激性。口腔给药有一些制约因素，如说话、吞咽和咀嚼产生的剪切力以及不断产生唾液造成的稀释和冲洗作用均会使药物在口腔中的滞留时间缩短，选择黏附性高分子时要特别考虑其黏附性能。

2. **胃肠道黏膜黏附制剂**　胃肠道给药黏膜黏附制剂是将药物制剂定位于胃肠道的某一特定部位，增强治疗局部疾患的效果或促进药物的吸收，提高其生物利用度。用聚丙烯酸和纤维素类黏附材料为主要原料制备多层片，这种片剂可在胃肠道产生迅速且持久的黏附作用。通过选用不同的黏附材料和改变其在处方中的配比可以得到所需要的黏附性。阿莫西林的生物黏附微球，是将卡波姆 934P 分散在微球的基质中，溶胀后的卡波姆 934P 部分在微球里，部分伸展到微球表面与黏液层黏附，可以使阿莫西林在胃内的滞留时间大大延长。

3. **鼻黏膜黏附制剂**　鼻黏膜具有相对较大的表面积，丰富的黏膜下血流供应以及相对较高的黏膜透过性，因而有利于药物的吸收。在正常生理条件下，由于鼻纤毛的自主清除作用，应用于鼻腔内的药物会迅速被清除,鼻腔对水溶性大分子的药物吸收较少,生物利用度很低。黏膜黏附制剂用于鼻黏膜给药可以延长药物在吸收部位的滞留时间,促进药物的吸收。将 3.0% 的吗啡水溶液经鼻腔给药,其绝对生物利用度仅为 10.5%,而在该水溶液加入 0.5% 的壳聚糖(脱乙酰度 >80%)作为黏膜黏附剂,经鼻腔给药后其生物利用度提高至 26.6%。将吗啡包封于壳聚糖黏膜黏附微球再经鼻腔给药,其生物利用度可达 54.6%。值得一提的是,经鼻腔给药还可以通过嗅觉通路将药物传递至中枢神经系统,用于治疗一些中枢神经系统疾病,如精神分裂症、脑膜炎、帕金森病、阿尔茨海默病及抑郁症,且可减轻全身不良反应。

4. **眼黏膜黏附制剂**　传统的滴眼液给药后多因泪液更新、鼻泪管消除等原因在眼内滞留时间短,需频繁给药来维持治疗浓度,患者依从性差。因此,眼用制剂的研究重点在于通过延长药物和角膜或结膜的接触时间以增加药物生物利用度。黏膜黏附性高分子可增加体系黏性并黏附到黏液层表面,从而延长制剂在眼部的滞留时间。用于眼部给药的黏膜黏附制剂有溶液剂、凝胶剂、混悬剂、植入剂、微球、脂质体、纳米粒等。比较马来酸噻吗洛尔传统滴眼液与黏膜黏附滴眼液处方的体内、体外性质,结果表明黏膜黏附滴眼液处方与传统滴眼液的降眼压效果相当,但耐受性更好,因为所采用的黏膜黏附性高分子(如 CMC-Na、HA 或 HPMC)在起到黏膜黏附作用的同时还对角膜上皮细胞起到保护作用。

5. **阴道黏膜黏附制剂**　阴道给药具有给药部位吸收面积大、供血量丰富、可避免肝首过效应和对多种药物透过性高等优势。阴道给药的传统剂型如乳膏剂、凝胶剂、栓剂和阴道片剂等由于阴道的自身清洁活动有滞留时间较短的缺陷。阴道黏膜黏附制剂可在阴道水性环境中迅速溶胀,与阴道黏膜紧密黏合,延长制剂在给药部位的滞留时间,减少药物渗漏和给药次数,提高患者用药依从性,提高全身作用药物的生物利用度。采用壳聚糖、HPMC 和泊洛沙姆 407 制备长效奥昔布宁阴道凝胶,该凝胶具有较好的跨膜渗透性质,与口服给药生物等效。阴道膜剂是一种新型阴道黏膜黏附给药系统。使用前是无色无味透明的薄膜,具有一定大小,表面柔软均一,有一定弹性,无须涂覆装置,可折叠后置入阴道,使用方便,易于接受。在阴道腔内接触体液后可快速分散或溶解形成平滑、有黏性的黏膜黏附凝胶,延长其在阴道内滞留时间。

第三节　特异性的黏膜黏附性高分子

特异性的黏膜黏附性高分子是通过类似于"配体-受体"相互作用的机制产生黏附作用而发挥疗效。由于受体(靶分子)的分布具有部位特异性,所以这类高分子在药物递送上具有一定的靶向性。同时由于"配体-受体"之间的相互作用比较强,且黏附不受凝胶层更新时间的限制,所以黏附时间长,可以促进药物的吸收,具有良好的发展前景。表 11-5 列举了常用的黏附位点及其对应的特异性分子。

表 11-5   黏附位点及其对应的特异性分子

黏膜部位	黏膜上的结合位点	特异性分子
黏液层	糖基	凝集素
	糖基	苯硼酸
上皮细胞	运铁蛋白受体	运铁蛋白
	新生儿 Fc 受体	FcBP 肽
	维生素 B$_{12}$ 相关受体	维生素 B$_{12}$
	叶酸受体	叶酸
	整合素 α$_v$β$_3$ 受体	FQS 肽
	乳铁蛋白受体	乳铁蛋白
	胰岛素受体	胰岛素
M 细胞	表面糖基	荆豆凝集素 -1（UEA-1）
	Claudin 4	CPE30 肽
	—	橙黄网孢盘菌凝集素
	—	呼肠孤病毒蛋白 σ1
	—	LRVG 和 CTGKSC 肽
杯状细胞	—	CSK 肽

一、糖基作用特异性高分子

如第一节所述，黏液中的主要成分黏蛋白是由上皮细胞分泌的高度糖基化的蛋白，其糖基侧链约占 50%~80%，主要有 N- 乙酰半乳糖胺、N- 乙酰葡萄糖胺、半乳糖、岩藻糖、唾液酸等。同时多数细胞膜表面蛋白质和脂类都有糖基化修饰。利用黏膜的这一特点，可以将特异识别糖基的分子修饰于传统黏膜黏附性高分子上以增加其黏附性。

（一）凝集素修饰高分子

凝集素（lectin）是一种从各种植物、无脊椎动物和高等动物中提纯的糖蛋白或结合糖的蛋白质，因其能凝集红血球，故名凝集素。凝集素最早被发现于 1888 年，由俄国 Dorpat 大学的 Hermann Stillmark 在蓖麻（*Ricinus communis* L.）籽萃取物中发现了一种细胞凝集因子，该细胞凝集因子可以特异性结合 N- 乙酰氨基葡萄糖胺等，具有凝集红细胞的作用，因此具有极强的毒性，又被称为植物血凝集素。Sumner 和 Howell 于 1936 年首次从洋刀豆种子中纯化了一种名为伴刀豆球蛋白 A（concanavalin A, Con A）的凝集素，并随后发现 Con A 能结合和沉淀糖原和淀粉等多糖。1972 年，Sharon 和 Lis 列出了当时已知的不同凝集素，开始了凝集素学时代。目前所发现的植物凝集素有近千种，可以称的上是一个庞大的异种蛋白家族。根据糖结合特异性，凝集素可分为 N- 乙酰氨基半乳糖胺（GalNac）凝集素、D- 甘露糖 /D- 葡萄糖（Man/Glc）凝集素、N- 乙酰氨基葡萄糖胺（GlcNac）凝集素、D- 半乳糖（Gal）凝集素、L- 岩藻糖（L-Fuc）凝集素及 N- 乙酰神经氨酸（唾液酸, Sia）凝集素等。

凝集素与高分子官能团的共价结合主要通过活化和连接两个过程完成。活化过程主要将高分子上的官能团转化为能够与凝集素表面氨基结合的基团，或者将特殊基团引入凝集素分子，通过该基团与高分子活性基团特异结合,从而将凝集素修饰到高分子上。

凝集素对黏膜黏附性高分子的修饰可应用于黏膜上皮细胞的靶向给药。用修饰有凝集素的药物前体或药物载体与细胞表面的糖基化结构结合,调节药物在小肠上皮细胞的黏附、胞吞,协助药物穿越小肠上皮细胞。聚乙烯醇(PVA)作为乳化剂制备脂质纳米粒,通过戊二醛引入醛基官能团(—CHO),再通过酰胺反应将麦胚凝集素(WGA)共价修饰在纳米粒表面。体外生物黏附实验表明,经过 WGA 修饰后的纳米粒在肠黏膜的黏附性提高了 2~3 倍。小鼠体内的药动学研究表明,脂质纳米粒包载的疏水性抗癌药物蟾蜍灵的口服生物利用度相比于混悬液提高了 2.7 倍。为了促进药物向脑内的递送,可将巯基化的 WGA 共价结合在含有马来酰亚胺基团的聚乙二醇-聚乳酸共聚物(PEG-PLA)纳米粒上,WGA 的修饰可以增强纳米粒与鼻黏膜的结合,促进药物经鼻腔给药后向脑部的递送。

凝集素介导的黏膜黏附也存在一定的问题,如凝集素的生物活性和性质还不十分清楚,它不只是简单的惰性材料,其毒理、免疫原性还需进一步评估。凝集素的黏附性受许多因素的影响,同时具有很大的个体差异,其在体内的生物分布情况还不够清楚。设计、合成分子结构更小,毒性和免疫原性更小,但保持凝集素活性部位的凝集素类似物,以期发挥更优异的性能。

(二)苯硼酸修饰高分子

苯硼酸(phenylboronic acid, PBA)及其衍生物能与多羟基类的化合物相互作用,形成带负电荷的共价复合物。生物的细胞膜上均含有糖脂或糖蛋白等糖基化合物,富含羟基,为苯硼酸提供大量的结合位点。苯硼酸能与细胞表面的这些糖类物质结合,产生黏附作用。有学者将苯硼酸称为"硼凝集素"(boronolectin),认为其是一种非常稳定的、能进行化学修饰的、特异性的凝集素替代物。

富含苯硼酸的纳米粒(PBNPs)可以有效吸附黏蛋白,装载模型药物干扰素(IFN)。该体系具有黏蛋白响应性的药物释放特征,也就是说 PBNPs 中 IFN 的释放速率和程度取决于释放介质中黏蛋白的初始浓度。在释放介质中重复添加 1.5% 的黏蛋白(模拟生理水平)会加速 IFN 的释放。相反,当释放介质为 1.5% 的 BSA 时仅有不足 10% 的突释,并且在随后的 72 小时内释放不再增加。

二、细胞作用特异性高分子

将与细胞具有特异性相互作用的分子连接到黏膜黏附性高分子上,可以提高其对特定细胞的黏附性,促进药物的吸收。常用特异性分子有蛋白质(如运铁蛋白)、多肽(如 RGD)或者小分子(如叶酸)。

(一)上皮细胞作用特异性高分子

上皮细胞上有多种受体高表达,如运铁蛋白受体、新生儿 Fc 受体、整合素、叶酸受体、维生素受体等。针对这些受体,将其相应的配体修饰于传统黏膜黏附性高分子上会增加其对黏膜的黏附。

1. 运铁蛋白修饰 运铁蛋白(transferrin, Tf)是一种糖蛋白,主要在肝脏细胞中合成。每个运铁蛋白受体(transferrin receptor, TfR)可结合两个运铁蛋白分子,再通过胞饮作用将它转运进细胞中。许多有治疗潜力的药物,尤其是蛋白质药物,由于其分子量大、极性大,不易穿过上皮屏障。TfR 对不同 Tf 有非常高的亲和力,目前已成为一种倍受关注的促大分子转运的细胞表面受体。

以 PEG-PLGA 和马来酰亚胺修饰的 PEG-PLGA 为载体通过复乳法制备包载艾塞那肽 -Zn^{2+} 复合物的纳米粒,再用巯基活化的 Tf 对纳米粒进行修饰,制备一种可以靶向于 TfR 的口服药物递送系统(Tf-PEG-PLGA 纳米粒)。与未进行 Tf 修饰的纳米粒相比,Tf-PEG-PLGA 纳米粒的细胞摄取与跨膜量均有增加。其相对于皮下注射剂的生物利用度为 6.45%，是未修饰纳米粒的 1.57 倍。

2. 乳铁蛋白修饰　乳铁蛋白（lactoferrin, Lf）是一种天然的铁结合蛋白，是运铁蛋白家族中的一种阳离子糖蛋白。乳铁蛋白受体（lactoferrin receptor, LfR）在呼吸道上皮细胞、脑细胞中均高表达，在年龄相关性中枢神经系统神经退行性疾病的细胞中也高表达。

将 Lf 修饰在 PEG-PCL 纳米粒的表面制备一种 Lf 修饰的纳米粒（Lf-NP）。在人支气管上皮细胞 16HBE-14o 细胞模型上，与未修饰的纳米粒相比，Lf-NP 在细胞中的累积显著增加。经鼻腔给药后，包载香豆素 -6 的 Lf-NP 在大鼠大脑（去除海马体）、小脑、嗅道、嗅球和海马体的分布量分别是未修饰纳米粒的 1.36 倍、1.53 倍、1.70 倍、1.57 倍和 1.23 倍，说明 Lf 修饰能够增强纳米粒经鼻腔给药向脑部的递送。

3. FcBP 修饰　基于免疫球蛋白 G（IgG）的药物是最成功的一类蛋白质治疗药物，部分原因在于 IgG 与新生儿 Fc 受体（neonatal Fc receptor, FcRn）的相互作用使其在血液中有较长的循环时间。FcRn 是生命体 IgG 和白蛋白稳态的中心调节剂，并且越来越多地被认为是自身免疫疾病、黏膜免疫和肿瘤免疫的重要参与者。

由于结构的同型性，一个 IgG 分子可同时与两个 FcRn 结合。IgG 与 FcRn 的结合是 pH 依赖型的。在 pH 为 6.0~6.5 的酸性环境中二者结合，在 pH $\geq$ 7 的环境中，二者解离。IgG 上的 Fc 段由于分子量大，不利于用于高分子或载体的修饰。对 Fc 段进行改造，使其变成分子量较小的多肽配体。FcBP 是通过噬菌体展示技术获得的能与 FcRn 特异结合的小分子多肽。用 NHS 将 HOOC-PEG-PCL 的羧基端进行活化，然后与 FcBP 进行偶联反应，制备 FcBP-PEG-PCL，接着通过薄膜水化法制备了 FcBP 修饰的 PEG-PCL 胶束。在 Caco-2 细胞单层模型上考察 FcBP 的修饰对胶束转运的影响。与未修饰的胶束相比，FcBP 修饰的胶束在细胞摄取和跨膜转运量方面均高于未修饰的胶束，且与 FcBP 的修饰密度相关。

4. 维生素 B_{12} 修饰　维生素 B_{12}（Vitamin B_{12}, cobalamin）为 B 族维生素之一，是一类含钴的复杂有机化合物，又名钴胺素。食物中的维生素 B_{12} 常与蛋白质结合存在，在胃中经酸或在肠中经胰蛋白酶的作用与结合的蛋白质分离，并与胃黏膜细胞分泌的内因子（intrinsic factor, IF）结合，形成维生素 B_{12}-IF 复合物。复合物通过小肠黏膜时，两者分开，维生素 B_{12} 与钴胺传递蛋白 II（transcobalamin II, TC II）结合形成新的复合物，在回肠部位与细胞表面受体结合而被吸收。虽然过程复杂，但利用维生素 B_{12} 的摄取机制来增强肽、蛋白质和纳米颗粒的口服吸收已经被证实是可行的。

维生素 B_{12} 修饰的载胰岛素凝胶核固体脂质纳米粒能够显著降低糖尿病模型大鼠中的血糖浓度。与皮下注射胰岛素相比，口服该纳米粒的相对生物利用度为 9.31%，是口服胰岛素固体脂质纳米粒的 2.06 倍，也是未经维生素 B_{12} 修饰的载胰岛素凝胶核固体脂质纳米粒的 1.54 倍。与口服相比，空肠给予相同剂量的该纳米粒，生物利用度降至 5.87%。在空肠给予该纳米粒与胃肠匀浆的混合物，其生物利用度提高至 7.31%。这可能是由于空肠给药的维生素 B_{12} 未能与 IF 结合，因此不能与分布于回肠的受体相结合。当该纳米粒与胃肠匀浆混合后，匀浆中的 IF 与纳米粒上的维生素结合形成维生素 B_{12}-IF 复合物从而促进吸收。

5. 叶酸修饰　叶酸（folic acid），即维生素 B_9，其特异性受体叶酸受体（folate receptor, FR）是结合并转运叶酸及其衍生物的细胞表面受体，在体内主要以三种亚型存在：α、β 和 γ。其中，FRα 在体内的表达具有明显特异性，在正常细胞中低表达，癌症细胞中高表达。叶酸修饰包载紫杉醇的 PLGA 纳米粒可以迅速被细胞内化,与游离紫杉醇相比,其跨膜转运量高出 8 倍,可有效促进紫杉醇的口服吸收。

6. FQS 肽修饰　整合素 $\alpha_v\beta_3$ 受体是由两个相同亚基单体组成的跨膜糖蛋白,在 Caco-2 细胞上高度表达。FQS 肽(FQSIYPpIK)是一种整合素 $\alpha_v\beta_3$ 受体靶向肽。通过三甲基壳聚糖(TMC)上残留的伯氨基和 FQS 肽上的羧基之间的酰胺化反应将 TMC 与 FQS 肽进行连接合成了 TMC-FQS,然后通过两步法制备载胰岛素的 PEG-PLGA 胶束,并采用离子交联法将 TMC 或 TMC-FQS 包覆在胶束的表面,制备 TMC 或 FQS-TMC 修饰的纳米粒(T-NPs,FQS-NPs)。在 Caco-2 细胞单层上,FQS-NPs 的跨细胞转运量是 T-NPs 和 PEG-PLGA 胶束的 1.90 倍和 3.35 倍。在糖尿病大鼠中,口服 FQS-NPs 会产生显著的降血糖反应,与皮下注射胰岛素相比,其生物利用度为 7.58%,为 T-NPs 生物利用度的 1.42 倍。

7. 胰岛素修饰　胰岛素(insulin,INS)受体在肺泡上皮细胞上的表达远高于在支气管上皮细胞上的表达。这一特性用于制备基因药物递送系统。首先将带正电荷的聚乙烯亚胺(polyethyleneimine,PEI)高分子与带负电荷的质粒 DNA(pDNA)组装形成纳米复合物,然后通过静电相互作用吸附胰岛素(图 11-10,文末彩图 11-10)。相比于 PEI-pDNA 纳米粒,经胰岛素修饰的纳米粒转染肺泡上皮细胞(A549)蛋白表达提高 16 倍,而在支气管上皮细胞(BEAS-2B)上无明显表达。

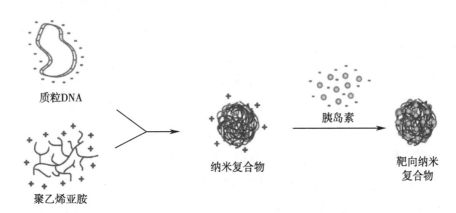

质粒DNA

聚乙烯亚胺

纳米复合物

胰岛素

靶向纳米
复合物

图 11-10　PEI-pDNA-INS 纳米复合物制备示意图

(二)M 细胞作用特异性高分子

大部分人类病原体主要通过黏膜表面感染宿主,但大多数的疫苗仍然通过肌内注射途径给药,这种途径很难诱导黏膜处产生特异性免疫应答,因此选择黏膜接种途径以诱导黏膜免疫应答是很必要的。M 细胞是一种典型的可以摄取外部抗原呈递给抗原呈递细胞的免疫细胞。靶向于 M 细胞的药物递送可用于免疫治疗,尤其是黏膜免疫。M 细胞上富含一些糖残基或高表达一些特定蛋白质,针对这些靶点,将其相应的配体修饰于传统黏附性高分子上会增加其对黏膜的黏附。

1. 荆豆凝集素 -1 修饰　M 细胞表面富含 α-L- 岩藻糖残基,荆豆凝集素 -1(ulex europaeus agglutinin Ⅰ, UEA-1)可以通过"植物凝集素 - 膜表面糖基"的特异性相互作用黏附于 M 细胞。在包载抗原的壳聚糖纳米粒表面包被 UEA-1- 海藻酸盐缀合物,与未包被的纳米粒相比,口服 UEA-1- 海藻酸盐包被的纳米粒可以诱导更有效的全身及黏膜免疫应答,是一种有效的口服疫苗递送系统。

对于黏膜接种途径,在鼻腔部位给予疫苗要优于口服给药,因为前者在用于疫苗递送时不会被消化酶和酸降解。通过鼻腔递送同时包载 HIV 肽和 UEA-1 的 PLG 微粒疫苗,与未包载 UEA-1 的微粒疫苗相比,UEA-1 修饰的疫苗抗体反应增强了 2~4 倍。

2. 橙黄网孢盘菌凝集素修饰 橙黄网孢盘菌凝集素（aleuria aurantia lectin，AAL）修饰载有黑色素瘤抗原的微粒（1~1.25μm）用于制备口服肿瘤疫苗。在持续 10 周的时间内共给予疫苗 5 次，即一次基础剂量和四次加强剂量，每 14 天接种一次，然后用黑色素肿瘤细胞对小鼠进行攻击。结果发现，口服 AAL 修饰微粒组无肿瘤生长，且与未修饰微粒组相比，AAL 修饰的微粒能诱导产生更高的 IgG 滴度，具有将抗原靶向 M 细胞以进行有效口服疫苗递送的潜力。

3. 产气荚膜梭菌肠毒素 30 肽修饰 产气荚膜梭菌（clostridium per-fringens）是一种革兰氏阳性的杆状细菌，其毒性主要来自于产气荚膜梭菌肠毒素（clostridium per-fringens enterotoxin，CPE）。CPE 的特异性受体 Claudin 4 是一种紧密连接的跨膜蛋白，在人和小鼠的结肠、鼻咽部上皮细胞和 M 细胞中高表达。二者特异性结合的机制是 Claudin 4 的第二细胞外环结构域与 CPE 的 C 末端 30 个氨基酸（CPE30）结合。

以 CPE30 为配体制备用于预防柯萨奇病毒 B3（coxsackie virus B3，CVB3）诱导心肌炎的纳米粒疫苗。首先用 EDC/NHS 将 CPE30 活化并与壳聚糖（CS）进行化学连接，然后通过凝聚法包载编码 CVB3 主要抗原 VP1 的质粒 pVP1，得到 CPE-CS-pVP1 和 CS-pVP1 纳米粒疫苗。将两种疫苗以 2 周的时间间隔对小鼠给予口服递送，重复 4 次，并在最后一次给药后 4 周用 CVB3 攻击小鼠。与 CS-pVP1 疫苗相比，给予 CPE-CS-pVP1 疫苗的小鼠体内 CVB3 特异性血清 IgG 水平和脾脏 T 细胞免疫无显著性差异，但粪便 sIgA 水平显著增加，黏膜 T 细胞免疫反应显著增强。

4. LRVG 和 CTGKSC 肽修饰 通过噬菌体展示技术发现携带 CTGKSC 或 LRVG 肽的噬菌体跨共培养细胞单层（含 15%~30% M 细胞的 Caco-2 细胞单层）的转运显著高于单一细胞单层（Caco-2 细胞单层）的转运，其中 LRVG 肽增加的噬菌体转运高达 14 倍，而 CTGKSC 肽增加转运约为 3 倍。使用 CTGKSC 或 LRVG 肽作为修饰配体能够增强聚合物或纳米粒对 M 细胞的靶向性。以 CTGKSC 肽修饰针对幽门螺杆菌的多表位口服疫苗，使其靶向 M 细胞来克服疫苗从肠道吸收的障碍。模拟结果显示，设计的口服疫苗能够通过刺激黏膜 sIgA（sIgA 在预防幽门螺杆菌黏附到黏膜表面方面具有关键作用）和 IgG 抗体产生强大的保护性免疫。

5. 呼肠孤病毒蛋白 σ1 修饰 呼肠孤病毒是一种肠道病原体，能够附着于肠道 M 细胞后感染宿主。呼肠孤病毒蛋白 σ1 是一种能够调节呼肠孤病毒对 M 细胞附着的黏附素，其表达于病毒二十面体的 12 个顶点上。

将蛋白 σ1 通过多聚赖氨酸（poly-lysine，PL）与编码 Luc 的真核表达质粒（pCMVLuc）缀合得到的复合物进行鼻腔内递送。使用蛋白 σ1 修饰的复合物在第 4 周即可检测到抗原特异性 IgA，峰值在 8~10 周间出现，平均滴度比裸 DNA 或 PL-DNA 诱导免疫反应的平均滴度分别高 14 倍和 50 倍。在免疫反应产生后，由蛋白 σ1-PL-pCMVLuc 复合物诱导产生 IgA 的高水平表达，且维持了至少 18 周，而裸露 DNA 或 PL-DNA 诱导产生的 IgA 浓度在初次免疫后的第 9 周就消退至背景水平。

上述研究均表明，通过配体的修饰增加载体对 M 细胞的黏附是构建黏膜免疫疫苗的重要策略，具有广阔的前景。

（三）杯状细胞作用特异性高分子

杯状细胞是黏膜上皮中的黏液分泌细胞，其底部狭窄，顶部膨大，充满黏原颗粒。

CSKSSDYQC（CSK）肽是通过噬菌体展示技术发现的一种对杯状细胞具有高亲和力的配体。首先通过三甲基壳聚糖（TMC）上残留的伯氨基和 CSK 肽上的羧基之间形成酰胺键获得 CSK 肽修饰的 TMC（CSK-TMC），然后采用离子凝胶法制备 TMC 纳米粒（TMC-NPs）和 CSK 修饰的 TMC 纳米粒（CSK-TMC-NPs）包载胰岛素。在 Caco-2/HT29-MTX 共培养细胞单层模型上，与 TMC-NPs 相比，CSK-TMC-NPs 更易于被杯状细胞摄取；在糖尿病大鼠上，包载胰岛素的 CSK-TMC-NPs 表现出更显著的降糖作用。

总之，通过系统分析黏液层和上皮细胞层的结构特点，针对其特异性蛋白选择相应的配体，将配体修饰于传统黏膜黏附性高分子上，可以有效地通过"配体 - 受体"相互作用增强高分子以及基于这些高分子制备的递送系统对黏膜的黏附性，提高药物经黏膜途径的吸收。

第四节　特殊功能／结构的黏膜黏附性高分子

为了实现优越的黏膜黏附性，黏液层的穿透性以及上皮细胞层的黏附性及穿透性，通常需要在传统黏膜黏附性高分子基础上进行结构改造。本节重点介绍几种改性的黏膜黏附性高分子。

一、巯基化高分子

（一）定义

巯基化高分子（thiomer 或 thiolated polymer）是在高分子（如聚丙烯酸、纤维素衍生物、壳聚糖等）链上进行巯基化修饰后所得的产物。巯基的引入不仅赋予传统的亲水性高分子更强的黏膜黏附功能，还使高分子具有渗透促进剂、酶抑制剂、药物外排泵抑制剂的功能以及控制药物释放速度、形成原位凝胶等功能。巯基化高分子分子量一般大于 100kDa，在胃肠道不吸收，与传统的酶抑制剂、吸收促进剂等相比有不良反应小的特点。

巯基化高分子可以与黏液中的主要成分黏蛋白或整个黏膜中富含二硫键或游离巯基的蛋白质通过二硫键交换反应形成新的二硫键而发生生物黏附作用（图 11-11）。

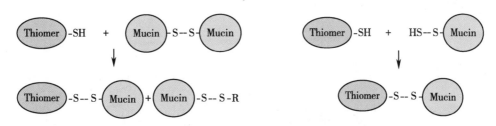

图 11-11　巯基化聚合物与黏蛋白作用机制示意图
Thiomer：巯基化高分子；Mucin：黏蛋白。

但传统的巯基化高分子存在稳定性差的问题，尤其在液体或半固体制剂中，其游离巯基容易被氧化生成二硫键，影响其生物学功能，故一类新型的预活化巯基化高分子（preactivated thiomer）应运而生。预活化巯基化高分子是由传统的巯基化高分子与 6,6'- 二硫二烟酸或 6,6'- 二硫二烟酰胺等通过二硫键交换反应制得（图 11-12）。

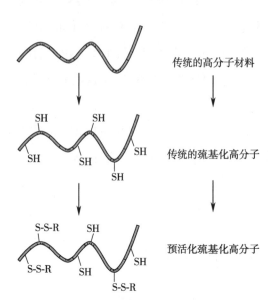

图 11-12　传统巯基化高分子与预活化
巯基化高分子的结构示意图

（二）合成

常用的合成巯基化高分子的方法有：

1. 形成酰胺键方法　通常在碳二亚胺催化下，高分子与巯基化试剂上的羧基或伯氨基之间发生反应。巯基化试剂有半胱氨酸、半胱胺等。

2. 形成脒方法　通过使含有氨基的高分子，如壳聚糖、聚乙烯亚胺等，和异丙基-*S*-乙酰基硫代亚氨逐乙酸酯、Traut's 试剂等反应形成脒键。

3. 形成胺方法　适用于含有邻二醇结构多糖的巯基化。首先高分子的邻二醇结构在高碘酸钠作用下生成二醛，然后在还原环境中用含巯基的胺类化合物（如半胱胺）处理，使之与高分子之间形成仲胺结构。

以阴离子型高分子聚丙烯酸和阳离子型高分子壳聚糖为例简述其一般流程，如图 11-13 所示。

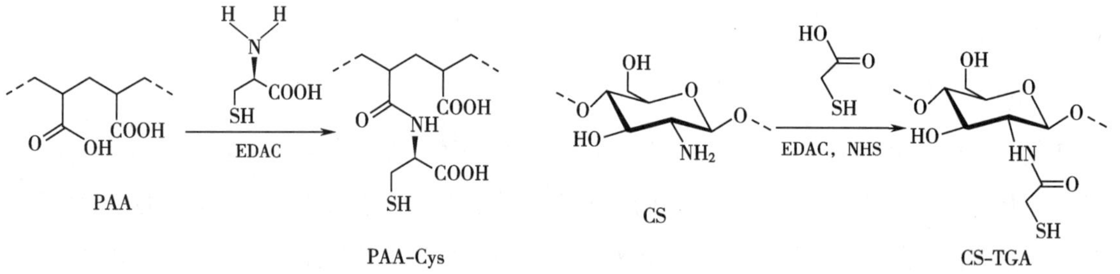

图 11-13　PAA-Cys 和 CS-TGA 的合成反应式
PAA：聚丙烯酸；PAA-Cys：巯基化聚丙烯酸；CS：壳聚糖；CS-TGA：巯基化壳聚糖。

预活化巯基化高分子的制备方法来自于 Thiopropyl Sepharose 6B 树脂的应用，但是活化剂一般采用安全性较好的 6,6'-二硫二烟酸或 6,6'-二硫二烟酰胺。以 PAA-Cys 和 CS-TGA 为原料制备预活化巯基化高分子的一般流程如图 11-14 所示。

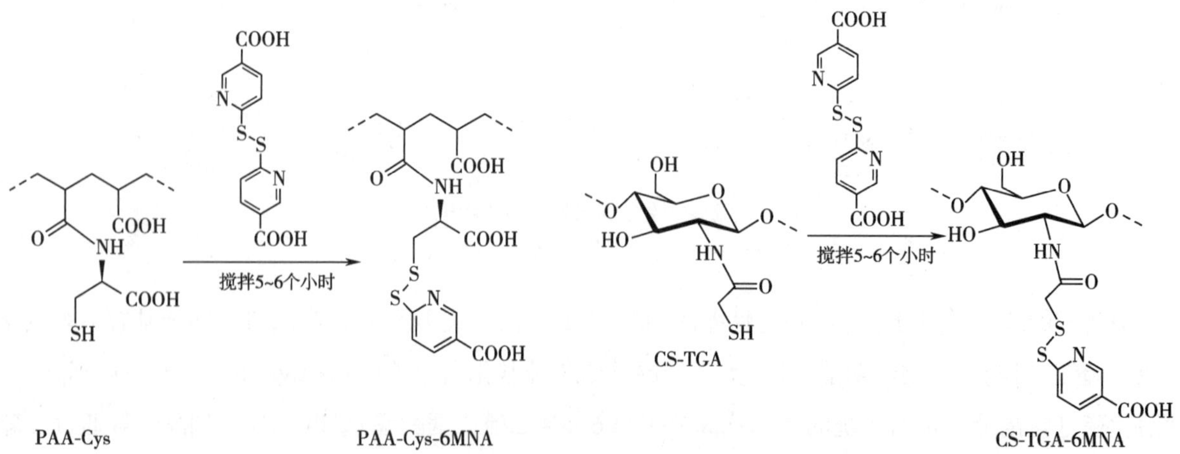

图 11-14　PAA-Cys-6MNA 和 CS-TGA-6MNA 的合成反应式

（三）功能

1. **增加对生物膜的黏附性**　与传统黏膜黏附性高分子发挥功能的机制不同,巯基化高分子是通过与黏膜上的蛋白质形成二硫键的方式发挥作用的。相比于其他弱相互作用,二硫键是一种较强结合方式,可以使高分子更稳定地黏附于黏膜的表面,促进药物在黏膜的滞留,从而提高药物的生物利用度。巯基化高分子的黏附性不但与其自身结构性质有关,也与其所处的外部环境有关,包括高分子骨架的种类、巯基化试剂的种类、游离巯基的数量、高分子分子量、pH 环境以及合成后处理方式等。

2. **促渗透作用**　巯基化高分子能够显著增加上皮细胞的渗透性,对加强难以跨过上皮细胞层的大分子药物的递送尤为关键。CS-TGA 和 CS-TGA-6MNA 包衣的鲑鱼降钙素脂质体的跨小肠上皮转运实验中,CS-TGA-6MNA 的促渗透作用可使 CS-TGA-6MNA 包衣的鲑鱼降钙素脂质体的跨膜转运量相比对照组提高 3.8 倍。在大鼠口服给药后,CS-TGA-6MNA 包衣的鲑鱼降钙素脂质体在给药 6 小时内血钙浓度下降为初始浓度的 65%,与对照组存在显著性差异。该类高分子促渗透机制是巯基化高分子与细胞膜上富含半胱氨酸的表皮生长因子受体(EGFR)或胰岛素样生长因子受体(IGFR)等膜蛋白发生相互作用,进而激活下游蛋白酪氨酸激酶 Src 并引起其磷酸化,磷酸化的激酶可调控细胞间的紧密连接蛋白 Claudin 等使其重新分布并内化,导致细胞间紧密连接的打开。

3. **外排泵抑制作用**　多药耐药蛋白(MRP)和 P-糖蛋白(P-gp)是两种最常见的具有外排功能的膜蛋白。以磺酰罗丹明-101(SR-101)作为 MRP2 模型底物研究巯基化高分子作为外排泵抑制剂,改善 SR-101 在肠上皮细胞跨膜转运的作用。半胱氨酸修饰的果胶、羧甲纤维素和海藻酸盐使得 SR-101 在体外的跨膜转运量相比于修饰前分别提升了 1.5 倍、1.8 倍和 3.0 倍。传统巯基化高分子 CS-TGA 和预活化巯基化高分子 CS-TGA-6MNA 也均能抑制 P-gp 的功能,显著提高细胞对于 P-gp 底物罗丹明 123(Rho-123)的摄取。细胞膜流动性的降低和 P-gp ATP 酶活性的下降是引起外排抑制的主要原因。

4. **酶抑制作用**　巯基化高分子能有效地抑制某些酶的活性,如羧肽酶 A、羧肽酶 B、糜蛋白酶、氨基肽酶等,显著促进多肽和蛋白质类药物的吸收。不同的巯基化高分子对酶的抑制作用具有选择性,如 PCP-Cys 和 CS-TBA 均能够显著抑制羧肽酶 A 和羧肽酶 B 的活性,其原理为 PCP-Cys 中的半胱氨酸与 Zn^{2+} 具有较强的亲和能力,可使酶结构中的 Zn^{2+} 被络合而失活。PCP-Cys 能显著抑制氨基肽酶和其他膜蛋白酶的活性,从而避免脑啡肽的水解,原因可能是 PCP-Cys 酸化后能够消解酶中的 leu-PNA 而使酶失活。然而,PCP-Cys 对胰蛋白酶和弹性蛋白酶几乎没有抑制效果。

5. **形成原位凝胶**　在眼部、鼻腔或阴道黏膜给药中,由于药物在给药部位的快速清除作用,其药效往往受到严重限制。通过增加药物制剂的黏度、形成原位凝胶的方式可减少药物清除速率,提高生物利用度。巯基化高分子中的巯基可以在某些生理条件(如氧、温度、pH、电解质等)的变化下产生内部或外部二硫键而形成原位凝胶。通过改变氧化剂浓度可以把巯基化聚天冬氨酸的凝胶时间控制在 2~6 分钟,这表明巯基化聚天冬氨酸具有可注射用原位凝胶材料开发的潜力。

（四）应用

1. **微粒或纳米粒**　和片剂等传统的单位剂型相比,微粒和纳米粒等多单位剂型可以延长药物在小肠部位的滞留时间。通常片剂在人体口服 3 小时后均被排出小肠,而纳米粒在口服 3 小时后仍有超过 50% 的粒子停留在小肠中。具有黏膜黏附功能的巯基化高分子可以进一步延长微粒或纳米粒在小肠的滞留。以钆-二乙烯五胺乙酸(Gd-DTPA)作为造影剂通过核磁共振成像研究巯基化高分子纳米粒体内吸收情况，纳米粒口服后，膀胱内的核磁共振信号有显著增强，表明 Gd-DTPA 被体内吸收之后经肾脏消除。而单独的 Gd-DTPA 或未制成纳米粒的巯基化高分子并不能引起核磁共振信号的改变。

除了增加黏膜黏附性外，巯基化高分子纳米粒还可通过二硫键共价交联实现更高的稳定性。例如，普通的壳聚糖纳米粒可以通过带正电的壳聚糖（CS）和带负电的多聚阴离子三聚磷酸钠（TPP）交联制备，该纳米粒在较低的 pH 环境中会迅速破坏释放包载药物。与 TPP 交联得到的 CS-TGA 纳米粒经过氧化处理后形成二硫键。在人工胃液内，共价交联的 CS-TGA 纳米粒可保持 60 分钟稳定，而 CS 纳米粒在 10 分钟内即大部分解散。根据这一性质也可以设计还原响应性纳米粒，该纳米粒在体液条件下可稳定存在，但在还原环境中，比如富含谷胱甘肽的胞浆中，会因为二硫键打开发生解散。

2. 骨架片　具有黏膜黏附性的骨架片在口腔给药、口服给药和阴道给药方面都有很好的应用前景。形成分子内或分子间二硫键给巯基化高分子带来的原位交联性质使骨架片具有更高的黏着力和稳定性。聚丙烯酸和巯基化聚丙烯酸骨架片的分解实验表明，聚丙烯酸 - 半胱氨酸骨架片可在 48 小时内不分解，而未经修饰的聚丙烯酸骨架片在 2 小时内即发生分解。因为稳定性高，巯基化高分子骨架片可以达到药物控释的效果。促性腺释放激素拮抗剂抗排卵肽的壳聚糖 -4- 巯基丁脒骨架片在猪体内的口服相对生物利用度达到 3.2%，而口服抗排卵肽溶液在血浆中几乎检测不到药物。另一项对比聚丙烯酸、巯基化聚丙烯酸眼部植入剂和滴眼剂荧光素释放的研究也证明巯基化高分子具有药物控释作用。巯基化聚丙烯酸的眼部植入剂组的角膜 / 泪膜室荧光素浓度在 8 小时内保持一定水平，而滴眼剂组和聚丙酸组荧光素浓度在给药后迅速降低。

3. 黏性液体和凝胶　在药物递送系统中，滴眼剂和鼻用喷雾剂采用低黏性的制剂能改善患者使用的舒适度，故可在这两种剂型中加入巯基化高分子，在改善舒适度的同时还可以延长药物的滞留时间。此外，具有原位胶凝性质和黏膜黏附性质的巯基化高分子也有望以凝胶的形式应用到口腔、阴道等部位的药物递送系统中。在模拟阴道环境的检测系统中比较巯基化壳聚糖、预活化巯基化壳聚糖凝胶和市售制剂在阴道黏膜的滞留时间，预活化巯基化壳聚糖凝胶在延长阴道滞留时间、避免频繁给药、提高患者依从性上的表现显著优于市售产品。

除上述剂型外，巯基化高分子还可以应用于其他领域，如巯基化壳聚糖作为支架应用到组织工程领域，同样具有广阔的发展前景。

二、互穿聚合物网络

（一）定义

互穿聚合物网络是为了解决聚合物相容性问题而发展起来的一种技术。1914 年 Aylsworth 首次使用天然橡胶、硫和部分反应的苯酚甲醛树脂制成具有互穿网络结构的高分子，用于制造留声机唱片。1960 年 Millar 首先使用 "互穿聚合物网络" 这个名词。从 20 世纪 70 年代以来，作为聚合物改性的一个新领域，互穿聚合物网络的研究日益受到重视。

互穿聚合物网络（interpenetrating polymer network，IPN）是由两种或两种以上的聚合物网络相互穿透或缠结所构成的一类化学共混网络合金体系，其中一种聚合物网络是在另一种聚合物网络直接存在下原位聚合或交联形成的，两种聚合物网络之间互为物理贯穿。半互穿聚合物网络（semi-interpenetrating polymer network, SIPN）是包含一个或多个交联聚合物网络和一个或多个线性或支化聚合物的聚合物,其特征在于至少一个线性或支化大分子在分子尺度上渗透一个网络。IPN与SIPN的结构如图11-15所示。作为一种多相聚合物材料,IPN以其独特的化学共混方法和网络互穿结构以及其强迫互容、界面互穿、协同作用和加工性能复合的特点被广泛关注。许多类型的IPN已在导电高分子材料、非线性光学材

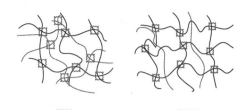

图11-15 互穿聚合物网络（IPN）和半互穿聚合物网络（SIPN）结构示意图

料、弹性体、涂料、复合材料、粘接剂和膜材料等领域得到了广泛的应用。在药物递送领域,IPN和SIPN也获得了长足的发展,尤其是作为黏附材料、支架和组织工程材料,通过多种聚合物的交联可以使新材料具有更好的机械性能、黏附性能、溶胀性能以及更佳的生物相容性等。

（二）合成

IPN的合成分为分步聚合法和同步聚合法。分步聚合法是将已经交联的聚合物（第一网络）置入含有催化剂、交联剂等的另一个单体或预聚物中,使其溶胀,然后使第二个单体或预聚物就地聚合并交联形成第二网络,从而得到互穿聚合物网络;同步聚合法是将两种或多种单体在同一反应器中按各自聚合和交联历程进行反应,形成同步互穿网络。

以IPN水凝胶为例,制备IPN水凝胶的材料主要包括天然高分子及其衍生物和合成高分子。天然高分子包括壳聚糖、海藻酸、淀粉、透明质酸、蛋白质等;合成高分子包括非离子型合成高分子,如聚甲基丙烯酸羟乙酯[poly（hydroxyethyl methacrylate）,PHEMA]、聚乙二醇、聚甲基丙烯酸甲酯（polymethyl methacrylate,PMMA）、聚乙烯醇（polyvinyl alcohol,PVA）等;离子型合成高分子,它们富含羧基、羟基、酰胺、磺酸根、氨基等亲水性基团。

（三）应用

1. 改善机械性能,增强高分子的弹性和韧性 传统的黏膜黏附性高分子可能存在机械性能差,易碎,弹性、韧性不足等缺点。具有IPN结构的材料比一般高分子具有更加优异的力学性能,使高分子能经受拉伸、挤压、扭曲等作用力。因此,利用IPN技术有望解决体系因自身力学性能欠佳而不能满足使用要求等难题。

传统的聚N-异丙基丙烯酰胺（pNIPAM）水凝胶,通过小分子如N,N'-亚甲基双丙烯酰胺（MBA）或聚乙二醇二丙烯酸酯交联,交联产物相当易碎。通过自由基聚合反应合成N-异丙基丙烯酰胺（NIPAM）和甲基丙烯酸羟乙酯（HEMA）的线性共聚物,然后将NIPAM单体和交联剂MBA加入到线性共聚物中以形成p（NIPAM-HEMA）/pNIPAM SIPN水凝胶（图11-16,文末彩图11-16）。与常规pNIPAM水凝胶相比,SIPN水凝胶的机械性能得到明显改善,弹性增强、脆性降低。

磷酸钙骨水泥的机械强度相对较弱,易碎、断裂韧性低,在临床使用中不能用于承重。以HEMA作为水溶性单体,以氨过硫酸盐/四甲基乙二胺作为引发剂,对α-磷酸三钙（α-TCP）制成的磷酸钙骨水泥进行改性,磷酸钙骨水泥在水泥浆凝固过程中聚合,获得可以互穿有机和无机网络的聚合物-陶瓷复合材料。与传统的磷酸钙骨水泥相比,改性后的IPN弯曲强度从9MPa增加到14MPa以上,弯曲模量从18GPa降低到大约4GPa;此外,还降低了骨水泥的脆性断裂行为,使断裂韧性增加了一个数量级以上,获得了更佳的机械性能。

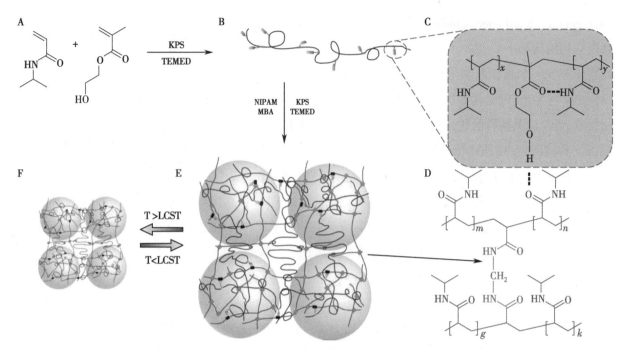

图 11-16 p(NIPAM-HEMA)/pNIPAM SIPN 水凝胶制备示意图

A. NIPAM 和 HEMA 单体;B. 线性聚(NIPAM-HEMA)共聚物;C~E. 在溶胀状态下(T<LCST)SIPN 结构的水凝胶示意图;F. 处于收缩状态的 SIPN 水凝胶(T>LCST)。

2. **增强黏附性** 虽然 PAA 具有良好的黏膜黏附性,但由于其水溶性很高,可能在药物透过黏膜之前就溶解了。以 PVP 为模板分子聚合丙烯酸,形成 PAA/PVP 互聚物,通过 PVP 羧基和 PAA 羟基间的氢键连接。互聚物的理化性质与单独聚合物相比发生了变化,其黏附性大于商品卡波姆 971。以壳聚糖为模板分子聚合丙烯酸,得到 PAA/chitosan 互聚物,其黏附性与卡波姆 971 相似,但溶解速度依赖于 pH 和两者的比例。为克服聚(丙烯酸-丙烯酰胺)多孔水凝胶机械性能差,黏膜黏附能力低的缺点,将其进一步与羧甲基壳聚糖形成 IPN。IPN 结构可显著提高聚合物的压缩模量和拉伸模量,网络链上携带的阳离子基团和阴离子基团之间形成过度的物理交联;聚合物链上存在大量可以形成氢键的基团(—OH,—COOH,—NH$_2$),可以通过氢键作用增强黏膜黏附,提高胰岛素的口服生物利用度。

3. **调节亲疏水性** 通过制备 IPN 可以调节高分子的亲疏水性,进而影响其黏附、吸附等功能。以二甲基硅油为例,其广泛应用于医疗药学领域,如隐形眼镜、植入剂、导尿管等。但是二甲基硅油的高疏水性使其容易非特异性吸附其他物质而导致不良反应。通过将高度亲水的两性离子型聚合物引入二甲基硅油制备二甲基硅油-聚两性离子型 IPN,可使其亲水性增加,降低对蛋白质等污物的吸附能力,提高安全性。与聚己内酯(PCL)相比,聚吡咯(PPy)和 PCL 的互聚物(PPy-PCL)表面亲水性显著增加,细胞黏附力增强。

4. **提高孔隙率,增强溶胀性能,改善生物相容性** 用于黏膜给药的高分子保持一定的溶胀性能不仅可以控制药物的释放速度,而且可以改善其生物相容性。以眼科用药为例,通过两步连续自由基聚合制备 ZnS/ 聚甲基丙烯酸羟乙酯(PHEMA)/ 聚丙烯酸(PAA)IPN 纳米复合材料。水凝胶的平衡含水量可达到 60.2%。在干燥和水合状态下,纳米复合材料的折射率均分别高达 1.65 和 1.49,显著提高了其作为人工角膜植入剂在眼科使用的生物相容性。

总之,通过制备互穿聚合物网络可以改善传统高分子的理化性能,使其更好地应用于黏膜黏附制剂中。

三、分子印迹聚合物

20 世纪 30 年代,Polyakov 在二氧化硅基质聚合过程发现了模板对聚合物具有亲和力作用的现象。40 年后,Wulff 和 Sarhan 创造了"分子印迹聚合物"一词,后续人们因其独有的特征将该类聚合物应用在生物传感器、化学合成及色谱固相分离等方面。

分子印迹聚合物(molecular imprinted polymer, MIP)是通过分子印迹技术合成的对特定目标分子(模板分子)及其结构类似物具有特异性识别和选择性吸附的聚合物,是一种能够显示模板分子特异性结合位点的交联聚合物。通过将模板(靶)分子溶解在溶剂单体与交联剂的混合物中,反应得到三维聚合物基质,再从已经制备好的聚合物中去除模板,这样在聚合物基质中便产生了一些与模板分子大小、形状相匹配的永久空腔,使其能够选择性地重新结合模板分子(图 11-17)。

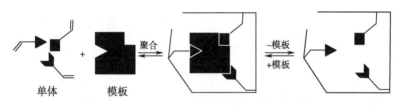

单体　　模板　　聚合　　−模板/+模板

图 11-17　分子印迹聚合物形成过程的示意图

分子印迹聚合物具有如下特点:

1. **特异性强**　分子印迹聚合物是根据模板分子结构形成,具有特定的官能团以及分子结构,因此具有很强的特异性。

2. **稳定性高**　分子印迹聚合物具有抗恶劣环境的特点,在热、机械、高酸性和碱性 pH 条件下展现出高度的稳定性,可以重复使用。

3. **制备工艺简单**　与传统的识别系统(酶、抗体等)相比,分子印迹聚合物的制备通常使用化学聚合方法,制备工艺相对较为简单。

分子印迹聚合物的主要合成方法有:本体聚合法、沉淀聚合法、微乳液聚合法、悬浮聚合法、原位聚合法、多步溶胀聚合法以及原位电聚合法等。

分子印迹聚合物在黏膜黏附制剂中有一定的应用。通过将靶细胞表面的抗原或者受体(或者活性片段)作为模板分子制作分子印迹聚合物,然后采用该聚合物作为载体包载药物制备制剂。当制剂到达靶组织时,分子印迹聚合物表面的印迹位点可以识别对应的模板分子,从而产生特异性结合,以一种新的方式实现药物的靶向递送。

用黏蛋白糖基化侧链末端的特征分子半乳糖作为模板分子,以丙烯酰胺和甲基丙烯酸作为单体制备半乳糖印迹聚合物。半乳糖印迹聚合物能够与黏蛋白发生明显的吸附作用,对黏蛋白的吸附量显著高于非印迹聚合物,且吸附达到平衡较快,表明半乳糖印迹聚合物在黏膜黏附给药系统中有较好的应用潜力。

消化性溃疡是一类世界性疾病,发病率高。幽门螺杆菌感染是引起慢性胃炎、消化性溃疡等胃肠道疾病的重要原因之一。一种基于表面分子印迹技术的抗幽门螺杆菌（*H. pylori*）黏膜黏附纳米给药系统中，以选择表达于幽门螺杆菌表面的抗原片段 NQA 为目标分子，利用分子印迹技术在纳米粒表面构建 NQA 的特异性结合位点。当该分子印迹纳米粒到达幽门螺杆菌所在部位时，纳米粒表面的"印迹"可帮助其与幽门螺杆菌表面的抗原片段发生"嵌合"，从而使纳米粒"锚定"于病菌表面，延长药物在病菌周围的滞留时间，并达到维持局部药物水平的效果，从而持续性杀灭幽门螺杆菌。

以生物大分子药物为模板制备分子印迹纳米粒为生物大分子的口服递送提供了一种思路。以胰岛素为模板，以甲基丙烯酸（MAA）和 *N*-羟乙基丙烯酰胺（HEAA）为单体，*N*,*N*'-亚甲基双丙烯酰胺（MBAA）为交联剂制备胰岛素分子印迹纳米粒，该纳米粒可以控制药物的释放速度，提高其稳定性，同时还可以促进药物穿过小肠上皮细胞，获得更高的生物利用度。

总之，通过分子印迹技术，高分子材料被赋予了对目标模板分子的特异性亲和力，从而实现对黏膜的黏附，使得黏膜给药系统具有全新的结构基础以及设计方向。

四、其他

黏液层对药物穿透具有三重屏障作用：①空间屏障，黏蛋白网络作为尺寸过滤器；②相互作用屏障，多种弱相互作用阻碍药物的穿透；③动态屏障，上皮细胞黏液的持续分泌及腔内液体的流动对药物的冲刷作用。

上皮细胞层对药物穿透的屏障作用更为复杂，药物要通过黏膜转运入血发挥功效，需要穿过上皮细胞层。许多药物，尤其是蛋白质、多肽、核酸等生物大分子药物具有高亲水性和高分子量，通过细胞膜转运的能力十分有限，因此，细胞旁路途径可能更适合这类生物大分子药物的转运。但是由于相邻上皮细胞之间排列着紧密连接，紧密连接的孔径很小，只允许水分子和小分子水溶性物质选择性通过，大分子药物通过紧密连接转运的能力仍然十分有限。所以为了实现针对黏膜层持续的药物递送，不仅要考虑到黏液层的黏附，还要考虑到黏液层的穿透，甚至与上皮细胞层的黏附与跨膜转运。因此在高分子设计时还可以从黏膜生理环境的角度考虑高分子的改性。

前已叙及，PEG 的修饰可以增强高分子的柔韧性以及高分子向黏液的渗透性。此外，还可以通过设计具有电荷反转功能的高分子或者具有黏液稀释功能的高分子，以促进药物经黏膜的递送。

（一）具电荷反转作用的高分子

由于羧酸盐和磺酸盐等阴离子基团的存在，黏液凝胶屏障显示负电荷。因此，具有负 Zeta 电位的粒子在黏液内可以自由扩散，而由于静电相互作用，具有正 Zeta 电位的粒子则会被固定在黏液内。另一方面，带正电荷的粒子比带负电荷的粒子表现出更高的细胞摄取率。因此，理想的递送系统首先应该表面荷负电以快速通过黏液层，一旦它们到达上皮细胞，其 Zeta 电位应该迅速改变为正，以促进细胞的摄取。

为了实现这一策略，常将一些上皮细胞所分泌的酶底物偶联于各种亲水性和疏水性颗粒的表面，一旦它们成功穿透黏液屏障到达上皮细胞就会被酶断裂，从而使部分带电基团离去，达到电荷反转的目的。以 6-磷酸葡萄糖酸修饰的聚乙烯亚胺构建纳米粒，在肠道碱性磷酸酶的作用下实现电荷的反转（−6mV 到 +3mV），从而促进了药物的递送。

（二）黏液溶解酶/剂改性高分子

空间屏障功能作为黏液屏障的主要功能之一，对抵御外来物的入侵起到非常关键的作用。因此颗粒的粒径对于黏膜穿透的影响很大,小的颗粒(如纳米粒)可以通过模仿病毒或利用 Zeta 电位等策略增强黏膜渗透。而对于大颗粒(如微粒)来说,这些策略的效果均不理想,其更多被截留在黏液表面。黏液溶解酶 / 剂的修饰是可能局部扩大黏蛋白网络的方法,所以黏液溶解酶 / 剂修饰对于微粒的黏液穿透作用的研究相比对于纳米粒的研究更加有意义。

表 11-6 列举了用于制备黏膜渗透递送系统的黏液溶解酶。将蛋白水解酶[木瓜蛋白酶(PAP)和菠萝蛋白酶(BRO)]共价连接到卡波姆 971 上,并以氯化钙作为交联剂用离子凝胶法制备微粒。在 4 小时的研究中,酶功能化微粒显著降低了黏液的黏度。PAP 和 BRO 修饰的微粒分别使黏度降低了 3.10 倍和 2.12 倍,而用未经修饰的卡波姆微粒使黏度增加了 1.39 倍。渗透性研究中显示 PAP 和 BRO 修饰的微粒与未修饰的微粒相比,黏液渗透能力分别增强了 4.3 倍和 2.1 倍。

表 11-6 用于制备黏膜渗透递送系统的黏液溶解酶

黏液溶解酶	肽酶类型	pH	性能 / 特异性
菠萝蛋白酶	植物半胱氨酸蛋白酶	4.5~5.5	针对赖氨酸、丙氨酸、甘氨酸和酪氨酸的羧基末端位点
糜蛋白酶	丝氨酸蛋白酶	7.8	选择性催化酪氨酸、苯丙氨酸、色氨酸和亮氨酸羧基末端肽键的水解
木瓜蛋白酶	植物半胱氨酸蛋白酶	6.0~7.5	作用范围广,主要断裂碱性氨基酸,亮氨酸或甘氨酸的肽键及酯键和酰胺键
胃蛋白酶	天冬氨酸蛋白酶	1.5~3.5	仅水解肽键;优先水解含疏水性,尤其是芳香族残基的肽键
链霉蛋白酶	—	5.0~9.0	是一种包括细胞外丝氨酸蛋白酶在内,至少含有三种蛋白水解活性的混合物;优先水解谷氨酸或天冬氨酸羧基端肽键
蛋白酶 K	丝氨酸蛋白酶	8.0	作用广泛,主要的切割位点是与脂肪族和芳香族氨基酸羧基相邻的肽键
胰蛋白酶	丝氨酸蛋白酶	8.0~8.5	断裂赖氨酸和精氨酸残基羧基末端肽键

第五节 黏膜黏附性高分子性能的表征

黏膜黏附性高分子性能的表征主要分为黏膜黏附 / 穿透能力、黏膜黏附制剂中药物释放过程、黏膜黏附高分子 / 制剂刺激性和毒性评价实验。黏膜黏附高分子 / 制剂的黏附能力可以通过直接测定其黏附力或间接考察其与黏膜的相互作用进行评估;黏膜穿透能力可以采用多颗粒示踪技术、荧光能量共振转移技术等进行评估。黏膜黏附制剂中药物的释放过程可以采用体外和体内方法进行评价,体外评价方法有离体黏膜组织模型法、细胞模型法、透析袋法等;体内评价方法有体内成像技术、核磁共振技术、双光子显微镜、微透析技术、γ- 闪烁技术和人体志愿者试验等。黏膜刺激性和毒性评价方法主要为动物实验,如 Draize 实验等,也可通过组织实验进行评价,如鸡胚绒毛膜尿囊实验等。

一、黏膜黏附能力

开发新的黏膜黏附材料或递送系统需要不断验证其对黏膜的黏附能力。黏膜黏附能力可以通过直接测定黏附力来评估，即直接测量从黏膜表面分离黏膜黏附剂所需的力；也可以通过间接法测定，即通过评估黏膜黏附剂和黏膜之间的相互作用间接反应黏附力的大小。

（一）直接测定法

黏膜黏附力的直接测定可定量测定从黏膜表面分离黏膜黏附剂所需的力，也可以确定另一个定量参数，如当经受恒定的施加力时从黏膜表面分离黏膜黏附剂所需的时间。体外黏附测定通常在拉伸模式下进行，其施加的力在轴向上起作用，而在剪切模式中，力在切线方向上起作用（图 11-18）。使用剥离测试时，要求至少一个基板由柔性材料制成，且可以从另一个表面剥离。

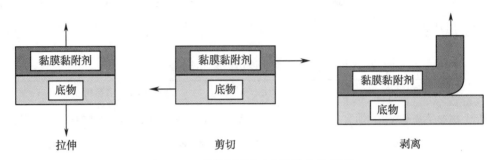

拉伸   剪切   剥离

图 11-18　黏附力测定中常用的力的类型

1. 拉伸测定法　拉伸实验测定黏附力一般使用市售仪器，如质构仪，或各种自制装置。质构仪，又称物性测试仪（texture analyser，图 11-19），主要由负荷传感器（load cell）、曲臂机械传动和电路控制元件组成，其测试探头和夹具多样，经夹具固定黏膜组织后，选择适宜的探头用双面胶带将制剂黏在探头的下侧。开始实验时，探头从起始位置以一定速率压向测试样品，接触到样品的表面后再以测试速率对样品进行压缩，在达到触发力后，探头以一定的力作用于黏膜并持续一定的时间，随后，探头向上移动直至黏附键断裂。测定结果通常表示为最大剥离力（maximum detachment force，MDF）和测量的相应载荷 - 延伸曲线下的面积，即总黏附功（total work of adhesion，TWA）。测定使用的黏膜黏附剂可以是干燥的、水合或半水合的，但是不可以为液体或糊状物。测试可在潮湿或干燥的环境中进行。操作模式也会根据剥离速度、预载强度和接触时间等参数而变化。

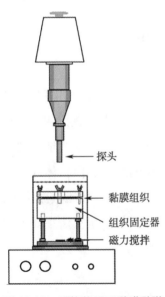

图 11-19　质构仪用于黏膜黏附力测定实验装置示意图

以质构仪测定生物滞留片的胃肠道黏附与释药为例。将 2cm×2cm 的新鲜山羊胃黏膜固定于质构仪组织夹具中，黏膜朝上。用双面胶将药片固定于探头下端。将药片浸入 0.1mol/L 盐酸中 30 秒，取出平衡 90 秒。探头以 0.5mm/s 速率下行至药片接触胃黏膜表面，施加 10g 作用力并维持 300 秒。之后探头以 0.5mm/s 速率上行至触发力 5g 时，记录药片与胃黏膜剥离的力 - 时间曲线，曲线的最高点即剥离力。当生物滞留片中卡波姆 974P 与 PEO303 为 3∶1 时，自制阿昔洛韦胃黏附片与山羊胃黏膜的黏附强度最大，为（19.3±4.7）g，显著高于市售速释片（9.3±0.8）g；提高处方中 PEO 的用量会降低药片与胃黏膜的黏附力。X 射线成像结果显示，自制片经兔口服后，可在胃表面黏附滞留 8 小时。

2. 旋转圆筒法　Bernkop-Schnürch 和 Steininger 最先提出旋转圆

筒法(图11-20),用于评估黏膜黏附制剂(固体或半固体)在剪切力作用下与黏膜表面保持接触的能力。干燥的压缩片剂附着在新鲜的黏膜表面上,该表面在不锈钢圆筒上旋转。将圆筒完全浸入缓冲溶液中并以恒定速度搅拌,观察片剂脱离、崩解和/或侵蚀的时间。通过比较拉伸实验和旋转圆筒法测定结果间的相关性,发现大多数情况下黏附时间和TWA之间存在相关性。

3. **连续流动测定法** 连续流动测定法可以量化高分子在连续流动的剪切力下与黏膜表面保持结合的能力。这种方法最初由Rao和Buri在1989年引入,如图11-21所示。首先用测试的高分子涂覆玻璃珠,并将已知量的该玻璃珠置于附着在流动池底部的新鲜黏液上,在潮湿环境下固定一定的时间,保证高分子水化并防止组织干燥。然后用流动的磷酸盐缓冲液或稀HCl溶液在一定时间内以恒定速率洗涤黏膜表面,洗涤时将注射器尖端放置在组织上方2~3mm处,以确保液体在受试黏膜表面上均匀分布。最后通过称重干燥后的洗涤溶液来测定洗脱的珠粒百分比,进一步计算出保留在组织上的珠粒所占百分比。

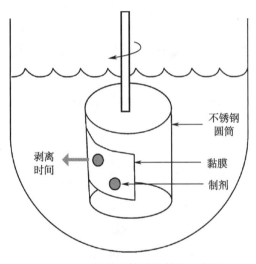

图11-20　旋转圆筒法的装置示意图

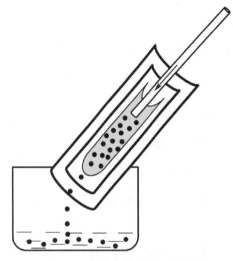

图11-21　连续流动法测定黏附能力
实验装置示意图

此外还可以利用滚球实验测定黏附性能,即将一固体球从大约40°的斜面滚下,根据球停在水平位置黏附剂上的距离来比较黏附性能。

(二)间接测定法

通过考察黏液和黏膜黏附剂间分子相互作用导致各种理化参数的变化,来动态地间接测定黏膜黏附力。

1. **显微镜技术** 采用扫描电镜(SEM)或原子力显微镜(AFM)观察高分子发生黏膜黏附时的形态进而推测与黏膜表面黏蛋白的作用情况。原子力显微镜通过计算黏膜黏附性高分子与黏膜接触前后表面粗糙度的变化来表示黏膜黏附力。当黏膜黏附性高分子与黏膜黏附之后,表面会更平滑。操作时先将黏液涂布于云母片上,干燥后拍照,然后置于湿润条件下使黏液吸水膨胀后再次拍照,最后将黏膜黏附性高分子溶液滴至云母片上孵育一定时间,清水冲洗干净后第3次拍照。通过软件计算得出平均粗糙度的均方根与最大峰谷值,获得黏膜黏附性高分子的黏膜黏附力。显微镜技术不仅可以对黏附制剂进行直观的定性研究,而且可以作为新型技术手段定量评价液体黏附制剂的黏附程度。

2. **BIAcore测试系统**　BIAcore测试系统含有一种传感器芯片（sensor chip），可检测出吸附于其表面的分子，再运用表面等离激元共振（surface plasmon resonance）技术用收集到的信号计算出折光率。将黏膜黏附性高分子吸附于芯片上，当黏蛋白混悬液经过时会引起折光率的变化，从而提供黏附性高分子与黏蛋白黏附的信息。

3. **流变学实验**　高分子缠结、渗透、链扩散和化学相互作用是促进黏膜黏附的关键因素。将黏蛋白添加到黏膜黏附性高分子的溶液中时，各组分之间存在相互作用，其流变学性质会发生变化。因此通过监测流变学变化的情况可以预测黏膜黏附能力。通常采用的流变学实验有两种，即黏度的测量、储能模量和损耗模量的测量，使用仪器为黏度计或流变仪。

4. **光谱法**　光谱法可以在分子水平上检测黏液-高分子相互作用。衰减全反射傅里叶变换红外光谱术（fourier transform infrared spectroscopy-attenuated total reflection, FTIR-ATR）可以用来分析高分子膜和水合黏蛋白样品之间的界面相互作用或相互渗透。将黏蛋白和高分子的冷冻干燥混合物的FTIR光谱与混合物组分的FTIR光谱进行比较，峰的移位和位置显示了分子间的相互作用。通过 ^{1}H 或 ^{13}C 核磁共振（NMR）实验也可观察到黏蛋白和高分子之间的相互作用。将来自混合物的NMR谱与组分的NMR谱进行比较，由于分子间相互作用会出现电子环境的变化，从而导致化学位移变化和峰加宽。

除了上述技术之外，还有接触角测定法、黏蛋白颗粒法和胶体金着色法等用于黏膜黏附性的预测。

二、黏液穿透能力

黏膜黏附性纳米制剂在与黏液发生相互作用后，有时还需通过扩散作用穿透黏液才能到达作用部位，因此表征黏膜黏附制剂黏液穿透能力对于了解药物递送状况和药效是十分重要的。可用黏液中荧光强度的直接测定、多颗粒示踪技术、光漂白荧光恢复技术、荧光能量共振转移技术等进行评价。

1. **黏液中荧光强度的直接测定**　可以通过测定荧光标记的纳米颗粒与黏液共孵育后上清液中游离纳米颗粒的荧光强度变化来分析纳米颗粒的黏液渗透能力。实验方法为，从实验动物肠道组织中分离出黏液，-20℃储存以备实验。实验时取出黏液预热。将适量荧光标记的纳米颗粒分散在一定量的黏液中，混合均匀后在37℃下孵育。之后，将黏液混合物进行离心，分离出上清液，以空白黏液上清液作为参照，测定上清液中游离的纳米粒荧光强度与原始纳米颗粒荧光强度的比例，计算纳米粒在黏液中的穿透能力。

2. **多颗粒示踪技术**　多颗粒示踪（multiple particle tracking, MPT）技术是一种用于测量颗粒布朗运动的方法，使用荧光视频显微镜追踪在介质（如黏液）中荧光标记颗粒的运动轨迹。MPT方法包括图像采集和图像处理两个部分。图像采集是利用电荷耦合器件（charge coupled device, CCD）连续记录粒子运动图像，图像处理可细分为图像滤波、粒子识别、粒子匹配和扩散系数计算4个步骤。图像滤波是为了消除粒子图像中的背景灰度不均匀和单点噪声的影响。粒子识别是为了提取光斑位置。粒子匹配是对相邻两帧图像上的粒子进行配对，判断粒子同一性，以便计算其位移。图像分析算法用于检测粒子轨迹，通过计算集合平均时间的平均均方位移和有效扩散系数来量化粒子动力学。轨迹的微观流变学分析可以揭示黏附特性，包括微黏度、弹性和局部微环境的异质性。MPT研究中使用的颗粒可以为药物载体或药物颗粒，因此，该技术提供了与药物载体穿透黏膜屏障相关的直接信息。一般测定方法为,将动物肠道中分离得到的黏液置于八腔室盖玻片中,加入一定体积的荧光标记纳米粒,37℃摇床振摇使其混合均匀,孵育一段时间后,置于转盘共聚焦显微镜下观察,拍摄荧光颗粒在黏液中的运动情况,用图像分析软件绘制颗粒的运动轨迹,根据颗粒的位移随时间变化情况,分析颗粒在黏液中的扩散能力。囊性纤维化是一种以黏液黏度增加为特征的疾病,利用 MPT 技术可以揭示囊性纤维化患者的治疗情况。

3. 光漂白荧光恢复技术 光漂白荧光恢复(fluorescence recovery after photobleaching,FRAP)技术是另一种通过收集黏液定量分析扩散能力(如估计扩散系数)的技术。用荧光物质标记黏膜黏附制剂,然后以一束激光照射,使某一部分产生不可逆的荧光漂白作用。如果黏膜黏附制剂是流动的,当停止激光照射后,其周围区域的非淬灭荧光分子则向受照射区扩散使漂白部位的荧光恢复,随即用衰减 10^3~10^4 倍的弱光束检测漂白区域的荧光恢复过程,根据其恢复速度计算黏膜黏附制剂的扩散速率。MPT 技术能够分析颗粒物质的扩散,而 FRAP 技术能够分析分子(如蛋白质)以及胶体物质(如胆汁盐胶束、病毒和其他颗粒)的扩散,这些物质由于太小而无法被 MPT 检测到。有 FRAP 研究显示,相对于蒸馏水中的扩散,由于黏液内的低亲和力相互作用,抗体(IgG、IgA 和 IgM)的扩散减慢了 3~5 倍。

4. 荧光共振能量转移技术 荧光共振能量转移(fluorescence resonance energy transfer,FRET)技术是用于描述两个光敏分子之间能量转移机制的技术。最初处于电子激发态的供体可通过非辐射偶极 - 偶极耦合将能量转移到受体。这种能量转移的效率与供体和受体之间距离的六次方成反比,使得 FRET 对距离的微小变化极为敏感。利用 FRET 效应可以来评价荧光双标记的纳米颗粒在黏液中结构的完整性,间接反映纳米粒在黏液中的穿透情况。使用具有 FRET 效应的绿色荧光探针标记药物,红色荧光探针标记包载药物的纳米材料。纳米粒与黏液共孵育不同时间后测定纳米粒的荧光强度和 FRET 效应,可以判断纳米粒在黏液中的扩散能力以及完整性。

5. 共聚焦显微镜 3D 扫描 为了观察制剂在肠段吸收的过程中在黏液层中的分布情况,可以预先用绿色荧光标记离体小肠中黏液层的黏蛋白,再将离体小肠两端结扎,在其中注射红色荧光标记的纳米颗粒,温和搅拌下孵育 30 分钟。共聚焦显微镜下观察两种荧光的共定位情况,并使用共聚焦显微镜的 3D 扫描功能,观察制剂在黏液中穿透情况(图 11-22,文末彩图 11-22)。

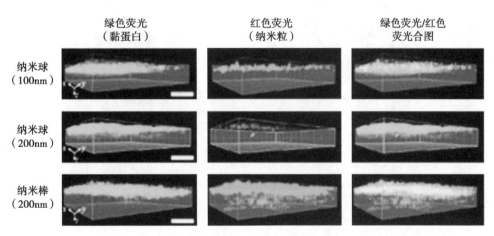

图 11-22 共聚焦显微镜 3D 扫描观察不同粒径及不同形状纳米粒在黏液层中的分布

三、释药性能

黏膜黏附性高分子通常以辅料的形式存在于黏膜黏附制剂中,其对制剂中药物释放的影响也是决定药效发挥的重要因素。评价黏膜黏附制剂中药物释放性能的方法包括体外测定法和体内测定法两大类。

(一)体外测定方法

1. 离体黏膜组织模型法　以动物离体黏膜组织为模型研究黏膜黏附制剂中药物的释放性能通常使用扩散池进行测定。常用的扩散池有:Franz 扩散池和改良的 Franz 扩散池、Valia-Chien 扩散池、Ussing 扩散池等。将新鲜离体黏膜组织固定于供给池与接收池之间,黏膜层面向供给池。一般采用生理盐水或 pH 7.4 的磷酸盐缓冲液作为接收介质,模拟人体体液环境,恒温水浴保持在(37 ± 0.5)℃。眼黏膜研究也采用人工泪液或谷胱甘肽 - 碳酸氢钠 - 林格液(glutathione-sodium bicarbonate-Ringer's solution, GBR)溶液作为介质,温度调整为(34 ± 0.5)℃。使用磁力搅拌使供给池与接收池内液体浓度保持均匀一致。实验尽可能模仿体内漏槽条件。定时从接收池中取出接收液,同时补充相同体积的新鲜接收液。测定药物浓度,计算一定时间内的累计释放量、表观渗透系数、稳态流量和累计释放率,并采用合适的药物释放模型拟合。

Franz 扩散池是由 Thomas Franz 博士发明的一种立式扩散池,一般用于药物经黏膜吸收的机制、动力学等基础研究以及贴膜剂和软膏剂的体外黏膜扩散实验。但 Franz 扩散池搅拌效果及接收池内温度控制效果欠佳,会导致药物在接收液中的浓度不均匀。Keshary 等在其基础上进行改进,使 Franz 扩散池的搅拌均匀度和温度均得到了很好的控制,后将其改进的扩散池称为改良的 Franz 扩散池(也称Keshary-Chien 扩散池, K-C 池)(图 11-23)。由于 K-C 池使用简便并具有良好的应用性,现已成为黏膜给药制剂体外黏膜扩散研究中最常用的仪器。

双室扩散池最常用的是 Valia-Chien 扩散池(图 11-24),亦称卧式扩散池。它是由 2 个对称的玻璃半室组成,2 个半室都有恒温水浴夹层,使供给室与接收室都能很好地控制温度。实验时用铁夹将 2 个玻璃半室对接固定在一起,黏膜腔道一面的半室作供给室,另一侧作接收室。双室扩散池的 2 个玻璃半

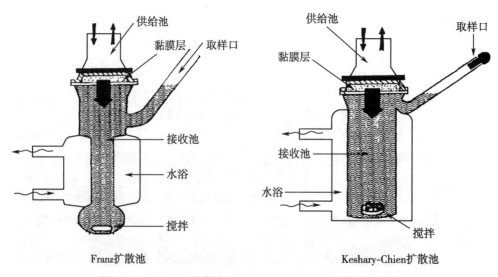

图 11-23　Franz 扩散池和 Keshary-Chien 扩散池示意图

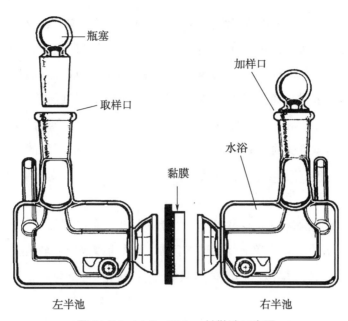

图 11-24　Valia-Chien 扩散池示意图

池都是密闭状态且温度可控,而单室扩散池的供给室敞开,且只能使接收室保持恒温状态。该装置所需黏膜面积小,恒温搅拌效果好,特别适合于较长时间的黏膜渗透研究。

Ussing Chamber 系统(图 11-25)主要由灌流室和电路系统两个部分组成,另外还有配套的组件,其通过电子计算机来处理分析数据结果。根据不同的实验目的,灌流室一般分为 2 室、4 室、6 室、8 室这 4 种类型。同时又有两种灌流方式可供选择:循环式和持续式。循环式灌流室包括 1 个 U 形管道系统和 2 个半室,管道系统主要用于加热和充入气体(CO_2、O_2 或 N_2),两个半室中间是一个可嵌合组织样本且可移动的插件。持续式灌流室包括两个溶液贮器,通过聚乙烯管道将溶液引入两个半室,溶液温度由配套加热装置加以调节。电路系统可以测定电流、电压、电阻、阻抗和电容等。配套系统包括恒温水浴箱、5% CO_2 和 95% O_2 混合气体循环系统以及注射器等。研究药物的黏膜渗透率时,其方法是将大小合适的黏膜固定于互不相通且分别含有黏膜液和浆膜液的槽之间的孔上,孵育一定时间后,测定膜两侧研究药物的量,计算出研究药物从黏膜到浆膜的吸收率。

动物离体黏膜组织需根据研究的目的进行选择。研究胃肠道黏附的离体黏膜组织主要选用猪、狗和大鼠的胃肠黏膜。鼻黏膜主要以兔、狗、羊、牛、猴等较大型动物的鼻黏膜为主,由于大鼠等动物鼻黏

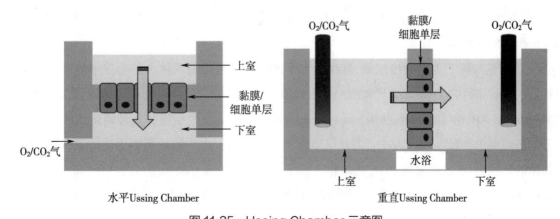

图 11-25　Ussing Chamber 示意图

膜面积较小故较少选择。口腔黏膜离体组织模型主要选择家兔、猪、狗、猴的黏膜,因为人体舌下和颊黏膜为非角质化结构,大鼠、仓鼠口腔的角质化结构不适合用作渗透性研究,而家兔、猪、狗、猴的黏膜与人较为相似,其中猪的舌下黏膜由于在形态学、通透屏障功能及脂类组成等方面与人接近,并且价廉易得,因此成为目前最适合的口腔黏膜离体组织模型。眼部模型主要采用兔黏膜,因为兔在眼球大小和房水体积方面与人类具有解剖学上相似的特征,国外研究也多采用猪、牛、羊和豚鼠等动物角膜进行药物制剂的体外释放度研究。离体组织的完整性和存活能力可直接影响实验结果的可靠性,且受到取用部位、表面积大小、保存条件、代谢、年龄等参数,以及人为操作不当如去毛及皮下组织不干净、剥离破损等的影响。

2. 细胞模型法 黏膜给药研究发展迅速,迫切需要建立能在体外模拟药物吸收并进行安全性评价的模型。由于动物实验在方法学上受到诸多限制,无法直观观察药物在黏膜的吸收转运等情况。而细胞培养模型有助于在体外模拟药物的体内吸收、生物转化,进行药物毒理学研究、制剂辅料的筛选等。

Transwell 小室(图 11-26)是常用来构建细胞模型的一种可渗透性支持装置。其外形为一个可放置在孔板里的小杯子,杯子底部是一张有通透性的膜,一般常用聚碳酸酯膜(polycarbonate membrane)。膜上带有微孔,孔径 0.1~12μm,根据不同实验需求选择不同大小的孔径。将 Transwell 小室放在合适大小的孔板中,小室内称上室或顶室(apical chamber, apical compartment),培养板内称下室(basolateral chamber, basolateral compartment)。将细胞接种在上室的聚碳酸酯膜上,在上、下室中加入适量的培养液,建立细胞模型。Transwell 技术的重要应用之一就是模拟生物体内膜转运系统,在免疫学、药理学、药剂学等领域均发挥重要作用。目前,研究较多且相对较成熟的生物屏障模拟系统包括血-脑屏障、肠黏膜屏障、血-视网膜屏障、胎盘屏障和腹膜透析屏障等。在实验期间,可以通过测量跨上皮电阻(transepithelial electrical resistance, TEER)来监测生物屏障(细胞单层)是否形成以及样品对生物屏障完整性的影响。

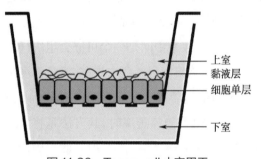

上室
黏液层
细胞单层
下室

图 11-26 Transwell 小室用于研究药物跨黏膜屏障示意图

(1)胃肠道细胞模型:胃肠道内环境比较复杂,小肠部位的上皮细胞有多种类型,包括肠细胞、杯状细胞、内分泌细胞、帕内特细胞、M 细胞等。小肠中的胰酶、胰蛋白酶、脂酶、肽酶和麦芽糖酶等多种酶均影响药物的口服吸收。Caco-2 细胞、HT29 细胞以及 MDCK 细胞是 3 种广泛用于构建胃肠道上皮细胞屏障模型的细胞系。

Caco-2 细胞来源于人结肠癌细胞,其结构和生理生化作用类似人体小肠上皮细胞,在普通条件下培养,可在 3μm 孔径的 Transwell 聚碳酸酯膜上自发进行上皮样分化并可形成紧密连接,分化出绒毛面肠腔侧(apical, AP)和基底面肠壁侧(basolateral, BL),同时能表达小肠的各种转运体和代谢酶,其中最显著的特征是 P-糖蛋白的高表达,因此可以作为研究小肠上皮细胞的药物主动转运和被动转运、吸收和代谢的体外模型,已被美国 FDA 批准作为标准的通透性筛选方法用于可溶性药物的吸收研究。但是 Caco-2 细胞间紧密连接的特性限制了其在水溶性小分子药物细胞间转运中的应用,同样其缺乏人肠道药物吸收屏障的黏液层的不足也制约着其应用。

MDCK 细胞株源自犬肾脏上皮细胞,是 Madin SH 和 Darby NB 于 1958 年 9 月从一成年雄性西班牙猎狗的肾脏取得的,这种细胞株是典型的分泌型上皮细胞株,主要用于研究肾小管上皮细胞的形态和功能。MDCK 接种在 $3\mu m$ 孔径的 Transwell 聚碳酸酯膜上之后能分化成柱状单层上皮并形成紧密连接,整个过程仅需要 2~6 天,是一个较好的单层上皮细胞候选模型。尽管来源于犬类肾细胞,但是 MDCK 细胞模型作为研究药物被动转运和代谢的体外模型,有其独特的特点:①相比于 Caco-2 细胞,细胞培养时间短,自接种开始至达到稳定融合期一般只需 3~6 天,TEER 值可达到 $250\Omega \cdot cm^2$,即平均每周能进行一次转运实验;②跨上皮电阻低,接近于小肠;③易于培养,无须特殊细胞培养条件。

HT-29 细胞为人类结肠癌细胞系,在甲氨蝶呤(methotrexate,MTX)诱导下可分化为成熟的杯状细胞,可以分泌黏液,缺点是 TEER 值过低,且不表达 P- 糖蛋白。有些 HT29 细胞亚系形成多层细胞,只有上层细胞可分化为杯状分泌细胞,而 HT29-D1 和 HT29-E12 细胞亚系均为 MTX 转染,能够全部转化为杯状分泌细胞,在细胞上形成均一的黏液层。Behrens 等报道 HT29-D1 分泌黏液层的厚度为(53 ± 52)μm,HT29-E12 分泌黏液层的厚度为(142 ± 51)μm,可以用于模拟胃肠道的不同片段。

小肠吸收作用与黏液层有密切关系,单纯的 Caco-2 细胞模型缺乏黏液层,难以准确模拟小肠上皮细胞的生理条件。而 HT29 细胞可以分泌黏液,但生长速度非常缓慢,TEER 值过低,故一般不能单独作为细胞模型。将 Caco-2 细胞与 HT29 细胞共培养可以克服上述不足,较好地模拟体内黏液层情况,适于研究黏膜黏附制剂的转运机制。

(2)呼吸道黏膜细胞模型:Calu-3 细胞模型来源于人呼吸道上皮细胞,除具有 Caco-2 细胞模型的特点外,还具有黏液分泌功能以及表达囊性纤维化跨膜转导调节因子、调控各种离子通道等特点。在呼吸道给药研究中 Calu-3 细胞模型已经广泛应用。在适宜条件下于 Transwell 小室上培养 Calu-3 细胞可以形成平滑完整的细胞单层,细胞间形成紧密连接。Calu-3 细胞培养可以分为浸入培养法和空气界面培养法。浸入培养时细胞单层的两面(即 BL 和 AP)一直都有培养介质存在,而空气界面培养法是在细胞接种 1 天后就将 AP 的培养介质移走,使 AP 暴露在空气中。细胞培养条件对 Calu-3 细胞的分化、形态和功能具有一定的影响。浸入培养条件下的 Calu-3 细胞在生理形态和紧密连接的分化程度上与空气界面培养法相似,但是空气界面培养法所得细胞能够分泌较多黏液。空气界面培养被认为优于液体浸入培养,无论在细胞形态学还是表观渗透系数、跨上皮电阻值等方面,均是空气界面培养法培养的细胞模型更接近人体呼吸道上皮细胞。RPMI 2650 细胞模型为人鼻黏膜细胞,具有显著的酶屏障,同离体人鼻黏膜组织的代谢屏障作用相同,可用于药物毒性评价和渗透性研究,为经鼻入脑靶向给药奠定基础。

(3)口腔黏膜细胞模型:TR146 细胞系为常用的人颊黏膜细胞模型,来源于人口腔癌细胞。TR146 细胞和人口腔黏膜的匀浆中含相似的氨基肽酶、羧肽酶和酯酶,虽然不能说明 TR146 细胞模型中细胞内与细胞外的酶分布也与人口腔黏膜类似,但是在一定程度上也可作为颊黏膜的细胞模型对药物体外口腔黏膜渗透进行评价。为更好地模拟颊黏膜细胞状态,常用 Transwell 小室对 TR146 细胞系进行培养。培养出多层细胞后再在其表面覆盖一层特制的"黏液层",待评估细胞表面的黏蛋白黏附力合格后,再用于药物的离体渗透评价。

总之,体外细胞模型可以提供性质相对一致的体内模拟环境,操作控制相对容易,可用于高分子和制剂处方的初步筛选以及药物作用机制的研究。但该模型也存在一定的问题,如其通透性、代谢方面难以形成一个完全模拟在体组织复杂情况的系统。体外细胞模型研究结果往往与体内情况存在一些差异,最后还需要在体内进行验证。

3.　**透析袋**　透析袋是用半透膜做成能装入待透析液体的袋或管的简易透析装置,具有不同的孔径,适合不同分子量级别的药物。用透析袋模拟黏膜,置于装有相应释放介质的溶出杯中,于一定的时间间隔取样,取样后换以相同温度和体积的新鲜释放介质。通常透析袋法结合桨法或转篮法在一定转速、温度等条件下进行体外释放度研究。半透膜的人为操作误差少且使用方便,尤其在实验重现性上占据优势。

(二)体内评价方法

体内评价方法主要包括在体实验法和体内药物动力学评价。在体实验法常用原位灌注;体内药物动力学评价可采用体内成像、磁共振成像、双光子显微镜成像、微透析、γ- 闪烁等技术。

1.　**原位灌注**　原位灌注(in situ perfusion)能保证肠道神经和内分泌系统的完整性以及血液和淋巴液的供应,避免受胃肠道内容物运动的影响,较真实地反映药物的小肠吸收情况。它主要包括在体循环法和单向灌流法。

在体循环法是将麻醉后的动物肠腔上下两端分别插管,生理盐水冲洗肠道后,将其与恒流泵相连,使其构成循环回路,药液在肠腔内循环灌流,并在不同时间内测定灌流液中药物浓度的变化,从而获得药物肠道的吸收情况。该方法灌流时间长(4~6 小时),流速较高(2~5ml/min)。

单向灌流法是选取在体肠段,冲洗干净后上下两端插管,灌流液从肠道上端灌入,下端流出,根据进出口处灌流液中的药物浓度差考察药物在该肠段的吸收情况,其灌流时间一般不大于 2 小时,流速为 0.2~0.3ml/min。相比在体循环法,单向灌流法流速较低,时间较短,可减少灌流导致的肠黏膜损伤,还可防止实验过程中药物的化学降解。

2.　**体内成像**　体内成像(in vivo imaging)主要是一种采用活体生物发光或荧光成像技术,直接监测物质在动物体内的生物学行为及跟踪分子信号的新兴前沿技术。传统的动物实验方法需要在不同的时间点处死实验动物才能获得多个时间点的实验结果。而采用体内成像技术可通过对同一组实验对象在不同时间点进行发光信号记录,跟踪同一观察目标(标记物质)的移动及变化,所得的数据更加真实可信,且操作简单、所得结果直观、灵敏度高。需要注意的是标记物的选择,生物发光常用荧光素酶(luciferase)基因标记,而荧光成像则采用荧光报告基团(GFP、RFP、Cyanines 等)进行标记。将质粒 DNA 压缩成具有致密聚乙二醇表面涂层的小而高度稳定的纳米颗粒,并带有 Cy3 或 Cy5 荧光标记。通过体内成像系统观察到这些纳米粒可快速穿透人体离体的囊性纤维化黏液和小鼠异位气道黏液。与常规基因载体相比,鼻内施用这种黏液穿透 DNA 纳米粒极大地增强了小鼠肺气道中的颗粒分布、保留。

3.　**磁共振成像**　磁共振成像(magnetic resonance imaging,MRI)利用了原子核中质子自旋运动的特点,不需要使用高能量的辐射即可对体内深处组织进行探测,因此对于黏膜黏附制剂是一个比较好的体内研究方法。通过引入相应的分子探针,使得 MRI 可以针对性地对组织进行成像,从而将分辨率提高到细胞、分子水平,进而直接监测黏膜黏附制剂在体内的药物动力学特征。为了改善磁共振成像效果,越来越多的新型造影剂被开发出来,如化学交换饱和转移(chemical exchange saturation transfer, CEST)类造影剂、含有抗磁性的可交换氨基/羟基的 DIACEST 造影剂、含有可交换结合水的顺磁性金属螯合物的 PARACEST 造影剂等。由于其灵敏度高,且具有一定的环境响应性,CEST 造影剂有希望应用到临床诊断中。通过 MRI 监测一种内含 DIACEST 造影剂的载巴比妥酸脂质体在阴道的分布和滞留,发现脂质体滞留时间超过 90 分钟并均匀分布在整个阴道内,而游离巴比妥酸的滞留时间约为 30 分钟并聚集成簇。

4. **双光子显微镜** 双光子显微镜(two-photon microscopy, TPM)是一种结合了激光扫描共聚焦显微镜和双光子激发技术的一种新技术,可观察活体组织深部,有利于观察药物在黏膜组织的释放。双光子激发的基本原理是在高光子密度的情况下,荧光分子可以同时吸收 2 个长波长的光子,在经过一个很短的激发态寿命的时间后,发射出一个波长较短的光子,其效果和使用一个波长为长波长一半的光子去激发荧光分子是相同的。双光子激发需要很高的光子密度,为了不损伤细胞,双光子显微镜使用高能量锁模脉冲激光器。这种激光器发出的激光具有很高的峰值能量和很低的平均能量,其脉冲宽度只有 100fs,而周期可以达到 80~100MHz。在使用高数值孔径的物镜用于脉冲激光的光子聚焦时,物镜焦点处的光子密度是最高的,双光子激发只发生在物镜的焦点上,所以双光子显微镜不需要共聚焦针孔,提高了荧光检测效率。双光子荧光显微镜有很多优点:①长波长的光比短波长的光受散射影响更小,容易穿透标本;②焦平面外的荧光分子不被激发,使较多的激发光可以到达焦平面,使激发光可以穿透更深的标本;③长波长的近红外光比短波长的光对细胞毒性更小;④使用双光子显微镜观察标本的时候,只有在焦平面上才有光漂白和光毒性。将脆弱拟杆菌 *B. fragillis* 用荧光标记,通过口服管饲法或直接注射到肠段,6 小时后对肠腔中脆弱拟杆菌的分布进行 TPM 成像,可以评估标记后的微生物沿着肠道的分布和定植。

5. **微透析** 微透析(microdialysis)是一种生物在体采样技术,其原理是将连接着半透膜的微型探针插入组织内,回收由于微量灌流而进入探针的渗析液,测定从组织间隙扩散到渗析液中的小分子物质。该方法的优点包括:①受试动物不需要麻醉,可以在清醒状态下进行实验,对动物组织的损伤小;②对药物实时监测,药代动力学资料更准确;③取样无须匀浆,可真实代表取样位点浓度;④对同一动物进行多个部位取样,监测药物体内分布;⑤样品纯净,可适用多种分析仪器。通过体外角膜渗透性研究和基于微透析技术的药物房水动力学研究可以对黄芩苷固体脂质纳米粒进行体内外动力学评价。

6. **γ-闪烁** γ-闪烁(γ-scintillation)是基于核素成像原理的非损伤性观测技术,在药学研究中应用广泛,可以利用密集采样技术和图形分析系统直接获得放射性核素标记的药物吸收、分布、消除的过程。用于成像研究的放射性核素包括 ^{99m}Tc、^{111m}In、^{113m}In 和 ^{81m}Kr 等,该方法穿透力强,基本不存在组织限制。

四、黏膜刺激性和毒性

(一)刺激性评价

1. **动物实验** 黏膜刺激性实验主要选用活的动物进行实验,根据黏膜黏附制剂的给药途径不同选择与人体黏膜结构相类似的动物,以同样的方式给药,观察其对于给药部位黏膜的刺激性,通常观察黏膜是否充血、红肿、糜烂和溃疡等。Draize 实验为常用的眼刺激性实验方法之一。在 Draize 实验中，将 0.1ml 或 0.1g 的受试物置于白种家兔的眼结膜囊中，人工将眼睑闭合数秒。在给药后适当时间，对角膜浑浊度、虹膜充血程度、结膜水肿以及结膜分泌物进行打分，其中角膜浑浊度为观察重点，结膜和虹膜的改变在刺激性评价中所占的比重较小。Draize 实验简单易行，不需要特殊仪器设备，被广泛应用，但其本身也有局限性，对于轻微到轻度的刺激性药物不能检出。

口腔黏膜的刺激性可以用地鼠模型检测。在一项口含片的口腔黏膜刺激性的研究中，取健康雄性地鼠 20 只，禁食，检查动物口腔黏膜无损伤后，用生理盐水清洗动物口腔，然后将供试样品、对照样品分别放置在地鼠左右两侧口腔颊囊中。每天给药 3 次，每次间隔 3 小时，连续 7 天。定时观察、记录与药物制剂接触的黏膜有无充血、肿胀、糜烂及溃疡等刺激反应情况。对照品组与供试品组地鼠颊膜无充血、肿胀、糜烂及溃疡反应，且未见明显差异；病理观察供试品组地鼠黏膜组织显示病理反应分级为无刺激性，说明该口含片无口腔黏膜刺激性，是一种安全的药物。

2. **组织实验**　由于动物福利、动物保护运动的兴起和人们对"3R"［Reduction（减少）、Replacement（替代）、Refinement（优化）］准则的关注，越来越多的替代实验逐步取代动物实验应用于黏膜刺激性和毒性评价。非整体动物的实验系统来源多样，包括离体器官（如牛角膜、鸡眼、兔眼和离体皮肤）、类器官（如鸡胚、鱼胚胎）、细胞（如各种原代细胞和细胞系）和重组三维人体组织（如重建角膜、3D 皮肤）等。

鸡胚绒毛膜尿囊膜实验利用尿囊绒毛膜与结膜结构相似的特点，通过检测化合物对尿囊绒毛膜的损伤并量化为半数反应浓度来评价其眼刺激性。因为鸡胚尿囊膜表面血管丰富，可以看作是一个完整的生物体。其操作方法为购买鸡的种蛋进行孵化，在实验开始前一天，照蛋检查，弃死蛋，选取血管发育良好的鸡胚，在蛋壳表面标记气室位置。实验开始时，用镊子在气室表面轻磕一小孔，然后小心剥去带标记的蛋壳部分，保证白色蛋膜的完整。在蛋膜表面滴几滴生理盐水湿润，用镊子仔细将蛋膜取下，保证暴露的尿囊膜完整不受任何损伤。每处理好一只鸡胚即开始实验，完成后再处理下一只鸡胚。尽量缩短鸡胚在非孵化条件下存留的时间。之后将黏膜黏附制剂取一定体积直接滴加在尿囊膜上，尽量覆盖其表面并开始计时，观察膜的反应情况并记录。主要观察指标为是否出血、凝血、血管溶解，以不同的等级评判并得出刺激评分。

此外鼻黏膜刺激性评价以纤毛毒性为主。其中在体纤毛毒性评价方法采用纤毛清除作用、溶血实验、生化指标和黏膜形态等进行评价。纤毛清除作用以纤毛摇动频率、持续运动时间、纤毛转运能力为指标。主要动物模型有鸡胚胎气管的黏膜纤毛和蟾蜍上颚黏膜纤毛，与哺乳动物的鼻黏膜纤毛相似。

（二）毒性评价

毒性实验为对实验动物进行不同途径、不同期限的染毒，检测各种毒性终点的实验。其目的是确定无害作用水平、毒性类型、靶器官、剂量 - 反应关系，为安全性评价或危险性评价提供重要的资料。毒性实验分急性毒性、亚慢性毒性和慢性毒性实验，也包括特殊毒性实验，如致畸、致癌实验，免疫毒性、遗传毒性及神经毒性实验等。常选用不同种系的实验动物（大鼠、家兔、狗、猴等），采用与黏膜黏附制剂相同的给药途径给药，定期检测各项指标，获得可靠的毒性资料。毒性实验基本方法同刺激性实验，主要的区别在于观察指标的不同，其中大部分实验在动物上进行，也有在组织上进行的，如鸡胚绒毛尿囊膜、鸡胚胎气管的黏膜纤毛和蟾蜍上腭黏膜纤毛等。

在一项口含片的药效和局部毒性研究中,选用大鼠 30 只,雌雄各半,随机等分为 3 组,分别为溶剂对照组、高剂量组、低剂量组,每组各 10 只。将药液滴入口腔内,第 1 组和第 2 组分 4 次滴入大鼠口腔内,每次 0.5ml;第 3 组分 2 次滴入口腔中,每次 0.5ml,均在 2 小时内完成。观察给药后一天的大鼠全身状况及局部黏膜变化,然后将 4 只大鼠处死,取出口腔黏膜进行肉眼检视,并进行病理组织切片观察。剩余 6 只大鼠则每日观察其全身状况,如体重、呼吸、中枢神经系统及四肢活动等变化,第 7 天处死并检查口腔黏膜的变化,并进行组织病理学观察。结果未见全身状况和口腔组织黏膜异常变化。

第六节　黏膜黏附性高分子的应用策略

一、黏膜黏附性高分子的设计

了解了黏膜的生理解剖特征以及常用的黏膜黏附性高分子之后,下面将系统介绍黏膜黏附性高分子的设计与应用策略。在设计黏膜黏附性高分子时首先要目标明确,拟解决什么问题,然后基于以下思路考虑课题的设计(图 11-27)。

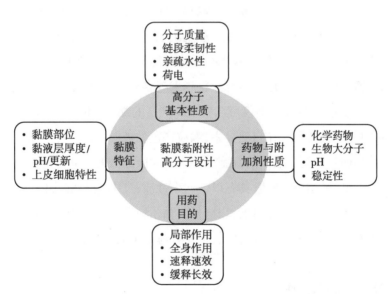

图 11-27　黏膜黏附性高分子设计与应用策略

首先,要考虑用药的目的。黏膜给药是希望发挥局部治疗作用还是全身治疗作用? 局部治疗作用一般希望药物较长时间黏附于作用部位,因此高分子的黏附性是考虑的重要因素;全身治疗作用需要将药物从作用部位吸收进入体循环,所以不仅要考虑其在黏膜的黏附,还要考虑其在黏液层甚至上皮细胞层的穿透。

其次,要系统了解黏膜的生理解剖特征。不仅要了解黏膜的共性,还要了解不同部位黏膜的个性。黏膜给药在局部药物递送中是非常普遍的,如口腔、鼻腔、眼、阴道等。不同部位、不同生理和病理状态下黏膜的性质不同,所以在确定给药部位后应充分了解该部位的黏膜特征,以便恰当地选择高分子。

再次，要全面了解黏膜黏附性高分子种类并加以选择。一些黏膜黏附性高分子已经成为药用辅料。如果希望研发上市产品，应尽可能从药用辅料的范围内去选择。如果现有的高分子不能满足需求，通常需要对其进行改性。改性时需要充分考虑改性的目标：增加黏膜表面的黏附，增加黏膜的穿透，增加药物跨黏膜的转运，改善机械性能等。不同的目标导致设计改性的策略不同。为了增加黏膜的黏附性可以依据"配体-受体"相互作用机制将配体修饰于传统的高分子上以增加黏附性；也可以通过设计具有电荷反转功能的高分子降低黏液层的阻碍，同时更易于黏附于上皮细胞层。为了增加黏膜的穿透性，可以将黏液溶解剂修饰在高分子上使黏液层变得更稀薄、黏蛋白网络孔径更大，从而促进药物的转运，事实上，巯基化高分子即可发挥此功能。为了增强高分子向黏液层的渗透，可以考虑高分子的PEG化修饰以提高其柔韧性。为了克服高分子机械性能的不足，可以考虑互穿聚合物网络等技术。

最后，确定剂型并制成符合需求的制剂。由于黏膜黏附性高分子一般为制剂辅料，临床上使用还需要做成适宜的剂型，所以还要进一步考虑将其设计成适宜的递送系统，并验证预期目标是否实现。为了获得优异的药物递送系统，经常将多种具有不同功能的高分子进行组合，构建具有特殊功能的载体系统。

二、黏膜黏附性高分子的应用策略及举例

在传统剂型，如片剂、膜剂、软膏剂、凝胶剂、滴鼻剂、滴眼剂中，黏膜黏附性高分子作为辅料的一种，其应用方式取决于剂型的特点。在确定剂型后，选择适宜的高分子按照常规的制备流程即可得到相应的制剂，这里不做赘述。下面重点介绍纳米技术在黏膜药物递送中的应用。

纳米技术在黏膜药物递送中的应用与研究获得越来越多的关注。通过多种功能性高分子载体材料的组合以及纳米载体理化性质的控制，不仅可以实现黏液层的黏附，还可以实现黏液层的穿透，甚至实现与上皮细胞层的黏附与跨膜转运。在自然界中，颗粒穿过黏液层是比较容易实现的，例如在感染的时候，黏膜表面的病毒会迅速扩散到黏液下的细胞层。为了克服黏液的空间屏障和黏性屏障，黏液穿透颗粒（mucus-penetrating particle，MPP）一般具有以下两个性质：①具有足够小的体积以便通过由黏蛋白形成的致密网络屏障；②具有足够的黏膜惰性以降低与黏蛋白的相互作用。所以，纳米载体的设计一般也遵从这两个原则，既要考虑高分子本身的性质，也要考虑纳米载体的性质，如尺寸、形状、弹性、亲疏水性、电荷等。

（一）纳米粒的尺寸、形状、弹性

对于纳米载体的设计来说，尺寸、形状、弹性对于黏液渗透的影响受到越来越多的关注。一个优良的黏膜药物递送系统，应该具备较小的粒径和中等弹性，使其在跨越黏液过程中可以发生一定的形变，进而增加黏液渗透效果。

在小尺寸方面，自微乳化药物递送系统（self-microemulsifying drug delivery system，SMEDDS）具有突出的优势。常用的SMEDDS是油、乳化剂和助乳化剂与水混合时自发形成O/W型微乳，其小尺寸（<50nm）及形变能力可以帮助它们通过黏液凝胶层的网眼进行扩散。SMEDDS黏液渗透性具有尺寸依赖性的特点，当微乳直径等于12nm时观察到70.3%的黏液渗透，直径为455.5nm时观察到的渗透率仅为8.3%。此外，辅料也会影响SMEDDS的黏液渗透，Cremophor RH 40和甘油三乙酸酯有利于

SMEDDS 的黏液渗透。

纳米递送系统的形状以球形为主,但非球形纳米粒(如纳米盘、纳米棒等)很可能成为下一代新型药物递送载体。非球形纳米递送系统应用的主要障碍是合成和表征,同时其形状和各种特征之间关系的研究也十分缺乏。但纳米粒的形状及弹性在其黏液渗透中发挥一定作用。介孔二氧化硅纳米棒和磷酸钙纳米棒,与相同化学成分的球体相比,纳米棒在黏液中的扩散性以及在胃肠道中的滞留时间均比相应的纳米球好。

与阿霉素溶液相比,半弹性纳米粒的阿霉素的生物利用度显著提高(高达 8 倍),然而刚性纳米粒由于不能变形,及过度柔软纳米粒由于会与黏蛋白网络产生相互作用,黏液渗透效果均没有半弹性纳米粒好。通过分子动力学模拟和受激发射损耗(stimulated emission depletion, STED)显微镜观察,将这种现象归因于半弹性纳米粒在黏蛋白网络中有更佳的旋转动力学,从而促进了其渗透。

(二)纳米粒的 PEG 化

PEG 化的高分子柔韧性增强,渗透性增强,亲水性得到改善。在纳米载体中,PEG 化还可以发挥更多的功能。

PEG 化的脂质体、聚合物纳米粒和树枝状聚合物通常比未覆盖 PEG 的显示出更高的黏液扩散速率。同时,纳米粒表面形成致密 PEG 覆盖层且 PEG 具有适宜的分子量及长度才能有效地增加扩散。但是如果纳米粒需要通过细胞屏障,PEG 化的缺点就表现出来,它可以降低细胞 - 纳米粒相互作用,阻碍纳米粒的入胞,这就是著名的 PEG 化的两难困境(dilemma)。

PEG 化促进纳米粒黏膜穿透与 PEG 的修饰密度、构象、分子量密切相关。

1. **PEG 的修饰密度与构象**　PEG 对纳米粒的覆盖效果受到 PEG 修饰密度及分子量的双重影响。R_F/D 参数常用来衡量颗粒表面 PEG 修饰的有效密度。R_F 是 Flory 半径(PEG 分子量的直接函数),D 是颗粒表面两个相距最近的 PEG 链之间的平均距离。不同的 R_F/D 值表示颗粒表面 PEG 的不同构象(图 11-28,文末彩图 11-28)。$R_F/D<1$ 代表"蘑菇状"PEG 构象,即彼此相邻的两个 PEG 链不相互重叠,这意味着颗粒核心始终有一部分不会被 PEG 链覆盖而处于暴露状态,所以纳米颗粒可以与黏液层的黏蛋白发生相互作用,导致纳米颗粒在黏液中滞留和黏膜中的不均匀分布。R_F/D 在 1~2 时代表"刷状"PEG 构象,此时由于邻近 PEG 链的相互作用迫使部分 PEG 链呈现一种细长的构象。$R_F/D>2$ 时代表"致密刷状"PEG 构象,此时更多的 PEG 链由于空间限制呈现细长的构象,可以有效地保护其下的核心。"致密刷状"PEG 覆盖会赋予纳米颗粒隐形特性,已证明其可以改善纳米颗粒在阴道、大脑、细胞外基质、实体瘤等部位的运输。在黏膜穿透时,当表面修饰的 PEG 呈现"致密刷状"构象时,PEG 也可以有效地屏蔽纳米颗粒核心,防止其与黏蛋白的相互作用,从而改善纳米颗粒的扩散和分布。

在不同 PEG 修饰密度的 PLGA 纳米粒与黏液相互作用的实验中,PEG 修饰密度 <5% 的纳米粒(对应于 $R_F/D<2$)与黏蛋白强烈结合,其在黏液中的扩散与在水中相比显著降低(2~3 个数量级)。PEG 修饰密度 ≥5% 的纳米粒(对应于 $R_F/D ≥2.4$)可以避免与黏蛋白的结合及与人宫颈阴道黏液的相互作用,与水中扩散相比仅有极低的下降,纳米粒透过黏膜层在小鼠阴道上皮细胞上均匀分布。

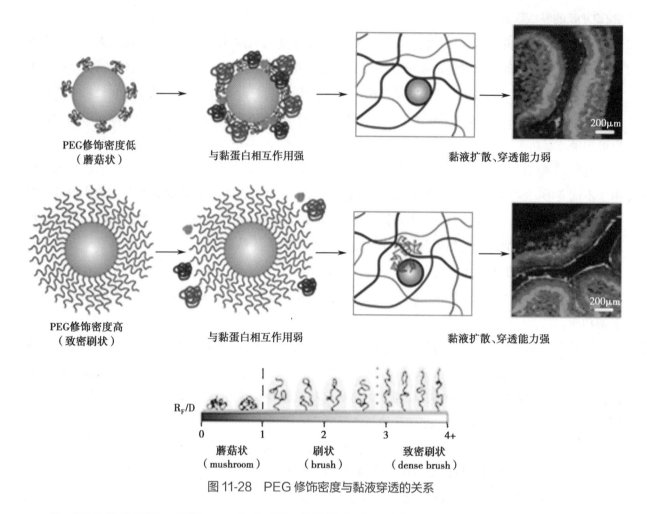

PEG修饰密度低
（蘑菇状）

与黏蛋白相互作用强

黏液扩散、穿透能力弱

200μm

PEG修饰密度高
（致密刷状）

与黏蛋白相互作用弱

黏液扩散、穿透能力强

200μm

R_F/D

0   1   2   3   4+
蘑菇状   刷状   致密刷状
（mushroom）   （brush）   （dense brush）

图 11-28 PEG 修饰密度与黏液穿透的关系

2. PEG 的分子量 根据 R_F/D 公式，增加分子量有助于形成"致密刷状"PEG 构象，理论上这将进一步增强 PEG 覆盖后纳米粒的黏膜惰性。然而，由于互穿网络效应的影响，分子量大的 PEG 也会导致更强的黏膜黏附。将 2kDa、5kDa 或 10kDa 的 PEG 修饰至聚苯乙烯纳米粒表面，利用多颗粒示踪技术研究不同 PEG 修饰纳米粒在人宫颈阴道黏膜的扩散作用，发现修饰 2kDa 和 5kDa PEG 的颗粒在黏液中显示出快速的转运速率，修饰 10kDa PEG 的颗粒被大量滞留在黏液中。在选择 PEG 修饰时宜选择低分子量 PEG 致密刷状覆盖，以增强黏膜穿透。

（三）纳米粒的电荷

由于黏蛋白中含有丰富的负电荷基团，具有正电荷的高分子将不可避免地通过静电缔合作用固定在黏液网络中。相反，过多的负电荷也会产生排斥作用，同样会阻碍高分子在黏液中的扩散。因此所制备的纳米粒除了需要有一定的亲水性之外，中性电荷对于快速的黏液扩散也是必需的。受到病毒黏液穿透的启发，设计具有相同正负电荷的纳米载体，以避免与黏蛋白静电相互作用的影响是一种可行的策略。其设计主要集中在两个方面：一是调节正电基团与负电基团比例；二是顺序克服黏液屏障及上皮细胞屏障时发生表面电荷转变。

1. 电荷翻转策略

（1）调节正电基团与负电基团比例：病毒具有高密度电荷表面，即具有高浓度的阳离子和阴离子基团。为了模仿这一特征，可以将带负电和带正电的成分结合起来，以获得类似病毒样表面。壳聚糖

（CS）是一种具有正电性的黏膜黏附性高分子。硫酸软骨素盐（ChS）是天然存在于软骨中的细胞外基质黏多糖。作为阴离子聚电解质，ChS 由 β-1，4- 连接的 D- 葡萄糖醛酸和 β-1，3- 连接的 N- 乙酰基半乳糖胺的重复二糖单元组成。通过调节 ChS/CS 比例制备病毒样纳米粒用于蛋白质药物的口服递送。随着 ChS/CS 比例从 0.5 增加到 2.2，Zeta 电位从 +6mV 降低到 –10mV。与 PLGA 纳米颗粒（136nm，–23mV，疏水）相比，带有轻微正电性的 ChS/CS 纳米粒（+4.02mV）与带有轻微负电性的 ChS/CS 纳米粒（–3.55mV）的黏膜渗透能力均提高了三倍。此外，应用聚丙烯酸（PAA）和聚烯丙胺（PAM）制备具有中性表面（+0.9mV）的纳米粒（PAA-PAM NPs）。与仅使用 PAA 的纳米粒（–19mV）或仅使用 PAM 的纳米粒（+26mV）相比，PAA-PAM 纳米粒在天然肠黏液中的扩散速率高出约 2 倍。这些均表明阳离子和阴离子成分比例对于表面电荷和黏液渗透至关重要。

（2）顺序克服黏液屏障及上皮细胞屏障时发生表面电荷转变：由于细胞膜带负电，因此带正电的纳米粒拥有更强的跨越上皮细胞屏障的能力，但带正电的纳米粒会与黏液中带负电的黏蛋白产生静电相互作用，降低其跨越黏液屏障的能力。为了解决这个矛盾，可以将酶敏感底物修饰在纳米粒表面，开发具有 "Zeta 电位改变" 功能的纳米粒。常用的酶是肠道碱性磷酸酶（intestinal alkaline phosphatase，IAP），它在肠上皮刷状缘上表达。纳米粒表面的磷酸盐通过 IAP 作用从纳米粒上裂解，导致其 Zeta 电位从 –2mV 转换为 +7mV。所以，纳米粒在黏液层中因为覆盖磷酸盐具有弱负电荷的表面，增加了扩散速率，同时在 IAP 的作用下 Zeta 电位从负向正发生翻转，增加了其跨越上皮细胞屏障的能力。也有研究将亲水的并且荷负电的 N-（2- 羟丙基）甲基丙烯酰胺共聚物（pHPMA）通过静电相互作用，以非共价键的方式与由胰岛素和细胞穿膜肽组成的纳米复合物核心自组装形成纳米粒。纳米粒在黏液穿透的过程中将外层带负电的 pHPMA 脱落，暴露其正电核心，增加上皮细胞的摄取。

2. 两性离子功能化作为黏液渗透的策略　两性离子纳米粒的表面散布有正电荷和负电荷，净中性电荷不仅会改善黏液的穿透，也会减少内源性生物分子在纳米粒表面的吸附。两性离子聚合物，如聚磷酸酯甜菜碱、聚硫代甜菜碱、聚羧酸甜菜碱［poly（carboxybetaine），PCB］等均是很有前景的载体聚合物，已有研究将其作为黏膜惰性材料对纳米粒进行表面修饰。与病毒类似，两性离子是由阳离子和阴离子基团组成的电中性化合物；与 PEG 化相比，两性离子聚合物的优点包括：

（1）稳定性更强：PEG 通过氢键水合作用结合水分子，而两性离子聚合物通过静电结合作用实现更强的水合作用。稳定性研究中，PCB 修饰的纳米粒可以在未稀释的血浆和血清中保持稳定 3 天，而 PEG 修饰的纳米粒则发生聚集。

（2）亲水性更强：PEG 实际上是两亲性材料，而两性离子聚合物则是超亲水材料。尽管 PEG 的分类为亲水性聚合物，但也具有疏水性，其疏水性在某些情况下会引起负面影响。例如，亲水性蛋白质在与 PEG 结合后通常会显著丧失其生物活性，因为 PEG 链通过疏水相互作用与蛋白质表面和蛋白质的功能性口袋（主要是疏水性结构域）纠缠在一起。而 PCB 修饰对酶的生物活性没有影响甚至有所提高。此外，由于 PEG 的疏水性使得脂质双分子层稳定性下降，导致脂质体中药物过快泄漏。PEG 和 PCB 两组纳米粒在冷冻干燥后也表现出不同的行为。由于两亲性，PEG 倾向于结晶并丧失其防止纳米粒聚集的能力。而超亲水的 PCB 会结合更多的水并防止结晶，从而可避免添加冷冻保护剂。

总之,两性离子聚合物作为有效的黏膜惰性材料,可以用于增加纳米粒的黏液渗透,与PEG相比具有独特的优势。两性离子二月桂酰磷脂酰胆碱修饰的纳米粒用于口服递送胰岛素,与PEG化纳米粒相比,修饰有二月桂酰磷脂酰胆碱的纳米粒具有良好的黏液渗透和细胞摄取作用以及更显著的降血糖效果。

(四)纳米粒的黏液溶解功能

黏液凝胶中存在一些容易被破坏的化学键。黏液溶解载体系统(mucolytic carrier system, MCS)能够部分破坏黏液的三维结构。一般来说,黏液破坏有两种策略,一是选用带有游离巯基的载体切割黏蛋白之间的二硫键;二是通过黏液溶解酶修饰载体系统性破坏黏蛋白的肽键(表11-6)。PEG化及Zeta电位翻转等技术只能实现200nm左右粒子的有效黏液渗透,但采用黏液溶解技术打开黏蛋白网络,可以促进更大尺寸粒子的黏液渗透。但必须考虑到使用该策略在降低黏液的屏障功能、促进药物扩散的同时,也可能使病毒和细菌扩散,增加了治疗风险。

总之,黏膜黏附性高分子的设计策略是多种多样的,以这些高分子为基础进行有效组合,进而设计优越的载体系统的策略也是多种多样的。在充分理解研究目标的前提下选择适宜的思路可以达到事半功倍的效果。

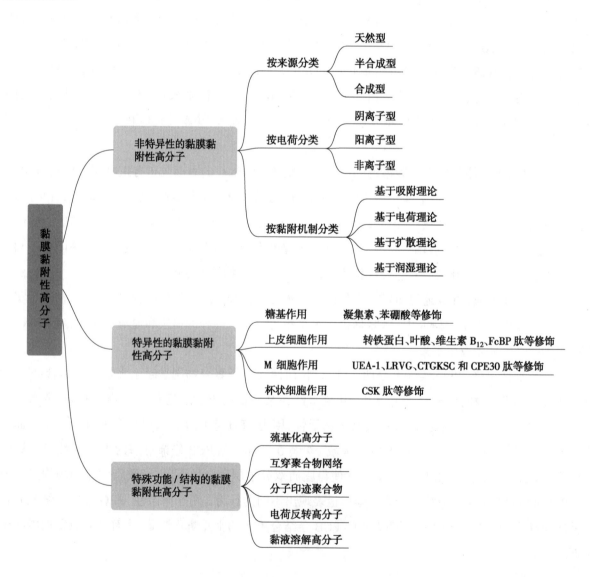

思考和讨论题

1. 人体的很多部位(口腔、鼻腔、消化道、眼、阴道等)都有黏膜,这些黏膜的共性和个性是什么?在特定的疾病状态下黏膜的性质会发生哪些变化?

2. 作为黏膜黏附性高分子,黏附性是其最重要、最基本的性质。那么黏膜黏附性高分子需要具备哪些结构特征?如何通过传统高分子的结构改造增加其黏附性?

3. 作为黏膜黏附性高分子,除了具备黏附性,为了改善药物的递送还需要赋予其更多的功能。如何依据黏膜微环境的特点设计特殊功能的黏膜黏附性高分子?

4. 作为黏膜黏附药物递送系统,通常需要通过多种高分子的组合设计适宜的载体系统才能实现有效的药物递送,载体设计的依据以及一般的策略是什么?

5. 黏膜黏附性高分子及其相关制剂的表征项目、技术与实验方法有哪些?

(王学清)

参考文献

[1] GARCÍA D M, BIRCH D, WAN F, et al. The role of mucus as an invisible cloak to transepithelial drug delivery by nanoparticles[J]. Advanced Drug Delivery Reviews, 2018, 124: 107-124.

[2] LAI S K, WANG Y Y, HANES J. Mucus-penetrating nanoparticles for drug and gene delivery to mucosal tissues[J]. Advanced Drug Delivery Reviews, 2009, 61: 158-171.

[3] XABIER M, BRIGITTA L, OLGA H, et al. The role of mucus on drug transport and its potential to affect therapeutic outcomes[J]. Advanced Drug Delivery Reviews, 2018, 124: 82-97.

[4] WU L, SHAN W, ZHANG ZH, et al. Engineering nanomaterials to overcome the mucosal barrier by modulating surface properties[J]. Advanced Drug Delivery Reviews, 2018, 124: 150-163.

[5] BRUCE K R. Secretion properties, clearance, and therapy in airway disease[J]. Translational Respiratory Medicine, 2014: 2-6.

[6] 孙有丽, 马晋隆, 倪睿, 等. 生物黏附药物传递系统的评价方法与应用[J]. 中国医药工业杂志, 2015, 46(6): 631-638.

[7] MARKUS E, CORINNA P, SENTA U, et al. Self-assembly of ternary insulin-polyethylenimine(PEI)-DNA nanoparticles for enhanced gene delivery and expression in alveolar epithelial cells[J]. Biomacromolecules, 2009, 10: 2912-2920.

[8] BERNKOP-SCHNÜRCH A, SCHWARZ V, STEININGER S. Polymers with thiol groups: a new generation of mucoadhesive polymers[J]. Pharmaceutical Research, 1999, 16: 876-881.

[9] YAN L, ZHANG K H, MA J H, et al. Thermoresponsive Semi-IPN hydrogel microfibers from continuous fluidic processing with high elasticity and fast actuation[J]. ACS Applied Materials & Interfaces, 2017, 9: 901-908.

[10] MENZEL C, BERNKOP-SCHNÜRCH A. Enzyme decorated drug carriers: Targeted swords to cleave and overcome the mucus barrier[J]. Advanced Drug Delivery Reviews, 2018, 124: 164-174.

[11] YU M R, WANG J L, YANG Y W, et al. Rotation-facilitated rapid transport of nanorods in mucosal tissues[J]. Nano

Letters, 2016, 16(11): 7176-7182.

[12] YU M R, XU L, TIAN F L, et al. Rapid transport of deformation-tuned nanoparticles across biological hydrogels and cellular barriers[J]. Nature Communications, 2018, 9: 2607.

[13] XU Q G, ENSIGN L M, BOYLAN N J, et al. Impact of surface polyethylene glycol(PEG)density on biodegradable nanoparticle transport in mucus ex vivo and distribution in vivo[J]. ACS Nano, 2015, 9(9): 9217-9227.

[14] YANG Q, JONES S W, PARKER C L, et al. Evading immune cell uptake and clearance requires PEG grafting at densities substantially exceeding the minimum for brush conformation[J]. Molecular Pharmaceutics, 2014, 11: 1250-1258.

第十二章　刺激响应性高分子材料

问题导航

1. 应用于刺激响应性高分子的刺激有哪些？
2. 如何基于刺激物设计响应性高分子？
3. 响应性释药的特点和优点有哪些？

刺激响应性高分子，又称环境敏感性高分子，为其物理或化学性质能响应环境变化（刺激）而发生相应变化的高分子。刺激因素包括光、磁场、pH、酶、温度、氧化还原电位等的改变。有些高分子材料可对两种或两种以上的刺激做出响应。当环境发生变化时，高分子材料的结构、形状、亲疏水性、相态、表面能、反应速率、渗透速率或识别性能等随之发生变化，从而体现出刺激响应性或环境敏感性。随着药物制剂以及高分子材料科学的不断发展，越来越多的刺激响应性高分子应用于药物制剂。下面按外源性刺激响应性高分子和内源性刺激响应性高分子进行阐述。

第一节　外源性刺激响应性高分子

一、光响应性高分子

光响应性高分子是一类在光的作用下能够在分子内或分子间产生化学或物理变化的高分子，通常含有能吸收光能的官能团。与热、pH 等其他刺激相比，光可以通过非接触的方式来实现材料的响应性，同时光具有定位精确，强度、波长、偏振方向等方便可控，以及清洁、安全、易使用等优点。

光响应性高分子种类较多，根据光响应性功能基团的不同可分为偶氮苯型、螺吡喃型、二芳基乙烯类（简称二芳烯类）、俘精酸酐类、香豆素类和邻硝基苯类等高分子。

（一）偶氮苯型高分子

偶氮苯即由氮氮双键连接芳香环而构成的化学结构。偶氮苯型高分子是指通过掺杂或利用离子键、氢键以及共价键等形式引入偶氮苯制备得到的高分子。

1. **光响应性**　偶氮苯在无光照条件下,处于反式构型状态,在紫外光的照射下,发生光致同分异构化反应,形成顺式构型状态(图 12-1)。由于顺式结构在热力学上是不稳定的,顺式偶氮苯在可见光的照射下又可以回到反式构型。这种变化会改变高分子链间的距离,使高分子分子体积发生明显改变,在宏观上可使材料表现出膨胀、收缩等变化。

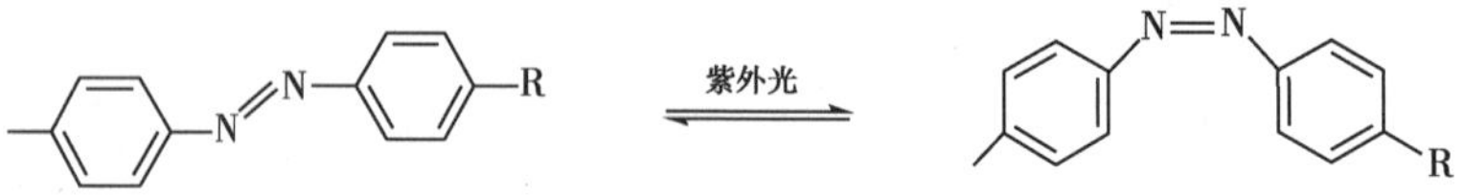

图 12-1　偶氮苯类化合物的变色机理

偶氮苯型高分子主要包括:①通过小分子单体聚合反应生成主链上含偶氮苯基团的高分子;②含偶氮苯侧基的共聚物。带有偶氮苯基团侧基的高分子在分子水平上是均相体系,热稳定性和力学性能都比较好。相对于主链型偶氮苯型高分子,侧链型偶氮苯型高分子结构更规整,高分子柔顺性和溶解性更好。

2. **合成**　偶氮苯型高分子的合成可采用含偶氮苯基团单体聚合或通过化学反应将偶氮苯基团引入聚合物的方法。如通过对氨基偶氮苯和马来酸酐 - 苯乙烯共聚物反应,把偶氮苯基团接到侧链上,可得到一种具有较好光响应性的偶氮聚酰亚胺。

3. **应用**　偶氮苯型高分子作为药物载体可以实现光响应性药物释放以及载体性质的响应性调节。如侧链含偶氮苯基团的两亲性聚(甲基丙烯酸偶氮酯 -*b*- 丙烯酸)可以在混合溶液中自组装形成胶束(图 12-2)。紫外光照射后,侧链的偶氮苯基团由无极性的反式结构转变成有极性的顺式结构,导致胶束裂解。可见光照射后,偶氮苯基团变为反式结构,形成胶束。将药物包载于胶束的疏水核心或者亲水外层中,即可通过紫外光控制的胶束解离实现所包载药物的响应性释放。

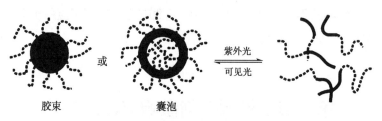

胶束　　　　囊泡
图 12-2　光控偶氮苯顺反异构调控胶束化行为

含有偶氮苯基团的聚丙烯酸可用于阿霉素衍生物的触发释放。由于疏水作用和范德华力作用,反式的偶氮苯可以包合在 α- 环糊精的内腔,在紫外光照射下发生反 - 顺式异构变化,顺式偶氮苯从 α- 环糊精内腔中释放。阿霉素修饰的 α- 环糊精与偶氮苯修饰的聚丙烯酸发生主客体包合作用,阿霉素修饰的 α- 环糊精结合到聚合物链中。紫外光照射后,偶氮苯的构象由反式变成顺式,阿霉素衍生物被释放出来。

（二）螺吡喃型高分子

1. **光响应性**　螺吡喃的光致变色行为是由于分子中螺吡喃结构在光照作用下发生了变化(图 12-3)。在受到紫外光激发后,分子中的一氧杂环开环并发生旋转,与吲哚形成一个共平面的部花菁结构而显色;在可见光的作用下,发生闭环反应而恢复到螺环结构,产生光致变色。这种螺吡喃结构光响应性变化会导致相应的高分子分子构象、亲 / 疏水性、电荷的变化。

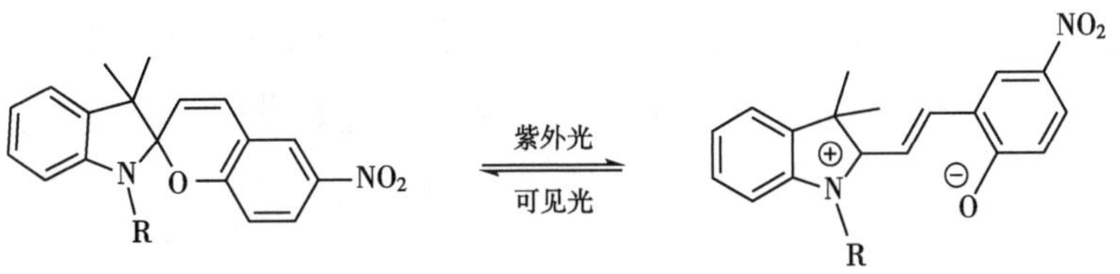

图 12-3　螺吡喃类化合物的变色机理

2. 应用　以螺吡喃作为疏水基团、以聚丙三醇为亲水链段的两亲性超支化高分子可通过自组装方式制备光响应胶束。该胶束负载模拟药物嵌二萘，在紫外光（λ=254nm）照射下发生变构，释放药物；在可见光（λ=620nm）照射下组装成胶束，重复进行载药和控释。该胶束具有良好的光响应性，可实现抗肿瘤药物的响应性释放，提高抗肿瘤效果的同时减少药物在正常组织和细胞中的释放，降低毒副作用。

将螺吡喃侧链连接上一定长度的烷基（如 C_9H_{19}—）得到两亲性高分子，通过乳化制成纳米载体。疏水性螺吡喃的四个环不在一个平面，所制得的纳米载体较为松散，粒径约为 200nm。经紫外光照射，一氧杂环开环，形成共平面结构，同时含有正电荷和负电荷，分子间相互作用力增强，纳米载体的粒径收缩至 40nm。粒径的降低可以有效提高纳米载体的肿瘤组织渗透性，更好地将药物递送至远离肿瘤血管的部位。

将光致变色的螺吡喃分子连接到具有超支化结构的水溶性聚磷酸酯上，形成的聚合物在水溶液中可自组装为纳米胶束。以香豆素 102 为模型药物，负载药物的纳米胶束在 254nm 紫外光照射下，香豆素 102 能很快地从胶束中释放；停止光照后，改用 620nm 可见光进行照射，聚合物又可以重新自组装并包载药物。

（三）二芳基乙烯类高分子

带杂芳环基团的二芳基乙烯类化合物具有良好的热稳定性、抗疲劳性，以及高的光致异构效率和快速光响应行为。

1. 光响应性　二芳烯分子有开环和闭环两种光活性的异构体，当受紫外光辐照时，开环体会发生环化反应，转化成闭环体；当闭环体受到可见光照射时，会发生开环反应，转化为开环体（图 12-4）。开环、闭环的变化可以实现共轭结构的改变，引起荧光光谱或紫外吸收光谱的变化。

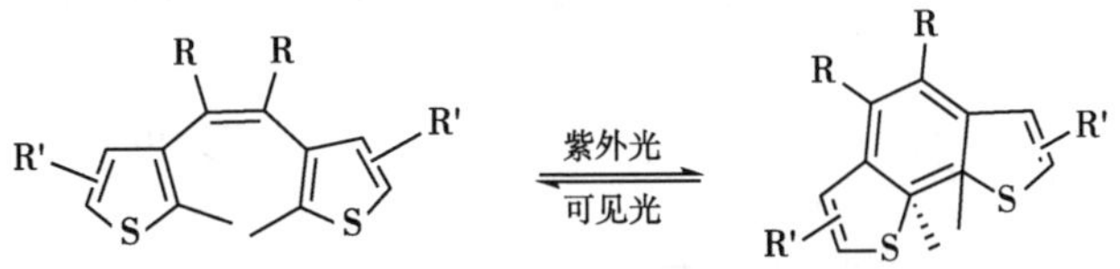

图 12-4　二芳基乙烯类化合物的变色机理

2. 应用亲水温敏性的聚（N-异丙基丙烯酰胺）　主链和疏水性的光响应二芳烯组成两亲性共聚物在水相中自组装成为含有二芳烯光异构化基团的聚合物胶束。该胶束能够同时可逆响应两种外部刺激（光和温度），将一定波长的光转化为热，引起聚合物收缩，导致聚合物的体积相变，实现药物智能释放。

（四）俘精酸酐类高分子

俘精酸酐是芳环取代的二亚甲基丁二酸酐类化合物的统称，整个分子由不共平面的酸酐部分和芳杂环部分构成,该类高分子具有光响应性,并且具有良好的热稳定性和抗疲劳性。

1. 光响应性　在紫外光照射下,俘精酸酐闭环成为二氢嗪烯结构;在可见光照射下,二氢嗪烯结构发生可逆顺式旋转开环反应生成俘精酸酐开环结构(图12-5)。

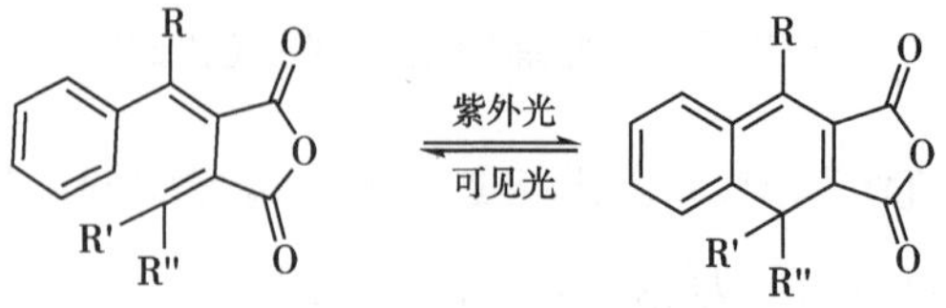

图 12-5　俘精酸酐类化合物的变色机理

2. 合成　常用 Stobbe 缩合反应合成俘精酸酐类高分子。此方法采用取代的芳环或杂环醛、酮与取代的丁二酸反应生成半酯,再经过皂化和脱水生成俘精酸酐。如通过二乙基丁二酸盐与 3,5- 二甲氧基苯甲醛的两步连续 Stobbe 缩合,制备出一种苍黄俘精酸酐。这种俘精酸酐在 366nm 光照射下能变为粉红色,将其与丙二腈缩聚可生成亚甲基腈衍生物,该产物具有随溶剂极性增强而显色的现象。

3. 应用　光可逆性俘精酸酐可应用于制造变色太阳镜。俘精酸酐的光致变色性能可用作各种记录材料,如作为打点记录、图像记录、全息记录、偏振记录等材料。利用俘精酸酐的双光子吸收效应可进行三维体存储。将俘精酸酐连接到生物分子上,可实现生物分子的结构与功能的光调控。

(五)香豆素类高分子

香豆素类化合物的母核为苯骈 α- 吡喃酮,环上常有取代基。香豆素的乙醇溶液在阳光下照射会产生香豆素二聚体。

1. 光响应性　香豆素在接收波长大于 310nm 的紫外光照射时,会经由(2+2)环加成反应形成环丁烷结构,成为二聚体;当紫外光波长小于 260nm 时,二聚体会可逆地分裂为两个香豆素基团(图 12-6)。这种特殊的性能使得香豆素在光交联/解交联中发挥重要的作用。香豆素类衍生物在紫外光下大多显现出蓝色荧光,且其荧光强度与取代基的种类及位置密切相关。譬如 7 位羟基取代使香豆素的红移增强,而 6 位或 8 位取代则使红移降低,导致香豆素的荧光减弱甚至消失。香豆素可通过可见光致断裂的化学键如酯键、碳酸酯键、氨酯键、硫代碳酸酯键等连接到高分子上,光照时,这些化学键断裂并生成羟基、羧基、氨基、巯基等功能化基团,所以香豆素也被用作这些活泼基团的保护基团。

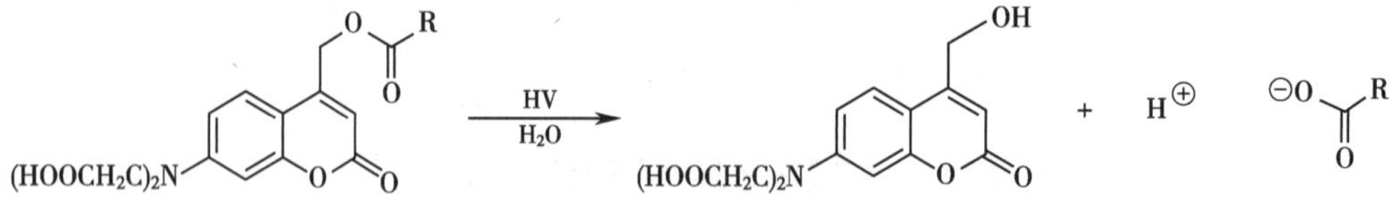

图 12-6　香豆素类化合物的变色机理(HV 为紫外光照射)

2. 应用　利用香豆素基团的(2+2)环加成,将香豆素衍生物引入由亲水性嵌段聚氧化乙烯和疏水性嵌段如聚香豆素甲基丙烯酸酯(PCMA)、聚甲基丙烯酸酯(PMMA)和 PCMA 的共聚物等组成的高分子。该高分子形成的胶束在 310nm 以上紫外光照射时会引发香豆素部分的光二聚作用,提高药物的包载稳定性;在 260nm 以下紫外光照射时发生解交联,胶束稳定性降低,释放药物。

（六）邻硝基苯类高分子

邻硝基苯类高分子具有光响应性。邻硝基苄基衍生物作为光敏基团得到较多关注。

1. **光响应性**　邻硝基苄基可赋予体系光屏蔽的功能,即在没有紫外光情况下,共价修饰分子的功能被屏蔽,紫外光照射释放出活性分子以后分子活性显现(图 12-7)。主要衍生物有邻硝基苯甲醛和邻硝基苯甲醇类衍生物。

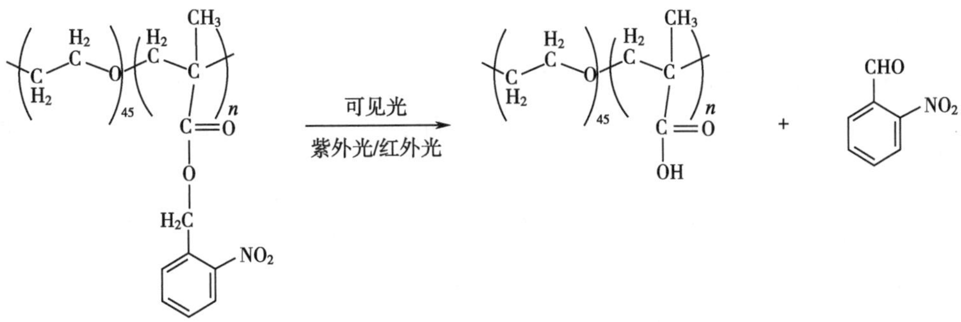

图 12-7　邻硝基苯类化合物的变色机理

2. **应用**　将硝基苯基团作为紫外光敏感基团引入两亲性嵌段高分子对硝基苯甲酰氯 -b- 聚乙烯醇(PNBC-b-PEO)中,其在自组装时即可包载药物阿霉素。在 365nm 紫外光照射下,疏水段上的硝基苯发生光响应性断裂,高分子从两亲性变为亲水性,导致胶束解离而释放阿霉素,实现光控药物释放。以光活性甲基丙烯酸邻硝基苯为共聚单体合成具有光活性的聚乙二醇 - 聚甲基丙烯酸甲酯(PEG-PMMA)两亲性高分子,通过光诱导甲基丙烯酸苄酯的酯键断裂,使得高分子的疏水侧基变为亲水性,导致聚合物胶束解离,实现光控药物释放。将邻硝基苄醇作为聚合物亲水端与亲油端之间的链接片段,合成聚苯乙烯 -b- 聚乙二醇。该嵌段共聚物制成的载药纳米胶束,在紫外光刺激下邻硝基苄醇发生断裂,导致亲水亲油片段的分离,使得胶束解离,实现药物快速释放。用邻硝基苄基修饰两亲性高分子(图 12-8)在水溶液中自组装形成稳定的囊泡,该囊泡作为药物载体可实现光响应性药物释放。

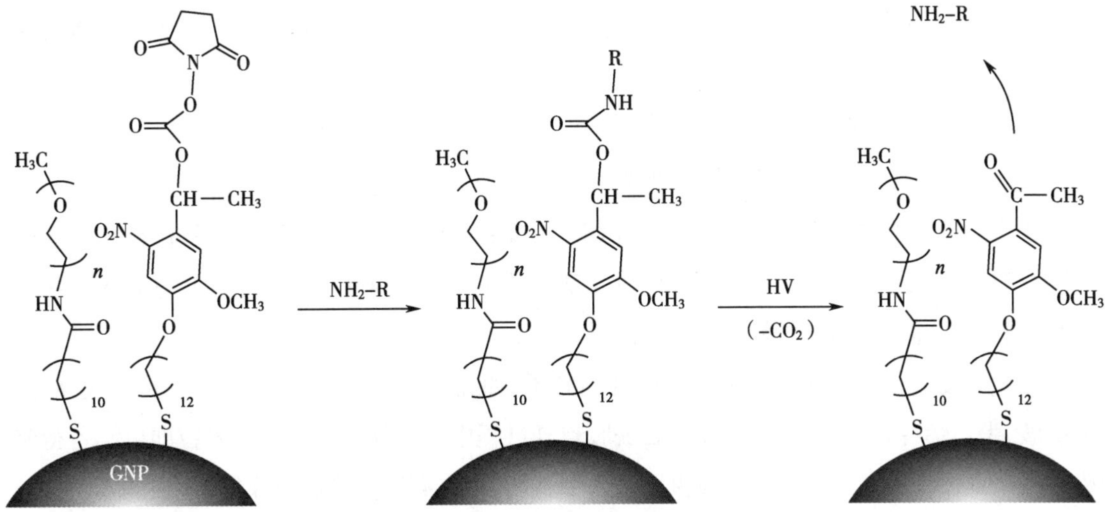

图 12-8　利用邻硝基苄基化合物的光控释放机理

二、磁场响应性高分子

对磁场做出反应的高分子称为磁场响应性高分子。磁场响应性高分子材料通常可分为结构型和复合型两种。

（一）结构型磁场响应性高分子

结构型磁场响应性高分子是指不用加入无机磁性物,结构自身具有强磁性的高分子。结构型磁场响应性高分子比重小、电阻率高。

1. **磁性**　某些芳香族自由基和烯烃自由基有较大正原子或负原子自旋密度,通过分子自旋离域和自旋极化,这些自由基在晶体中形成正反自旋区域相间分布,当正自旋密度远大于负自旋密度就可出现铁磁耦合而显示出磁性。

2. **分类**　结构型磁场响应性高分子材料分为以下几类:磁性自由基高分子、金属有机磁性高分子、二茂金属有机高分子。

（1）磁性自由基高分子:磁性自由基高分子是指高分子中不含任何金属,仅由 C、H、N、O、S 等组成的磁性高分子,例聚 1,4- 双（2,2,6,6- 四甲基 -4- 羟基 -1- 氧自由基吡啶）丁二炔（BIPO）。聚 BIPO 为共轭长链高分子,兼有顺磁性和铁磁性,在 20K 时具有明显的磁饱和现象。

（2）金属有机磁性高分子:可分为桥联型和席夫碱型金属有机配合磁性高分子。

桥联型金属有机磁性高分子,是指用有机配体桥联过渡金属以及稀土金属等顺磁性离子制得的高分子。顺磁性金属离子通过"桥"产生磁相互作用。如 $[M^{III}(C_2O_4)_3]^{3-}$ 与二价的过渡金属离子通过草酸根桥联得到的化合物展现出良好的磁性行为。

席夫碱指醛、酮等羰基化合物和伯胺在碱性条件下反应生成的亚胺类衍生物。基于聚双 2,6- 吡啶基辛二腈（PPH）的 PPH·FeSO 型高分子磁体的磁性与磁铁相当,呈黑色,耐热性好,在 300℃的空气中不分解,不溶于有机溶剂,剩磁极小。

（3）二茂金属有机高分子:二茂铁有机金属磁性高分子是第一个在常温下稳定,具有实用意义的高分子铁磁体。二茂金属有机磁体高分子为黑色粉末,不溶于一般有机溶剂,中等耐热性,在空气中约 210℃开始分解,磁化强度不随温度的变化而变化。与铁氧体比较,以含金属茂（C_5H_5）$_n$M 的有机金属单体聚合而成的有机磁性高分子不仅质量轻、易热压成型,而且在很宽的温度范围内磁性能稳定。

（二）复合型磁性高分子

复合型磁性高分子是指复合有无机磁性物质的高分子。

高分子复合用无机磁性物质主要为金属粉末、铝镍钴磁粉、铁氧体和稀土永磁材料。这些磁性金属,在低温和常温时展现铁磁性,当升高温度时表现出顺磁性。四氧化三铁稳定性较好且对生物体的毒副作用小,制备方法简单,高分子复合用的磁性材料主要是四氧化三铁。

与磁性材料复合的高分子包括天然及改性高分子,如壳聚糖、明胶、纤维素等,以及合成高分子,如聚丙烯酰胺、聚乙烯醇、聚丙烯酸等。在丙烯酰胺聚合过程中同时加入氧化铁纳米粒即可制备得到具有超顺磁性的聚丙烯酰胺微粒。该纳米粒摄取进入细胞后,可在高频变换磁场作用下将磁能转变为热能,从而杀死肿瘤细胞。

复合型磁性高分子可制成具有磁性、粒径为几纳米到几百微米不等的微球。磁性高分子微球按磁性材料居于核心、夹层或壳层,一般可分为 3 类(图 12-9)。其中,磁性材料为核的微球制备简单、成本较低,研究较多。

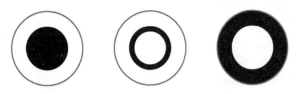

图 12-9 常见磁性高分子复合微球类型图

磁性高分子微球的特点包括:

(1)小粒径效应:微球的粒径较小,比表面积较大,具有较高的官能团密度及选择吸附能力。

(2)磁响应性:能够响应外加磁场,从而用于抗体、细胞等的分离和磁性靶向药物递送。

(3)生物相容性和生物降解性:如四氧化三铁磁性颗粒已经被美国 FDA 批准作为诊断试剂,具有良好的生物安全性,高分子材料可选用具有良好生物相容性和降解性的天然高分子材料及聚酯类高分子材料,如磷脂、聚乳酸 - 聚乙二醇共聚物(PLA-PEG)等。

(4)可功能化特性:磁性微粒表面的高分子可带有多种功能基团,如—CHO、—OH、—COOH、—NH$_2$ 等,通过化学反应与具有靶向能力或者其他活性的分子进行连接,实现更好的靶向性以及载药性。

磁性高分子微球的制备一般是在磁纳米粒表面包覆高分子。高分子磁微球可采用包埋法制备,即将磁性微粒分散于高分子溶液,通过雾化、絮凝、沉积、蒸发等制得。将疏水的 γ-Fe$_2$O$_3$ 磁性纳米粒和两亲性嵌段共聚物分散在二甲基甲酰胺和四氢呋喃的混合溶液,在水中形成载 γ-Fe$_2$O$_3$ 磁性纳米粒的胶束,加入交联剂二乙胺乙二醇和活化剂 1-(3- 二甲氨基丙基)-3- 乙基碳二亚胺(EDC),可制备稳定的核壳型磁性纳米粒。

第二节 内源性刺激响应性高分子

一、pH 响应性高分子

(一)概述

pH 响应性高分子是指其尺寸、形态或者结构随环境 pH 的改变而改变(通常是非线性变化)的一类高分子,可通过表面活性、链构象、溶解度和构型等结构和性质的变化对 pH 做出响应。

pH 响应性高分子通常具有特定的官能团(如羧基、氨基等),这些基团会随 pH 变化发生而离子化、去离子化或质子化、去质子化;当其处于离子(或质子化)状态时高分子的亲水性增强溶胀性增大,去离子化(或去质子化)状态时高分子疏水性提高、溶胀性降低(图 12-10)。高分子两种状态之间的转变表现出高度的非线性,即高分子的性能在一个很窄的 pH 范围内发生突变。pH 的

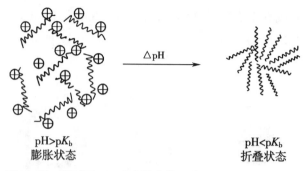

图 12-10　弱碱型 pH 响应性高分子随 pH 改变的形态变化

变化可改变高分子内或者高分子间的离子相互作用、氢键和疏水相互作用,导致可逆微相分离或自组装。

　　pH 响应性高分子可以制成 pH 响应性胶束、纳米粒、凝胶等,应用于药物递送,实现 pH 响应性的特定器官、组织靶向、组织深层穿透、药物特异性释放、溶酶体逃逸和细胞器靶向,提高药物的递送和治疗效果。

（二）分类

　　按高分子上所连基团性质,可分为弱碱型、弱酸型和两性型 pH 响应性高分子。

　　（1）弱碱型高分子:这类高分子中包含一些碱性官能团。在酸性环境下,碱性基团质子化,产生电荷排斥,使高分子链之间距离增大,溶胀性增大;在较高的 pH 下,碱性基团的离子化程度降低,电荷斥力降低,高分子链之间相互作用增加,使高分子链之间距离缩短,发生紧缩。图 12-11 所示为一些含碱性基团的 pH 响应性高分子。

含叔胺基的聚合物:

聚(2-二甲基氨基)丙烯酸乙酯(PDMAEA)　　聚甲基丙烯酸2-(叔丁基氨基)乙酯(PBAEMA)　　聚 N,N-二烷基乙烯基苄胺　　聚(2-二乙氨基)乙基丙烯酰胺(PDEAm)　　聚 N-(3-(二甲基氨基)-丙基)甲基丙烯酰胺(PDMAPMAm)

R=—CH$_3$
　=—CH$_2$CH$_3$
　=—CH$_2$CH$_2$CH$_3$

R=—CH$_3$　PDMA
　=—CH$_2$CH$_3$　PDEA
　=—CH$_2$CH$_2$CH$_3$　PDPAEMA
　=—CH(CH$_3$)$_2$　PDPA

含有吗啉基，吡咯烷和哌嗪基的聚合物：

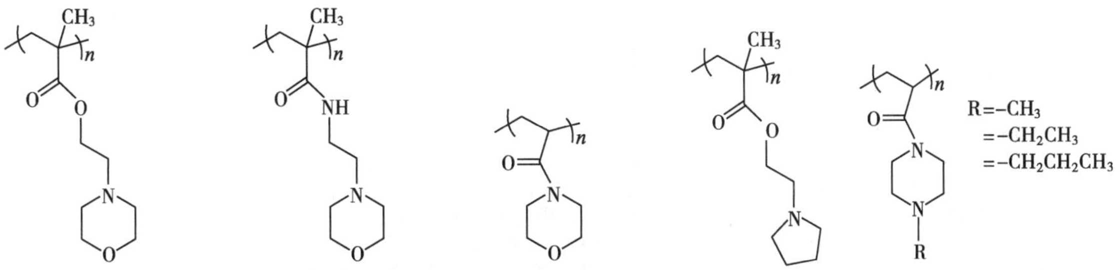

聚（2-N-吗啉）甲基丙　　聚（2-N-吗啉）乙基甲　　聚丙烯酰吗啉　　聚 N-乙基吡咯烷甲基　　聚 N-丙烯酰基-N′-
烯酸乙酯（PMEMA）　　基丙烯酰胺（PMEMAm）　（PAM）　　丙烯酸酯（PEPyM）　　烯基哌嗪

含吡啶和咪唑基的聚合物：

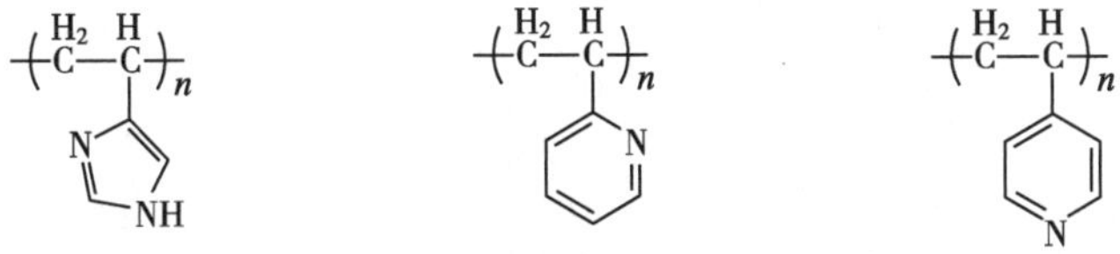

聚 N-乙烯基咪唑　　聚 4-乙烯基吡啶　　聚 2-乙烯基吡啶
（PVI）　　　　　（P4VP）　　　　（P2VP）

pH 响应性天然聚合物：

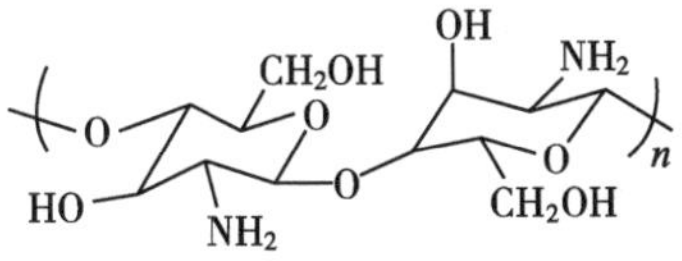

壳聚糖

图 12-11　弱碱型 pH 响应性高分子

　　乙烯基胺、丙烯酰胺、氨基乙基甲基丙烯酸酯、N,N-二甲基丙烯酸甲酯、二烯丙基二甲基丙烯酸甲酯和二烯丙基二甲基氯化铵是几种典型的含胺基团单体，可用于合成各种 pH 响应性聚胺，如聚（2-二甲基氨基）甲基丙烯酸乙酯（PDMA）、聚（2-二乙基氨基）甲基丙烯酸乙酯（PDEA）和聚（2-二丙基氨基）甲基丙烯酸乙酯（PDPA）。PDMA 不仅具有 pH 响应性，还具有温度响应性。含有吡啶基的聚合物如聚 4-乙烯基吡啶（P4VP）和聚 2-乙烯基吡啶（P2VP），含有咪唑的聚合物如聚 N-乙烯基咪唑和聚 4-乙烯基咪唑具有 pH 响应性。

　　壳聚糖是一种氨基多糖，为甲壳素脱乙酰化产物。甲壳素去乙酰化程度决定了所制备壳聚糖的伯胺基团的含量。壳聚糖分子上的伯胺基团赋予其 pH 敏感性。由碱性氨基酸聚合制得的多肽，如聚（L-赖氨酸）、聚精氨酸和聚组氨酸具有 pH 敏感性。

　　（2）弱酸型高分子：这类高分子含有弱酸性基团。根据所含弱酸性基团类型可以分为羧酸类、磷酸类、磺酸类、硼酸类等 pH 响应性高分子（图 12-12）。

　　羧酸类 pH 响应性高分子为多羧基聚合物。如聚丙烯酸（PAA），在 pH 较高（H^+ 离子浓度较低）时，羧基电离程度较大，荷负电荷的羧酸根离子较多；在低 pH 下则相反。多羧基聚合物的 pK_a 与聚合物组成有关，PAA 的 pK_a 为 4.28。羧酸类 pH 响应性高分子还有聚甲基丙烯酸（PMAA）、聚

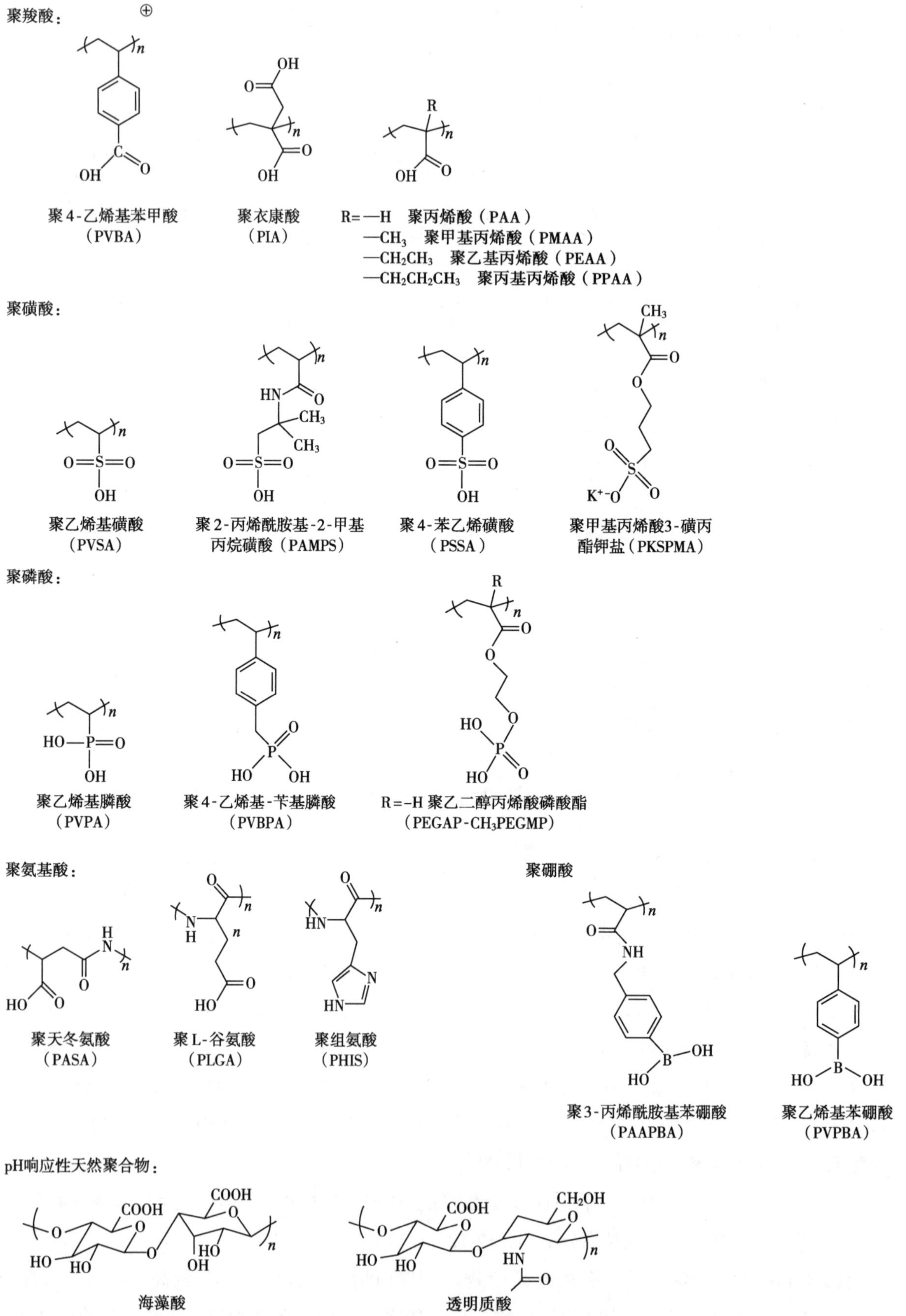

聚羧酸：

聚4-乙烯基苯甲酸
（PVBA）

聚衣康酸
（PIA）

R=—H　聚丙烯酸（PAA）
　　—CH₃　聚甲基丙烯酸（PMAA）
　　—CH₂CH₃　聚乙基丙烯酸（PEAA）
　　—CH₂CH₂CH₃　聚丙基丙烯酸（PPAA）

聚磺酸：

聚乙烯基磺酸
（PVSA）

聚2-丙烯酰胺基-2-甲基
丙烷磺酸（PAMPS）

聚4-苯乙烯磺酸
（PSSA）

聚甲基丙烯酸3-磺丙
酯钾盐（PKSPMA）

聚磷酸：

聚乙烯基膦酸
（PVPA）

聚4-乙烯基-苄基膦酸
（PVBPA）

R=-H 聚乙二醇丙烯酸磷酸酯
（PEGAP-CH₃PEGMP）

聚氨基酸：

聚天冬氨酸
（PASA）

聚L-谷氨酸
（PLGA）

聚组氨酸
（PHIS）

聚硼酸

聚3-丙烯酰胺基苯硼酸
（PAAPBA）

聚乙烯基苯硼酸
（PVPBA）

pH响应性天然聚合物：

海藻酸

透明质酸

图12-12　弱酸型 pH 响应性高分子结构类型

乙基丙烯酸（PEAA）、聚丙基丙烯酸（PPAA）和聚丁基丙烯酸（PBAA）等。高分子链上的烷基越大，疏水性增大，pK_a 增大。PMAA、PEAA、PPAA 和 PBAA 的 pK_a 分别为 6、6.3、6.7 和 7.4。磺酸类高分子如聚 2- 丙烯酰胺 -2- 甲基丙烷磺酸（PAMPS）和聚 4- 苯乙烯磺酸（PSSA），含有磺酸盐基团（—SO_3H），pK_a 为 2~3，可在较宽的 pH 范围内电离。2- 丙烯酰氨基 -2- 甲基丙基磺酸、2- 甲基丙烯酰氧基乙基磺酸、3- 甲基丙烯酰氧基 -2- 羟丙基磺酸、乙烯磺酸、苯乙烯磺酸和甲基丙烯酸磺基乙酯可通过均聚合或共聚合制备 pH 响应性高分子。磷酸类高分子可用含磷（甲基）丙烯酸酯聚合制得；酰胺类高分子可用酰胺类化合物聚合而得；硼酸类高分子为含硼酸基团的高分子，如含有苯基硼酸 [Ph-B$(OH)_2$] 的高分子具有 pH 响应性。磺胺类高分子为含磺胺基团的高分子。天然弱酸型 pH 响应性高分子包括酸性多糖和聚氨基酸。海藻酸和羧甲纤维素是研究较多的酸性多糖。海藻酸分子中的甘露糖醛酸和古洛糖醛酸重复单元上都有羧基。果胶和透明质酸分子中含有羧基。琼脂、卡拉胶和硫酸软骨素分子中含有磺酸基团。它们都具有 pH 响应性。谷氨酸和天冬氨酸是酸性氨基酸，其 pK_a 分别为 4.07 和 3.90。聚（谷氨酸）和聚（天冬氨酸）在 pH 略高于 pK_a 时发生 pH 响应相变。

（3）两性型 pH 响应性高分子：为含有碱性和酸性嵌段的共聚物。如聚（2- 乙烯基吡啶）-*b*-聚（4- 苯乙烯磺酸钠）（P2VP-*b*-PSS）为两性型嵌段共聚物，其碱性单体为 2- 乙烯基吡啶，酸性单体为 4- 苯乙烯磺酸钠。P2VP-*b*-PSS 聚合物溶液在 pH<2.5 时变浑浊，在 pH 5.0 及以上发生相分离。共聚物的构象状态随电离度的增加而变得紧密（图 12-13）。

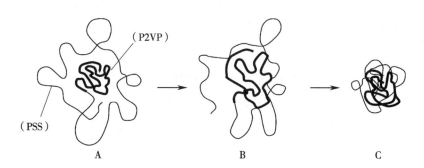

图 12-13　共聚物 P2VP-*b*-PSS 的构象随电离度增加的变化
A. 不带电 P2VP 链的状态；B. 在低电离度 α 下形成离子对（SO_3^-，NH_4^+）；
C. 内部多盐复合物（化学计量 α=0.86）。

按高分子形状，pH 响应性高分子可分为线形均聚物或共聚物（常形成胶束、囊泡等）、支化和超支化聚合物、聚合物刷、星形和树枝状聚合物、凝胶（纳米凝胶、微凝胶、水凝胶）等。

pH 响应性线形高分子可以为均聚物、无规共聚物、嵌段共聚物等。pH 响应性星形高分子可以自组装形成胶束且其形态随 pH 变化而变化。星形高分子胶束的形态包括囊泡、棒状、球形和花形等。星形高分子可通过核优先法、臂优先法和核优先 - 臂优先结合法制得。聚 [（2- 二乙基氨基）甲基丙烯酸乙酯]- 嵌段 - 聚（甲基丙烯酸甲酯）- 嵌段 - 聚 [聚（乙二醇）甲基醚甲基丙烯酸酯][s-（$PDEA_{62}$）-*b*-（$PMMA_{195}$-*b*-$PPEGMA_{47}$）$_6$] 为一种六臂星形三嵌段共聚物，在水性介质中具有低临界聚集浓度（CAC）并且显示出受 pH 调节的自组装行为。它可以自组装成 pH 为 10.5 的多室胶束、pH 为 7.4 的囊泡和 pH 为 2.0 的胶束。pH 响应性支化和超支化聚合物与其相应的线性类似物的性能不一样，难以链缠结、溶液黏度较低、溶解性较好、易于衍生化、在一定 pH 下可以自组装形成胶束和 / 或发生微粒的溶胀 / 消溶胀。pH 响应性树枝状高分子具有可控的分子大小、形状和末端基团数。pH 响应性刷状高分子可看作许多高分子链一端固定在基体表面的一种超薄的聚合物层,通过调整高分子链的组成、密度和长度调控刷状高分子的构象、表面能和相变,高分子链上可电离基团接受或提供质子以响应环境的 pH 变化,调整表面润湿性。pH 响应性梳形高分子,如聚((N- 乙烯基咔唑)-co-(4- 乙烯基苄基氯))- 梳状聚[((2- 二甲氨基)甲基丙烯酸乙酯)-co-(丙烯酸)][P(NVK-co-VBC)-co-P(DMAEMA-co-AAc)]由疏水性 P(NVK-co-VBC)主链和 pH 敏感性亲水性 P(DMAEMA-co-AAc)侧链组成。该梳形高分子可以自组装成 pH 响应性多壁空心囊泡,囊泡的尺寸和壁厚度与侧链的长度有关,壁层的数量与水性介质中囊泡的浓度有关。pH 响应性水凝胶是一种含有大量水的三维高分子网络,由 pH 响应性高分子制得。含有弱酸性基团的酸性水凝胶在高 pH 下离子化程度增大,溶胀性增强;含有有机弱碱基团的碱性水凝胶在低 pH 下质子化程度增大,溶胀性增大;两性水凝胶如聚[(2- 二甲基氨基)甲基丙烯酸乙酯]- 共聚 - 聚(甲基丙烯酸)(PDMA-co-PMAAc)在低或高 pH 下均溶胀性增强,在等电点时水凝胶收缩。与其他凝胶相比,这种凝胶可在更大的 pH 范围内溶胀。pH 响应性水凝胶根据其大小分为宏凝胶(100μm)、微凝胶(0.1~100μm)和纳米凝胶(1~100nm),作为药物载体,具有载药量大、稳定性高和 pH 响应性。

按响应机理 pH 响应性高分子可分为:

(1)质子化 - 去质子化平衡型:含有羧基、氨基、咪唑基等给质子体或质子受体的结构,在 pH 改变时可通过质子化或去质子化导致高分子构型或聚集态随之改变,实现 pH 响应性。

(2)化学键断裂型:高分子链中引入如腙键、缩醛等在特定 pH 下可发生断裂的结构,通过结构断裂实现 pH 响应下高分子构型的转变。

(3)电荷变化型:分子链中含有在特定 pH 下可断裂的结构,且断裂部分电荷与主链电荷不同。如 2,3- 二甲基马来酸酐(DMA)修饰带有氨基的高分子,使其由于 DMA 的羧酸而带负电荷,在特定 pH 下 DMA 水解断裂,使得主链上的氨基重新获得质子化能力而带正电,实现 pH 响应性电荷翻转。

(三)应用

1. 药物递送系统　根据人体内 pH 的变化,通过 pH 敏感性高分子来设计各种 pH 响应性的药物递送系统。pH 变化导致的药物释放有两种不同的策略。一种是随着 pH 的变化而溶胀 / 消溶胀或降解引发药物释放,第二种是通过 pH 的变化使药物与高分子之间的共价键断裂而释放药物(图 12-14)。pH 响应性断裂的化学键有腙、缩醛 / 酮醛、cis-acotinyl、肟、亚胺、原酸酯键等。

人体不同器官脏器的 pH 不一样。胃的 pH 为 1~2.5(进食时最高可达 5),小肠近端和远端 pH 增大到 6.15~7.35 和 5.26~6.72,降结肠的 pH 在 5.20~7.02,升结肠为 5.26~6.72,阴道的 pH 为 4~5,偏酸性。这种酸性是由乳酸菌维持的,乳酸菌可以将脱落的上皮细胞中的糖原转化为乳酸。病变组织如癌组织和炎症组织的 pH 与健康组织的 pH 不同,肿瘤细胞外液 pH 约为 6.5。肿瘤快速生长,肿瘤血管紊乱,难以满足其生长所需营养和氧。氧不足会引起缺氧和无氧酵解,导致乳酸的产生,从而降低肿瘤组织的 pH。三磷酸腺苷以能量不足的方式水解有助于维持肿瘤细胞的酸性环境。在发炎和受感染的组织中,因为参与炎症的白细胞将乳酸泵入细胞外液,导致 pH 从中性转到酸性。

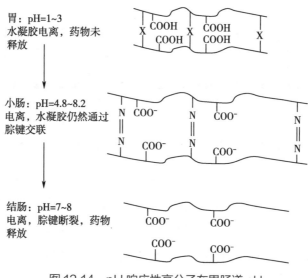

胃：pH=1~3
水凝胶电离，药物未
释放

小肠：pH=4.8~8.2
电离，水凝胶仍然通过
腙键交联

结肠：pH=7~8
电离，腙键断裂，药物
释放

图 12-14　pH 响应性高分子在胃肠道 pH
变化下的腙键断裂及药物释放机制

　　细胞水平最显著的 pH 变化发生在胞吞过程中，细胞膜吞噬进入的分子，形成内吞体，内吞体在细胞内移动，并与溶酶体融合。进入的分子在摄取和转运中经历细胞外的中性 pH 7.4、内吞体的酸性 pH 5~6 和溶酶体的酸性 pH 4~5 以及进一步转运到其他细胞器后的 pH 变化。细胞的其他亚结构都有自己的特征 pH。线粒体、内质网、过氧化物酶体、分泌颗粒的 pH 分别为 8、7.2、7、5.5。此外，高尔基网络的 pH 为 6~6.7。

　　pH 响应性高分子在药物递送系统的应用根据给药途径可以分为 pH 响应性口服给药系统、pH 响应性静脉递药系统、pH 响应性阴道递药系统等。

　　（1）pH 响应性口服给药系统（pH responsive oral drug delivery system）：口服给药是最常见和最方便的给药途径，具有良好的依从性，同时胃肠道具有表面积大、血供丰富、药物滞留时间长等特点。然而，在胃肠道中存在许多障碍如胃酸性环境、酶屏障、肠道上皮细胞屏障、黏液屏障等，极大地降低了口服给药系统的效率。为克服此问题，可用 pH 响应性高分子设计智能口服递药系统。

　　1）提高药物的稳定性和口服生物利用度：生物大分子药物（如多肽和蛋白质）由于在胃酸环境及胃内酶环境中不稳定而不能口服。为避免在恶劣的胃环境中降解，可设计口服 pH 敏感蛋白递药系统以保护它不受胃酸性 pH 的影响，并将其传递到可进行药物吸收的碱性肠道。这种方法有效地提高了多肽和蛋白质药物的口服生物利用度。

　　2）提高跨肠道转运效率，并进一步靶向至病灶部位：设计的 pH 响应性口服递药系统可以在肠道黏液和上皮细胞层中呈现不同的电荷，从而同时具有较高的黏液穿透效率（近中性）和跨细胞转运能力（正电性）。口服吸收入血的纳米载体可以进一步靶向至病灶部位，实现良好的药物递送效果。

　　3）应用于结肠相关疾病的靶向治疗：如克罗恩病、溃疡性结肠炎、炎性疾病、感染、结肠癌等。如口服 pH 敏感结肠特异性给药系统中的抗癌药物在胃酸环境不释放，而在到达结肠部位后才特异性释放，从而减少抗癌药物的副作用，延长治疗时间，提高口服化疗药物的疗效（图 12-15）。

　　（2）pH 响应性静脉递药系统（pH responsive intravenous drug delivery system）：该类给药系统常用于肿瘤靶向药物递送和细胞内特异性药物递送，也见于炎症靶向药物递送。

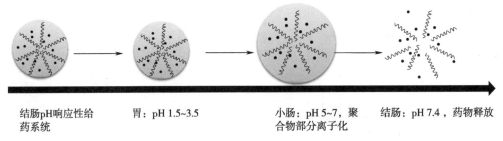

结肠pH响应性给　　　　胃：pH 1.5~3.5　　　　小肠：pH 5~7，聚　　结肠：pH 7.4，药物释放
药系统　　　　　　　　　　　　　　　　　　　　合物部分离子化

图 12-15　口服结肠靶向 pH 响应性给药系统的释药过程

1）肿瘤靶向递药系统：肿瘤的 pH 一般低至 6.5~6.8，而正常组织的 pH 为 7.2~7.4，因此可利用肿瘤组织和正常组织之间的 pH 差异来设计肿瘤靶向递药系统。注射后，这些系统在正常组织和血液中保持稳定，但在肿瘤低 pH 作用下可以发生多种响应。肿瘤靶向递药系统可有效提高肿瘤特异性药物递送效率和抗肿瘤效果，主要依赖于以下优点：①表面电荷从负电性变为正电性，从而更好地与肿瘤细胞结合并内吞；②脱掉保护基团，暴露靶向分子或者穿膜肽，实现肿瘤细胞特异性摄取；③负电荷的纳米载体与 pH 响应性电荷反转的负电荷载体经过电荷反转后，依靠正负电荷吸附而聚集，从而改变纳米载体的粒径或形态而提高在肿瘤内的滞留；④通过递药系统的解离或者特定连接键的断裂，响应性释放药物，从而有效提高肿瘤特异性药物递送效率和抗肿瘤效果。

2）细胞器靶向递药系统（organelle targeting drug delivery system）：药物一般有确定的靶细胞器，如 DNA 需要进入细胞核转录并表达为蛋白质后起作用，抗肿瘤药物紫杉醇需要进入细胞浆与微管蛋白结合后诱导细胞凋亡，还有一些药物的靶点分布在线粒体或者细胞膜表面，因此细胞器靶向也成为关注的热点。如前所述，不同亚细胞结构的 pH 具有显著的区别，因此可以基于该区别构建 pH 响应性递药系统。如溶酶体的 pH 为 5.0 左右，设计具有质子海绵效应的纳米载体包载 DNA，当该载体进入内吞体和溶酶体后会导致 pH 响应性载体的质子化，进而导致内吞体和溶酶体的渗透压增加而破裂，从而释放 DNA（药物）至细胞质（如图 12-16），进一步转运至细胞核发挥作用。

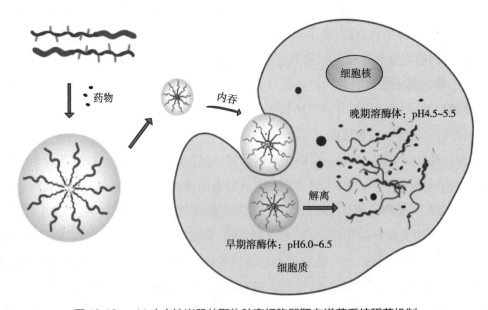

图 12-16　pH 响应性嵌段共聚物胶束细胞器靶向递药系统释药机制

3）炎症靶向递药系统（inflammation targeting drug delivery system）：炎症部位的一些特征与肿瘤类似，同样具有较低的 pH，因此也可利用 pH 响应实现更好的炎症部位纳米载体蓄积和响应性药物释放。

（3）其他递药系统：如 pH 响应性阴道递药系统，阴道给药具有给药容易、表面积大、血管网络致密、避免肝代谢等显著优点。阴道呈酸性环境，而精液或上皮细胞的 pH 为中性，因此设计的 pH 响应性阴道给药系统一般在低 pH 下稳定，而在中性 pH 时释放药物，用于避孕、预防或治疗性传播疾病、局部免疫治疗等。

2. 生物传感器（biosensor） 在生物体中，细胞内 pH 在酶、细胞和组织活动中起着关键作用。监测 pH 变化和梯度对于诊断某些癌症疾病和研究细胞内化通路至关重要。基于高分子的 pH 传感器是根据类似温度传感器的原理设计的。pH 在 pK_a 以上或以下的变化会导致高分子链的质子化或去质子化，并伴随着水溶性的剧烈变化。如 pH 响应性高分子聚（磺胺二甲氧嘧啶）（PSDM，pK_a 为 7）在两个链末端都连有芘和香豆素，在 pH 小于或大于 7 时分别发生链瓦解 / 聚集（膨胀），导致荧光共振能量转移效率的提高或降低，从而构建比率型 pH 传感器。为了避免 PSDM 在低 pH 下不受控制的聚集，进一步在 PSDM 上引入亲水性段，分别在 PEO-*b*-PSDM 嵌段共聚物的二嵌段连接点和 PSDM 链末端分别标记荧光供体和荧光受体。通过将 pH 从 7.6 降至 6.8，可以观察到紫外光照射下从蓝到绿的发射跃迁。通过将葡萄糖氧化酶（GOx）和过氧化氢酶共固定到 pH 响应性高分子涂覆的磁弹性传感器上，用壳聚糖作为支撑基底来制造无线磁弹性葡萄糖生物传感器。葡萄糖氧化酶催化的葡萄糖水解产生葡萄糖酸，导致 pH 响应性高分子的收缩。这种生物传感器可用于测定尿样中的葡萄糖含量。

3. 表面研究 pH 响应性刷状高分子表面具有许多应用，如用于非生物淤积、薄膜、细胞黏附表面和表面润湿。基于聚甜菜碱的高分子胶束可用于制备单层胶束膜用于研究细菌的抗黏性。当基于聚甜菜碱的二嵌段共聚物为胶束形式时，单层膜可在 pH 7.5 下自组装。这些两性离子胶束涂层显示出对金黄色葡萄球菌的抗黏附性。除了细菌的抗黏附特性外，当感染引起局部 pH 变化时，这种涂层会释放出抗菌剂。

二、酶响应性高分子

酶响应性高分子是指在酶的直接作用下其结构或功能发生变化的高分子。在自然界中，生物体内的动态过程几乎完全由酶控制。酶已经进化成为一种高度特异性的催化剂，其作用和活性是通过表达水平或辅因子的有效性来控制。酶存在于生物环境中，不需要从外部添加。某些酶的活性通常与机体的特定位置和 / 或特定条件有关。例如，一些疾病伴有高水平的磷酸酶活性，偶氮还原酶主要存在于消化系统中。伤口的愈合显示出一系列复杂的酶活性序列，标志着伤口愈合过程的不同阶段。表 12-1 列出了用于酶响应性高分子的酶。最常见的酶类包括蛋白酶、激酶、磷酸酶和核酸内切酶。

（一）酶响应性高分子的主要类型

根据高分子酶响应性变化，可以分为酶响应性自组装高分子、酶响应性解离高分子、酶响应性结构重组高分子。

1. 酶响应性自组装高分子 高分子的自组装过程通常都是在静电作用、芳环堆叠、疏水效应和氢键等多种分子间协同作用下实现的。酶触发的高分子自组装由酶响应性改变高分子性质引起。

表 12-1 用于酶响应性高分子的酶

酶	催化的反应 / 底物	功能	位置或来源
α- 淀粉酶	水解 β-D- 葡萄糖之间的 1,4 糖苷键	降解淀粉	存在于哺乳动物的唾液和胰腺中,由许多细菌产生
α- 糜蛋白酶	水解肽键羧基端	消化小肠中的蛋白质	哺乳动物胰腺
乙酰胆碱酯酶	水解乙酰胆碱	调节神经递质乙酰胆碱	存在于脊椎动物神经肌肉接头,与阿尔茨海默病有关
偶氮还原酶	还原偶氮化合物	与细胞内氧化还原过程中的电子转移有关	由细菌表达,存在于人体肠道的结肠中
β-D- 半乳糖苷酶	水解乳糖中 β-D- 半乳糖和 β-D- 葡萄糖之间的 1,4 糖苷键	水解糖类	存在于人体小肠绒毛内壁的肠细胞中
β- 葡萄糖醛酸酶	水解 β-D- 葡萄糖醛酸	降解糖复合物	在坏死组织和几种癌症中高浓度存在
β- 内酰胺酶	水解 β- 内酰胺	降解 β- 内酰胺类抗生素	由细菌产生
BamH Ⅰ	5′-GGATCC-3′ 3′-CCTAGG-5′	限制性内切酶	产生于解淀粉芽孢杆菌 H
半胱氨酸蛋白酶	天冬氨酸后的肽键水解,由天冬氨酸前的四个氨基酸和三级蛋白质结构调节的非常专一的活性	调节炎症和细胞凋亡	存在于脊椎动物和细菌中,在几种癌症中下调
催化抗体 38C2	催化逆羟醛缩合反应 / 逆 Michael 反应	—	基因工程蛋白质
组织蛋白酶	肽键水解,具有广泛的特异性	半胱氨酸蛋白酶家族参与的细胞外基质降解	存在于哺乳动物细胞溶酶体中,在各种癌症类型中过度表达
壳聚糖酶	D- 氨基葡萄糖残基之间 β-1,4- 键的内切水解	降解壳聚糖	由各种植物和细菌产生
角质酶	酯水解	降解植物角质层的角质	由真菌分泌
D- 氨基肽酶	含有 N- 末端 D- 丙氨酸或 D- 丝氨酸的寡肽中肽键的水解	水解基于 D- 氨基酸的肽	存在于细菌中
葡聚糖酶	水解 1,6-α- 糖苷键	降解葡聚糖	存在于结肠中,由各种细菌产生
二肽基肽酶Ⅳ	水解氨基末端第 2 个氨基酸为丙氨酸或脯氨酸的肽键	调节细胞过程,使胰岛素传感信号的激素失活	与Ⅱ型糖尿病有关,涉及各种癌症类型
Dpn Ⅱ核酸内切酶	5′-↓GATC-3′ 3′-CTAG↓-5′	限制性内切酶	由肺炎双球菌产生
EcoR Ⅰ	5′-G↓AATTC-3′ 3′-CTTAA↓G-5′	限制性内切酶	由大肠埃希菌产生
EcoR Ⅴ	5′-GAT↓ATC-3′ 3′-CTA↓TAG-5′	限制性内切酶	由大肠埃希菌产生

酶	催化的反应/底物	功能	位置或来源
弹性蛋白酶	水解两个小氨基酸（甘氨酸或丙氨酸）之间的肽键	降解结缔组织中的弹性蛋白	存在于哺乳动物和细菌中，涉及慢性创面和炎症过程
弗林蛋白酶	水解 RXKR 或 RXRR 后的肽键	前体蛋白转化酶	表达于真核细胞和几种哺乳动物细胞的胞内蛋白酶；涉及艾滋病病毒和各种癌症类型
谷胱甘肽-S-转移酶	还原型谷胱甘肽与亲电化合物的偶联	解毒和蛋白质的胞内结合	存在于大多数哺乳动物器官和各种其他物种的胞浆中
糖基转移酶	催化核苷酸或脂质磷酸盐与糖供体形成糖苷键	分解葡聚糖	存在于动植物中
HaeⅢ	5′-GGCC-3′ 3′-CCGG-5′	限制性内切酶	由埃及嗜血杆菌产生
辣根过氧化物酶（HRP）	在 H_2O_2 存在下催化大量底物的氧化	催化交联反应，涉及感染抗性和代谢过程	存在于辣根中
激酶	肽序列中羟基的磷酸化	激活信号转导和活化转录因子	位于细胞膜，在几种癌细胞中异常激活
致死因子	水解 $Y_BY_BX\downarrow Z_HXZ_H$ 中的肽键（X-任何氨基酸、Y_B-任何碱性氨基酸、Z_H-任何疏水性氨基酸）	通过裂解丝裂原活化蛋白激酶抑制信号通路	存在于炭疽杆菌中
脂肪酶	形成或水解酯	分解脂肪	存在于许多哺乳动物，真菌和细菌中
基质金属蛋白酶（MMPs）	在金属存在下水解具有各种特异性的肽键	参与组织重塑和抗炎过程；与细胞受体等生物分子相互作用，影响细胞行为	存在于大多数多细胞生物中，包括动物和植物；涉及多种疾病，包括关节炎和癌症
木瓜蛋白酶	水解肽键，具有广泛的特异性	半胱氨酸蛋白酶	存在于木瓜中
青霉素 G 酰化酶	裂解青霉素的酰基链	涉及芳香族化合物的代谢	存在于细菌、酵母和真菌中
磷酸酶	水解肽序列中的正磷酸单酯	调节蛋白质活性和信号转导	存在于植物和哺乳动物，活性水平受各种疾病（癌症、糖尿病、多发性硬化）的影响
纤溶酶	水解肽键，特别是精氨酸或赖氨酸	与纤维蛋白溶解和伤口愈合有关	存在于动物中，癌细胞中浓度增加
猪肝酯酶	水解酯，具有广泛的特异性	选择性丝氨酸水解酶	从猪肝中分离
蛋白酶 K	水解肽键，具有广泛的特异性	降解角蛋白	从林伯氏白色念球菌中分离
焦谷氨酸氨肽酶	水解焦谷氨酸肽键	去除 N-末端焦谷氨酰基	存在于哺乳动物、细菌和植物中
凝乳酶	水解肽键	天冬氨酰蛋白酶参与的血压调节	由肾脏中的球旁细胞分泌
枯草杆菌蛋白酶	水解疏水性氨基酸 C-末端的肽键	清除养分	由细菌产生，排到胞外

酶	催化的反应/底物	功能	位置或来源
嗜热菌蛋白酶	优先水解疏水氨基酸或大分子氨基酸的 N 端肽键	降解胞外蛋白和肽作为细菌养分	存在于细菌、真菌和古细菌中,涉及各种疾病和感染
凝血酶	选择性水解 R 和 G 之间的肽键	将纤维蛋白原转化为纤维蛋白并导致血液凝固	可以介导急性血栓的形成并促进恶性肿瘤的发生
转谷氨酰胺酶	催化谷氨酰胺酰基的 α- 甲酰胺基团和伯胺之间形成肽键	交联蛋白质,与纤维蛋白凝块形成有关	存在于全身的液体和细胞外基质中
酪氨酸酶	将各种酚类氧化成邻醌	与黑色素产生有关	广泛存在于植物和动物中
胰蛋白酶	水解赖氨酸和精氨酸 C- 末端的肽键	与消化过程有关	存在于胰腺中,水平升高与某些胰腺疾病有关
尿激酶型纤溶酶原激活物	将纤溶酶原转化为纤溶酶	降解细胞外基质	存在于尿液和血液中,涉及癌浸润和转移

蛋白质中丝氨酸、苏氨酸或酪氨酸残基的酶促磷酸化和去磷酸化在控制生物体内的染色质结构和信号转导途径中起着关键作用。这些化学转化可以导致相关物质溶解度的改变,常用于设计酶响应性的高分子凝胶。含酶解磷酸酯基的高分子具有响应性的自组装和聚集特征。例如,由聚乙二醇(PEG)和磷酸化聚 4- 乙烯基苯酚(PVPh)嵌段组成水溶性的二嵌段共聚物,在 pH 5 时,酸性磷酸酶催化裂解磷酸酯形成两亲性二嵌段共聚物,PVPh 嵌段在弱酸性 pH 下疏水。该两亲性高分子即可在水相中自组装成为球形胶束。三嵌段共聚物 P(DEGEA-co-OPBA)-b-PEG-b-P(DEGEA-co-OPBA)由 PEG 和乙氧基二醇(乙二醇)丙烯酸酯(DEGEA)和((二羟基 - 磷酰基)氧基)丙烯酸丁酯(OPBA)无规共聚物嵌段组成。在 37℃下,酸性磷酸酶触发的去磷酸化导致三嵌段共聚物的最低临界溶液温度(LCST)降低。在相对高的高分子浓度(在水性介质中 7.9%wt)下,可实现溶胶向凝胶的相转变。酶响应性基团连接到热响应性高分子的链末端,实现酶介导的 LCST 调节和相应的自组装行为。例如,将聚(2- 异丙基 -2- 噁唑啉)(PiPrOx)末端用芴甲氧羰基酪氨酸(Fmoc-Y)官能化,并将其酪氨酸部分磷酸化。碱性磷酸酶诱导的去磷酸化反应使得高分子的末端疏水性增强,LCST 降低。

特定的多肽可以在适当条件下自发形成二级结构,如 α- 螺旋和 β- 折叠。采用特定基团修饰多肽杂合的二嵌段或多嵌段高分子不能发生自组装,酶解除去特定基团后发生自组装。含有五个重复的苏氨酸(T)和缬氨酸(V)二联体的高分子(TV)$_5$-PEG,在三个苏氨酸残基位点用特异性磷酸化羟基官能团修饰后得到的杂合二嵌段共聚物不能发生自组装,在酸性磷酸酶作用下水解磷酸基团,(TV)$_5$- 肽恢复自组装能力,形成纤维状纳米结构。

2. 酶响应性解离的高分子　酶响应性高分子可用于制备药物载体如纳米粒、胶束和囊泡等,通过酶解实现药物的酶响应性释放。N-(3- 氨基丙基)- 甲基丙烯酰胺(APMA)、丙烯酰胺(AM)和含有序列 KNRVK 的可蛋白酶解的双官能交联剂共聚合产物用于制备纳米胶囊,载有蛋白质的纳米胶囊在纤溶酶(一种丝氨酸蛋白酶)作用下表面囊壳裂解,释放包载的蛋白质。

明胶能被基质金属蛋白酶降解,采用明胶制备包裹抗肿瘤药物的纳米粒,所制备的纳米粒递送到肿瘤部位,在肿瘤部位高表达的基质金属蛋白酶作用下,明胶降解,特异性释放药物。该纳米粒和其他较小粒径的纳米载体复合,如量子点或者金纳米粒、树枝状高分子,在酶的作用下明胶降解而释放小粒径的纳米载体,以更好地穿透进入肿瘤内部。

将酶的底物片段,如多肽、核酸、(多)糖等与高分子进行复合,可以进一步拓宽酶响应性高分子的应用。

3.　**酶响应性结构重组高分子**　结构重组可以通过酶来调节。通过酶的降解,使得高分子的亲疏水性、电荷、结构发生改变,从而导致形成原有载体结构的作用力减弱,使得高分子间其他的作用力成为主导,进而导致整个载体结构的变化。以具有β-折叠的多肽片段为例,当将其接在疏水性强的高分子嵌段和亲水性高分子嵌段中间时,由于疏水作用较强,其在水相中会自组装成为球形胶束或纳米粒,而非依靠β-折叠作用形成线状纤维。当在疏水性片段与多肽片段中间连接一段酶敏感片段时,其在正常状态下仍然可形成球形纳米粒,用于药物的靶向递送。在酶作用下,酶敏感性片段断裂,疏水性片段解离,剩下的β-折叠多肽-亲水嵌段共聚物可依靠β-折叠作用形成纤维,实现酶响应性载体形状的变化。

(二)酶响应性高分子的制备和表征

通过在骨架、侧链添加酶响应性片段或底物的方式,制备具有酶响应性的高分子材料。

1.　**高分子与多肽交联引入酶响应性基团**　在聚乙二醇等高分子中引入对酶敏感的交联肽可制备对酶响应性的高分子水凝胶和高分子颗粒。交联肽为可作为酶底物的短肽序列。不同的短肽序列可以响应不同的蛋白酶,如基质金属蛋白酶、纤溶酶或胰蛋白酶。在大多数情况下,通过在短肽序列末端进行修饰引入能够与高分子发生反应的基团。高分子与短肽序列交联的反应包括:酰胺化反应 Michael加成、Huisgen 环加成和自由基聚合。

(1)酰胺化反应:N 端采用芴基甲氧基羰基(Fmoc)保护的多肽序列可以直接与含胺的高分子通过酰胺化反应而连接。去除 Fmoc 后,多肽-高分子偶联物末端的氨基可以使用相同的偶联化学方法与含羧基的高分子反应,从而形成带有酶响应性多肽片段的二嵌段高分子。

(2)Michael 加成:对于 Michael 加成,一般要求多肽序列中(或末端)含有半胱氨酸单元,从而利用半胱氨酸的巯基与聚合物末端的乙烯基发生反应,交联形成大分子。

(3)Huisgen 环加成:通过 Huisgen 环加成引入交联,需要对多肽和高分子进行功能化修饰。例如,在多肽和高分子末端引入叠氮化物和炔烃将酶敏感性多肽一端用原子转移自由基聚合引发剂修饰,合成第一个聚合物嵌段;多肽的另一端可以类似地被修饰,合成第二个聚合物嵌段,从而制得以多肽为连接的嵌段共聚物。

2.　**高分子侧链引入酶响应性基团**　高分子侧链中的酶响应性基团既可以在高分子链上引入,也可以在单体中引入。如使用 N-羟基琥珀酰亚胺活化或 N,N,N',N'-四甲基-O-(1H-苯并三唑-1-基)脲(HBTU)催化,将多肽或 DNA 片段连接到降冰片烯开环聚合物上。核酸内切酶或蛋白酶水解 DNA片段/多肽可使聚合物的荷电性或自组装特性发生变化。

高分子酶响应性主要在选择性和交叉反应性、响应速率方面进行表征。

(1)选择性和交叉反应性:酶响应性高分子应只对目标酶具有响应性,也就是可专属性识别,一般可以通过设计乱序多肽或核酸序列,来考察酶对它们的选择性。也可采用不同的酶考察高分子的响应性或高分子响应性的酶专属性。

（2）响应速率：高分子酶响应性的评价包括酶促反应和高分子响应之间的滞后时间、酶浓度对响应的影响以及响应的持续时间等。酶响应性高分子的响应时间相对缓慢，往往需要几个小时到几天。

（三）应用

1. 酶响应性药物释放　药物从载体中的酶响应性释放可以通过高分子骨架裂解、载体表面化学键断裂等方式实现。一些酶响应性高分子可以制备成纳米载体，并物理包裹药物。这些高分子在酶的存在下会裂解而导致整个载体的解离，释放药物。用药物分子通过酶响应性链段与高分子的偶联产物制备纳米载体，该纳米载体可酶响应解离和释放药物。将抗肿瘤药物紫杉醇通过组织蛋白酶 B 特异性二肽缬氨酸 - 瓜氨酸与肿瘤靶向分子寡聚核苷酸 AS1411 连接制备酶响应性高分子。该高分子可组装成纳米粒，并通过 AS1411 主动靶向至肿瘤部位，进入肿瘤细胞后，在溶酶体高表达的组织蛋白酶 B 作用下二肽水解导致纳米粒解体，快速释放紫杉醇。将药物分子用酶响应性链段连接到纳米载体上，也可以实现酶响应性药物释放。

2. 酶响应性药物递送　药物载体的靶向递送受到多种因素的影响，如表面电荷、粒径、形状、靶向分子修饰等。通过酶响应性改变药物载体的这些影响因素提高药物的递送效率。一般而言，亲水性、负电荷的纳米载体表面不易吸附血浆蛋白，也不易被网状内皮巨噬系统识别，具有较长的血浆半衰期；不易与细胞结合，可降低靶细胞的摄取效率。采用酶响应性化学键将 PEG 修饰于纳米载体。PEG 在血液循环中保护纳米载体不被识别和清除，进入肿瘤后，在高表达的基质金属蛋白酶作用下，PEG 从纳米载体裂解而暴露出正电性载体表面，提高细胞摄取效率。载体表面修饰穿膜肽，将穿膜肽与阴离子性屏蔽肽用酶敏感性多肽序列连接。进入肿瘤后，酶解离屏蔽肽，暴露出阳离子性的穿膜肽，提高纳米载体的肿瘤内分布和细胞摄取效率。

3. 细胞外基质模拟物　细胞外基质一般含有胶原蛋白和多糖，可以被基质金属蛋白酶等分解和重构。在高分子水凝胶中引入对酶敏感的交联剂制备的细胞外基质模拟物可以被酶降解，使细胞重塑其环境。聚己内酯二醇与 1,4- 二异氰基丁烷预聚合，偶联弹性蛋白酶解的二胺肽（Ala-Ala-Lys），制备弹性蛋白酶解性聚氨酯。热诱导相分离所制备的聚氨酯得到多孔支架。该支架植入大鼠体内，植入 4 周后明显缩小，植入 8 周后支架完全降解。酶解高分子与生长因子轭合可用于组织再生。

4. 可注射的高分子水凝胶　可注射的高分子水凝胶为由含葡聚糖或透明质酸的酪胺轭合物与过氧化物歧化酶和 H_2O_2 复合得到的混合物，在几分钟内可发生凝胶化。凝胶化时间可以通过改变偶合物中酪胺的含量或混合物中的酶浓度来调整。

三、葡萄糖响应性高分子

葡萄糖响应性高分子能够根据介质中葡萄糖浓度的变化而引起自身理化性质的改变，实现携带的药物分子的响应性和可控性释放。健康人血液葡萄糖浓度约为 5mmol/L，肿瘤中葡萄糖浓度比正常组织高 3~10 倍。糖尿病患者血液葡萄糖水平在进食期间会快速升高。

葡萄糖响应性高分子体系包括：①基于葡萄糖氧化酶的体系；②基于葡萄糖结合蛋白的体系；③基

于苯硼酸的体系。此外,葡萄糖/半乳糖结合蛋白体系、壳聚糖季铵盐-聚乙二醇水凝胶体系也有少量报道。

(一)基于葡萄糖氧化酶的体系

基于葡萄糖氧化酶(glucose oxidase,GOx)体系又称为酶-底物反应型体系。

GOx可将葡萄糖氧化成葡萄糖酸,同时消耗氧气生成过氧化氢,过氧化氢酶(catalase,CAT)将过氧化氢重新分解成水和氧气(图12-17)。葡萄糖酸的生成降低环境的pH,引发水凝胶性状改变,胰岛素的释放。过氧化氢的生成也可以引发水凝胶性状改变而释放胰岛素。胰岛素响应性释放主要有膨胀/收缩、解聚/降解两种机制。

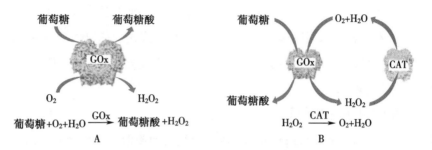

图12-17　GOx/CAT催化葡萄糖氧化

A. 氧气和水存在的条件下,葡萄糖在GOx催化下被氧化,生成葡萄糖酸和过氧化氢;B. 葡萄糖在GOx催化下氧化生成的过氧化氢进一步被CAT催化分解生成氧气和水,进而促进GOx催化下的葡萄糖氧化。

1. 膨胀/收缩机制

(1)机理:葡萄糖在GOx的作用下产生葡萄糖酸引起pH降低,导致水凝胶发生膨胀或收缩而释放负载的胰岛素,将GOx包载或修饰于pH响应性水凝胶体系中实现(图12-18)。

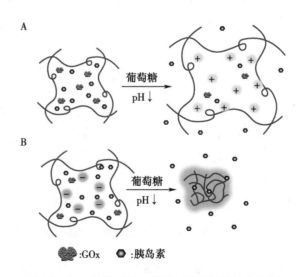

图12-18　pH敏感性水凝胶对葡萄糖的响应机制

(2)应用:将GOx固定在pH响应性高分子水凝胶中制备葡萄糖响应性胰岛素载体。过氧化氢的生成会抑制酶的活性,并引发机体炎症,可引入CAT。CAT将葡萄糖生成的过氧化氢分解成水和氧气,既可以解决GOx催化消耗氧气导致氧气缺乏的问题,也可以消耗降解GOx的过氧化氢,使得GOx可以持续地催化葡萄糖。将 GOx 和 CAT 一起共价结合在水凝胶骨架上,使得体系对葡萄糖浓度变化的响应性提高。含有 GOx 和 CAT 的纳米凝胶的壳聚糖微凝胶可葡萄糖响应性释放胰岛素。当葡萄糖浓度升高时,随着葡萄糖酸的生成,pH 降低,壳聚糖侧链上胺基被质子化而产生相互的静电排斥,凝胶膨胀,释放胰岛素。葡萄糖浓度降低,葡萄糖酸的生成随之降低,壳聚糖侧链氨基去质子化,凝胶收缩、胰岛素释放停止。

2. 解聚／降解机制

（1）机理：GOx 产生的葡萄糖醛酸使体系 pH 降低或者过氧化氢蓄积,引发解聚或降解,释放药物。

（2）应用：如采用共价结合 GOx 的 pH 敏感脂质体,在较高的葡萄糖浓度下,GOx 会降低体系 pH,导致脂质体的不稳定而释放胰岛素。在葡萄糖浓度下降后,体系 pH 上升,脂质体重新变得稳定而停止释放胰岛素。H_2O_2 引发降解的水凝胶体系可用于葡萄糖响应递送。如以聚 2- 甲基丙烯酰氧乙基磷酸胆碱（PMPC）为水凝胶骨架,高浓度葡萄糖在 GOx 作用下生成大量的 H_2O_2,H_2O_2 光解产生的活性氧使水凝胶降解而释放胰岛素。

（二）基于葡萄糖结合蛋白的体系

葡萄糖结合蛋白（glucose binding protein, GBP）通过与葡萄糖竞争结合机制而实现对葡萄糖浓度变化的响应。

1. 机理 伴刀豆球蛋白 A（Con A）是一种植物凝集素蛋白,能与葡萄糖以非共价键形式结合,在中性 pH 条件下以四聚体的形式存在,有四个与糖蛋白结合的位点。糖残基可以通过蛋白质一侧的 1 个或 2 个结合位点进行结合。Con A 与葡萄糖结合专一性很强,受其他分子干扰较小。直接对葡萄糖作出响应,因此不存在滞后效应。

2. 应用 该采用麦芽糖修饰胰岛素,使其末端具有 D- 葡萄糖,与 Con A 结合。葡萄糖浓度升高时,葡萄糖与胰岛素竞争 Con A 的结合位点,将结合在 Con A 上的胰岛素释放;当葡萄糖浓度较低时,竞争性结合受到抑制而停止胰岛素释放（图 12-19）,实现葡萄糖浓度调控胰岛素的释放量。

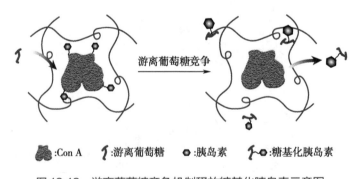

图 12-19   游离葡萄糖竞争机制释放糖基化胰岛素示意图

将琥珀酰氨基苯基 -α-D- 吡喃葡萄糖胰岛素（SAPG-Ins）包载于 Con A 交联的水凝胶中,SAPG-Ins 和葡萄糖可在水凝胶中运动,而它们的结合物无法扩散。葡萄糖扩散入水凝胶竞争 Con A 的结合位点,释放胰岛素。该水凝胶中的胰岛素释放滞后时间较短。

（三）基于苯硼酸的体系

葡萄糖氧化酶和凝集素为蛋白质类化合物,稳定性差、易失活,具有潜在的免疫原性,在氧化葡萄糖过程中可能存在供氧不足、过氧化氢导致酶失活等。苯硼酸具有较好的稳定性,可用于胰岛素递送和血糖检测。

硼酸是一种弱的 Lewis 酸。未配位的硼原子是 sp^2 杂化,为平面三角形;其他原子上的孤对电子与其配位后硼原子转变为 sp^3 杂化,为四面体结构。硼原子可以与邻近的二醇相结合生成五元或者六元酯,并可在水溶液中可逆的解离。在硼酸处于其四面体结构时,最利于其与双羟基相结合,此时的结合常数也显著大于其平面三角形结构时的结合常数。

图 12-20A 是苯硼酸与不同物质之间存在的可逆平衡示意图。苯硼酸的 pK_a 在 8.2 左右,在没有碱存在的条件下,平面三角形结构的硼可与二醇生成不稳定的环酯,容易发生可逆解离。当 pH 等于其 pK_a 时,苯硼酸与氢氧根结合而变成四面体结构,从而可与二醇结合生成稳定的环酯。图 12-20B 是苯硼酸基团与葡萄糖反应。

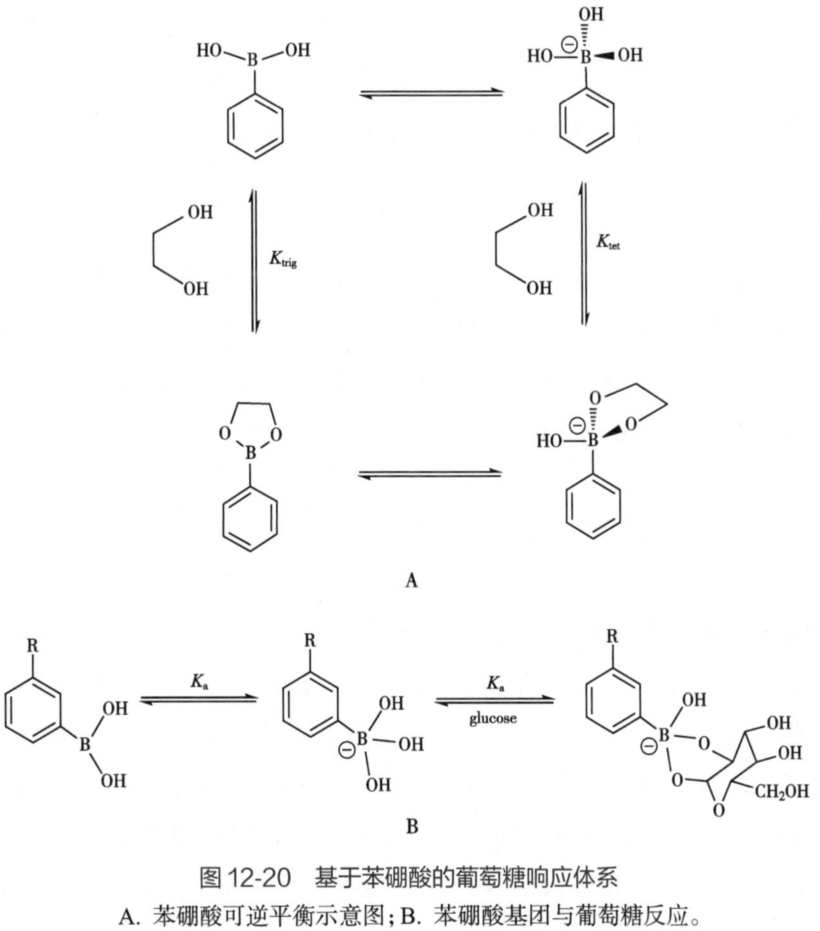

图 12-20　基于苯硼酸的葡萄糖响应体系
A. 苯硼酸可逆平衡示意图;B. 苯硼酸基团与葡萄糖反应。

在人体正常的 pH 环境下(pH 7.4),可以与溶液中的氢氧根结合的苯硼酸非常少。调节硼酸的 pK_a 以使其在生理 pH 下与葡萄糖结合成稳定的硼酸酯。

苯硼酸中引入给电子基团可改变苯硼酸的 pK_a(图 12-21)。丙烯酸胺基苯硼酸(AAPBA)和 4-(1,6-二氧基 -2,5-重氮 -7-氧基)苯硼酸(DDOPBA)和的 pK_a 分别为 8.2 和 7.8。含有苯硼酸和氨基单体的聚合物依靠分子内氨基与苯硼酸的相互作用可使苯硼酸在低于其 pK_a 的 pH 环境里与葡萄糖高效结合。

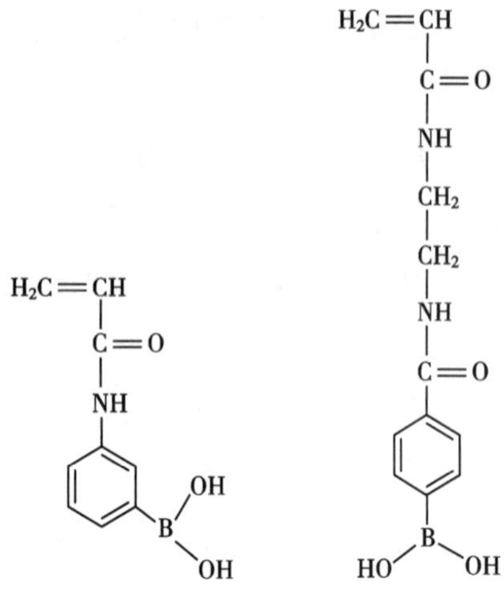

图 12-21   AAPBA 和 DDOPBA 单体结构

苯硼酸高分子链上引入氨基基团,使其与硼原子发生配位作用而降低苯硼酸的 pK_a,从而使高分子在生理环境下具有葡萄糖响应性。例如,含有氨基基团的苯硼酸高分子凝胶,在 pH 7.4 时与双羟基修饰的胰岛素结合,从而将其负载在凝胶上,由于葡萄糖与苯硼酸结合能力更强,使得胰岛素被置换而释放,实现葡萄糖触发的胰岛素释放。

利用苯硼酸高分子与多羟基化合物的弱相互作用形成凝胶包载胰岛素,进而在葡萄糖与苯硼酸高分子的强相互作用下凝胶解离,实现胰岛素的响应性释放。例如,聚(2-甲基丙烯酸乙基磷酰胆碱 - 正丁基甲基丙烯酸酯 - 对乙烯基苯硼酸)(PMBV)与多羟基化合物聚乙烯醇(PVA)结合形成 PMBV/PVA 凝胶,用于包载活性分子。葡萄糖与

PMBV 结合而使得 PVA 脱离,导致凝胶结构解离,从而释放活性分子。

四、温度响应性高分子

1968 年 Heskins 发现聚(N- 异丙基丙烯酰胺)(PNIPAAm)水溶液在很窄的温度范围内溶解度会发生显著变化,而且高温时溶解度低。温度响应性高分子是指温度响应性性状改变的高分子,如聚乙烯基异丁酰胺(PNVIBA)、聚氧化乙烯醚(PEO)、聚乙烯吡咯烷酮(PVP)、聚异丙基丙烯酰胺(PNIPAAm)等。温度响应性高分子已应用于药物缓释、免疫分析、组织工程、生物监测等领域。

(一)机理

温度响应性高分子中含有亲水基团和疏水基团(图 12-22),基团亲疏水程度和分子间作用的强弱随着温度的改变而改变,高分子结构发生相应改变。温度响应性高分子溶液有两种相变化行为(图 12-23):一是以某一温度作为临界温度,低于这个温度时,水分子与极性基团形成氢键,在疏水的基团附近形成有序的水合水,为均一透明的溶液;高于这个温度时,高分子与水分子间的氢键断裂,疏水基团表面的水合水崩溃,高分子疏水链间的范德华力增加并起主导作用,温度响应性高分子间趋向于自身聚集,发生相分离变得浑浊,此温度称为低临界溶液温度(lower critical solution temperature, LCST)。反之,称为高临界溶液温度(upper critical solution temperature, UCST)。这种相分离是体系能量自发地向更有利方向变化的结果。浊点(cloud point, CP),即温敏高分子水溶液透光率为 50% 时所对应的温度,也可用来表示温敏高分子水溶液的相转变温度。

(二)分类

根据高分子的结构,温敏高分子可分为线形、梳形、星形、树枝状、超支化形和网状高分子。

1. 温度响应性线形高分子   温度响应性线形高分子包括聚 N- 异丙基丙烯酰胺(PNIPAAm)、纤维素衍生物、聚乙烯醇衍生物、聚乙烯基吡咯烷酮(PVP)等。PNIPAAm 水溶液的 LCST 约为 32℃,接近人体温度且不受分子量的影响。PNIPAAm 水溶液的相转变是高分子中异丙基的水合作用和去水合作用的转变造成的。

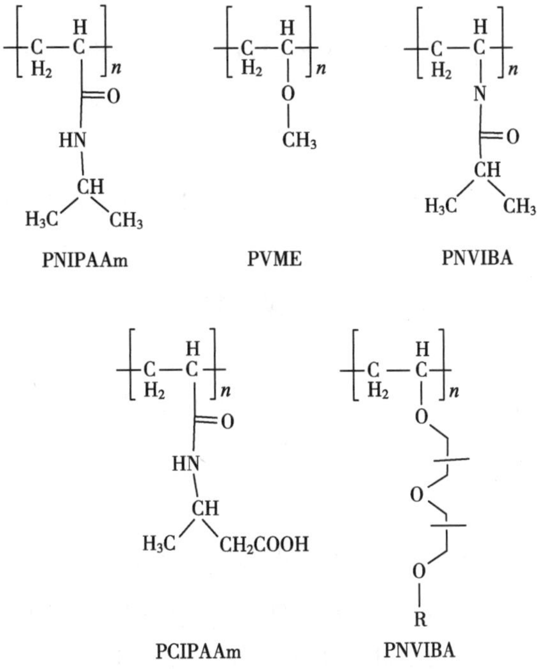

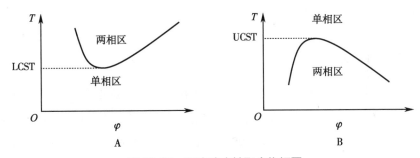

图 12-22 典型 LCST 型温度响应性高分子的化学结构

图 12-23 温度响应性聚合物相图

A. 低临界溶液温度（LCST）；B. 高临界溶液温度（UCST）。

2. 温度响应性梳形高分子 梳形高分子由一条主链和有规则等距离密集接枝在主链上的支链组成。例如，具有 LCST 的 PG1（G）是以聚甲基丙烯酸酯为主链，与作为支链端的树形寡甘醇（OEG）通过多缩乙二醇连接。其 LCST 为 33℃，接近人体温度，且温敏性能不受高分子浓度影响，温度灵敏度高，相转变速度快，回降温度时基本不滞后。

3. 温度响应性星形高分子 星形高分子是三个或三个以上的链通过化学键连接在同一个中心核上，各条链无主链和支链区分，其核心尺寸远小于整个高分子尺寸的一类非线性高分子。由于只有一个支点，星形高分子是最简单的支化高分子。大部分星形温度响应性高分子的单体与线形相同，其温敏性受单体和结构的影响而不同。星形 PNIPAAm 的 LCST 约为 32℃，与线形 PNIPAAm 类似，高分子链长和臂的数目对 LCST 影响很小。

4. 温度响应性树形高分子 树形高分子是一种具有三维结构的高度支化的高分子，可分为树枝状高分子和超支化高分子。树枝状高分子由一个中心核、许多分支单元和端基功能基团组成；超支化高分子是不对称的、多分散的高度支化的高分子。二者均可形成纳米空腔。树形高分子含有大量的可修饰端基，呈类球形，易于化学修饰。通过端基修饰引入温敏性基团使得树形高分子获得温度响应性。

5. 温度响应性网状高分子 网状高分子具有三维的网状结构,可通过具有温度响应性的高分子单体与其他单体聚合、交联获得。如网状的 PNIPAAm 凝胶可由 NIPAAm 单体与丙烯酸酯类单体进行共聚制备。

(三)制备方法

温度响应性高分子的制备方法主要可以分为两类:单体聚合法和修饰改性法。

1. 单体聚合法 温敏单体均聚或与其他单体共聚或亲水单体与疏水单体共聚合法制备。如 NIPAAm 均聚合即可制备具有广泛应用的温度响应性 PNIPAAm,NIPAAm 与其他单体共聚合可制备具有不同 LCST 的高分子。

2. 修饰改性法 通过高分子化学反应引入温敏基团或链段制备温度响应性高分子。采用 NIPAAm 或 PNIPAAm 与树状高分子反应可制得温度响应性树状高分子。

(四)应用

温度响应性高分子构建的载体可通过环境温度的微小改变实现药物的控制释放。如基于聚 2- 羟丙基甲基丙烯酰胺(pHPMA)的 Toll 样受体激动剂(Toll-like receptor agonist, TLRa)制剂可用于免疫治疗,该制剂中含有模式抗原 HIV Gag-coil 和 TLR-7/8a 的温敏性疫苗 TRPP-7/8a,在 25℃下为液态,进入体内,自组装为粒径约 2μm 的颗粒。小鼠体内实验结果表明该温敏颗粒化疫苗引发的免疫反应显著强于非颗粒化的疫苗。

五、氧化还原响应性高分子

氧化还原响应性高分子的结构、性质随氧化还原电位的变化而改变。正常细胞组织中,谷胱甘肽 / 二硫化谷胱甘肽(GSH/GSSG)是细胞富含的氧化还原偶联物,和细胞外液或血液相比,细胞中的 GSH 浓度较高。为平衡细胞内高水平的活性氧簇(ROS)对细胞带来的可能伤害,肿瘤细胞会产生更多的还原剂(如 GSH 和硫氧还原蛋白等),使 GSH 浓度较正常细胞至少高 4 倍左右。氧化还原响应性高分子可通过响应肿瘤细胞内外及肿瘤细胞与正常细胞之间的氧化还原电位差实现高效的肿瘤细胞内响应性药物释放。

氧化还原响应性高分子可分为还原响应性高分子和氧化响应性高分子。还原响应性分子研究较多。常见的还原响应行为包括二硫键或二硒键等结构的 GSH 还原断裂。

(一)含二硫键的高分子

含二硫键的高分子与 GSH 发生氧化还原反应而发生裂解,具有 GSH 响应性。高分子中引入二硫键的方法主要包括:①巯基 - 二硫键交换反应;②采用含二硫键交联剂;③原子转移自由基聚合(ATRP)法、可逆加成 - 断裂链转移聚合(RAFT)法以及开环聚合(ROP)法;④高分子侧链引入二硫键。

1. 巯基 - 二硫键交换反应 在生物学领域,巯基 - 二硫键交换反应与信号转导、巯基保护与酶的不同构象和功能状态之间的转换密切相关,是一种有效而温和的方法,广泛应用于构建氧化还原反应前药。二硫键的形成有多种方法:①结合到高分子链上的半胱胺和半胱氨酸中的巯基基团,与氧气反应后形成交联二硫键;②用二硫苏糖醇(dithiothreitol, DTT)交联,生成的硫醇通过巯基 - 二硫键交换反应形成二硫键;③含有二硫键的超支化聚酰胺自发形成交联高分子。例如,利用二硫化异戊二酰葡聚糖

（Dex-*SS*-py，6 000Da）与巯基聚（ε-己内酯）（PCL-SH，3 100Da）之间的巯基-二硫键交换反应，通过添加 DTT，制备葡聚糖-*SS*-聚（ε-己内酯）二嵌段共聚物（Dex-*SS*-PCL）。

2. 采用含二硫键交联剂　用含有二硫键的交联剂进行交联制备含二硫键的高分子。二硫代二丙酸、二硫代（2,2′-羟乙基）、胱胺及其衍生物可作为含二硫键的交联剂。

3. 通过聚合反应制备含二硫键高分子　ROP 引发剂、ATRP 引发剂和 RAFT 试剂可用于合成含二硫键的高分子。将二硫化物作为端基，或通过聚合引入到聚合链的末端。例如，具有二硫键的功能性单体可聚合成超支化多磷酸盐，其具有疏水性二聚体结构域和亲水性磷酸酯，可以自组装成多核壳聚合物胶束，实现药物释放。

4. 侧链含有二硫键的烯烃类聚合物可以通过含二硫化物的单体聚合而得。

（二）含二硒键的高分子

硒和硫属于同一族，具有许多相似的化学性质。相比于含硫响应性高分子，二硒键与碳硒键的低键能（Se-Se 172kJ/mol；C-Se 244kJ/mol）使其敏感性更强。使用甲苯二异氰酸酯作为链延长剂，合成含二硒键的聚氨酯三嵌段共聚物 PEG-PUSeSe-PEG，以其为载体负载的罗丹明 B 在 0.01mg/ml GSH 中，5 小时内几乎完全释放；在没有氧化还原刺激的情况下几乎不释放。

六、活性氧响应性高分子

活性氧（reactive oxygen specie，ROS）指机体内或者自然环境中化学反应活性大的含氧物质，包括单线态氧分子，超氧阴离子自由基、羟自由基和氢过氧自由基，过氧化氢和过氧化脂质以及一氧化氮等。活性氧量增大可能引起氧化应激和一系列疾病的发生。利用正常细胞与肿瘤细胞内 ROS 水平的差异，设计 ROS 响应性给药系统，使其在肿瘤高 ROS 环境下释放药物，可提高药物的靶向释放和疗效。

ROS 响应性高分子包括含硫高分子、含硒高分子、含碲高分子、草酸酯高分子和苯硼酸酯高分子等。

（一）含硫高分子

硫是非金属元素，具有还原性，能被氧化。含硫高分子也具有还原性，能在 ROS 的环境下被氧化。

1. 硫醚高分子　聚丙烯硫醚［poly（propylene sulfide），PPS］具有疏水性，容易被氧化。含 PPS 嵌段的两亲性嵌段共聚物胶束作为药物载体，在 ROS 作用下，PPS 生成亲水性的硫氧化物，胶束解体并释放药物。PEG-PPS-PEG 是 PPS 和 PEG 的三嵌段共聚物，该共聚物在水中形成单层囊泡。该囊泡在低浓度 ROS（0.03% H_2O_2）溶液中氧化慢；在高浓度 ROS（10% H_2O_2）溶液中氧化较快。

2. 硫缩酮高分子　硫缩酮高分子具有 ROS 响应性，炎症和肿瘤中高水平的 ROS 能使硫缩酮化学键断裂。聚（1,4-苯基丙酮-二亚甲基硫酮）（PPADT）纳米载体可将负载的 siRNA 通过 ROS 响应性释放到肠道炎症部位。

（二）含硒高分子

硒与硫是同族元素，具有与硫相似的性质。疏水性单硒基团可在 ROS 环境转变为亲水性的硒砜，双硒基团可在 ROS 环境下断裂双硒键,氧化为硒酸。PEG-PUSe-PEG 是一种含单硒的三嵌段共聚物。其胶束可作为药物载体,在微弱的 ROS 环境(0.1% H_2O_2)中可 ROS 响应性释放其负载的药物,响应性显著优于相应的含硫三嵌段共聚物。含硒的超支化高分子也具有 ROS 响应性。

（三）含碲高分子

碲是氧族元素中最后一个非金属元素,具有强还原性(Te>Se>S)。被氧化活性顺序为:含碲化合物 > 含硒化合物 > 含硫化合物。

含碲高分子电负性比含硒高分子低,对 ROS 有更高的灵敏性,细胞毒性比含硒高分子低。

（四）草酸酯高分子

草酸酯高分子具有 ROS 响应性,可被 H_2O_2 氧化为醇和 CO_2 而导致化学键断裂。化疗药物二乙己烯雌酚的聚草酸酯前体药物制成的纳米粒,在富含 ROS 的环境(癌细胞)中,响应性降解、释放化疗药物。

（五）苯硼酸酯高分子

苯硼酸和苯硼酸酯可被 H_2O_2 氧化为苯酚和硼酸,导致化学键断裂。用苯硼酸酯和 β- 环糊精（ β-cyclodextrin, β-CD ）的轭合物制备包载化疗药物多西紫杉醇的纳米粒。该纳米粒可 ROS 响应性释放药物。

（六）含二茂铁高分子

二茂铁化合物具有以下特点:①可逆的氧化还原性,疏水的二茂铁基团在氧化剂作用下可以迅速氧化成亲水的二茂铁盐,在还原剂作用下又可以恢复到原始状态;②良好的稳定性;③易于合成。

以 N- 丙烯酰吗啉(ACMO)为亲水性单体,以二茂铁甲酸(2- 丙烯酰氧乙基)酯(AEFC)为疏水性单体制备嵌段共聚物的 PACMO-b-PAEFC。该嵌段共聚物在水溶液中自组装成稳定的胶束,在氧化剂作用下,胶束粒径变大,而在抗坏血酸作用下又可恢复原有尺寸。

七、其他响应性高分子

其他响应性高分子包括:①电场响应性高分子;②离子强度响应性高分子;③机械响应性高分子等。

（一）电场响应性高分子

电场响应性高分子大多为聚电解质,沿主链含有相对高浓度的可电离基团。在电场的影响下,电场响应性高分子水凝胶通常会发生收缩或膨胀。在聚丙烯酰胺水凝胶会发生电场响应性收缩。

聚(吡咯)具有温度和电场双响应性,聚(吡咯)水凝胶作为药物载体,在弱直流电场作用下,可响应性释放药物。

（二）离子强度响应性高分子

对离子强度的响应性是含有可电离基团高分子的典型性质。离子强度的改变可引起高分子胶束尺寸、溶解度和与电解质结合的发色团荧光淬灭动力学变化。聚两性电解质将阴离子和阳离子带电部分结合到单个高分子链中,由于带相反电荷的物质之间具有吸引力,这些高分子体系表现出不寻常的流变行为。聚两性电解质在溶液中的行为与离子基团含量有关。

将 Cu（Ⅱ）金属离子固定在聚（异丙基丙烯酰胺 - 乙烯基咪唑）上用于蛋白质分离。随着离子强度的增加，结合蛋白质的高分子链沉淀。高浓度盐降低了聚合物的静电排斥强度，导致疏水相互作用的增加并产生沉淀。

（三）机械响应性高分子

机械响应性高分子的光致发光颜色可以通过各种机械力如剪切、研磨和伸长来调节。例如，血液内容物在不同直径的血管中面临的流变学应力不同，而部分疾病，如动脉粥样硬化，也会导致血管相应部位的剪切力的差异，从而可以成为高分子的刺激源。

第三节 刺激响应性高分子表征方法

本部分主要介绍紫外 - 可见分光光度法、粒度分析法、凝胶渗透色谱（GPC）、动态光散射（DLS）、中子小角散射（SANS）、透射电子显微镜（TEM）、扫描电子显微镜（SEM）、原子力显微镜（AFM）等在刺激响应性高分子表征上的运用。

（一）紫外 - 可见分光光度法

紫外 - 可见分光光度法在表征高分子材料中应用十分广泛，刺激响应性高分子响应信号后往往会发生结构、构型、基团的改变，表现出不同的紫外吸收光谱，从而可以根据光谱中特征吸收峰的有无、强弱、迁移来表征高分子的响应性变化。如聚甲基丙烯酸（PMAA）是一种 pH 响应性高分子，当 pH 小于其 pK_a 时，高分子链倾向于形成无规则线团透光率较低；当 pH 大于其 pK_a 时，高分子链段上的羧基电离程度较大，亲水性增强，透光率变大。PNIPAAm 是一种温度响应性的高分子，外界温度的改变会影响链段的构象，进而表现出溶液状态的改变。通过测试其透过率随温度的变化，可表征其温度响应性。

（二）粒度分析法

通过粒度分析法对刺激响应性高分子所制备的纳米载体进行分析是常用的表征方法。一般采用动态光散射进行表征。响应性高分子纳米粒的粒径会发生响应性变化。如 pH 响应性的聚（N- 异丙基丙烯酰胺）-b- 聚（N, N- 二乙基胺基甲基丙烯酸乙酯）（PNIPAAm-b-PDEAEMA）可在水溶液中自组装形成胶束。当溶液的 pH 由低变高时，由于疏水段的亲水性不断增强而使得胶束粒径变大，并在 pH 7.5 处急剧增大。

（三）凝胶渗透色谱

配有折光指数（RI）、紫外吸收（UV）、红外吸收（IR）、示差黏度检测（DV）、光散射（LS）等多检测器的凝胶渗透色谱以一次性得到高分子的众多信息，包括相对分子量、分子量分布、回转半径、特性黏度、Mark-Houwink 参数等。多检测器凝胶渗透色谱可以用于检测高分子刺激响应性结构和性能的变化。

（四）中子小角散射

中子小角散射通过测量分析样品在低散射矢量范围（$0.1 \sim 1 \text{nm}^{-1}$）内对冷中子的弹性散射来获得样品纳米到微米尺度范围的结构信息。

（五）显微镜技术

TEM 可以测试样品本体结构，区分球形胶束、海胆型胶束、蠕虫状胶束、串珠状胶束、囊泡、胶囊、卷曲薄片等具有不同形貌的高分子聚集体。TEM 可用于观察响应性高分子形成的纳米结构在响应前后的形态、粒径等的变化。

SEM 用于观察样品表面形貌。SEM 可用于观察水凝胶的 pH 或者酶响应性溶蚀过程。

AFM 可用于表征物质表面结构及性质，定量地研究表面粗糙度、孔径大小和分布及颗粒尺寸。

TEM 可以观察样品内部的精细结构，但无法直接观察样品界面或表面的形貌；SEM 可以提供样品的三维图像，但是无法观察样品的内部结构；AFM 主要用于样品表面或界面形貌的表征，但同样无法观察样品的内部结构。为了全面、准确地获得材料的结构信息，经常需要将两种或三种表征手段结合使用。

第四节 刺激响应性高分子的
设计与应用策略及举例

作为药物载体的高分子通过刺激响应性变化，调控药物释放。刺激响应性高分子可根据对病灶部位（期望的给药部位）的特异性信号或刺激的响应性来设计（图 12-24）。一般而言，许多疾病都存在特定生物信号分子或特定蛋白质代谢、酶表达异常，这些异常进一步导致 pH、氧化还原电位、活性氧等的异常。基于因这些异常（可谓之特异性信号或刺激）而发生结构和性能响应性变化来设计相应的刺激响应性高分子。如果期望的给药部位特异性信号水平不高，或者信号特异性不好，可以设计外源性刺激响应性高分子。外源刺激具有更好的特异性和可控性。

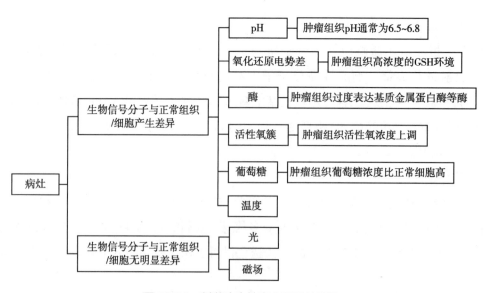

图 12-24 刺激响应性高分子设计思路

要设计在肿瘤部位结构和性状发生响应性改变的高分子用于肿瘤靶向释药的药物载体,需分析和利用肿瘤的病生理特征。正常细胞通过氧化磷酸化过程来获取能量,肿瘤细胞过度增殖,利用不依赖氧气的糖酵解过程获取能量会产生大量乳酸盐,以及过量的氢离子和二氧化碳,使肿瘤微环境呈酸性,pH通常在6.5~6.8。基于肿瘤组织与正常组织之间的pH差异,可以设计肿瘤微环境pH响应性高分子作为药物载体。谷胱甘肽在细胞质中的含量比在细胞外液中高2~3个数量级。癌组织中谷胱甘肽的含量比正常组织中的要高。基于肿瘤组织/细胞内高含量GSH,可设计肿瘤组织或细胞内GSH响应性高分子作为药物载体。

有些蛋白酶在肿瘤组织/细胞内会过度表达,据此,可设计对该蛋白酶响应性高分子作为药物载体用于肿瘤组织/细胞内特异性释药。与正常组织相比,肿瘤组织/细胞会过度表达如基质金属蛋白酶、透明质酸酶、组织蛋白酶、弗林蛋白酶等一系列的酶。

基质金属蛋白酶(MMPs)与肿瘤发病和转移紧密相关。例如,MMP2和MMP9被发现存在于多种肿瘤细胞中,包括胃癌、乳腺癌、前列腺癌、直肠癌、肺癌和卵巢癌等,MMP2和MMP9常被选作响应性高分子的刺激物。PEI与PEG用MMP2敏感的八肽(Gly-Pro-Leu-Gly-Ile-Ala-Gly-Gln)连接制备两亲性分子,在水溶液中复合基因形成纳米粒。该纳米粒表面呈负电荷,在血液循环中具有较长半衰期。当其分布于肿瘤后,高表达的MMP2会水解多肽,从而释放PEG,使得纳米粒表面变为正电荷,促进其摄取入胞,提高肿瘤细胞靶向基因的递送效果。在结肠癌、乳腺癌、膀胱癌、前列腺癌、肺癌等的研究中均发现透明质酸(HA)和透明质酸酶(HAase)的水平有明显升高,HAase可作为响应性高分子的刺激物。用细胞穿膜肽改性的脂质体负载抗癌药多柔比星,脂质体外包覆含有能诱导细胞凋亡的配体(TRAIL)的HA交联物,在肿瘤环境中,HA被过度表达的HAase酶解而释放TRAIL,然后再释放多柔比星。

炎症、纤维化、肿瘤及老化等疾病往往伴有氧化应激,表现为局部活性氧(ROS)浓度上调。具有活性氧响应性的智能高分子载体系统有望用于药物递送,实现针对疾病病灶的定位控制释药。聚丙烯硫醚-聚乙烯亚胺-聚乙二醇(PPS-PEI-PEG)胶束负载DOX和DNA后通过ROS响应实现DOX的靶向递送和释放。丙烯硫醚(PPS)在ROS作用下从疏水性变为亲水性,导致聚合物胶束的响应性解离,实现药物快速释放。

人体的正常生理温度为37℃左右,当人体某些部位发生病变时,局部的温度会降低或升高。利用这个病理学特性,可以构造一些温度响应性的高分子的载体系统,当超过某一温度时发生载体系统的解离,从而使药物可控地释放到靶部位。

葡萄糖是生物体中非常重要的碳水化合物,是自然界分布广且较为重要的一种单糖,与机体的新陈代谢、能量供应等息息相关。由于葡萄糖水平在代谢旺盛的组织,如肿瘤,以及在糖尿病患者饮食后,均会大幅升高,葡萄糖响应性高分子可用作肿瘤及糖尿病的靶向药物递送载体。具有血糖浓度变化响应性的高分子水凝胶,用作胰岛素载体,制备可自我调控的胰岛素释放体系来模拟人体的胰岛功能。

可基于光、磁场、超声等外源性刺激来设计外源性刺激响应性高分子。

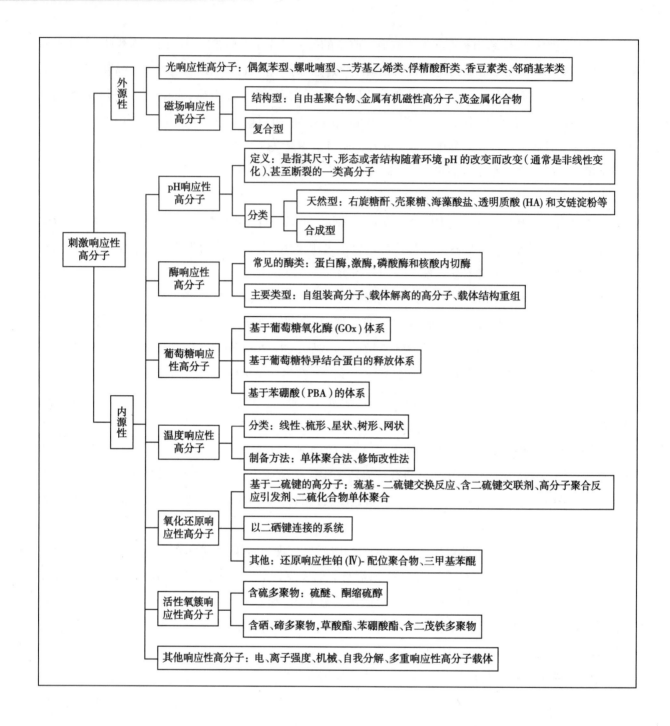

思考和讨论题

1. 在设计响应性高分子时,如何选择不同的刺激源?

2. 在设计响应性特别是多重响应性高分子时,如何与机体,特别是病灶的病理特征、药物性质相结合?

3. 响应性是否越灵敏越好?如何平衡响应性高分子在靶器官、靶组织、靶细胞的响应性与在正常器官组织的稳定性?

（**高会乐**）

参考文献

［1］唐裕芳.光响应聚合物胶束结构稳定性及其光控酸敏行为［D］.湘潭：湘潭大学，2012.

［2］张海璇，孟旬，李平.光和温度刺激响应型材料［J］.化学进展，2008，20（5）：657-672.

［3］邢庆建.基于螺吡喃的光敏聚合物复合材料的制备及其应用研究［D］.苏州：苏州大学，2015.

［4］邹莹.二芳乙烯荧光开关及其生物应用［D］.上海：复旦大学，2011.

［5］文耀锋，刘廷华.磁性高分子材料的研究进展［J］.现代塑料加工应用，2005，17（5）：53-57.

［6］王世杰，黄雯，王磊，等.pH响应性高分子的合成及表征研究进展［J］.高分子通报，2016，4：61-79.

［7］AMIR R J，ZHONG S，POCHAN D J，et al. Enzymatically triggered self-assembly of block copolymers［J］. Journal of the American Chemical Society，2009，131：13949-13950.

［8］KÜHNLE H，BÖRNER H. Biotransformation on polymer-peptide conjugates：a versatile tool to trigger microstructure formation［J］. Angewandte Chemie International Edition，2009，48：6431-6434.

［9］WEN J，ANDERSON S M，DU J J，et al. Controlled protein delivery based on enzyme-responsive nanocapsules［J］. Advanced Materials，2011，23：4549-4553.

［10］张宇琪，俞计成，沈群东，等.随葡萄糖响应的合成类闭路胰岛素递释系统［J］.化学进展，2015，27（1）：11-26.

［11］王蓓蕾.葡萄糖响应性嵌段共聚物胶束及对胰岛素的控制释放［D］.天津：南开大学，2010.

［12］高学珍.温敏高分子及其复合物的制备及应用研究［D］.天津：天津大学，2016.

［13］MA N，LI Y，XU H，et al. Dual redox responsive assemblies formed from diselenide block copolymers［J］. Journal of the American Chemical Society，2010，132（2）：442-443.

［14］卢光照，侯成，钟延强，等.活性氧自由基响应给药系统研究进展［J］.药学学报，2017，52（2）：206-213.

［15］WILSON D S，DALMASSO G，WANG L，et al. Orally delivered thioketal nanoparticles loaded with TNF-α-siRNA target inflammation and inhibit gene expression in the intestines［J］. Nature Materials，2010，9（11）：923-928.

［16］GE J，NEOFYTOU E，CAHILL Y J，et al. Drug release from electric-field-responsive nanoparticles［J］. ACS Nano，2011，6（1）：227-233.

［17］ZHANG Q，SHEN C，ZHAO N，et al. Redox-responsive and drug-embedded silica nanoparticles with unique self-destruction features for efficient gene/drug codelivery［J］. Advanced Functional Materials，2017，27（10）：1606229.

［18］王世杰，黄雯，王磊，等.pH响应性高分子的合成及表征研究进展［J］.高分子通报，2016，4：61-79.

第十三章 药物 - 高分子轭合物

问题导航

1. 什么样的药物适合制成药物 - 高分子轭合物?
2. 什么样的高分子适合制成药物 - 高分子轭合物?
3. 药物 - 高分子轭合物的特征有哪些?

第一节 概　　述

一、药物 - 高分子轭合物的概念

提高药物的稳定性和疗效以及降低药物的毒副作用是药剂学领域的重要研究课题。高分子药物输送系统(polymeric drug delivery system, PDDS)是采用生物相容性良好的药用高分子材料作为载体,通过包裹、复合、吸附或键合等方式结合药物的一种新型药物输送系统,可提高药物的生物利用度、稳定性、安全性,更好地发挥药物的治疗作用。常见的形式包括通过化学共轭形成的药物 - 高分子轭合物(drug-polymer conjugate),以及通过包裹、复合、吸附或化学键合药物的高分子微纳米粒。

作为高分子药物输送系统的一种重要形式,同时也是一类前体药物,药物 - 高分子轭合物是由药物或生物活性成分,包括小分子药物以及蛋白质、多肽等生物技术大分子药物,通过共轭键与高分子直接或经间隔臂连接而成,也称为高分子前药(polymeric prodrug)或大分子前药(macromolecular prodrug),或高分子偶联药物。水难溶性药物 - 水溶性高分子轭合物,可显著改善药物的溶解度,且该轭合物具有两亲性特征,在高于该轭合物的临界聚集浓度以上给药,轭合物可通过自组装或聚集的方式形成前体药物型的药物高分子微纳米粒。

早在 1975 年,Ringsdorf 首次提出了一个较合理的药物 - 高分子轭合物一般模型(图 13-1,文末彩图 13-1),利用高分子与药物连接构建高分子前药,改善药物的药理学特性。

该模型可由五个部分构成:高分子主链(polymer backbone)、一个或多个活性药物(drug)、可断裂的间隔臂(cleavable spacer)、靶向基团(targeting moiety)和增溶性基团(solubilizing group)。

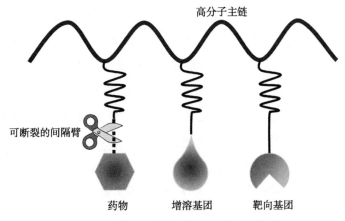

图 13-1　药物 - 高分子轭合物的一般模型

由于高分子相对分子质量和空间体积较大,其性质往往主导整个药物 - 高分子轭合物的理化性质及其在机体内的吸收、分布、代谢和排泄过程。通常对高分子的选择有如下要求:

1. 具有合适的可用于与药物轭合的官能团。

2. 生物相容性好、无毒、无免疫原性。

3. 可生物降解或其相对分子质量低于肾脏排泄的阈值,不在体内蓄积。

4. 易于获取,应用方便。

目前研究和应用较多的高分子有:①聚乙二醇;②右旋糖酐、壳聚糖及其衍生物等多糖类;③聚赖氨酸、聚谷氨酸等聚氨基酸类;④聚乙烯吡咯烷酮等聚烯烃类;⑤抗体和树枝状大分子等。其分类如图 13-2 所示。

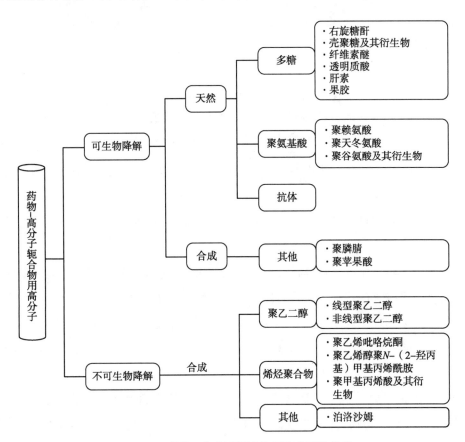

图 13-2　药物 - 高分子轭合物用高分子的分类

连接的药物必须性质稳定且药理活性高,并具有可反应的活性官能团。通常具有如下性质:①水不溶或难溶;②生理条件下不稳定;③毒副作用较大;④入胞困难。

已用于构建药物-高分子轭合物的药物有抗癌、抗病毒药物及生物技术大分子药物等,如阿霉素、布洛芬、氟尿嘧啶、紫杉醇、喜树碱、甲氨蝶呤、顺铂、阿昔洛韦、齐多夫定和干扰素等。

药物可以直接以共轭键或者通过一个可断裂的间隔臂连接到高分子链上,构建模式有多种(图13-3,文末彩图13-3)。药物和高分子两者间主要形成四种形式轭合物:药物-单官能团线型高分子轭合物、药物-多官能团线型高分子轭合物、药物-星形高分子轭合物和药物-树枝状高分子轭合物。一般通过体内易水解、酶解等降解的不稳定共轭大 π 键和间隔臂的选择,可以实现对药物释放部位和释放速率的控制。常用的共轭键有酯键、酰胺键、腙键和二硫键等,间隔臂有短肽、聚乙二醇、琥珀酸酐等。

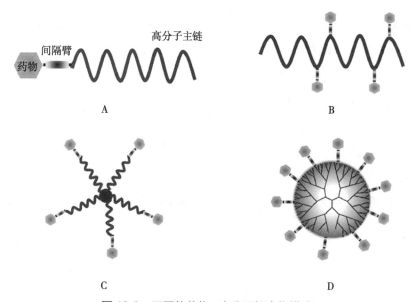

图13-3 不同的药物-高分子轭合物模式

A. 药物-单官能团线型高分子轭合物;B. 药物-多官能团线型高分子轭合物;
C. 药物-星形高分子轭合物;D. 药物-树枝状高分子轭合物。

靶向基团在药物-高分子轭合物中的引入可以增强其靶向特定组织和细胞的能力,如半乳糖基团靶向肝、叶酸或抗体靶向肿瘤等。

增溶性基团的引入可以调节药物-高分子轭合物的理化性质,改变亲水-亲脂平衡,影响药物的体内分布。

药物与高分子形成轭合物后,与原药相比,其理化性质和药理学特性等可产生显著变化。高分子的化学结构和相对分子质量、官能团、药物的结合方式(共轭键或间隔臂)和结合比例,以及靶向基团等都对药物-高分子轭合物的理化性质和生物学功能产生影响。精密设计和构建药物-高分子轭合物,可以克服药物本身的缺陷,延长药物的血浆半衰期,增强药物通过血脑屏障等各种生物屏障的能力以及实现药物体内特异性分布。

与相应的原药相比,药物-高分子轭合物具有以下优势:①改善水难溶性或不溶性药物的水溶性;②增强药物的稳定性,避免药物失活;③改善药物的吸收和分布,提高生物利用度;④提高药物的靶向性;⑤实现药物的减慢和延时释放或控制释放;⑥减小药物的毒性;⑦增强患者的用药可接受性。

二、药物 - 高分子轭合物的特性

药物 - 高分子轭合物作为一种前体药物,其理化性质和药理学性质与相应的原药相比已有显著的改变,如溶解性、稳定性和生物利用度等。和小分子前体药物相比,药物 - 高分子轭合物的体内转运具有不同的特性,如可延长药物作用时间、控制药物释放、被动和主动靶向目标组织和器官等,有效减少药物的毒副作用,增强药物的疗效。

(一)延长药物作用时间

大多数小分子药物以被动扩散的方式通过毛细血管壁,其透过性与药物的理化性质,如相对分子质量、化学结构和油 / 水分配系数等相关。大分子药物往往通过直接胞饮和受体介导的胞吞作用进入细胞。药物排泄主要途径是肾排泄,当药物 - 高分子轭合物的流体力学半径接近肾小球滤过阈值 4.5nm 时,消除减慢。不同高分子达到肾阈值的相对分子质量不同,聚 N-(2- 羟丙基)丙烯酰胺为 45kDa,聚乙二醇为 30kDa,右旋糖酐为 40kDa。药物 - 高分子轭合物可以通过高分子的分子量调控防止药物迅速从肾脏排泄,使药物只能通过直接胞饮和受体介导的胞吞作用进入细胞,从而显著延长药物的血浆循环时间。

蛋白质、多肽等生物技术大分子药物与水溶性高分子形成的轭合物,在血液中往往是以一种蛋白质为核、周围是亲水性高分子外壳的胶体形式存在,避免蛋白质与其他大分子血浆成分的相互作用,从而避免其失活,延长其血液循环时间。

(二)入胞途径

药物 - 高分子轭合物的入胞途径(图 13-4,文末彩图 13-4)一般是通过细胞直接胞饮或受体介导的胞吞作用被细胞摄取,可避免 P- 糖蛋白等外排。在入胞过程中,药物 - 高分子轭合物以胞饮小泡的形式进入细胞,迅速与胞内体结合,其介质 pH 在 5.0~6.5,再与溶酶体融合,溶酶体中 pH 约为 4.0,含有多种酶如肽酶等,在胞内体和溶酶体中,药物 - 高分子轭合物通过水解或酶解释放药物,进入细胞质发挥作用。未降解的高分子通过胞吐作用被排出细胞。

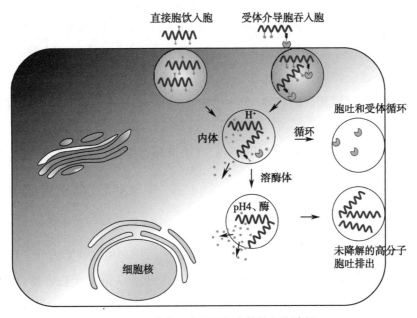

图 13-4　药物 - 高分子轭合物的入胞途径

（三）靶向递送

药物 - 高分子轭合物的肿瘤被动靶向性来源于肿瘤的 EPR 效应。正常组织中的微血管壁致密、结构完整，小分子药物可扩散进入，大分子和脂质颗粒则不易透过血管壁；肿瘤组织中血管丰富、血管壁上有孔隙、结构完整性差、淋巴回流缺失，造成药物 - 高分子轭合物的高通透性和血管外滞留。通常相对分子质量大于 20kDa 的大分子物质可观察到 EPR 效应。

药物 - 高分子轭合物的主动靶向性是利用抗体 - 抗原及细胞膜表面受体 - 配体间的专一性作用，将相应的抗体或抗体片段以及配体（如蛋白质、肽、糖类等）作为靶向基团结合在药物 - 高分子轭合物上，通过其与目标细胞表面的特异性识别和结合，实现靶向递送。

（四）控制释放

药物 - 高分子轭合物在血液循环系统中应保持稳定，药物和高分子连接键在进入目标组织或细胞中才发生断裂，释放药物分子发挥药效。例如，药物 - 高分子轭合物经直接胞饮或受体介导的胞吞作用进入细胞，其所处内体的 pH 为 5.0~6.5，利用高分子与药物分子之间的酸敏感连接键可引发药物分子的释放。溶酶体中含有水解酶，如硫醇蛋白酶（含组织蛋白酶 B、组织蛋白酶 D）、金属蛋白酶（含胶原蛋白酶）等，将间隔臂设计成为其合适的底物如寡肽，可实现溶酶体指向性药物输送。这些酶在肿瘤细胞溶酶体中往往比在正常细胞中表达更多，可实现肿瘤指向性药物输送。肿瘤组织的 pH 一般比正常组织低 0.5~1.0，酸敏感连接键可用于引发药物在肿瘤组织内的释放。

结肠中存在丰富的微生物，能产生可专一性降解某些物质的酶，如可降解偶氮连接的偶氮还原酶和可降解多糖的糖苷酶等，根据此原理构建的酶解型药物 - 高分子轭合物仅在结肠降解释放药物，可用于提高药物的生物利用度，减轻不良反应，改善结肠局部疾病的治疗。

（五）其他

药物 - 高分子轭合物与小分子药物相比，具有克服多药耐药性和保护免疫系统的特性。肿瘤细胞的多药耐药性主要来源于其细胞膜中能量依赖性外泵蛋白如 P- 糖蛋白的过量表达。药物 - 高分子轭合物通过直接胞饮或受体介导的胞吞作用进入细胞，在尚未被外泵蛋白清除前，就能与细胞内的作用位点发生反应。小分子药物可促进癌细胞 Fasligand（FasL）的表达，与免疫系统中表达 Fas 的细胞发生Fas-FasL 相互作用，杀死免疫细胞，导致患者免疫系统受损。药物 - 高分子轭合物不会增加 FasL 在癌细胞中的表达，可避免这一弊端。当转移性 SW620 人结直肠癌细胞系接触阿霉素或丝裂霉素时，细胞会产生大量的 FasL，而接触相应的药物 - 高分子轭合物时，即使在较高的药物浓度下，FasL 也没有增多。

蛋白质类大分子药物 - 高分子轭合物不仅可以在血液循环中保护蛋白质不变性，还可以降低蛋白质成分的免疫原性。

三、药物 - 高分子轭合物的研究现状及展望

药物 - 高分子轭合物可简单分为两大类，分别是小分子药物和生物技术大分子药物的高分子轭合物，部分已上市的药物 - 高分子轭合物产品如表 13-1 所示。药物 - 高分子轭合物设计的合成方法、组成和结构等理论与技术已经取得很大的进展。基于药物 - 高分子轭合物的合理设计和自身优势，药物 - 高分子轭合物可适应不同的疾病治疗领域，促进创新治疗的转化。表 13-2 为目前正处于临床研究开发

阶段的部分药物 - 高分子轭合物，包括小分子药物、多肽、适配体和蛋白质。用于肿瘤免疫治疗的药物 - 高分子轭合物，如 Pegilodecakin 和 NKTR-214 也已在临床开发阶段。在单一高分子链上的分子靶向、药物联合治疗以及诊疗一体化等的整合设计和多学科的交叉研究将加速实现药物 - 高分子轭合物的临床转化。

表 13-1　部分已批准上市的药物 - 高分子轭合物

药物 - 高分子轭合物	适应证
聚乙二醇 - 腺苷脱氨酶	腺苷脱氨酶缺乏性重度联合免疫缺陷症
苯乙烯马来酸 - 新制癌菌素	肝癌及肾癌
聚乙二醇 - 天冬酰胺酶	急性淋巴性白血病
聚乙二醇 - 干扰素 α2b	丙型肝炎
聚乙二醇 - 干扰素 α2a	乙型和丙型肝炎
聚乙二醇 - 粒细胞集落刺激因子	化疗所致嗜中性白细胞减少症
聚乙二醇 - 人生长激素受体拮抗剂	肢端肥大症
聚乙二醇 - 抗血管内皮生长因子适体	新生血管性老年性黄斑变性
聚乙二醇 - 重组人红细胞生成素	慢性肾脏病贫血
聚乙二醇 - 赛妥珠单抗	克罗恩病、类风湿关节炎、银屑病关节炎和强直性脊柱炎
聚乙二醇 - 尿酸酶	慢性痛风
聚乙二醇 - 干扰素 β-1a	复发性多发性硬化症
聚乙二醇 - 纳洛酮	阿片类药物引起的便秘
聚乙二醇 - 重组抗血友病因子	甲型血友病
聚乙二醇 - 苯丙氨酸解氨酶	苯丙酮尿症
聚乙二醇 - 重组抗血友病因子	甲型血友病

表 13-2　部分已进入临床研究的药物 - 高分子轭合物

药物 - 高分子轭合物	适应证	研究阶段
聚乙二醇 - 透明质酸酶	胰腺癌	III 期临床
聚乙二醇 - 人类生长激素	生长激素缺乏症	III 期临床
聚乙二醇 -IL-10	胰腺癌	III 期临床
聚乙二醇 - 精氨酸脱亚胺酶	间皮瘤	II / III 期临床
聚乙二醇 - 精氨酸酶 1	急性髓性白血病	II 期临床
聚乙二醇 - 重组假丝酵母尿酸酶	慢性痛风	II 期临床
聚乙二醇 - 碳氧血红蛋白	镰状细胞疾病	II 期临床
聚乙二醇 - 精氨酸酶 1	精氨酸酶 1 缺乏症	II 期临床
聚乙二醇 - 人成纤维细胞生长因子 21	非酒精性脂肪肝炎	II 期临床
聚乙二醇 - 抗 CD40L Fab′ 片段	系统性红斑狼疮	II 期临床
聚乙二醇 - 补体 C5 抑制剂	新生血管性老年性黄斑变性	II 期临床
聚乙二醇 -IL-2	实体瘤	I / II 期临床

药物 – 高分子轭合物	适应证	研究阶段
XTEN- 重组 FVIII-Fc-VWF 因子	甲型血友病	I / II 期临床
聚乙二醇 - 镜像（L-）寡核苷酸	结直肠癌和胰腺癌	I / II 期临床
聚乙二醇 - 抗 PDGF 适配体	眼部希佩尔 - 林道病	I / II 期临床
聚乙二醇 - 人成纤维细胞生长因子 21	非酒精性脂肪肝炎	I 期临床
聚乙二醇 -IL-2	系统性红斑狼疮	I 期临床
聚乙二醇 - 伊立替康	乳腺癌	预注册
聚乙二醇 -μ-Opioid 受体激动剂	慢性下腰痛和慢性非癌症性疼痛	预注册
聚乙二醇 - 洛塞那肽	2 型糖尿病	III 期临床
聚谷氨酸 - 紫杉醇	卵巢癌、腹膜癌和输卵管癌	III 期临床
聚乙二醇 - 环肽补体 C3 抑制剂	阵发性夜间血红蛋白尿	III 期临床
右旋糖酐 - 阿仑膦酸钠	前列腺癌	II 期临床
右旋糖酐 - 生长激素抑制素	神经内分泌肿瘤和肢端肥大症	II 期临床
苯并 - 聚碳酸聚合物 - 铂	乳腺癌	II 期临床
聚乙二醇 -TrkA 抑制剂	皮肤瘙痒症	II 期临床
聚乙二醇赖氨酸聚合物 - 多烯紫杉醇	实体瘤	II 期临床
聚乙二醇赖氨酸聚合物 - 卡巴他赛	实体瘤	I / II 期临床
聚乙二醇 -TLR7/TLR8 受体激动剂	实体瘤	I / II 期临床
聚（2- 乙基 -2- 噁唑啉）- 罗替戈汀	帕金森病	I 期临床
聚乙二醇 -SN38	实体瘤	II 期临床

第二节　药物 - 聚乙二醇轭合物

聚乙二醇（PEG）具有良好的水溶性和生物相容性，无毒、无免疫性、无致畸性且无抗原性，是获得美国 FDA 批准的药用合成高分子之一。PEG 是最早也是最广泛应用于药物 - 高分子轭合物的高分子材料，所形成的药物 - 聚乙二醇轭合物一般称为聚乙二醇化药物（PEG 化药物）。PEG 化药物是将活化的 PEG 通过化学共轭的方法与药物分子结合，主要利用 PEG 末端的羟基和蛋白质、多肽等生物技术药物中的氨基、羧基或巯基等活性基团通过共轭键或经间隔臂化学结合形成。PEG 因其端羟基的反应活性限制不直接与药物反应，而是采用间隔臂对 PEG 活化，同时引入更加活泼的基团，再与药物连接。

早期的 PEG 化药物主要集中在蛋白质和多肽药物。蛋白质药物的 PEG 化可以有效提高药物的稳定性，改变其免疫学性质。PEG 化天冬酰胺酶、腺苷脱氨酶和干扰素等蛋白质药物均已应用于临床。小分子药物尤其是抗肿瘤药物普遍存在水溶性差、半衰期短、组织分布靶向性差和毒性大等缺陷。PEG 已成功应用于喜树碱、紫杉醇、阿糖胞苷、灯盏乙素等小分子药物分子的修饰。药物分子 PEG 化后，具有高度的亲水性和较大的水动力学体积等优良特性，改变药物在水中的溶解性和动力学参数，同时 PEG

链在药物周围产生较大的空间屏障,减少药物的快速降解,实现缓控释作用。因此,PEG 化药物可以有效地延长药物在体内的半衰期,增强药物的稳定性,提高药物的水溶性。PEG 修饰后的药物与修饰前相比,具有如下特点:①药物的溶解性提高;②半衰期延长;③最大血药浓度降低,血药浓度波动较小;④酶降解作用减少,免疫原性和抗原性减少;⑤毒性降低。

虽然将药物 PEG 化在增强各种药物(蛋白质、肽类、抗肿瘤药物、抗真菌药物、抗生素和免疫抑制剂等)的疗效和扩大药物临床应用范围方面具有诱人的发展前景,但在其临床转化过程中仍存在许多问题亟待进一步解决:

(1)PEG 化药物的质量标准体系的建立,用作 PEG 化的 PEG 产品为不同分子量 PEG 的混合物,分子量不均一影响质量标准的制定。

(2)PEG 可能与药物分子的不同基团都发生轭合,易造成产物结构复杂,难以分析。

(3)抗肿瘤药物 PEG 化较多,其他药物如抗心脑血管疾病药物、抗疟疾类药物等的 PEG 化研究较少。

(4)若 PEG 分子量太大,难以排泄,可以在体内聚集形成高分子综合征。

(5)对 PEG 修饰后药物在体内的作用机制尚缺乏深入系统的研究,只有明确了 PEG 化药物在体内的作用机制才能有针对性地设计药物,进而从分子层面上去阐释药物的作用机理及安全性。

一、药物 - 线型聚乙二醇轭合物

在药物的 PEG 化中,线型 PEG 是最简单且最常用的轭合剂。线型 PEG 的末端羟基通过共轭键或间隔臂与药物结合形成药物 - 线型 PEG 轭合物。药物 - 线型 PEG 轭合物可显著改善药物本身的理化性质。1977 年,Abuchowski 等第一次将聚乙二醇衍生物甲氧基聚乙二醇(mPEG)与牛血清蛋白共轭结合,有效地提高了牛血清蛋白的稳定性,改变其免疫性质。mPEG 因为只具有一个端羟基,与普通的线型 PEG 相比反应更简单。

蛋白质和多肽 PEG 化后可改变其空间结构,增加蛋白质和多肽的化学稳定性,提高抵抗蛋白酶水解的能力,降低免疫原性。Ⅰ型干扰素是一类可溶性蛋白质,能够通过调节免疫系统而对肿瘤产生抑制作用。将人源或鼠源 β- 干扰素(IFN-β)中赖氨酸残基(Lys 134)的氨基与 PEG(43kDa)共价连接形成 IFN-β-PEG 轭合物,与 IFN-β 相比,IFN-β-PEG 轭合物显示出了更优异的化学稳定性及更强的抗肿瘤活性。

喜树碱在中性条件下主要以活性的内酯环结构存在,具有较低的溶解度,但其内酯环结构遇水易开环,从而降低药物的疗效。通过喜树碱 20 位的羟基与线型 PEG(40kDa)末端经活化的羧基的酯化反应合成喜树碱 - 线型 PEG(40kDa)轭合物,其在水中的溶解度为 2mg/ml,远高于喜树碱的 0.002 5mg/ml。喜树碱 - 线型 PEG 轭合物不仅增加了药物的水溶性,还提高了内酯的稳定性,从而显著增强喜树碱的抗肿瘤疗效。以不同的氨基酸作为间隔臂连接喜树碱和 PEG,会不同程度地影响喜树碱的活性,表 13-3 为不同间隔臂对喜树碱 -PEG 轭合物药动学参数的影响。

吉西他滨是治疗晚期肿瘤的一种有效药物,然而其生物半衰期较短、对肿瘤组织选择性差。PEG 的一端经活化成氨基后与靶向基团叶酸分子结构中羧基的酰胺反应合成叶酸修饰 PEG 后,利用吉西他滨分子结构中的羟基与 PEG 的另一末端经活化的羧基的酯化反应合成叶酸修饰吉西他滨 -PEG 轭合物。该轭合物不仅有效延长吉西他滨体内半衰期(是原药的 5~10 倍),还可提高药物对肿瘤组织的靶向性。

表 13-3 不同间隔臂对喜树碱 -PEG 轭合物药动学参数的影响

间隔臂	$t_{1/2}$/min	平均驻留时间 /h
无	4	4.9
甘氨酸	5	7.5
丙氨酸	8	15.9

齐多夫定是一种抑制逆转录酶的抗 HIV 药物,用于高效抗逆转录病毒的治疗。然而,其消除半衰期短(1.2 小时)、毒副作用大。甲氧基聚乙二醇末端的羟基经活化成羧基与齐多夫定的羟基进行酯化反应得到齐多夫定 - 甲氧基聚乙二醇轭合物。与游离齐多夫定相比,轭合物的吸收半衰期和消除半衰期可分别延长至 0.51 小时和 2.94 小时。体外抗 HIV 活性结果显示,轭合物对 HIV-1 表现出良好的抑制作用。

二、药物 - 非线型聚乙二醇轭合物

线型 PEG 两端只有两个羟基,最多只能轭合 2 个药物分子,限制了药物的负载。此外,与可溶性药物相比,PEG 修饰可导致 PEG 化药物的黏度增加,相对较大分子量的 PEG 可能会阻碍小分子量药物的释放。为克服这些潜在的缺点,几种新型 PEG,包括支链 PEG、叉形 PEG 和多臂 PEG(图 13-5)被应用于药物 - 非线型聚乙二醇轭合物的制备。

支链 PEG 具有 "伞状" 结构,是通过将两个线型 mPEG 分子连接到氨基酸(如谷氨酸、赖氨酸)上合成得到的。与线型 PEG 相比,支链 PEG 具有较高分子量和 "伞形" 结构,可对蛋白水解酶、抗体起到屏蔽作用。支链 PEG 主要应用于蛋白质的 PEG 化,不适用于小分子药物。

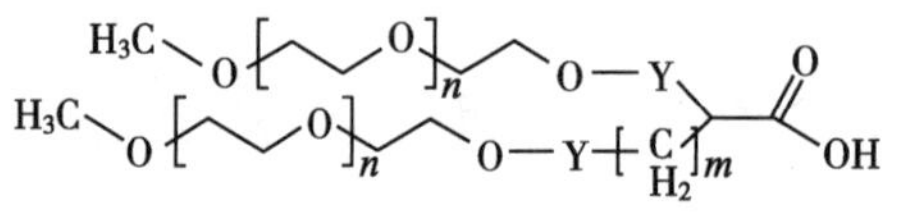

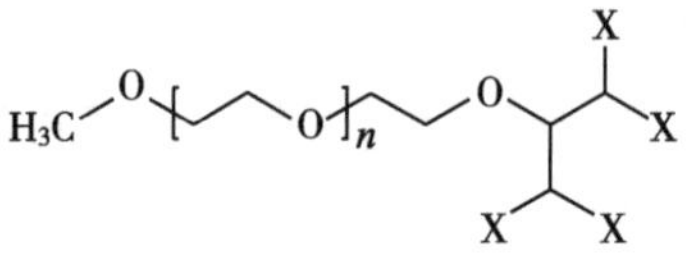

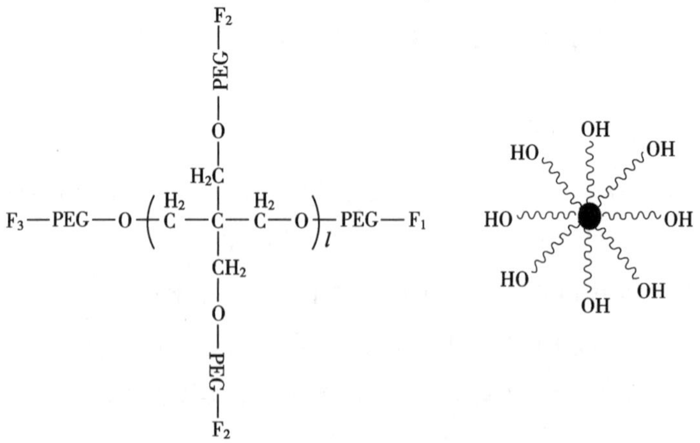

图 13-5 几种新型聚乙二醇通式

A. 支链 PEG,两个线型 mPEG 与赖氨酸的氨基连接,其中 Y 代表间隔臂;B. 叉形 PEG,X 代表官能团;C. 多臂 PEG。

叉形 PEG 是在线型 PEG 链的一个末端或两个末端连接多个反应基团。通过增加 PEG 末端的活性基团可有效地增加药物的含量,然而其末端活性基团的修饰比例会受到药物溶解度的限制。有研究表明单个分叉 PEG 分子上连接 3 个以下的喜树碱分子,才可确保轭合物的溶解度。

多臂 PEG 是一种带有多个羟基或官能团的星形结构 PEG,其活性位点和分子量显著增加。多臂 PEG 广泛用于小分子药物的修饰,目前几种多臂 PEG 化药物,例如,NKTR-102(PEG- 伊立替康),EZN-2208(PEG-SN38)和 NKTR-105(PEG- 多西紫杉醇)已进入临床试验阶段。

EZN-2208(PEG-SN38)是利用 40kDa 的四臂 PEG 与喜树碱衍生物(SN38)的 20 位羟基基团通过甘氨酸间隔臂合成的 SN38- 多臂 PEG 轭合物。EZN-2208 可保留 SN38 内酯环的活性。与喜树碱 - 线型 PEG40kDa 轭合物相比,EZN-2208 的药物含量显著增加,溶解度增加约 1 000 倍,并可通过 EPR 效应实现肿瘤组织的靶向分布(肿瘤组织药物分布可提高 207 倍)。在 MX-1 乳腺癌模型中,肿瘤生长抑制率 >99%,并且在采用单次剂量(20mg/kg)或多剂量方案给药后,动物在实验期间(12 周)完全治愈,并可克服肿瘤的耐药性。

在多臂 PEG 上进一步连接靶向基团,可以提高药物 - 多臂 PEG 轭合物在病灶部位的蓄积。将香豆素的羟基与化疗药物苯丁酸氮芥以酯键共轭连接,合成含荧光基团的苯丁酸氮芥,再将其与生物素共轭键合于星形四臂 PEG 上,制备得到具有荧光特性的生物素 -PEG- 香豆素 - 苯丁酸氮芥轭合物。该轭合物可通过生物素与肿瘤细胞表面的高表达受体特异性结合,实现药物的靶向递送,进一步在紫外 - 可见光(≥365nm)照射下释放药物,同时产生单线态氧杀伤肿瘤细胞,以光动力疗法和化学疗法协同作用,提高抗肿瘤疗效。

第三节 药物 - 多糖轭合物

多糖(polysaccharide)是由 10 个以上的单糖通过糖苷键结合的糖链结构高分子碳水化合物,具有良好的亲水性。多糖在体内最终降解产物为二氧化碳和水,显示出优良的生物相容性,且在体内无毒。作为药物 - 高分子轭合物的高分子材料,多糖是 PEG 的理想替代品,已广泛应用于抗癌、抗结核、抗真菌、抗病毒、抗疟疾和抗炎等药物的药物 - 高分子轭合物的制备,具有如下特点:

(1)含有大量的官能团,有利于药物的负载。

(2)含有多种官能团(羟基、氨基和羧酸等)可供药物的轭合。

(3)许多多糖,如果胶、直链淀粉、葡聚糖、壳聚糖、瓜尔豆胶、硫酸软骨素等,不易被消化道上部(胃、小肠)的酶降解,却能特异性地被结肠细菌酶水解,可实现口服结肠靶向定位释药。

(4)许多多糖是聚电解质,表面电荷可用于改造生物相互作用。阳离子多糖可促进细胞摄取,而阴离子多糖可通过减少肾小球毛细血管壁的排泄来提高生物利用度。

一、药物 - 右旋糖酐轭合物

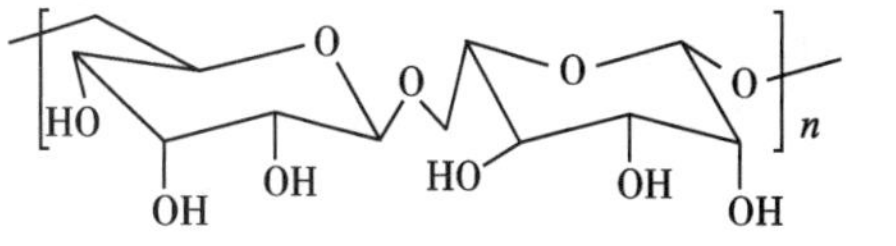

右旋糖酐(dextran)是葡聚糖的一种,其结构如图 13-6 所示,主要为 α-(1→6)- 葡聚糖,带有含量很低(约 5%)且随

图 13-6 右旋糖酐的结构式

机分布的 α-（1→3）支链，大部分侧链带一个或两个葡萄糖单元。

右旋糖酐分子中含有较多的羟基，可通过酚化或醚化等化学反应实现小分子药物的共轭。药物 - 右旋糖酐轭合物能延长药物作用时间，降低毒性，增强靶向性及降低免疫原性等。通过与右旋糖酐轭合可以制得许多水溶性前体药物，包括：①抗肿瘤药物（多柔比星、柔红霉素、丝裂霉素等）；②抗生素（氨苄西林、庆大霉素等）；③蛋白质类药物（胰岛素等）；④抗炎药（甲泼尼龙等）；⑤重金属（锑、铁等）；⑥成像剂等。右旋糖酐作为药物 - 高分子轭合物的高分子材料具有如下特点：

（1）右旋糖酐为血浆替代品，具有良好的生物相容性和长循环的特点。

（2）高分子量右旋糖酐可以实现口服结肠靶向定位释药。

（3）高分子量右旋糖酐注射给药可实现肝脏的高度分布。

甲硝唑是治疗原发性肠道感染的首选药物，但在结肠中代谢较快。采用琥珀酸酯为间隔臂将甲硝唑与右旋糖酐轭合，制备甲硝唑 - 右旋糖酐轭合物。甲硝唑与右旋糖酐轭合后，在大鼠结肠部位有明显的缓释作用，可有效减缓药物在体内的代谢速率。体外试验表明，甲硝唑 - 右旋糖酐轭合物与大鼠小肠和胃的内容物孵育后不释放甲硝唑，但当与大鼠盲肠内容物（包括微生物葡聚糖酶）一起孵育时释放甲硝唑。同时，甲硝唑 - 右旋糖酐轭合物口服后还可将甲硝唑递送至远端结肠，实现药物的结肠靶向递送。

阿昔洛韦是一种抗病毒药物，但由于其溶解度差、肝脏分布少，在流行性乙型肝炎的临床应用中受到了很大限制。采用席夫碱反应合成阿昔洛韦 - 右旋糖酐轭合物。轭合物的溶解度是阿昔洛韦原药的12倍。轭合物中的阿昔洛韦在 pH 7.4 磷酸盐缓冲溶液中具有缓释行为。小鼠药代动力学研究结果表明，阿昔洛韦 - 右旋糖酐轭合物可显著延长血液循环时间，并增加药物在肝脏的分布。

分别采用一个氨基酸和五个氨基酸的多肽为间隔臂制备甲基泼尼松龙 - 右旋糖酐轭合物（DMP-1和 DMP-5）。甲基泼尼松龙 - 右旋糖酐轭合物在血清中的药物清除率降低约 200 倍，但显著增加了肝脏、脾脏和肾脏中药物的累积。DMP-1 在这些组织中的累积程度显著大于 DMP-5。在肝脏和脾脏中的两种轭合物释放出大量的甲基泼尼松龙，其中 DMP-5 的释放速率是 DMP-1 的两倍。DMP-1 在肝脏和脾脏中游离药物的药 - 时曲线下面积显著高于 DMP-5。DMP-1 在肾脏中游离药物的药 - 时曲线下面积显著低于 DMP-5。研究结果表明，DMP-1 可能比 DMP-5 更适用于靶向肝脏和脾脏以抑制免疫反应。

二、药物 - 壳聚糖及其衍生物轭合物

壳聚糖（chitosan）是甲壳素的部分或全部脱乙酰基产物（图 13-7），也叫脱乙酰甲壳素（脱乙酰度一般大于 70%），完全脱乙酰化壳聚糖的基本结构是氨基葡萄糖。

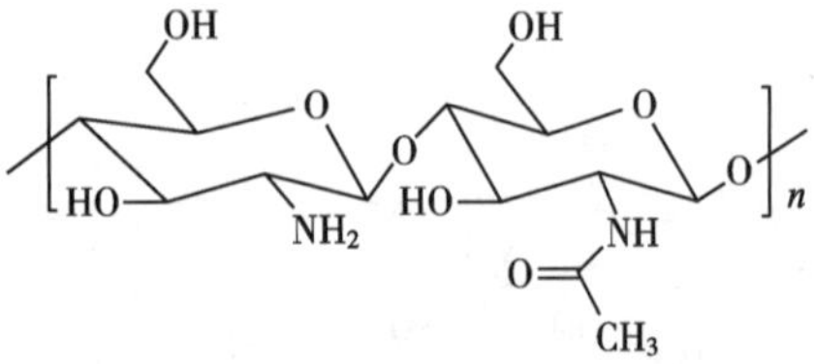

图 13-7 壳聚糖的结构式

壳聚糖分子链上含有氨基和羟基，具有阳离子特性，其衍生物除了具有残余的氨基、羟基外，还可通过改性引入羧基，如羧甲基壳聚糖、丁二酰壳聚糖等，壳聚糖及其衍生物与小分子药物直接或通过一定的间隔臂共轭形成轭合物，延缓药物在体内的释放和药物作用时间，实现药物的靶向，降低毒性，增强疗效。

利用壳聚糖中的氨基和链霉素中的醛基形成席夫碱,制备链霉素 - 壳聚糖轭合物。轭合物的阳离子特性可促进药物的细胞内转运,提高抗生素与胞内感染细菌的接触,从而显著改善其在吞噬细胞或非吞噬细胞内的杀菌能力。与等剂量的抗生素相比,壳聚糖 - 链霉素轭合物可大大降低小鼠脾脏和肝脏中的细菌数量,显著降低受感染的 TLR2 缺陷型小鼠的死亡率。

将抗肿瘤药物甲氨蝶呤与壳聚糖共轭键合,然后对其半乳糖化修饰制备得到甲氨蝶呤 - 壳聚糖 - 半乳糖轭合物。该轭合物可与肝细胞表面的去唾液酸糖蛋白受体特异性结合,改善甲氨蝶呤毒性大、半衰期短等缺点。将阿霉素以希夫碱共价键、酶响应性间隔臂轭合于壳聚糖长链,可实现对阿霉素的刺激响应性释放,增强药物疗效,降低毒副作用。

9- 顺式 - 视黄醛的醛基和羧甲基壳聚糖的氨基通过醛胺缩合反应制备 9- 顺式 - 视黄醛 - 羧甲基壳聚糖轭合物。小鼠经口服给予不同的药物后,游离药物组中的 9- 顺式 - 视黄醛在胃肠道被迅速吸收,1 小时内血药浓度达到峰值,并在 2 小时内被清除,导致其极低的生物利用度;而轭合物组中的 9- 顺式 - 视黄醛则被缓慢吸收,维持药物血浆浓度的相对稳定,给药后 4 小时血药浓度达到峰值,且该峰值比游离药物低 3.2 倍,避免了药物血浆浓度过高而引起的副反应,同时 24 小时后仍可在血浆中检测到药物,有利于提高药物的生物利用度,促进视觉功能的恢复。与等剂量游离药物相比,轭合物可显著提高眼球中 9- 顺式 - 视黄醛的含量,并且对视觉功能的恢复有更好的促进效果。

三、药物 - 纤维素醚轭合物

纤维素醚(cellulose ether)具有药物 - 高分子轭合物中高分子材料所需的亲水性、生物相容性和无毒性等特征。羟丙甲纤维素和羟丙纤维素中的羟丙基以及羟乙基纤维素中的羟乙基可作为间隔臂修饰小分子药物,与右旋糖酐相比其具有良好的立体屏障效应。通过调节药物的修饰比例可以调节药物 - 纤维素醚轭合物的水溶性。此外,基于纤维素醚的酸稳定性,药物 - 纤维素醚轭合物具有口服结肠靶向定位释药的特点。药物 - 纤维素醚轭合物可改变药物的体内分布和代谢等,通过药物的缓释效应减少给药频次,降低药物的毒副作用。

水杨酸是第一个与水溶性纤维素醚羟丙甲纤维素(HPMC)轭合得到的药物 - 纤维素醚轭合物。研究发现水杨酸 - 羟丙甲纤维素轭合物基于羟丙甲纤维素的酸稳定性,可实现水杨酸的结肠靶向递送。然而,水杨酸 - 羟丙甲纤维素轭合物中的水杨酸取代比例较低,主要原因在于 HPMC 的羟丙基含量仅为 7.5%。

羟丙纤维素(HPC)中几乎所有的羟基都被羟丙基取代,更易于酯化。采用酯化反应制备得到的布洛芬 -HPC 轭合物,布洛芬的接枝比例可达到 77%~81%。采用甲苯磺酰氯法制备莫西沙星 -HPC 轭合物,该轭合物在模拟胃和肠 pH 条件下,6 小时后药物的释放量分别为 15% 和 49%。模型动物的生物利用度研究表明,轭合物可显著延长莫西沙星的释放时间。

羟乙纤维素(HEC)是另一种重要的纤维素醚衍生物,在纤维素主链上存在伯羟基,易于发生酯化反应。氧氟沙星 -HEC 轭合物的研究结果表明,轭合物中氧氟沙星具有缓释效应,并可显著提高药物的生物利用度。采用甲苯磺酰氯法制备莫西沙星 -HEC 轭合物,该轭合物在模拟胃和肠道生理条件下均具有持续释放特性,轭合物在血液中的半衰期长达 24 小时,适用于每日 1 次。

四、药物 - 透明质酸轭合物

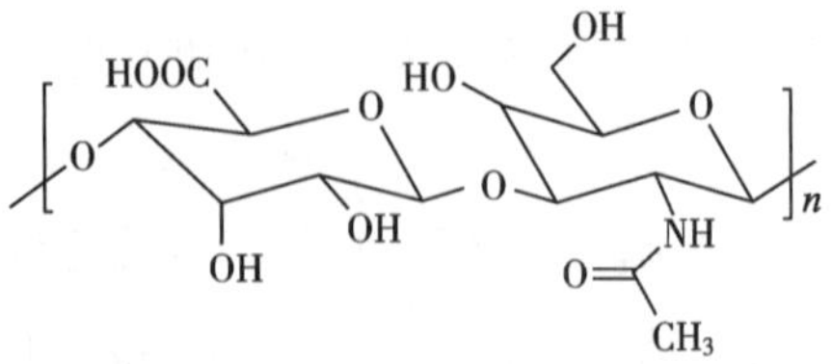

图 13-8   透明质酸的结构式

透明质酸（hyaluronic acid）是双糖单位重复排列形成的线性高分子直链多糖聚合物，每个双糖单位中 D- 葡萄糖醛酸及 N- 乙酰葡糖胺之间由 β-1，3 糖苷键相连，双糖单位间则由 β-1，4 糖苷键相连。透明质酸是目前所知唯一不含硫的黏多糖。其结构式见图 13-8。

透明质酸在人体中大量存在，主要分布于细胞外基质中，对细胞生长、分化和迁移起着重要作用。透明质酸虽然具有优良的生物相容性和生物可降解性等优点，但其稳定性较差，对强酸、强碱、热、辐射、自由基及透明质酸酶敏感，容易发生降解。为克服这些缺点，可通过化学改性来提高其稳定性及改善其他性能。透明质酸分子中可进行化学修饰的官能团类型有羧基、羟基、N- 乙酰基和还原末端四种，主要修饰方法有酯化、交联、接枝（包括末端还原）等。但由于透明质酸的相对分子质量较高，一般不考虑还原末端，故一般认为透明质酸多糖链中仅含有羧基、羟基和 N- 乙酰基三个衍生化反应位点。将透明质酸的羧基、氨基和还原性末端经酰胺化、酯化后与药物共轭制备的药物 - 透明质酸轭合物，可延长药物在体内的滞留时间，增强药物的水溶性和组织靶向性。

透明质酸及其衍生物作为药物 - 高分子轭合物的高分子材料具有如下特点：

（1）透明质酸可以和细胞表面的某些特异性受体（如 CD44、透明质酸受体）结合，实现药物的靶向递送。

（2）透明质酸为聚阴离子电解质，可通过减少药物经肾小球滤过来提高生物利用度。

（3）含有大量的羧基和羟基，在水溶液中形成分子内和分子间氢键。

（4）低分子量透明质酸具有一定的抗炎活性。

缺血再灌注急性肾损伤的肾小管上皮细胞具有 CD44 受体异常高表达的特点。利用酯化反应制备的姜黄素 - 透明质酸轭合物，与原药相比其水溶性提高了约 26 倍；轭合物中的透明质酸与肾小管上皮细胞表面高表达的 CD44 特异性结合，可大大提高姜黄素在肾脏中的蓄积，比姜黄素原药高 13.9 倍；同时可显著增加肾小管上皮细胞内的药物转运，改善急性肾损伤的治疗效果。

紫杉醇分别通过三种不同的间隔臂（亮氨酸、苯丙氨酸、缬氨酸）与透明质酸（9 800Da）轭合制备紫杉醇 - 透明质酸轭合物。与原药紫杉醇相比，三种轭合物在水中的溶解性均显著增加，对 MCF-7 乳腺癌细胞的抑制作用显著增强，轭合物的 IC_{50} 低于原药紫杉醇 2~3 倍。

透明质酸也可作为靶向分子用于药物 - 高分子轭合物的制备。以溶酶体可降解的多肽为间隔臂制备透明质酸修饰的阿霉素 - 羟丙甲丙烯酰胺轭合物，该轭合物与原药阿霉素和阿霉素 - 羟丙甲丙烯酰胺轭合物相比表现出更好的肿瘤细胞内化作用和细胞毒性，且其对鼠成纤维细胞的原代细胞毒性非常低，可实现肿瘤的高效、安全治疗。

五、药物 - 肝素轭合物

肝素（heparin）是一类主要由 D-β- 葡糖醛酸（或 L-α- 艾杜糖醛酸）和 N- 乙酰氨基葡糖形成的重复二糖单位组成的直链型聚阴离子糖胺聚糖，其主要重复单元结构如图 13-9 所示。

肝素在临床上除了具有抗凝作用外,还具有抑制平滑肌细胞增殖、抗炎、抗肿瘤及抗病毒等生物学功能。肿瘤细胞及 NK 细胞周围纤维蛋白可保护肿瘤细胞不被 NK 细胞破坏,肝素能降低纤维蛋白及微血栓的形成,使得肿瘤细胞不易停留于毛细血管,且更容易受到 NK 细胞的破坏。肝素也可通过与促血管生成因子结合来抑制其作用,达到抗肿瘤的目的。因此,肝素通常被应用于抗肿瘤药物载体。紫杉醇上的羟基经活化后,通过酰胺反应制备紫杉醇 - 肝素轭合物。所合成的轭合物在水溶液中具有较高溶解度。与肝素相比,紫杉醇 - 肝素轭合物的抗凝血活性降低,从而减少出血性副作用。与紫杉醇原药相比,紫杉醇 - 肝素轭合物对 KB 细胞(人口腔表皮样癌细胞)表现出更强的细胞毒性。分别利用三种氨基酸(缬氨酸、亮氨酸和苯丙氨酸)作为间隔臂,合成紫杉醇 - 肝素轭合物。三种轭合物在生理条件和血浆下表现出不同的水解性质,其中亮氨酸 - 肝素轭合物水解速度最快。细胞毒性测定结果表明,与原药相比轭合物对 MCF-7 细胞的毒性更强,还具有更低的抗凝血活性,降低了出血的风险。

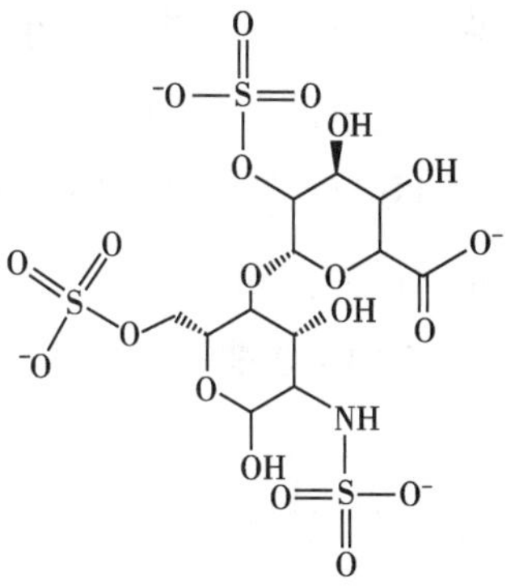

图 13-9　肝素分子的结构式

内皮细胞抑制素(endostatin, ES)具有治疗抗血管生成相关疾病的作用,其中具有氨基末端的 11- 氨基酸肽(ES2, IVRRADRAAVP)是其活性片段。然而,ES2 在体内显示出较差的稳定性和较短的半衰期。因此,将 ES2 与乙二醇化肝素衍生物轭合制备 ES2- 乙二醇化肝素轭合物。室温贮存 30 天后,ES2- 乙二醇化肝素轭合物较 ES2 显示出更高的稳定性和更强的多肽活性;该扼合物经小鼠腹腔注射给药后,半衰期为 ES2 的 3.67 倍。

六、药物 - 果胶轭合物

果胶(pectin)是原果胶、果胶和果胶酸的大分子多糖混合物,其基本结构如图 13-10 所示,主要成分为 D- 半乳糖醛酸。果胶类多糖包括三大类:半乳糖醛酸聚糖、鼠李半乳糖醛酸聚糖 - Ⅰ 和鼠李半乳糖醛酸聚糖 - Ⅱ 。

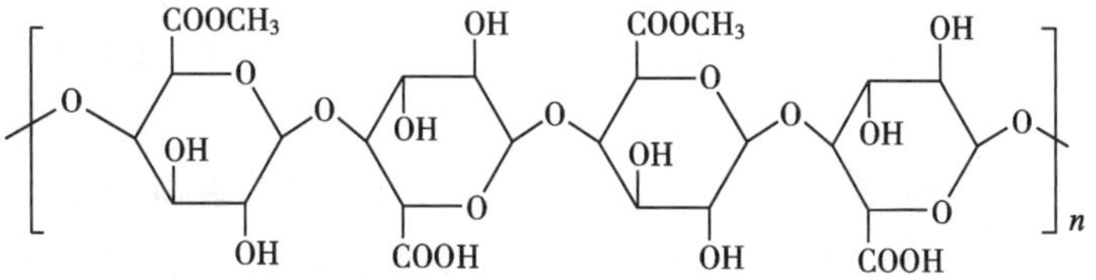

图 13-10　果胶的基本结构

果胶本身具有一定的生物学活性,具有调节血脂、抑菌和抗肿瘤等作用。果胶带负电荷,其水溶液在适当条件下可凝胶化。果胶价廉、易得,不仅具有很好的生物相容性和生物可降解性,作为药物的载体还具有口服结肠靶向定位释药的作用。

将酮洛芬以共轭键形式键合于果胶上,制备酮洛芬 - 果胶轭合物。该轭合物经灌胃给药后,大量分布于大鼠的盲肠和结肠中,而酮洛芬原药主要分布在大鼠的胃和小肠,结果显示酮洛芬 - 果胶轭合物具有结肠定位释放药物的性能。果胶中半乳糖醛酸可被酯化和氨化,果胶的酯化和氨化程度可调节果胶的溶解度。不同溶解度的果胶会影响药物 - 轭合物的释放速率,因此对果胶进行酯化和氨化后可以制备出具有不同释药速率的结肠靶向制剂。

通过酯化反应制备姜黄素 - 果胶轭合物,该轭合物中姜黄素含量为 384.39μg/g,具有较好的水溶性,并可显著改善姜黄素的体内稳定性。体外释放研究显示轭合物中的姜黄素具有酸敏感的缓释效应,释放行为在 pH 1.2 条件下符合一级动力学,在 pH 7.4 条件下符合零级动力学。与姜黄素相比,轭合物对 KYSE-30 细胞具有更好的细胞内转运和增殖抑制作用。

七、其他

海藻酸(alginic acid)由 β-D 甘露糖醛酸(M)和 α- 古罗糖醛酸(G)通过 1,4- 糖苷键相连,是一种阴离子多糖,其基本单元的结构如图 13-11 所示。海藻酸多糖结构中的羟基和羧基可供活化,与药物分子轭合制备药物 - 高分子轭合物。海藻酸也具有一定的生理活性,其钠盐能增进人体的许多免疫学功能,抑制肿瘤生长。

布洛芬是一种苯乙酸的衍生物,会刺激胃黏膜,引起胃部不良反应。采用丝氨酸为间隔臂制备布洛芬 - 海藻酸钠轭合物,所制备的布洛芬 - 海藻酸钠轭合物在碱性介质中的水解速率显著快于在酸性介质中的水解速率。该轭合物可显著减少药物在胃部的释放,降低药物的胃部刺激性,并可在肠道部位释放出药物,显著改善药物的治疗作用。

硫酸软骨素(chondroitin sulfate)是葡萄糖醛酸和 N- 乙酰半乳糖胺(又称 N- 乙酰氨基半乳糖)以 β-1,4 糖苷键交替连接的多糖(如图 13-12 所示)。在体内通过一个似糖链接区连接到蛋白质的丝氨酸残基上形成蛋白聚糖。

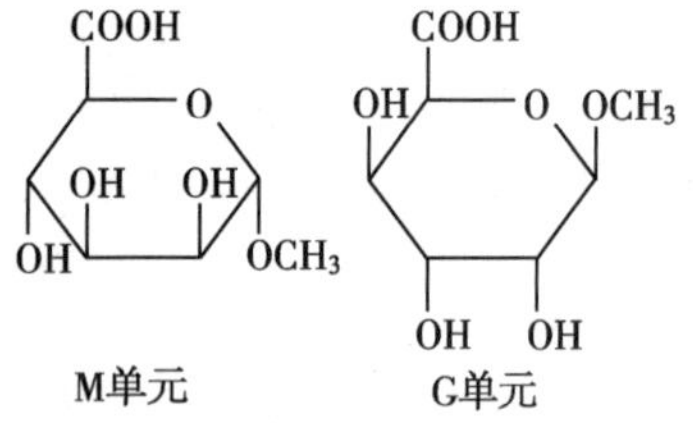

图 13-11 海藻酸基本单元的结构

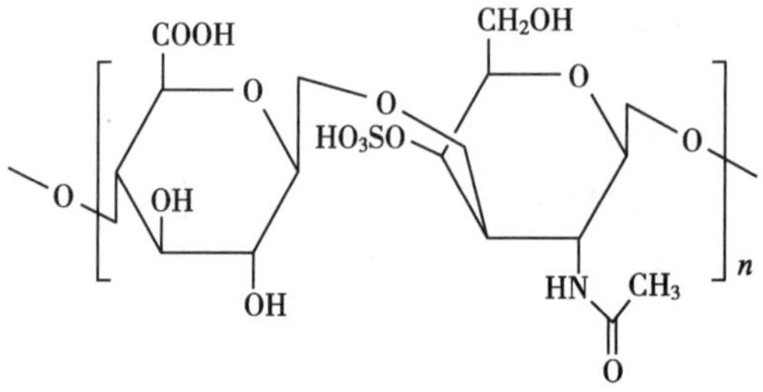

图 13-12 硫酸软骨素的结构

硫酸软骨素是一种生物内源性的阴离子糖胺多糖,具有优良的生物相容性,且表面具有多个可供化学修饰的位点,如羧基、羟基等,可广泛应用于药物 - 高分子轭合物的设计。硫酸软骨素具有一定的生理活性,具有防治动脉粥样硬化和冠心病、促进细胞代谢、抗凝血、抗炎、加速伤口愈合和抗肿瘤等作用。

以聚乙二醇(1 000Da)为间隔臂,将酮洛芬通过酯键与硫酸软骨素共轭,制备酮洛芬 - 硫酸软骨素轭合物。酮洛芬 - 硫酸软骨素轭合物在脂酶存在下 12 小时内可完全释放酮洛芬,但在软骨素酶存在下药物基本不释放。即使酮洛芬取代度为 56% 时,酮洛芬 - 硫酸软骨素轭合物仍保留了较好的特异性酶解功能。与酮洛芬原药相比,酮洛芬 - 硫酸软骨素轭合物可以显著抑制角叉菜胶诱导的足趾肿胀,具有良好的抗炎作用。

第四节　药物 - 烯烃聚合物轭合物

一、药物 - 聚乙烯吡咯烷酮轭合物

聚乙烯吡咯烷酮为乙烯吡咯烷酮的聚合体,结构式如图 13-13 所示。

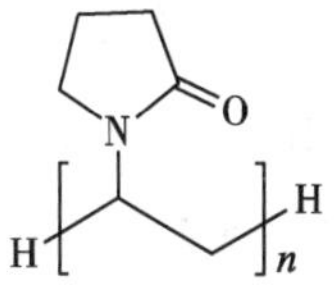

聚乙烯吡咯烷酮作为一种合成水溶性高分子化合物,具有水溶性高分子化合物的一般性质,如胶体保护作用、成膜性、黏结性、吸湿性、增溶或凝聚作用。聚乙烯吡咯烷酮有优良的生理惰性,不参与人体新陈代谢,又具有优良的生物相容性,对皮肤、黏膜、眼无刺激。聚乙烯吡咯烷酮作为药用辅料,可用做片剂和颗粒剂的黏合剂,注射剂的助溶剂,胶囊剂的助流剂,眼部用药的去毒剂、延效剂、润滑剂和包衣成膜剂,液体制剂的分散剂和酶及热敏药物的稳定剂。

图 13-13　聚乙烯吡咯
烷酮的结构式

将二氢卟吩 e6 键合于聚乙烯吡咯烷酮制得的光敏剂二氢卟吩 e6- 聚乙烯吡咯烷酮轭合物,可应用于肿瘤的荧光成像和光动力学治疗,已成功应用于临床。二氢卟吩 e6- 聚乙烯吡咯烷酮轭合物已在白俄罗斯和俄罗斯注册,并被批准用于医疗,作为光动力学诊断和治疗皮肤和黏膜恶性肿瘤的手段。与二氢卟吩 e6 溶液剂相比,二氢卟吩 e6- 聚乙烯吡咯烷酮轭合物具有很高的肿瘤与正常组织分布比值。此外,与二氢卟吩 e6 相比,二氢卟吩 e6- 聚乙烯吡咯烷酮轭合物具有更高的荧光成像灵敏度,可特异性区分肿瘤和肿瘤周围的肌肉组织。该轭合物可选择性诱导白血病细胞的光毒性,体内光照 1 小时后可产生更大的肿瘤坏死面积,而不引起毒副作用。该轭合物可大量蓄积于血管肉瘤病变区域,显著提高肿瘤中二氢卟吩 e6 的浓度,且无不良反应发生。

聚乙烯吡咯烷酮经 N- 羟基琥珀酸活化后与肿瘤坏死因子 TNF-α 的氨基反应制备 TNF-α- 聚乙烯吡咯烷酮轭合物。轭合物的活性随着轭合物中聚乙烯吡咯烷酮的修饰比例的增加而降低。TNF-α- 聚乙烯吡咯烷酮轭合物在体内具有更高的抗肿瘤活性,与 TNF-α 相比可提高 200 倍以上的抗肿瘤效果;与 TNF-α- 聚乙二醇轭合物相比可提高 2 倍的抗肿瘤活性。高剂量的 TNF-α 治疗会产生体重减轻、毛发直立、组织炎症的毒副作用,而在轭合物治疗组中未发现此类毒副作用。TNF-α- 聚乙烯吡咯烷酮轭合物的血浆半衰期为 360 分钟,显著长于 TNF-α- 聚乙二醇轭合物的 122 分钟和 TNF-α 的 4.6 分钟。这些研究结果表明 TNF-α 与聚乙烯吡咯烷酮形成高分子轭合物后可显著增加 TNF-α 的抗肿瘤效果、降低毒副作用。

二、药物 - 聚乙烯醇轭合物

聚乙烯醇(polyvinyl alcohol, PVA)是由醋酸乙烯酯和乙烯醇单元键接而成的聚合物,其结构式如图 13-14 所示。聚乙烯醇主要通过聚醋酸乙烯酯醇解获得。

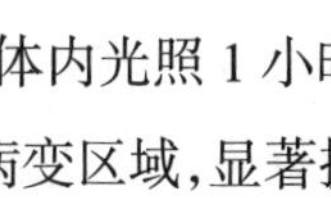

聚乙烯醇是一种极安全的高分子化合物,为常用的药用辅料,对

图 13-14　聚乙烯醇的结构式

人体无毒,无副作用,具有良好的生物相容性。由于其分子链含有大量亲水性基团羟基,因此具有良好的水溶性;此外,聚乙烯醇分子中大量的羟基可供活化进行改性或制备药物-聚乙烯醇轭合物。

利用酯化反应制备得到的紫杉醇-聚乙烯醇轭合物,可大大提高紫杉醇的溶解度。体外抗肿瘤药效学结果显示,紫杉醇-聚乙烯醇轭合物与游离紫杉醇(溶解于增溶剂中)药效相当。在S180荷瘤小鼠模型中,与游离紫杉醇相比,紫杉醇-聚乙烯醇轭合物静脉注射后可延长血液循环时间,并通过EPR效应逐渐富集于肿瘤组织中,对肿瘤生长起到显著抑制作用,提高药物疗效。

芬维A胺对多种肿瘤有活性,且没有明显的毒副作用。然而其体内活性却远不如体外,主要原因是药物的疏水性降低了其生物利用度。将芬维A胺通过酯化反应与聚乙烯醇轭合,与游离药物相比,芬维A胺-聚乙烯醇轭合物的溶解度提高了200倍,且对肿瘤细胞的毒性也进一步增强。体内抗肿瘤药效学结果显示,该轭合物对肿瘤的生长和转移具有明显的抑制作用,可显著延长小鼠的生存期。

全反式维甲酸是维生素A的衍生物,是治疗痤疮的一线药物。然而其存在着较大的皮肤刺激性。将其通过可降解的酯键与聚乙烯醇共价结合,制得全反式维甲酸-聚乙烯醇轭合物。全反式维甲酸从轭合物中可持续释放10天;给药12小时后,与游离药物相比,轭合物可使药物在真皮层的滞留量提高4倍,并可使完全透过皮肤组织的药物量降低10倍,显著增强全反式维甲酸在真皮层的蓄积,实现在皮肤部位的长效输送,抑制局部皮肤的炎症反应,减少给药频次,提高药物的治疗效果。

三、药物-聚 N-(2-羟丙基)甲基丙烯酰胺轭合物

聚 N-(2-羟丙基)甲基丙烯酰胺[poly N-(2-hydroxypropyl)methacrylamide, PHPMA]是 N-(2-羟丙基)甲基丙烯酰胺的高聚物,结构式如图13-15。

聚 N-(2-羟丙基)甲基丙烯酰胺具有良好的生物相容性、非免疫原性,最早被用作血液填充剂。因其具有大量可功能化的羟基基团,作为高分子材料在药物-高分子轭合物中拥有良好的应用前景。所制备的药物-聚 N-(2-羟丙基)甲基丙烯酰胺轭合物不仅不与血浆蛋白结合,生物相容性好,可部分生物降解,还可根据使用目的对结构进行修饰,实现药物的可控释放。至今,已大量应用于小分子药物及大分子蛋白质的药物-聚 N-(2-羟丙基)甲基丙烯酰胺轭合物的制备。

多柔比星-聚 N-(2-羟丙基)甲基丙烯酰胺轭合物(FCE28068)是第一个进入临床的药物-聚 N-(2-羟丙基)甲基丙烯酰胺轭合物。甘氨酸-苯丙氨酸-亮氨酸-甘氨酸四肽作为间隔臂,将多柔比星与聚 N-(2-羟丙基)甲基丙烯酰胺轭合,在组织蛋白酶B的作用下可释放出多柔比星。药代动力学研究表明,FCE28068在血液循环的时间延长,在肝脏没有聚集,主要通过肾脏清除。I期临床试验显示,FCE28068比多柔比星的毒性低2~5倍,最大耐受剂量(320mg/m^2)比多柔比星(60~80mg/m^2)高4~5倍。

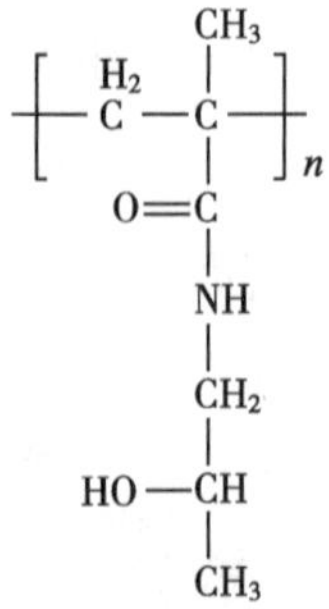

TNP-470是一种抗血管生成因子,但其水溶性差,有剂量依赖的神经毒性。以氨基二磷酸盐作为骨靶向分子,采用组织蛋白酶K敏感性的甘氨酸-甘氨酸-脯氨酸-正亮氨酸四肽为间隔臂将氨基二磷酸盐和TNP-470与聚 N-(2-羟丙基)甲基丙烯酰胺轭合,制备氨基二磷酸盐-TNP-470-聚 N-(2-羟丙基)甲基丙烯酰胺轭合物。与游离氨基

图13-15　聚 N-(2-羟丙基)甲基丙烯酰胺的结构式

二磷酸盐和 TNP-470 联用相比,该轭合物具有更好的抗肿瘤活性和较小的器官毒性,同时具有更强的抗血管生成能力。

地塞米松经活化后与 *N*-(2- 羟丙基) 甲基丙烯酰胺单体共轭制备地塞米松 -HPMA 轭合物,然后与 HPMA 单体通过自由基聚合反应形成地塞米松 -PHPMA 轭合物。在胶原诱导性关节炎小鼠模型中,该轭合物能被动靶向分布于炎症部位,从而提高药物疗效。局部骨侵蚀的最终临床评分和 micro-CT 结果表明,单剂量给予地塞米松 -PHPMA 轭合物(地塞米松 60mg/kg)和每日持续给予地塞米松〔2mg/(kg·d)〕在 30 天后的临床疗效相当,并且该轭合物可以避免糖皮质激素造成的全身骨质流失。

四、药物 - 聚甲基丙烯酸及其衍生物轭合物

聚甲基丙烯酸(polymethacrylic acid, PMA),是由甲基丙烯酸在引发剂存在下聚合制得的一种高分子材料,其结构式如图 13-16 所示。

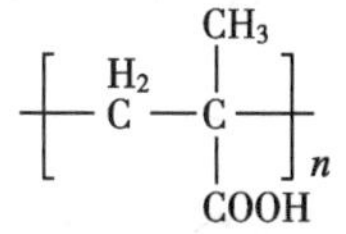

图 13-16　聚甲基丙烯酸的结构式

聚甲基丙烯酸具有良好的水溶性和生物相容性,其侧链含有大量的羧基,可通过进一步的修饰得到一系列衍生物,应用于药物 - 高分子轭合物的制备。

利巴韦林是一种有效治疗流感病毒感染的药物,但易造成溶血性贫血。采用甲基丙烯酸单体中的羧基与利巴韦林的羟基的酯化反应制备利巴韦林 - 甲基丙烯酸单体轭合物,然后与甲基丙烯酸单体通过自由基聚合反应形成利巴韦林 - 聚甲基丙烯酸轭合物,其中药物含量为 24%。与原药相比,该轭合物在体循环中能避免与红细胞结合,显著降低药物的溶血性。此外,研究发现聚甲基丙烯酸本身具有抗病毒活性,可与药物联合产生协同抗病毒治疗作用。因此,该轭合物除了体现出较好的对低致病性和高致病性流感病毒株的抗病毒活性外,对呼吸道病原体,如呼吸道合胞病毒同样具有抑制作用。

以噻唑烷为间隔臂,分别利用吉西他滨和阿霉素上的氨基与聚甲基丙烯酸衍生物上的羧基的酰胺反应制备吉西他滨 - 阿霉素 - 聚甲基丙烯酸衍生物轭合物。该轭合物的平均分子量为 23.5kDa,轭合物中吉西他滨和阿霉素的含量分别为 6.4% 和 5.7%。吉西他滨 - 阿霉素 - 聚甲基丙烯酸衍生物轭合物可显著延长吉西他滨和阿霉素的体内半衰期,增加药物在肿瘤组织和细胞的分布,并能在溶酶体环境中快速释放药物,5 小时内吉西他滨和阿霉素的累积释放量分别为 95% 和 75%。通过吉西他滨和阿霉素的协同作用,显著提高药物的抗肿瘤疗效。

肿瘤的诊疗一体化已成为抗肿瘤治疗的研究热点之一。利用聚乙二醇甲基醚甲基丙烯酸酯(PEGMA)上的羧基与荧光素 Rh6GEAm 上的氨基进行反应,并进一步以腙键为间隔臂将阿霉素与 PEGMA 共价连接制备阿霉素 -PEGMA 轭合物。轭合物中的阿霉素含量高达 25.4%。该轭合物在生理环境下保持稳定,基本不释放药物。在 pH 5.0 的细胞内环境中,轭合物的阿霉素可缓慢释放,阿霉素在 56 小时内的累计释放量为 58%。该轭合物可高效地被 HepG$_2$ 细胞所摄取,并显著增加药物对肿瘤细胞的抑制能力。此外,该轭合物仅在肿瘤细胞内酸性微环境中体现出荧光,为药物在细胞内的转运研究提供评价手段。

第五节   药物 - 聚氨基酸轭合物

聚氨基酸一般是由氨基酸聚合而得,合成过程相对简单,易于控制,在合成过程中还可通过分子开环或键入功能性基团实现聚氨基酸的多功能化。聚氨基酸由于生物相容性较好,无毒副作用,无免疫原性,可生物降解,且具有羧基和氨基等活性基团,能够与药物通过化学键合的方式结合,已广泛应用于药物 - 高分子轭合物的设计。

一、药物 - 聚赖氨酸轭合物

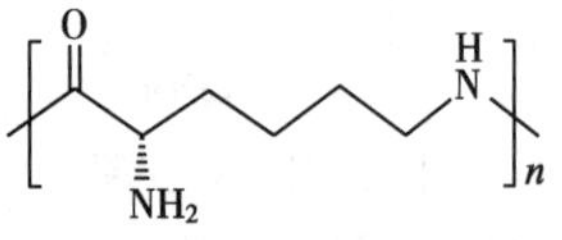

图 13-17   聚赖氨酸的结构式

聚赖氨酸(polylysine,PLL)为赖氨酸的直链状聚合物,结构式如图 13-17 所示。它溶于水,微溶于乙醇,对热稳定(120℃,20 分钟)。分子量在 3 600~4 300Da 之间的聚赖氨酸具有良好的抑菌活性,且抑菌谱广。聚赖氨酸在人体内分解为赖氨酸,口服急性毒性剂量为 5g/kg。

聚赖氨酸由于其侧链与末端均含有氨基,容易进行化学修饰。ε - 聚赖氨酸富含阳离子,与带有阴离子的物质有强的静电作用力并且对生物膜有良好的穿透力。基于以上特性,聚赖氨酸已广泛应用于药物 - 聚赖氨酸轭合物的制备。

采用二硫代二丙酸为间隔臂,将紫杉醇和聚乙二醇 - 聚赖氨酸共聚物共价结合制备紫杉醇 - 聚赖氨酸轭合物。该轭合物中紫杉醇的药物含量为 15.6%。基于该轭合物中二硫键和酰胺键的设计,紫杉醇从轭合物中的体外释放体现了该轭合物的 pH 和谷胱甘肽响应缓释特征。该轭合物对非小细胞肺癌(A549)、黑色素瘤(B16F1)、宫颈癌(HeLa)、乳腺癌(MCF-7)等多种肿瘤细胞均有良好的抑制作用。与原药及非响应性轭合物相比,其对 B16F1 黑色素瘤具有更优异的抑制作用。

采用马来酰亚胺接枝聚赖氨酸与巯基化细菌胞嘧啶脱氨酶的迈克尔加成反应,制备细菌胞嘧啶脱氨酶 - 聚赖氨酸轭合物。该轭合物的平均分子量为 345kDa,制备成轭合物不仅可显著提高药物的细胞内化能力(约为原药的 50 倍),还可加快轭合物的细胞摄取速率(2 小时内可达 80%)。因此,与原药的催化能力相比,轭合物的催化效率增加了约 1 倍,显著提高了酶活力。轭合物给药 24 小时后在人乳腺肿瘤中仍可检测到酶活力,显著提高了药物的稳定性。

酞菁锌作为光敏剂常应用于光动力疗法,然而酞菁锌的溶解性较差,且有光毒性。利用聚赖氨酸上的氨基与酞菁锌衍生物上羧基的酰胺反应,制备羧基酞菁锌 - 聚赖氨酸轭合物。与原药相比,轭合物的溶解度显著提高,达 60~70mg/ml。该轭合物可选择性抑制胃腺癌(BGC)、淋巴癌(K562)等肿瘤细胞的增殖,而对于正常细胞,轭合物与之共孵育 24 小时后也未观察到光毒性。羧基酞菁锌 - 聚赖氨酸轭合物在体内可显著抑制 S180 肿瘤的生长。

二、药物 - 聚天冬氨酸轭合物

天冬氨酸又称天门冬氨酸,是一种 α- 氨基酸,具有手性中心和多种官能团。以天冬氨酸为单体聚合成的聚天冬氨酸(polyaspartic acid,PASP),为亲水性高分子,可生物降解。其结构式如图 13-18 所示。

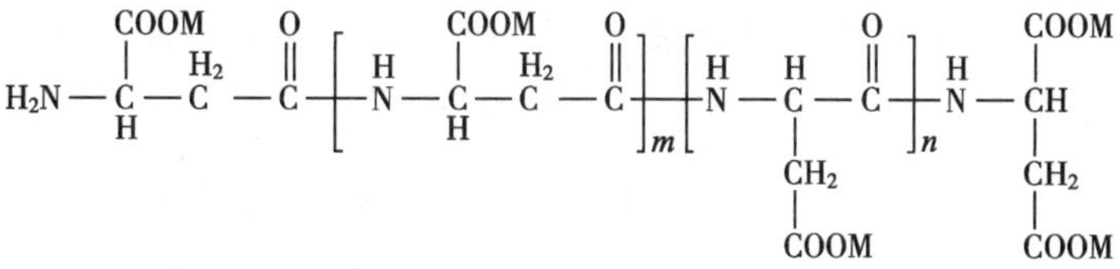

图 13-18　聚天冬氨酸的结构式

注：$m \geq n$，M 为 H^+、Na^+、K^+。

聚天冬氨酸既能生物降解，又因保留了部分活性基团，可与药物以共价键的方式结合，应用于药物 - 聚天冬氨酸轭合物的制备。

利用聚天冬氨酸的羧基和甲硝唑的羟基进行酯化反应，共轭合成甲硝唑 - 聚天冬氨酸轭合物。该轭合物中的药物含量可达 30%。甲硝唑 - 聚天冬氨酸轭合物在 pH 7.4 磷酸盐缓冲溶液中具有缓释行为，可持续释放药物至 30 天，30 天内药物的累积释放量达 86.64%。与原药相比，甲硝唑 - 聚天冬氨酸轭合物可显著促进药物在滴虫内的转运，提高甲硝唑对滴虫的抑杀作用，滴虫的凋亡率由 11.5% 上升到 35.7%。

表阿霉素的羰基与肼基化聚乙二醇聚天冬氨酸的肼基之间通过共轭反应，可制备得到表阿霉素 - 聚乙二醇聚天冬氨酸轭合物。该轭合物在 pH 7.4 条件下，1 小时内仅释放 20% 的药物，而在 pH 3.0 条件下，约有 80% 的表阿霉素被释放。与原药相比，表阿霉素 - 聚乙二醇聚天冬氨酸轭合物可显著提高药物的生物利用度，将药物的体内半衰期从 0.45 小时延长至 3.99 小时。该轭合物在显著抑制 MDA-MB-231 人乳腺肿瘤生长的同时，还可显著提高药物的安全性，其最大耐受剂量提高了近 3 倍。

通过调节间隔臂的亲水性（如接入亲水性间隔臂氨基乙醇、氨基丙醇、氨基丁醇等）、亲脂性或改变侧链间隔臂的长度等方法，对聚天冬氨酸进行适当修饰后与药物连接，从而改善药物的释放速率。如采用二乙二醇单乙烯基醚为间隔臂，将紫杉醇和聚乙二醇化聚天冬氨酸共价连接制备紫杉醇 - 聚乙二醇化聚天冬氨酸轭合物。基于二乙二醇单乙烯基醚酸响应性的设计，轭合物在 pH 7.4 正常生理条件下，药物释放呈缓释特征，48 小时内药物的累积释放量为 23.6%；而在 pH 5.5 微酸环境中，药物的累积释放量增加到 75.3%。与原药相比，轭合物的药 - 时曲线下面积从 2.07μg/（ml·h）增加到 17.35μg/（ml·h），平均滞留时间从 2.52 小时增加到 12.81 小时，表明轭合物能在血液循环中长时间保持稳定，有效防止紫杉醇被快速代谢和清除。此外，轭合物还可显著延长荷 Bel-7402 瘤小鼠的中位生存期，增强其抗肿瘤疗效。

三、药物 - 聚谷氨酸轭合物

聚谷氨酸（poly-L-glutamic acid，PGA）又称纳豆胶、多聚谷氨酸，是由谷氨酸聚合形成的大分子多肽。其结构式如图 13-19 所示。聚谷氨酸水溶性强，无毒，可生物降解。

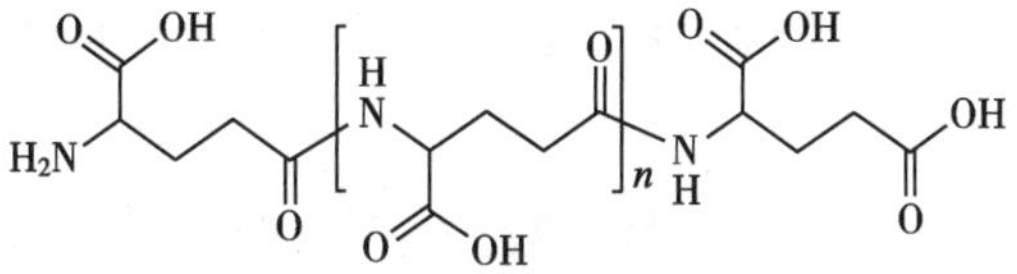

图 13-19　聚谷氨酸的结构式

聚谷氨酸分子链上具有较高活性的侧链羧基,易和一些药物结合形成药物 - 聚谷氨酸轭合物,是一类理想的药物 - 高分子轭合物用高分子材料。

紫杉醇 - 聚谷氨酸轭合物(CT-2103)是最早进入临床研究的药物 - 聚谷氨酸轭合物之一。CT-2103 是利用紫杉醇的羟基与谷氨酸的羧基通过酯化反应合成的轭合物。与原药相比,轭合物可显著提高药物的生物利用度,将药物的血浆药 - 时曲线下面积从 374μg/(ml·h)增加到 4 533μg/(ml·h),半衰期从 5.8 小时延长到 108 小时;同时,该轭合物还可显著提高药物的安全性,将药物的最大耐受剂量增加了 1 倍。CT-2103 比紫杉醇原药具有更高的抗肿瘤活性,且可逆转紫杉醇的耐药。

聚谷氨酸主链中含有多个羧酸盐基团,而含多羧酸盐基团的高分子材料具有肾脏靶向作用。利用 4-2- 胺乙基苯磺酰氟盐酸盐的氨基与聚谷氨酸(41kDa)的羧基通过酰胺反应共价结合制备 4-2- 胺乙基苯磺酰氟盐酸盐 - 聚谷氨酸轭合物。该轭合物可大大提高由链脲佐菌素诱导的糖尿病大鼠肾脏中的药物含量,24 小时内的药物含量约为原药的 8 倍,显著提高了药物的肾脏靶向分布能力。

康普瑞汀是肿瘤血管抑制剂,但其半衰期很短。利用康普瑞汀的酚羟基和聚 -L- 谷氨酸的羧基通过酯化反应制备康普瑞汀 - 聚谷氨酸轭合物。与原药相比,康普瑞汀 - 聚谷氨酸轭合物可显著延长药物的半衰期,由 3.7 分钟延长至 357 分钟。该轭合物在肿瘤中的分布具有高度的血管依赖性,主要分布于肿瘤血管周围,显著增强了其抗肿瘤药效,肿瘤抑制率由原药的 24% 提高至 74%。

第六节　药物 - 抗体轭合物

药物 - 抗体轭合物,又称抗体药物偶联物(antibody-drug conjugate,ADC),是通过一个特定的间隔臂将具有生物活性的小分子药物连接到单抗上而形成的轭合物。其主要组成成分包括抗体、间隔臂和小分子药物。单抗作为药物载体,主要发挥靶向输送的作用,相较于叶酸、RGD 等具有靶向性的小分子配体,抗体最突出的优势就是抗体 - 抗原结合作用所体现出的特异靶向性;其次,有些抗体同时存在一定的药效学作用,如阿多曲妥珠单抗(ado-trastuzumab)和美坦新(maitansine)等与小分子抗肿瘤药物存在协同抗肿瘤的治疗作用。

由于药物 - 抗体轭合物结构较为复杂,不同药物 - 抗体轭合物设计之间存在较大的差异。如针对肿瘤疾病,即使同一靶点的不同药物,由于识别位点、连接位点、间隔臂及所连接小分子的不同,其毒性的差异也显而易见。理想的药物 - 抗体轭合物设计需要考虑:

(1)抗体的选择:靶点要清晰,且该靶点在肿瘤细胞上高表达,正常组织中低表达。适合共价结合药物,结合药物后性能稳定,进入肿瘤组织后能较快被肿瘤细胞内化。具有良好的药物代谢动力学特性。

(2)连接位点:一般有赖氨酸或半胱氨酸残基,可通过结构改造进行药物的定向偶联。

(3)间隔臂:在体循环中稳定,被细胞摄取进入胞内后,药物能以各种方式被释放,如在溶酶体内酶切释放,或抗体降解后释放。

(4)药物:高度的药效学作用,无免疫原性,能通过官能团与间隔臂结合,机制清晰。

DS-8201a 是由抗人表皮生长因子受体 2(HER2)抗体和拓扑异构酶Ⅰ抑制剂 Dxd 通过四肽连接

形成的药物 - 抗体轭合物。进入 HER2 阳性细胞后,DS-8201a 可被肿瘤细胞内高表达的溶酶体酶如组织蛋白酶 B 和组织蛋白酶 L 裂解,释放出的药物 Dxd 可穿透至相邻细胞,通过旁观者效应杀灭肿瘤细胞。与恩美曲妥珠单抗[用于 HER2 阳性早期乳腺癌患者的临床辅助(术后)治疗]相比,DS-8201a 对 HER2 阳性 KPL-4 细胞的细胞抑制率较低,但在 HER2 阳性 KPL-4 细胞和 HER2 阴性 MDA-MB-468 细胞共培养体系中,DS-8201a 能同时抑制两种细胞,而恩美曲妥珠单抗仅对 HER2 阳性细胞有抑制作用。HER2 阳性 NCI-N87 细胞和 HER2 阴性 MDA-MB-468-Luc 细胞预混构建的肿瘤模型动物经 DS-8201a 治疗后,DS-8201a 可通过旁观者效应抑制 MDA-MB-468-Luc 细胞,抑瘤效果显著优于恩美曲妥珠单抗。

Gemtuzumab Ozogamicin(GO)是由抗 CD33 抗体和卡奇霉素衍生物通过 4-(4- 乙酰基苯氧基)丁酸共价连接(缩合)形成的药物 - 抗体轭合物。GO 在 pH 7.4 的缓冲液中较稳定,且可在溶酶体内释放药物,进而药物与 DNA 中的小沟结合,导致 DNA 双链断裂,细胞死亡。GO 在临床中的作用可能受细胞动力学、细胞遗传学和多药耐药等因素的影响,其主要毒性为可逆性骨髓抑制。GO 在 60 岁及以上急性髓性白血病中的治疗效果不如年轻患者。

肿瘤内皮标记物 8(TEM8)广泛表达于人肿瘤相关基质如成纤维细胞、周细胞和内皮细胞中。m825-MMAE 是由抗 TEM8 抗体和甲基澳瑞他汀 E(MMAE)通过组织蛋白酶 B 可切割的缬氨酸 - 瓜氨酸二肽连接形成的药物 - 抗体轭合物。m825-MMAE 可以抑制结肠癌细胞(HCT-116)、小细胞癌细胞(DMS-273)、小细胞肺癌细胞(HOP92)、卵巢腺癌细胞(OVCAR3)等肿瘤细胞的生长并延长模型动物的生存期,能够阻断原位胰腺肿瘤的生长并抑制结肠和乳腺癌转移。同时,m825-MMAE 还能够增强常规抗癌药物多柔比星的抗肿瘤药效。

第七节　药物 - 树枝状大分子轭合物

树枝状大分子是一类由重复增长反应合成得到的,高度支化且结构精确的星形结构大分子。每一个重复循环反应增加一个支化层,一般称为“代”。它包括主结构(内核、支化单元、外围基团)及微环境(空腔)。与传统的高分子相比,其分子量分布具有单分散的特征,同时其表面具有大量可控的活化基团,适合应用于药物 - 树枝状大分子轭合物的制备。

以戊二酸为间隔臂,将醋酸氟轻松与第四代端羟基的聚酰胺 - 胺型树枝状大分子通过酯键共轭连接,制备氟轻松 - 端羟基聚酰胺 - 胺轭合物。该轭合物中氟轻松含量为 15%,在生理 pH 条件下能够缓慢释放药物,91 天后氟轻松累积释放率为 69%。经玻璃体单次注射给药后,此轭合物能够阻止大鼠的视网膜变性,减缓光感受器细胞的丢失,维持外核层厚度。同时,由于其具有药物缓释效应,药效可持续一个月,显著提高患者的依从性。

组织蛋白酶 B 在肿瘤细胞内高表达。以甘氨酸 - 苯丙氨酸 - 亮氨酸 - 甘氨酸四肽为间隔臂共价连接聚乙二醇化赖氨酸树枝状大分子,制备吉西他滨 - 聚乙二醇化赖氨酸树枝状大分子轭合物。该轭合物中吉西他滨含量为 3.0%,在不含组织蛋白酶 B 的释放介质中该轭合物基本保持稳定,无药物释放;在含有组织蛋白酶 B 的 pH 6.0 释放介质中 24 小时内药物累积释放 90%。该轭合物相比于原药具有较低的细胞毒性,且其体内抗肿瘤疗效显示,轭合物的抑瘤率和肿瘤细胞凋亡比例分别是原药的 2 倍和 3 倍。

采用组织蛋白酶 B 敏感的底物肽为间隔臂将阿霉素和穿膜靶向肽修饰聚丙烯亚胺树枝状大分子共价轭合,制备阿霉素 - 聚丙烯亚胺树枝状大分子轭合物。该轭合物在含 10% 胎牛血清的 pH 7.4 磷酸缓冲液中稳定,24 小时内基本无药物释放,但可在组织蛋白酶 B 作用下快速释放药物,28 小时内药物累积释放量达 70%。与阿霉素原药相比,轭合物通过穿膜肽作用和酶响应性释放显示出更强的肿瘤细胞毒性。

第八节　其　　他

一、药物 - 聚膦腈 / 聚苹果酸 / 泊洛沙姆轭合物

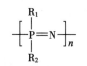

图 13-20　聚膦腈的结构式

聚膦腈(polyphosphazene)是一类主链由交替的磷、氮原子连接,侧链由有机侧基组成的有机 - 无机杂化高分子,其化学结构如图 13-20 所示。聚膦腈具有良好的亲水性;在生物体内可降解为磷酸、氨、氨基酸等无毒小分子物质被人体代谢排出,具有良好的生物相容性和可生物降解性。聚膦腈已广泛应用于生物医药领域,如手术缝合线、药物释放载体和组织工程材料等。通过聚膦腈侧链的调控,可赋予聚膦腈多种功能,并提供各种反应活性基团,用于药物 - 聚膦腈轭合物的制备。

金丝桃素具有抗病毒、抗菌和抗肿瘤作用,也可作为光敏剂应用于光动力疗法,然而金丝桃素的溶解度较差。利用金丝桃素的醇盐基团与聚二氯膦腈的高度水解不稳定氯原子,通过取代反应制备金丝桃素 - 聚膦腈轭合物。该轭合物的药物含量可达 5.1%;与原药相比,轭合物的水溶性提高了约 4 000 倍;同时该轭合物可保留金丝桃素的光学活性,在紫外光照射时产生单线态氧 / 活性氧的能力与原药相当。金丝桃素 - 聚膦腈轭合物有望应用于肿瘤的光动力学治疗。

采用甘氨酸 - 苯丙氨酸 - 亮氨酸 - 甘氨酸四肽为间隔臂,将免疫反应调节剂咪喹莫特与聚二氯膦腈通过取代反应制备咪喹莫特 - 聚膦腈轭合物。该轭合物中的药物含量为 2.4%。咪喹莫特 - 聚膦腈轭合物在生理条件下具有良好的稳定性,无降解产物可被检测到;而在 pH 6.0 的酸性条件下,轭合物可发生水解,14 天内药物释放量达 65%;在 pH 6.0 的酸性环境中进一步加入木瓜蛋白酶,轭合物可同时发生水解和酶解,14 天内药物几乎完全释放。

采用甘氨酰 -L- 谷氨酰胺二肽作为间隔臂,将卡铂与聚膦腈主链上的氮原子共价轭合,制备卡铂 - 聚膦腈轭合物。该轭合物的血浆平均停留时间和药 - 时曲线下面积分别是原药的 15 倍和 30 倍,可显著延长卡铂的体内半衰期,提高其生物利用度。此外,该轭合物在非小细胞肺癌(A549)、乳腺癌(MCF-7)、乳腺癌耐药细胞(MCF-7/DOX)、人卵巢腺癌细胞(SK-OV-3)、人结肠癌细胞(HCT-15)等多种肿瘤细胞上均保持良好的抑制作用。

除聚膦腈外,还有一些其他高分子材料可用于药物 - 高分子轭合物的制备,如采用聚苹果酸作为高

分子材料,通过酰胺键键合抗肿瘤药物羟基喜树碱,制备羟基喜树碱 - 聚苹果酸轭合物,该轭合物可显著提高羟基喜树碱的水溶性,降低羟基喜树碱对正常组织的毒副作用;以组织蛋白酶 B 敏感的多肽为间隔臂,将吉西他滨键合于白蛋白制备得到吉西他滨 - 白蛋白轭合物,可显著提高吉西他滨的水溶性,提高吉西他滨抗胰腺癌治疗效果,并降低其毒副作用。

另外,药物不仅可与单官能团线型高分子、多官能团线型高分子、星形高分子及树枝状高分子键合形成线性、星形和树枝状轭合物,也可与一些高分子材料通过化学键合形成前体药物型的药物高分子微纳米粒。如通过酰胺键共价结合方式,合成阿霉素 - 泊洛沙姆 188 轭合物,该轭合物在水中可自组装形成胶束,持续释放阿霉素达 10 天以上,实现药物的抗肿瘤靶向治疗。

二、对比剂 - 高分子轭合物

药物是指用于预防、治疗与诊断疾病的物质,药物 - 高分子轭合物同样可作为对比剂应用于疾病的诊断。用于疾病诊断的对比剂 - 高分子轭合物,可显著改善原有对比剂体内半衰期短、毒副作用大和体内分布缺乏特异性的缺陷,提高疾病诊断的灵敏度。

钆喷酸葡胺作为磁共振对比剂,存在体内半衰期短、组织分布特异性差的问题,与高分子轭合后易产生立体屏蔽效应而影响钆的成像效率。以氨基苯硼酸为靶头,利用钆喷酸葡胺上羧基和四氢邻苯二甲酸酐修饰的聚赖氨酸上的氨基通过酰胺反应共价结合,制备钆喷酸葡胺 - 聚赖氨酸轭合物对比剂。该轭合物对比剂中的钆含量为 7.8%;T_1 弛豫时间的倒数与钆浓度呈线性关系,T_1 弛豫率为 4.5mmol/(L·s),与游离钆喷酸葡胺的 4.3mmol/(L·s)基本一致,表明聚赖氨酸与对比剂的轭合不会影响钆的成像效率。此外,基于四氢邻苯二甲酸酐的设计,轭合物对比剂在生理 pH 条件下带负电,电位为 –28.7mV;在肿瘤组织的酸性环境中,邻苯二甲酸酐迅速水解使电荷反转,电位为 +20.2mV,该特性使轭合物对比剂在肿瘤细胞内的转运速率显著加快,可进一步提高成像灵敏度,降低轭合物对比剂在正常细胞上的毒性。

锰配合物具有较高的弛豫率,有望替代钆喷酸葡胺。将葡聚糖(30kDa)经高碘酸钠氧化后与 5-(4- 氨基苯基)-10,15,20- 三(4- 磺酸苯基)锰(Ⅲ)卟啉轭合,制备 5-(4- 氨基苯基)-10,15,20- 三(4- 磺酸基苯基)锰(Ⅲ)卟啉 - 葡聚糖轭合物。与原对比剂和市售对比剂钆喷酸葡胺相比,该轭合物对比剂表现出更高的弛豫性,弛豫率达 8.9mmol/(L·s);同时,轭合物对比剂与原对比剂相比,具有更长的旋转相关时间和更高效的顺磁中心。对荷 H22 肝癌肿瘤的小鼠行体内磁共振发现,市售对比剂在注射后约 20 分钟达到峰值,并在注射后 40 分钟开始减少;而轭合物对比剂可达到更高的峰值,并持续维持信号至 90 分钟以上。

碘海醇作为 CT 造影剂,存在成像时间短、成像灵敏度差等缺点。利用赖氨酸活化的聚乙二醇上的氨基与碘海醇衍生物三碘间苯二甲酰胺上羧基的酰胺反应,制备碘海醇 - 聚乙二醇轭合物对比剂。该轭合物对比剂的平均分子量为 40kDa;药物含量为 27%。与小分子碘海醇相比,该轭合物对比剂可显著增强动态 CT 成像效果,显示微血管渗透性等细节,并将血管细节显示的时间延长至 20 分钟以上,在 30 分钟时仍可以清楚定义小鼠的主动脉和肾皮质,满足临床诊断需求。

三、药物 - 药物的轭合物

药物 - 高分子轭合物通常因引入外源性物质,其本身或其代谢产物有可能产生毒副作用。因此,为了进一步减小药物 - 高分子轭合物毒性,不使用任何高分子材料的药物 - 药物轭合物概念被提出。药物 - 药物轭合物的设计具有如下特点:

(1)无多余的轭合部分:虽然药物 - 高分子轭合物可将两种药物同时轭合于高分子主链,但是药物 - 药物轭合物的两个部分均与治疗疾病相关,无多余的轭合部分。

(2)屏蔽不稳定基团来增加药物的稳定性:通过两种药物的轭合,可掩蔽药物结构中不稳定的功能部分,从而增加药物的稳定性。

(3)气味消除:药物 - 药物轭合物的沸点常高于母体药物,挥发性降低,可最大限度地减小药物引起的令人不快的气味。

(4)增强生物膜的渗透性:药物 - 药物轭合物通常比母体药物亲脂性更强,可以更好地分配到脂质膜中,如胃肠壁、皮肤和角膜等。在与生物膜共定位后,药物 - 药物轭合物可被快速转化为相对亲水的母体药物,促进药物吸收,增加生物利用度。

(5)药物治疗的协同作用:药物 - 药物轭合物本身和释放的母体药物均可显示药理学活性。与母体药物相比,药物 - 药物轭合物具有更高的生物活性。

(6)降低母体药物的毒副作用:由于药物 - 药物轭合物可以实现药物的协同作用,因此可以通过降低给药剂量或给药频次,减小母体药物的毒副作用。

(7)靶向递送:通过调节影响吸收的物理化学性质或通过靶向特定膜转运蛋白或酶,药物 - 药物轭合物可广泛用于药物的靶向递送。

布洛芬 -α- 硫辛酸轭合物是利用布洛芬经活化后的氨基与 α- 硫辛酸的羧基进行共轭反应制备。该轭合物在 pH 1.3 和 pH 7.4 缓冲溶液中极其稳定,在大鼠血浆中可被外周组织中的酶水解缓慢释放布洛芬和 α- 硫辛酸,而在大鼠脑组织匀浆液中可被中枢系统中的酶水解快速释放药物。轭合物具有清除自由基的活性,与单药布洛芬或 α- 硫辛酸相比,可显著抑制大鼠大脑皮质中 β- 淀粉样蛋白的表达。

通过阿霉素 14 位上的羟基与阿魏酸的羧基酯化反应制备阿霉素 - 阿魏酸轭合物。与阿霉素原药相比,轭合物可通过增加药物在乳腺癌细胞内的转运,提高其抗肿瘤活性,且对心肌细胞具有较小的毒性。该结果表明,阿霉素 - 阿魏酸轭合物可以在不减弱药物抗肿瘤活性的基础上,减小阿霉素导致的心脏毒性,从而降低毒副作用。

通过桦木酸 3 位上的羟基与二氯乙酸的羧基酯化反应制备桦木酸 - 二氯乙酸轭合物。该轭合物可显著提高对 MCF-7 细胞增殖的抑制能力,50μmol/L 的轭合物处理后可导致 43% 的 MCF-7 细胞死亡,而相同浓度的桦木酸、二氯乙酸盐和两者物理混合物则仅有 22%、12% 和 29% 的细胞死亡。以 2.5mg/kg 的剂量静脉注射至荷黑色素瘤小鼠体内,轭合物抑制肿瘤生长的能力分别是桦木酸和二氯乙酸酯的 2 倍和 4 倍。

联苯双酯(α-DDB)的羧基与 2′- 脱氧 -2′-β- 氟 -4′- 叠氮胞苷(FNC)的 3 位羟基通过酯化反应制备 α-DDB-FNC3 轭合物。该轭合物可显著降低人乙型肝炎病毒转染的肝细胞系 HepG2.2.15 分泌抗原的能力,在第 9 天时对乙型肝炎 E 抗原分泌的抑制率达 25.11%,乙肝表面抗原抑制率达 43.68%。同时,轭合物还可显著抑制病毒在细胞内和细胞外的 DNA 复制。在刀豆球蛋白 A 诱导的免疫性肝损伤小鼠中,α-DDB-FNC 可显著抑制血清中谷丙转氨酶、谷草转氨酶、丙二醛和一氧化氮等水平的升高,实现保肝作用。

第九节　药物 - 高分子轭合物的结构和性能表征

一、结构表征

药物 - 高分子轭合物的结构分析方法主要通过采用光谱分析(紫外吸收光谱、红外吸收光谱、荧光光谱、拉曼光谱)、核磁共振、色谱分析(气相色谱、液相色谱)和质谱分析进行组成与结构的定性定量分析。

二、释药性能表征

一般情况下,直接共价结合或者以间隔臂连接形成的药物 - 高分子轭合物只有药物高分子链之间的共价键或间隔臂断裂后释放出的游离药物分子才能发挥药效。连接药物 - 高分子轭合物的共价键或间隔臂的断裂速率是药物 - 高分子轭合物提高药物疗效、降低毒副作用的关键。因此,药物 - 高分子轭合物的体外药物释放行为评价方法,需要考虑轭合物在体内转运和吸收过程所处的生理环境。

常用的体外药物释放介质需要满足以下条件:

(1)模拟生理 pH 环境:正常组织微环境的 pH 一般呈中性(7.2~7.4),通常采用 pH 7.4 缓冲液来模拟生理 pH 环境,可采用磷酸盐缓冲液(PBS)或三羟甲基氨基甲烷缓冲液(Tris-buffer)配制,如取磷酸二氢钾 1.36g,加 0.1mol/L 氢氧化钠溶液 79ml,并用水稀释至 200ml,即得 PBS 缓冲液(pH 7.4)。

(2)模拟细胞内酸性环境:细胞中溶酶体的 pH 呈酸性(4.0~5.0),此外,肿瘤组织的 pH 也呈酸性(一般比正常组织低 0.5~1.0),可采用具有不同 pH 的柠檬酸盐 / 磷酸盐缓冲液(pH=5.0、6.0、7.0)作为介质来比较轭合物的药物释放行为。

(3)模拟胃肠道生理环境:包括人工胃液、人工肠液和人工结肠液等。一般来说,人体的胃液 pH 在 1.0~2.0,人工胃液可用稀盐酸溶液来模拟,如 0.1mol/L 盐酸溶液,及 pH 1.5 或 2.0 的盐酸溶液;考虑到酶的作用,还可添加胃蛋白酶,可按每 100ml 液体中加入 1g 胃蛋白酶的比例添加。人工肠液可用 pH 6.8 的磷酸盐缓冲液的来模拟,配制方法为取 0.2mol/L 磷酸二氢钾溶液 250ml,加 0.2mol/L 氢氧化钠溶液 118ml,用水稀释至 1 000ml,摇匀,即得;考虑到酶的作用,还可添加胰酶,配制方法为取磷酸二氢钾 6.8g,加水 500ml 使溶解,用 0.1mol/L 氢氧化钠溶液调节 pH 至 6.8,另取胰酶 10g,加水适量使溶解,将两液混合后,加水稀释至 1 000ml,即得。人工结肠液可用 pH 7.8~8.0 的磷酸盐缓冲液来模拟。

(4)模拟血液循环系统环境:可采用动物或人的血浆,还可进一步用 0.05mol/L 的磷酸盐缓冲液

（pH 7.4）稀释至 50%，甚至 1%。

此外，还可用肿瘤细胞匀浆液或含溶酶体酶的 PBS（pH 5.5）体系作为体外介质，研究药物 - 高分子辄合物的药物释放行为。

药物 - 高分子辄合物的体外释放行为测试可借鉴《中国药典》规定的体外评价固体型缓、控释制剂的释放度试验来进行。一般是将一定量的药物 - 高分子辄合物溶解或分散在一定体积的溶出介质中，置入透析袋中封严，然后放入药物溶出仪的溶出杯中，在一定的搅拌速率下进行释放试验，模拟体温应控制在 37℃ ± 0.5℃，且释放介质的体积应符合漏槽条件。每次取样后应及时在操作容器中补充同温度等体积的释放介质溶液。

三、细胞水平表征

细胞试验也是目前较为常用的体外评价药物 - 高分子辄合物性能的方法，常用的包括细胞增殖和细胞毒性检测（噻唑蓝比色法、Cell Counting Kit-8、活细胞染色法、流式细胞仪检测技术）、荧光标记技术等。常用的荧光标记物主要包括有机染料（如异硫氰酸荧光素、罗丹明类染料、菁染料、噻嗪类和噁嗪类染料及二氟化硼 - 二吡咯甲烷荧光染料等）、荧光蛋白及荧光量子点等。

四、动物体内表征

常用的动物体内评价方法有苏木精 - 伊红染色、免疫组织化学、免疫荧光、酶联免疫吸附实验、免疫印迹法、活体示踪技术（同位素标记示踪、纳米磁性粒子标记示踪和近红外荧光标记示踪）等。

第十节　药物 - 高分子辄合物的应用策略

药物 - 高分子辄合物主要用于改善药物的溶解特性、延长体内半衰期、实现药物的靶向输送和控释，从而达到提高药物疗效、减少毒副作用等目的。基于此，药物 - 高分子辄合物的设计主要取决于药物的理化特性以及所治疗疾病的病理特征。一般而言，许多药物存在溶解性差、半衰期短、结构不稳定、入胞困难、对特定组织或细胞的选择性较低等各种问题。这些问题是选择合适的高分子材料、设计药物 - 高分子辄合物的基本依据（图 13-21）。同时针对特定部位或者病灶部位的病理特征及递药、释药需求，还可以选择合适的共辄键、间隔臂和靶向基团，以实现对药物的释放部位和速率的控制。

对于选定的药物而言，首先应当分析其理化特性及其所治疗疾病的病理特征。以抗肿瘤药物喜树碱（camptothecin, CPT）为例，它水溶性较差，结构不稳定，内酯环极易开环，大大降低药效，并且缺乏肿瘤特异性靶向能力，毒副作用较大。以上药物的理化特性均表明可以选择合适的高分子材料对喜树碱进行结构修饰，设计成药物 - 高分子辄合物。

首先，选择合适的高分子材料提高喜树碱的水溶性，增加结构稳定性。所选择的高分子材料应无毒、无免疫原性、能生物降解，降解产物能被机体吸收、利用或代谢，不存在体内累积的危险。

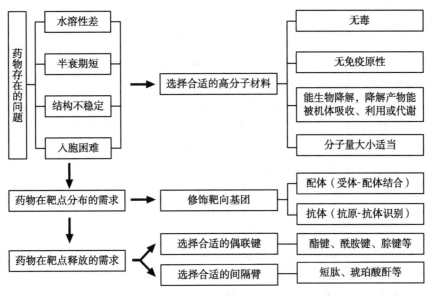

图 13-21　药物 - 高分子轭合物的设计策略

其次,根据体内滞留部位和时间的需求,选择不同分子量的高分子材料。分子量大于 20kDa 的高分子材料可通过实体肿瘤组织的 EPR 效应,实现在肿瘤组织的选择性分布;不同高分子达到肾阈值的相对分子质量不同,如 PEG 为 30kDa,选择合适分子量的高分子材料键合药物可以防止药物迅速从肾脏排泄,延长药物的体内半衰期,提高生物利用度。

再次,以肿瘤部位或肿瘤细胞上的特异性受体为靶标,选择合适的靶向基团,实现药物的靶向输送。靶向分子主要有两类:一类是配体,利用细胞膜表面受体 - 配体间的专一性作用实现靶向输送,包括半乳糖基的肝靶向,叶酸的肿瘤细胞表面高表达叶酸受体的靶向和 RGD 多肽的 $\alpha_v\beta$ 整合素受体靶向;另一类是抗体,利用抗体 - 抗原的特异性识别和结合,实现靶向输送,如抗细胞间黏附分子 -1 单克隆抗体靶向炎症血管内皮细胞等。

最后,为进一步满足药物在肿瘤部位快速释放的需求,可以以肿瘤组织特异性生理环境(pH、酶、氧化还原电位等)或外部刺激(温度、光、热、磁场、超声等)为响应信号,选择合适的共轭键或间隔臂,设计出针对肿瘤疾病的刺激响应性药物 - 高分子轭合物,实现药物的控制释放。常用的共轭键有酯键、酰胺键、腙键和二硫键等,间隔臂有短肽、琥珀酸酐等。

另外,由于肿瘤细胞毒药物的作用位点位于肿瘤细胞内,肿瘤细胞内的药物递送可显著提高药物疗效。因此,设计的药物 - 高分子轭合物可通过衍生化修饰提高轭合物的跨细胞膜转运,如疏水性或亲水性修饰,调节药物 - 高分子轭合物的亲水亲油平衡值;阳离子化修饰,赋予药物 - 高分子轭合物阳离子的特性。

总体而言,药物 - 高分子轭合物的设计应当根据具体药物的理化特性以及所治疗疾病的病理特征进行合理设计,从而达到提高药物稳定性和疗效、降低毒副作用等目的。

思考和讨论题　　1. 什么样的药物需要进行药物 - 高分子轭合物的设计?

2. 在设计药物 - 高分子轭合物时,如何选择不同的高分子材料?

（杜永忠）

参考文献

[1] GAO S, KAHREMANY S, ZHANG J, et al. Retinal-chitosan conjugates effectively deliver active chromophores to retinal photoreceptor cells in blind mice and dogs [J]. Molecular Pharmacology, 2018, 93: 438-452.

[2] HU J B, LI S J, KANG X Q, et al. CD44-targeted hyaluronic acid-curcumin prodrug protects renal tubular epithelial cell survival from oxidative stress damage [J]. Carbohydrate Polymers, 2018, 193: 268-280.

[3] CASTLEBERRY S A, QUADIR M A, SHARKH M A, et al. Polymer conjugated retinoids for controlled transdermal delivery [J]. Journal of Controlled Release, 2017, 262: 1-9.

[4] SEGAL E, PAN H, BENAYOUN L, et al. Enhanced anti-tumor activity and safety profile of targeted nano-scaled HPMA copolymer-alendronate-TNP-470 conjugate in the treatment of bone malignances [J]. Biomaterials, 2011, 32: 4450-4463.

[5] RIBER C F, HINTON T M, GAJDA P, et al. Macromolecular prodrugs of ribavirin: structure-function correlation as inhibitors of influenza infectivity [J]. Molecular Pharmaceutics, 2017, 14 (1): 234-241.

[6] LIU T Z, ZHANG D W, SONG W T, et al. A poly (L-glutamic acid)-combretastatin A4 conjugate for solid tumor therapy: markedly improved therapeutic efficiency through its low tissue penetration in solid tumor [J]. Acta Biomaterialia, 2017, 53: 179-189.

[7] SZOT C, SAHA S, ZHANG X M, et al. Tumor stroma-targeted antibody-drug conjugate triggers localized anticancer drug release [J]. Journal of Clinical Investigation, 2018, 128 (7): 2927-2943.

[8] SIMON G H, FU Y K, FOURNIER L S, et al. Initial computed tomography imaging experience using a new macromolecular iodinated contrast medium in experimental breast cancer [J]. Investigative Radiology, 2005, 40 (9): 614-620.

基于聚集体／组装体的药物载体篇

第十四章　高分子微／纳米药物载体

问题导航

1. 高分子微／纳米药物载体与药用高分子之间有什么关系？

2. 高分子微／纳米药物载体的结构特点是什么？

3. 如何设计并制备高分子微／纳米药物载体？

4. 高分子微／纳米载体输送药物有什么特点？

第一节　概　　述

一、高分子微／纳米药物载体的概念与优势

高分子微／纳米药物载体是指基于高分子材料制备的、用做药物载体的微／纳米尺寸聚集体或组装体。高分子微／纳米药物载体可实现药物的缓控释和靶向递送。一般来说，用于制备微／纳米药物载体的高分子聚合物及其体内降解产物应具有良好的生物相容性（组织相容性和血液相容性），可通过机体排泄途径排出体外。药物可在高分子微／纳米载体制备过程中负载，也可先制备高分子微／纳米载体，再负载药物。高分子微／纳米药物的分类方式主要有以下 3 种。

（1）高分子微／纳米药物载体按照结构和尺寸可分为：

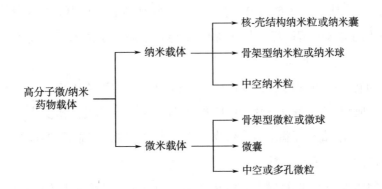

（2）高分子微 / 纳米药物载体按功能和应用可分为：

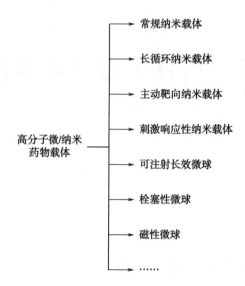

常规纳米载体

长循环纳米载体

主动靶向纳米载体

刺激响应性纳米载体

可注射长效微球

栓塞性微球

磁性微球

……

（3）高分子微 / 纳米药物载体按类型可分为：

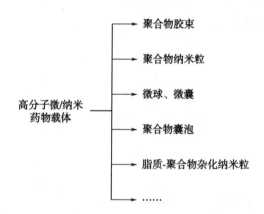

聚合物胶束

聚合物纳米粒

微球、微囊

聚合物囊泡

脂质-聚合物杂化纳米粒

……

按类型分类方式较为多见，本章按照此分类进行介绍。

高分子微 / 纳米药物载体具有以下优势：

（1）控制药物的释放：缓释或控释性是高分子微 / 纳米药物载体的重要性质。装载药物通过扩散、聚合物溶蚀等机制从高分子微 / 纳米药物载体中缓慢释放，减少给药次数，降低血药浓度峰谷波动等。通过控制高分子微 / 纳米药物载体的材料种类、制备工艺及结构等，实现药物释放速率调控，达到速释、缓释、控释、迟释、刺激响应释放药物等目的。

（2）提高药物的稳定性：药物被高分子微 / 纳米药物载体装载后可减少与体内外酸碱环境、酶系统、水分等接触，防止药物被降解破坏，提高药物的稳定性。高分子微米药物载体还可装载活细胞或生物活性物质，有利于保持其生物学活性。

（3）减少复方药物的配伍变化：药物可分别被高分子微 / 纳米载体装载后再按照治疗要求的比例混合或经进一步加工成型，如制备复方片剂或胶囊，可减少复方药物的配伍变化。

（4）液态药物固态化：高分子微 / 纳米药物载体将油类、香料、液晶、脂溶性维生素等液态药物进行包裹可得到固体粉末，便于贮存和运输。

（5）改变药物的体内分布和提高靶向性：由于网状内皮系统的识别及吞噬作用，高分子 / 纳米药物载体进入体内后主要集中分布于肝、脾、肺和淋巴组织等吞噬细胞丰富的器官,其负载的药物随载体分布,与游离药物体内分布不同。通过改变高分子/纳米药物载体的粒径、表面电荷、形态、刚性、表面修饰基团等,可以靶向特定的组织、器官或细胞,提高药物的靶向性,降低药物在正常组织、器官或细胞的蓄积,提高药物治疗效果,降低毒副作用。

(6)栓塞性:高分子微米药物载体直接经动脉导入,阻塞肿瘤供血血管,用于阻断肿瘤给养,抑制肿瘤生长。载药栓塞微球在微球栓塞肿瘤供血血管的同时,还可缓慢释放药物,使瘤体内药物浓度高,而外周血药浓度低,提高药物疗效,降低不良反应。

(7)增加难溶性药物的溶解速度或溶解度:高分子纳米载体可将药物通过物理包封、吸附或化学连接等方式装载于其内部或表面,使难溶性药物保持高度分散状态,从而增加难溶性药物的溶解速度或溶解度。

(8)增加药物吸收及生物利用度:高分子纳米药物载体具有比表面积大、生物黏附性强等特点,有利于增加药物与吸收部位生物膜的接触时间及接触面积,促进药物的转运和吸收。

(9)改变药物的跨膜转运机制:高分子纳米药物载体倾向于通过膜动转运等机制进行跨膜转运或摄取入胞,有利于药物透过生物膜。例如,有些高分子纳米药物载体可跨过血脑屏障,可递送药物进入脑组织。

高分子微/纳米药物载体仍有一些不足,例如载药量有限,生产工艺和质量标准较为复杂,价格较为昂贵等。

二、高分子微/纳米药物载体的物理化学性质

1. 热力学性质 高分子微/纳米药物载体属于多相分散体系,在水性介质中,载体与介质之间有明显的相界面。随载体粒径减小,体系比表面积增大,界面自由能增加,根据热力学第二定律能量最小原理,为降低界面自由能,高分子微/纳米药物载体具有絮凝、聚结、沉降的趋势,该现象称为聚结不稳定性,且粒径越小,聚结趋势越大。

2. 动力学性质 高分子微/纳米药物载体具备分散性,与载体粒径直接相关。载体受重力作用产生沉降,微米载体沉降速度服从Stokes定律,动力学稳定性差。纳米载体由于质点小,分散度大,在水性介质中呈现明显的布朗运动特征,动力学稳定性提高。

3. 电学性质 高分子微/纳米药物载体表面因电离、吸附或摩擦等作用荷电,在介质中形成双电层结构。双电层结构使纳米载体表面带有同种电荷,因相互排斥而稳定性增加。双电层的Zeta电位越高,则相互排斥作用越大,纳米载体越稳定。纳米载体在介质中具备电泳性质,在外加电场作用下可进行定向移动。

4. 光学性质 高分子纳米药物载体在介质中具备光散射现象,产生乳光。当一束光在暗室内通过高分子纳米药物载体时,可从入射光的垂直方向上看到一个光柱,即丁铎尔现象。当纳米载体大小适当时,光的散射现象十分明显,可利用光散射原理测定纳米药物载体的大小。

三、高分子微/纳米药物载体生物药剂学性质

高分子微/纳米药物载体可改变药物分子的体内过程,与其粒径、几何形态、表面性质和变形性等

有关。

粒径是影响高分子微/纳米药物载体体内分布的最重要性质之一。一般认为：①粒径小于50nm的药物载体，可转运至脾脏和骨髓，小于10nm的药物载体主要浓集于骨髓或从肾清除；②50~100nm的药物载体进入肝实质细胞；③100~200nm的药物载体可被巨噬细胞从血液中清除；④大于200nm的药物载体在脾脏中的蓄积量显著增加；⑤7~12μm的载体可被肺机械性滤阻而摄取。

微/纳米药物载体的几何形态影响其血液流变动力学、细胞摄取等性质，从而影响其体内过程。如盘状纳米药物载体表现出独特的翻滚和边缘化动力学，比球形纳米药物载体更利于与血管壁产生相互作用。与球形纳米药物载体比较，盘状纳米药物载体的肝脏浓度最小，而在其他器官中，盘状纳米药物载体的浓度高于球形纳米药物载体。药物载体的循环半衰期也受到形状的影响。如与球形聚合物胶束（2~3天）相比，丝状聚合物胶束具有较长的循环时间（1周以上）。

微/纳米药物载体的变形性（deformability）也会影响其体内过程。由于肝脏和脾脏等器官的内皮细胞存在大量间隙，刚性微/纳米药物载体易于被这些器官截留清除。而柔软可变形的微/纳米药物载体可通过变形降低肝脏和脾脏等器官的截留，延长血液循环时间。此外，可变形的微/纳米药物载体可以通过微小毛细血管，从而影响其体内的递送。

表面性质对微/纳米药物载体的体内过程有重要影响。表面亲水性、中性或负电性的纳米药物载体可减少血清蛋白的吸附，延长体内循环半衰期。表面疏水性、正电性纳米药物载体易于被体内清除，大多数细胞对正电性纳米药物载体具有较高的非特异性摄取率。

在高分子微/纳米药物载体表面修饰具有靶向功能的配体，可改变其体内分布，实现高分子微/纳米药物载体在体内的主动靶向递送。基于生理或病理因素，靶细胞表面与疾病相关的某些特异性受体高度表达或其活性显著增加，主动靶向高分子微/纳米药物载体利用靶细胞与其非靶细胞之间受体数量或活性的差异，在体内利用配体-受体作用等主动与靶细胞结合，实现主动靶向递送（图14-1，文末彩图14-1）。目前广泛使用的靶向因子包括蛋白质类、多肽类、糖类、适配体、小分子物质等（表14-1）。

例如，叶酸对细胞的分裂、增殖以及某些生物大分子的合成、代谢具有重要作用。肿瘤细胞表面高表达α-叶酸受体，对叶酸具有强亲和力；而在正常细胞表面表达的多为β-叶酸受体，该受体优先与5-甲基四氢叶酸结合，因此将叶酸偶联到高分子微/纳米药物载体表面，高表达α-叶酸受体肿瘤细胞会特异性识别和摄取叶酸偶联的高分子微/纳米药物载体，实现药物载体的肿瘤细胞主动靶向递送。

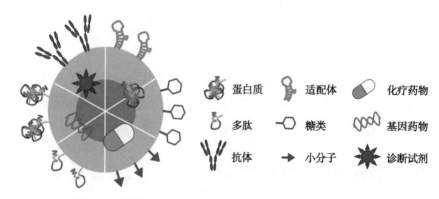

图14-1　高分子微/纳米药物载体主动靶向与载药示意图

表 14-1　常用的高分子微／纳米药物载体主动靶向因子

分类	靶向因子	靶点
小分子类	叶酸	叶酸受体
	甲氨蝶呤	叶酸受体
多肽类	RGD	$a_v\beta_3$ 整合素蛋白
	NGR	CD13
	EPPT1（YCAREPPTRTFAYWG）	糖基化黏蛋白 -1 抗原
	环肽 pPB	视黄醇结合蛋白
适配体类	A10 RNA 适配体	前列腺特异性膜抗原
	Thrm-A 和 Thrm-B DNA 适配体	人 Alpha- 凝血酶蛋白
蛋白质类	Annexin V	磷脂酰丝氨酸
	黄体生成素释放激素 LHRH	黄体生成素释放激素受体
	转铁蛋白	转铁蛋白受体
	利妥昔单抗	CD20 抗原
	曲妥单抗	Her2/neu
	贝伐珠单抗	血管内皮生长因子
	雷莫芦单抗	血管内皮细胞生长因子受体 2
糖类	透明质酸	CD44
	甘露糖	甘露糖受体
	岩藻糖	甘露糖受体
	N- 乙酰氨基葡萄糖	甘露糖受体
	半乳糖	半乳糖受体

RGD 肽是一类含有精氨酸 - 甘氨酸 - 天冬氨酸（Arg-Gly-Asp）的短肽，是整合素与其配体相互作用的识别位点，介导细胞与细胞外基质及细胞之间的相互作用。肿瘤新生血管细胞或肿瘤细胞可特异性表达整合素 $\alpha_v\beta_3$，与 RGD 肽具有良好的亲和力，将 RGD 肽修饰于高分子微／纳米药物载体表面可实现肿瘤主动靶向递送。

透明质酸（hyaluronic acid，HA）也叫玻尿酸，是一种多糖类靶向因子。其特异性结合肿瘤细胞表面高表达的 CD44 受体。CD44 表达与肿瘤迁移有显著相关性，用 HA 对高分子微／纳米药物载体表面进行修饰，不仅可以通过透明质酸与 CD44 的识别作用实现药物靶向递送，还可以通过透明质酸与 CD44 的结合，发挥抑制肿瘤转移的效果。

转铁蛋白与转铁蛋白受体结合，诱导内吞作用进入细胞。由于转铁蛋白受体在多种肿瘤细胞表面高表达，如乳腺癌、神经胶质瘤、肺腺癌等，使用转铁蛋白修饰微／纳米药物载体可实现药物载体的体内主动靶向递送和促进跨膜转运。

第二节　聚合物胶束

一、定义及特点

聚合物胶束(polymeric micelle),又称高分子胶束,主要系指两亲聚合物(amphiphilic polymer)在水中自组装形成具有核壳结构的纳米尺寸组装体。其中,两亲聚合物包括两亲嵌段共聚物(amphiphilic block copolymer)和两亲接枝共聚物(amphiphilic graft copolymer)。两亲嵌段共聚物指含有两种或两种以上结构不同、亲疏水性不同的聚合物嵌段的聚合物;两亲接枝共聚物指聚合物主链上接有与主链化学结构不同、亲疏水性不同的侧链的聚合物。聚合物胶束的形成与聚合物分子间的静电、疏水、氢键作用等有关,其水合粒径一般在10~100nm,且粒径分布窄。

聚合物胶束的核壳结构适于药物负载和递送。疏水的内核可负载疏水性药物,亲水的外壳有利于保持聚合物胶束在水性介质中的稳定性。聚合物胶束作为药物载体,具有以下特点:

(1)稳定性:聚合物胶束为两亲性聚合物在浓度高于其临界聚集浓度(critical aggregation concentration,CAC,指两亲性聚合物分子缔合形成聚合物胶束的最低浓度)时自组装形成的,具有较高的热力学稳定性。聚合物胶束及其载药胶束可冷冻干燥,形成粉末状形态,应用前可再次分散到介质中。

(2)抗稀释性:一般来说,同时具有亲水、疏水基团的小分子表面活性剂可自组装形成胶束,然而其临界胶束浓度(critical micelle concentration,CMC)与CAC相比较高,结构稳定性差(解缔合速率高),注射后由于大量体液的稀释容易破裂,不适于构建药物递送系统。两亲性聚合物的CAC一般为10^{-6}~10^{-7}μmol/L,远低于小分子表面活性剂的CMC,耐稀释性强。此外,聚合物胶束疏水性内核内存在多点间的疏水性相互作用,使聚合物胶束具有更高的抗稀释能力。即便聚合物胶束稀释到CAC以下时,仍可维持较低的解缔合速率,这是聚合物胶束与表面活性剂胶束最显著的区别。

(3)长循环性:聚合物胶束粒径小,外壳亲水,可避免被体内网状内皮系统识别或捕获,延长体内循环时间,增加聚合物胶束负载药物分布到靶位的概率,增加疗效,减少药物对正常组织和器官的毒副作用。

(4)靶向性:聚合物胶束具有被动靶向分布特性,对聚合物胶束进行化学改性,引入靶向基团,可实现主动靶向递送。特殊材料制备的聚合物胶束还具备物理化学靶向特性,可通过物理化学方法实现聚合物胶束在靶区的蓄积。

二、聚合物胶束的自组装过程

当两亲性聚合物在水中浓度低于CAC时,与小分子表面活性剂一样,两亲性聚合物首先分布在气水界面上,疏水嵌段伸向空气中、亲水嵌段伸向水溶液内。当两亲性聚合物浓度达到CAC时,两亲性聚合物分子会转入水溶液内部,疏水嵌段相互聚集,形成亲水嵌段向外、疏水嵌段向内的聚合物胶束(图14-2,文末彩图14-2)。在CAC时,聚合物胶束核内含有大量的溶剂,为松散团聚体,粒径较大。随着两亲性聚合物浓度继续增加,聚合物胶束核内溶剂逐渐从疏水核中释放,聚合物胶束粒径减小,稳定性增加。若聚合物浓度进一步增加,聚合物胶束形成棒状、六角束状。当浓度更大时,形成平行排列的板层状。此外,两亲性聚合物的亲水嵌段与疏水嵌段的长度比值影响聚合物胶束的形状。一般来说,如果亲水嵌段的长度比疏水嵌段长,则形成的聚合物胶束呈球形,反之则形成非球形、棒状或片状的聚合物胶束(图 14-3,文末彩图 14-3)。

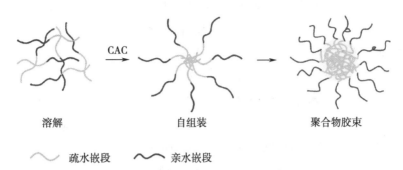

溶解　　　　　　自组装　　　　　　聚合物胶束

～ 疏水嵌段　　　～ 亲水嵌段

图 14-2　聚合物胶束的自组装示意图

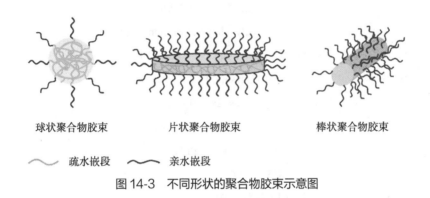

球状聚合物胶束　　　　片状聚合物胶束　　　　棒状聚合物胶束

～ 疏水嵌段　　　～ 亲水嵌段

图 14-3　不同形状的聚合物胶束示意图

一般来说两亲性聚合物的 CAC 越小,聚合物胶束越容易形成,抗稀释性越好。两亲性聚合物的 CAC 与两亲性聚合物的分子结构有关。通常结构相似的两亲性聚合物,其烃基碳链增长,CAC 明显降低;亲水链增长,CAC 仅略有增加;亲水嵌段相同且疏水嵌段碳原子数也相等时,支链结构的 CAC 比直链的稍大。亲水/疏水比例固定时,增大单体两亲性聚合物的分子量,CAC 有减小的趋势;在亲水/疏水比例及分子量固定时,三嵌段比二嵌段共聚物的 CAC 高。离子型两亲性聚合物中解离基团可使 CAC 明显增大,增加一个解离基团会使 CAC 增大数倍。此外,可通过对聚合物胶束的核内分子链交联,或者引入与胶束核分子链相容性好的其他分子,增强聚合物胶束的稳定性。

亲水/疏水嵌段的质量比同时影响两亲性聚合物缔合形成聚合物胶束的结构与形貌,亲水嵌段占比太大,则两亲性聚合物以单体存在于水溶液中;反之,疏水嵌段占比太大,会形成单体聚集物,具有非胶束形貌;亲水嵌段与疏水嵌段比例相当或稍高,形成核壳型聚合物胶束。

三、聚合物胶束的分类

(一)根据两亲性聚合物种类分类

根据形成聚合物胶束两亲性聚合物的种类不同,可将聚合物胶束分为嵌段聚合物胶束、接枝聚合物胶束、聚电解质胶束、聚合物-药物轭合物胶束等。常见两亲性聚合物的亲水嵌段、疏水嵌段、电解质嵌段、接枝骨架、接枝分子见表 14-2。

表 14-2　嵌段共聚物的嵌段,以及接枝共聚物主链和支链

组　分		
亲水嵌段		聚乙二醇(polyethylene glycol, PEG)
		聚氧乙烯(polyethyleneoxide, PEO)
		聚乙烯吡咯烷酮(polyvinyl pyrrolidone, PVP)
疏水嵌段	聚酯类	聚乳酸(polylactic acid, PLA)
		聚己内酯(polycaprolactone, PCL)
		聚乙交酯(polyglycolic acid, PGA)
		聚乳酸羟基乙酸共聚物[poly(lactic-co-glycolic acid), PLGA]
		聚 δ-戊内酯[poly(δ-valerolactone), PVL]
		聚原酸酯[poly(orthoesters), POE]
		聚碳酸酯(polycarbonate, PC)
		聚丙烯酸[poly(acrylic acid), PAA]
		聚二羟基丙酮[poly(dihydroxyacetone), PDHA]
		聚氧化丙烯[poly(propylene oxide), PPO]
	聚氨基酸类	聚赖氨酸(poly-L-lysine, PLL)
		聚天冬氨酸[poly(asparticacid), PAsp]
		聚谷氨酸[poly(glutamincacid), PGA]
		聚组氨酸(poly-L-histidine, PLH)
		聚苄基谷氨酸(PBLG)
		聚苄基天门冬氨酸(PBLA)
	聚烯烃	聚丙烯(polypropylene, PP)
		聚苯乙烯(polystyrene, PS)
主链		壳聚糖(chitosan, CS)
		葡聚糖(glucan)
		普鲁兰多糖(pullulan)
		纤维素(cellulose)
		透明质酸(hyaluronic acid, HA)
		肝素(heparin)
		海藻酸盐(alginate)
		聚乙烯亚胺[poly(ethyleneimine), PEI]
		羧甲基壳聚糖(carboxymethyl chitosan)
侧链		疏水烷烃链
		硬脂酸(stearic acid)
		胆固醇(cholesterol)
		叶酸(folic acid, FA)
接枝药物	疏水性药物小分子	阿霉素(adriamycin)、多西他赛(docetaxel, DTX)、紫杉醇(paclitaxel)、喜树碱(camptothecin)、多柔比星(doxorubicin, DOX)、姜黄素(curcumin, Cur)等

续表

组　分		
电解质嵌段	聚阳离子电解 质嵌段	聚赖氨酸（polylysine，PLys）
		聚乙烯亚胺［poly（ethyleneimine），PEI］
		鱼精蛋白（protamine）
		壳聚糖（chitosan，CS）
	聚阴离子电解 质嵌段	聚天冬氨酸（polyaspartic acid，PAsp）
		聚丙烯酸（polyacrylic acid，PAA）
		透明质酸（hyaluronic acid，HA）

1. **嵌段聚合物胶束**　嵌段聚合物胶束是使用两亲嵌段共聚物在选择性溶剂（对于一个或一个以上嵌段/部分为良溶剂，而对于其他嵌段/部分为不良溶剂）中自组装而成的聚合物胶束。常见的两亲嵌段共聚物包括 AB 型、ABA 型或 BAB 型共聚物（A 为疏水嵌段、B 为亲水嵌段）。AB 型为二嵌段共聚物，具有一个亲水嵌段和一个疏水嵌段；ABA 型和 BAB 型为三嵌段共聚物，分别具有两个相同的疏水嵌段或亲水嵌段。将两亲嵌段共聚物置于水性介质中，疏水嵌段发生缔合，自组装形成聚合物胶束（见图 14-4，文末彩图 14-4）。

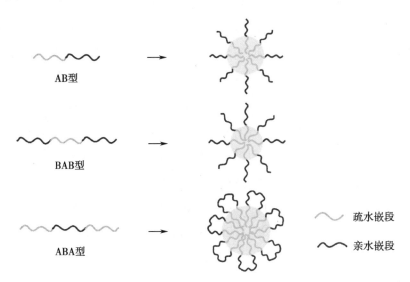

图 14-4　嵌段聚合物胶束结构示意图

近年来也有 ABC 型两亲性聚合物胶束，其中 C 为另一种亲水嵌段或疏水嵌段，可增加聚合物胶束的功能，例如，研究利用聚乳酸-聚乙二醇-聚赖氨酸［Poly（lactic acid）-b-Poly（ethylene glycol）-b-Poly-L-lysine，PLA-PEG-PLL］构建聚合物胶束，PLL 嵌段的引入增加了可修饰基团，可将多个药物分子与亲水嵌段进行化学连接。利用聚乳酸-羟基乙酸共聚物-聚组氨酸-聚乙二醇［Poly（lactic-co-glycolic acid）-b-Poly-L-histidine-b-Poly（ethylene glycol），PLGA-PLH-PEG］构建聚合物胶束，PLH 嵌段的引入赋予聚合物胶束 pH 敏感释药的能力。

2. **接枝聚合物胶束**　接枝聚合物胶束是使用两亲性接枝聚合物在选择性溶剂中自组装而成的聚合物胶束。两亲性接枝聚合物通常是由亲水性骨架链和疏水性支链或疏水性骨架链和亲水性支链组成。

由亲水性主链和疏水性支链组成的两亲性接枝聚合物自组装形成聚合物胶束时,疏水性支链聚集形成胶束内核,亲水性主链向水中伸展形成外壳。在疏水性主链和亲水性支链组成的两亲性接枝聚合物自组装形成聚合物胶束时,疏水性主链聚集成胶束内核,亲水性支链向水中伸展形成外壳(图 14-5,文末彩图 14-5)。例如,以线性聚乙烯亚胺为亲水性骨架链,接枝连接疏水性十六烷基链得到接枝聚合物,该接枝聚合物可自组装形成亲水主链在外、疏水烷基链向内的核壳结构接枝聚合物胶束。

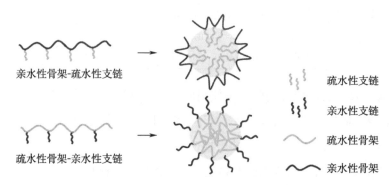

图 14-5　接枝聚合物胶束结构示意图

3. **聚电解质胶束**　当含有聚电解质嵌段的嵌段聚合物与带相反电荷的聚电解质混合时,电荷相反的聚电解质嵌段通过静电引力而聚集,形成以聚电解质复合物为内核,以不带电荷的亲水性嵌段为外壳的核壳结构聚电解质胶束(图 14-6,文末彩图 14-6)。聚电解质胶束由分子间的静电相互作用形成,其聚电解质内核通常要求两种带相反电荷的聚电解质嵌段的电荷数目相同或接近时才易于形成。例如,将聚乙二醇 - 聚赖氨酸聚合物[Poly(ethylene glycol)-*b*-Poly-L-lysine,PEG-PLL]和聚乙二醇 - 聚天冬氨酸聚合物[Poly(ethylene glycol)-*b*-Poly(asparticacid),PEG-PAsp]的水溶液混合,荷正电的聚赖氨酸嵌段与荷负电的聚天冬氨酸嵌段通过静电作用聚集而形成胶束内核,聚乙二醇形成亲水性外壳。

聚电解质胶束可以作为荷电药物(如核酸类药物)载体并能提高荷电药物的稳定性。荷电药物作为聚电解质胶束不可缺少的聚电解质材料,因此这类胶束的载药量通常较高。聚电解质胶束包载核酸类药物于内核中,体内递送中可保护其不被核酸酶降解,在核酸类药物递送方面具有独特的优势。

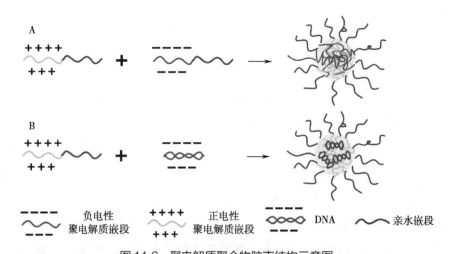

图 14-6　聚电解质聚合物胶束结构示意图

A. 两聚电解质嵌段共聚物;B. 阳离子聚电解质嵌段共聚物与基因药物。

4. **聚合物 - 药物轭合物胶束**　若聚合物与药物分子的轭合物（conjugate）具有两亲性，也能形成胶束。聚合物 - 药物轭合物常见的类型包括 AD 型和 ABD 型。A、B、D 分别代表亲水性聚合物、疏水性聚合物和疏水性药物。疏水性药物分子与亲水性聚合物轭合可制备两亲性的 AD 型聚合物 - 药物轭合物。将疏水性药物与嵌段共聚物的疏水嵌段轭合可制备两亲性 ABD 型聚合物 - 药物轭合物（图 14-7，文末彩图 14-7）。

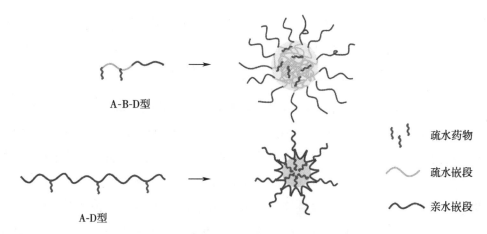

A-B-D型

A-D型

疏水药物

疏水嵌段

亲水嵌段

图 14-7　聚合物 - 药物轭合物胶束结构示意图

（二）根据聚合物胶束靶向机理与释药特性分类

根据聚合物胶束的靶向机理与释药特性，可分为被动靶向聚合物胶束、主动靶向聚合物胶束和刺激响应性聚合物胶束。

1. **被动靶向聚合物胶束**　被动靶向聚合物胶束为利用两亲性聚合物自组装形成的，其疏水性内核可用于装载疏水性药物，亲水性外壳可稳定胶束并延长其血液循环时间。聚合物胶束与其他类型的高分子微/纳米药物载体一样，具有被动靶向特性。其被动靶向性受两亲性聚合物性质及胶束粒径、表面性质等因素影响。

2. **主动靶向聚合物胶束**　聚合物胶束的亲水外壳通常具备可修饰的活性基团，将与药物作用靶位特异性高表达受体可特异结合的配体、单克隆抗体等修饰于聚合物胶束的亲水外壳，赋予聚合物胶束主动靶向递送性能，称为主动靶向聚合物胶束。例如，利用具有活性末端基团（如氨基、羧基、巯基等）的聚乙二醇作为亲水嵌段，共价连接靶向配体，自组装得到主动靶向聚合物胶束。常用的肿瘤靶向配体包括小分子配体（如叶酸、RGD 肽、NGR 肽、寡糖类、生物素等）和大分子配体（如单克隆抗体、透明质酸、转铁蛋白等）。主动靶向聚合物胶束具有实现靶区浓集，提高治疗效果；减少非靶部位药物分布，降低毒性；通过受体 - 配体途径，促进靶细胞摄取等优势。

3. **刺激响应性聚合物胶束**　刺激响应性聚合物胶束由刺激响应性聚合物制得。在一定的环境因素刺激下，刺激响应性聚合物的理化性质，如相态、形状、表面能、亲疏水性、渗透速率、靶向识别性能等发生变化。环境刺激因素包括温度、pH、离子强度、酶、电场、磁场、光等，有些聚合物可对两种或两种以上的刺激作出响应。刺激响应性聚合物胶束包括 pH 响应性、温度响应性、还原响应性、光响应性、多重刺激响应性等。

（1）pH 响应性：pH 响应性聚合物胶束对周围环境的 pH 变化进行响应，使聚合物胶束结构和物化性质发生变化,甚至发生结构解体,从而调控所负载药物的释放。人体不同组织部位的 pH 不同,见表 14-3。

表 14-3　不同组织和细胞组分的 pH

组织/细胞	pH	组织/细胞	pH
血液	7.35~7.45	内涵体	6.0~6.5
胃	1.0~3.0	早期溶酶体	5.0~6.0
小肠	4.4~7.4	晚期溶酶体	4.5~5.0
十二指肠	4.9~6.4	高尔基体	6.4
结肠	7.0~7.5	肿瘤细胞外	6.5~7.2

　　利用人体不同组织或细胞器间 pH 差异,可设计靶向肿瘤或肠道等组织、部位的 pH 响应性聚合物胶束,用于药物、基因、蛋白质等药物的靶向递送和控制释放。pH 响应性聚合物胶束含有可以发生 pH 诱导质子化(去质子化)或断裂的基团。含有可质子化基团的聚合物可以简单分为聚酸和聚碱两类,即聚合物中含有弱酸基团(如羧酸)或者弱碱基团(如伯胺和叔胺)。聚酸类包括聚丙烯酸、聚甲基丙烯酸等,聚碱类包括甲基丙烯酸 N,N- 二甲氨基乙酯、甲基丙烯酸 N,N- 二乙氨基乙酯、聚组氨酸、壳聚糖、聚 β- 氨基酯等。含有可以发生 pH 诱导质子化或去质子化基团的聚合物形成的胶束,在特定 pH 调节下发生质子化或去质子化,使聚合物的荷电性发生变化(如由荷正电变成荷负电),从而引发胶束解体或药物释放。pH 诱导断裂的化学键或基团包括亚胺键、酰肼键、腙键、顺乌头酰胺、二甲基马来酰胺、醚键、原酸酯、聚缩醛酮等,利用以上化学键连接聚合物的不同嵌段或将药物分子连接于聚合物胶束上,在一定 pH 环境中化学键响应断裂,引发聚合物胶束解体并触发药物释放。

　　(2)温度响应性:温度响应性胶束一般由热敏性聚合物制备而成,此类聚合物一般具有临界溶解温度。当低于某个温度时,聚合物是水溶性的,高于此温度时转变为水不溶性,该温度称为最低临界溶解温度;反之,则为最高临界溶解温度。温度变化会影响温度响应性聚合物分子与水分子间的氢键作用,改变聚合物和胶束的性质,调控药物释放。常见的温敏性聚合物包括聚(N- 异丙基丙烯酰胺)、聚 N- 丙烯酰基甘氨酸等。

　　(3)还原响应性:还原响应性聚合物胶束因发生还原反应而使胶束结构和物化性质发生变化,甚至解体,从而调控所负载药物的释放。还原响应性聚合物胶束的设计基于肿瘤细胞溶酶体中的谷胱甘肽(GSH)浓度(0.5~10mM)明显高于其他体液(2~20μM)[①]。常见的还原响应基团主要有二硫键、二硒键、硒醚、二茂铁等,还原性聚合物包括聚乙二醇 -S,S- 聚赖氨酸、聚乙二醇 -S,S- 聚磷酸酯、聚乙二醇 -S,S- 聚己内酯、聚乙二醇 -S,S- 聚谷氨酸苄酯、超支化聚双硒 - 磷酸酯等。

　　(4)光响应性:在特定波长光的照射下,聚合物的光敏感性官能团发生断裂或者异构化,导致胶束结构变化,从而调控所负载药物的释放。常见的光敏感基团有偶氮苯、螺吡喃、二芳基乙烯、邻叠氮萘醌、茋、邻硝基苄基和香豆素基团。

　　(5)多重刺激响应性:聚合物胶束可具有多重刺激响应性,如 pH/ 还原、pH/ 温度、温度 / 还原、pH/ 温度 / 还原、pH/ 温度 / 光等。多重刺激响应性聚合物胶束能够同时或者依次响应外界多种刺激,

---

　　① 　1mM=1 × 10⁻³mol/L;1μM=1 × 10⁻⁶mol/L。

更精准地调控所负载药物分子的释放。

四、聚合物载药胶束的制备

聚合物胶束的制备方法主要有直接溶解法、透析法、溶剂挥发法、化学结合法和静电结合法。选择制备方法时,主要考虑聚合物在水中的溶解性能,如水溶性好的聚合物可以采用直接溶解法,当聚合物不易溶于水时通常采用透析法和溶剂挥发法。药物可在聚合物胶束制备过程中负载,也可先制备聚合物胶束再负载药物。

(一)直接溶解法

将两亲性聚合物直接溶解于水性介质中(可以加热),当两亲性聚合物的浓度高于其 CAC 时,会自发聚集形成聚合物胶束。该法制备工艺简单,适用于具有亲水嵌段含量较高、水溶解性较好的两亲性聚合物(如泊洛沙姆类)。例如,有研究利用直接溶解法制备聚乳酸 - 聚乙二醇 - 聚乳酸[Poly(lactic acid)-*b*-Poly(ethylene glycol)-*b*-Poly(lactic acid),PLA-PEG-PLA]聚合物胶束(亲水嵌段聚乙二醇分子质量为 2 000Da,疏水嵌段聚乳酸分子质量为 740Da)。其制备工艺为将 PLA-PEG-PLA 溶解于去离子水中,室温磁力搅拌即得。

(二)透析法

将两亲性聚合物和药物溶解于与水混溶的有机溶剂(如丙酮、甲醇、乙醇、二甲基亚砜、*N*,*N*- 二甲基甲酰胺、四氢呋喃等)中,再将混合液装至截留分子量小于聚合物分子量的透析袋中,透析去除有机溶剂,得到聚合物载药胶束。例如,利用透析法制备载紫杉醇聚己内酯 - 聚乙二醇[Polycaprolactone-*b*-Poly(ethylene glycol),PCL-PEG]聚合物胶束,将 PCL-PEG 与紫杉醇共同溶解于 *N*,*N*- 二甲基甲酰胺中,于蒸馏水中透析 4 小时,除去 *N*,*N*- 二甲基甲酰胺,得到载紫杉醇的聚合物胶束。

(三)溶剂挥发法

将两亲性聚合物与药物共同溶于与水混溶的挥发性有机溶剂(如丙酮、四氢呋喃等)中,逐渐加入到搅拌的水中,形成聚合物胶束后,常温或加热除去有机溶剂即得。例如,将 PCL-PEG 与多柔比星溶于四氢呋喃中,在磁力搅拌下滴加至纯水中,加热蒸发除去四氢呋喃,得到载多柔比星聚合物胶束。

(四)薄膜分散法

将两亲性聚合物与药物共同溶于易挥发有机溶剂(如丙酮、二氯甲烷等)中,旋转蒸发除去有机溶剂,得到聚合物薄膜,水化即得聚合物胶束。例如,将 PLA-PEG 与紫杉醇溶于乙腈中,旋转蒸发除去乙腈,加入水振摇得到载紫杉醇聚合物胶束。

(五)化学结合法

利用药物与疏水链上的活性基团发生化学反应,将药物分子通过共价键连接于疏水嵌段,制成 ABD 型聚合物 - 药物轭合物;或将疏水性药物共价连接于亲水性聚合物骨架链上,制成 AD 型聚合物 - 药物轭合物,然后通过直接溶解法、透析法、溶剂挥发法等制备聚合物胶束。该法需要药物和聚合物具有发生化学反应的活性基团,在体内化学键断裂进行药物。例如,有研究将紫杉醇共价连接于泊洛沙姆 P123 的羟基上,然后通过透析法得到载紫杉醇聚合物胶束。

(六)静电结合法

静电结合法主要用于聚电解质胶束的制备。在物理外力(如搅拌、涡旋等)的作用下,将荷电的药物分子(如核酸)溶液加入到含有相反电荷聚电解质嵌段的嵌段聚合物溶液中,即得到载药聚电解质胶束。

在制备负载核酸药物(如 DNA、RNA 等)聚电解质胶束时,需要控制核酸类药物所带负电荷与阳离子电解质嵌段所带正电荷的比例。由于核酸类药物的负电荷通常由磷酸基团产生,而阳离子电解质的正电荷通常由氨基基团产生,故正负电荷比也可用氮磷比来表征。氮磷比过大,核酸的压缩过于紧实,不利于核酸药物的释放;氮磷比过小,无法实现核酸药物的有效装载。

五、聚合物胶束的应用举例

(一)聚合物胶束作为药物载体的上市制剂

目前已有聚合物胶束制剂上市或处于临床研究阶段(表 14-4)。目前上市的聚合物胶束制剂均利用具有良好生物相容性和生物可降解性的两亲嵌段共聚物聚乳酸 - 聚乙二醇[Poly(lactic acid)-b-Poly(ethylene glycol),PLA-PEG]为载体材料,PLA 聚集而成的疏水内核包载疏水性药物,PEG 构成聚合物胶束的亲水外壳,装载的药物分别为抗肿瘤药物紫杉醇和多西紫杉醇。载紫杉醇聚乳酸 - 聚乙二醇聚合物胶束粒径为 20~50nm,其制备工艺如图 14-8 所示。精密称取 30.0mg 紫杉醇和 150.0mg mPEG-g-PLA,加入 2.0ml 乙腈使其充分溶解,在 60℃条件下,旋转蒸发除去有机溶剂,获得薄膜,加入 60℃水进行水化,经 0.22μm 滤膜过滤,冷冻干燥,得到载紫杉醇聚合物胶束冻干制剂。紫杉醇固有溶解度约为 1μg/ml,聚合物胶束增溶能力可达到 10mg/ml,给药时不使用毒性增溶剂,提高了人体耐受性。PEG 外壳能够在一定程度上避免网状内皮系统对胶束的吞噬,延长胶束体内循环时间,增加紫杉醇在肿瘤部位的分布。

表 14-4　上市及临床研究聚合物胶束制剂

药品名称	共聚物组成	治疗药物	载药方法	适应证	临床分期
Genexol®-PM	PLA-PEG	紫杉醇	物理包封	乳腺癌、肺癌	Ⅳ/韩国批准上市
Nanoxel®-PM	PLA-PEG	多西他赛	物理包封	非小细胞肺癌、乳腺癌、胰腺癌、卵巢癌	Ⅳ/韩国批准上市
NK105	PEG-PAsp	紫杉醇	物理包封	乳腺癌、胃癌	Ⅲ
NK911	PEG-PAsp	多柔比星	物理包封	实体瘤	Ⅱ
SP1049C	普郎尼克 L61 和 F127	多柔比星	物理包封	食管癌	Ⅲ
NC-6300	PEG-PAsp	表柔比星	化学连接	乳腺癌、肝癌	Ⅰ
NC-4016	PEG-PGA	奥沙利铂	配位结合	实体瘤	Ⅰ
NK012	PEG-PGA	7-乙基-10-羟基喜树碱	化学连接	三阴性乳腺癌和小细胞肺癌	Ⅱ
NC6004	PEG-PGA	顺铂	配位结合	胰腺癌	Ⅲ

（二）功能性聚合物胶束作为药物载体的应用

1. **主动靶向聚合物胶束**　将叶酸通过化学键连接于聚乳酸羟基乙酸共聚物 - 聚乙二醇［Poly（lactic-*co*-glycolic acid）-*b*-Poly（ethylene glycol），PLGA-PEG］的 PEG 末端得到 PLGA-PEG-FA，通过透析法制备叶酸受体靶向载多柔比星 PLGA-PEG 聚合物胶束。由于亲水性嵌段 PEG 组成聚合物胶束外壳，叶酸亦分布在聚合物胶束的表面。该聚合物胶束在高表达叶酸受体的人口腔表皮样癌细胞中的摄取率远远大于未修饰叶酸聚合物胶束。与游离多柔比星和未修饰叶酸聚合物胶束相比，表现出更高的肿瘤组织蓄积能力和抗肿瘤活性。

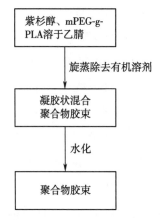

图 14-8　上市紫杉醇聚合物胶束制剂制备流程图

利用化学修饰将精氨酸 - 甘氨酸 - 天冬氨酸环肽（cRGD）修饰于载铂类药物的 PEG-PGA 胶束表面。cRGD 可靶向多形性成胶质细胞瘤内皮细胞上过表达的 $\alpha_v\beta_3$ 整合素。与非 cRGD 修饰聚合物胶束相比，cRGD 修饰 PEG-PGA 聚合物胶束可显著提高其肿瘤组织蓄积，实现主动靶向药物递送。

2. **控制释药聚合物胶束**　通过选择刺激响应性聚合物胶束材料或在胶束结构中引入特定的化学基团或化学键，可以实现聚合物胶束在特定刺激（如氧化还原条件、pH、光照及温度等）条件下响应性释药，达到控制释药的目的。

（1）氧化还原响应性聚合物胶束：有研究将叠氮基键合到聚碳酸酯 - 聚乙二醇［Polycarbonate-*b*-Poly（ethylene glycol），PC-S-S-PEG］的疏水嵌段上，在水性介质中自组装形成聚合物胶束，然后使用含有双硫键的交联剂交联胶束内核，形成稳定的聚合物胶束（图 14-9，文末彩图 14-9）。体外药物释放结果显示，在不含还原性物质二硫苏糖醇（dithiothreitol，DTT）的条件下，药物 24 小时累积释放量仅为 10%，而在含 10mmol/L DTT 的条件下，药物 24 小时累积释放量达到 80%，展现了良好的氧化还原响应性释药的性质。

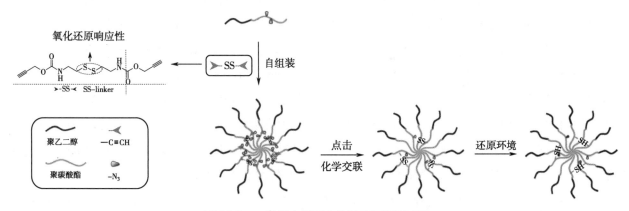

图 14-9　二硫键交联聚合物胶束示例示意图

注：以双硫键（S-S）连接两亲嵌段共聚物的亲水嵌段聚乙二醇（PEG）与疏水嵌段聚碳酸酯（PC），并在水溶液中自组装形成氧化还原响应性 PLA-S-S-PEG 聚合物胶束。该胶束在水中几乎不释放装载药物，而在 0.5% H_2O_2 还原环境中，双硫键断裂，胶束解体，使装载药物快速释放。

（2）pH 响应性聚合物胶束：利用聚乙二醇 - 聚（*N*, *N*- 二乙基胺基乙基甲基丙烯酸酯）- 聚己内酯（PEG-PDEAEMA-PCL）制备 pH 响应性聚合物胶束。PCL 构成聚合物胶束的疏水内核以包裹药物 DOX，PEG 构成聚合物胶束的亲水外壳，PDEAEMA 为 pH 响应嵌段，其结构中叔氨基在外界环境 pH 由中性向弱酸性转变过程中发生质子化而由电中性转变为正电性，形成 pH 响应层。在 pH 7.4 的条件下，DOX 释放缓慢，而当 pH 下降到 5.0 时，因 PDEAEMA 嵌段上的叔胺在弱酸性环境中发生质子化而荷正电，静电排斥致使胶束内核变得疏松，DOX 快速释放，展现良好的 pH 响应性药物释放的特性。

利用 PLA-PEG-PLL 和聚乙二醇 - 聚组氨酸［Poly（ethylene glycol）-*b*-Poly-L-histidine，PEG-PLH］共同自组装形成 pH 响应性聚合物混合胶束，其内核装载索拉非尼，外壳修饰磁共振对比剂 Gd-DTPA。PLH 为 pH 响应材料，其等电点在 pH 6.5~6.8。在中性条件下 PLH 为疏水性，形成聚合物胶束内核；当 pH 低于其等电点时，PLH 侧链咪唑上的不饱和氮质子化使 PLH 转变为水溶性，聚合物胶束解体。药物释放实验结果表明，pH 7.4 时，索拉非尼释放缓慢，而 pH 5.0 时，索拉非尼快速释放。荷瘤小鼠体内实验表明该聚合物胶束具有良好的肿瘤诊断能力与治疗效果。

（3）光响应聚合物胶束：将螺吡喃发色团修饰于聚乙二醇 - 聚（α- 羟基酸）［PEG-*b*-Poly（α-hydroxy acids），PEG-Poly（Tyr）］的疏水嵌段 Poly（Tyr）上，然后自组装制备具有光响应性 PEG-*b*-Poly（Tyr）-SP 胶束。在紫外光照射下螺吡喃转化为亲水性花青素，导致该聚合物胶束解体。在无紫外光照下，模型药物香豆素被包裹在胶束的疏水核内，释放缓慢。在 365nm 紫外光照下，香豆素被快速释放到介质中，mPEG-*b*-Poly（Tyr）-SP 聚合物胶束释药展现出良好的光响应释药性质。

（4）温响应聚合物胶束：利用聚甲基丙烯酸甲酯 -*b*- 聚异丙基丙烯酰胺［Poly（methyl methacrylate）-*b*-Polyisopropylacrylamide，PMMA-PNIPAAm］可自组装形成聚合物胶束。PNIPAAM 为温敏嵌段，当温度为 27℃时，$T<$ 低临界溶液温度（lower critical solution temperature，LCST），PNIPAAM 稳定，药物缓慢释放，36 小时内药物累积释放率小于 40%；当温度为 40℃时，$T>$LCST，PNIPAAM 壳层变得疏松，胶束结构被破坏，药物快速释放，36 小时内药物累积释放率接近 100%，说明该聚合物胶束释药具有良好的温度响应性释药特性。

3. 药物共递送聚合物胶束 利用化学连接、包封或电荷作用等方式，聚合物胶束可同时装载两种及以上治疗药物，实现药物在体内的共递送。有研究者将聚乙二醇 - 聚（乳酸和 2- 甲基 -2- 羧基 - 丙烯碳酸酯）［Poly（ethylene glycol）-Poly（lactic acid-*co*-2-methyl-2-carboxyl acrylic acid），PEG-P（LA-*co*-CPC）］作为聚合物材料，制备了共载柔红霉素和奥沙利铂的聚合物胶束。柔红霉素和奥沙利铂分别共价连接于疏水嵌段聚（乳酸和 2- 甲基 -2- 羧基 - 丙烯碳酸酯）上得到柔红霉素 -PEG-P（LA-*co*-CPC）和奥沙利铂 -PEG-P（LA-*co*-CPC），两者混合后自组装制备柔红霉素和奥沙利铂共载的聚合物胶束。该聚合物胶束可控制柔红霉素和奥沙利铂载药比例，并实现两种药物的同步释放。相比于两种游离药物制剂联合给药，该聚合物胶束具有增加治疗协同效果和降低药物毒性的能力。

利用直接溶解法制备聚乙二醇 - 聚赖氨酸 - 聚亮氨酸［Poly（lactic acid）-*b*-Poly-L-lysine-*b*-Polyleucine，PEG-PLL-PLeu］聚合物胶束可用于多西他赛和 Bcl-2 siRNA 的共递送。多西他赛被物理包埋于 PLeu 的疏水内核中，siRNA 被 PLL 静电吸附于聚合物胶束中。该体系具有较好的稳定性、生物相容性和被动靶向性，实现了多西他赛和 siRNA 药物的共递送。与单载多西他赛或 siRNA 聚合物胶束相比具有显著的抑瘤效果，展现出良好的药物治疗协同作用。

第三节 聚合物纳米粒

一、概述

聚合物纳米粒(polymeric nanoparticles)是指高分子聚合物形成的纳米尺寸聚集体或组装体。载药聚合纳米粒是将药物溶解、吸附、分散或包裹于适宜的高分子材料中形成的纳米尺寸聚集体或组装体,其粒径一般为几十纳米到几百纳米。根据其结构,可分为骨架实体型纳米球(solid nanospheres)或膜壳药库型纳米囊(nanocapsules)。在实际应用中,并不严格区分纳米球和纳米囊,统称为聚合物纳米粒。纳米球及纳米囊结构如图 14-10 所示。

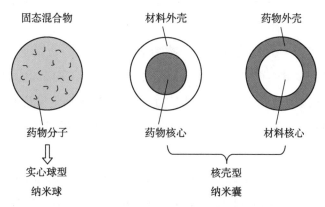

图 14-10 纳米球及纳米囊的结构示意图

用于制备聚合物纳米粒的天然高分子材料包括白蛋白、植物蛋白(如豆球蛋白、豌豆球蛋白、麸朊蛋白)、壳聚糖、海藻酸钠等,合成高分子材料包括聚酯(PLA、PLGA、PCL)、聚酸酐、POE、聚氨基酸等,非生物降解的高分子材料如聚苯乙烯、乙基纤维素、聚丙烯酸酯类等。其中,用于植入或血管给药的高分子应具有良好的生物可降解性和组织相容性。

二、聚合物纳米粒的分类

按照聚合物纳米粒的修饰类型和功能,聚合物纳米粒可分为常规纳米粒、长循环纳米粒、主动靶向纳米粒、细胞膜修饰纳米粒、刺激响应性纳米粒等。

1. **常规纳米粒** 常规纳米粒是指利用聚合物材料制备的纳米载体。主要用于药物装载,并利用其自身被动靶向分布的性质实现药物递送。如 PLGA 纳米粒、白蛋白纳米粒、壳聚糖纳米粒等。

2. **长循环纳米粒** 与聚合物胶束比较,聚合物纳米粒自身并非均具备亲水性外壳。聚合物纳米粒静脉注射给药后,易被体内网状内皮系统的吞噬细胞识别和吞噬,体内循环时间较短。为避免聚合物纳米粒在体内快速清除,常规纳米粒表面利用亲水性分子(如 PEG、肝素等)进行修饰得到长循环纳米粒。亲水性分子改变常规纳米粒表面的疏水性并形成特定的空间结构,从而避免聚合物纳米粒被网状内皮系统识别和消除,实现长循环效果。

长循环纳米粒制备方法可分为物理吸附法和化学键合法。物理吸附法是将一定量表面活性剂通过疏水作用或静电吸附等物理方式结合到聚合物纳米粒表面,但此法得到的长循环纳米粒稳定性较低。化学键合法是将表面修饰分子(如 PEG)预先与制备纳米粒的聚合物通过化学反应键合,然后制备聚合物纳米粒。如将载体材料 PLA、PLGA 等与 PEG 通过化学反应共价键连接得到 PLA-PEG、PLGA-PEG,然后制备长循环纳米粒。三嵌段聚合物如 R-PEG-R、PEG-R-PEG(R 为疏水性聚合物)也可用于长循环纳米粒的制备。当分子中引入 PEG 嵌段时,其结构与自组装聚合物胶束的两亲性聚合物相似,两者的区别在于构建长循环纳米粒的聚合物中疏水嵌段分子量显著大于修饰嵌段的分子量,聚合物的疏水性远大于亲水性,无法进行自组装。

3. 主动靶向纳米粒　主动靶向纳米粒系指在聚合物纳米粒表面偶联特异性的靶向分子,通过靶向分子与靶细胞表面特异性受体结合,实现聚合物纳米粒的体内靶向递送。一些主动靶向配体与受体结合后,可诱导受体介导的细胞内吞过程,促进聚合物纳米粒入胞,发挥治疗作用。常用的靶向分子可参见本章第二节"聚合物胶束"相关描述。

4. 细胞膜修饰纳米粒　利用细胞膜对聚合物纳米粒进行包裹,可赋予聚合物纳米粒独特的生物学性质,如生物相容性、长循环性、靶向性、肿瘤深层渗透及穿越血脑屏障的能力。可用于修饰聚合物纳米粒的细胞膜种类有血细胞(包括红细胞、白细胞与血小板)膜,干细胞膜及肿瘤细胞膜等。例如,聚合物纳米粒通过红细胞膜修饰可显著延长其血液循环时间,利用血小板膜对聚合物纳米粒进行修饰可赋予其靶向血管损伤部位的能力等。

肿瘤细胞膜、细菌细胞膜或其分泌的外泌体膜也可包裹纳米粒,如疫苗的制备。这些膜结构中含有细菌或肿瘤表达的特异性抗原,可被人体免疫系统识别,激活免疫反应。例如,利用大肠埃希菌分泌的外泌体囊泡膜修饰的纳米粒,给予小鼠皮下注射后,可快速激活淋巴结处的树突细胞,继而激发免疫应答,显著增强抗体表达,带来强而持久的免疫反应。

5. 刺激响应性纳米粒　刺激响应性纳米粒是利用刺激响应性聚合物构建的聚合物纳米粒。在特定刺激下,刺激响应性纳米粒理化性质发生改变,促进聚合物纳米粒的药物释放、跨膜转运、肿瘤深层渗透、靶部位滞留等,可提高药物诊断与治疗效果。常用刺激类型、刺激响应性聚合物及化学键可参见本章第二节"聚合物胶束"相关描述。

三、聚合物纳米粒的制备方法

(一)乳化-溶剂挥发法

乳化-溶剂挥发法又称乳化-溶剂蒸发法或液中干燥法,是较为常用的纳米粒制备方法。首先将聚合物溶解在可挥发且在水中具有适当溶解度的有机溶剂中,如二氯甲烷、三氯甲烷、乙酸乙酯等,再将上述溶液加入到含有乳化剂的水相中,经高压乳匀、超声或高速剪切等机械外力形成稳定的 O/W 型乳剂,然后通过升温、减压或搅拌等方式使有机溶剂挥发,聚合物材料析出形成纳米粒,其制备流程如图 14-11 所示。该方法一般适用于装载疏水性药物纳米粒的制备。如将 PLGA 与萘普生共同溶解于二氯甲烷,缓慢滴入聚乙烯醇水溶液中,在冰浴下高压乳匀形成 O/W 型乳液,室温搅拌挥发二氯甲烷,离心收集纳米粒,即得。

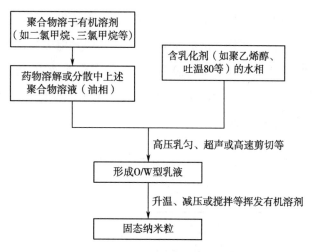

图 14-11 O/W 型乳化 - 溶剂挥发法制备纳米粒流程图

装载水溶性药物的纳米粒常采用 W/O/W 型乳化 - 溶剂挥发法制备。将水溶性药物与乳化剂溶解在水中作为内水相,然后滴加至聚合物有机溶剂中。在物理外力下(如超声、乳匀、高速剪切等)形成 W/O 初乳,初乳滴加至含有乳化剂的外水相中,在物理外力下形成 W/O/W 型复乳,然后通过升温、减压或搅拌等方式使有机溶剂挥发,即得装载水溶性药物的纳米粒,其制备流程如图 14-12 所示。如首先将水溶性药物盐酸普萘洛尔溶解于蒸馏水中得到内水相,PLGA 溶解于二氯甲烷及丙酮的混合溶液中得到油相,在磁力搅拌下,内水相加入到油相中乳化形成 W/O 型初乳,然后将上述初乳加入到 PVA 水溶液中,高压乳匀得到 W/O/W 型复乳,减压挥发有机溶剂,离心干燥即得。

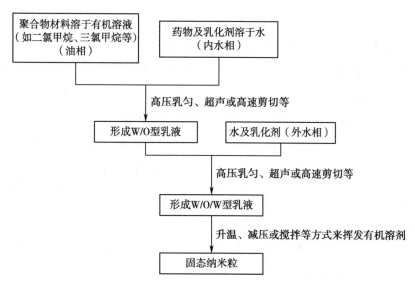

图 14-12 W/O/W 型乳化溶剂挥发法制备纳米粒流程图

(二)自乳化法

自乳化法是对乳化 - 溶剂挥发法的改进,其基本原理是在特定条件下,乳状液中的乳滴由于界面能降低和界面骚动,而形成更小的、纳米级乳滴,接着再固化、分离得到纳米粒。自乳化法采用与水混溶的有机溶剂(如乙醇、丙酮混合溶剂等)和与水不相混溶但在水中具有适当溶解度的有机溶剂(如二氯甲烷、三氯甲烷、乙酸乙酯等)混合作为油相。将药物及聚合物材料溶于上述混合溶剂中,在搅拌下滴加至含乳化剂的水溶液中。由于与水混溶的有机溶剂在水中快速扩散,使油水界面的表面张力明显降低;

同时,界面的骚动增大了界面积,使有机乳滴粒径进一步减小,形成纳米尺寸的乳滴,随着有机溶剂的进一步扩散使乳滴中的聚合物材料及药物共沉淀而形成纳米粒,经超滤分离即可得到聚合物纳米粒,其制备流程如图 14-13 所示。如将 PLGA 溶解于二氯甲烷和丙酮混合溶液中,将上述溶液滴加至含 PVA 的水溶液中,低速搅拌,挥发有机溶剂,即得纳米粒。该法使用温和的搅拌方法即可得到粒径相对均一的纳米粒,不需使用均质机、超声乳化等高能设备。

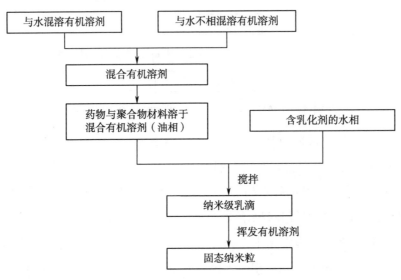

图 14-13　自乳化法制备纳米粒流程图

（三）纳米沉淀法

纳米沉淀法是通过控制两种溶液的混合使聚合物产生局部过饱和,进而析出和生成纳米粒的方法,其过程为将聚合物溶于与水混溶的有机溶剂中,药物可溶解或分散在上述聚合物溶液中得到有机相,然后将有机相以一定速率滴加到水中。有机溶剂扩散进入水中,高分子材料溶解度降低,沉降即得纳米粒,也称为溶剂扩散法。其制备流程如图 14-14、文末彩图 14-14 所示。纳米沉淀法具有操作简单、条件温和、重现性好等优点,是最常用的纳米粒制备方法之一,一般用于装载疏水性药物纳米粒的制备。PLA、PLGA 等多种材料均可通过纳米沉淀法制备纳米粒。例如,将 PLGA 和紫杉醇共同溶于丙酮中,在高速磁力搅拌下,滴加至超纯水中,室温下搅拌挥发有机溶剂,得到载紫杉醇 PLGA 纳米粒。

（四）凝聚法

天然高分子材料如白蛋白、壳聚糖、明胶、海藻酸钠等可由化学交联、加热变性、盐析脱水等手段发生凝聚形成纳米粒。如将水溶性药物与白蛋白共同溶解于水（水相）中,然后滴加至含有乳化剂的液体石蜡（油相）中,搅拌形成 W/O 型乳液,然后升温至 180℃,使白蛋白变性而固化,形成含药纳米粒,用乙醚洗去油相,离心分离洗涤即得。壳聚糖为天然正电性高分子材料,在搅拌下向壳聚糖溶液中滴加负电性三聚磷酸钠,即可制得壳聚糖纳米粒。

使用两种带有相反电荷的电解质材料,利用电荷相互作用结合凝聚,导致溶解度降低而析出,可用于制备纳米粒。其制备工艺通常为一种电解质水溶液在搅拌下滴加至另一带相反电荷电解质的水溶液中得到。例如,将聚阳离子材料 PEI 溶解于水中,在涡旋或搅拌下,将聚阴离子核酸（如 DNA）逐滴加入上述 PEI 溶液中,得到 DNA/PEI 复合纳米粒。

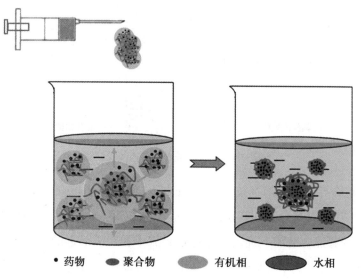

图 14-14 纳米沉淀法制备纳米粒示意图

（五）界面聚合法

界面聚合法是制备载药纳米粒的常用方法之一。将聚合物单体分散于水相的胶束或乳滴中，聚合物单体遇 OH⁻ 或其他引发剂或经高能辐射可在胶束及乳滴表面或内部发生聚合反应，胶束及乳滴作为提供单体的仓库，乳化剂防止聚合物纳米粒聚集，聚合反应终止后形成纳米粒。通过界面聚合法制备的纳米粒主要有聚氰基丙烯酸烷酯类（polyalkylcyanoacrylate, PACA）纳米粒、聚甲基丙烯酸甲酯（polymethylmethacrylate, PMMA）纳米粒等。

例如，PACA 纳米粒为在室温下以水中的 OH⁻ 作引发剂聚合而成，故 pH 对聚合反应速率的影响较大，在碱性溶液中反应较快。PACA 纳米粒极易生物降解，在体内几天即可消除，其降解速率基本上随烷基碳原子数的增加而降低。聚氰基丙烯酸正丁酯（polybutylcyanoacylate, PBCA）的降解速率较慢。

（六）超临界流体法

传统的纳米粒制备方式如乳化-溶剂挥发法、纳米沉淀法等需要使用有机溶剂和/或乳化剂，载体中残留的有机溶剂或乳化剂可能带来毒性。超临界流体技术是一种新型纳米粒制备方法，其利用高扩散度、低黏度以及与物质良好溶解度的临界流体，该流体对环境无害，且有利于制备高纯度无有机溶剂残留的纳米粒。采用超临界流体技术制备纳米粒的方法根据药物在超临界流体中的溶解性，可分为溶剂法及反溶剂法两大类。

1. 溶剂法 超临界流体快速膨胀技术（rapid expansion of supercritical solution, RESS）是先将药物及聚合物溶解在超临界流体中（一般为二氧化碳），然后快速降低压力至常压，当该液体通过一个特制微小孔径的喷嘴后减压膨胀，伴随压力和温度的急剧降低，药物及聚合物的溶解度随之降低并达到高度过饱和状态，随即析出得到纳米粒（图 14-15）。该制备方法具有耗能低、污染少和效果好等优点，析出的纳米粒完全无溶剂。对于分子量 <10 000Da 的聚合物，此方法可成功地将药物均匀地分散在聚合物骨架中，但要求聚合物在超临界流体中具有一定的溶解度。因此，在超临界流体中几乎不溶或溶解度很小的聚合物不能使用此方法，限制了其实际应用。

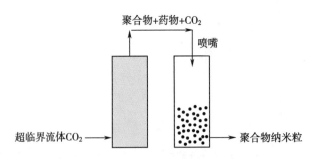

图 14-15　RESS 法制备纳米粒示意图

2. 反溶剂法　超临界流体反溶剂技术（supercritical fluids antisolvent, SAS）是对 RESS 方法的改进,首先将超临界流体和溶有聚合物的有机溶剂（可与超临界流体互溶）分别泵入一个沉淀器中,该容器上装有超临界流体的膨胀雾化室。通过控制超临界流体和有机溶剂的泵入速度,以及超临界流体的膨胀雾化速度,可使聚合物以纳米粒形式析出,并沉淀于容器中,沉淀完成后利用超临界流体除去残留有机溶剂,容器减压收集即得纳米粒。

四、聚合物纳米粒的应用举例

（一）聚合物纳米粒上市制剂

目前上市的聚合物纳米粒为白蛋白结合紫杉醇纳米粒注射混悬剂,于 2005 年获美国 FDA 批准上市,是首个获批的白蛋白纳米给药系统,为纳米制剂领域的重大突破。白蛋白纳米粒是以白蛋白为载体,包封或吸附药物,经过固化分离而形成的实心球体。白蛋白为内源性物质,可降低网状内皮系统的吞噬作用,延长循环时间。产品仅由白蛋白结合紫杉醇纳米粒组成,可分散于不含毒性增溶剂的水性介质中,患者耐受剂量增加,增强抗肿瘤作用。

紫杉醇-白蛋白纳米粒的制备以白蛋白作为基质和稳定剂,在高剪切力作用下,将含紫杉醇的油相与含白蛋白的水相混合,经高压均化,真空下迅速蒸发溶剂即得到由极细纳米颗粒组成的胶体分散系统。得到的纳米粒混悬液可进一步冷冻干燥,使用时以适宜的水性介质（如生理盐水）再分散,得到白蛋白结合紫杉醇纳米粒注射混悬剂。白蛋白分子中带有巯基或二硫键基团,在高剪切力作用下,液体内产生气穴空化作用,引起局部高热,生成能引发聚合物交联的超氧化物离子,氧化白蛋白中巯基残基或断裂白蛋白分子内或分子间现存的二硫键,使白蛋白内或其间交联形成新的二硫键,从而在非水性介质微小液滴的周围形成交联的聚合物壳体,获得白蛋白纳米粒。

（二）聚合物纳米粒研究进展

1. 表面修饰聚合物纳米粒

（1）长循环聚合物纳米粒:对纳米粒表面进行亲水性修饰可延长纳米粒在血液中的循环时间。如利用化学修饰将 PEG 连接于 PLGA 得到 PLGA-PEG,然后通过乳化-溶剂蒸发法制备荷载紫杉醇的 PLGA-PEG 长循环聚合物纳米粒。对其小鼠体内药物动力学性质进行研究,与 PLGA 纳米粒比较,PLGA-PEG 纳米粒可明显延长紫杉醇的生物半衰期、增加药-时曲线下面积,表明 PEG 修饰延长了 PLGA 纳米粒在体内的循环时间。

（2）主动靶向修饰聚合物纳米粒:纳米粒表面修饰靶向因子,可获得主动靶向纳米粒,实现纳米粒体内主动靶向递送。例如，首先以戊二醛为交联剂，采用凝聚法制备人血清白蛋白纳米粒，然后通过碳二亚胺反应，将叶酸与人血清白蛋白纳米粒表面的氨基共价偶联，得到叶酸修饰的人血清白蛋白纳米粒。该纳米粒在叶酸受体高表达的人神经母细胞瘤细胞系（UKF-NB-3）中的摄入率显著高于在叶酸受体低表达的人成纤维细胞（HFFs）中的摄入率，表明叶酸修饰后可提高纳米粒在叶酸受体高表达细胞内的蓄积。

有研究通过乳化-溶剂蒸发法制备 PLGA-PEG 纳米粒，然后利用酰胺反应在纳米粒表面修饰透明质酸（可靶向细胞表面 CD44），得到透明质酸修饰 PLGA-PEG 纳米粒用于化疗药物顺铂的体内递送。与 PLGA-PEG 纳米粒比较，透明质酸修饰 PLGA-PEG 纳米粒在 CD44 高表达的卵巢癌细胞中的摄取显著增加。体内实验表明，透明质酸修饰 PLGA-PEG 纳米粒增加了顺铂在肿瘤部位的蓄积，并提高了卵巢癌的治疗效果。

（3）细胞膜修饰聚合物纳米粒：将红细胞经低渗处理后得到红细胞膜，与 PLGA 纳米粒混合后经超声处理，可制备红细胞膜修饰 PLGA 纳米粒。该纳米粒具有良好的稳定性和药物缓释能力，并显著延长纳米粒在体内的循环时间。

2. 刺激响应型聚合物纳米粒

（1）刺激响应释药聚合物纳米粒：利用二硫键将短链 PEI 连接后，采用凝聚法与 DNA 压缩得到还原响应性 PEI/DNA 聚合物纳米粒。当 PEI/DNA 聚合物纳米粒被细胞摄取进入溶酶体后，在利用 PEI 的质子海绵效应实现溶酶体逃逸的同时，溶酶体内高 GSH 环境促使二硫键断裂，实现 DNA 快速释放，发挥基因治疗效果。

（2）刺激响应促进入胞聚合物纳米粒：荷负电的纳米粒在血液中具有较长的循环时间，而带正电的纳米粒有利于细胞摄取。依靠外界环境的某些刺激，使纳米粒表面的某些基团发生变化，可实现聚合物纳米粒表面电荷的翻转，同时实现血液长循环和促进靶位摄取。有研究制备了透明质酸包裹的 DNA/PEI 复合纳米粒，在血液循环中，其 Zeta 电位为 –23.4mV，在肿瘤微环境透明质酸酶的作用下，其电位翻转为 +27.5mV，从而增强其细胞摄取能力，提高基因转染效率。

3. 层层自组装聚合物纳米粒（layer-by-layer assembly）　层层自组装技术是利用逐层交替沉积的方法，借助各层分子间的弱相互作用（如静电引力、氢键、配位键等）或强相互作用（如共价键等），使层与层自发缔合形成结构完整、性能稳定的分子聚集体或超分子，该技术也被用于聚合物纳米粒的制备。如利用羧基 -β- 环糊精装载消炎药物吡罗昔康作为内核，与阳离子聚合物聚赖氨酸孵育得到荷正电性纳米粒，然后与负电性聚合物聚谷氨酸孵育得到荷负电性纳米粒，依次交替，可得到载吡罗昔康的层层自组装聚合物纳米粒。又如利用 PEI 与 DNA 通过电荷作用凝聚，得到阳离子内核，然后依次利用电荷作用层层包裹荷负电 DNA、荷正电阳离子脂质体、荷负电聚合物羧甲基壳聚糖，得到具备多层结构的基因递送载体，该载体可实现肿瘤微环境的定位电荷翻转，促进基因入胞和提高基因转染效率。

第四节 微囊和微球

一、概述

（一）定义

微球（microspheres）是指药物分散或吸附在高分子聚合物基质中形成的骨架型微小球状实体（图14-16）。微囊（microcapsules）是指利用天然或合成的高分子材料作为囊壳，将固态或液态药物包裹形成的药库型微型胶囊（图14-17）。微球和微囊均属于高分子微米药物载体，其粒径通常在1~250μm，栓塞性微球粒径一般较大，视栓塞部位不同，可达30~800μm。由于微球和微囊的粒径范围属于微米级，又统称为微粒（microparticles）。

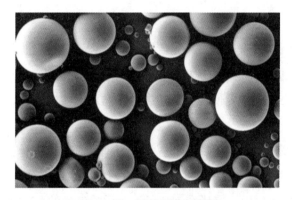

图14-16   微球扫描电镜图

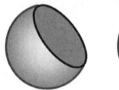

图14-17   微球（左）和微囊（右）结构示意图

最早上市的微粒制剂为1986年上市的注射用曲普瑞林长效缓释微球，其装载的药物为促性腺激素释放激素（GnRH）十肽同类物。随后，亮丙瑞林、布舍瑞林、高舍瑞林、那法瑞林、重组人生长激素等药物的长效微球制剂相继上市。我国上市的第一个微球产品是注射用亮丙瑞林，其缓释期为1个月。

上市的微球和微囊产品主要为注射用缓释制剂、口服制剂、口腔以及鼻腔吸入剂等。另外，微球和微囊也可作为制剂的中间体，先制备载药微球或微囊，再根据需要制备成其他剂型，如颗粒剂、片剂、胶囊剂等。

（二）制备微球、微囊用的高分子材料

制备微球和微囊用的高分子材料（微囊的高分子材料又称为囊材）应具有以下要求：①性质稳定；②有适宜的释药速率；③无毒、无刺激性；④能与药物配伍，不影响药物的药理作用及含量测定；⑤有一定的强度、弹性及可塑性；⑥具有符合要求的黏度、亲水性、溶解性、降解性等特性。

常用高分子材料主要包括：①天然高分子材料，如明胶、阿拉伯胶、海藻酸盐、壳聚糖、淀粉、白蛋白等，其性质稳定、无毒、成膜性良好；②半合成高分子材料，多为纤维素衍生物，如羧甲纤维素钠、邻苯二甲酸醋酸纤维素、乙基纤维素、甲基纤维素、羟丙甲纤维素等，其毒性小、黏度大、成盐后溶解度增大；

③合成高分子材料,主要包括生物不降解和生物可降解两类,生物不降解的囊材主要包括聚酰胺、硅橡胶、聚苯乙烯等。生物可降解囊材主要包括聚酯类(常用 PLA 和 PLGA)、聚氨基酸等,其特点为无毒、成膜性好、化学稳定性高,可用于注射给药。

常用高分子材料中,以聚酯类(如 PLGA)为载体材料的药用微球应用最为广泛,其制备的微球具有良好的生物相容性和生物可降解性。给药后,PLGA 可缓慢降解释放药物,已经被 FDA 批准用于临床微球制剂的制备。

二、微囊、微球中药物的释放特性

(一)微囊或微球中药物释放的机制

一般来说,微球或微囊中药物的释放包括三种机制:药物的扩散、微粒的破裂与材料溶解、材料的消化与降解。药物释放机制主要与高分子材料性质、药物的性质和微粒的制备工艺等有关。例如,微囊或微球载体材料为生物不可降解,则药物释放以扩散为主;微粒载体材料为生物可降解,则药物的释放以材料溶蚀或降解为主。PLGA 为生物可降解材料,其体内溶蚀过程详见图 14-18。

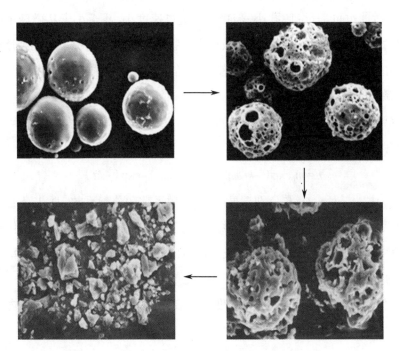

图 14-18　PLGA 微球的体内溶蚀和降解过程示意图

药物的扩散是一个物理过程,如微球或微囊中药物溶于水或体液时,水或体液向微囊或微球中渗透而使药物溶解释放出来,载体材料并不发生溶解。微粒的破裂与材料溶解是物理化学过程,不包括酶的作用。微球或微囊可由压力、剪切力、磨损等因素而导致破裂,组成微球或微囊的载体材料可被水或体液溶解,使药物释放,药物释放速率取决于材料的性质、胃肠液或体液的体积、组成、pH 和温度等;材料的消化与降解是生物化学过程,在进入胃肠道或肌肉等给药位置后,在体内酶(如胃蛋白酶或胰酶等)的作用下使载体材料发生降解或发生水解,使药物释放出来;药物释放速率取决于材料本身的性质、酶的类型与含量、pH、温度等。在材料降解过程中,药物仍需溶解扩散才能进入体液。

需要注意的是,药物的释放通常不是仅依赖于某一种机制,而是几种机制同时发挥作用。一般来说,最初释药阶段主要靠扩散,这时影响药物扩散能力的各项因素决定了释药速率,此后释放速率主要取决于材料的溶解或降解。

(二)影响微囊或微球释药的因素

微囊、微球的释药特性受到许多因素的影响,主要包括:①聚合物材料的性质;②水合速度和程度;③微粒表面交联度;④粒径大小与囊壁厚度;⑤基质占比与基质密度;⑥药物与基质的结合方式;⑦药物的性质与释放介质;⑧工艺条件。例如,对于加热固化的蛋白类微球,其释药受固化温度和时间的影响,温度越高,固化时间越长,药物释放越慢。

释放实验中释放介质应保证药物释放处于漏槽条件,以接近体内释药环境为标准。释放介质的 pH 或离子强度影响微囊/微球中药物的释放速率。如不同 pH 下高分子材料的水化或溶解速率不同,释药速率不同。利用复凝聚法制备的海藻酸与壳聚糖载药微囊,其在中性 pH 下的释放速率明显快于酸性条件下,这是由于海藻酸盐在 pH 较高时可缓慢溶解。此外,弱酸弱碱类药物在不同 pH 下的溶解度也不同,从而影响药物的溶出速度。

除释放介质外,透析膜的微孔大小也影响药物的释放。膜孔太大,不仅药物小分子可透过,且大分子基质、甚至微囊/微球也可透过;膜孔小,药物分子透过速度小,甚至小于从微球中的释放速率,这样膜透析速率成为释放的限速过程,不能反映出微粒中药物的真实释放情况。可用纯原料药作为对照,如果药物快速释放,可排除膜孔因素,反之应考虑使用孔径更大的透析膜。

(三)微囊或微球的释药方程

设释放前的该微囊载药量为 m_0,释放到时间 t 的剩余量为 m,对球形囊心物和球形微囊,推导得到释药的一级速率方程:

$$m=m_0\exp(-kt)\ 或\ m_0-m=m_0[\,1-\exp(-kt)\,] \qquad 式(14-1)$$

式中,速率常数 $k=ADK/hV_{mc}$(A、D、K 分别是界面积、扩散系数和分配系数,D、K 不易单独测定,又常将 DK 合称表观扩散系数;h 为微囊膜的厚度,h= 微囊半径 – 囊心半径;V_{mc} 为微囊的体积)。其释药特点是在一定时间内的释药量与开始的载药量 m_0 成正比,且释药速率随时间呈指数下降。当其他条件不变时,随着微囊中药物含量的增大,释药速率增高,并正比于界面积、反比于囊膜厚度。

当微囊中固态药物先溶解成饱和溶液(浓度 C_s),在漏槽条件下,$C_s \gg$ 膜外药物液度,浓度梯度为常数,释药前一阶段符合零级速率方程:

$$m_0-m=DKAtC_s/h\ 或\ m_0-m=kt \qquad 式(14-2)$$

对于药物均匀分布或溶解在微球高分子材料中,其释药量常用 Higuchi 方程描述:

$$m_0-m=A(2C_0DC_st)^{1/2}\ 或\ m_0-m=kt^{1/2} \qquad 式(14-3)$$

式中,C_0 是微球中药物初始浓度;D 为药物的扩散系数。假定上式中微球基质中药物的浓度 $C_0 \gg$ 药物的溶解度 C_s,在基质与释放介质的界面上药物的浓度为零,则释放模型变为零级释放。

一些微囊或微球的释药符合双指数方程:

$$Q=Ae^{-\alpha t}+Be^{-\beta t} \qquad 式(14-4)$$

式中,Q 表示明胶微球中药物剩余量(%),常数 A、B 分别相当于开始部分和较后部分(在对数方程中)的纵截距($t=0$ 时的释放量),常数 α、β 分别是开始部分和较后部分的速率常数。该方程由快慢两项组成,通常将普遍存在的开始较快的部分称为突释效应。突释效应由表面吸附等引起,上式给予了合理的表达。

此外,微囊或微球的释放速率也可符合混合释放方程。如极易溶于水的药物微囊,可先表现为零级释放,继而表现为一级释放等。

三、微囊、微球的制备方法

微粒的制备方法可归纳为物理化学法、物理机械法和化学法等。根据药物、载体的性质和微囊、微球的粒径、释放以及靶向性要求,可选择不同的制备方法。

(一)物理化学法

物理化学法是在液相中进行的,在一定条件下,载体材料(包裹着药物和附加剂)形成一个新相从液相中析出得到微粒,也叫做相分离法。根据形成新相的方法不同,主要分为乳化法、单凝聚法、复凝聚法、溶剂-非溶剂法和改变温度法等。

相分离法涉及的机制包括:

(1)界面能降低、润湿与吸附:制备微囊时液态药物呈高分散状态,高分子材料可降低界面张力从而降低界面能。药物应与囊材有一定的亲和力,使囊材易于在囊心物表面润湿和吸附,有时亦可加入润湿剂。

(2)脱水产生凝聚相:用于脱水的凝聚剂可以是乙醇、丙醇、异丙醇等强的亲水性有机溶剂,也可以是 Na_2SO_4、$(NH_4)_2SO_4$ 等强的亲水性盐类,其作用是使高分子材料在水中的溶解度降低。

(3)固化:根据高分子材料的物理化学性质,单凝聚法为通过加热或交联剂发生化学反应固化定型(伴有收缩)。复凝聚法是形成正负离子络合物凝聚再加交联剂固化。乳化法、溶剂-非溶剂法中,除去有机溶剂后高分子材料固化成型。

1. 乳化法 高分子材料溶解后作为一相,将其分散于与之互不相溶的另外一相液体中形成乳剂,再除去乳剂中溶解高分子的溶剂,使高分子材料固化获得微囊或微球的方法叫做乳化法。药物可溶解或分散于高分子材料溶液中,利用乳化法制备载药微粒。按乳剂类型可分为 O/W 型乳化法、W/O 型乳化法、O/O 型乳化法和 W/O/W 乳化法等。按照微粒固化的方式可分为乳化-溶剂挥发法、乳化-化学交联法和乳化-加热固化法等,乳化-溶剂挥发法最为常用。乳化-溶剂挥发法是指利用挥发法从乳剂中去除溶解高分子材料的溶剂,以制备微囊或微球的方法,又称为液中干燥法。

(1)O/W 型乳化-溶剂挥发法:高分子材料(如 PLGA)溶解于有机溶剂得到油相,药物溶解或混悬于上述聚合物溶液中,加入到含乳化剂的水相中形成 O/W 型乳液。在搅拌、加热或减压条件下挥发有机溶剂,直至高分子材料固化形成微囊或微球,离心干燥后即得(图 14-19)。该方法适用于脂溶性药物的装载,对于水溶性药物的包封率较低,这是由于溶剂挥发过程中水溶性药物逐渐扩散进入水相所致。对于解离性药物,调节水相的 pH,降低药物的解离度,可减少药物向水中的扩散,提高包封率。

如采用 O/W 型乳化法制备雌三醇微球。将雌三醇与 PLGA 共同溶解于二氯甲烷中,在搅拌时缓慢注入到 1% 聚乙烯醇水溶液,形成 O/W 型乳液。继续低速搅拌,挥发有机溶剂,离心,弃去上清液,即得外形圆整、表面较光滑的雌三醇 PLGA 微球。

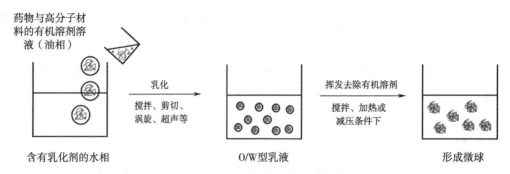

图 14-19 O/W 型乳化法制备工艺示意图

（2）W/O 型乳化 - 溶剂挥发法：将高分子材料溶解于水中作为水相，药物溶解或混悬于上述水相中，然后与不相混溶的油相（可含有乳化剂）乳化，形成 W/O 型乳液，通过交联、加热等方式使乳滴固化，去除油相，干燥后即得（图 14-20）。该法可提高水溶性药物的包封率。如利用 W/O 型乳化法可制备载胰岛素的明胶微球。将明胶与胰岛素共同溶解于水中，在搅拌下滴加至液体石蜡溶液中得到 W/O 型乳液，使用戊二醛交联固化，乙醚水洗、干燥、即得。

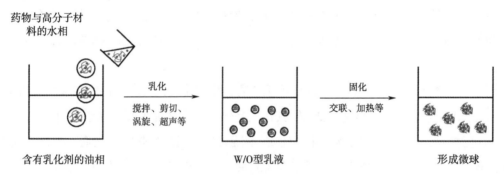

图 14-20 W/O 型乳化法制备工艺示意图

（3）O/O 型乳化 - 溶剂挥发法：O/O 型乳剂为无水系统，由溶解聚合物的有机溶剂与其不相混溶的油相乳化得到 O/O 型乳剂，经挥发溶剂制得微囊或微球。无水系统可明显抑制水溶性药物向连续相的扩散，从而提高药物的包封率，适用于水溶性药物的装载。如将胰岛素混悬于羟丙甲纤维素邻苯二甲酸酯的丙酮 / 乙醇混合溶剂中作为内油相，在高速搅拌下将内油相分散于含司盘 80 的液体石蜡中形成 O/O 型乳剂，搅拌 4 小时，挥干有机溶剂，即得。

（4）W/O/W 型乳化 - 溶剂挥发法：药物水溶液或混悬液（内水相）首先与高分子材料有机溶剂（油相）乳化制成 W/O 型初乳（乳化剂可溶解于内水相或油相），后者再与含乳化剂的水溶液（外水相）乳化生成 W/O/W 型复乳，除去有机溶剂获得微囊（图 14-21）。该法是制备水溶性药物微粒的常用方法，常用于多肽蛋白类药物微粒的制备。W/O/W 型乳化 - 溶剂挥发法可获得核壳结构的微囊。

以 W/O/W 型乳化法可制备载牛血清白蛋白 PLGA 微囊。将牛血清白蛋白粉末溶解于含有乳化剂的水溶液中，形成内水相。然后将内水相加入到 PLGA 二氯甲烷溶液（油相）中，在冰水浴中高速搅拌得到 W/O 型初乳。将初乳加入 PVA 溶液（外水相）中搅拌，形成 W/O/W 型复乳。将复乳转移至大体积 PVA 溶液中缓慢搅拌挥发二氯甲烷使微球固化，离心收集，水洗、干燥，即得载牛血清白蛋白 PLGA 微囊。

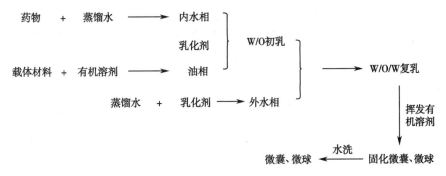

图 14-21　W/O/W 型乳化法制备微粒流程图

乳化-溶剂挥发法挥发有机溶剂的过程称为干燥过程,包括两个基本阶段:溶剂萃取过程(两液相之间)和溶剂蒸发过程(液相和气相之间)。其中油相溶剂应与连续相不相混溶以形成乳液,但亦需要一定的溶解度,否则萃取过程无法进行。在溶剂蒸发过程中根据操作的不同,可分为连续干燥法和间歇干燥法。在得到乳状液后连续挥发除去分散相溶剂称为连续干燥法。通过控制干燥速率,初步干燥的微囊或微球迅速萃取形成硬膜后再继续干燥,分离得到微囊或微球,称为间歇干燥法。如连续相为水相,在挥发部分连续相溶剂后,加入大量的水,继续干燥除去分散相溶剂,直至得到微囊或微球。

2. **单凝聚法**　在高分子材料溶液中加入凝聚剂,以降低高分子材料的溶解度使之凝聚成囊或成球。凝聚过程是可逆的,一旦解除凝聚的条件,可发生解凝聚而使微囊或微球很快消失。这种可逆性在制备时可加以利用,经过几次凝聚与解凝聚,直到凝聚成满意的形状为止(可用显微镜观察)。再加入交联剂,使交联固化定型,成为不粘连、不可逆的微囊或微球。

单凝聚法常用的高分子材料包括明胶、CAP、EC、CMC 或海藻酸盐等。加入凝聚剂使高分子材料聚集后,凝聚相应对药物有较大的附着力,否则难以制备微囊或微球。药物应难溶于水,但不能过分疏水。如果药物过于亲水,则易于溶解于水中,只存在于水相中而不能装载于凝聚相中成囊,如淀粉或硅胶因过分亲水而无法完成装载;如药物过分疏水,易于发生团聚,药物既不能分散于水中,又不能分散于凝聚相中,亦不能完成包载。此外,为了得到良好的球形微囊,凝聚后的凝聚囊应有一定的流动性。交联固化时,明胶常用醛类,CAP 可加酸,海藻酸盐加 $CaCl_2$,蛋白质可加热或用醛类。

3. **复凝聚法**　复凝聚法是指使用两种带相反电荷的高分子囊材作为复合囊材,在一定条件下交联且与囊心物凝聚成囊的方法。该法操作简便,容易掌握,适合于难溶性药物的微囊化。可作为复合材料的有明胶与阿拉伯胶(或羧甲纤维素等)、海藻酸盐与聚赖氨酸、海藻酸盐与壳聚糖、海藻酸盐与白蛋白、白蛋白与阿拉伯胶、葡聚糖与聚乙二醇等。

在用单凝聚及复凝聚法得到满意的微囊或微球之前,有时还需升高温度或加水稀释等,以降低凝聚物的黏度,并提高界面张力,使微囊或微球形状满意且可减少粘连,再交联固化。

4. **溶剂-非溶剂法**　溶剂-非溶剂法指在高分子材料溶液中加入一种高分子材料的非溶剂或不良溶剂,使高分子材料溶解度降低引起相分离而制备微囊或微球的方法。此法通常适用于不溶于水的高分子材料,用于装载的药物可以是固体或液体,但必须对非溶剂不溶解,也不发生反应。不溶于溶剂的亲水药物可混悬或乳化在高分子材料溶液中,再加入与溶剂混溶的非溶剂,使高分子材料溶解度降低从溶液中分离,过滤,除去有机溶剂即得微囊或微球。由于溶剂-非溶剂法只需对溶液进行操作,操作更加简单、方便。常用囊材以及溶剂与非溶剂见表 14-5。

表14-5　溶剂-非溶剂法制备微囊常用的囊材以及溶剂与非溶剂

囊材	溶剂	非溶剂
乙基纤维素	四氯化碳（或苯）	石油醚
醋酸纤维素丁酯	丁酮	异丙醚
聚氯乙烯	四氢呋喃（或环己烷）	水（或乙二醇）
聚乙烯	二甲苯	正己烷
聚醋酸乙烯酯	三氯乙烷	乙醇
苯乙烯-马来酸共聚物	乙醇	乙酸乙酯
苄基纤维素	三氟乙烯	丙醇

5. 改变温度法　利用高分子材料在不同温度下溶解度的改变引起相转变,制备微囊或微球的方法称为改变温度法。该方法无须加凝聚剂,例如,使用乙基纤维素作囊材制备微囊时,可先在高温溶解,后降温成囊。有研究将乙基纤维素、环己烷和聚异丁烯组成三元系统,在80℃条件下溶解,缓慢冷至45℃,再迅速冷至25℃,乙基纤维素可凝聚成囊。药物可分散在乙基纤维素溶液中实现药物装载,聚异丁烯的加入可减少微囊之间的粘连。

蛋白质类材料在高温条件下会发生变性,引起溶解度下降,用于微囊或微球的制备。例如,白蛋白溶解于水中,在搅拌下滴加至精制棉籽油中,搅拌制备 W/O 型乳液,然后将温度升高至110℃,加热固化,离心分离,使用乙醚洗涤干燥,得到白蛋白微球。药物可分散或溶解于白蛋白水溶液中,制备载药白蛋白微球。

（二）物理机械法

包括喷雾干燥法、喷雾冻凝法、流化床包衣法、多孔离心法、锅包衣法。物理机械法可用于水溶性或脂溶性、固态或液态药物微囊或微球的制备,其中以喷雾干燥法最常用。采用物理机械法时药物和载体材料会有一定的损失,且制备微粒会有粘连现象,一般来说,生产中高分子材料损失在 5% 以内、粘连损失在 10% 以内被认为是可以接受的。

1. 喷雾干燥法　喷雾干燥法又称液滴喷雾干燥法,可用于固态或液态药物的微囊或微球的制备。先将药物分散在高分子材料溶液中,再雾化喷入惰性热气流中使液滴收缩成球形,进而干燥,可得微球。喷雾干燥法生产成本低,操作简单,过程迅速,设备参数可控,重复性较好。制备的微球通常具有多孔结构,堆密度较小。

影响喷雾干燥法制备微球的因素包括混合液的黏度、均匀性、药物及高分子材料的浓度、喷雾的速率、喷雾方法及干燥速率等。干燥速率由混合液浓度与进出口温度决定。药物的溶解状态也会影响载药量。

例如,将明胶和多孔淀粉在热蒸馏水中搅拌溶解得到明胶和多孔淀粉的水溶液,药物溶于丙酮,在一定条件温度下滴入上述水溶液中搅拌形成粗混悬液,然后喷雾干燥,可制得载药微球。

2. 流化床包衣法　亦称空气悬浮法,系利用垂直强气流使药物悬浮在包衣室中,高分子溶液通过喷嘴喷射撒于药物表面,在热气流下挥干溶剂,从而制备微囊的方法。

3. 多孔离心法　多孔离心法是利用离心力使药物颗粒高速穿过高分子材料的液态膜,再进入凝固浴固化制备微囊的方法。

4. 锅包衣法 利用锅包衣机将高分子材料溶液喷在固态药物颗粒上,挥干溶剂形成微囊,导入包衣锅的热气流可使溶剂加速挥发。

（三）化学法

溶液中的单体化合物或高分子材料通过缩聚反应或化学交联等制备微囊或微球的方法。本法的特点是不使用凝聚剂,常先制成 W/O 型乳状液,再利用化学反应交联固化。主要分为界面缩聚法和辐射交联法两种。

1. 界面缩聚法 亦称界面聚合法,两种含有双（多）官能团的单体,分别溶解在不相混溶的两种液体中,即分散相（水相）与连续相（有机相）中,缩聚反应在两相界面上进行,在不加搅拌的情况下,两种单体在界面上接触,几分钟后即形成缩聚产物。界面缩聚法的优点为:①反应速度快;②反应条件温和;③反应对单体纯度要求不高;④对两种反应单体的原料配比要求不严等。

2. 辐射交联法 利用 ^{60}Co 产生 γ 射线的能量,使聚合物（如明胶或 PVA）交联固化,形成微囊。该法工艺简单,但一般仅适用于水溶性药物,并需有辐射条件。例如,将明胶溶液滴加至液体石蜡中,搅拌制备 W/O 型乳液,通入氮气去除乳液中的氧气,利用 ^{60}Co 源进行辐射交联,再离心、乙醚洗涤、干燥即得。

四、微囊、微球的应用举例

（一）微囊、微球上市制剂

目前微囊、微球上市制剂详见表 14-6。

表 14-6　上市高分子微囊、微球制剂

编号	药物名称	商品名	高分子材料	生产方法	给药途径
1	醋酸曲普瑞林	Diphereline	PLGA	—	肌内注射
2	醋酸曲普瑞林	Decapeptyl	PLGA	相分离法	肌内注射
3	双羟萘酸曲普瑞林	Trelstar	PLGA	相分离法	肌内注射
4	醋酸亮丙瑞林	Enantone	PLGA	乳化法	肌内注射
5	醋酸亮丙瑞林	Lupron	PLGA	乳化法	肌内注射
6	醋酸戈舍瑞林	Zoladex	PLGA	乳化法	皮下注射
7	布舍瑞林	Suprecur	PLGA	—	皮下注射
8	醋酸奥曲肽	Sandotatin	PLGA	相分离法	肌内注射
9	醋酸兰瑞肽	Somatuline	PLGA	相分离法	皮下注射
10	帕瑞肽	Signifor Lar	PLGA	—	肌内注射
11	艾塞那肽	Bydureon	PLGA	相分离法	肌内注射
12	纳曲酮	Vivitrol	PLA	乳化法	肌内注射
13	利培酮	Risperdal	PLGA	乳化法	肌内注射
14	盐酸米诺环素	Arestin	PLGA	—	牙龈下植入
15	重组人生长激素	Nutropin Depot	PLGA	低温固化法	肌内注射
16	阿霉素	DC Bead	PVA	—	动脉导入
17	蒽环类药物	Hepasphere	PVAc 和 MA 共聚物	—	动脉导入

（二）微囊、微球的研究进展

1. 缓释类微囊/微球

（1）蛋白质多肽类药物：蛋白质多肽类药物通常具备活性高、使用剂量小的特点，但其稳定性差，易于降解，生物半衰期短，从而导致给药频繁，患者依从性差。将蛋白质多肽类药物装载于微球中，可提高蛋白质多肽类药物的稳定性，实现长效缓释。醋酸亮丙瑞林是一种多肽类前列腺癌治疗药物，其普通注射液需要每天注射，制成可供肌内注射的 PLGA 微球，能控制释药达 35 天，使用方便，显著提高患者顺应性。

（2）化学类药物：对于半衰期短、需要长期频繁注射给药的化学类药物，可将其做成微球，利用微球的靶向性以及缓释性实现降低药物毒性、降低不良反应、减少给药次数等目的。卡托普利为水溶性血管紧张素转换酶抑制剂，用于治疗高血压及难治性充血性心衰，但其半衰期极短（1.9 小时），每天需服药 3~4 次，伴随眩晕、头痛等不良反应。将卡托普利制成微球缓释制剂可克服上述问题。如将卡托普利原料药粉加入到壳聚糖明胶溶液中，利用乳化法制备成卡托普利壳聚糖 - 明胶微球。其平均粒径为（207 ± 0.15）μm，在口服后可平稳缓慢释放卡托普利，每天仅需服药 2 次，并大大降低不良反应的发生率。利培酮为治疗急性和慢性精神分裂症药物，临床使用利培酮口服液需每天给药 1~2 次。利用 PLGA 包裹制备的注射用利培酮微球已经上市，其仅需每 2 周肌内注射一次，体内血药浓度平稳，可避免患者出现口服给药漏服或过量使用的风险，明显改善口服抗精神病药物在精神分裂症患者中普遍存在的用药依从性，具有明显临床优势。

（3）疫苗类药物：疫苗接种是人类防御和控制传染性疾病的有效手段。微球能避免装载抗原在体内被快速破坏，并缓慢释放抗原，增加抗原与机体免疫系统接触时间。一次接种后，抗原可在体内连续释放数周甚至数月，由此产生持续的高水平抗体，相当于疫苗经过多次接种后的脉冲模式给药，从而降低疫苗接种频率。同时，将抗原蛋白采用可生物降解的高分子材料包裹成微球后，可制备成供口服、肌内注射、皮下注射及靶向给药的剂型，方便疫苗接种。此外，微球可同时装载免疫佐剂或组装微球的高分子材料分解后具备佐剂活性，从而增强疫苗的免疫效果。

例如，利用 PLGA 制备的载破伤风类毒素和白喉类毒素微球疫苗，小鼠体内实验结果显示，包载于微球中的抗原与单一抗原或抗原与明矾联用比较，能诱发更高的抗体应答水平，且抗体可在高水平保持 48 周以上。将乙肝表面抗原利用 PLA-PEG 制成缓释微球疫苗，小鼠免疫试验结果表明，皮下注射单剂量微球疫苗与多剂量肌内注射常规疫苗比较，小鼠的血清 IgG 滴度水平相当。

2. 栓塞微球/微囊　栓塞微球直接经动脉血管导入，阻塞肿瘤血管并阻断肿瘤细胞供血，导致肿瘤缺氧，抑制肿瘤生长。控制栓塞微球的粒径从 100μm、300μm、500μm 到 700μm，可达到肿瘤供血动脉从末梢到主干完全栓塞，提高肿瘤的坏死率。栓塞微球亦可装载化疗药物，在病灶部位缓慢释放，增加瘤内药物浓度，降低全身药物浓度，达到增加疗效及减少毒副反应的目的，实现化疗和栓塞的双重作用。例如，利用海藻酸钠装载紫杉醇制备血管栓塞微球，体内实验结果表明，与紫杉醇溶液剂相比，该微球对移植肝癌大鼠具有良好的栓塞作用，展现了更佳的治疗效果。目前已经有蒽环类药物的栓塞微球上市，用于肝癌的治疗。

3. 磁性微球/微囊　磁性微球/微囊系将治疗药物包覆或修饰于具有生物可降解性的磁性微球/微囊上，通过外加磁场将磁性微球/微囊定位递送于病变部位，使治疗药物浓集于靶部位（如肿瘤）附近,降低正常组织的毒副作用。磁性靶向微粒通常由磁性材料、骨架材料(高分子材料)、药物三部分组成。磁性材料通常为纯铁粉、羰基铁、磁铁矿、正铁酸盐等制备的磁性粒子,粒径一般在 10~100nm,磁性粒子粒径过大,易导致微血管栓塞,不易排出体外,过小则不易被截留。

如以白蛋白为高分子材料,利用乳化法制备装载超顺磁性四氧化三铁粒子和盐酸多柔比星的磁性微球,可在外加磁场下使近 50% 的磁性微球浓集于肿瘤部位,具备靶向性强,毒副作用小,载药量高,药物缓释等优点。利用 W/O/W 型复乳化法制备载纳米铁磁粒子和三氧化二砷的 PLGA 磁性微球,其平均粒径为 2μm,在外加磁场作用下具备良好的磁性导向蓄积能力。利用 W/O 型乳化法制备载还原性铁粉和 5- 氟尿嘧啶的明胶微球,该 5- 氟尿嘧啶磁性微球在口服后可在体外磁场的作用下吸附在食道癌病变区,缓慢释放出 5- 氟尿嘧啶,维持靶区药物浓度,提高食管癌的治疗效果。

4. 肺吸入微球／微囊　肺吸入制剂具有从肺部直接入血、起效快,局部给药、提高药物在靶器官的聚集、增加疗效的同时降低毒副作用,无首过效应、生物利用度高等优点。对于肺吸入制剂来说,粒径是影响其在肺部具体沉积部位的主要因素。一般认为,粒径大于 8μm 的粒子主要沉积于口咽部和上呼吸道的分支处;粒径介于 1~5μm 的粒子主要沉积于肺的呼吸部;而太小的粒子,如小于 0.5μm 的微粒则易于随呼吸排出。适宜大小的微球／微囊可实现良好的肺部沉积,同时缓慢释放药物,提高用药依从性。如茶碱／壳聚糖／β- 环糊精微球,粒径分布介于 0.5~7μm,且缓释可达 8 小时,用做吸入粉雾剂的中间体。

第五节　其他高分子微／纳米载体及其应用举例

一、聚合物囊泡

(一)概述

囊泡(vesicles)系指由磷脂或表面活性剂分散于水中时自发形成的一类具有密闭双分子层结构的中空球形或类球形分子有序组装体。囊泡因其独特的结构在药物递送、微反应器等领域具有较高的应用价值。通过控制囊泡膜通透性,可使囊泡内外进行物质交换,与生物细胞膜功能十分相似。

聚合物囊泡(polymersomes)是利用两亲性嵌段或接枝聚合物组装的具有封闭结构的中空球形或类球形微／纳米组装体(图 14-22,文末彩图 14-22)。其结构包含亲水性内腔、内表面亲水层、外表面亲水层和处于内外表面之间的疏水层。与脂质体相比,两亲嵌段聚合物形成的聚合物膜通常比脂质体的双分子层厚,稳定性更高,且通透性低。与聚合物胶束相比,聚合物囊泡内核为亲水性。

近年来,有研究利用 ABA 型三嵌段共聚物(A 为亲水嵌段,B 为疏水嵌段)制备具有密闭中空结构的微／纳米组装体,也被称为聚合物囊泡。该聚合物囊泡的疏水层由三嵌段共聚物的疏水嵌段构成。

如忽略聚合物囊泡膜曲率的影响,绝大多数聚合物囊泡相对于疏水层具有对称的层结构,即聚合物囊泡的内外亲水表面由相同的嵌段构成。但也有不对称三嵌段聚合物形成的结构,即不对称聚合物囊泡(图 14-23,文末彩图 14-23)。聚合物囊泡的形状大多为球形、椭圆形或扁球形。囊泡的大小可由制备条件控制,一般用于载药的为 30~300nm,也可制备 1~20μm 的巨形囊泡。

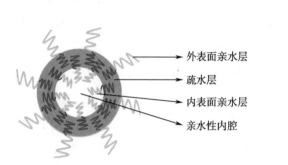

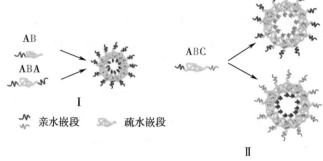

图 14-22　聚合物囊泡形态示意图　　　　图 14-23　不同嵌段聚合物组装聚合物囊泡结构

图 14-22 标注：外表面亲水层、疏水层、内表面亲水层、亲水性内腔

图 14-23 标注：AB、ABA、I、ABC、II、亲水嵌段、疏水嵌段

（二）聚合物囊泡的优点

聚合物囊泡具有诸多优点：①稳定性高；②膜通透性可调，可设计不同厚度、弹性、韧性、降解性及环境响应性的囊泡膜；③可同时负载亲水和疏水性药物；④易于功能化修饰等。聚合物囊泡在疾病诊断、药物包埋与输送、微反应器等生物医学领域具有广泛应用。

（三）形成聚合物囊泡的材料

制备聚合物囊泡的材料大多为两亲性嵌段聚合物，其亲水嵌段材料和疏水嵌段材料与构成聚合物胶束的亲水嵌段材料与疏水嵌段材料相同，但两者最本质的区别为疏水嵌段与亲水嵌段的比例不同。在两亲性嵌段聚合物中，疏水嵌段占两亲嵌段聚合物总体质量的比例称为 f 值。一般认为，f 值大于 50% 时，两亲嵌段聚合物形成球形聚合物胶束；当 f 值介于 40%~50% 时，两亲嵌段聚合物形成蠕虫状聚合物胶束；当 f 值介于 25%~40% 时（此比例与天然磷脂相似），两亲嵌段聚合物可形成聚合物囊泡结构（图 14-24，文末彩图 14-24）。除两亲性线性嵌段聚合物外，一些模拟磷脂结构的 Y 型及杂臂聚合物（mictoarmpolymer）也用于聚合物囊泡的制备。此外，聚合物囊泡的形成还受聚合物浓度、溶剂种类、溶液 pH、温度、嵌段共聚物的多分散性以及剪切场等的影响。

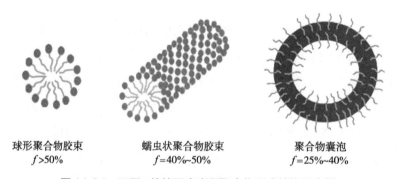

球形聚合物胶束　　　　蠕虫状聚合物胶束　　　　聚合物囊泡
$f>50\%$　　　　$f=40\%\sim50\%$　　　　$f=25\%\sim40\%$

图 14-24　不同 f 值的两亲嵌段聚合物形成结构示意图

（四）刺激响应性聚合物囊泡

由于聚合物疏水层较为稳定，聚合物囊泡的释药速率较慢。为控制聚合物囊泡中药物的释放，可将具有刺激响应的高分子嵌段或刺激响应的化学键引入聚合物囊泡的结构中，得到刺激响应性聚合物囊泡，实现在还原环境、pH、温度、磁场、光照、酶等刺激下的响应性释放（表 14-7）。

表 14-7　刺激响应性聚合物囊泡的应用举例

两亲性嵌段共聚物	刺激类型	响应方式
PEG-*S-S*-PLA	氧化还原	化学键键裂
PEG-PTMBPEC	pH	水解
PEG-*b*-（PLH）2-CL	pH	疏水/亲水转变（结构转变）
PEG-PTTMA-PAA	pH	水解
PEG-PAA-PNIPAM	温度	变形（结构转变）
PTMC-*b*-PGA	磁场	局部高温
PEG-2NPA-PLA	光	肽键断裂
PMCL-ONB-PAA	光	链接剂断裂
mPEG-*pep*-PDLLA	酶（组织蛋白酶B）	连接肽降解

（五）聚合物囊泡制备方法

1. 自组装法　适宜的两亲性聚合物可自组装形成聚合物囊泡，为氢键、配位键、静电力和疏水力等共同作用的结果，属于能量降低的过程。

（1）溶剂扩散法：两亲性聚合物溶解于与水混溶的有机溶剂中，在机械外力作用下滴加至水溶液中，挥发或透析去除有机溶剂，即得聚合物囊泡。如将一定量的 PEG-PCL 溶于四氢呋喃中，然后将上述溶液注入磷酸盐缓冲液（pH 7.4）中，充分搅拌，转移至透析袋中，透析去除四氢呋喃，即得。

（2）薄膜分散法：两亲性聚合物溶解于有机溶剂中，置于圆底烧瓶中旋转蒸发，除去有机溶剂，得到两亲性聚合物薄膜，加入水性介质中在超声或搅拌条件下水化，即得。如将 PEG-PCL 首先溶解于二氯甲烷中，于圆底烧瓶中旋转蒸发去除二氯甲烷，得到 PEG-PCL 薄膜，然后加入溶解有阿霉素的磷酸缓冲盐，搅拌水化，即得载阿霉素聚合物囊泡。

（3）电形成法：向溶解两亲性聚合物溶液中加入铂丝电极，在外加电场作用下可在铂丝电极表面形成均匀的聚合物薄膜，然后降低电场强度，脱落的聚合物薄膜可自发形成聚合物囊泡。

2. 模板法　以无机或有机胶体粒子为模板，将分别带有正负电荷的两种聚电解质溶液在水中交替沉积到胶粒的表面上，形成以模板为核、两种聚电解质交替叠加的复合结构；再将模板内核溶解得到聚合物囊泡。聚合物囊泡的粒径主要由模板粒子的粒径决定，通常为 5~10μm。如以可溶于酸性介质中的单分散交联胶体粒子为模板，交替沉积聚苯乙烯磺酸钠 [poly（sodium styrenesulfonate）] 和聚氯化烯丙基铵（poly allylaminehydrichloride），模板经酸溶出，得到聚合物囊泡。对模板的尺寸形状、聚电解质种类及沉淀层数等进行选择和调节，所得空心球的形状、大小、层厚、化学结构等可得到有效控制。

（六）聚合物囊泡的应用

1. 聚合物囊泡作为亲水药物的载体　聚合物囊泡的亲水性内腔能装载亲水性药物。例如，利用薄膜分散法制备载多柔比星的三嵌段共聚物 PEG-PLL-PCL 聚合物囊泡，该聚合物囊泡平均粒径为 125nm，亲水药物多柔比星的包封率为 58%±1.52%，载药量为 5.8%±0.15%，在小鼠鳞状细胞癌细胞（SCC7）中展现了良好的摄取能力和细胞毒性。

聚合物囊泡亦可作为蛋白质多肽类药物的载体,和脂质体相比,聚合物囊泡壁膜的稳定性更高,更好地避免蛋白质多肽类药物被酶降解,延长血液循环时间。利用溶剂扩散法制备载颗粒酶B的三嵌段共聚物聚乙二醇-聚(2,4,6-三甲氧基亚苄基-季戊四醇碳酸酯)-聚(琥珀酸碳酸盐)[poly(ethyleneglycol)-*b*-poly(2,4,6-trimethoxybenzylidene-pentaerythritol carbonate)-*b*-poly(succinic acid carbonate),PEG-*b*-PTMBPEC-*b*-PSAC]聚合物囊泡,表面修饰前列腺癌靶向因子Acupa。该聚合物囊泡可显著提高颗粒酶B的稳定性,载药量达9.1%~24.5%,并在弱酸性条件下,由于囊泡膜中乙醛键水解,使颗粒酶B快速释放。

2. 聚合物囊泡作为疏水药物的载体　聚合物囊泡具有的厚疏水膜使其具备负载疏水性药物的能力。利用薄膜分散法制备载紫杉醇的聚乙二醇-聚丁二烯[poly(ethylene glycol)-polybutadiene,PEG-PBD]聚合物囊泡,将靶向肽iRGD修饰于PEG末端得到靶向修饰载紫杉醇PEG-PBD聚合物囊泡。该聚合物囊泡在体内靶向蓄积于小鼠结肠癌(CT26)区域,提高紫杉醇抗肿瘤效果。

3. 聚合物囊泡作为基因药物的载体　聚合物囊泡也可用于基因药物(如DNA、siRNA等)的递送。将PEG-PCL与PEG-PBD混合溶解于二甲基亚砜中,在涡旋下将上述聚合物混合溶液滴加至siRNA溶液中,低温孵育后,透析去除游离siRNA,即得。该载siRNA聚合物囊泡在体内外展现了良好的基因转染效率。

二、脂质聚合物杂化纳米粒

(一)概述

脂质聚合物杂化纳米粒(lipid-polymer hybrid nanoparticle,LPHNP)系指利用聚合物材料和脂质材料联合制备,具有聚合物内核和脂质外壳结构的纳米组装体。脂质外壳可以是单层或双层脂质膜,药物装载于聚合物内核中,脂质膜通常使用PEG进行修饰,以延长脂质聚合物杂化纳米粒的血液循环时间(图14-25,文末彩图14-25)。

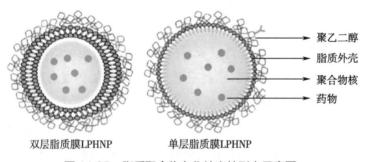

双层脂质膜LPHNP　　　单层脂质膜LPHNP

聚乙二醇
脂质外壳
聚合物核
药物

图14-25　脂质聚合物杂化纳米粒形态示意图

脂质聚合物杂化纳米粒结合了聚合物纳米粒和脂质载体的优点:①具有稳定的聚合物核,包载药物并阻止药物快速渗漏,同时作为载体结构的刚性支撑,赋予脂质层良好的机械稳定性;②表面脂质层赋予脂质聚合物杂化纳米粒良好的生物相容性和安全性,具备促进入胞、易于修饰等优势;③颗粒小于100nm的脂质聚合物杂化纳米粒具有病毒样结构,有望成为新型疫苗载体。

(二)脂质聚合物杂化纳米粒的制备方法

脂质聚合物杂化纳米粒的制备方法可分为两步法和一步法,其制备示意图详见图14-26、文末彩图14-26。

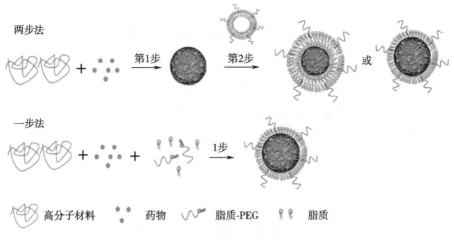

两步法

第1步　第2步　或

一步法

1步

🗇 高分子材料　∴ 药物　⌇⤵ 脂质-PEG　‖ 脂质

图 14-26　脂质聚合物杂化纳米粒的制备方法示意图

1. 两步法　两步法是指分别制备聚合物内核与脂质囊泡后,将两者通过超声或涡旋等工艺使聚合物内核和脂质囊泡融合;也可将聚合物纳米粒与脂质囊泡共混后,将共混液在高于脂质的相转变温度(T_m)下搅拌或涡旋,使脂质发生重组,包裹于聚合物内核表面,得到脂质聚合物杂化纳米粒。在两步法制备过程中,聚合物内核可与脂质囊泡同时水化或在脂质囊泡水化后再进行混合。

有研究采用两步法制备了脂质聚合物杂化纳米粒用于阿霉素和考布他汀共装载。采用乳化溶剂蒸发法制备载阿霉素 PLGA 纳米粒,利用超速离心收集粒径小于 100nm 的粒子;利用薄膜分散法制备载考布他汀的脂质囊泡,将载阿霉素纳米颗粒加入水溶性脂质囊泡中悬浮,过膜挤压即得双载药脂质聚合物杂化纳米粒。

2. 一步法

(1)纳米沉淀法:聚合物溶解在与水相溶的有机溶剂中(如乙腈或丙酮),将上述聚合物溶液在磁力搅拌下滴加到分散有脂质(如磷脂或磷脂衍生物)的水溶液中(需加热,如 65~70℃),聚合物沉淀为纳米颗粒,同时脂质通过疏水作用自组装在聚合物纳米粒表面(脂质的疏水尾附着于聚合物核,亲水头部面向外部水环境)得到脂质聚合物杂化纳米粒。如将 PLGA 与疏水性药物多西他赛同时溶解于乙腈中,然后滴加至预加热(65℃)的卵磷脂/DSPE-PEG 的乙醇水溶液中,剧烈涡旋,搅拌,离心除去有机溶剂,得到载多西他赛脂质聚合物杂化纳米粒。

(2)乳化溶剂挥发法:乳化溶剂挥发法根据乳化类型可分为 O/W 型乳化溶剂挥发法与 W/O/W 型乳化溶剂挥发法。

O/W 型乳化溶剂挥发法多用于包载脂溶性药物。将聚合物与脂溶性药物溶解于与水互不相溶的有机溶剂(二氯甲烷、三氯甲烷等)中作为油相,然后将磷脂分散于水中作为水相。将油相与水相混合并在机械外力作用下形成 O/W 型乳液。搅拌或减压干燥等方式去除有机溶剂,即形成脂质聚合物杂化纳米粒。脂质材料也可溶解于油相中。

采用乳化溶剂挥发法制备以二月桂酰磷脂酰胆碱(1, 2-dilauroyl-sn-glycero-3-phosphocholine, DLPC)为外壳、PLGA 为内核载紫杉醇脂质聚合物杂化纳米粒。PLGA 和紫杉醇溶解于二氯甲烷中作为油相,DLPC 经超声处理分散于超纯水中得到水相,然后将油相与水相在搅拌下混合,探头超声制备 O/W 型乳液。乳液在搅拌下挥发去除二氯甲烷,离心收集,洗涤三次,即得载紫杉醇脂质聚合物杂化纳米粒。

W/O/W 型乳化溶剂挥发法适用于包载不溶于有机溶剂的水溶性药物。将药物溶于水相中,在含有聚合物及磷脂的有机相中乳化,得到 W/O 型初乳,再于含有 PEG- 磷脂的水相中进行二次乳化得到 W/O/W 型复乳,搅拌或减压干燥等方式去除有机溶剂,即得脂质聚合物杂化纳米粒。复乳法与其他方法制备的脂质聚合物杂化纳米粒的结构略有不同:①亲水性内腔包裹一层内磷脂层;②中间为聚合物层;③外包裹外脂质层(图 14-27,文末彩图 14-27)。

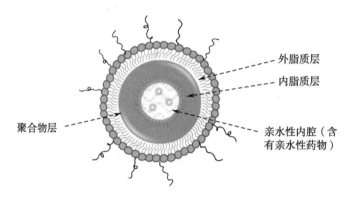

外脂质层
内脂质层
聚合物层
亲水性内腔(含有亲水性药物)

图 14-27　W/O/W 型乳化溶剂挥发法制备脂质聚合物杂化纳米粒结构示意图

(三)脂质聚合物杂化纳米粒的应用

脂质聚合物杂化纳米粒兼具聚合物纳米粒与脂质体的优势,广泛用于包载不同性质的化学药物(亲水性、疏水性、两亲性或离子型)、基因药物、诊断试剂、荧光染料等。

1. 用于基因药物的递送　脂质聚合物杂化纳米粒的一个典型应用是脂质聚阳离子基因复合物纳米粒。其利用阳离子聚合物(如鱼精蛋白、PEI 等)首先与基因药物通过电荷凝聚法制备聚阳离子/基因复合物纳米粒,然后表面包裹脂质体,即得。例如用此法制备的载肿瘤坏死因子相关凋亡诱导配体(*TRAIL*)基因的脂质聚阳离子基因复合物纳米粒,以鱼精蛋白/*TRAIL* 基因复合物纳米粒为内核,以含有 2- 二油酰基羟丙基 -3-*N*, *N*, *N*- 三甲铵氯(1, 2-dioleoyl-3-trimethylammonium-propane, Chlorid, DOTAP)的阳离子脂质双层膜为外壳,该脂质聚阳离子基因复合物纳米粒可显著提高 *TRAIL* 基因的体内外转染效率,诱导肿瘤细胞凋亡。

2. 用于化学药物的共递送　利用两步法可制备共载化疗药物紫杉醇和抗血管生成剂考布他汀的脂质聚合物杂化纳米粒,其制备工艺为将载紫杉醇 PLGA 聚合物内核与载考布他汀的脂质体混合超声得到。该脂质聚合物杂化纳米粒脂质层可快速释放考布他汀以抑制肿瘤血管生长,再释放出紫杉醇,杀死肿瘤细胞,从而发挥血管抑制剂与化疗药物的协同作用。

3. 用于化学药物与基因药物的共递送　利用 W/O/W 型乳化溶剂挥发法,将 PLGA-PEG 和吉西他滨共同溶解于二氯甲烷中(油相)与含有聚赖氨酸与乳化剂的水溶液(内水相)形成初乳,然后滴加至含有表面活性剂的外水相中乳化,挥发除去二氯甲烷,再负载缺氧诱导因子 1α(hypoxia-inducible factor 1α)siRNA,与脂质体溶液混合超声即得共载吉西他滨和 siRNA 的脂质聚合物杂化纳米粒。该脂质聚合物杂化纳米粒可有效递送两种药物到达肿瘤组织,展现了良好的联合抗肿瘤活性。

4. 用于化疗药物与诊断药物的共递送　利用一步法,将 PLGA 与多柔比星共同溶解于二氯甲烷中,在搅拌下滴加至含有磷脂、胆固醇、DSPE-PEG- 叶酸和 Gd-DTPA-C16 的水相中,得到共载多柔比星与磁共振造影剂 Gd-DTPA 的脂质聚合物杂化纳米粒。该脂质聚合物杂化纳米粒显示良好的单分散性及稳定性,并能对高表达叶酸受体的人表皮癌具有良好的靶向性。与造影剂马根维显相比,其磁共振弛豫率和诊断灵敏度显著提高。同时,在人表皮癌小鼠模型中显示良好的治疗效果。

第六节　高分子微/纳米药物载体的表征技术与实验方法

《中国药典》(2020年版)四部中的"微粒制剂指导原则"(通则9014)对微粒制剂生产与贮藏期间应检查的项目进行了介绍,与高分子微/纳米药物载体相关的检查项目包括有害有机溶剂检查,形态、粒径及其分布的检查,载药量和包封率的检查,突释效应或渗漏率的检查,靶向性评价等。本节结合微粒制剂指导原则与目前广泛应用的评价方法,介绍高分子微/纳米药物载体的表征技术和实验方法。

（一）微粒制剂指导原则中罗列的检查项目

1. **有害有机溶剂的限度检查**　在原料药或辅料的生产过程中,以及在制剂制备过程中使用或产生的,但在工艺过程中未能完全去除的有机溶剂称为残留溶剂(residual solvent)。高分子微/纳米药物载体的制备工艺中通常会使用有机溶剂,对于生产过程中引入的有机溶剂,应在后续的生产环节予以有效去除。凡制备工艺中采用有机溶剂者,须按《中国药典》(2020年版)残留溶剂测定法测定残留量,应符合规定的限度。凡未规定者,应根据生产工艺的特点制定相应的限度。常用有机溶剂及其残留量限度详见表14-8。

表14-8　高分子微/纳米药物载体常用有机溶剂残留限度

溶剂名称	浓度限度/ppm	溶剂名称	浓度限度/ppm
甲醇	3 000	环己烷	3 880
乙醇	5 000	二氯甲烷	600
丙酮	5 000	乙酸乙酯	5 000
乙酸	5 000	二甲基亚砜	5 000
三氯甲烷	60	正丁醇	5 000

《中国药典》(2020年版)规定了残留溶剂筛查的方法:采用极性相反的2种色谱柱(极性和非极性),可实现对52种适合顶空分析的残留溶剂的互补分离,并以相对调整保留时间作为残留溶剂定性的指标,初步确定样品中所含残留溶剂的种类,再根据初筛的结果,选择相应的残留溶剂对照品进行进一步定性和定量分析。

2. **形态、粒径及其分布的检查**

（1）形态观察:高分子微/纳米药物载体可采用光学显微镜、扫描或透射电子显微镜等观察。

1）透射电子显微镜(transmission electron microscope, TEM):透射电子显微镜是以波长很短的电子束做照明源,用电磁透镜聚焦成像的一个具有高分辨率,高放大倍数的电子光学仪器。此外,根据纳米微粒中不同部位的电子密度不同,通过透射电子显微镜还可以看到其微观相分离结构,如核壳结构的纳米微粒、纳米管和囊泡等。

透射电镜在真空环境下用电子束穿透样品成像,因此要求样品厚度在几十纳米左右。超细粉末可在丙酮中分散,用铜网滤出,经干燥后进行分析。悬浮体系可直接滴于铜网,干燥后观察。图14-28为壳聚糖包被PLGA纳米球的透射电镜照片。

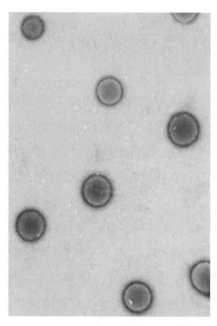

图14-28　壳聚糖包被的PLGA纳米球透射电子显微镜图片

2）扫描电子显微镜（scanning electron microscope, SEM）：扫描电子显微镜是介于透射电镜和光学显微镜之间的一种微观形貌观察手段,可直接利用样品表面材料的物质性能进行微观成像。常规扫描电镜的样品室应处于低于1×10^{-3}Pa的真空,非导体样品表面必须进行金属化。新发展的环境扫描电镜的样品室通入气体处于低真空状态,根据气体电离放大原理,非导体及含水样品可以不经表面化处理直接观察,环境扫描电镜扩大了扫描电镜的应用领域。

对于固体形态的纳米药物,都可以使用扫描电镜分析。悬浮体系的药物可做环境扫描电镜和透射电镜分析,或者在一定条件下干燥后用扫描电镜分析。对于一些功能受外形、结构影响显著的纳米药物,使用电子显微镜来分析其外观形态更有意义,如聚合物胶束、微球/微囊均可采用透射电子显微镜、扫描电子显微镜表征其外观形态。图14-29为聚甲基丙烯酸甲酯［poly（methyl methacrylate）, PMMA］微球的扫描电子显微镜照片,可观察到轮廓清晰的球形外观。

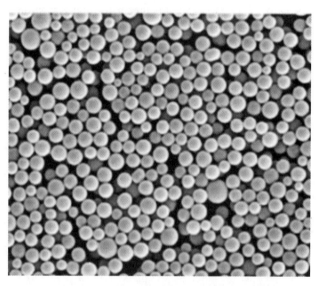

图14-29　PAAM微球扫描电子显微镜照片

3）原子力显微镜（atomic force microscope, AFM）：原子力显微镜是用一个极细的探针在样品表面进行扫描,探针位于对微弱力极为敏感的微悬臂末端,该悬臂可对针尖和样品间的原子作用力作出反应,利用光学检测法或隧道电流检测法检测,进而得到样品的表面图像。原子力显微镜可在大气、超高真空、溶液以及反应性气氛等各种环境下进行。聚合物胶束可通过AFM表征外观形态。如图14-30为PLA-PEG纳米粒的原子力显微镜照片。

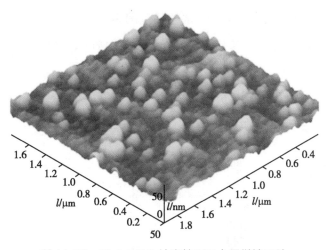

图14-30　PLA-PEG纳米粒原子力显微镜照片

4）光学显微镜（optical microscope，OM）：光学显微镜是利用光学原理，把微小物体放大成像，以供观察的光学仪器。主要用于微米级粒子的观察。粒子溶液可直接置于载玻片上，覆以盖玻片，轻压使颗粒分布均匀，半固体可直接涂在载玻片上，在低倍显微镜下检视盖玻片全部视野，再在高倍显微镜下检视。光学显微镜法可直接观察粒子形状，但代表性和重复性差，且速度慢。微球/微囊可用光学显微镜表征其外观形态

（2）粒径及其分布：应提供粒径的平均值及其分布的数据或图形。

高分子微/纳米药物载体粒径大小及其分布的均匀程度影响高分子微/纳米药物载体的稳定性、载药量和体内分布等性质。粒径分布的表示方法有质量分布、体积分布、数目分布、强度分布等，常用各粒径范围内的粒子数或百分率表示，有时亦采用跨度（Span）评价粒度分布。

$$\text{Span}=(D_{90}-D_{10})/D_{50}　　　　　　　式（14-5）$$

式中，D_{10}、D_{50}、D_{90}分别指粒子累积图中10%、50%、90%处所对应的粒径，Span越小分布越窄，即粒径分布越均匀。

如需作图，将所测得的粒径分布数据，以粒径为横坐标，以频率（每一粒径范围的粒子个数除以粒子总数所得的百分率）为纵坐标，即得粒径分布直方图；以各粒径范围的频率对各粒径范围的平均值可作粒径分布曲线。

1）光学显微镜法：本法中的粒度以光学显微镜下观察到的长度表示。测定方法为取供试品，用力摇匀，黏度较大者可按各品种项下的规定加适量甘油溶液稀释，照该剂型或各品种项下的规定，在50~100倍显微镜下检视盖玻片全部视野，应无凝聚现象，并不得检出该剂型或各品种项下规定的大粒子。再在200~500倍的显微镜下检视该剂型或各品种项下规定的视野内的总粒数及规定大小的粒数，并计算其所占比例（%）。光学显微镜测量粒径范围为0.25~250μm。

2）动态光散射法（dynamic light scattering，DLS）：动态激光散射法又称为激光散射法或光子相关光谱法（photon correlation spectroscopy，PCS）。动态激光散射法测定粒径基于光子相关分析理论。当光束遇到颗粒阻挡时，一部分光将发生散射现象，散射光的传播方向将与主光束的传播方向形成一个夹角。颗粒越大，产生散射光的夹角越小；颗粒越小，产生的散射光的夹角越大。散射光的强度代表该粒径颗粒的数量。这样，在不同的角度上测量散射光的强度，即可得到样品的粒度分布数据。该方法

主要针对纳米、亚微米级颗粒的粒径检测,通常粒径范围为 1~2 000nm。如利用动态激光散射法测定聚组氨酸 - 聚乙二醇聚合物胶束(A)及其表面修饰卵清蛋白后(B)的粒径,可明显观察到粒径的增加(图 14-31)。

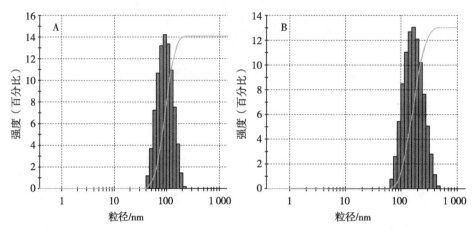

图 14-31　组氨酸 - 聚乙二醇聚合物胶束修饰卵清蛋白前(A)后(B)的粒径

动态激光散射法具有测定精度高、速度快、重复性好及非接触测定等优势,可测量颗粒平均粒度、多分散系数和粒径分布情况。但其理论模型的假设条件是受试对象为单分散的球形颗粒,而实际中被测颗粒多为不规则形并呈多分散性,颗粒形状越不规则,PCS 法测定结果的误差越大。因此,在进行粒径检测前,需通过 TEM、SEM、AFM 等方法判断颗粒的粒径大小及分布范围。

3)激光衍射法:激光衍射法的测定基于 Fraunhofer 散射理论(Fraunhofer diffraction theory)和米式理论(Mie theory)。当颗粒直径比入射光波长大得多时,从颗粒发出的衍射光集中在前方(激光束的前进方向),在正前方的较小角度范围内发生较大的强度波动,而与正前方的光相比,其他方向的光非常弱;但当颗粒直径小于入射光波长时,随着粒径减小,衍射光的强度分布从正前方向四面八方扩展。如果粒径进一步减小,侧面光与后方光进一步变强,利用测定不同衍射光的角度及光强度可测定粒径及其分布情况。该法测定的粒径范围为 0.02~3 500μm。激光衍射法具备测量精度高、反应速度快、重复性好、可测粒径范围广以及非接触测定等优势。

4)电子显微镜法:对待测高分子微/纳米药物载体使用透射电子显微镜/扫描电子显微镜法/原子力显微镜观察外观的同时,可直接利用标尺测量粒径或者软件绘制直方图或粒径分布图,进行粒径及其分布的测定。该法是粒径测定的绝对方法,具有可靠性和直观性。利用透射电子显微镜测得的粒径为单一方向的投影径,其测得的颗粒粒径可能为团聚体的粒径,并需对多个图片进行测定,以增加代表性。扫描电子显微镜法通常具有 10% 左右的放大倍数误差,因此粒径尺寸也有一定的误差。

3. 载药量和包封率的检查　高分子微/纳米药物制剂应提供载药量和包封率的数据。

载药量是指高分子微/纳米药物制剂中所含药物的重量百分率,其中能释放的药量称为有效载药量。载药量的测定通常使用溶剂提取法,称取一定质量的高分子微/纳米药物制剂,使用溶剂完全溶解药物与高分子材料,然后进行药物含量测定,计算载药量。

$$载药量 = \frac{高分子微/纳米药物制剂中所含药物重量}{高分子微/纳米药物制剂的总重量} \times 100\% \qquad 式(14-6)$$

包封率是指实际被包载于高分子微/纳米药物载体中的药物重量与制备时投入的药物重量的比值百分数。测定包封率时需通过适当方法（如凝胶柱色谱法、超滤离心法、透析法、阳离子交换树脂法或超滤膜过滤法等）分离载药高分子微/纳米药物载体和游离药物，然后进行测定。

$$包封率 = \frac{高分子微/纳米药物制剂中包封的药量}{高分子微/纳米药物制剂中包封与未包封的总药量} \times 100\%$$

$$= \left(1 - \frac{液体介质中未包封的药量}{高分子微/纳米药物制剂中包封与未包封的总药量}\right) \times 100\% \qquad 式（14-7）$$

包封率一般不得低于80%。

4. 突释效应或渗漏率的检查　高分子微/纳米药物载体的体外释放指在体外生理环境模拟释放介质中，药物在不同时间从载体中的释放情况。药物的释放实验不仅是控制高分子微/纳米药物载体内在质量的一项重要手段，而且是体内外相关性建立、在体外对制剂体内药物生物利用度研究、评价与预测的有效方法之一。目前国内外尚无统一规范化的高分子微/纳米药物载体释放测定方法，常用的方法包括浆法、动态透析法等。

动态透析法是目前应用最为广泛的测定方法。将一定已知药物含量的高分子微/纳米药物载体放入透析袋中，将上述透析袋置于释放介质（如PBS溶液等）中，于37℃震摇下，在不同时间段测定释放介质中药物含量，绘制释放曲线。例如，使用动态透析法测定pH敏感载紫杉醇的P123聚合物胶束在不同pH释放介质中的释放速率（图14-32），以评价其不同pH下释药的性质。

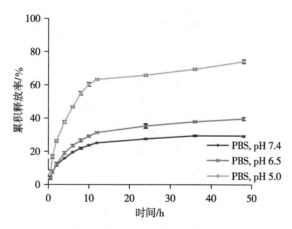

图14-32　载紫杉醇P123聚合物胶束
在不同pH释放介质中释放曲线

释放介质应接近生理环境（包括酶环境、pH环境、氧化还原环境等），释放介质用量应满足漏槽条件。对于水难溶性药物，可添加少量增溶剂、助溶剂等（如吐温80、水杨酸钠等）增加水难溶性药物在释放介质中的溶解度。可在释放介质中直接取样并补回一定体积的释放介质；亦有将释放介质全部取出，并更换全部释放介质。在药物释放过程中，应注意药物的稳定性。

药物在微粒制剂中的情况一般有三种，即吸附、包入和嵌入。在体外释放试验时，表面吸附的药物会快速释放，称为突释效应。开始0.5小时内的释放量要求低于40%。若微粒制剂产品分散在液体介质中贮存，应检查渗漏率，可由式14-8计算。

$$渗透率 = \frac{产品在贮存一定时间后渗透到介质中的药量}{产品在贮存前包封的药量} \times 100\% \qquad 式（14-8）$$

5. 靶向性评价 具有靶向作用的高分子微/纳米药物载体制剂应提供靶向性的数据,如药物体内分布数据及体内分布动力学数据等。靶向性可用靶向参数如相对摄取率(r_e)、靶向效率(t_e)、峰浓度比(C_e)等,进行评价。

6. 其他规定 高分子微/纳米药物载体制剂除应符合以上要求外,还应分别符合《中国药典》（2020年版）的有关制剂通则（如片剂、胶囊剂、注射剂、眼用制剂、鼻用制剂、贴剂、气雾剂等）的规定。

若高分子微/纳米药物载体制剂制成缓释、控释、迟释制剂,则应符合《中国药典》（2020年版）的缓释、控释、迟释制剂指导原则（通则9013）的要求。

（二）其他检查项目

1. Zeta电位 纳米粒子表面通常带有电荷,其带电粒子核周围会吸附与之相反电荷的离子,在电场作用下,这些反离子与粒子作为整体一同运动,被称为吸附层。少部分反离子扩散到溶液中,称为扩散层。吸附层与扩散层电荷相反,纳米粒与分散介质之间存在电位差称为Zeta电位（图14-33）。Zeta电位可正可负,其数值与纳米粒子的稳定性有关。一般Zeta电位高,粒子不易沉降、凝结或聚集,体系稳定;反之,Zeta电位低,粒子容易聚集,体系不稳定。通常Zeta电位的绝对值处于0~5mV时,粒子出现凝结或凝聚;当Zeta电位的绝对值在20~25mV时,体系处于絮凝状态;当Zeta电位的绝对值大于35mV时,体系处于稳定状态。测定Zeta电位对于评价微纳米粒子体系的稳定具有重要意义。

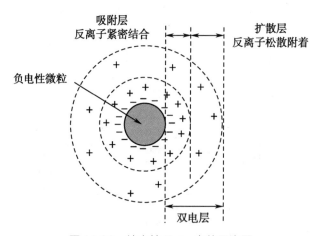

图14-33 纳米粒Zeta电位示意图

目前测量Zeta电位的方法主要有电泳法、电渗法、流动电位法以及超声波法,其中以电泳法应用最广。电泳法是基于多普勒电泳光散射原理,通过测量光的频率或相位变化来间接测出颗粒的电泳速度,从而计算出Zeta电位,具有快速、统计精度高、重现性好的优点。

2. 临界聚集浓度 聚合物胶束CAC的测定多采用荧光探针法。例如,芘是最为常用的荧光探针分子,在水中的溶解度非常小。聚合物胶束的内核为疏水性区域,芘可以通过疏水性增溶到聚合物胶束内核。在335nm处激发后,芘在溶液中的荧光发射光谱中出现5个电子振动峰。其中第一个和第三个振动峰的强度之比I_1/I_3依赖于芘所处环境的极性。在低于CAC时,无聚合物胶束形成,芘存在于水相中;而当聚合物浓度高于CAC时,胶束开始形成,芘可增溶进入胶束。这两种环境的极性差异导致I_1/I_3

发生明显变化,可以通过I_1/I_3与浓度作曲线,通过切线法由缓慢增大的直线段和突跃直线段的交点即得CAC。

3. 稳定性考察　稳定性可依据《中国药典》(2020年版)的原料药与药物制剂稳定性试验指导原则,通过影响因素实验、加速试验和长期试验,对高分子微/纳米药物载体的外观形态、粒径分布、载药量等进行考察,评价其体外稳定性。

在研究中,将高分子微/纳米药物载体分散于不同溶剂(如不同pH、不同酶环境、不同血清含量等)中,于不同时间测定其外观形态、粒径分布、载药量等性质,可以评价高分子微/纳米药物载体的放置稳定性。

高分子微/纳米药物载体上市制剂如果为冻干制品,需考察制剂的再分散性。冻干品的外观应为细腻疏松块状物,色泽均匀,加一定量液体振摇,应立即分散成近澄清的均匀胶体溶液或混悬液。再分散性可以用体系的浊度变化表示,如浊度与一定量介质中分散的高分子微/纳米药物载体的量呈线性关系,说明具有再分散性,直线回归的相关系数愈接近1,表示再分散性愈好。

4. 体内药物动力学与组织分布实验　高分子微/纳米药物载体可改变药物体内药动学性质。采用高效液相色谱法、液相色谱-质谱联用法或放射免疫法等可检测动物给药后血清、不同脏器中的药物浓度,从而得到药物体内动力学曲线,可用于计算如药-时曲线下面积(AUC)、生物半衰期($t_{1/2}$)、清除率(Cl)、表观分布容积(V)等药物动力学参数。

5. 有效性及安全性评价　高分子微/纳米药物载体的高分子材料要求具备良好的生物相容性,对于注射给药的高分子微/纳米药物载体,其高分子材料还应具备良好的生物可降解性。生物相容性是高分子材料在生物体内处于动态变化过程中,能耐受宿主各系统作用而保持相对稳定,不被排斥和破坏的生物学特性,具体包括组织相容性和血液相容性。优异的生物相容性材料应具备:①不导致血液凝固;②没有溶血作用;③无不良免疫反应;④无过敏反应;⑤不致癌;⑥不损伤组织。生物可降解性是指高分子材料在生物体内能被降解或酶解,生成的小分子物质被机体排出体外的性质。生物相容性和生物降解性可根据《中国药典》(2020年版)具体要求进行测定。

高分子微/纳米药物载体的有效性应遵循新药药理学研究的一般原则,同时要结合微纳米药物载体的生物学特性,有针对性地使用特殊的评价手段。目前,常用的测评手段主要包括:

(1)体外细胞学评价:体外细胞培养的方法是药物活性筛选以及细胞途径评价最常用的手段。利用不同细胞系可实现快速、稳定、经济的检测。细胞体外评价的方法应用范围广,包括:①确定毒性浓度范围与量效关系;②确定药物暴露的时间与强度的时效关系;③确定效应细胞类型;④确定药物的毒性机理等。药物的细胞毒性可以从多个方面进行观察,观察指标包括形态学、细胞生物学、生物化学、分子生物学等。目前,最常用的是细胞毒性实验、细胞摄取实验、细胞增殖实验、细胞凋亡实验、细胞周期实验等。

(2)动物体内评价:在健康动物或疾病模型动物上,给予高分子微/纳米药物载体用以评价其在动物体内的有效性及安全性。

(3)临床试验:高分子微/纳米药物载体在完成临床前评价并取得临床批件后,应根据临床试验的一般原则,进行Ⅰ~Ⅳ期的临床试验。

第七节　高分子微/纳米药物载体的设计与应用策略及举例

一、载药设计

高分子微/纳米药物载体可实现药物的定时、定位和定速释放，从而提高治疗效果，降低毒副作用。如何实现药物装载是设计药物高分子微/纳米载体首先需要考虑的因素。根据载药机制的不同，载药方式通常包括物理包封、电荷作用和化学连接。不同的载药机制适用于不同性质的药物，其药物释放机制和释药速率也会不同，需要根据药物释放要求和药物本身的性质选择相应的载药方式。

1. **物理包封**　物理包封是最为广泛使用的载药策略，药物通过范德华力、疏水/亲水作用力、氢键等包封于载体内核、分散于载体骨架结构中或吸附于载体表面。一般来说，疏水性药物包封于载体的疏水部分，亲水性药物包封于载体的亲水部分，两亲性药物可包封于载体亲水-疏水交界面上。因此，根据药物的亲疏水性选择药物是否可以进行物理包封以及选择药物高分子微/纳米药物载体和高分子材料的类型。

使用物理包封法，药物与高分子材料的亲和性会影响药物的包封率和载药量。一般来说，药物分子与高分子材料亲和力强，载体的载药量高。因此，需要根据药物的性质选择适宜的载体材料。但需要注意药物分子与高分子材料亲和力过强，会导致药物释放减慢或不完全释放。影响药物与高分子材料亲和性的因素包括药物的性质，高分子材料的结构、亲疏水性、分子量、分支程度等。

高分子微/纳米药物载体的制备工艺亦会影响药物的包封率与载药量。不同药物应选择不同的制备工艺。例如，对于水溶性药物，使用 W/O 型乳化法、W/O/W 型乳化法等方法所得包封率与载药量通常较高；对于脂溶性药物，宜采用 O/W 型乳化法。针对某一具体制备方法，其处方因素和工艺因素，如药物与高分子材料用量比、油相与水相体积比、高分子材料浓度、有机溶剂的选择、滴加速度、搅拌速度、温度、制备器具等，均会影响载药量和包封率。因此，应采取单因素考察、正交设计、星点设计、均匀设计等方法对处方因素和工艺因素进行优化，以获得最优的处方工艺条件。

物理包封的药物通常通过药物的扩散、高分子微/纳米药物载体的溶解或溶蚀释放药物。选择水不溶性和缓慢降解的载体材料可以减缓药物释放速率，但需要注意存在药物残留的情况。

2. **电荷作用**　荷电性高分子材料可与荷电性药物之间通过电荷作用发生凝聚，从而实现药物装载。该载药方式仅适用于荷电性药物，在聚电解质胶束等高分子微/纳米药物载体中，荷电性药物同时作为聚电解质材料用于高分子微/纳米药物载体的组装。

可基于电荷作用进行装载的药物主要包括：①核酸类药物，包括 DNA、siRNA、miRNA 等，其本身荷负电；②荷电类化疗药物，如多核铂（Ⅱ）类药物、多柔比星等；③蛋白质多肽类药物，如酶类、抗体、白蛋白等，通过调节环境 pH 至其等电点以上或以下，使蛋白多肽类药物荷电。

例如，荷负电 siRNA 与荷正电高分子聚乙烯亚胺通过电荷作用实现装载，且装载后避免基因药物在体内递送过程中被核酸酶降解；PEG-PGA 中含有大量荷负电的羧基基团可与荷正电药物多核铂

（Ⅱ）通过电荷作用形成聚合物胶束，实现多核铂（Ⅱ）的装载。

3. 化学连接 将药物通过共价键连接于高分子材料中实现药物装载也是目前研究较多的高分子微/纳米药物载体载药方式。药物通常含有可修饰的活性官能团，如羟基、羧基、氨基和硫醇基等。可利用这些活性基团首先将药物通过化学反应（如酯键、酰胺键等）连接于载体材料上，进而组装成高分子微/纳米药物载体。这种载药方式药物装载稳定、可靠，具有较高的载药量。也可先制备高分子微/纳米药物载体，再利用化学反应，将药物键合在高分子微/纳米药物载体表面。

通过化学键连接的药物，其释放主要依赖于化学连接键的断裂。因此，若药物作用部位存在药物连接键断裂所需要的条件，如内源性的酶环境、pH 环境、氧化还原环境，或外加刺激，如温度、激光、超声等，可实现药物在作用部位的响应性释放，增加药物治疗效果并降低毒副作用。例如，肿瘤微环境具备微酸、高还原性的特点，可利用酸性条件下易断裂的化学连接键（如腙键、酯键等）或还原环境中易断裂的化学连接键（如二硫键等）连接药物，可实现高分子微/纳米药物载体在肿瘤微环境中药物的快速响应定位释放，增加抗肿瘤效果。常用高分子材料与药物的连接方式详见表 14-9。

表 14-9 常用高分子材料与药物的连接方式

材料		药物	化学键	备注
羧基	+	氨基	酰胺键	稳定连接
		羟基	酯键	碱性条件下可断裂
氨基	+	羧基	酰胺键	稳定连接
		酸酐	酰胺键	稳定连接
		琥珀酰亚胺酯	酰胺键	稳定连接

续表

材料		药物		化学键	备注
氨基	+	酮(醛)	→	亚胺键	酸性条件下可断裂
		卤代烷基	→	仲胺键	稳定连接
		异硫氰酸酯	→	硫脲键	碱性条件下可断裂
		环氧化物	→	仲胺键	稳定连接
羟基	+	羧基	→	酯键	碱性条件下可断裂
		酸酐	→	酯键	碱性条件下可断裂
		琥珀酰亚胺酯	→	酯键	碱性条件下可断裂
		卤代烷基	→	醚键	稳定连接

续表

材料		药物		化学键	备注
巯基 (SH)	+	马来酰亚胺	→	硫醚键	稳定连接
		吡啶二硫基	→	二硫键	对热、碱、谷胱甘肽等敏感
酮（醛） R(H)	+	氨基 (H₂N)	→	亚胺键 R(H)	酸性条件下可断裂
		肼 (H₂N—NH)	→	腙键 R(H)	
卤代烷 X	+	氨基 (H₂N)	→	仲胺键	稳定连接
		羟基 (HO)	→	醚键	稳定连接
异硫氰酸脂 (N=C=S)	+	氨基 (H₂N)	→	硫脲键	碱性条件下可断裂
活性氢	+	氨基 (H₂N)	→	仲胺键	稳定连接
炔	+	叠氮 (N₃)	→	三唑键	稳定连接

通过化学连接载药可能影响药物本身的活性。如药物连接的活性官能团为药物的活性中心时,化学连接可能使药物活性降低或失活。此外,在通过化学连接装载药物中,需要注意药物是否以药物原型的形式释放,如药物不能以原型药物释放,可能导致其治疗活性降低。

二、释药设计

载药的高分子微/纳米药物载体必须在体内实现药物的有效释放,才能发挥治疗作用。根据药物作用机制和制剂设计的不同要求,需要对药物的释放速度进行调节,以达到治疗安全、有效,提高患者顺应性的目的。根据调节药物释放的方式不同,可分为药物的缓慢释药和响应释药等。

1. 缓慢释药　对于药物半衰期短、给药频繁或治疗窗较窄的药物,可设计缓释高分子微/纳米药物载体,达到减少给药次数、平稳血药浓度、降低毒副作用、提高病人顺应性的目的。常用的设计策略是利用具有缓释作用的高分子骨架材料制备缓释高分子微/纳米药物载体。根据使用的骨架材料和缓释机理的不同,可分为:

(1)亲水凝胶骨架型:亲水凝胶骨架材料包括羟丙甲纤维素、羧甲纤维素钠、海藻酸钠等。利用亲水凝胶骨架材料制备的缓释高分子微/纳米药物载体在遇水后,其表面水化可形成凝胶层,凝胶层可阻滞药物从骨架中扩散释放。如利用羟丙甲纤维素制备粒径约 $500\mu m$ 的茶碱微球,可在水性介质中平稳缓慢释药 10 小时。

(2)缓慢生物降解的高分子材料骨架型:常用的材料有 PLGA、PLA 等。这类材料具有良好的生物相容性,在体内可缓慢降解而逐渐释放装载药物,可用于肌内注射。如注射用醋酸亮丙瑞林 PLGA 微球可在体内缓释达三个月。

(3)不溶性骨架型:不溶性骨架材料主要包括乙基纤维素、聚乙烯等。药物通过骨架孔道缓慢扩散释放。如利用乙基纤维素制备载顺铂微球,可维持顺铂平稳缓释 5 小时。

2. 响应性释药　对高分子微/纳米药物载体的材料和结构进行设计,可实现其装载药物在特定部位响应性的释放,提高作用部位药物的浓度,增加治疗效果。根据药物释放的机理不同,可分为受内源性刺激调控释放和外在刺激调控释放两种。广泛应用的内源性刺激包括 pH、酶、氧化还原环境等;外在刺激包括热、光等。

(1)pH 响应释药设计:机体不同组织或器官中的 pH 不同,相同的组织在疾病状态下 pH 也会有明显的差别。不同组织和细胞组分的 pH 见表 14-3。pH 响应释放即利用这些生理环境下 pH 的变化作为高分子微/纳米药物载体释药的刺激因素,通过感应 pH 变化使高分子微/纳米药物载体的构象发生变化或使化学键发生不可逆的断裂,进而引起药物释放。

根据 pH 响应释放的原理不同,pH 响应释放高分子微/纳米药物载体设计大致可以分为两类:一类是利用 pH 敏感性高分子材料组装微/纳米载体,实现在不同 pH 下载体性质(如解组装、粒径改变、溶解性等)的改变,造成药物释放。可根据 pH 敏感性高分子材料的 pK_a 或 pK_b 设计其 pH 响应释药部位。如设计碱性环境响应释药,可选用 pK_a 介于给药组织 pH 和释药组织 pH 的聚酸类材料构建高分子微/纳米药物载体。例如,聚丙烯酸 pK_a 为 4.5,其介于胃液 pH 与肠液 pH 之间,可用于制备肠道响应释药高分子微/纳米药物载体。在胃液低 pH 环境中,聚丙烯酸接受质子,表现为疏水性,阻止药物释放;在小肠液中,聚丙烯酸发生解离,表现为亲水性,导致高分子微/纳米药物载体解体,从而释放药物。设计酸性环境响应释药,应选用 pK_b 介于给药组织 pH 和释药组织 pH 的聚碱类材料构建高分子微/纳米药物载体。例如,聚组氨酸是一种聚碱类高分子,其结构中的咪唑环具有一个含孤对电子的不饱和氮,$pK_b=6.5$,介于血液 pH 和溶酶体 pH 之间,可实现高分子微/纳米药物载体药物的溶酶体内响应性释放。在 pH 高于其 pK_b 时,咪唑环能够保持中性,聚组氨酸表现为疏水性,构成稳定疏水性内核;在 pH<5.5 时发生质子化,水溶性增加,导致载体结构解体促进装载药物释放。

第二类是将药物通过 pH 敏感化学键进行修饰,实现高分子微/纳米药物载体中装载药物的 pH 响应性释放。如利用腙键将多柔比星修饰于高分子微/纳米药物载体上,腙键在血液循环中保持稳定,不释放药物;在机体微酸性 pH 条件下响应性降解,从而引发多柔比星的释放。

(2)氧化还原响应释放设计:谷胱甘肽是一种具有抗氧化作用的活性多肽,体内广泛存在。在正常体液(如血液和正常细胞外基质)中,谷胱甘肽的浓度为 $0.5\sim10\mu mol/L$;在溶酶体中,谷胱甘肽浓度为 $2\sim10mmol/L$。基于谷胱甘肽浓度的不同,可利用在高谷胱甘肽浓度下降解的化学键组装高分子微/纳米药物载体或连接药物,实现药物定位释放。通常使用的氧化还原敏感的化学键包含二硫键、二硒键等。

如利用二硫键连接聚(环丙硫醚)(polyphenylene sulfide,PPS)和 PEG,得到材料 PEG-*SS*-聚(环苯硫醚)(PEG-*SS*-PPS)共聚物,利用 PEG-*SS*-PPS 组装的聚合物囊泡在细胞高谷胱甘肽浓度下被快速破坏,导致其内核装载的抗肿瘤药物多柔比星快速释放,显著增强抗肿瘤活性。

(3)酶响应释药设计:酶在生物体内发挥着重要的作用,不同酶在不同组织、器官、细胞、细胞器中的浓度不同。此外,每种病理状况通常伴随着一种或多种相关特异性酶表达的改变,可利用这种酶表达水平的改变实现相关病变部位的酶介导药物响应释放。目前文献报道的用于控制药物释放的酶详见表 14-10。其中组织蛋白酶(cathepsin)和基质金属蛋白酶(matrix metalloproteinase,MMP)是最常用的诱导药物响应释放的酶。

表 14-10 文献报道的介导药物释放的酶

类别	功能	酶
氧化还原酶	催化氧化还原反应	偶氮还原酶
转移酶	转移一个功能化基团	酪氨酸激酶
水解酶	催化化学键的水解	磷脂酶,组织蛋白酶,基质金属蛋白酶,胰肽酶,脂肪酶,β-内酰胺酶,半胱天冬酶,嗜热菌蛋白酶,激肽释放酶、纤溶酶,尿激酶纤溶酶原激活物,凝血因子 Xa,透明质酸酶等

组织蛋白酶(cathepsin)是一大类裂解肽键的蛋白水解酶,根据其催化中心的不同可分为不同亚型。其中,组织蛋白酶 B 是细胞溶酶体内的一种半胱氨酸蛋白酶,分布于肿瘤细胞的胞浆内,可降解层连蛋白、纤连蛋白、Ⅳ型胶原等细胞外基质成分,并可促进肿瘤血管的形成,是恶性肿瘤侵袭转移的关键酶之一,在癌症细胞早期病变中表达上调,受到广泛关注。基质金属蛋白酶是一个与肿瘤相关的锌依赖的蛋白水解酶家族,介导细胞外基质的降解和组织再生。基质金属蛋白酶在正常组织中活性较小,在肿瘤组织中活性升高,其分布的特异性与疾病进展具有相关性,是进行药物酶

敏感释药研究的重要靶点。已知 MMP 家族由 20 多种酶组成，其中以 MMP-2、MMP-9 的研究最为广泛。

典型的酶敏感释药高分子微 / 纳米药物载体设计至少由三部分组成：具有可修饰基团的高分子材料、药物分子和酶敏感性的连接基团。选择合适的连接基团是制备酶敏感高分子微 / 纳米载设计的关键因素。所选连接基团必须与药物以及载体材料均能有效连接，且对疾病治疗靶位所高表达的酶敏感，以实现药物的酶响应释放。目前常用的酶敏感连接基团详见表 14-11。

表 14-11　常用酶敏感连接基团

靶向酶	连接基团（肽）	靶向酶	连接基团（肽）
基质金属蛋白酶	PVGLIG	组织蛋白酶 B	GLFG
	GPVGLIGK		KK
	AVRWLLTA		KGRR
	PLGVR		GRRGKGG
	GPLGIAC		CKF
	PLGLA	豆蛋白酶	AAN
	GGKGPLGLPG		LNAAKKKK
组织蛋白酶 B	GGFG		PTN
	GFLG	半胱天冬酶	DEVD
	EE	激肽释放酶	SSKYQL

例如，利用 MMP-2 敏感肽 GPVGLIGK 将紫杉醇连接于普朗尼克上构建载紫杉醇聚合物胶束，在无 MMP-2 存在时，PTX 几乎不释放；在 MMP-2 存在时，PTX 在 1 天内释放完全（图 14-34）。

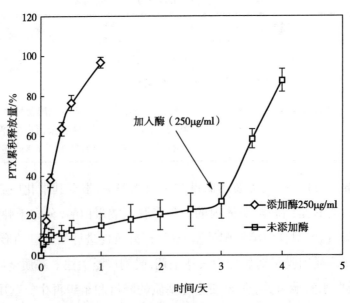

图 14-34　MMP-2 酶对药物 PTX 释放的影响

如果高分子材料本身为酶的底物,也可直接用于装载药物并实现药物的酶敏感释放。例如,透明质酸可被透明质酸酶降解,可将药物直接共价连接于透明质酸分子上,无须再使用酶响应性连接基团,亦可实现在肿瘤高浓度透明质酸酶环境下响应性释药。

（4）温度响应释药设计:利用温度敏感高分子材料制备高分子微 / 纳米药物载体,在不同温度下温度敏感性高分子材料的亲疏水性发生改变,导致载体结构变化和响应性释药。其中具有 LCST 性质的高分子材料主要用于制备温度响应释药高分子微 / 纳米药物载体。温度敏感高分子材料 LCST 性质与其结构中含有的亲水性嵌段和疏水性嵌段有密切的关系。在温度较低时,高分子材料中亲水性嵌段与水分子之间发生氢键结合,可维持高分子材料水溶性,形成稳定的水溶液。当温度升高时,上述氢键解离,而高分子材料中疏水部分之间的疏水作用力开始增强,最终导致高分子物材料聚集（收缩）并发生相分离现象。在一定程度上,随着高分子材料结构中疏水基团部分的增加,其 LCST 通常会降低。

常用的制备温度敏感高分子材料为聚（*N*- 取代丙烯酰胺）,包括聚（*N*- 异丙基丙烯酰胺）（PNIPAAm）,聚（*N*,*N'*- 二乙基丙烯酰胺）（PDEAAm）,聚［*N*-（L）-（1- 羟甲基）,聚（2- 羧基异丙基丙烯酰胺）（PCIPAAm）,聚（*N*- 丙烯酰 -*N*- 烷基哌啶）异丙基丙烯酰胺］［P（L-HMPMAAm）］,聚（*N*- 丙烯酰 -*N*- 烷基哌啶）等。如用聚 *N*- 异丙基丙烯酰胺和甲基丙烯酸丁酯的嵌段共聚物（PNIPAM-*b*-PBMA）在水中形成纳米粒子包裹多柔比星,当温度在其 LCST 之下时,粒子外壳亲水的 PNIPAM 链为溶胀状态,内包含大量水分子;当粒子温度高于 LCST 时,PNIPAM 外壳塌缩变为疏水性,多柔比星随水分子排出而快速释放。

（5）光响应释放:可将光敏感基团如偶氮苯、螺吡喃、二芳基乙烯、邻叠氮萘醌等修饰于高分子材料中,然后组装高分子微 / 纳米药物载体。在特定波长光的照射下,光敏感基团发生结构变化或断裂,从而导致高分子微 / 纳米药物载体结构变化,实现光敏感响应释药。

三、靶向设计

1. **被动靶向**　被动靶向的高分子微 / 纳米药物载体利用其疏水性及静电作用等物理化学作用及载体的大小、质量等物理因素实现靶向给药。高分子微 / 纳米药物载体进入循环系统后,被网状内皮系统的吞噬细胞等"内吞"或"融合"而摄取,被动地分布于肝、脾、淋巴等。影响高分子微 / 纳米药物载体被动分布的描述详见本章第一节"概述"。此外,由于实体瘤部位、感染或炎症等病变部位的毛细血管通透性增加,适当粒径分布的高分子纳米载体在这些病变部位的渗透性和滞留性增加,称为 EPR 效应（enhanced permeability and retention effect）。因此,可根据药物起效部位的不同,设计构建不同粒径、表面性质的高分子微 / 纳米药物载体实现被动靶向。

为延长静脉注射微 / 纳米药物载体在血浆中的循环时间,可将微 / 纳米药物载体的表面进行亲水性修饰,以减少和避免粒子表面的调理作用,进而减少粒子被网状内皮系统吞噬排除,延长体内循环时间。目前最长使用的修饰材料为 PEG。PEG 本身为生物不可降解材料,分子量大于 5 000Da 时不易被人体排除;而当分子量小于 2 000Da 时,其延长体内循环时间的效果并不明显。因此,最常使用的 PEG 分子的分子量在 2 000~5 000Da。此外,使用人体细胞的细胞膜（如红细胞膜等）或肝素、葡聚糖等多糖对微 / 纳米药物载体进行表面修饰,也可延长体内的血液循环时间。

　　2. 主动靶向　将主动靶向因子修饰于高分子微/纳米药物载体表面,可实现其体内主动靶向递送,常用的主动靶向因子详见本章第一节"概述"部分。

　　3. 物理化学靶向　物理靶向是通过磁场、温度、电场等物理因素把药物导向靶部位,从而增加局部药物分布的策略。例如,磁靶向性纳米粒子是近年来的研究热点,其基本原理是将药物和铁磁性物质(如 Fe_3O_4 或 Fe_2O_3)共包裹或共分散于高分子微/纳米药物载体中,静脉注射到体内后,在外加磁场下,通过高分子微/纳米药物载体的磁性导航,使药物定向移动到病变部位,达到治疗的目的。又如,将共载三氯化铁/阿霉素的葡聚糖纳米粒子经兔耳缘静脉注射后,在1特斯拉磁场强度下,阿霉素磁性纳米粒子在磁场部位的富集强度为给药量的60%~65%,同时其在脏器中的分布显著减少,显示了良好的定位效果。

思考和讨论题

1. 什么是聚合物胶束?其与表面活性剂胶束比较有什么优势?
2. 微粒的特点是什么?如何制备水溶性药物的微粒?
3. 请说明乳化法制备 PLGA 纳米粒的工艺流程。
4. 请设计一种疏水性药物紫杉醇的肿瘤定位递送的高分子微纳米载体。
5. 试讨论目前限制高分子微纳米载体上市的原因。

（张 娜）

参考文献

[1] ZHANG L, CHAN J M, GU F X, et al. Self-assembled lipid-polymer hybrid nanoparticles: a robust drug delivery platform[J]. ACS NANO, 2008, 2(8): 1696-1702.

[2] MUKHERJEE A, WATERS A K, KALYAN P, et al. Lipid-polymer hybrid nanoparticles as a next-generation drug delivery platform: state of the art, emerging technologies, and perspectives[J]. International Journal of Nanomedicine, 2019, 14: 1937-1952.

[3] HADINOTO K, SUNDARESAN A, CHEOW W S. Lipid-polymer hybrid nanoparticles as a new generation therapeutic delivery platform: a review[J]. European Journal of Pharmaceutics and Biopharmaceutics, 2013, 85(3): 427-443.

[4] MANDAL B, BHATTACHARJEE H, MITTAL N, et al. Core-shell-type lipid-polymer hybrid nanoparticles as a drug delivery platform[J]. Nanomedicine: Nanotechnology, Biology and Medicine, 2013, 9(4): 474-491.

[5] ZHANG L, ZHANG L. Lipid-polymer hybrid nanoparticles: synthesis, characterization and applications[J]. Nano LIFE, 2010, 01(01n02): 163-173.

[6] DESHMUKH A S, CHAUHAN P N, NOOLVI M N, et al. Polymeric micelles: Basic research to clinical practice[J]. International Journal of Pharmaceutics, 2017, 532(1): 249-268.

[7] GOTHWAL A, KHAN I, GUPTA U. Polymeric micelles: recent advancements in the delivery of anticancer drugs[J]. Pharmaceutical Research, 2016, 33(1): 18-39.

[8] ANAJAFI T, MALLIK S. Polymersome-based drug-delivery strategies for cancer therapeutics[J]. Therapeutic Delivery, 2015, 6(4): 521-534.

[9] THAMBI T, PARK J H, LEE D S. Stimuli-responsive polymersomes for cancer therapy[J]. Biomaterials Science, 2015, 4(1): 55-69.

[10] LEONG J, TEO J Y, AAKALU V K, et al. Engineering polymersomes for diagnostics and therapy[J]. Advanced

Healthcare Materials, 2018, 7(8): 1701276.

[11] VEISEH O, GUNN J W, ZHANG M. Design and fabrication of magnetic nanoparticles for targeted drug delivery and imaging[J]. Advanced drug delivery reviews, 2009, 62(3): 284-304.

[12] WU W, HE Z, ZHANG Z, et al. Intravitreal injection of rapamycin-loaded polymeric micelles for inhibition of ocular inflammation in rat model[J]. International Journal of Pharmaceutics, 2016, 513(1-2): 238-246.

[13] YANG Y, YUAN S, ZHAO L, et al. Ligand-directed stearic acid grafted chitosan micellesto increase therapeutic efficacy in hepatic cancer[J]. Molecular Pharmaceutics, 2015, 12(2): 644-652.

[14] SHUAI X, AI H, NASONGKLA N, et al. Micellar carriers based on block copolymers of poly(ξ-caprolactone)and poly(ethylene glycol)for doxoru-bicin delivery[J]. Journal of Controlled Release, 2004, 98(3): 415-426.

[15] GONG C, DENG S, WU Q, et al. Improving antiangiogenesis and anti-tumor activity of curcumin by biodegradable polymeric micelles[J]. Biomaterials, 2013, 34(4): 1413-1432.

[16] KATAYOSE S, KATAOKA K. Remarkable increase in nuclease resistance of plasmid DNA through supramolecular assembly with poly(ethylene glycol)-poly(L-lysine)block copolymer[J]. Journal of Pharmaceutical Sciences, 1998, 87(2): 160-163.

[17] YOO H S, PARK T G. Folate receptor targeted biodegradable polymeric doxorubicin micelles[J]. Journal of Controlled Release, 2004, 96(2): 273-283.

[18] WEI H, ZHANG X Z, ZHOU Y, et al. Self-assembled thermoresponsive micelles of poly(*N*-isopropylacrylamide-*b*-methyl methacrylate)[J]. Biomaterials, 2006, 27(9): 2028-2034.

[19] GAO X, SHI H, FAN M. Codelivery of curcumin and doxorubicin by MPEG-PCL results in improved efficacy of systemically administered chemotherapy in mice with lung cancer[J]. International Journal of Nanomedicine, 2013, 2013(1): 3521-3531.

[20] ZHENG C, ZHENG M, GONG P, et al. Polypeptide cationic micelles mediated co-delivery of docetaxel and siRNA for synergistic tumor therapy[J]. Biomaterials, 2013, 34(13): 3431-3438.

[21] WANG Y, YANG T, WANG X, et al. Materializing sequential killing of tumor vasculature and tumor cells via targeted polymeric micelle system[J]. Journal of Controlled Release, 2011, 149(3): 299-306.

[22] UBRICH N, BOUILLOT P, PELLERIN C, et al. Preparation and characterization of propranolol hydrochloride nanoparticles: a comparative study[J]. Journal of controlled release, 2004, 97(2): 291-300.

[23] ZHI J, WANG Y, LUO G. Adsorption of diuretic furosemide onto chitosan nanoparticles prepared with a water-in-oil nanoemulsion system[J]. Reactive and Functional polymers, 2005, 65(3): 249-257.

[24] ZHOU P, AN T, ZHAO C, et al. Lactosylated PLGA nanoparticles containing ε-polylysine for the sustained release and liver-targeted delivery of the negatively charged proteins[J]. International journal of pharmaceutics, 2015, 478(2): 633-643.

[25] XU Y, LIU X, LIAN R, et al. Enhanced dissolution and oral bioavailability of aripiprazole nanosuspensions prepared by nanoprecipitation/homogenization based on acid-base neutralization[J]. International journal of pharmaceutics, 2012, 438(1-2): 287-295.

[26] PARVEEN S, SAHOO S K. Long circulating chitosan/PEG blended PLGA nanoparticle for tumor drug delivery[J]. European journal of pharmacology, 2011, 670(2-3): 372-383.

[27] SANEJA A, KUMAR R, SINGH A, et al. Development and evaluation of long-circulating nanoparticles loaded with betulinic acid for improved anti-tumor efficacy[J]. International journal of pharmaceutics, 2017, 531(1): 153-166.

[28] ULBRICH K, MICHAELIS M, ROTHWEILER F, et al. Interaction of folate-conjugated human serum albumin(HSA) nanoparticles with tumour cells[J]. International journal of pharmaceutics, 2011, 406(1-2): 128-134.

[29] ALAM N, KOUL M, MINTOO M J, et al. Development and characterization of hyaluronic acid modified PLGA based

nanoparticles for improved efficacy of cisplatin in solid tumor[J]. Biomedicine & Pharmacotherapy, 2017, 95: 856-864.

[30] ZHOU Z, BADKAS A, STEVENSON M, et al. Herceptin conjugated PLGA-PHis-PEG pH sensitive nanoparticles for targeted and controlled drug delivery[J]. International journal of pharmaceutics, 2015, 487(1-2): 81-90.

[31] HU K, ZHOU H, LIU Y, et al. Hyaluronic acid functional amphipathic and redox-responsive polymer particles for the co-delivery of doxorubicin and cyclopamine to eradicate breast cancer cells and cancer stem cells[J]. Nanoscale, 2015, 7(18): 8607-8618.

[32] ANDERSON J M, SHIVE M S. Biodegradation and biocompatibility of PLA and PLGA microspheres[J]. Advanced drug delivery reviews, 2012, 64: 72-82.

[33] BRAVO-OSUNA I, ANDRES-GUERRERO V, ARRANZ-ROMERA A, et al. Microspheres as intraocular therapeutic tools in chronic diseases of the optic nerve and retina[J]. Advanced drug delivery reviews, 2018, 126: 127-144.

[34] YAJIMA T, UMEKI N, ITAI S. Optimum spray congealing conditions for masking the bitter taste of clarithromycin in wax matrix[J]. Chemical and pharmaceutical bulletin, 1999, 47(2): 220-225.

[35] ZHANG L, EISENBERG A. Multiple morphologies of "crew-cut" aggregates of polystyrene-b-poly(acrylic acid) block copolymers[J]. Science, 1995, 268(5218): 1728-1731.

[36] LEE J S, FEIJEN J. Biodegradable polymersomes as carriers and release systems for paclitaxel using Oregon Green® 488 labeled paclitaxel as a model compound[J]. Journal of controlled release, 2012, 158(2): 312-318.

[37] MENG F, HIEMSTRA C, ENGBERS G H M, et al. Biodegradable polymersomes[J]. Macromolecules, 2003, 36(9): 3004-3006.

[38] AHMED F, PAKUNLU R I, SRINIVAS G, et al. Shrinkage of a rapidly growing tumor by drug-loaded polymersomes: pH-triggered release through copolymer degradation[J]. Molecular pharmaceutics, 2006, 3(3): 340-350.

[39] ADAMS D J, ADAMS S, ATKINS D, et al. Impact of mechanism of formation on encapsulation in block copolymer vesicles[J]. Journal of Controlled Release, 2008, 128(2): 165-170.

[40] LI S, BYRNE B, WELSH J E, et al. Self-Assembled Poly(butadiene)-b-poly(ethylene oxide) Polymersomes as Paclitaxel Carriers[J]. Biotechnology progress, 2007, 23(1): 278-285.

[41] AHMED F, PAKUNLU R I, BRANNAN A, et al. Biodegradable polymersomes loaded with both paclitaxel and doxorubicin permeate and shrink tumors, inducing apoptosis in proportion to accumulated drug[J]. Journal of Controlled Release, 2006, 116(2): 150-158.

[42] ZHANG L, CHAN J M, GU F X, et al. Self-assembled lipid-polymer hybrid nanoparticles: a robust drug delivery platform[J]. ACS nano, 2008, 2(8): 1696-1702.

[43] ZHAO X, LI F, LI Y, et al. Co-delivery of HIF1α siRNA and gemcitabine via biocompatible lipid-polymer hybrid nanoparticles for effective treatment of pancreatic cancer[J]. Biomaterials, 2015, 46: 13-25.

[44] MIESZAWSKA A J, GIANELLA A, CORMODE D P, et al. Engineering of lipid-coated PLGA nanoparticles with a tunable payload of diagnostically active nanocrystals for medical imaging[J]. Chemical communications, 2012, 48(47): 5835-5837.

[45] JIANG D, MU W, PANG X, et al. Cascade cytosol delivery of dual-sensitive micelle-tailored vaccine for enhancing cancer immunotherapy[J]. ACS Applied Materials & Interfaces, 2018, 10: 37797-37811.

[46] SU Z H, LIANG Y C, YAO Y, et al. Polymeric complex micelles based on the double-hydrazone linkage and dual drug-loading strategy for pH-sensitive docetaxel delivery[J]. Journal of Materials Chemistry B, 2016, 4: 1122-1133.

[47] WANG M, LIU T, HAN L, et al. Functionalized O-carboxymethyl-chitosan/polyethylenimine based novel dual pH-responsive nanocarriers for controlled co-delivery of DOX and genes[J]. Polymer Chemistry, 2015, 6: 3324-3335.

[48] YU H, CHEN J, LIU S, et al. Enzyme sensitive, surface engineered nanoparticles for enhanced delivery of camptothecin

　　　　［J］. Journal of Controlled Release, 2015, 216: 111-120.

［49］ DANHIER F, VROMAN B, LECOUTURIER N, et al. Targeting oftumor endothelium by RGD-grafted PLGA-
　　　　nanoparti-cles loaded with Paclitaxel［J］. Journal of Controlled Release, 2009, 140（2）: 166-173.

［50］ DANHIER F, UCAKAR B, MAGOTTEAUX N, et al. Active andpassive tumor targeting of a novel poorly soluble
　　　　cyclin de-pendent kinase inhibitor, JNJ-7706621［J］. International Journal of Pharmaceutics, 2010, 392（1-2）: 20-28.

第十五章 脂 质 体

问题导航

1. 脂质体的膜材组成、结构与其功能的关系是什么?

2. 如何根据药物的理化性质和治疗目的、膜材特性,设计合适的脂质体来提高药物的溶解性、稳定性或改变体内分布,以改善疗效及降低毒副作用?

第一节 概 述

20世纪60年代初,英国学者Bangham发现并报道了脂质体的结构。脂质体[liposomes,由希腊词根*lipo*(fat)和*soma*(body)构成]是包裹了一定体积水溶液的磷脂双分子层(单层)和/或同心双分子层(多层)的微型囊泡。在构成囊泡的膜结构中,双分子层的磷脂以疏水尾部聚集在一起,亲水头部分别朝向囊泡的内外水相。脂质体粒径为数十纳米到数十微米不等,脂质双子层厚度约为5nm,可包载亲水性或亲脂性药物。亲水性药物被包封在内水相隔室,亲脂性药物则包封于脂质双分子层。脂质体可进行功能性修饰,能够提高药物稳定性、控制药物释放、改善药动学行为、增强疗效及减轻毒副作用等。各种新型合成磷脂的出现进一步推动了脂质体膜材、处方、制备工艺的发展。功能化脂质体在药物治疗、疫苗输送、影像诊断、基因治疗等方面应用日益广泛,但脂质体较为复杂的处方和制备工艺增加了产品质控难度和安全性方面的风险。对于以临床为目标的脂质体药物开发,将实验室有效的制剂转化成安全、稳定、质量可控的药品面临诸多挑战。美国FDA于2018年发布了《脂质体药物CMC、人体药动学和生物等效性研究以及标签管理》的行业指南,对脂质体新药研发具有很好的借鉴及指导意义。

一、脂质体的基本构成膜材

脂质体的脂质双分子层是由磷脂及脂膜调节剂组成(图15-1)。磷脂是构成细胞膜的主要成分,其分子结构中含有一个亲水的磷酸基团头部和两条疏水的烷烃长链,在水溶液中磷脂分子定向排列,在疏水作用驱动下形成团粒或片状结构。磷脂是具有两亲性的生物相容性药物载体材料。胆固醇是最常用的脂膜调节剂,主要功能为调节膜的流动性、减少药物渗漏及增加脂质体稳定性。表面活性剂和聚乙二醇-脂质偶联物等也可发挥脂膜调节剂的作用,通过调控脂质体膜组分及表面性质,可实现药物缓控释或改善药物的体内过程。

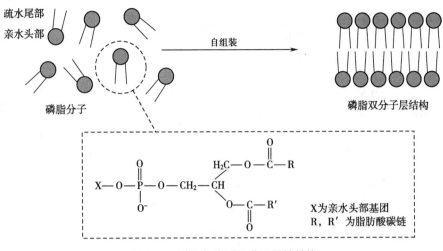

图 15-1　磷脂与脂质双分子层的结构

（一）磷脂

磷脂包括天然磷脂、半合成磷脂和合成磷脂。天然磷脂为多种磷脂的混合物,具有高不饱和性、高乳化性、成本低廉等特点,可用于制备脂肪乳、脂质体、药物-脂质混合物等;合成磷脂是以甘油、脂肪酸、磷酸、乙醇胺、胆碱等为原料,通过人工合成制备的磷脂。与天然磷脂相比,合成磷脂组成相对单一、结构明确、纯度高、质量稳定。

根据磷脂的醇基不同,可将天然磷脂分为甘油磷脂（glycerophosphatide）和鞘氨醇磷脂（sphingomyeline,SM）两大类。甘油磷脂的结构如图 15-2 所示,甘油分子的两个羟基分别被不同的脂肪酸酯化,形成磷脂的疏水尾部;甘油 α 位羟基与磷酸三元酸形成磷酸甘油酯,磷酸与胆碱、乙醇胺、甘油、肌醇、丝氨酸等结合,分别形成磷脂酰胆碱（phosphatidylcholine, PC）、磷脂酰乙醇胺（phosphatidylethanolamine, PE）、磷脂酰甘油（phosphatidylglycerol, PG）、磷脂酰肌醇（phosphatidylinositol, PI）、磷脂酰丝氨酸（phosphatidylserine, PS）等,构成磷脂的亲水头部。鞘氨醇磷脂（又称鞘磷脂）是通过鞘氨醇的 β- 氨基与脂肪酸以酰胺键结合形成疏水尾部,亲水头部为磷脂酰胆碱或磷脂酰乙醇胺（图 15-3）。

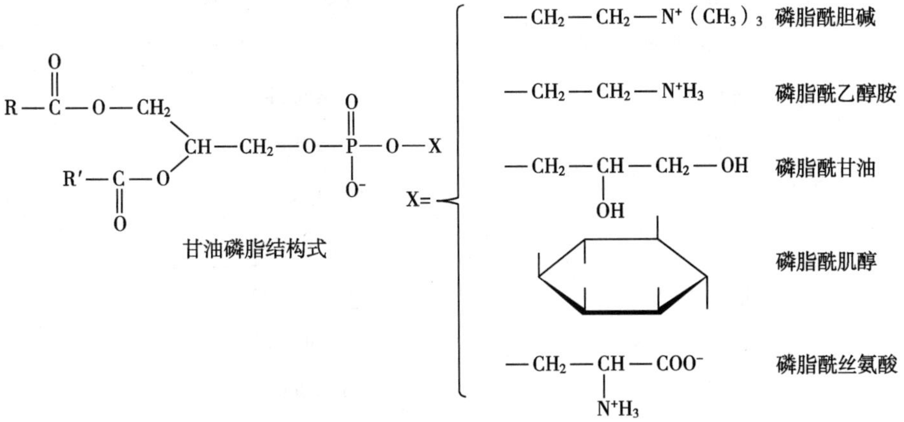

图 15-2　甘油磷脂的结构式

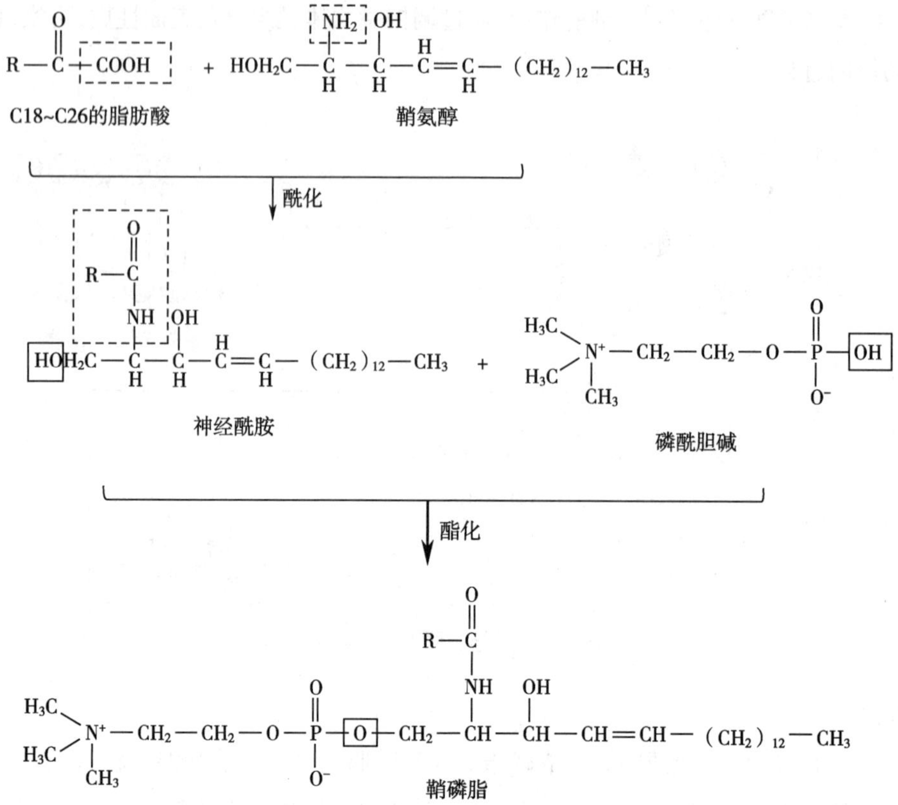

R—C(=O)—COOH　+　HOH₂C—CH(NH₂)—CH(OH)—CH=CH—(CH₂)₁₂—CH₃

C18~C26的脂肪酸　　　　　　　　　鞘氨醇

↓ 酰化

神经酰胺　　+　　磷酰胆碱

↓ 酯化

鞘磷脂

图 15-3　鞘磷脂的结构式及组成

合成磷脂通常根据磷酸酯和脂肪酸碳链进行命名（表 15-1）。例如，具有相同两条脂肪酸链的二硬脂酰基磷脂酰胆碱，简写为 DSPC：其中 D 是"double"，S 代表硬脂酸，PC 代表磷脂酰胆碱。若两条脂肪链不一样则将其分别表示。

表 15-1　磷脂英文缩写中脂肪酸和磷酸酯的命名

基团	中文名称	英文名称	缩写
磷酸酯	磷脂酰胆碱（卵磷脂）	phosphatidylcholine	PC
	磷脂酰乙醇胺（脑磷脂）	phosphatidylethanolamine	PE
	磷脂酰丝氨酸	phosphatidylserine	PS
	磷脂酰甘油	phosphatidylglycerol	PG
	磷脂酰肌醇	phosphatidylinositol	PI
磷脂酸	磷脂酸	phosphatidic acid	PA
脂肪酸链	癸酸	decanoic acid	D
	月桂酸	lauric acid	L
	豆蔻酸	myristic acid	M
	棕榈酸	palmitic acid	P
	硬脂酸	stearic acid	S
	油酸	oleic acid	O
	芥子酸	erucic acid	E

1. **天然磷脂** 天然磷脂是以磷脂酰胆碱为主要成分,并含有磷脂酰乙醇胺、磷脂酰肌醇、磷脂酰丝氨酸、神经鞘磷脂和磷脂酸等的混合磷脂,是制备脂质体的常用膜材。纯度较低的天然磷脂为棕黄色的液体或者膏状物,纯度越高则颜色越浅。天然磷脂作为药用材料应用广泛,由于含有一定量的不饱和磷脂,稳定性较差,需低温和干燥保存。

根据来源不同,天然磷脂可分为大豆磷脂(soybean lecithin)和蛋黄卵磷脂(egg yolk lecithin),两者组成有一定差异。《中国药典》(2020 年版)四部规定:蛋黄卵磷脂含磷脂酰胆碱不得少于 68%,含磷脂酰乙醇胺不得过 20%,两者总量不得少于 80%。大豆磷脂含磷脂酰胆碱不得少于 45.0%,含磷脂酰乙醇胺不得过 30.0%,两者总量不得少于 70%。蛋黄卵磷脂不饱和磷脂较少,稳定性更好,其医药应用更为广泛。

天然磷脂在制备或储存过程会发生降解,溶血磷脂是其主要的有害产物,因此溶血磷脂含量是含天然磷脂注射剂的重要质量控制指标。《中国药典》(2020 年版)规定蛋黄卵磷脂或大豆磷脂(供注射用)含溶血磷脂酰乙醇胺不得过 1%,含溶血磷脂酰胆碱不得过 3.5%,两者总量不得过 4.0%。

(1)磷脂酰胆碱:磷脂酰胆碱为白色蜡状固体,不溶于丙酮,溶于乙醇及乙醚。由甘油分别与脂肪酸及取代磷脂缩合形成,是一类骨架结构相同而脂肪酸链不同的混合物。

(2)磷脂酰乙醇胺:又称脑磷脂,是蛋黄卵磷脂中含量仅次于磷脂酰胆碱的一类磷脂。磷脂酰乙醇胺的极性头部为两性离子结构,同时含有磷酸和氨基,易产生分子间氢键作用而形成稳定的囊泡,是制备载药脂质体的良好膜材。

(3)神经鞘磷脂:神经鞘磷脂是高等动物细胞膜的重要组成成分。鞘磷脂呈白色结晶粉末状,不溶于水、丙酮和乙醚,溶于三氯甲烷、热乙醇、苯。脂质体双分子层里的神经鞘磷脂可通过羟基或酰胺与磷酸根形成分子间氢键,构成致密的脂质膜结构,膜流动性较低,可制备得到稳定的载药脂质体。

2. **合成磷脂** 合成磷脂是以甘油、脂肪酸、磷酸脂等为原材料经化学反应制得的磷脂,价格较天然磷脂昂贵,具有成分明确、纯度高、化学性质稳定的特点。合成磷脂的相变温度与其脂肪链的种类相关。根据荷电性,合成磷脂可分为中性磷脂、阴离子磷脂和阳离子磷脂。在制备脂质体过程中,成膜处方中加入带电荷的磷脂,有利于通过静电斥力作用而避免脂质体聚集。常用的合成磷脂种类总结如表 15-2。

表 15-2 常用合成磷脂的种类

磷脂种类	中文名称	英文名称	缩写
PA	二棕榈酰磷脂酸	1, 2-dipalmitoyl-sn-glycero-3-phosphate	DPPA
PC	二芥酰基卵磷脂	1, 2-dierucoyl-sn-glycero-3-phosphocholine	DEPC
	二肉豆蔻酰基卵磷脂	1, 2-dimyristoyl-sn-glycero-3-phosphocholine	DMPC
	二油酰磷脂酰胆碱	1, 2-dioleoyl-sn-glycero-3-phosphocholine	DOPC
	二棕榈酰基卵磷脂	1, 2-dipalmitoyl-sn-glycero-3-phosphocholine	DPPC
	二硬脂酰基磷脂酰胆碱	1, 2-distearoyl-sn-glycero-3-phosphocholine	DSPC

续表

磷脂种类	中文名称	英文名称	缩写
PE	二芥酰基磷脂酰乙醇胺	1, 2-dierucoyl-sn-glycero-3-phosphoethanolamine	DEPE
	二肉豆蔻酰基磷脂酰乙醇胺	1, 2-dimyristoyl-sn-glycero-3-phosphoethanolamine	DMPE
	二油酰磷脂酰乙醇胺	1, 2-dioleoyl-sn-glycero-3-phosphoethanolamine	DOPE
	二棕榈酰磷脂酰乙醇胺	1, 2-dipalmitoyl-sn-glycero-3-phosphoethanolamine	DPPE
	二硬脂酰磷脂酰乙醇胺	1, 2-distearoyl-sn-glycero-3-phosphoethanolamine	DSPE
PS	二肉豆蔻酰基磷脂酰丝氨酸	1, 2-dimyristoyl-sn-glycero-3-phosphoserine	DMPS
	二油酰磷脂酰丝氨酸	1, 2-dioleoyl-sn-glycero-3-phosphoserine	DOPS
	二棕榈酰基磷脂酰丝氨酸	1, 2-dipalmitoyl-sn-glycero-3-phosphoserine	DPPS
	二硬脂酰基磷脂酰丝氨酸	1, 2-distearoyl-sn-glycero-3-phosphoserine	DSPS
PG	二肉豆蔻酰磷脂酰甘油	1, 2-dimyristoyl-sn-glycero-3-phosphoglycerol	DMPG
	二油酰磷脂酰甘油	1, 2-dioleoyl-sn-glycero-3-phosphoglycerol	DOPG
	二棕榈酰磷脂酰甘油	1, 2-dipalmitoyl-sn-glycero-3-phosphoglycerol	DPPG
	二硬脂酰磷脂酰甘油	1, 2-distearoyl-sn-glycero-3-phosphoglycerol	DSPG
溶血磷脂	棕榈酰溶血卵磷脂	1-palmitoyl-2-hydroxy-sn-glycero-3-phosphocholine	P-lysoPC
	肉豆蔻酰溶血卵磷脂	1-myristoyl-2-hydroxy-sn-glycero-3-phosphocholine	M-lysoPC
	硬脂酰溶血卵磷脂	1-stearoyl-2-hydroxy-sn-glycero-3-phosphocholine	S-lysoPC

（1）中性磷脂：中性磷脂多为磷脂酰胆碱衍生物，结构中含有一个带正电的季铵和一个带负电的磷酸酯基团，呈电中性。常用的中性合成磷脂包括二棕榈酰磷脂酰胆碱（1, 2-dipalmitoyl-sn-glycero-3-phosphocholine, DPPC）、二硬脂酰磷脂酰胆碱（1, 2-distearoyl-sn-glycero-3-phosphocholine, DSPC）、二肉豆蔻酰磷脂酰胆碱（1, 2-dimyristoyl-sn-glycero-3-phosphocholine, DMPC）、二月桂酰基磷脂酰乙醇胺（1, 2-dilauroyl-sn-glycero-3-phosphoethanolamine, DLPE）及神经鞘磷脂等。

（2）阴离子磷脂：磷脂酰甘油（phosphatidylglycerol, PG）衍生物是制备脂质体常用的阴离子合成磷脂。常见的阴离子合成磷脂还有磷脂酸、磷脂酰丝氨酸和磷脂酰肌醇等的衍生物（表15-3）。阴离子磷脂能与钙、镁离子等二价阳离子发生作用，降低亲水头部的静电荷，使双分子层排列更加紧密，提高脂质体的相变温度。脂质体表面的负电荷可减少对血浆蛋白及调理素的吸附，有利于延长脂质体的体内半衰期。

表 15-3　常见负电荷磷脂的荷电状态（pH 7）

磷脂	磷酸基团电荷	亲水头部基团电荷	净电荷
PS	−	+, −	−1
PG	−	0	−1
PA	−, −	0	−2
PI	−	0	−1

（3）阳离子磷脂：其亲水头部一般为氨基或季铵盐，尾部为脂肪酸链。阳离子磷脂常用于制备包载核酸药物的脂质体或作为疫苗载体，阳离子脂质体能与核酸的磷酸根发生电荷吸附，从而装载核酸药物。阳离子脂质体还有利于与带负电的细胞膜发生作用，促进细胞内递药，但过量的正电荷对细胞膜会产生破坏作用，具有一定的细胞毒性。阳离子脂质体处方通常由阳离子脂质和中性脂质（如胆固醇、DOPE）等组成，常用的正电荷脂质有溴化三甲基 -2, 3- 二油酰氧基丙基铵（*N*-[1-(2, 3-dioleoyloxy) propyl]-*N*, *N*, *N*-trimethylammonium chloride, DOTAP）、氯化三甲基 -2, 3- 二油烯氧基丙基铵（*N*-[1-(2, 3-dioleyloxy) propyl]-*N*, *N*, *N*-trimethylammonium chloride, DOTMA）等。

3. **半合成磷脂** 氢化大豆磷脂（hydrogenated soybean phospholipids, HSPC）是最常用的半合成磷脂，通过对大豆磷脂进行氢化处理、还原不饱和双键后获得。与天然大豆磷脂相比，氢化大豆磷脂具有更高的稳定性和纯度。氢化还原后，大豆磷脂中主要的 C_{18} 不饱和脂肪酸（油酸、亚油酸、亚麻酸）可都转化为硬脂酸。硬脂酸和棕榈酸可占氢化大豆磷脂的脂肪酸总量的 90% 以上。氢化大豆磷脂已作为基本膜材用于多个上市脂质体药物。

（二）脂膜调节剂

1. **胆固醇** 胆固醇（cholesterol）是生物膜中的一类重要组分。胆固醇由刚性环状结构、短烷基链分支和羟基构成，是两亲性的中性脂质，但疏水性高于亲水性。胆固醇是脂质体中最重要的附加剂，胆固醇与磷脂的摩尔比值一般为 0.3~1，胆固醇在脂质体中主要发挥如下作用：①调节膜的流动性及通透性；②调节脂质体的相变温度；③保护磷脂、减缓氧化反应发生；④调节药物释放特性。

2. **表面活性剂** 表面活性剂是常用的脂质体调节剂，用于改善及拓展脂质体功能。表面活性剂具有如下作用：

（1）提高脂质体稳定性：如脂质体处方中添加的泊洛沙姆或吐温类等表面活性剂能够减少脂质体放置期间发生的聚集、絮凝或沉淀现象，提高脂质体稳定性。

（2）调节脂质膜的流动性和柔性：加入胆酸钠或脱氧胆酸钠等表面活性剂，可以增加脂质膜柔性，增强脂质体变形性。

（3）降低脂质体粒径：在一定范围内，脂质膜内表面活性剂含量越高，脂质体粒径会越小。

（4）制备小单层脂质体（single unilamellar vesicle, SUV）：将多室脂质体、单室脂质体与胆酸盐、脱氧胆酸盐等表面活性剂混合，然后采用透析法等方法除去游离表面活性剂，可获得粒径比较均匀的小单室脂质体。

（5）制成多相脂质体，提高药物包封率：加入非离子表面活性剂（吐温类、司盘类、泊洛沙姆类等）制成多相脂质体，将水溶性或脂溶性药物包封于脂质体内，可增加脂质体中药物的包封率。

（6）改变药物体内分布：如吐温 80 修饰脂质体可跨越血脑屏障。

3. **聚乙二醇（PEG）- 脂质偶联物** 常用的 PEG- 脂质偶联物包括聚乙二醇 - 磷脂酰胆碱（PEG-PC）、聚乙二醇 - 磷脂酰乙醇胺（PEG-PE）、聚乙二醇 - 二硬脂酰基磷脂酰乙醇胺（PEG-DSPE）、聚乙二醇 - 二硬脂酰磷脂酰胆碱（PEG-DSPC）等。PEG 化脂质具有两亲性，可用于脂质体表面修饰。其脂质部分可嵌入脂质膜中，亲水的 PEG 链则伸展在脂质体表面形成具有空间位阻的构象云，在体循环中能够降低血浆蛋白、调理素等在脂质体表面的吸附，从而使脂质体躲避单核巨噬细胞系统（mononuclear phagocytic system, MPS）的识别和吞噬，延长体内半衰期。PEG 修饰还可减弱脂质体之间的相互作用,减缓磷脂交换和脂质体泄漏。对 PEG 化脂质材料进行功能化修饰可增强其靶向递药功能。例如,在 PEG 的另一端偶联靶向配基(如抗体),从而通过与靶细胞表面的特定受体结合而提高靶向递药效率。

4. 其他成分　如金属螯合剂(乙二胺四乙酸)、抗氧剂(维生素 E)等可以抑制氧化反应,提高脂质体的化学稳定性。

二、脂质体的功能修饰材料

(一)改善靶向功能的修饰材料

靶向脂质体不仅能降低药物对正常组织的毒副作用,而且能提高药物在靶部位的分布。以肿瘤递药为例,可在脂质体表面修饰具有主动靶向作用的配基材料,如糖类(透明质酸)、小分子配基(叶酸)、靶向多肽(如精氨酸-甘氨酸-天冬氨酸序列,arginyl-glycyl-aspatic acid,RGD)、抗体、适配体等。

(二)温敏型脂质膜材料

合成磷脂的两条饱和脂肪酸碳链越长,磷脂的相变温度就越高。合成磷脂的相变温度较为固定,常用的温敏型合成磷脂包括二棕榈酰磷脂酰胆碱(DPPC)、二棕榈酰磷脂酰甘油(DPPG)以及二棕榈酰神经鞘磷脂(DPSP)等;不同合成磷脂还可以组合使用以获得合适的相变温度,如二棕榈酰磷脂酰甘油(DPPG)与二硬脂酰磷脂酰胆碱(DSPC)。

当温度低于相变温度时,脂质膜呈有序的胶晶态;当温度达到或高于相变温度时,脂质膜则转化成液晶态,磷脂分子之间的作用减弱,紧密度下降,促进药物释放或脂质体解体。DPPC 的相变温度为 41.5℃,DPPC 温敏型脂质体可结合物理加热手段(如磁热),使病灶达到相变温度来触发脂质体释药或解体。相变温度可以通过混合不同比例的磷脂来调控,例如,DSPC 和 DPPG 的相变温度分别为 55℃和 10℃,通过调节二者比例,可制备具有合适相变温度的温敏型脂质体。

(三)pH 敏感型膜材料

在脂质膜上掺入具有 pH 响应性的脂质材料、高分子材料或多肽等可制备 pH 敏感型脂质体。例如,油酸与 DOPE 是常用的 pH 敏感型脂质体组成成分,在肿瘤酸性微环境(pH 6.0~6.5)中,油酸羧基发生质子化,使其亲水端体积缩小,减弱与 DOPE 的作用,导致脂质膜渗漏而释放药物。

(四)生物黏附材料

生物黏附(bioadhesion)是指一些高分子聚合物或蛋白质在表皮细胞黏膜上通过物理吸附、受体-配体亲和等作用所发生的黏附行为。这类高分子聚合物被称为生物黏附材料,包括凝集素、壳聚糖、聚丙烯酸、聚酰胺胺(polyamindoamine,PAMAM)、明胶等。采用生物黏附材料修饰脂质体可以延长其在黏膜部位的滞留、提高局部递药效率。

三、脂质体的制备方法

制备脂质体的主要步骤包括将脂质材料制成囊泡、调整粒径及分离等。制备方法的选择需要综合考虑磷脂种类、脂膜调节剂、药物性质、应用目的等多种因素。按照不同的载药原理可分为被动载药法和主动载药法。被动载药法包括薄膜分散法、逆相蒸发法、溶剂注入法、复乳法、微流控、冷冻干燥法等,载药的原理是通过形成囊泡时被动包裹药物。主动载药法主要是指 pH 梯度法(包括两种特别形式——硫酸铵梯度法及醋酸钙梯度法），利用脂质体内外水相的 pH 或离子浓度梯度驱动药物进入内水相，适用于弱酸或弱碱类药物的包载。

常用制备方法及其特点总结见表 15-4。设计制备工艺须根据药物性质来选择合适的制备方法。药物与磷脂膜的作用力、膜材的比例、脂质体的内水相体积、药脂比等均是影响脂质体包封率及载药量的重要因素。

表 15-4　脂质体的常用制备过程及方法列举

脂质体的制备过程	常用方法	方法特点	适用范围或举例
囊泡制备	薄膜分散法	优点：操作简便 缺点：包封率低；水化后粒径不均一	制备多室或大单室脂质体，配合超声分散法可得单室脂质体
	逆向蒸发法	优点：生物大分子药物包封率高（适用于包载生物大分子药物）	制备大单室脂质体
	注入法	优点：乙醚注入法制备得单室脂质体；乙醇注入法可避免有害有机溶剂残留问题 缺点：乙醚注入法粒径不均一；乙醇注入法粒径均一，但乙醇较难从水溶液中去除；不适用于包载蛋白质药物	可制备 200nm 以下的单室脂质体，少数情况可用于多室脂质体
调整粒径	水浴超声法	缺点：处理时间长，均一性低	均适用
	探头超声法	优点：能制备粒径小的单室脂质体，操作便捷迅速 缺点：释放能量致局部产热，引起药物降解；金属屑残留	均适用
	高压均质法	优点：制得的脂质体粒径较均一；适合规模化生产 缺点：需要特殊设备	均适用
	聚碳酸酯膜挤出法	优点：制得的脂质体粒径小且较均一；适合规模化生产 缺点：需要特殊设备	均适用
载药方法	pH 梯度法	药物包封率受介质的 pH 和离子强度影响较大，pH 梯度大，包封率高	弱酸或弱碱性药物
	硫酸铵梯度法	硫酸铵浓度内大外小 不需要改变外水相 pH，易控制梯度，也利于脂质体稳定	盐酸多柔比星脂质体
	被动载药法 - 药物载入脂质双分子层中	载药量受磷脂种类及胆固醇含量影响较大	脂溶性药物，如紫杉醇
	被动载药法 - 药物载入脂质体内水相中	载药量较低	水溶性药物

（一）包载弱酸或弱碱性药物脂质体的制备

对于弱酸或弱碱性药物可采用主动载药法制备脂质体。常规流程是先制备包封特定内相缓冲液的空白脂质体，利用脂质体膜内外水相的 pH 或离子强度梯度驱使药物从脂质体外水相向脂质体内部迁移和聚集。建立和控制脂质体膜内外梯度差是主动载药法的一个关键步骤。

1. pH 梯度法 pH 梯度法是通过建立脂质体膜内外的 pH 梯度,促使药物沿着 pH 梯度,以分子形式穿过脂质膜,以离子形式被包封在内水相中。药物在外水相中以分子形式存在,有利于扩散透过磷脂双分子层膜,进入内水相后在特定 pH 条件下发生离子化,离子型药物透过脂质膜的能力较弱,从而被"锁定"在内水相中。pH 梯度法对药物的解离性质有一定要求,一般为弱酸或弱碱性药物,并具有合适的油水分配系数以便能穿过脂质膜。影响包封率的主要因素是 pH 梯度,梯度越大,包封率越高。根据 Henderson-Hasselbalch 理论,当脂质体内外 pH 梯度相差 3 个单位时(即膜两侧 ΔpH=3),药物分布达理想平衡状态后,离子型与分子型药物的浓度差可达 1 000 倍,即内水相药物浓度要高于外水相 1 000 倍。pH 梯度法对弱碱性药物的载药机制如图 15-4 所示。

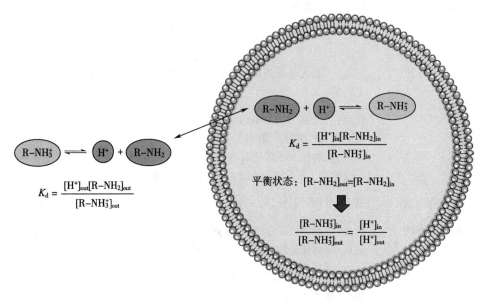

图 15-4 pH 梯度对弱碱性药物载药的影响

pH 梯度法还包括两种特别形式:硫酸铵梯度法和醋酸钙梯度法。一般而言,为建立 pH 梯度所选择的盐应具有如下特性:

(1)所用缓冲盐应具有较高的水溶性。

(2)所用盐对应的弱酸或弱碱性分子在脂质膜的扩散系数应大于 10^{-4} cm/s 以产生快速透膜行为(如 10ms 量级)。

(3)所用盐解离的阴离子或阳离子应不易透过脂质膜(扩散系数应小于 10^{-10} cm/s;如 $SO_4^{2-}<$ 10^{-12} cm/s,Ca^{2+}=2.5 × 10^{-11} cm/s)。

2. 硫酸铵梯度法 硫酸铵梯度法是最具代表性的主动载药法,其制备是利用硫酸铵溶液作为水相制备空白脂质体,然后用透析、排阻色谱或超滤等方法除去脂质体外水相的硫酸铵,使内外水相形成浓度梯度。在内水相 NH_4^+ 解离为 NH_3 和 H^+,不同离子在脂质双分子层具有不同的渗透系数:$SO_4^{2-}<$ $NH_4^+<H^+<NH_3$。具有较高渗透系数(P=0.13cm/s)的 NH_3 分子能很快通过双分子层扩散到外水相中,H^+ 渗透系数远小于 NH_3 分子而滞留在内水相中,形成内低外高的 pH 梯度,药物逆硫酸铵梯度载入脂质体。采用此法制备弱碱性药物脂质体具有包封率高、渗漏少等优点。

3. 醋酸钙梯度法 醋酸钙梯度法是利用醋酸分子跨膜扩散后产生的 pH 梯度(内水相:H_2O+

$CH_3COO^-\rightleftharpoons CH_3COOH+OH^-$）驱使药物载入脂质体内水相。醋酸分子（$CH_3COOH$，$P=6.6\times10^{-4}cm/s$）跨越脂质膜的能力远高于 OH^-，醋酸分子扩散到外水相而 OH^- 滞留在内水相，使脂质体两侧产生外低内高的 pH 梯度，可使弱酸性药物高效载入到脂质体内。此外，二价金属钙离子与弱酸性药物结合，有利于在脂质体内形成难溶性盐，提高包封率及稳定性。

（二）包载亲脂性药物脂质体的制备

亲脂性药物脂质体的制备主要采用被动载药法。将亲脂性药物与膜材共溶于有机溶剂中，通过薄膜分散法、注入法等将药物载入磷脂双分子层中。

1. 薄膜分散法 薄膜分散法是应用最广泛的脂质体制备方法。将溶有亲脂性药物、磷脂和胆固醇等膜材的有机溶液置于梨形或圆形瓶内，减压挥干有机溶剂后可形成一层均匀的脂质薄膜，再使用合适的缓冲液使脂质膜水化脱落形成多室或大单室脂质体，然后使用超声波分散法、过膜挤压法、高压均质法等来制备粒径更小更均匀的脂质体。

2. 注入法 注入法常用于制备单室脂质体。将亲脂性药物、磷脂和胆固醇等共溶于乙醚或乙醇中，然后一边搅拌一边将有机溶液缓慢注入到 50~60℃的水相中，继续搅拌直至挥尽有机溶剂，制备得到载药脂质体。

3. 冷冻干燥法 将亲脂性药物及膜材共溶于叔丁醇或环己烷中，直接进行冷冻干燥，然后加水溶液至冻干粉中进行水化，得到载药脂质体。此外，也可将亲脂性药物及膜材共溶于三氯甲烷，挥干有机溶剂成膜，加入水溶液进行水化，再按冷冻干燥及余下步骤处理。

（三）生物大分子药物脂质体的制备

逆向蒸发法适合制备包载生物大分子的脂质体，可以提高生物大分子药物（如蛋白质、多肽、核酸等）的包封率。将磷脂、胆固醇等膜材溶于有机溶剂中，然后加入含有药物的缓冲液，制备油包水型乳剂，减压旋转蒸发除去有机溶剂，再加入水相，即得大单室脂质体。

四、脂质体的应用

全球已经有数十种脂质体药物制剂上市，应用于抗肿瘤、抗真菌等领域治疗。

（一）抗肿瘤药物载体

盐酸多柔比星脂质体是全球第一个上市的抗癌药物脂质体。该脂质体的处方组成为氢化大豆磷脂（HSPC）、胆固醇和 DSPE-PEG 2000。HSPC 的相变温度在 50℃左右，有利于脂质体在体内维持稳定性并减少药物泄漏；胆固醇可改善脂质体的膜稳定性；DSPE-PEG 2000 的亲水链可减少单核巨噬细胞系统对脂质体的吞噬，延长半衰期。盐酸多柔比星脂质体可降低药物的心脏毒性，并减少骨髓抑制、脱发、恶心呕吐等不良反应的发生率。

（二）抗菌药物载体

两性霉素 B 是治疗全身性真菌感染的药物，但毒副作用较大，易发生肾脏损害等不良反应。两性霉素 B 脂质体制剂是全球首个上市脂质体药物，它的处方包括 HSPC、DSPG 和胆固醇。DSPG 为二硬脂酰磷脂酰甘油，是一种负电性磷脂，可与两性霉素 B 的正电荷基团海藻糖胺结合，有利于提高载药量及药物稳定性。两性霉素 B 脂质体可降低用药患者的急性肾损伤发生率，减轻治疗的耐药性。

（三）抗寄生虫药物载体

寄生虫病的治疗常需要毒性较大的药物,且剂量较大,易引起毒副作用。抗寄生虫药物脂质体在体内能迅速被单核巨噬细胞所摄取,可有效地治疗网状内皮系统的寄生虫病,如利什曼病和疟疾等疾病,起到增效降毒作用。

（四）激素类药物载体

脂质体是激素类药物的优良载体。甾醇类激素脂质体能富集于炎症部位,降低治疗剂量,从而减少甾醇类激素因剂量过高所致的并发症和副作用。

（五）酶类药物载体

例如,制备淀粉-葡萄糖酶多室脂质体用于研究糖原贮积症Ⅱ型,以及应用天门冬酰胺酶脂质体研究急性淋巴细胞白血病的治疗。

（六）解毒剂载体

螯合物如 EDTA 或 DTPA（二乙烯三胺五乙酸,diethylenetriaminepentaacetic acid）可螯合金属离子,用于治疗金属贮积。脂质体作为螯合物的载体,可将其转运到细胞中,可以结合并除去体内重金属（如铅、镉等）。

（七）免疫激活剂载体

免疫治疗已成为癌症治疗的重要手段,利用脂质体包封细胞因子或免疫佐剂等可保护药物的稳定性,增加免疫作用。

（八）经皮给药载体

选择神经酰胺、胆固醇等与皮肤具有较好相容性的脂质材料构建脂质体,可增大其透皮能力。醇质体、柔性脂质体具有很好的变形能力,适合作为透皮给药载体。

（九）基因药物载体

脂质体是常用的核酸药物非病毒载体,能够装载较大分子量的核酸,利用阳离子脂质体与核酸药物的电荷作用,可制备得到核酸/脂质体复合物,介导核酸进入细胞,并保护其免受核酸酶的降解。

脂质体在抗肿瘤及抗真菌感染治疗应用领域已取得了巨大的进展,然而脂质体制剂的开发仍不是一项简单或常规化的工作,存在各种各样的挑战:脂质体产品的一致性、脂质体在体内分布和清除的详细机制仍不明确;脂质体的体内靶向性不理想,某些药物的包封率比较低;药物与脂质体成分的相互作用对稳定性及释放的影响机制仍不清楚。相信随着脂质体基础研究的深入,将会用更好的手段解决脂质体在制备及应用中所存在的难题,在更多的疾病领域发挥作用。

第二节　普通脂质体

一、概述

（一）普通脂质体的特点

脂质体具有药物控释、靶向递送、减毒增效、提高药物稳定性等优点。药物包封于脂质体内能够改善药物溶解性及稳定性,延长药物的体内循环时间,减缓药物排泄与代谢,延长药物作用时间。脂质体的结构类似生物膜,具有良好的细胞亲和性和组织相容性,利用功能材料修饰后能够特异性吸附于靶细胞,提高药物在靶组织和 / 或靶细胞的分布,增加疗效并降低毒副作用。

（二）普通脂质体的分类

可根据脂质体的结构特征、带电性及功能进行不同角度的分类,如图 15-5 所示。

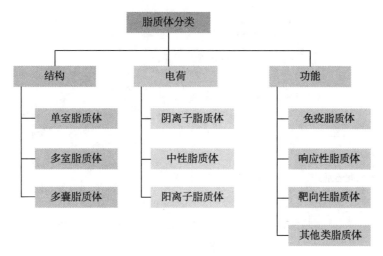

图 15-5　脂质体的分类

1. **根据结构特征**　可分为单室脂质体（unilamellar vesicle）、多室脂质体（multilamellar vesicle,MLV）和多囊脂质体（multivesicular vesicle, MVV）,如图 15-6 所示。

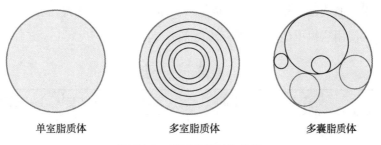

图 15-6　脂质体的结构分类

2. **根据脂质体带电性**　可分为中性脂质体、阳离子脂质体及阴离子脂质体。

3. **根据脂质体的功能**　可分为两大类:普通脂质体和特殊性能脂质体。普通脂质体是由磷脂和胆固醇组成的简单脂质体。特殊性能脂质体是采用功能性材料修饰或制备的脂质体,如长循环脂质体、pH敏感脂质体、免疫脂质体、热敏脂质体、磁性脂质体等。脂质体功能分类如图 15-7、文末彩图 15-7 所示。

二、普通脂质体的膜材特性

脂质体的膜材料主要由磷脂构成。磷脂是一种两亲性脂类物质,结构中含有含氮碱基或磷酸亲水基团及两个较长的疏水烃链,易溶于三氯甲烷、乙醚及正己烷等非极性有机溶剂,不溶于丙酮、水等极性溶剂。不同种类磷脂的物理化学性质各异,制备脂质体时需综合考虑所选择磷脂的溶解性、荷电性、相变温度等性质,及其与药物的相互作用。

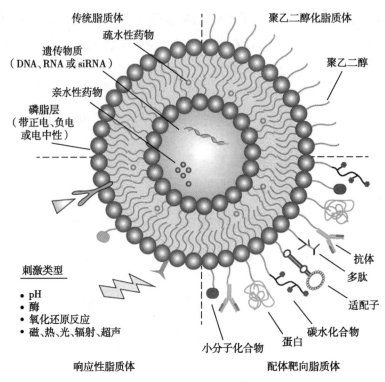

图 15-7 不同种类脂质体的示意图

（一）磷脂的溶解性

常用磷脂的溶解性如表 15-5 所示。磷脂及胆固醇在有机相中的溶解性是影响脂质体制备的重要因素。不同制备方法所选用的有机溶剂也有所区别，如薄膜蒸发法多使用三氯甲烷或三氯甲烷/甲醇混合物，注入法多使用乙醚或乙醇等溶剂。为避免脂质体中有机溶剂残留，制剂生产多使用乙醇等较为安全的有机溶剂，较少使用三氯甲烷、乙醚等有毒溶剂。

表 15-5 常用磷脂的溶解性能 *

	水	甲醇	乙醇	丙酮	乙醚	三氯甲烷	正己烷
EPC	不溶	/	可溶	不溶	易溶	易溶	易溶
HSPC	不溶	可溶	可溶	/	可溶	可溶	可溶
DSPE	可溶于三氯甲烷：甲醇：水（65：35：8）						
DOTAP	/	/	可溶	/	/	可溶	/
DOPE	/	/	可溶	/	/	可溶	/
DPPC	/	难溶	难溶	极微溶	/	三氯甲烷	/
DPPG-Na	可溶于三氯甲烷：甲醇：水（65：35：8）						

注：* 溶解性能描述遵循《中国药典》（2020 年版）四部凡例所列术语的要求。

（二）脂质体的荷电性

脂质体的荷电性主要取决于所用的磷脂种类及性质。磷脂的荷电性是由亲水基团的种类所决定。含碱基（胺基）脂质如十八胺等组成的脂质体带正电；酸性脂质如磷脂酸和磷脂酰丝氨酸等组成的脂质体带负电；使用中性磷脂制备的脂质体呈电中性。荷负电或中性脂质体有利于减少与体内血浆蛋白的相互作用,提高稳定性并延长体内半衰期。正电荷磷脂易于包封带负电的核酸药物,阳离子脂质体是核酸药物的常用载体。

（三）相变温度

磷脂的相变温度(phase transition temperature, T_c)是指磷脂的烷烃链由晶态向液态转变的温度,是决定脂质体膜稳定性的关键参数。当温度高于相变温度时,脂肪烃链的流动性增大,磷脂双分子层变得疏松、厚度增大。影响磷脂相变温度的因素有磷脂的纯度、种类、烃链长度及不饱和度,通过调整处方中磷脂分子的种类和比例,可以制备得到具有特定 T_c 的温敏型脂质体。

1. **磷脂的纯度** 相变温度是磷脂分子固有的物理性质。纯度越高,磷脂的相变温度范围越窄。高纯度的合成磷脂具有明确的相变温度,而天然磷脂则没有具体的相变温度。例如,蛋黄卵磷脂的相变温度范围为 –5.8℃ ± 6.5℃。

2. **磷脂的种类** 相同脂肪酸的 PC 与 PG 相变温度基本相同,而 PE、PS、PA 的相变温度要略高一些。

3. **烃链长度** 当脂肪酸链为饱和碳链时,碳链越长,相变温度越高。例如,十八碳的 DSPC 与十六碳的 DPPC 的相变温度分别为 55℃、41℃。

4. **不饱和度** 磷脂的不饱和程度越高,磷脂相变温度越低。含饱和链十八碳硬脂酸的 DSPC 相变温度为 55℃,而含一个不饱和键十八碳油酸的 DOPC 相变温度则为 –20℃。

常用合成磷脂的相变温度如表 15-6 所示。

表 15-6 合成磷脂及其相变温度

| 脂肪酸 | 磷酸酯 | | | | | | | | | |
| | 磷脂酰胆碱 PC | | 磷脂酰甘油 PG | | 磷脂酰乙醇胺 PE | | 磷脂酰丝氨酸 PS | | 磷脂酸 PA | |
	简称	相变温度/℃	简称	相变温度/℃	简称	相变温度/℃	简称	相变温度/℃	简称	相变温度/℃
月桂酸 L（C12:0）	DLPC	–1	DLPG-Na	–3	—	—	—	—	—	—
肉豆蔻酸 M（C14:0）	DMPC	23	DMPG-Na	23	DMPE	50	DMPS-Na	35	DMPA-Na	50
棕榈酸 P（C16:0）	DPPC	41	DPPG-Na	41	DPPE	63	DPPS-Na	54	DPPA-Na	67
硬脂酸 S（C18:0）	DSPC	55	DSPG-Na	55	DSPE	74	DSPS-Na	68	DSPA-Na	75
油酸 O（C18:1ω⁹）	DOPC	–20	DOPG-Na	–18	DOPE	25	DOPS-Na	–11	—	—

三、普通脂质体膜材的评价

膜材的质量及组成直接影响脂质体产品的质量与特性,因此对膜材的表征及质量评价非常重要。

（一）脂质成分

用于脂质体制备的脂质主要有天然磷脂、合成磷脂及半合成磷脂。天然磷脂成分复杂,质量评价内容包括分析磷脂混合物中各种脂质及其脂肪酸组成的比例,测定酰基侧链的位置和脂肪酸的不饱和度;半合成磷脂是通过改造天然脂质得到,如氢化大豆磷脂(HSPC);合成磷脂包括二棕榈酰磷脂酰胆碱

（DPPC），二硬脂酰磷脂酰胆碱（DSPC）和二肉豆蔻酰磷脂酰胆碱（DMPC）等。

脂质成分应进行杂质检测，检测指标包括反式脂肪酸、游离脂肪酸、过氧化物、溶血磷脂、合成与纯化工艺中所用到溶剂和催化剂等的残留量。有时还要检测与脂质电荷相反的离子含量，并限制二价金属离子的含量。对于合成和半合成的磷脂，需要检测脂质的纯度。

（二）磷脂的定量测定

磷脂定量测定可用来检测脂质的纯度，并鉴定磷脂中的脂肪酸组成和位置特异性。常用的磷脂定量方法见表 15-7，有钼蓝比色法、分光光度法、高效液相色谱法及液相色谱-质谱法。《中国药典》（2020 年版）采用了高效液相色谱法测定磷脂酰胆碱和磷脂乙醇胺。

表 15-7　磷脂定量方法的原理及其特点

方法	原理	特点
钼蓝比色法	将样品灰化，使有机磷变为磷酸盐，加酸溶解得到磷酸根，再加入铝酸盐生成磷铝酸盐，磷铝酸盐被还原而产生钼蓝，其颜色深浅与磷的含量成正比	优点：简单易行，测定结果准确 缺点：操作步骤繁多；易受非磷脂的含磷杂质的影响
分光光度法	利用磷脂的紫外吸收峰来定量	优点：仪器易得，操作简便 缺点：特异性差，易受具有相同吸收峰的杂质的影响
高效液相色谱法	通过各种磷脂组分之间理化性质的差异性，将各组分分离，并通过相应检测器来检测磷脂	优点：操作简单，应用广泛。无特征紫外吸收的饱和磷脂可采用通用型检测器（如蒸发光散射检测器）分析
液相色谱-质谱法	将电离化学物质按质荷比（m/z）分离后检测	优点：高精确度、高灵敏度和高选择性

（三）磷脂氧化程度测定

不同的脂质对温度、光照、氧气和 pH 的敏感性不同。在脂质的储存和使用期间，会发生不同程度的降解，令脂质组成成分发生变化。磷脂易水解形成溶血脂类和游离脂肪酸，氧化反应易发生在不饱和双键上，产生过氧化物和自由基，磷脂的降解会导致游离脂肪酸含量升高、酸值及过氧化值上升，氧化后的磷脂颜色加深。引起或加剧磷脂水解和氧化的常见因素有温度、湿度、空气、金属离子和杂质等。含不饱和脂肪酸多、杂质多的天然磷脂更容易发生氧化，合成磷脂则相对比较稳定。测定磷脂的过氧化值是评价磷脂质量的重要指标，可通过间接碘量法（硫代硫酸钠标定）测定磷脂的氧化程度。磷脂需要遮光、严封、冷冻保存。

（四）磷脂相变温度的测定

相变温度是选择磷脂膜材料的重要指标，通常采用差示扫描量热法和 X 射线法测定脂质体相变温度。

1. 差示扫描量热法　差示扫描量热法（differential scanning calorimetry，DSC）在程序控温条件下检测样品，可执行的温度范围较宽，所需样品量少，灵敏度高，适合用来检测磷脂和脂质体的相变温度。测量原理是在程序升温时，磷脂与参比物之间随温度变化而产生能量差，通过记录温度变化和能量差可得到磷脂的相变温度。

2. X射线法 X射线法是通过X射线衍射效应来测定相变温度的方法。在一定波长的X射线辐射下,不同磷脂的晶体会有不同的衍射特征。通过改变待测磷脂或脂质体的温度,得到不同温度下的衍射谱图,结合物相分析可计算出相变温度的范围。

（五）胆固醇的分析

《中国药典》（2020年版）收载了高效液相色谱方法测定胆固醇的含量,可用于分析脂质体材料中的胆固醇,并从混合膜材中分离胆固醇进行定量检测。

四、脂质体的应用举例及制备策略分析

已上市脂质体主要有多柔比星、阿糖胞苷、吗啡硫酸盐、布比卡因脂质体等产品,部分具体产品信息如表15-8所示。

表 15-8 已上市的脂质体药物举例

药物	适应症	所用脂质
盐酸多柔比星	卵巢癌,卡波氏肉瘤	HSPC
多柔比星柠檬酸盐	乳腺癌	EPC
阿糖胞苷	恶性淋巴瘤	DOPC, DPPG
吗啡硫酸盐	术后疼痛	DOPC, DPPG
布比卡因	术后疼痛	DPPG, DEPC
硫酸长春新碱	急性髓系白血病和黑色素瘤	SM
米伐木肽	骨肉瘤	POPC
枸橼酸柔红霉素	卡波氏肉瘤	DSPC
伊立替康	胰腺癌	DSPC, mPEG2000-DSPE

（一）根据药物性质选择磷脂

两性霉素B脂质体的膜材包括HSPC、DSPG与胆固醇（213∶84∶52, $W/W/W$）,其中DSPG为负电荷磷脂,两性霉素B的海藻糖胺结构带有正电荷,利用两者的电荷作用能够将药物稳定地包载在磷脂双分子层内,制备得到100nm左右的脂质体。胆固醇可增加脂质体的稳定性。

（二）根据磷脂特点选择磷脂

柔红霉素脂质体的膜材组成为DSPC和胆固醇。上市产品的脂质及药物组分比例为10∶5∶1（DSPC/Cholesterol/Daunorubicin, mol%）,药脂比为1∶18.7（W/W）。DSPC结构中含两条饱和硬脂酸链,相变温度为55℃。所制备的脂质体物理稳定性好,可实现药物缓释。该脂质体的粒径较小（约45nm）,有利于降低网状内皮系统的摄取,延长体内循环时间。

硫酸长春新碱脂质体以鞘磷脂和胆固醇（摩尔比60∶40）为膜材,利用pH梯度法载药制备得到的粒径约100nm的脂质体,药物包封率高达95%。鞘磷脂的酰胺键与羟基可形成分子间氢键,构成致密的双分子层,胆固醇可提高脂质体的稳定性,从而有利于提高长春新碱的体内半衰期并增强药效。

（三）根据脂质体的目标结构选择脂膜调节剂

阿糖胞苷与吗啡具有作用时间短、需要反复给药、患者依从性差等缺点,适合制备成多室脂质体,以

实现稳定缓慢释放药物、减少给药次数的目的。采用甘油三酯作为膜调节剂,利用二次乳化法制备多室脂质体并装载药物,当脂质体进入体内后,小室囊泡融合并缓慢释放药物。

(四)根据释药特性选择制备方法

市售的多柔比星脂质体主要有两种类型。一种是 PEG 修饰脂质体(PEGylated doxorubicin liposome),发挥长效稳定的治疗效果。此法选用了 HSPC、胆固醇及 DSPE-PEG 2000 作为膜材,HSPC 相变温度较高,PEG 化使脂质体在体内"隐形",胆固醇可调节膜双分子层的稳定性。采用硫酸铵梯度法装载多柔比星,载药比例可达 8∶1(药脂质量比)。多柔比星与硫酸根在脂质体内水相形成胶状沉淀,有利于减少药物泄漏、实现缓释作用。另一种则是没有 PEG 修饰脂质体(non-PEGylated doxorubicin liposome),膜材仅包含蛋黄卵磷脂和胆固醇(摩尔比为 55∶45),体内循环时间短于 PEG 修饰脂质体,但具有更好的用药安全性,它不仅可有效降低多柔比星的心脏毒副作用,还可减少手足综合征的发生率。

五、pH 梯度法制备大单室脂质体应用举例

pH 梯度法适用于弱酸或弱碱药物脂质体制备,如抗肿瘤药物多柔比星、长春新碱、道诺霉素,局部麻醉药布卡因,肾上腺素拮抗药噻吗洛尔,抗心律失常药奎尼丁等均可采用 pH 梯度法将药物装载于大单室脂质体。

利用 pH 梯度载药法制备多柔比星脂质体的处方及制法如下:①蛋黄卵磷脂与胆固醇的摩尔比为 55∶45,药脂比约为 0.27∶1;②采用柠檬酸盐缓冲液(pH 4.0)作为空白脂质体的内水相,外水相使用碳酸钠调节至 pH 7.8;③加入多柔比星进行孵育。获得的载药脂质体的包封率 >95%,粒径为 150~250nm。

其他药物采用 pH 梯度法制备脂质体的总结如表 15-9 所示。

表 15-9　pH 梯度法可装载的药物(△ pH=3.5*)

药物类型	药物名称	最大内水相药物浓度 **/(mmol/L)	药物类型	药物名称	最大内水相药物浓度 **/(mmol/L)
抗肿瘤药	米托蒽醌	132	肾上腺素拮抗药	普萘洛尔	132
	表多柔比星	133		噻吗洛尔	65
	柔红霉素	134	抗心律失常药	奎尼丁	134
	多柔比星	134	生物胺类	多巴胺	127
	长春新碱	119		羟色胺	53
	长春碱	117	抗抑郁药	丙咪嗪	125
局麻药	利多卡因	58	抗组胺药	苯海拉明	117
	氯丙嗪	65	抗疟药	奎宁	97
	布比卡因	129		氯喹	69
			抗原虫药	奎纳克林	49

注:* 含 1mmol/L 脂质、粒径为 100nm 的卵磷脂大单室脂质体使用 pH 梯度法装载药物,内水相为 300mmol/L、pH 4.0 柠檬酸盐缓冲溶液,外水相为含 0.2mmol/L 药物的 300mmol/L、pH 7.5 的氯化钠溶液(含 20mmol/L HEPES),两相之间 △ pH 为 3.5。将此混合体系于 25℃下孵育,可制备得到载药卵磷脂脂质体;** 在此条件下,内水相体积为 1.5μl/μmol 磷脂的脂质体所包封的最大药物浓度。本表数据摘自 Trend Biotechnol 1991, 9: 268-272。

第三节　免疫脂质体

一、概述

免疫脂质体（immunoliposomes）是指表面修饰特异性抗体或抗体片段的靶向脂质体（图 15-8，文末彩图 15-8）。免疫脂质体通过单克隆抗体或抗体片段与靶细胞的特异性识别及结合，可提高靶向递药效率。尽管全长抗体与靶细胞表面抗原（或受体）的结合力强，但全长抗体分子量及体积较大（$M_W \approx$ 150kDa），修饰后对脂质体稳定性可能有一定影响。而且脂质体经抗体修饰后尺寸增大，影响在肿瘤内的深部渗透和分布。此外，抗体 Fc 区域具有较强的免疫原性，与非靶细胞表面的 Fc 受体结合，可导致非特异性作用。

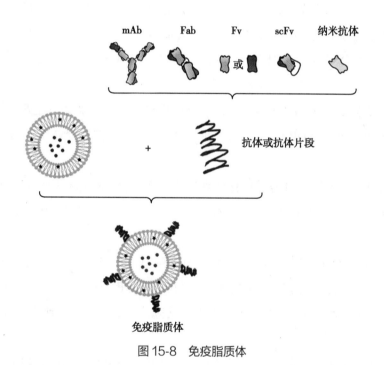

图 15-8　免疫脂质体

为了克服全长抗体的局限性，可选择抗体片段对脂质体进行修饰。如抗原结合片段 Fab（fragment of antigen binding，50kDa）、可变片段 Fv（fragment variable，15kDa）或者单链可变片段 scFv（single-chain fragment variable，30kDa）。这些抗体片段的分子量仅有全长抗体的 1/10~1/3，具有更好的组织渗透性；且抗体片段不含 Fc，免疫原性较低。但抗体片段与抗原（或受体）结合力低于全长抗体。

二、抗体或抗体片段修饰脂质体的制备策略

免疫脂质体常用的制备方法包括共价连接法和非共价连接法。

（一）共价连接法

共价连接法是通过化学反应，将抗体与脂质体表面相应的活性官能团共价连接。为了增加抗体的

可及性及脂质体的稳定性,一般采用 PEG 作为抗体与脂质体偶联的连接臂(linker):PEG 的一端的磷脂可嵌入脂质体膜中,另一端连接抗体分子,连接臂有利于抗体分子伸展在脂质体表面,最大程度地保留了抗体分子与抗原(或受体)的亲和力。根据抗体的特点,PEG 连接臂一般可通过下述方式与抗体实现偶联。

1. **利用氨基** 氨基修饰是最常见的生物大分子化学修饰方式。例如,采用 NHS-PEG-DSPE 作为膜材添加剂制备脂质体,NHS(N-羟基琥珀酰亚胺酯)可与抗体的氨基反应,将抗体修饰于脂质体表面。

2. **引入巯基** 巯基(—SH)被广泛用于蛋白质化学修饰。但是抗体分子中不存在游离巯基,可通过硫化试剂引入自由巯基。巯基化的抗体可以与带有马来酰亚胺基或者乙烯砜基团的脂质体发生反应,制备免疫脂质体。在脂质体中引入马来酰亚胺基的方法主要是通过在制备脂质体时添加具有上述功能基团的 PEG-脂质衍生物(如 Mal-PEG-DSPE),令脂质体表面具有可与巯基化抗体反应的活性基团。

Traut's 试剂(2-亚氨基硫烷, 2-iminothiolane)是常用的巯基化试剂,与氨基反应产生游离巯基。Traut's 试剂与单克隆抗体(如曲妥单抗、西妥昔单抗等)反应可得到巯基化单克隆抗体。采用 Mal-PEG-DSPE 作为膜材添加剂制备脂质体,Mal(马来酰亚胺基团)与巯基反应,从而得到抗体修饰的脂质体,即免疫脂质体。

其他常用的巯基化试剂还有 3-(2-吡啶二巯基)丙酸, N-羟基琥珀酰亚胺酯[N-succinimidyl-3-(2-pyridyldithiol)propionate, SPDP], N-琥珀酰亚胺基-S-乙酰硫基乙酸酯(N-succinimidyl-S-acetyl-thioacetate, SATA)。

使用巯基化试剂与抗体反应时需要优化两者反应比例,抗体的巯基化程度越高,与脂质体的偶联效率就越高。但是,当抗体巯基化超过一定程度时,会影响抗体与受体的结合功能,导致细胞靶向能力下降。

此外,还可以通过还原抗体分子内二硫键来引入巯基。抗体分子的重链之间及重链和轻链之间均以—S—S—连接。用胃蛋白酶处理抗体分子可以得到 F(ab')₂ 片段。对其进一步还原,得到含有游离—SH 的 F(ab') 单体片段,以该—SH 作为反应位点,将其修饰到脂质体表面,得到免疫脂质体。

共价连接方法可先制备脂质体,再与抗体进行定量偶联。如果与抗体的偶联是非定位反应,可能会影响抗原结合域的结构,降低抗体与受体的亲和力。

(二)非共价连接法

抗体也可以通过非共价连接方式修饰在脂质体表面,例如,在脂质体上修饰亲和素并在抗体上引入生物素,通过亲和素-生物素亲和作用,实现抗体与脂质体的非共价偶联,制备免疫脂质体。

三、免疫脂质体存在的问题

进入血液循环后,免疫脂质体会被肝和脾中的网状内皮系统摄取并清除,降低载体的递送效率。此外,结合位点屏障(binding-site barrier, BSB)也是阻碍免疫脂质体有效递送的重要问题:前期到达肿瘤部位的免疫脂质体会与肿瘤血管内皮细胞或肿瘤细胞受体结合并蓄积形成一个屏蔽层,阻碍后续脂质体的进入及向肿瘤组织深处的渗透,从而影响治疗作用。

四、免疫脂质体应用举例

(一)全长抗体修饰的免疫脂质体

现已有数十种单克隆抗体药物被批准上市,这为免疫脂质体的靶向设计提供了丰富的抗体选择。例如,人类表皮生长因子受体2(human epidermal growth factor receptor 2, HER2)在多种癌症细胞膜上高表达,采用HER2单抗修饰包载紫杉醇(paclitaxel, PTX)的脂质体可提高被HER2阳性细胞摄取的效率,从而提高药物对HER2阳性肿瘤的抑制效果。

(二)抗体片段修饰的免疫脂质体

抗HER2的Fab或scFv片段修饰的多柔比星多柔比星脂质体均可以有效抑制HER2过表达的乳腺癌移植瘤的生长,增强抗肿瘤效果,且减少多柔比星的毒副作用。将抗HER2的Fab片段通过共价连接修饰在多柔比星热敏脂质体的表面,可实现抗体介导的肿瘤细胞靶向递送和温度依赖型释药。使用抗EGFR抗体Fab片段修饰的免疫脂质体递送siRNA治疗肝癌,提高了肿瘤细胞摄取和基因沉默效率。人白细胞抗原(human leukocyte antigen, HLA)可作为靶向HIV感染性细胞的递药结合位点,采用抗HLA的Fab片段修饰的免疫脂质体可以有效地递送所包载的抗病毒药物茚地那韦(indinavir)到淋巴组织中,同时其免疫原性显著低于全长抗体修饰的脂质体。

(三)纳米抗体修饰的免疫脂质体

骆驼或鲨鱼等动物的体内存在缺失了轻链的重链抗体(heavy-chain antibody)。通过克隆其可变区得到的单域抗体,是目前已知的具有完整功能的可结合目标抗原的最小单位,被称为纳米抗体(nanobody)。纳米抗体序列与人类3型VH结构域(VH3)具有高度的同源性,经人源化处理可得到人源化纳米抗体。纳米抗体可用来修饰脂质体以制备免疫脂质体。例如,采用PD-L1纳米抗体修饰的脂质体,可靶向递药至高表达PD-L1的肿瘤微环境。

(四)应用举例

以西妥昔单抗Fab片段修饰的多柔比星脂质体为例说明制备免疫脂质体的主要过程和方法:以DSPC为磷脂膜材,胆固醇为膜添加剂,甲氧基聚乙二醇-二硬脂酰基磷脂酰乙醇胺(mPEG-DSPE)作为膜修饰材料,马来酰亚胺-甲氧基聚乙二醇-二硬脂酰基磷脂酰乙醇胺(Mal-PEG-DSPE)是连接臂。其中PEG末端的马来酰亚胺可跟抗体上的巯基进行偶联反应。以西妥昔单抗Fab片段作为靶向配体,多柔比星作为主药。

制备方法:

(1)Fab-PEG-DSPE的制备:将西妥昔单抗与胃蛋白酶(质量比1:20)在37℃进行酶解3小时,获得二硫键交联的二聚体F(ab)$_2$。然后用2-巯基乙胺还原,用葡聚糖凝胶柱Sephadex G-25进行纯化,得到巯基化Fab片段。将Fab片段与Mal-PEG-DSPE经共价连接反应得到Fab-PEG-DSPE。

(2)免疫脂质体的制备:取DSPC和胆固醇(摩尔比3:2)以及mPEG-DSPE(占总脂质摩尔量的0.5%~5%)溶于有机溶剂,用薄膜法制备得到脂膜。加入硫酸铵溶液(250mmol/L, pH 5.5)水化脂膜,依次用不同孔径的聚碳酸酯膜(100nm, 80nm)挤出数次。以HEPES缓冲液(pH 7.0)为流动相,用

Sephadex G-75 柱除去游离硫酸铵,得到空脂质体载体。将空脂质体载体与多柔比星在 60℃下共孵育 30 分钟后,用 Sephadex G-75 柱除去游离多柔比星,得到多柔比星脂质体。将 Fab-PEG-DSPE 与多柔比星脂质体以 30μg Fab/μmol 磷脂的比例在 55℃下共孵育 30 分钟,得到西妥昔单抗 Fab 片段修饰的多柔比星脂质体。

此外,也可采用另一种制备工艺:先完成 Mal-PEG-DSPE 修饰多柔比星脂质体制备,然后再加入巯基化 Fab 片段进行化学偶联,修饰于脂质体表面。

常见的免疫脂质体在药物递送中的应用见表 15-10。

表 15-10　抗体在脂质体中的应用举例

抗体	肿瘤类型	药物	应用
抗 EGFR 抗体	三阴性乳腺癌	多柔比星	提高疗效和降低毒副作用
抗 HER2 的 scFv 片段	HER2 阳性、晚期 / 转移性乳腺癌	多柔比星联合曲妥珠单抗	提高疗效和降低毒副作用
抗 CD133 单抗	脑胶质瘤	吉西他滨和贝伐单抗	增强细胞毒性和抗肿瘤效果
抗转铁蛋白抗体的 scFv 片段	前列腺癌	质粒 DNA	增强体内外的基因转染;体内基因递送和表达
抗 T-24 抗体	膀胱癌	脱镁叶绿甲酯酸 A	增强细胞摄取和毒性
抗 CD32 和抗 CD2 抗体	白血病	寡聚核苷酸	改善细胞摄取
抗 CD19、CD20 和 CD37 单抗	白血病	荧光染料	为个体化治疗提供策略
抗 E- 选择素抗体	人脐静脉内皮细胞	多柔比星	增强细胞毒性
抗 P- 选择素抗体	心肌梗死	血管内皮生长因子	改善动物心脏功能
抗 VCAM-1 抗体	动脉粥样硬化	一氧化氮	提高造影效果,控制血栓形成
抗疟原虫抗体	疟原虫	氯喹和伯氨喹	有效清除小鼠体内的病原体
CC52 单抗	结肠癌	5- 氟尿嘧啶	通过内吞途径入胞
2C5 单抗	肺癌和乳腺腺癌	多柔比星	识别、结合并杀伤肿瘤细胞
抗 B 细胞淋巴瘤单抗 LL2	淋巴瘤	多柔比星	对肿瘤细胞具有更强的结合、内吞和毒性作用
抗 CD19 的抗体	骨髓瘤	多柔比星	受体介导内吞和选择性细胞毒性
AF-20 单抗	肝癌	荧光染料	改善特异性细胞作用

注:摘自 *Colloids Surf B Biointerfaces* 2017,159:454-467。

第四节　响应性脂质体

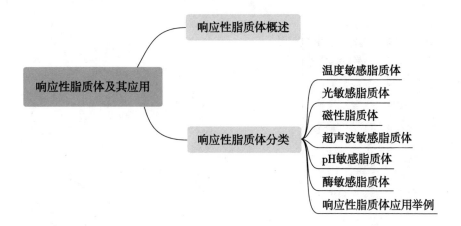

一、概述

普通脂质体存在靶向递药效率低、药物提前释放或在病灶释放缓慢等问题。开发可控递释脂质体,实现药物在特定部位和时间的递送和释放,可降低药物脱靶效应,进一步提高药物的治疗效果(图15-9)。

病变部位的病理微环境异于正常组织。例如,肿瘤组织具有偏酸性的微环境,并高表达肿瘤相关酶(如基质金属蛋白酶,matrix metalloproteinase,MMP)。根据病理微环境特点,可设计针对特定因素响应的药物递释脂质体,即环境

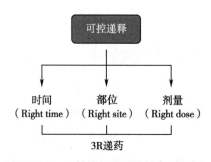

图15-9　可控递释脂质体的发展目标

响应性脂质体或者刺激响应性脂质体,实现药物在靶部位的可控释放以及降低药物对正常组织的毒副作用。

响应性设计是利用病理微环境的生物化学刺激(如酸性、还原条件或酶等)或外源的物理刺激(如热、光、超声或磁场等),制备pH响应、还原响应或者酶响应性脂质体,或者在脂质体中包裹热敏感、光敏感或声敏感材料或磁性纳米颗粒等,赋予脂质体热敏感、光敏感、超声敏感或者磁敏感等特性。这类脂质体经血液循环到达靶部位后,在内源或外源刺激因素的作用下,脂质膜状态或修饰分子的构象或结构发生变化,从而触发药物的释放或提高脂质体进入靶细胞效率,达到提高治疗药物的选择性及疗效、降低药物的毒副反应的目的(图15-10,文末彩图15-10)。

目前研究较多的刺激响应性脂质体主要有温度敏感、光敏感、磁敏感、超声波敏感、pH敏感和酶敏感等脂质体。

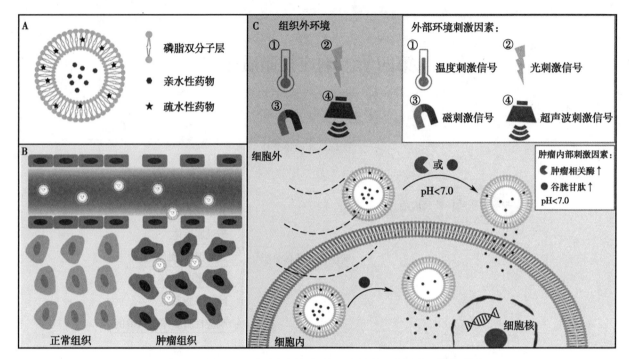

图 15-10　基于内部或外部刺激条件设计刺激响应性脂质体的策略

A. 脂质体结构；B. 脂质体随血液循环到达肿瘤部位，并在肿瘤部位累积；C. 累积在肿瘤部位的脂质体在内部或外部刺激条件下释放药物。

二、温度敏感脂质体

脂质体的膜性质受温度影响，当环境温度低于脂质体的相变温度（T_c）时，脂质双分子层呈现致密排列的晶态，其流动性和渗透性较低；当环境温度升高至 $\geq T_c$ 时，脂质双分子层中酰基侧链从有序变为无序排列，脂质体由"晶态"变为松散的"液晶态"。相邻磷脂分子之间的距离增大，脂质膜流动性和渗透性均显著增加，促使药物从脂质体中释放，从而实现热触发的释药行为（图 15-11）。

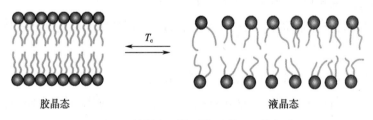

胶晶态　　　　　　　　　　　　　　　　液晶态

图 15-11　热敏脂质体磷脂双分子层的相变

温度敏感脂质体的设计原则是：①体温环境中保持稳定，尽可能少释放药物；②高于相变温度时，触发药物释放，释放的速率与程度能满足治疗要求。

选用碳链长度不同的脂质材料，按一定比例混合，可制备成相变温度稍高于体温的脂质体（如 T_c 为 40~42℃）。正常体温下，被包裹药物从脂质体释放出来的速率较慢，减轻了对正常细胞的毒副作用；当脂质体到达靶器官后，通过外源刺激方法将靶部位的温度升高至 T_c，令药物快速释放。

还可将温度敏感性聚合物修饰到脂质体上，制备新型温度敏感脂质体。例如，聚 N- 异丙基丙烯酰胺［poly（N-isopropylacrylamide），PNIPAAm］具有温敏特性，其最低临界共溶温度（lower critical solution temperature，LCST）为32℃。当环境温度低于LCST时，聚合物亲水，而温度高于LCST时，聚合物疏水。通过结构改造，可得到改性PNIPAAm，将LCST调整至略高于体温（如40℃），将其修饰在脂质体表面可制备温敏脂质体。在正常体温中，脂质体表面修饰的聚合物为亲水性，可减少脂质体与血浆蛋白或正常细胞的作用，有利于延长半衰期。当温度升高到LCST时，PNIPAAm转变为疏水性，在脂质体表面形成疏水性外壳，促进脂质体与靶细胞膜的融合。此外，疏水性聚合物会破坏脂质膜双分子层并降低脂质体的稳定性，促使药物释放（图15-12，文末彩图15-12）。

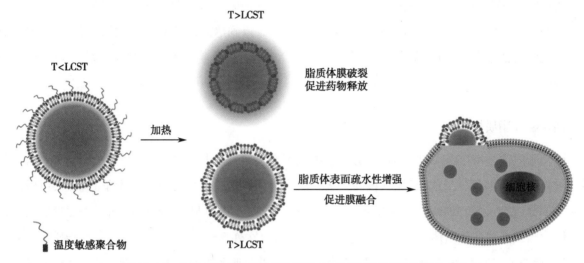

图15-12　热敏感聚合物修饰的脂质体在不同温度条件下的结构变化

　　肿瘤细胞对温度的敏感性高于正常细胞，提高肿瘤部位温度也可以直接抑制或杀死肿瘤细胞。热敏脂质体可以将药物治疗与肿瘤热疗结合起来，发挥协同效应。

　　例如，采用Lysolipid thermally sensitive liposome（LTSL）技术制备的热敏型多柔比星脂质体，其主要膜材为DPPC及溶血磷脂，在温度升高到40~45℃时，可以迅速改变脂质膜结构，释放多柔比星。热敏多柔比星脂质体实现肿瘤靶向的主要机制为：①肿瘤具有渗漏的脉管系统，基于EPR效应有利于脂质体在肿瘤部位蓄积；②受热时肿瘤血管的渗透性增强，既可促进肿瘤内多柔比星释放，亦可增加脂质体在肿瘤的蓄积。热敏多柔比星脂质体可与热疗结合使用，如射频热消融（radiofrequency thermal ablation，RFA）、微波热疗或高强度聚焦超声（high intensity focused ultrasound，HIFU）。

三、光敏感脂质体

　　光敏感脂质体含有光敏剂，可通过光照控制药物释放。当光敏感脂质体到达靶部位后，给予适当波长的光照，令脂质体所含的光敏物质发生光物理或光化学反应，导致脂质体的性质或结构发生变化，实现药物的可控释放。理想的光敏感脂质体需具备以下两个条件：①光敏剂被包封后仍具有良好的光敏性，可以快速响应外界光源刺激；②非光照条件下光敏剂可与脂质体长期共存而不发生反应，不影响脂质体的稳定性和包封率。

　　光触发药物释放的机制主要有以下几种：①光致膜脂质的氧化作用；②光致交联反应（如含不饱和键的脂类成分可产生光交联反应，形成脂质膜局部微孔）；③光致异构化（如以偶氮苯类成分作为膜调节剂可产生光响应异构化）；④光解反应（如采用o-硝基苯-脂质衍生物作为膜调节剂可产生光解反应,令脂质膜稳定性下降);⑤光热效应。

紫外光或者可见光的波长较短,组织穿透能力差,不具备临床转化潜力,不宜作为触发光。目前,研究主要集中在近红外光(near infrared, NIR)及其光敏剂。例如,2-(1-己氧基乙基)-2-去乙烯基焦脱镁叶绿酸-a[2-(1-hexyloxyethyl)-2-devinylpyropheophorbide-a, HPPH],HPPH是临床使用的第二代光敏剂。将其与磷脂酰胆碱结合,生成卟啉磷脂(PoP),并制备成光敏脂质体,当给予近红外激光照射时,可触发药物的释放,同时也可发挥光动力治疗作用。光热是光敏感触发的常见形式,采用具有光热转换作用的材料(吲哚菁绿,ICG)来制备光热脂质体,可起到光触释药及光热治疗双重作用。

然而,近红外光对人体组织的穿透能力仍十分有限,难以到达深部组织。采用光纤导入光源是具有临床转化潜力的手段,但对于光触发的释放动力学、释放速率的影响因素和膜材选择策略等问题,仍需进一步研究。

四、磁性脂质体

磁性脂质体是指在内水相或磷脂双分子层中包裹亲水性或疏水性磁性纳米材料的脂质体。常用的磁性材料通常由两部分组成:氧化铁核和亲水或疏水表面涂层。氧化铁核通常为单晶状态,由磁铁矿(FeO, Fe_2O_3 或 Fe_3O_4)或者磁赤铁矿(γ-Fe_2O_3)构成。一般采用超顺磁性纳米粒,可赋予磁性脂质体超顺磁性。当载药磁性脂质体通过静脉注射进入机体后,可在外部恒定磁场作用下将磁性脂质体导向靶部位;然后施加交变磁场,在靶部位蓄积的磁性纳米粒可将所吸收的交变磁场的能量转变为热能及产生扰动作用,令脂质体磷脂双分子层的流动性和通透性提高,实现药物的可控释放或热疗效应(图15-13,文末彩图15-13)。包载化疗药的磁性脂质体可改善药物的体内分布并具有磁响应释放药物的能力,所产生的磁热效应还可协同药物作用,具有联合治疗的潜力。

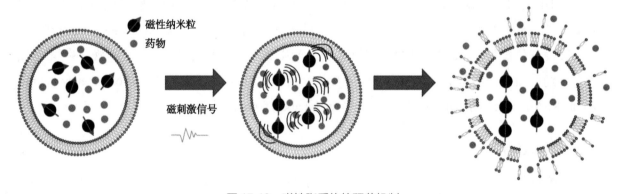

图15-13 磁性脂质体的释药机制

五、超声敏感脂质体

超声敏感脂质体包封有气体,载有氟碳类惰性气体的超声敏感脂质体被广泛用作超声成像的造影剂。超声敏感脂质体还可用于药物输送,包裹药物的超声波敏感脂质体可通过超声介导来实现药物定位释放,使靶组织内有较高的药物浓度(图15-14)。低频声波可以引起空化效应(脂质体内微小气泡(空化核)在超声作用下产生振动、压缩、膨胀、破裂等物理变化),破坏磷脂层,导致药物释放。空化效

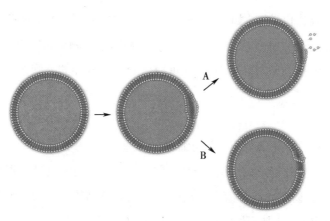

图 15-14　超声刺激导致脂质体膜破裂

应还可应用于溶栓和杀伤靶细胞。高强度聚焦超声还可产生热效应,因此超声敏感脂质体可发挥药物与物理治疗的协同作用。与光相比,超声具有较强的组织穿透性,而且可通过超声聚焦技术实现定点作用。

多种因素可影响脂质体的超声敏感性,如超声波的频率、脂质体的组成和表面修饰等。例如,采用低频率(20kHz)超声处理多柔比星脂质体可促进药物释放;但采用高频率(1MHz)超声处理,多柔比星脂质体在生理盐水和人源血浆中释药速度均变慢,这与低频超声更易引起瞬时空化作用有关。膜材成分会影响脂质体的超声敏感性,采用不饱和磷脂作为膜材会具有更高的超声敏感性,例如,二油酰磷脂酰乙醇胺(DOPE)构成的脂质体超声响应性要优于二硬脂酰基磷脂酰乙醇胺(DSPE)脂质体。脂质体的表面修饰也会显著影响脂质体的超声敏感性。例如,长循环脂质体表面的 PEG 分子可吸收超声能量,使超声能量聚集在脂质体膜附近,促进脂质体中空泡的形成及药物释放。但当加入修饰的 PEG 脂质比例过高时,PEG 脂质可自组装形成胶束,与脂质体共存,超声能量会被 PEG 脂质胶束吸收而减弱。PEG 的链长也会对脂质体的超声敏感性有一定的影响,分子量越大,吸收超声能力就越强,但链长的影响一般要弱于比例的影响。表面活性剂(如吐温或泊洛沙姆)也会产生类似 PEG 的超声能量吸收作用。

六、pH 敏感脂质体

人体正常组织内的生理 pH 在 7.2 左右,而糖代谢异常组织(肿瘤或局部缺血)存在着因乳酸积累而导致酸化的现象(pH 一般为 6.5~7.2)。采用 pH 敏感的磷脂制备的脂质体在低 pH 的病灶环境中时,脂质成分基团发生质子化,促进脂质体发生相转变,增加了膜的流动性和药物释放。与之相比,在正常组织的中性环境中,脂质体膜保持相对完整性,药物不释放或缓慢释放。

常用的 pH 敏感脂质有 DOPE、油酸(oleic acid, OA)、胆固醇琥珀酸单酯(cholesteryl hemisuccinate, CHEMS)、N-棕榈酰同型半胱氨酸(N-palmitoyl hemocysteine, PHC)等,含有 pH 敏感基团,pK_a 一般为 4~5。为了维持 pH 敏感脂质体的血浆稳定性,可添加胆固醇或其衍生物以抵抗血浆蛋白的作用。利用 PEG 表面修饰亦可提高 pH 敏感脂质体的血浆稳定性并延长半衰期,而不影响 pH 敏感性。

另一种构建 pH 敏感脂质体的方法是采用 pH 敏感材料对脂质体进行表面修饰。例如,采用 pH 敏感聚合物聚乙烯丙烯酸(PEAA)修饰脂质体,在中性环境中聚合物链为亲水性,在脂质体表面起到保护层作用,而在酸性条件下,聚合物链转变为疏水性,从而降低脂质体膜的稳定性并促使药物释放。通过改变聚合物的聚合度或共聚物单体种类及比例,可以获得具有不同 pH 范围响应性的聚合物材料。

此外,还可通过 pH 敏感化学键(如腙键)将聚合物 PEG 与脂质体表面其他功能元件(如穿膜肽)进行偶联,构建 pH 触发脱落式 PEG 修饰。在病灶微酸性环境中腙键断裂,PEG 从脂质体表面脱离,暴露出穿膜肽介导细胞递药,而在正常环境中 PEG 可掩蔽穿膜肽介导的入胞作用。

七、酶敏感脂质体

在炎症、感染或癌症等病理条件下,病变细胞的某些特定酶的表达会上调,如基质金属蛋白酶(MMP)和磷脂酶等,可基于此特征设计酶敏感脂质体。设计原理一般是根据病灶内特定酶的水解特性,在脂质体中引入酶的底物序列或者掺入特定脂类。脂质体结构中所含的底物经特定酶切或酶解作用后,改变脂质体的结构及行为,其调控脂质体递药的机制包括:①去除脂质体表面的遮蔽聚合物,增加细胞摄取;②扰乱脂质双分子层结构,促进药物释放;③切除嵌合在脂质体双分子层的脂质多肽或者脂质聚合物,促使其发生相变及脂质体解体;④激活前药结构(图 15-15,文末彩图 15-15)。

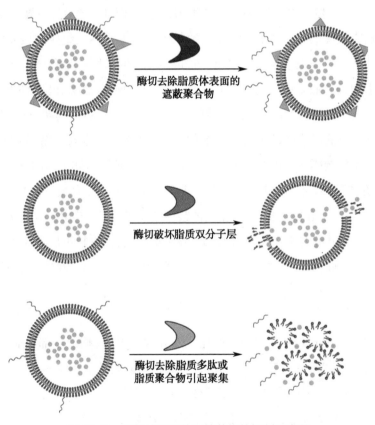

图 15-15　酶敏感脂质体释放药物的机制示意图

MMP 在炎症、心血管疾病和癌症等疾病中过度表达。以 MMP 的底物多肽作为连接臂,将具有遮蔽作用的聚合物(如 PEG)偶联并修饰在脂质体表面,屏蔽脂质体与血浆蛋白和正常细胞的作用。当脂质体到达靶部位时,底物多肽连接臂被 MMP 酶切,使聚合物从脂质体表面脱离,从而暴露脂质体表面的其他功能元件(如穿膜肽),有利于脂质体被靶细胞摄取。

另一个常用的设计是采用发夹(hair-pin)结构,以 MMP 的底物肽分别将聚阳离子多肽(如八聚精氨酸,具有介导穿膜入胞作用)和聚阴离子多肽(如聚谷氨酸)连接形成发夹式(即"U"形)嵌合多肽。将该多肽修饰于脂质体表面,由于聚阴/阳离子多肽的电荷中和作用,令聚阳离子多肽在正常组织中不能发挥穿膜作用。在 MMP 高表达的靶组织中，底物肽被切断。一旦没有底物肽的连接与固定作用，仅凭聚阴/阳离子多肽的弱电荷作用不足以将两者稳定结合。聚阴离子多肽脱离后，聚阳离子多肽暴露在脂质体表面，介导其进入靶细胞内，从而实现 MMP 激活的选择性递药。

还可以将 MMP 可裂解的脂多肽整合到脂质双分子层中，到达靶组织后脂多肽发生酶切，令脂质体膜通透性增加并促进药物释放。例如，脂多肽［硬脂酰 -GPQGIAGQR-（GPO）$_4$GG］可以在脂质体表面形成三螺旋结构，该三螺旋结构含有 MMP 的底物序列。由 30% 该脂多肽和 70% 的 POPC 构成脂质体，在 MMP-9 作用下，以时间和浓度依赖的方式释放药物。

分泌型磷脂酶 A$_2$（secretory phospholipase A$_2$, sPLA$_2$）是一种 Ca^{2+} 依赖的脂酶，在 sn-2- 脂酰基酯位置水解磷脂。sPLA$_2$ 在炎症疾病、动脉粥样硬化和癌症中均呈高表达。sPLA$_2$ 可通过水解磷脂分子来破坏脂质双分子层结构的完整性，促使药物释放。另外，还可以将磷脂中 sn-2 位置的酰基链用亲脂药物取代，构建类脂前体药物，用于制备脂质体。脂质体到达靶组织后，sPLA2 水解类脂前体药物，使得活性药物从脂质体中释放出来。

八、响应性脂质体应用举例

多柔比星热敏脂质体的制备方法详解：

1. 制剂处方

（1）二棕榈酰磷脂酰胆碱（DPPC）：骨架膜材并提供主要酰基链，相变温度为 41.5℃。

（2）1- 肉豆蔻酰基 -2- 硬脂酰基卵磷脂（MSPC）：渗透组分，加入双层膜中可以使脂质体具有更好的热增强渗透性。

（3）mPEG 2000-DSPE：膜添加剂，起稳定脂质体作用。

（4）盐酸多柔比星（doxorubicin hydrochloride）：主药。

2. 制备方法 取 DPPC、MSPC 和 mPEG 2000-DSPE（摩尔比为 86.5∶9.7∶3.8）溶于三氯甲烷和甲醇的混合液（体积比为 4∶1）中，配成 10mg/ml 溶液，倒入圆底烧瓶后旋蒸除去有机试剂。然后按 pH 梯度法制备 DOX 热敏脂质体。

响应性脂质体在药物递送中的应用举例如表 15-11 所示。

表 15-11　响应性脂质体的应用举例

响应类型	肿瘤类型	药物及响应材料	递药应用
温度响应	ME-180 宫颈癌	顺铂	促进药物在肿瘤部位的释放，改善治疗效果
温度响应	小鼠结肠癌	多柔比星、MR 造影剂和荧光染料	诊疗一体，有效控制药物释放，改善治疗效果
温度响应	耐药乳腺癌	多柔比星	抑制耐药肿瘤的生长
温度响应	卵巢癌	多柔比星和吲哚菁绿	促进药物释放和抑制肿瘤生长
光响应	乳腺癌	多柔比星	近红外光有效促进药物释放，并抑制肿瘤生长
光响应	卵巢癌和肺腺癌	多柔比星和金纳米球	近红外光促进药物在肿瘤部位的释放，联合光热和化疗，改善疗效

续表

响应类型	肿瘤类型	药物及响应材料	递药应用
磁响应	胃癌	多西他赛	增加药物在病灶部位的积累,热疗联合化疗改善疗效
磁响应	乳腺癌	多柔比星-穿膜肽偶联物	增强药物的细胞毒性,抑制肿瘤生长
超声响应	小鼠卵巢癌	IL-12 质粒 DNA	激活 CD8$^+$ T 细胞,抑制肿瘤生长
超声响应	前列腺癌	近红外氟铬铝(Ⅲ)酞菁氯四磺酸	增加染料在肿瘤部位的释放和积累
超声响应	转移性小鼠黑色素瘤	多柔比星和荧光染料	实现药物在肿瘤部位的实时可控释放
pH 响应	结直肠癌	多柔比星	酸性条件下快速释药,具有良好的抗癌活性,较低的肝肾毒性
pH 响应	小鼠肾癌	西罗莫司脂化物	改善溶酶体逃逸,靶向线粒体
pH 响应	骨转移乳腺癌	多柔比星	酸性条件下快速释放药物,增加药物在骨转移灶的积累,降低系统毒性
pH 响应	小鼠黑色素瘤	紫杉醇和荧光染料	增强细胞摄取和肿瘤积累,延长动物生存期
pH 响应	结肠癌	紫杉醇和荧光染料	改善溶酶体逃逸,增加细胞毒性和肿瘤抑制效果
pH 响应	表皮样癌	多柔比星	增强细胞摄取和药物释放,抑制肿瘤生长
pH 响应	大鼠胶质瘤	多柔比星	酸性响应释放,延长动物生存期
pH 响应	乳腺癌	多柔比星	抑制肿瘤生长
酶响应	乳腺癌	紫杉醇	酶响应释放,增加细胞毒性和肿瘤抑制作用
酶响应	前列腺癌	siRNA	增加在肿瘤细胞中的累积,引起细胞凋亡,改善肿瘤治疗效果

第五节 靶向性脂质体

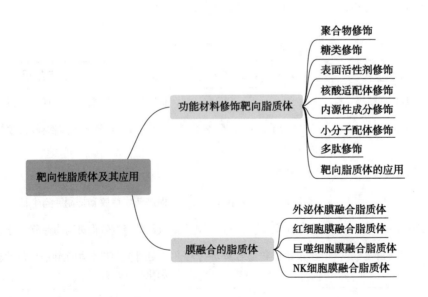

一、概述

靶向脂质体（targeted liposome）具有增效减毒的优点。近年来，数量众多的靶向配体被开发出来，如抗体、多肽、糖类、核酸适配体、小分子配基等，为靶向脂质体的设计提供了丰富的靶向配体。以肿瘤治疗为例，靶向递送的机制主要分成两种：基于长循环和 EPR 效应的被动靶向；通过配体/受体作用或刺激 - 响应性作用的主动靶向。广义上的靶向脂质体可包括所有脂质体类型，与游离药物相比，所采用的脂质体制剂只要能增加药物在肿瘤的分布，都可称为靶向脂质体。本节着重介绍的是功能材料修饰及细胞膜融合脂质体。

二、功能材料修饰靶向脂质体分类及其应用

普通脂质体进入体内会被网状内皮系统快速清除，这是脂质体递药面临的重要生理屏障。应用表面修饰可延长脂质体的体循环时间，有利于通过 EPR 效应在肿瘤部位蓄积，减少在正常组织中的分布（图 15-16，文末彩图 15-16）。一般来说，脂质体的体循环时间越长，肿瘤靶向递药的效率越高。基于 EPR 效应的被动靶向效果与粒子大小、所带电性及膜材种类有关。被动靶向脂质体的粒径通常控制在 200nm 以下，带负电或呈电中性，选用有利于维持脂质体血浆稳定性的膜材及膜调节剂。

为了提高脂质体的靶向效率，可将靶向配体修饰在脂质体表面，利用靶向配体和靶细胞表面特定受体结合来实现特异性递药（图 15-17，文末彩图 15-17）。长循环作用有利于增加脂质体与靶细胞结合的概率。为了合理设计靶向递药系统，须对靶组织和细胞的生物学特性进行深入理解，鉴别它们表面特异性表达的分子标记（受体）并研究其特异性配体。

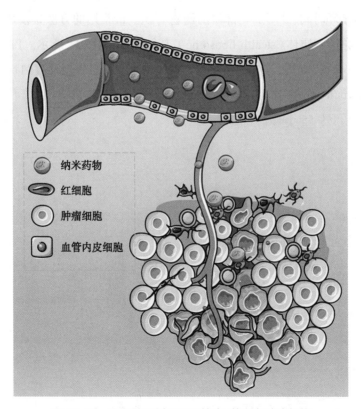

图 15-16　脂质体通过 EPR 效应，蓄积在肿瘤部位

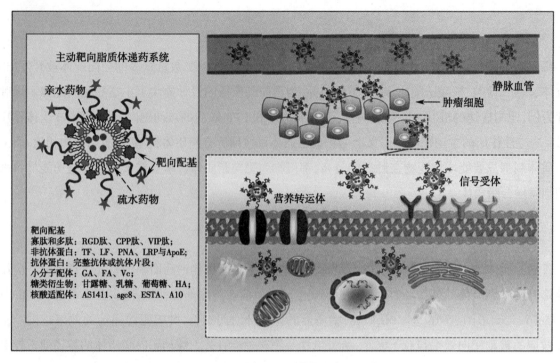

图 15-17　主动靶向脂质体靶向作用示意图

抗体是最常用的脂质体靶向修饰配体（详见免疫脂质体），其他类型的靶向材料修饰脂质体主要有以下几种：

1. 聚合物修饰脂质体

（1）PEG 脂质：传统脂质体会被网状内皮系统捕获而在血循环中被快速清除。通过给脂质体穿上"隐形衣"可延长其体循环时间，并增加靶部位的药物蓄积。最常用的方法是使用 PEG 修饰脂质体，构建长循环脂质体或称隐形脂质体（stealth liposome），其结构如图 15-18 所示。PEG 在脂质体表面形成云状（cloud）或拂状（brush）结构，减少与血浆蛋白（如调理素）的结合及被网状内皮系统的摄取。例如，采用 DSPE-PEG 修饰的多柔比星脂质体与普通脂质体相比，其药 - 时曲线下面积（AUC）增大，在人体内的消除相半衰期可达 55 小时。

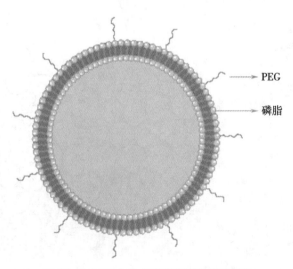

图 15-18　PEG 化"隐形脂质体"示意图

PEG 修饰脂质体的经典制备方法是采用聚乙二醇 - 脂质衍生物（PEG-lipid）作为膜添加剂，摩尔比一般使用 5%~7%。DSPE-PEG 2000 是最常用的 PEG 化磷脂衍生物，分子中聚乙二醇部分的分子量约 2 000Da，其结构式如图 15-19 所示。常用的功能化 PEG 磷脂列举于表 15-12。

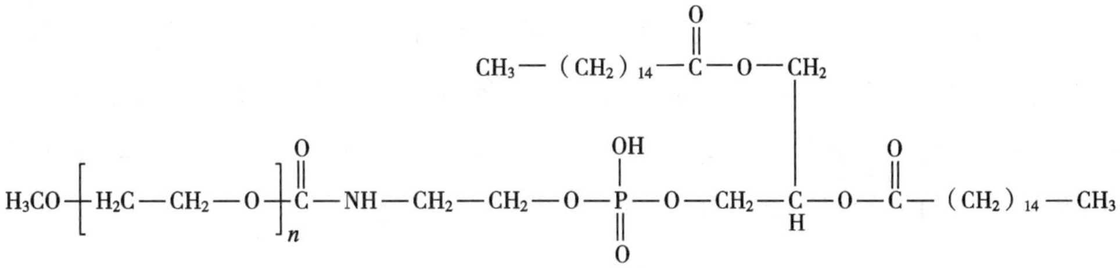

图 15-19　DSPE-PEG 2000 结构式

表 15-12　常用的功能化 PEG- 磷脂

种类	功能衍生物	中文名称
DPPE-PEG	DPPE-MPEG	1, 2- 二棕榈酰 -*SN*- 甘油 -3- 磷酰乙醇胺 - 甲氧基聚乙二醇
DSPE-PEG	DSPE-MPEG	二硬脂酰磷脂酰乙醇胺 - 聚乙二醇
	DSPE-PEG-N$_3$	二硬脂酰磷脂酰乙醇胺 - 叠氮聚乙二醇
	DSPE-PEG-SH	二硬脂酰磷脂酰乙醇胺 - 聚乙二醇 - 巯基交联物
	DSPE-PEG-NH$_2$	二硬脂酰磷脂酰乙醇胺 - 聚乙二醇 - 氨基交联物
	DSPE-PEG-COOH	二硬脂酰磷脂酰乙醇胺 - 聚乙二醇 - 羧基交联物
	DSPE-PEG-OH	二硬脂酰磷脂酰乙醇胺 - 聚乙二醇 - 羟基交联物
	DSPE-PEG-FITC	二硬脂酰磷脂酰乙醇胺 - 聚乙二醇 - 异硫氰酸酯荧光素
	DSPE-PEG-Biotin	二硬脂酰磷脂酰乙醇胺 - 聚乙二醇 - 生物素
	DSPE-PEG-Mal	二硬脂酰磷脂酰乙醇胺 - 聚乙二醇 - 马来酰亚胺
	DSPE-PEG-NHS	二硬脂酰磷脂酰乙酰胺 -*N*- 羟基丁二酰亚胺 - 聚乙二醇

PEG 修饰脂质体在应用时有两个问题值得注意：

1）PEG 的免疫原性：一些 PEG 偶联物可诱导加速血液清除现象（accelerated blood clearance phenomenon），影响药物递送的有效性。这是因为反复注射 PEG 修饰脂质体后，机体对 PEG 产生免疫反应，诱导抗 PEG 抗体的生成，从而加快了脂质体从血液中被清除的速率。

2）PEG 的"困境"（dilemma）：脂质体表面修饰 PEG 在降低血浆蛋白及调理素吸附的同时，亦阻碍了脂质体与靶细胞的相互作用，从而减少了进入靶细胞的药物量。

解决第一个问题需要阐明 PEG 诱导产生免疫原性的机理及开发低免疫原性的 PEG 衍生物。第二个问题可通过响应性可脱落式 PEG（detachable PEG）设计来克服，例如，采用 pH 敏感键或特定酶的底物肽来连接 PEG 与脂质体，在靶部位 pH 敏感键或底物肽断开，令 PEG 从脂质体表面脱离。

（2）聚乙烯醇类：聚乙烯醇（polyvinyl alcohol, PVA）可作为脂质体的膜添加剂，用于提高脂质体的稳定性。在载药脂质体表面修饰 PVA 或含长链烷烃的 PVA-R，可提高脂质体的血浆稳定性及延长半衰期。PVA-R 分子量与脂质体长循环作用密切相关，在一定范围内，PVA-R 分子量越大，脂质体的血浆半衰期越长。

2. **表面活性剂修饰脂质体** 在脂质体表面修饰某些表面活性剂可实现脂质体的长循环及靶向递药。

（1）聚乙二醇1000维生素E琥珀酸酯：聚乙二醇1000维生素E琥珀酸酯（D-α-tocopheryl polyethylene glycol 1000 succinate, TPGS）是维生素E的两亲性衍生物，其化学结构式如图15-20所示。作为脂质体表面修饰分子，TPGS可带来多种功能。例如，TPGS修饰多柔比星脂质体可提高其稳定性，减少药物的泄漏；TPGS修饰吉西他滨脂质体可延长体循环时间；TPGS修饰青蒿琥酯脂质体可提高AUC和延长半衰期，有良好的肝靶向作用。此外，TPGS还具有抑制药物外排转运体（如P-糖蛋白）的作用，提高药物在靶细胞内的蓄积，并克服因药物外排而引起的耐药。

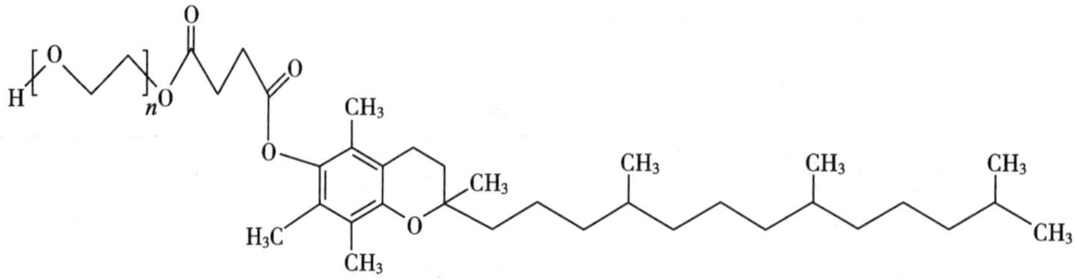

图15-20 TPGS结构式

（2）聚氧乙烯脱水山梨醇单油酸酯（吐温80）：吐温80是一种非离子型表面活性剂。吐温80修饰脂质体时，其疏水链段插入脂膜内，亲水链段朝向水相，可增加药物的包封率、提高脂质体稳定性、延长半衰期及提高靶向性。吐温80修饰脂质体应用于脑部靶向递药，可提高脂质体在脑部的分布。

（3）泊洛沙姆：非离子表面活性剂泊洛沙姆（poloxamer）为聚氧乙烯聚氧丙烯醚三嵌段共聚物，商品名为普朗尼克（pluronic）。泊洛沙姆结构中部为疏水的聚氧丙烯，两端是亲水性聚氧乙烯，具体结

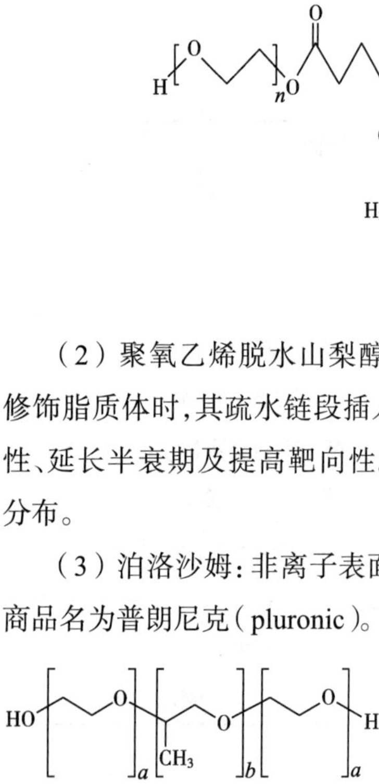

图15-21 泊洛沙姆结构式

构见图15-21。泊洛沙姆常用于脂质体表面修饰，主要有两种作用：①共聚物两端的聚氧乙烯具有类似PEG结构，可以在脂质体表面形成亲水性保护层；②疏水的聚氧丙烯段可增加膜内磷脂的填充密度，增加脂质体的稳定性；③抑制P-糖蛋白介导药物外排的作用。

3. **内源性成分修饰脂质体** 病理细胞会过表达某些受体，可利用这种特性在脂质体表面修饰靶向配体，使药物载体特异性地识别和结合这些受体，实现靶向药物递送。靶向病灶组织高表达的营养转运体是常见的设计思路，采用其内源性配体成分来修饰脂质体，如内源性蛋白包括白蛋白、转铁蛋白、乳铁蛋白、载脂蛋白E等。

（1）血浆白蛋白：白蛋白修饰脂质体可降低脂质体与血浆蛋白结合，白蛋白还可与多种材料联用。例如，白蛋白与PEG联合修饰脂质体，可延长体循环时间，增强治疗效果。此外，白蛋白修饰后还可通过与病理组织或细胞高表达的白蛋白结合蛋白（albumin-binding protein）结合，实现仿生递药。

（2）转铁蛋白：肿瘤细胞代谢旺盛，通常高表达转铁蛋白受体（transferrin receptor, TR）以增加铁元素的摄取。转铁蛋白修饰脂质体可提高药物在肿瘤部位的药物浓度。脑毛细血管内皮细胞中转铁蛋白受体表达较丰富，所以转铁蛋白修饰是实现脑靶向递药的重要方法。常用的修饰方法是将转铁蛋白

偶联于功能化 PEG 末端来修饰脂质体。

（3）乳铁蛋白：乳铁蛋白（lactoferrin）是存在于哺乳动物体内的一种阳离子糖蛋白,在体内参与多种生化过程。无唾液酸糖蛋白受体（asialoglycoprotein receptor, ASGPR）在肝癌细胞表面过度表达,乳铁蛋白与 ASGPR 具有高亲和性,因此乳铁蛋白修饰脂质体可用于肝肿瘤靶向递药。乳铁蛋白还能与低密度脂蛋白受体相关蛋白 1（low density lipoprotein receptor-related protein 1, LRP1）结合。多种肿瘤细胞表面高表达 LRP1,采用乳铁蛋白修饰可提高脂质体靶向肿瘤的效率。LRP1 还高表达于脑血管内皮细胞,乳铁蛋白修饰的脂质体能经受体介导跨越血脑屏障进入脑组织,可作为脑靶向递药载体。

（4）载脂蛋白 E：载脂蛋白 E（apolipoprotein E, ApoE）与脑部脂质转运密切相关,通过与低密度脂蛋白（low density lipoprotein, LDL）受体家族特异性结合将脂质递送至脑内。ApoE 修饰脂质体多采用表面吸附法,将 ApoE 与载药脂质体按一定比例混合（如 ApoE/磷脂摩尔比为 1：10）,可使 ApoE 吸附在脂质体表面。

（5）其他成分：单唾液酸神经节苷脂 1（mono-sialoganglioside 1, GM$_1$）属于含唾液酸的酸性糖脂,由含有亲脂的神经酰胺和一个亲水的唾液酸寡糖基团组成,主要分布在中枢神经组织中。GM$_1$ 在体内清除缓慢,可作为脂质体的膜成分。经 GM$_1$ 修饰的脂质体,其唾液酸残基显著增加脂质膜的稳定性、减少网状内皮系统的捕获和摄取,起到缓释及长循环作用。但 GM$_1$ 的缺点是难以大量提取或合成,价格昂贵。此外,GM$_2$ 与 GM$_3$ 也可用于脂质体的制备。单唾液酸神经节苷脂（GM$_1$/GM$_2$/GM$_3$）的具体结构如图 15-22 所示。

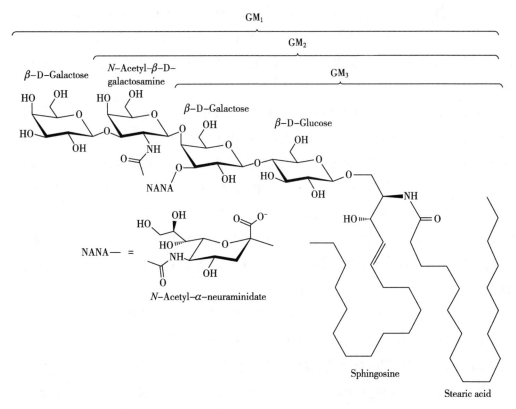

图 15-22　单唾液酸神经节苷脂 GM$_1$/GM$_2$/GM$_3$

4. 寡肽或多肽修饰脂质体　　寡肽或多肽分子作为递药系统的靶向配基,具有分子量较小、生物相容性好、稳定性好、制备简便及免疫原性弱等特点。与抗体修饰相比,由于其体积较小,递药系统可能会更容易进入病灶及病变组织深部。针对某一特定受体的靶向多肽序列常可通过噬菌体展示技术来筛选得到。靶向多肽可通过功能化 PEG 脂质偶联修饰于脂质体表面。在一定范围内,表面修饰密度与脂质体/目标细胞的靶向结合能力呈正相关,但多肽修饰密度亦会显著影响脂质体的血浆半衰期及药物释放,过高密度会影响脂质体的稳定性。因此多肽修饰密度是重要的制备工艺参数。

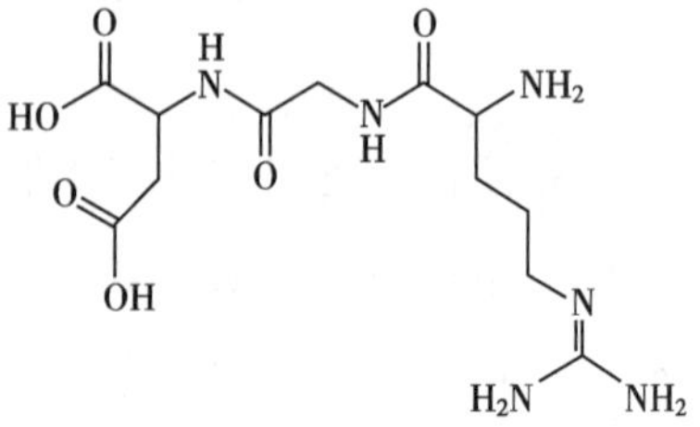

图 15-23　线性 RGD 化学结构式

常用的靶向肽包括:

（1）精氨酸-甘氨酸-天冬氨酸序列:精氨酸-甘氨酸-天冬氨酸序列（arginyl-glycyl-aspatic acid, RGD）是 3 个氨基酸组成的靶向肽,其结构式如图 15-23 所示。RGD 是从细胞外基质蛋白（纤联蛋白, fibronectin）中发现的一段活性序列,它可选择性地识别整合素。由于肿瘤细胞上过表达整合素,RGD 的修饰可增加肿瘤靶向性,提高治疗效果。RGD 线性肽和环肽均可用作靶向配基,环肽具有更好的体内稳定性及更强的受体结合能力。

（2）肿瘤新生血管靶向肽:丙氨酸-脯氨酸-精氨酸-脯氨酸-甘氨酸（Ala-Pro-Arg-Pro-Gly, APRPG）是通过噬菌体展示技术获得的肿瘤新生血管靶向肽。采用 DSPC/胆固醇/DSPE-PEG-APRPG（摩尔比为 10:5:1）制备多柔比星主动靶向脂质体,可富集在肿瘤部位。天冬酰胺酸-精氨酸-甘氨酸（Asn-Gly-Arg, NGR）也具有靶向肿瘤新生血管的作用,可与肿瘤血管内皮细胞高表达的 CD13 特异性结合,利用 NGR 修饰脂质体可靶向肿瘤新生血管递药。

（3）血管活性肠肽:胃肠肽类激素血管活性肠肽（vasoactive intestinal peptide, VIP）是由 28 个氨基酸组成的碱性多肽。VIP 的分泌与肿瘤发展密切相关,多种肿瘤细胞既合成分泌 VIP,又表达 VIP 受体。例如,人乳腺肿瘤细胞的 VIP 受体表达比正常乳腺细胞高 5 倍,VIP 修饰脂质体可提高乳腺癌的治疗效果。

（4）靶向血脑屏障的多肽:构成血脑屏障的脑血管内皮细胞常高表达多种营养转运体及信号受体,可作为介导脑部递药的结合位点。Angiopep-2 是一种由 19 个氨基酸残基组成的多肽,是 LRP-1 受体的配体,LRP-1 在肿瘤血管内皮细胞及胶质瘤细胞表面均有高表达,Angiopep-2 是介导脑肿瘤靶向递药的常用靶向多肽。T7（HAIYPRH）和 T12 肽（THRPPMWSPVWP）是通过噬菌体展示技术筛选的转铁蛋白受体结合肽,可介导靶向脑部肿瘤递药,其优点是 T7 和 T12 与转铁蛋白受体结合的位点不同于内源性转铁蛋白,与内源性转铁蛋白不构成竞争结合。N-乙酰胆碱受体（N-AChR）广泛表达于脑毛细血管内皮细胞,RVG29、CDX 及其逆式异构体 ^{D}CDX 可特异结合 N-AChR,也是常用的介导脑部靶向递药的修饰配体。

（5）其他靶向肽:表皮生长因子肽（GE11）是由 11 个氨基酸组成的 EGFR 靶向肽。GE11 修饰脂质体可靶向 EGFR 高表达的肿瘤细胞,提高脂质体在肿瘤组织的蓄积。SP94 多肽可靶向肝癌细胞,通过与 NHS-PEG 3400-DSPE 偶联,修饰在多柔比星脂质体表面,提高肝癌化疗作用。

细胞穿膜肽（cell-penetrating peptide, CPP）是一类少于 30 个氨基酸、具有很强穿膜能力的肽段,可将大分子物质导入细胞内。其中阳离子型 CPP 最为常用,分人工合成（如聚精氨酸）及天然来源序列

（如 TAT 及低分子量鱼精蛋白 LMWP），精氨酸是其序列的主要组成。传统观点认为基于阳离子 CPP 介导的递药缺乏选择性，但亦有观点认为 CPP 介导肿瘤递药存在着一定靶向性，它可以选择性结合肿瘤细胞高表达的神经纤毛蛋白 -1（neuropilin-1）和黏结蛋白聚糖 4（syndecan4）。与正常细胞相比，肿瘤细胞膜上具有过表达糖胺聚糖（glycosaminoglycan）及较多的阴离子脂质，负电荷密度较高，因此与穿膜肽具有更强的结合能力。

常用多肽修饰靶向脂质体的应用见表 15-13。

表 15-13　多肽修饰靶向脂质体的应用

靶向肽	包载药物	靶细胞
Angiopep-2	紫杉醇	U87-MG，BCECs
Anti-HER2 peptide	多柔比星	BT-474
APRPG	SU1498（酪氨酸激酶抑制剂）	Colon26 NL-17
CPP	CFPE/DID	C26
GRGDS	紫杉醇	SJOV-3，MCF-7
iRGD	多柔比星 / 索拉菲尼	HepG$_2$
LHRH	紫杉醇	H69，A549
NGR	多柔比星、紫杉醇	MDA-MB435，HT1080
SP94	多柔比星	Hep3B，HepG$_2$
SSTR2	多柔比星	BT-474
VIP	放射性核素	MCF-7

注：摘自《生命科学》2016，9：1016。

5. 糖类修饰脂质体　糖类及其衍生物也是脂质体表面修饰的常用配体，可特异性结合靶细胞的糖受体。

（1）甘露糖：甘露糖受体在某些耐药及转移性肿瘤细胞中均有高表达。甘露糖可作为靶向脂质体的修饰配体与脂质偶联，制备甘露糖衍生物来修饰脂质体，如甘露聚糖 - 胆固醇衍生物和甘露糖 -PEG 脂质衍生物。此外，甘露糖受体在某些免疫细胞（如肿瘤相关巨噬细胞及树突细胞）上高表达，因此甘露糖修饰脂质体还可用于免疫细胞靶向递药。

（2）乳糖及其衍生物：肝细胞半乳糖受体（hepatocyte galactose receptor，H-Gal-R）存在于哺乳动物的肝实质细胞膜上，能特异性识别和结合以非还原半乳糖或 N- 乙酰半乳糖为末端的糖蛋白。半乳糖基化脂质体可通过结合肝实质细胞 H-Gal-R 受体，实现肝靶向递送药物。去唾液酸糖蛋白受体 ASGPR 在肝癌细胞中高度表达，可以跟半乳糖和乳铁蛋白等多种配基结合，以半乳糖或 N- 乙酰半乳糖胺（GalNAc）残基修饰脂质体，能够靶向肝癌细胞。

（3）葡萄糖及其衍生物：葡萄糖是脑组织的重要能量来源，葡萄糖转运蛋白（glucose transporter，GLUT）高表达于脑微血管内皮细胞。GLUT1 可介导多种糖类如 2- 脱氧葡萄糖、半乳糖、甘露糖和葡萄糖及其衍生物等穿过血脑屏障。利用葡萄糖及其衍生物修饰脂质体，可被 GLUT1 特异性识别，并介导转运通过血脑屏障，促使药物向脑部递送和蓄积。采用不同链长 PEG 作为连接臂制备葡萄糖 - 胆固醇系列衍生物（CHO-PEG200-GLU，CHO-PEG400-GLU，CHO-PEG1000-GLU，CHO-PEG2000-GLU），葡萄糖修饰脂质体具有较好的脑部递药功能，其中CHO-PEG1000-GLU修饰脂质体的脑靶向效果最佳。

（4）壳聚糖衍生物：水溶性壳聚糖衍生物常用于修饰脂质体，如壳聚糖衍生物羧甲基壳聚糖（carboxymethyl chitin，CMCT）。负电性的CMCT修饰脂质体可增加药物的AUC，起到长循环作用。还可在壳聚糖接枝偶联其他靶向分子（如叶酸、甘露糖等），进一步提高壳聚糖修饰脂质体的靶向递药效率。

（5）透明质酸：透明质酸（hyaluronic acid，HA）是带负电性的天然大分子链状黏多糖，可结合肿瘤细胞表面高表达的CD44受体，常被用作抗癌药物靶向递送的靶向配体。HA修饰脂质体可以降低血浆蛋白的吸附并避免单核巨噬细胞系统捕获，延长体循环时间。

6. 核酸适配体修饰脂质体 核酸适配体（aptamer）是通过核酸文库筛选得到的、能与相应受体高度特异性结合的单链核酸。其结合类似于抗体-抗原作用，因此被称为"化学抗体"。核酸适配体的优势在于其分子量较小、组织穿透能力强、稳定性好、易于合成及修饰。核酸适配体与脂质体一般是通过化学偶联进行修饰，如带有巯基的核酸适配体可与末端含有马来酰亚胺活性基团的PEG脂质衍生物进行化学偶联。

核酸配体修饰脂质体已有较多报道，应用于多种肿瘤类型的治疗药物（表15-14）。

表15-14　核酸适配体修饰的靶向脂质体

结合位点	肿瘤类型	核酸适配体	药物
核仁蛋白（nucleolin）	乳腺癌	AS1411（DNA）	顺铂、多柔比星、钆化合物
前列腺特异性膜抗原（PMSA）	前列腺癌	A10（F-RNA）	多柔比星、^{225}Ac
蛋白酪氨酸激酶（PTK7）	T细胞急性淋巴母细胞白血病	Sgc8（DNA）	荧光素标记葡聚糖
Her-2	乳腺癌	TSA14	多柔比星
CD44	乳腺癌，肺癌	Apt1（F′-Py-RNA）	—
E-Selectin	乳腺癌	ESTA（Thiolated DNA）	吉西他滨
Tenascin-C	脑胶质瘤	GBI-10	钆化合物
VEGF	血管上皮细胞	F′-Py-RNA	
PDGFR	乳腺癌	DNA适配体	多柔比星
运铁蛋白	宫颈癌	C2	siRNA（eGFP）
mTEC	肾癌	AraHH001	—

注：摘自 *Adv Drug Deliv Rev* 2018, 134：122-137

7. 小分子配体修饰脂质体 与大分子靶向配基相比，小分子无免疫原性，稳定性更佳，而且小分子修饰后不会明显增加脂质体的体积，对其稳定性影响较小。小分子配体可通过与功能化PEG脂质衍生物偶联来进行修饰，有利于其充分暴露在脂质体表面，提高小分子配体与靶细胞表面受体的结合效率。

（1）甘草次酸：甘草次酸（glycyrrhetinic acid，GA）是甘草中的活性成分，肝细胞表面具有丰富的GA受体，甘草次酸修饰脂质体可通过GA受体介导进入肝细胞，增强肝靶向性。

（2）叶酸：叶酸（folic acid，FA）又名维生素B_{11}，是叶酸受体（folate receptor，FR）的天然配体，由蝶酸和L-谷氨酸两部分组成，蝶酸是FA与受体结合的活性部分。FR在多种肿瘤细胞中过表达。FA价格低廉且生物相容性好，是常用的靶向脂质体修饰配体。

（3）维生素C：维生素C转运体（如sodium-dependent vitamin C transporter 2，SVCT2）在脑毛细血管内皮细胞表面有高表达，负责维生素C的摄取及转运进入脑部。维生素C可作为脑部递药的靶向配体。维生素C修饰脂质体可经SVCT2介导穿过血脑屏障，在脑组织中蓄积。此外，SVCT2在胶质瘤细胞中有高表达，维生素C修饰脂质体还可以提高脑胶质瘤细胞对药物的摄取。

8. 多功能靶向脂质体 综合不同机制的多重靶向策略已被应用于设计多功能脂质体。例如，将配体介导靶向与肿瘤微环境响应结合，实现组织与细胞水平的双重靶向，或实现定位递药及定点释放，使药物递送更加可控。靶向配体介导可提高脂质体在病灶组织的蓄积并降低药物在正常组织中的分布，响应性设计可令脂质体在特定病理微环境中或外部信号作用下被触发，定点释放包载的药物（详见本章第四节）。

然而，多功能化设计常导致脂质体递药系统结构复杂化，使得制备工艺的工业化及产品的临床转化面临很多挑战。目前上市的脂质体产品仍以普通脂质体及PEG修饰脂质体为主。

9. 靶向脂质体的应用举例

（1）长循环脂质体：盐酸多柔比星是临床常用的蒽环类抗肿瘤药物，具有较明显的全身不良反应，如骨髓抑制、心脏损害等。1995年，美国FDA批准上市的盐酸多柔比星脂质体Doxil®是典型的长循环脂质体，采用了聚乙二醇（mPEG 2000-DSPE）作为膜修饰材料，可延长药物的体内循环时间及降低心脏毒性。其制备采用了pH梯度法。

盐酸多柔比星长循环脂质体的处方组成：盐酸多柔比星浓度2mg/ml（药物包封率>90%），mPEG 2000-DSPE 3.19mg/ml，氢化大豆磷脂9.58mg/ml，胆固醇3.19mg/ml，硫酸铵2mg/ml。制剂溶液为10%葡萄糖-10mmol/L组氨酸，pH 6.5。

制备方法：取适量的氢化大豆磷脂/胆固醇/mPEG 2 000-DSPE（56.3 : 38.4 : 5.3，mol%）溶于有机溶剂（如三氯甲烷/甲醇2 : 1，*V/V*）中，减压蒸发使之形成一层均匀的脂质薄膜。加入硫酸铵缓冲溶液（250mmol/L）进行水化，将制得的脂质体在液氮中冻融5次，再使用脂质体挤出器（100nm孔径聚碳酸酯膜）获得具有平均粒径为100nm的单室脂质体，其内水相平均体积为1.5μl/μmol磷脂。然后采用G-50葡聚糖凝胶色谱，将脂质体的外水相置换为含有0.2mmol/L多柔比星的氯化钠溶液，于25℃下孵育2小时。由于脂质体内外两相水溶液间形成了ΔpH为3.5的梯度差，多柔比星分子跨膜进入酸性内水相并迅速离子化留在脂质体内。完成主动载药后，用G-50葡聚糖凝胶柱除去游离多柔比星，即得内水相最大载药量为134mmol/L的多柔比星脂质体。

（2）转铁蛋白修饰脂质体：转铁蛋白修饰奥沙利铂脂质体可通过靶向肿瘤细胞的转铁蛋白受体，提高化疗药物奥沙利铂作用的选择性。该制剂能够减少铂类药物与血浆蛋白及红细胞的结合，改善化疗耐受性，并提高肿瘤药物累积量。处方组成：DSPC、胆固醇、*N*-戊二酰基磷脂酰乙醇胺（NGPE）、*N*-羟基琥珀酰亚胺-NGPE（NHS-NGPE），MES缓冲液（10mmol/L Mes/150mmol/L NaCl，pH 5.5），转铁蛋白与奥沙利铂适量。

制备方法：采用逆向蒸发法，将处方量的 DSPC、胆固醇、NGPE、NHS-NGPE（50：45：4：1）溶解在有机溶剂中，奥沙利铂溶于 9% 蔗糖溶液（8mg/ml），超声制备油包水乳液，然后旋转蒸发除去有机溶剂，再用 MES 缓冲液水化，制备得到脂质体，并用适当方法（如挤压过膜）控制粒径。在脂质体悬浮液（脂质含量 65mg/ml）中加入适量转铁蛋白溶液（2mg/ml），室温下孵育 3 小时，将所得脂质体经适当纯化可得到转铁蛋白修饰脂质体。

三、膜融合的脂质体及其应用

细胞生物膜与脂质体有类似的结构，两者易发生融合。基于此特征可制备膜融合脂质体，令脂质体表面亦带上生物膜的部分特性，赋予脂质体新功能。几种常见的膜融合脂质体包括：

1. **外泌体膜融合脂质体**   外泌体是指由细胞分泌的脂质双分子层结构小膜泡（40~100nm），包含了核酸和蛋白质等功能物质。外泌体的组成成分与其母细胞有关。外泌体能与特定的细胞发生识别及相互作用，主要包括：①膜融合作用；②通过内吞途径被靶细胞摄取；③结合细胞表面的特定受体。外泌体膜表面具有多种可识别靶细胞的信号分子，可作为靶向材料修饰脂质体，构建外泌体膜融合脂质体。其制备方法是通过采用高压均质、冻融等使脂质体和外泌体质膜发生融合，可得到外泌体膜融合脂质体（图 15-24，文末彩图 15-24）。还可通过基因工程技术改造工具细胞，使其表面及外泌体表达特定蛋白质，然后分离外泌体与脂质体进行融合，从而令外泌体膜融合脂质体表面带有特定蛋白质。

2. **红细胞膜融合脂质体**   红细胞是血液中最丰富的细胞成分，其寿命约为 120 天。成熟红细胞缺乏细胞核和细胞器，可作为仿生递药载体，具有长效作用。红细胞膜与脂质体膜较易融合，通过简便的高压均质或冻融方法，即可制备得到红细胞膜融合脂质体，具有天然红细胞膜和人工脂质膜的优点，应用于递药及治疗。例如，利用红细胞膜成分吸附成孔毒素的作用，红细胞膜融合脂质体可用于治疗细菌感染及中和血液里的细菌毒素。

3. **巨噬细胞膜融合脂质体**   肿瘤相关巨噬细胞对肿瘤生长起着重要促进作用。采用巨噬细胞膜融合的脂质体，可延长体循环时间，还可通过膜功能蛋白介导实现特定的靶向药物递送，如介导归巢至炎症部位或靶向肿瘤组织。巨噬细胞膜融合脂质体可通过巨噬细胞膜 $\alpha 4$ 整合素与肿瘤细胞表面的血管细胞黏附分子 -1（VCAM-1）的相互作用，靶向转移癌细胞，抑制乳腺癌的肺转移。

4. **NK 细胞膜融合脂质体**   自然杀伤细胞（natural killer cell，NK）是机体重要的免疫细胞，能够识别杀伤特定细胞。NK 细胞膜融合脂质体的表面保留了膜相关靶向蛋白，具有较高肿瘤细胞亲和结合力，可用于肿瘤的靶向递药治疗，所携带的 NK 细胞膜蛋白还具有信号传递作用，可实现协同治疗。

膜融合脂质体的研究处于起步阶段，作为药物载体具有诸多优势，是一种充满前景的递药策略，但也存在一些尚待深入研究的问题。

（1）制备工艺：大规模制备细胞膜仍较困难且成本昂贵，制备过程药物易发生渗漏，难以控制包封率及质量均一性。

（2）生理活性：生物膜可能具有复杂的生理活性功能，作为药用材料的安全性还需进一步探讨。

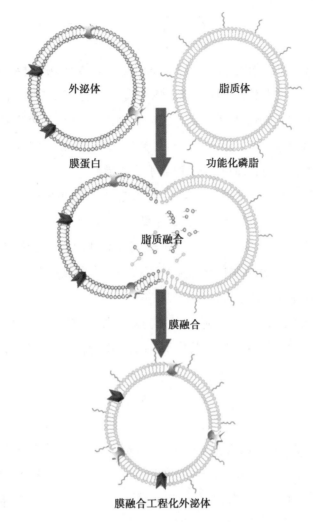

图 15-24　外泌体融合脂质体机制示意图

第六节　其他种类脂质体

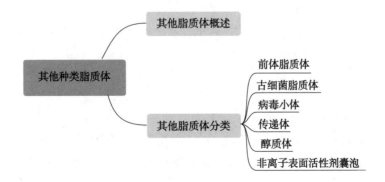

　　脂质体的改良与创新一直是药剂学领域的重要研究方向。脂质体具有缓释、靶向、提高难溶性药物生物利用度等诸多优点,不同疾病治疗的应用对脂质体功能的要求各有不同,因此需要根据递药要求及疾病治疗目的,发展具有特殊功能的新型脂质体。

一、前体脂质体

1. 前体脂质体的概念 前体脂质体（proliposome）与脂质体所用膜材相同，其制备方法是将脂质材料和药物吸附在极细的水溶性载体（如氯化钠、山梨醇等）上，形成可自由流动的分散细末，由于尚未形成脂质双分子层结构，被称为前体脂质体。前体脂质体水化后，载体迅速溶解而脂质自发形成具有正常结构的脂质体。前体脂质体制备工艺简单，利于大规模生产，且稳定性较好，可避免传统脂质体的聚集、融合和药物渗漏等问题，使用过程简单方便，仅需水化或稀释。

2. 前体脂质体的应用 前体脂质体可用于注射、口服、经皮等方式给药。卵磷脂 - 胆酸盐前体脂质体经过水化后，由动物皮下注射给药，可靶向淋巴系统。多柔比星前体脂质体水化后可形成大小均匀的脂质体，经大鼠静脉给药后，可改变药物的体内分布，延长作用时间。以泡腾颗粒为载体的吲哚美辛前体脂质体可用于口服给药。普萘洛尔前体脂质体直接用于鼻黏膜给药，可显著提高其生物利用度。烟碱和左炔诺孕酮固态前体脂质体能增加体外透皮性能。

3. 前体脂质体存在的问题 所形成脂质体的质量难以控制，粒子大小及分布不均匀，包载水溶性药物效果较差。因此需深入研究脂质体材料以及改进前体脂质体的制备工艺，以开发质量及功能更佳的前体脂质体。

二、古细菌脂质体

1. 古细菌脂质体的组成 古细菌脂质体（archaeosome，ARC）是从古细菌细胞膜上提取的一种脂质。古细菌脂质包括二醚脂质和四醚脂质，结构式如图 15-25 所示，其在酸性、高盐、高温及高压等极端条件下仍可保持稳定。ARC 膜由于具有甘油骨架特殊的立体化学结构，可抵抗酶的降解，并且不需要胆固醇作为膜调节剂。

2. 古细菌脂质体的应用

（1）疫苗递送载体：古细菌脂质结构特性可能会具有免疫活性，可作为疫苗递药系统的载体材料。如 ARC 可提高免疫细胞的应答反应，起到促进免疫治疗或保护的作用。

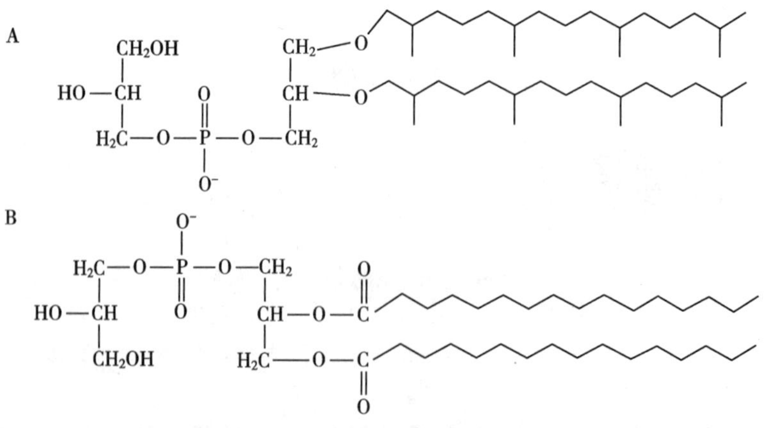

图 15-25　古细菌脂质体与传统脂质体的脂质结构比较
A. ARC 的脂质结构；B. 脂质体的脂质结构。

（2）新型基因药物的载体：古细菌脂类可作为构建阳离子脂质体的组成脂质，通过鼻腔滴注或雾化的给药方式，对体内气道上皮细胞进行基因转染，对肺囊肿性纤维化进行基因治疗。

（3）口服蛋白多肽的载体：ARC 在胃肠道液中稳定，包载胰岛素的 ARC 可显著降低血糖，在口服胰岛素递送方面具有一定潜力。

此外，ARC 还可作为抗肿瘤药物载体等。表 15-15 列举了几种古细菌脂质体剂型的应用。

表 15-15　古细菌脂质体剂型的应用

药物	作用	作用机制	特点
阿仑膦酸钠	抗炎	深层次吸收	药物在表皮中渗透和积累
苯酚	抗氧化	杀死微生物	稳定释放、效果持久
OVA	抗肿瘤	刺激 CD8$^+$T 细胞增殖	调节初级、长期或先天免疫
胰岛素	糖尿病	降低血糖水平	胃肠道稳定
紫杉醇	抗肿瘤	增强微管蛋白聚合	降低毒副作用、提高治疗指数
质粒 DNA	肺病	基因转染	囊性纤维化的定向基因治疗

注：摘自 *Drug Deliv* 2016；23：2497-2512

3. 古细菌脂质体存在的问题　古细菌脂质的结构与磷脂不同，在人体应用的安全性还有待考察。其次，古细菌脂质的来源受限，从古细菌中提取和纯化过程相对复杂、成本较高。

三、病毒小体

1. 病毒小体的组成　病毒小体（virosome）是含有病毒包膜蛋白的单层脂质囊泡，已除去了致病蛋白和病毒核酸，平均粒径为 120~180nm，其结构如图 15-26、文末彩图 15-26 所示。其外壳结构保留病毒的膜融合性，能够与免疫细胞结合，可携带抗原至抗原呈递细胞，因此可作为基因或疫苗的载体。病毒小体主要成分为天然磷脂酰胆碱、抗原、血凝素（hemagglutinin）和神经氨酸酶（neuraminidase）等包膜蛋白。

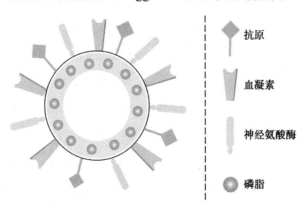

图 15-26　病毒小体的结构

2. 病毒小体的应用

（1）免疫佐剂：病毒小体还可将抗原或药物插入磷脂双分子层或包裹在内腔中，通过病毒抗原蛋白和细胞受体之间的相互作用，输送至特定细胞。抗原呈递细胞对病毒小体的抗原识别和摄取有助于刺激免疫系统应答。病毒小体可诱导细胞毒性和辅助性 T 细胞反应，可作为佐剂引起对特定抗原的免疫应答。首个被批准上市的甲肝疫苗就是由病毒小体制备而成的。病毒小体还可作为质粒 DNA 的递送载体,将编码肿瘤抗原的质粒 DNA 包载于病毒小体中,可诱导抗原特异性细胞毒性 T 淋巴细胞的免疫应答。

(2)靶向给药载体:病毒小体的病毒糖蛋白可与靶细胞上的特定受体结合,起到靶向作用。包载化疗药 DOX 的病毒小体可增强抗肿瘤效果,但其代谢和生物安全性还需进一步深入研究。

四、传递体

1. **传递体的组成** 传递体(transfersome)是具有柔性膜及高度形变能力的双分子层囊泡。主要组成成分包括磷脂、表面活性剂(如胆酸钠)、乙醇或丙二醇。

2. **传递体的性质** 传递体具有高度柔韧性和高渗透性。膜内的表面活性剂可改变磷脂双分子层的机械性能,胆酸分子的柔韧空间结构可降低磷脂膜形变的能量消耗,传递体受到外力挤压时会发生微小的形变(拉长),使之容易通过屏障间隙。例如,经皮给药后,传递体会顺着渗透压移动,通过变形逐渐渗入皮肤内部。传递体可发生多次变形以穿过角质细胞间隙的通道。而普通脂质体柔韧性和变形性能较差,难以通过比自身粒径小的孔隙。

3. **传递体的应用** 传递体在透皮给药方面的应用较广,其高度柔韧性及渗透性可以有效地经皮递送药物,并可作为蛋白多肽类药物的透皮载体。传递体还被应用于肿瘤靶向递药。表 15-16 总结了传递体的一些透皮或局部递药应用。

表 15-16 传递体的应用

药物	应用	结果
18β-甘草次酸	抗皮炎	较传统囊泡的渗透作用提高 5.3 倍
5-氨基乙酰丙酸	光动力疗法	增加包封率、药物滞留时间及稳定性
5-氟尿嘧啶	抗肿瘤	药物持续释放
苯佐卡因	局部麻醉剂	增加载药量
丙酸倍他米松	抗皮肤感染	增加包封率
博来霉素	抗皮肤癌	对人角质细胞有效,室温 7 天稳定
氨苯丁酯	局部麻醉剂	增加包封率和增强透皮性能
辣椒素	—	增加鼠皮肤滞留量
儿茶素	抗氧化	包封率高、粒径小、皮肤渗透性好
溴棕三甲铵	抗组胺剂	对特应性皮炎疗效更好
秋水仙碱	抗痛风	皮肤渗透量较溶液剂高 11 倍,皮肤蓄积高 12.5 倍
姜黄素	抗炎	包封率高、渗透性强
环孢素	免疫抑制	透皮性能强
地塞米松	抗炎	治疗大鼠足肿胀
双氯芬酸钠	抗炎	较传统凝胶剂在皮肤药物浓度提高 10 倍

续表

药物	应用	结果
甘草酸二钾盐	抗炎	包封率高,药物递送效率高
间隙连接蛋白	免疫	透过皮肤的药物量增加
灰黄霉素	抗真菌	抗真菌
肝素	抗血栓形成	包封率高,达到皮肤深处
氢化可的松	抗炎	提高药量 3~5 倍
胰岛素	降血糖	皮下注射后延长药效
伊曲康唑	抗真菌	包封率高、皮肤渗透强
酮洛芬	抗炎	提高皮肤滞留时间
酮替芬	抗炎、肥大细胞稳定剂	增强皮肤渗透
左炔诺孕酮	避孕	提高 8 倍血药浓度
利多卡因	局部麻醉	与经皮注射作用相似
甲氨蝶呤	抗银屑病	较脂质体提高 3~4 倍渗透量
甲硝哒唑	抗滴虫病	增加渗透性
雌二醇	避孕	增加 17 倍渗透量
紫杉醇	抗肿瘤	静脉给药剂量可达 120mg/kg
槲皮素 / 白藜芦醇	减少皮下脂肪	提高包封率
司他夫定	抗病毒	润滑皮肤、避免刺激性
破伤风菌疫苗	疫苗	获得免疫应答效率更好
曲安奈德	抗炎	相同药效下给药量降低 10 倍

注:摘自 *Curr Drug Deli* 2017, 14:613-633

五、醇质体

1. **醇质体的组成**　醇质体(ethosome)是指含较高乙醇浓度(20%~45%)的脂质体。与普通脂质体相比,醇质体主要具有以下优点:①药物包封率高,尤其有利于脂溶性药物的包载;②具有高度变形能力,高含醇量使脂质膜的流动性及柔性增强;③渗透能力强,有利于克服体内递药屏障。醇质体一般应用于透皮给药,其作用机制是醇质体中高浓度乙醇改变了皮肤角质细胞间隙脂质分子的有序排列状态,醇质体的高度可变形能力可令其容易穿过疏松的角质细胞间隙,克服透皮屏障,其作用机制如图 15-27、文末彩图 15-27 所示。在一定范围内醇质体的经皮促透作用与乙醇浓度呈正相关,但乙醇浓度不宜过高,否则会引起醇质体稳定性下降、药物泄漏及皮肤刺激。皮肤附属器(如毛囊、皮脂腺、汗腺)是醇质体的透皮途径之一,因此醇质体可用于治疗毛囊、皮脂腺等部位的局部疾病。

丙二醇和丙三醇是醇质体的膜调节剂,可增加体系稳定性和黏度,从而延长醇质体在皮肤的滞留时间,促进皮肤渗透。醇质体还可与其他技术联合应用,如采用微针技术预处理皮肤,可进一步提高药物经皮吸收率。

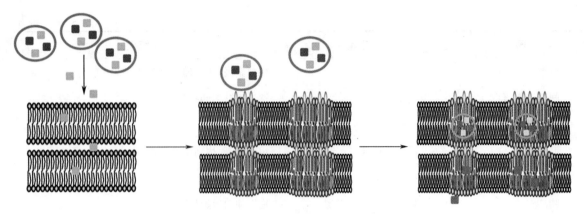

图 15-27　醇质体经皮作用机制

2. 醇质体的应用　醇质体主要用于经皮给药,可用于多种药物的透皮给药。

(1)抗炎药:醋氯芬酸、甘草酸铵、双氯芬酸钾、酮替芬、美洛昔康等。

(2)抗病毒药:阿昔洛韦、英地那韦、拉米夫定等。

(3)抗真菌药:克霉唑、环比酮乙醇胺盐、氟康唑等。

(4)激素类:睾酮、褪黑激素等。

(5)抗生素类:万古霉素、红霉素等。

(6)抗肿瘤药:紫杉醇、5-氟尿嘧啶等。

六、非离子表面活性剂囊泡(类脂质体)

1. 非离子表面活性剂囊泡的组成　非离子表面活性剂囊泡(niosome)的组成成分主要有非离子表面活性剂(例如吐温、司盘)和胆固醇,可形成单层或多层封闭小囊,与脂质体的结构类似,具有双分子层和内水相,又称为类脂质体。可以将亲脂药物包载于膜双分子层内,亲水性药物则包裹于囊泡内水相(图 15-28),制备方法也类似脂质体。非离子表面活性剂是常用的药用辅料,有较好的生物相容性,非离子表面活性剂囊泡具有良好的化学稳定性。通过加入不同的膜添加成分,可改变其表面荷电性及靶向功能。

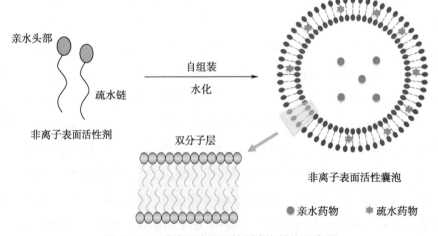

图 15-28　非离子表面活性剂囊泡结构示意图

2. **非离子表面活性剂囊泡的应用**　非离子表面活性剂囊泡在化妆品领域应用较多,在药物递释领域也开展了多方面的研究,如注射、口服、眼部给药及经皮给药等。所包载的药物有抗肿瘤药、激素类、基因及蛋白多肽类药物等。部分非离子表面活性剂囊泡的应用如表 15-17 所示。

表 15-17　非离子表面活性剂囊泡的应用举例

给药途径	包载药物	表面活性剂	应用
口服给药	塞来昔布	司盘 60	控制药物递送和释放
	双醋瑞因	山梨醇单月桂酸酯和泊洛沙姆 184	改善药物溶出
	更昔洛韦	司盘 40 及司盘 60	调节药物释放
	甲氨蝶呤	吐温 80	增加缓释性
	乙型肝炎的质粒 DNA	司盘 60	引发免疫活性
	曲马多	吐温 80 及吐温 40、司盘 80 及司盘 40	提高生物利用度,延长镇痛作用并减少副作用
局部和经皮给药	双氯芬酸二乙胺	吐温 61 或司盘 60	增加药物透过量及经皮吸收,提高抗炎作用
	编码乙型肝炎表面抗原 DNA	司盘 85	引起更高免疫应答
	莫西沙星	司盘 20 及司盘 60,吐温 20、吐温 40、吐温 60 及吐温 80	假塑性流动,增强缓释性和抑菌性
眼部给药	加替沙星	司盘 60	渗透性及保留时间增加
	盐酸纳曲酮	司盘 60	增加润湿性和铺展性,并保护纳曲酮免受光诱导氧化降解
	他克莫司	泊洛沙姆 188	增加生物相容性
	番茄红素	吐温 60	增强视网膜基因传递
肺部给药	两性霉素 B	吐温 80	提高肺部药物水平
	二丙酸倍氯米松	司盘 60	增加药物沉积
肠道给药	阿昔洛韦	司盘 20、司盘 40、司盘 60 及司盘 80	增强稳定性及缓释性,降低全身毒性
	制霉菌素	司盘 40、司盘 60	增加药物释放及缓释性,降低毒副作用
	羟基喜树碱	司盘 60	选择性给药,消除肿瘤
生物活性物质递送	姜黄素	司盘 60、司盘 80 和吐温 20	改变药代动力学,调节靶向
	银杏叶提取物	司盘 80 和吐温 80	改善药物体内吸收
	白藜芦醇	司盘 60 及司盘 80	增强药物靶向能力及吸收

注:摘自 *Eur J Pharm Biopharm* 2019, 144: 18-39

第七节 脂质体的表征技术与实验方法

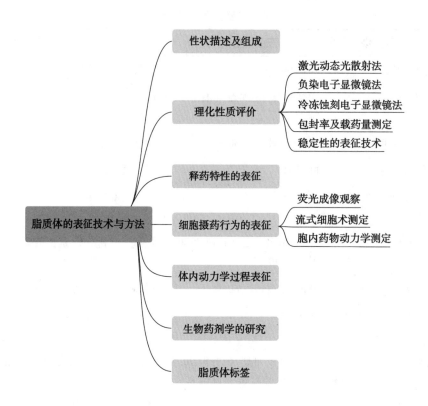

一、概述

美国 FDA 发布的《脂质体药物 CMC、人体药动学和生物等效性研究以及标签管理》行业指南,从脂质体生产、质控、人体药动学与生物利用度及产品标签等方面,进行了规范化要求。该指南为脂质体药物的新药上市申请和简略新药申请提供了指导性参考资料,对于脂质体药物的研究及开发具有很好的借鉴价值。脂质体药物产品开发过程中面临的主要挑战包括关键质量指标的测定和产品开发过程中的质量控制策略。因此,脂质体的研发过程应从脂质辅料的性状和组成、脂质体理化性质、关键质量属性、制备工艺研究、脂质成分控制、脂质体质量标准建立、制剂稳定性等方面进行系统评价。本节根据美国 FDA 脂质体行业指南内容进行简要的编译,并参考了国家药品监督管理局药品审评中心纳米药物相关研究技术指导原则,对脂质体药物的表征技术与实验方法进行介绍。

二、性状描述及组成

应对脂质体的膜材及其他辅料的组成及用量清晰描述,列出脂质体的处方组成,如原料药、膜材、非脂质成分、除脂质体外的其他非活性成分(如缓冲液),还应描述脂质体剂型中每种脂质组分的量。对于液体制剂,美国 FDA 建议采用(原料药毫克数/每毫升制剂)来描述产品的药物质量;对于注射粉针,列明药物总质量即可。还要明确组分范围的选择依据,关键辅料的来源是否影响终产品质量。

三、理化性质评价

脂质体的理化性质直接影响脂质体稳定性、药物体内分布、代谢及治疗效果。脂质体理化性质评价的研究内容见表 15-18。

表 15-18　脂质体理化性质评价内容

物理表征内容	备　注
形貌	有时包括脂膜层数
表面性质	如表面修饰 PEG
净电荷	如以 zeta 电位表征
黏度	表观黏度
包封药物参数	包封率 / 载药量
粒径	如果微粒密度已知,推荐以体积 / 质量平均粒径表征
脂质体相转变温度	组成磷脂的酰基链由晶态向液晶态过渡时的温度
体外药物释放	建立经过验证的体外释放试验分析方法,采用合理的生理性基质及合理的搅拌速度进行脂质体产品体外释放行为研究
药物渗漏率	保存期内从脂质体渗漏的药量
脂质体完整性	考察在盐浓度、pH、温度等发生变化或加入其他辅料时,引起脂质体药物释放、包封或载药、尺寸的改变
脂质体结构	采用光谱或其他分析方法表征

评价脂质体理化性质的主要表征方法及实验技术包括:

1. 激光动态光散射法　激光动态光散射法是最常用的脂质体粒径表征方法,具有快速、准确和获得粒度分布范围的优点。激光具有优良的单一性和方向性,激光遇到粒子发生散射的程度与粒子的尺寸具有密切关系,根据此特性进行粒径及其分布的检测。具体操作是将脂质体混悬液作适当稀释,在激光粒度仪上测定粒度及其分布。粒径分布可采用多分散系数(polydispersity index,PDI)表征。

采用动态光散射技术还可以测量带电粒子淌度,从而间接测量并获得 Zeta 电位参数。Zeta 电位可用来作脂质体稳定性的指示。

2. 纳米颗粒跟踪分析技术(nanoparticle tracking analysis,NTA)　可以对 10~2 000nm 范围内的纳米颗粒的布朗运动进行实时动态跟踪,获得粒径分布及浓度信息,并可单独跟踪视野中各个颗粒的布朗运动轨迹。还可以对纳米粒子进行荧光标记,进行荧光跟踪检测。

3. 负染电子显微镜法　将脂质体滴在有支持膜的铜网上,以磷钨酸、磷钼酸、醋酸铀等溶液负染后,通过电子显微镜观察脂质体微观结构,可对多个样品及观察视野内的脂质体粒径进行测量及统计分析,计算平均粒径和粒度分布。

4. 冷冻蚀刻电子显微镜法　通过"冷冻 - 蚀刻 - 复膜"三个步骤进行成像。首先用冷刀将液氮冷冻标本进行切片制样。水在真空里升华,暴露出断面,然后向断面喷涂一层蒸汽铂和一层碳成膜,再用次氯酸溶液将膜剥落,用溶剂清洗后,置于电镜下观察脂质双分子层断裂面的结构。

5. 包封率及载药量测定　包封率(encapsulation efficiency,EE)是脂质体所包裹药物占投药量的百分率,反映了药物被载体包封的效率以及药物在制备过程中的利用率,是评价脂质体质量的一个重要指标。包封率的计算公式如式（15-1）所示。

$$EE（\%）=脂质体中包封的药物量 / 投药量 \times 100\% \qquad 式（15-1）$$

通过葡聚糖凝胶色谱、超速离心、透析或超滤等方法将游离药物和脂质体分离，测定脂质体内药物含量，计算包封率。

载药量（drug-loading capacity, DL）是指脂质体包封药物量占载药脂质体总质量的百分比。载药量越高，临床使用制剂的量越少。式（15-2）是脂质体的载药量计算公式：

$$DL（\%）=脂质体中药物量 / 载药脂质体总重量 \times 100\% \qquad 式（15-2）$$

磷脂、胆固醇等膜材的种类和比例、脂质体电荷、粒径、药物溶解度，以及制备工艺等因素都会对脂质体的包封率和载药量产生影响（表15-19）。

表15-19　脂质体的包封率和载药量的影响因素

影响因素	举　例
类脂质材料的比例	提高处方中胆固醇的含量，可提高水溶性药物的载药量
脂质体电荷	带电荷的药物被包封在相同电荷的脂质体双分子层中，由于同电相斥致使双层膜间距增大，包封率随之增大
脂质体粒径	脂质体的平均粒径愈大，其膜内空间愈大，所载的药物量就愈多。通常多室脂质体的体积包封率比单室的大
药物的理化性质	极性药物在水中溶解度愈大，在脂质体内水相中的含量愈高。 非极性药物在有机溶剂中溶解度愈大，其包封率愈高。 在水中和有机溶剂中溶解度均小的药物，包封率低

6. 稳定性的表征技术　脂质体的稳定性研究是指脂质体药物的物理稳定性、化学稳定性及微生物稳定性，包括脂质体完整性的评价。研究内容应覆盖储存期、配制阶段和临床使用中的稳定性以及影响因素考察。脂质体稳定性试验应重点关注：①脂质体的粒径分布和完整性变化；②采用强制降解试验对脂质体中脂质成分的稳定性和包封药物的稳定性进行考察，评估潜在的降解反应或其他脂质特有的反应给产品带来的安全风险；③脂质体和包装容器的相容性；配制与使用中与稀释液、注射器、输液袋等的相容性。对于药物和脂质体载体为独立包装的制剂，应对未载药脂质体和药物在各自的包装容器中的稳定性进行考察。

在实验研究中，常用的脂质体物理和化学稳定性研究方法如下：

（1）物理稳定性：脂质体的物理稳定性可以用渗漏率表示，反映脂质体在贮存期间载药量的变化情况。提高脂膜中胆固醇含量可降低膜流动，减小渗漏率。

粒径变化也是常用的表征方法。在贮存期不同时间点取样测定脂质体的粒径，通过其粒径变化率来评价脂质体物理稳定性。

脂质体表面电荷与脂质体的稳定性密切相关，脂质体的胶体稳定性取决于粒子之间的电荷斥力和范德华力的作用，如果脂质体具有较高 Zeta 电位，粒子间的互斥力远远大于范德华力的互吸作用，则有利于维持胶体体系的稳定性。

（2）化学稳定性：脂质体的化学稳定性（如膜材成分的氧化、水解行为）对疗效和安全性有着重要影响。

1）磷脂过氧化评价方法：使用含有不饱和键的磷脂膜材，在脂质体制备、储存及应用中可能发生磷脂氧化而使得脂质体变质。加速自由基反应的因素（如金属离子、辐射、高温、高 pH）会促使磷脂过氧化，磷脂过氧化程度的定量评价指标主要有：不饱和脂肪酸、丙二醛及共轭二烯类氧化产物等成分的含量（表 15-20）。

表 15-20　磷脂过氧化评价方法

方法	原理	判断指标
紫外分光光度法	不饱和脂肪酸的氧化伴随 230~236nm 紫外吸收光谱的变化（紫外吸收 233nm 为共轭二烯的特征吸收，215nm 为参比波长）	磷脂氧化指数（A233/A215）要小于 0.2
TBA（硫代巴比妥酸）反应法	卵磷脂氧化生成的丙二醛与 TBA 生成红棕色的 3,5,5′- 三甲基噁唑 2,4- 二酮（三甲川）	532nm 处有吸收峰，可见分光光度法测定丙二醛的量
气相色谱法	将萃取试样中原有脂肪酸和待测脂质体试样中的磷脂进行甲酯化处理	使用气相色谱法分别定量

磷脂过氧化产生的丙二醛等氧化物会诱发人体细胞损伤、衰老和癌变。例如，卵磷脂中丙二醛含量超过 2.3μg/ml 时，会产生溶血作用。防止磷脂氧化的措施包括充入氮气保护，添加抗氧化剂（如维生素 E、丁基化羟基甲苯等），也可改变脂质体的组成，采用氢化饱和磷脂代替不饱和磷脂。

2）水解稳定性研究：磷脂水解会使制剂的酸值升高，产生溶血卵磷脂，并导致药物泄漏。磷脂水解反应受温度和 pH 的影响，水解速率常数与绝对温度存在半对数线性关系，因此应避免酸性或碱性环境及高温。

四、释药特性的表征

脂质体的体外释药研究通常用于脂质体处方筛选、制备工艺优化、质量控制及评价。应对所建立的体外释放试验分析方法进行验证，采用合适的生理基质（模拟生理基质或人体血浆）以及合理的搅拌速度进行脂质体产品的体外释放行为研究。如果脂质体药物在生理条件下非常稳定，为了加速药物释放，可在非生理介质中进行体外质控药物释放试验。应提供体外质控释放试验与体内药动学特征之间的关系或相关性信息，以作为体外质控释放试验的合理性依据。也可使用细胞培养或动物模型进行试验。

建立稳定可靠的游离药物分离方法是药物体外释放评价中最关键的步骤。所用的分离方法对脂质体的破坏应尽可能小，否则会影响测定的准确性。膜分离法是较为常用的脂质体的体外释药特性评价方法（表 15-21）。

表 15-21　脂质体的体外释放评价方法

膜分离法	优点	不足
透析法	操作简单，经济	须符合漏槽条件，具有膜依赖性
反向透析法	操作简单，经济	透析膜会限制药物释放速度
微透析法	人工操作减少	不适合高分子量的亲脂药物
超滤法	药物释放没有时滞	高速离心处理可能会破坏脂质体

五、细胞摄药行为的表征

将药物高效地递送到病变部位并释药是脂质体临床治疗的优势。当脂质体到达病变组织后,通过胞外释放、胞吞、膜融合等途径将药物释放到细胞间隙、细胞质以及亚细胞器中,从而发挥药效。脂质体的粒径、表面电位及修饰的配基均会影响细胞对脂质体的摄取。

1. **荧光成像观察** 将荧光探针或自身有荧光的药物载入脂质体中,将荧光标记脂质体加入待测细胞中孵育,然后通过荧光显微镜、激光共聚焦显微镜等技术直观、实时观察细胞对脂质体的摄取情况和蓄积情况。为了考察脂质体与细胞的相互作用及内吞入胞机制,还可用不同内吞抑制剂预处理细胞,以分析脂质体的内吞途径,常用的细胞抑制剂如表 15-22 所示。

表 15-22 常用的细胞抑制剂

抑制剂	抑制作用	机制
氯丙嗪	抑制网格蛋白介导内吞	引起网格蛋白晶格在内涵体膜上的组装,并阻止被膜小窝在细胞表面的组装
Dynasore	抑制网格蛋白介导内吞	抑制动力蛋白 1 和抑制动力蛋白 2 的 GTP 酶活性
金雀异黄素	抑制胞膜窖介导内吞	可逆性抑制酪氨酸激酶
β- 环糊精	抑制胞膜窖介导内吞	清除胆固醇
非律平	抑制胞膜窖介导内吞	与膜上的胆固醇结合并形成超微机构聚集与复合
制霉菌素	抑制胞膜窖介导内吞	胆固醇隔离
盐酸阿米洛利	抑制巨胞饮	抑制 Na^+/H^+ 交换,降低膜下 pH
渥曼青霉素	抑制巨胞饮	抑制磷脂酰肌醇 -3 激酶(PI3 激酶)
细胞松弛素 D	抑制巨胞饮	通过与肌动蛋白纤维正端的结合来抑制亚基的聚合和解离
LY294002	抑制巨胞饮	抑制磷脂酰肌醇 -3 激酶(PI3 激酶)
Cariporide(HOE-642)	抑制巨胞饮	抑制 Na^+/H^+ 交换
莫能菌素	抑制内涵体成熟	阻止内涵体酸化
磷酸氯喹	抑制内涵体成熟	一种可以装入内涵体和溶酶体这样酸性囊泡的弱碱,从而抑制内涵体酸化和溶酶体酶活性

注:摘自 *Mater Methods* 2013,3:185。

2. **流式细胞术测定** 方法同上,收集细胞后可用流式细胞仪定量分析细胞摄取荧光标记脂质体的效率。

3. **胞内药物动力学测定** 将载药脂质体与待测细胞共孵育,在不同时间点收集并裂解细胞,测定细胞裂解液里药物的含量,考察细胞对脂质体的摄取动力学过程。此外,为了研究耐药细胞的药物外排作用,可以将载药脂质体与细胞孵育一定时间后,将培养基置换为不含脂质体的新鲜培养基,然后在不同时间点收集细胞,测定胞内药物含量,考察药物在细胞内的驻留过程。

六、体内药物动力学过程的表征

在脂质体研究中,对其体内过程(吸收、分布、代谢、排泄)及体内药物浓度的时量关系的研究是揭示脂质体的体内行为的重要方法。研究脂质体的体内药物动力学过程,既是为制定给药方案提供依据,又是评价脂质体的稳定性及药物递送效率的重要手段。实验动物给药后,在不同时间点取血测定游离药物或总药物的血药浓度,经模型拟合及计算得到体内药动学参数,对脂质体进行评价。

对于脂质体药物的简略新药申请,美国 FDA 建议进行脂质体的药动学和物质平衡研究,并与非脂质体药物临床药理学进行对比研究。

(1)药动学行为和物质平衡研究:药动学研究是制定脂质体给药方案和探索剂量 - 血药浓度 - 效应之间关系的基础。试验方案应以脂质体药物在目标使用人群的预期给药方案为依据,药动学参数应包括药 - 时曲线下面积、峰浓度、达峰时间、消除半衰期、分布容积、总清除率、肾清除率及游离药物或总药物蓄积情况。物质平衡研究应对采集的血、尿及粪便进行同位素放射强度检测,并对原形药物及代谢物进行检测,尤其是要分析研究跟疗效及毒性相关的代谢产物。

(2)与非脂质体药物临床药理对比研究:即使是采用相同给药途径,脂质体与非脂质体药物的处置和消除、主要药动学参数及指标均呈现不同的趋势,应将脂质体药物及相应的非脂质体药物进行比较,以阐明二者在吸收、分布、代谢和排泄方面的差异。

七、生物药剂学的研究

生物药剂学研究应包括药物释放特征、体内 / 体外相关性评价、生物分析方法的验证以及脂质 - 蛋白质相互作用的研究。药物释放特征研究应进行脂质体药物与非脂质体药物释放行为的对比研究,并对二者差异性进行描述。美国 FDA 鼓励建立脂质体药物的体内外相关性研究。在评价脂质体包封药物及游离药物的生物利用度时,应对生物分析方法进行方法学验证研究。脂质体与血浆蛋白的相互作用会影响药物的体内释放和药理学行为,并可能产生"剂量突释"而带来安全性隐患,因此需要进行脂质 - 蛋白质相互作用研究。

八、脂质体标签

美国 FDA 指南要求脂质体药物说明书中应涵盖:联邦食品、药物和化妆品法批准的非专利药品名称。脂质体产品的非专利名应使用专业术语表达,一般形式为[药物]脂质体[剂型]或[药物]PEG 修饰脂质体[剂型],如 Vyxeos 脂质体的非专利名称为 Daunorubicin and Cytarabine Liposome for Injection。剂量和给药部分的内容,要声明不能将该产品代替非脂质体或其他具有相同活性成分的脂质体药物来使用,除非能证明产品之间具有等效性。

九、我国的相关研究技术指南

2021 年我国药审中心发布了三个纳米药物研究技术指导原则(试行),这些文件为脂质体药物研究提供了质量控制、非临床安全评价、非临床药代动力学研究等方面的指导。由于药物从脂质体中释放、药物和脂质体在组织分布 / 细胞摄取等过程存在着复杂的相互作用,对脂质体药物的体内命运的解析可有助于制剂工艺的合理设计与指导合理用药。结合该指导原则中体内过程研究的相关内容作简要概述。

（1）吸收：脂质体药物可应用于静脉、吸入、口服等多种给药途径。注射剂是脂质体药物最常见的剂型，脂质体药物进入体内后，或以其功能单位"载药粒子"的形式存在，或以释放出的游离药物的形式存在。因此分别测定血液中游离型药物、载药脂质体和脂质材料等不同形态成分的浓度，有利于获得体内药物释放动力学及脂质体的解体动力学的相关信息。体内分析应合理选择采样时间点和采样持续时间，以充分反映脂质体在体内的清除过程，尤其是初始分布相（如静脉注射给药<30分钟内）的信息对于评估脂质体药物从血液循环中的消除过程至关重要。聚乙二醇化脂质体药物注射给药可能会诱导抗PEG的免疫反应，需通过多次给药试验来考察是否存在"加速血液清除"现象。

（2）分布：脂质体药物进入体内后的分布取决于脂质体自身的物理化学性质及其表面特性，并受到体液中蛋白结合、血液动力学、生理或病理组织形态等多种因素影响。脂质体药物在体内存在"载药脂质体-游离药物"的动态变化过程，脂质体是药物的运输工具和储库，靶组织/细胞中的游离药物是药效的物质基础，而分布至其他正常组织中的脂质体药物和游离药物是导致不良反应的物质基础。仅测量血浆中脂质体药物或游离药物浓度难以反映靶器官（即作用部位）的真实生物利用度。理想的临床前研究模式应该是分别将脂质体与游离药物从肿瘤组织和细胞样品中分离，对靶器官/靶细胞游离药物动力学的精细表征。因此研究技术指导原则建议进行不同组织中总药物分布研究，对靶器官和潜在毒性器官中的游离型药物和负载型药物分别进行测定，并鼓励在不同组织中进行总粒子分布动力学和释药动力学研究。

（3）代谢：脂质体中的活性药物及其载体材料主要经肝脏和其他组织中的代谢酶代谢。此外，脂质体易被单核巨噬细胞系统吞噬，在溶酶体内降解或代谢。应研究活性药物和脂质体材料的主要代谢途径，并对其代谢产物进行分析。

（4）排泄：从脂质体释放的游离药物可能通过肾小球滤过和肾小管分泌进入尿液而排泄，或通过肝脏以胆汁分泌形式随粪便排泄。应确定给药后活性药物的排泄途径、排泄速率及物质平衡。脂质体的主要成分为磷脂及其他脂类成分，可被人体吸收。鉴于某些表面修饰材料的特殊性（如PEG或其他高分子材料），可根据载体材料的具体情况对其开展排泄研究。

（5）药物相互作用：脂质体药物进入体内后可能会对代谢酶和转运体产生影响。联合用药时，可能发生基于脂质体药物、游离药物、载体材料与其他药物之间的相互作用，建议评估是否存在对代谢酶及转运体的抑制或诱导作用。

第八节　脂质纳米粒

一、概述

脂质纳米粒的主要载体材料是生物可降解的脂质，具有良好的生物相容性和安全性。脂质纳米粒可分为固体脂质纳米粒（solid lipid nanoparticle，SLN）和纳米脂质结构载体（nanostructured lipid carrier, NLC）两类。脂质纳米粒采用固体核取代脂质体的液体芯,具有改善药物控释、降低药物毒性、提高药物稳定性及载药量等优点。固体脂质纳米粒对亲脂性药物有较好的包载能力,纳米脂质结构载体进一步改善了固体脂质纳米粒的载药及释药行为,通过固体和液体脂质混合的方式克服了药物泄漏的问题。

二、固体脂质纳米粒

1. 固体脂质纳米粒的组成及特点 固体脂质纳米粒是采用生物可降解的高熔点天然或合成固体脂质作为骨架材料(如卵磷脂、三酰甘油等),将药物包裹于类脂核中,制成固体脂质纳米给药系统(图15-29,文末彩图15-29)。固体脂质纳米粒注射剂型可提高药物溶解性、靶向性以及药效。固体脂质纳米粒也可用于口服途径给药,利用纳米特性来提高药物的生物利用度,并控制药物从脂质基质中的释放。固体脂质纳米粒包括多种类型,如抗体修饰固体脂质纳米粒、磁性固体脂质纳米粒、pH 敏感固体脂质纳米粒和阳离子固体脂质纳米粒等。固体脂质纳米粒剂型具有高稳定性、药物不易泄漏、生物相容性好、便于大规模生产等优势。

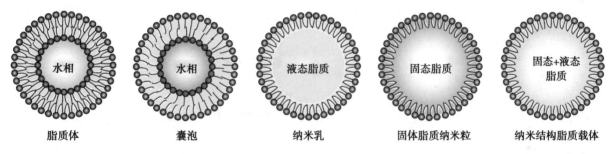

图 15-29 不同脂质纳米载体的结构

2. 固体脂质纳米粒的制备材料 固体脂质纳米粒的制备材料包括脂质和表面活性剂。脂质是构建固体脂质纳米粒的主要结构材料,主要包括脂肪酸类、甘油三酯类、单甘酯类、脂肪醇类、蜡类以及其他材料(如磷脂)。在制备固体脂质纳米粒时,通常使用表面活性剂以降低脂相和水相之间的界面能、增强药物稳定性,可根据需要使用不同类型的表面活性剂,包括非离子型、阴离子型和阳离子型(如DOTAP）等。常用的制备材料如表 15-23 所示。

表 15-23 制备固体脂质纳米粒和纳米脂质结构载体的材料举例

脂质成分	表面活性剂
甘油三酯类	非离子型表面活性剂
三癸酸甘油酯	聚山梨酯 20
甘油三月桂酸酯	聚山梨酯 60
三肉豆蔻酸甘油酯	聚山梨酯 80
三棕榈酸甘油酯	泊洛沙姆 188
三硬脂酸甘油酯	泊洛沙姆 r 407
	泊洛沙姆 182
	四丁酚醛

续表

脂质成分	表面活性剂
脂肪酸类 硬脂肪酸 油酸 棕榈酸 二十二烷酸	阴离子表面活性剂 十二烷基硫酸钠 胆酸钠 羟基乙酸钠
甘油单酯类 单硬脂酸甘油酯 甘油二十二烷酸酯 硬脂酸棕榈酸甘油酯	阳离子表面活性剂 （2,3-二油酰基-丙基）-三甲胺（DOTAP） 十六烷基三丁基溴化胺
混合甘油酯 65%~80% 甘油三酯类 &10%~35% 甘油二酯类 &1%~5% 甘油单酯类 甘油三酯中的甘油二酯占比最多 15%,甘油单酯占比最多 1% 中链甘油三酯辛酸 / 癸酸	两性离子表面活性剂 大豆卵磷脂 蛋黄卵磷脂 磷脂酰胆碱
脂肪醇类 硬脂醇 十六烷醇 月桂醇	助表面活性剂 聚乙烯醇 丁醇 丙二醇 聚乙二醇
蜡类 棕榈酸十六酯 蜂蜡 巴西棕榈蜡	

注:摘自 *Eur J Pharm Biopharm* 2018,133:285-308

3. 固体脂质纳米粒的制备　固体脂质纳米粒常见的制备方式为高压乳匀法、薄膜超声分散法、溶剂乳化法及微乳分散法等。

高压乳匀法(图 15-30)分为高温高压乳匀法和冷却高压乳匀法。这两种方法需将脂质和磷脂等加热至高于脂质熔点 5~10℃的温度,再加入药物溶解或分散在熔化的脂质中。高温高压乳匀技术是将含有药物的脂质熔融液分散在高温的表面活性剂溶液水相中,制成初乳后再采用高压均质器匀化,得到热 O/W 纳米乳液,冷却后脂类结晶,得到固体脂质纳米粒。冷却高压乳匀法的制备过程是将药物分散在熔融脂质后,在干冰或液氮中进行迅速冷却,将含药物的脂质研磨到微米级尺寸,然后将它们和表面活性剂溶液在低于脂质熔点 5~10℃条件下进行高压匀质。此法适用于对温度敏感的化合物,也可避免匀化过程中药物向水相中流失。

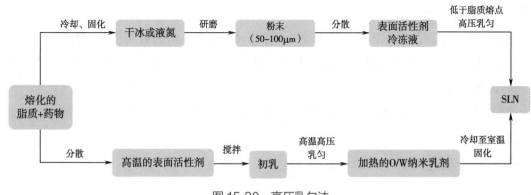

图 15-30　高压乳匀法

微乳法和溶剂乳化法也常用于制备固体脂质纳米粒。微乳法是将微乳加入到水中,使油相沉降从而形成极细的颗粒。溶剂乳化法是将亲脂性材料溶解在有机溶剂(如环己烷)中,然后将有机相加入到含乳化剂的水相中进行乳化,减压除去有机溶剂使脂质在水相中沉淀,得到纳米粒子分散体。与冷却高压乳匀法相比,此法的优势是避免了高温对药物的降解,缺点是需要使用有机溶剂。

4. 固体脂质纳米粒的应用

(1)注射给药:固体脂质纳米粒可包裹难溶性药物,改善药物的分散性。脂质的包裹同时还可以降低药物的刺激性,提高药物的稳定性。

(2)口服给药:固体脂质纳米粒可用冷冻干燥法或喷雾干燥法制成粉末,再加到片剂、胶囊的辅料中制备成丸剂、胶囊剂。对于难溶性或者易被胃酸破坏的药物,制成口服固体脂质纳米粒可以提高生物利用度。

(3)经皮给药:固体脂质纳米粒与皮肤亲和性强,可在皮肤表面形成一层薄膜,增强皮肤的水合作用,使角质层水化疏松,提高药物的透皮吸收,在经皮给药方面有极大的发展前景。

(4)肺部给药:固体脂质纳米粒的粒径较小,肺部给药时,容易被肺部细胞吸收,提高肺部药物浓度。

5. 固体脂质纳米粒的不足　固体脂质纳米粒存在一些局限性:①对亲水性药物包载能力低;②脂质材料易凝胶化,载药量低;③若药物分布在外层,易出现突释现象。

三、纳米脂质载体

1. 纳米脂质载体的概念及特点　纳米脂质载体是在固体脂质纳米粒基础上发展起来的第二代脂质纳米粒,制备材料基本相同。但纳米脂质载体还包括了液态脂质(如液体石蜡、辛酸癸酸三甘油酯、大豆油等),在固态脂质中加入液态脂质可增强制剂的稳定性。与固体脂质纳米粒相比,还具有以下特征:①液态脂质提高了难溶药物的包封率和载药量;②液态脂质可延缓固态脂质的晶型转变,从而减少药物的泄漏,具有缓控释作用。

2. 纳米脂质载体的应用

(1)口服给药:对于水难溶性药物和易被代谢的药物,纳米脂质载体有利于被淋巴系统吸收,避免首过效应,可减缓药物的体内代谢,提高生物利用度。

(2)注射给药:纳米脂质载体有利于延长药物释放及体循环时间。纳米脂质载体表面可通过各种功能修饰,实现靶向递药。

（3）经皮给药:纳米脂质载体可在皮肤上形成黏附性薄膜,具有较好透皮给药性能。如酮洛芬和萘普生脂质纳米粒在皮肤表面的黏附会减少皮肤表面水分蒸发,产生水合效应,促进药物透皮吸收,延长了药物的抗炎作用。

（4）基因转染:纳米脂质载体对所包载的核酸药物具有较好的保护作用,避免药物在到达靶组织或细胞前被降解。

一些常见的载药脂质纳米粒举例如表 15-24。

表 15-24　已有报道的部分脂质纳米药物

类型	抗癌药物	优点
SLN	喜树碱	延长药物释放,防止药物水解,提高肿瘤组织中药物的含量
	紫杉醇	提高生物利用度,使组织中药物浓度提高 2 倍
	N_3-O- 甲基苯氟尿嘧啶	口服生物利用度提高约 2 倍,清除率减少 1.1 倍
	枸橼酸他莫昔芬	提高了口服生物利用度
	甲氨蝶呤	淋巴摄取和脂类处理的跨细胞机制促进了生物利用度的提高
	两性霉素 B	增强局部抗真菌药物的抗真菌活性
	氯喹	增强药物治疗效果,避免口服药物不良反应
	醋酸氟轻松	减少治疗银屑病的不良反应
NLC	米诺地尔	提高皮肤药物输送效率
	依托扑沙（VP16）	对 A549 细胞有极显著的细胞毒性作用,口服生物利用度提高 3.5 倍
	他莫昔芬	生物利用度提高 2.7 倍,半衰期延长 7.1 倍

3. **纳米脂质载体的表面修饰**　为避免药物被网状内皮系统吞噬,同时达到能够增加载药量、延长药物半衰期,并提高药物在病灶部位蓄积的目的,可根据药物的理化性质、作用机制和给药途径,结合生理和病理特征,选择合理的脂质材料进行结构设计及表面修饰。常用脂质纳米粒的表面修饰材料包括聚乙二醇、抗体、靶向多肽、生物黏附材料、非离子表面活性剂、小分子靶向配基等。例如,脱乙酰基水溶壳聚糖修饰纳米脂质载体增加了黏膜黏附能力;聚乙二醇修饰多烯紫杉醇的纳米结构脂质载体,延长了在体内的循环时间并提高对肿瘤细胞的靶向性。

思考和讨论题　　　1. 简述脂质体的处方组成、特点及主要种类。

2. 分析不同种类脂质体作为肿瘤靶向递药应用的优缺点。

3. 简述脂质体作为多肽、蛋白类药物载体的应用前景。

（黄永焯）

参考文献

［1］ ALLEN T M, CULLIS P R. Liposomal drug delivery systems: from concept to clinical applications［J］. Advanced Drug Delivery Reviews, 2013, 65（1）: 36-48.

［2］ ALLEN T M, CHONN A. Large unilamellar liposomes with low uptake into the reticuloendothelial system［J］. FEBS Lett, 1987, 223: 42-46.

［3］ NAG O K, AWASTHI V. Surface engineering of liposomes for stealth behavior［J］. Pharmaceutics, 2013, 5: 542-569.

［4］ KUNZMANN A, ANDERSSON B, THURNHERR T, et al. Toxicology of engineered nanomaterials: focus on biocompatibility, biodistribution and biodegradation［J］. Biochim Biophys Acta, 2011, 1810: 361-373.

［5］ SERCOMBE L, VEERATI T, MOHEIMANI F, et al. Advances and challenges of liposome assisted drug delivery［J］. Front Pharmacol, 2015, 6: 286.

［6］ DANHIER F, FERON O, PREAT V. To exploit the tumor microenvironment: passive and active tumor targeting of nanocarriers for anti-cancer drug delivery［J］. J Control Release, 2010, 148: 135-146.

［7］ TORCHILIN V P. Recent advances with liposomes as pharmaceutical carriers［J］. Nat Rev Drug Discov, 2005, 4: 145-160.

［8］ ABU LILA A S, ISHIDA T. Liposomal delivery systems: design optimization and current applications［J］. Biol Pharm Bull, 2017, 40: 1-10.

［9］ MALAM Y, LOIZIDOU M, SEIFALIAN A M. Liposomes and nanoparticles: nanosized vehicles for drug delivery in cancer［J］. Trends Pharmacol Sci, 2009, 30: 592-599.

［10］ RIDEAU E, DIMOVA R, SCHWILLE P, et al. Liposomes and polymersomes: a comparative review towards cell mimicking［J］. Chem Soc Rev, 2018, 47: 8572-8610.

［11］ HUSSAIN A, SINGH S, SHARMA D, et al. Elastic liposomes as novel carriers: recent advances in drug delivery［J］. Int J Nanomedicine, 2017, 12: 5087-5108.

［12］ MALLICK S, CHOI J S. Liposomes: versatile and biocompatible nanovesicles for efficient biomolecules delivery［J］. J Nanosci Nanotechnol, 2014, 14: 755-765.

［13］ LIU J. Interfacing zwitterionic liposomes with inorganic nanomaterials: surface forces, membrane integrity, and applications［J］. Langmuir, 2016, 32: 4393-4404.

［14］ PERETZ D S, SHAMRAKOV D, VARENIK M, et al. Practical aspects in size and morphology characterization of drug-loaded nano-liposomes［J］. Int J Pharm, 2018, 547: 648-655.

［15］ PANAHI Y, FARSHBAF M, MOHAMMADHOSSEINI M, et al. Recent advances on liposomal nanoparticles: synthesis, characterization and biomedical applications［J］. Artif Cells Nanomed Biotechnol, 2017, 45: 788-799.

［16］ YANG T, CHOI M K, CUI F D, et al. Preparation and evaluation of paclitaxel-loaded PEGylated immunoliposome［J］. J Control Release, 2007, 120: 169-177.

［17］ ZALBA S, CONTRERAS A M, HAERI A, et al. Cetuximab-oxaliplatin-liposomes for epidermal growth factor receptor targeted chemotherapy of colorectal cancer［J］. J Control Release, 2015, 210: 26-38.

［18］ DARAEE H, ETEMADI A, KOUHI M, et al. Application of liposomes in medicine and drug delivery［J］. Artif Cells Nanomed Biotechnol, 2016, 44: 381-391.

［19］ KIM K H, JELOVAC D, ARMSTRONG D K, et al. Phase 1b safety study of farletuzumab, carboplatin and pegylated liposomal doxorubicin in patients with platinum-sensitive epithelial ovarian cancer［J］. Gynecol Oncol, 2016, 140: 210-214.

［20］ YUE P J, HE L, QIU S W, et al. OX26/CTX-conjugated PEGylated liposome as a dual-targeting gene delivery system for brain glioma［J］. Mol Cancer, 2014, 13: 191.

［21］PARK J W, HONG K, KIRPOTIN D B, et al. Anti-HER2 immunoliposomes for targeted therapy of human tumors［J］. Cancer Lett, 1997, 118: 153-160.

［22］GAO J, YU Y, ZHANG Y, et al. EGFR-specific PEGylated immunoliposomes for active siRNA delivery in hepatocellular carcinoma［J］. Biomaterials, 2012, 33: 270-282.

［23］GAGNE J F, DESORMEAUX A, PERRON S, et al. Targeted delivery of indinavir to HIV-1 primary reservoirs with immunoliposomes［J］. Biochim Biophys Acta, 2002, 1558: 198-210.

［24］KHANTASUP K, KOPERMSUB P, CHAICHOUN K, et al. Targeted small interfering RNA-immunoliposomes as a promising therapeutic agent against highly pathogenic Avian Influenza A（H_5N_1）virus infection［J］. Antimicrob Agents Chemother, 2014, 58: 2816-2824.

［25］OLIVEIRA S, SCHIFFELERS R M, VEEKEN V D, et al. Downregulation of EGFR by a novel multivalent nanobody-liposome platform［J］. J Control Release, 2010, 145: 165-175.

［26］TA T, PORTER T M. Thermosensitive liposomes for localized delivery and triggered release of chemotherapy［J］. J Control Release, 2013, 169: 112-125.

［27］LUO D, CARTER K A, RAZI A, et al. Doxorubicin encapsulated in stealth liposomes conferred with light-triggered drug release［J］. Biomaterials, 2016, 75: 193-202.

［28］PODARU G, OGDEN S, BAXTER A, et al. Pulsed magnetic field induced fast drug release from magneto liposomes via ultrasound generation［J］. J Phys Chem B, 2014, 118: 11715-11722.

［29］SCHROEDER A, KOST J, BARENHOLZ Y. Ultrasound, liposomes, and drug delivery: principles for using ultrasound to control the release of drugs from liposomes［J］. Chem Phys Lipids, 2009, 162: 1-16.

［30］ZHU H, CHENG T, ZHENG S, et al. One step synthesis and phase transition of phospholipid-modified Au particles into toluene［J］. Colloids & Surfaces A Physicochemical & Engineering Aspects, 2005, 257: 411-414.

［31］QIU D, AN X. Controllable release from magnetoliposomes by magnetic stimulation and thermal stimulation［J］. Colloids Surf B Biointerfaces, 2013, 104: 326-329.

［32］ELEGBEDE A I, BANERJEE J, HANSON A J, et al. Mechanistic studies of the triggered release of liposomal contents by matrix metalloproteinase-9［J］. J Am Chem Soc, 2008, 130: 10633-10642.

［33］FOULADI F, STEFFEN K J, MALLIK S. Enzyme-Responsive Liposomes for the Delivery of Anticancer Drugs［J］. Bioconjug Chem, 2017, 28: 857-868.

［34］YOU C, WANG M, WU H, et al. Near infrared radiated stimulus-responsive liposomes based on photothermal conversion as drug carriers for co-delivery of CJM126 and cisplatin［J］. Mater Sci Eng C Mater Biol Appl, 2017, 80: 362-370.

［35］CLARES B, BIEDMA-ORTIZ R A, SAEZ-FERNANDEZ E, et al. Nano-engineering of 5-fluorouracil-loaded magnetoliposomes for combined hyperthermia and chemotherapy against colon cancer［J］. Eur J Pharm Biopharm, 2013, 85: 329-338.

［36］ZHU L, KATE P, TORCHILIN V P. Matrix metalloprotease 2-responsive multifunctional liposomal nanocarrier for enhanced tumor targeting［J］. ACS Nano, 2012, 6: 3491-3498.

［37］姜雅萌, 朱妍妍, 赵轶男, 等. 抗肿瘤靶向脂质体的研究进展［J］. 生命科学, 2016: 1016-1624.

［38］施晓琴, 赵继会, 王志东, 等. 醇质体在经皮给药方面的应用［J］. 中国实验方剂学杂志, 2013, 19（12）: 352-355.

［39］RIAZ M K, RIAZ M A, ZHANG X, et al. Surface Functionalization and Targeting Strategies of Liposomes in Solid Tumor Therapy: A Review［J］. Int J Mol Sci, 2018, 19（1）: 195.

［40］SAPRA P, TYAGI P, ALLEN T M. Ligand-targeted liposomes for cancer treatment［J］. Curr Drug Deliv, 2005, 2: 369-381.

［41］NOBLE G T, STEFANICK J F, ASHLEY J D, et al. Ligand-targeted liposome design: challenges and fundamental considerations [J]. Trends Biotechnol, 2014, 32: 32-45.

[42] GARG V, SINGH H, BIMBRAWH S, et al. Ethosomes and transfersomes: principles, perspectives and practices [J]. Curr Drug Deliv, 2017, 14: 613-633.

[43] NOGUEIRA E, GOMES A C, PRETO A, et al. Design of liposomal formulations for cell targeting [J]. Colloids Surf B Biointerfaces, 2015, 136: 514-526.

[44] KAUR G, GARG T, RATH G, et al. Archaeosomes: an excellent carrier for drug and cell delivery [J]. Drug Deliv, 2016, 23: 2497-2512.

[45] PATEL G B, SPROTT G D. Archaeobacterial ether lipid liposomes (archaeosomes) as novel vaccine and drug delivery systems [J]. Crit Rev Biotechnol, 1999, 19: 317-357.

[46] ALSHAER W, HILLAIREAU H, FATTAL E. Aptamer-guided nanomedicines for anticancer drug delivery [J]. Adv Drug Deliv Rev, 2018, 134: 122-137.

[47] SOLOMON D, GUPTA N, MULLA N S, et al. Role of in vitro release methods in liposomal formulation development: challenges and regulatory perspective [J]. Aaps j, 2017, 19: 1669-1681.

[48] BOZZUTO G, MOLINARI A. Liposomes as nanomedical devices [J]. Int J Nanomedicine, 2015, 10: 975-999.

[49] KAPOOR M, LEE S L, TYNER K M. Liposomal drug product development and quality: current us experience and perspective [J]. Aaps j, 2017, 19: 632-641.

[50] JAIN A, JAIN S K. In vitro release kinetics model fitting of liposommes: An insight [J]. Chem Phys Lipids, 2016, 201: 28-40.

[51] MAEDA N, IKEDA K, MATSUMOTO M, et al. Advanced lipid technology [J]. J Liposome Res, 2017, 27: 221-227.

[52] 托尔钦林, 魏西希. 脂质体 [M]. 李平译. 北京: 化学工业出版社, 2006, 312.

[53] 陈桐楷, 李园, 林华庆. 固体脂质纳米粒给药系统新载体的研究进展 [J]. 中国医药导报, 2009, 6(24): 10-12.

[54] ZHUANG C Y, LI N, WANG M, et al. Preparation and characterization of vinpocetine loaded nanostructured lipid carriers (NLC) for improved oral bioavailability [J]. Int J Pharm, 2010, 394: 179-185.

[55] ZHAO X, ZHAO Y, GENG L, et al. Pharmacokinetics and tissue distribution of docetaxel by liquid chromatography-mass spectrometry: evaluation of folate receptor-targeting amphiphilic copolymer modified nanostructured lipid carrier [J]. J Chromatogr B Analyt Technol Biomed Life Sci, 2011, 879: 3721-3727.

[56] KOZIARA J M, LOCKMAN P R, ALLEN D D, et al. Paclitaxel nanoparticles for the potential treatment of brain tumors [J]. J Control Release, 2004, 99: 259-269.

[57] TIAN B, LUO Q, SONG S, et al. Novel surface-modified nanostructured lipid carriers with partially deacetylated water-soluble chitosan for efficient ocular delivery [J]. J Pharm Sci, 2012, 101: 1040-1049.

[58] CHEN C C, TSAI T H, HUANG Z R, et al. Effects of lipophilic emulsifiers on the oral administration of lovastatin from nanostructured lipid carriers: physicochemical characterization and pharmacokinetics [J]. Eur J Pharm Biopharm, 2010, 74: 474-482.

[59] ROSTAMI E, KASHANIAN S, AZANDARYANI A H, et al. Drug targeting using solid lipid nanoparticles [J]. Chem Phys Lipids, 2014, 181: 56-61.

[60] AHMAD J, AMIN S, RAHMAN M, et al. Solid matrix based lipidic nanoparticles in oral cancer chemotherapy: applications and pharmacokinetics [J]. Curr Drug Metab, 2015, 16: 633-644.

[61] DUBEY P K, MISHRA V, JAIN S, et al. Liposomes modified with cyclic RGD peptide for tumor targeting [J]. J Drug Target, 2004, 12: 257-264.

[62] ZARU M, MANCA M L, FADDA A M, et al. Chitosan-coated liposomes for delivery to lungs by nebulisation [J]. Colloids Surf B Biointerfaces 2009, 71: 88-95.

[63] LI N, ZHUANG C, WANG M, et al. Liposome coated with low molecular weight chitosan and its potential use in ocular

drug delivery[J]. Int J Pharm, 2009, 379: 131-138.

[64] GRADAUER K, BARTHELMES J, VONACH C, et al. Liposomes coated with thiolated chitosan enhance oral peptide delivery to rats[J]. J Control Release 2013, 172: 872-878.

[65] TAO J, FEI W, TANG H, et al. Angiopep-2-conjugated "core-shell" hybrid nanovehicles for targeted and pH-triggered delivery of arsenic trioxide into glioma[J]. Mol Pharm, 2019, 16: 786-797.

[66] GENG L, OSUSKY K, KONJETI S, et al. Radiation-guided drug delivery to tumor blood vessels results in improved tumor growth delay[J]. J Control Release, 2004, 99: 369-381.

[67] MA Q, HAN Y, CHEN C, et al. Oral absorption enhancement of probucol by PEGylated G5 PAMAM dendrimer modified nanoliposomes[J]. Mol Pharm, 2015, 12: 665-674.

[68] HE Y W, LI R X, LI H C, et al. Erythroliposomes: integrated hybrid nanovesicles composed of erythrocyte membranes and artificial Lipid membranes for pore-forming toxin clearance[J]. ACS Nano, 2019, 13: 4148-4159.

[69] CAO H, DAN Z, HE X, et al. Liposomes coated with isolated macrophage membrane can target lung metastasis of breast cancer[J]. ACS Nano, 2016, 10: 7738-7748.

[70] SATO Y T, UMEZAKI K, SAWADA S, et al. Engineering hybrid exosomes by membrane fusion with liposomes[J]. Sci Rep, 2016, 6: 21933.

[71] RIAZ M K, RIAZ M A, ZHANG X, et al. Surface functionalization and targeting strategies of liposomes in solid tumor therapy: a review[J]. Intern J Molecular Sci, 2018, 19(1): 195-221.

[72] MADDEN T D, HARRIGAN P R, TAI L C, et al. The accumulation of drugs within large unilamellar vesicles exhibing a proton gradient: a survey[J]. Chem Phys, Lipids 1990, 53(1): 37-46.

[73] CULLIS P R, BALLY M B, MADDEN T D, et al. pH gradients and membrane transport in liposomal systems. Trends Biotechnol. 1991, 9(8): 268-272.

[74] KOYNOV R., CAFFREY M. Phases and phase transitions of the phosphatidylcholines. Biochimica et Biophysica Acta 1998, 1376: 91-145.

[75] O ELOY J, PETRILLI R, NOBORU FATORI TREVIZAN L, et al. Immunoliposomes: A review on functionalization strategies and targets for drug delivery. Colloids Surf B Biointerfaces 2017, 159: 454-467.

[76] GORDILLO-GALEANO A, MORA-HUERTAS C E. Solid lipid nanoparticles and nanostructured lipid carriers: A review emphasizing on particle structure and drug release. Eur J Pharm Biopharm 2018, 133: 285-308.

[77] MIRANDA D, LOVELL J D. Mechanisms of light-induced liposome permeabilization. Bioeng. Transl. Med. 2016, 1(3): 267-276.

第十六章　药用水凝胶

问题导航

1. 水凝胶作为药物载体有何优势?
2. 响应性水凝胶、原位凝胶和纳米凝胶各有何特点和释药特性?
3. 如何对水凝胶进行表征、如何调控以优化水凝胶体系实现药物的缓控释?

水凝胶作为药物载体具有很大的优势。本章在简要介绍水凝胶基本理论的基础上,分别介绍刺激响应性水凝胶、原位凝胶和纳米凝胶三种特殊类型的药用水凝胶,最后介绍水凝胶的表征技术与具体实验操作。

第一节　概　　述

一、水凝胶的定义

水凝胶(hydrogel)是具有网状交联结构的亲水性高分子材料吸水溶胀后形成的半固态物,是亲水性高分子与水的结合体(图 16-1)。可形成水凝胶的高分子链上一般含有大量亲水基团,如—NH$_2$、—COOH、—OH、—CONH$_2$、—CONH—和—SO$_3$H 等及其离子化基团。通过与水分子的分子间氢键、离子间的静电排斥、毛细效应及渗透压等作用,水凝胶可以容纳大量的水,可达到高分子自身干重的20% 至数千倍。水凝胶表面不易黏附细胞和蛋白质,与血液、体液及人体组织相接触时表现出优良的生物相容性。水凝胶因含有大量的水分而显现出柔软特性,与生物体组织类似,作为人体植入物可以减少不良反应。水凝胶良好的吸水性、生物相容性、结构稳定性以及易操作等性能使其在生物医药领域得到广泛应用。

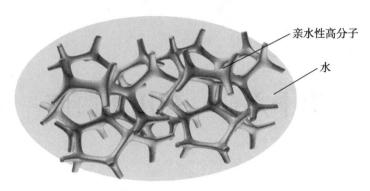

图 16-1　水凝胶三维网络结构

二、水凝胶中的水

水凝胶作为一种三维网络结构的软湿性材料,有较好的形变性,其性质由高分子材料的网络结构与其中的水共同决定。水的存在形式和相对含量决定水凝胶材料的通透性和形变性。水凝胶中的含水量通常用平衡水量(equilibrium water content, EWC)表示:

$$EWC=\frac{W_w}{W_t} \times 100\%$$
　　　　　式(16-1)

式中,W_w 表示水凝胶中水的重量,W_t 表示吸水后的水凝胶总重。

水凝胶中水的存在形式采用核磁共振、热分析、拉曼光谱等方法测定。水凝胶中的水常以三种物理状态存在,与水凝胶多步骤的溶胀行为具有相关性。水凝胶的溶胀行为总体分为以下三个阶段:第一阶段是水分子向水凝胶中的致密高分子网络缓慢扩散,以氢键方式与高分子中大量的极性亲水性基团相结合,形成溶剂化层。该部分水以一级结合水(primary bound water)的形式存在,也称非冻结的结合水(non-freezing bond water, NFB)。在正常结冰温度下该部分水没有明显的相变过程,不会产生结晶放热或熔化吸热过程,聚合物的导电性很少产生急剧变化。第二阶段是溶剂化作用促使高分子网络松弛伸展,水分子以范德华力等微弱的疏水作用在非极性基团周围形成二级结合水(secondary bound water),亦称可冻结的结合水(freezing bond water, FB),其相转变温度和转变焓低于自由水。一级结合水和二级结合水的含量之和即为结合水总含量。第三阶段是在前两阶段产生的渗透压作用下,高分子吸水能力增强而继续吸收水分直至溶胀平衡,形成水凝胶。该部分水仅仅分布在高分子分子链间网络中,可在高分子三维网络中自由扩散,其热力学行为与纯水相似,称为自由水(free water, FW)。

三、水凝胶的溶胀性能及影响因素

高分子溶胀是指高分子样品吸水后体积发生明显膨大的现象,是高分子的重要特性之一。溶胀过程是两种相反趋势的平衡过程,一种趋势是水分子进入高分子网络内部形成水凝胶,导致体积增大;另一种趋势是高分子三维网络伸展导致交联点间的分子链被拉伸,产生弹性回复力促使网络收缩。当两种相反的趋势达到平衡时,体积恒定,即达到溶胀平衡。

水凝胶溶胀性能通常用溶胀比和吸水能力衡量。溶胀比(swelling ratio)是指水凝胶达到溶胀平衡时体积与溶胀前体积之比。水凝胶的吸水能力可以利用 Flory 理论阐明:

$$Q^{5/3}=\left(\left(\frac{i}{2\times V_{u}\times S^{\frac{1}{2}}}\right)^{2}+\frac{\left(\frac{1}{2}-X_{1}\right)}{V_{1}}\right)\div\frac{V_{e}}{V_{0}}\qquad\text{式（16-2）}$$

式中，Q 为吸水倍率，i 为电荷量，V_{u} 为聚合物结构单元体积，i/V_{u} 为高分子的电荷密度，S 为溶剂的离子强度，X_{1} 为水凝胶与水的相互作用参数，V_{1} 为水的摩尔体积，$(1/2-X_{1})/V_{1}$ 为凝胶对水的亲和力，V_{e} 为水凝胶网络结构的有效链结数，V_{0} 为溶胀后水凝胶体积，V_{e}/V_{0} 为交联密度。

根据 Flory 理论，水凝胶的吸水能力主要由以下因素决定：

1. **交联度**　用于表征高分子链的交联程度，与水凝胶吸水能力成反比。通常用交联密度或两个相邻交联点间的数均分子量或每立方厘米交联点的摩尔数表示交联度。

2. **高分子结构**　水凝胶中结合水的量主要依赖于聚合物高分子链中所含极性基团的数量，改变聚合单体的极性会显著影响水凝胶的溶胀行为。含有较多亲水性基团的高分子水凝胶溶胀能力较高，这是由于疏水性基团在水性环境下易收缩，降低水分子与高分子链间的接触，从而影响水凝胶的溶胀能力。

3. **水性介质**　干凝胶发生溶胀时，首先是凝胶中高分子链的亲水基团与水分子进行水合作用，解离出的亲水离子促使水凝胶三维网络内外产生渗透压，为水凝胶继续吸收水分提供动力。当介质中含有盐时，离子的屏蔽作用会缩小水凝胶网络内部与外部溶剂的渗透压差，降低水凝胶的吸水程度。水凝胶在去离子水中的吸水能力高于在 NaCl 溶液中的吸水能力。

4. **引发剂**　引发剂用量影响高分子的分子量大小，在一定程度上改变高分子的吸水溶胀能力。

四、水凝胶的分类

（一）根据水凝胶形成机制

分散在水性介质中的高分子链通过多种机理交联形成水凝胶（图 16-2），分为物理水凝胶和化学水凝胶。物理水凝胶即高分子链通过分子缠结、离子键、氢键和疏水等作用力交联而成。物理水凝胶在适当条件下可转变为溶液，属于可逆型水凝胶。大多数物理交联方法是利用聚合物的固有性质，在一定程度上限制了对水凝胶性质的调控。由共价键交联而成的网状结构称为化学水凝胶或永久型水凝胶，具有较高可控性和较好稳定性。化学水凝胶需要引入化学交联剂和引发剂，在一定程度上影响水凝胶包埋物质的稳定性和生物相容性。

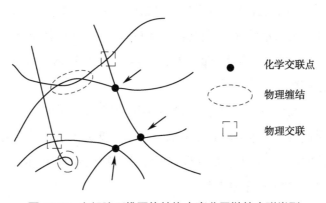

图 16-2　水凝胶三维网络结构中高分子链的交联类型

形成水凝胶的具体交联机制主要有：

1. 氢键作用　分子间氢键作用作为物理交联点形成三维网络结构的水凝胶。典型的氢键作用如碱基互补配对原则——利用碱基配对的作用力交联形成水凝胶。碱基配对过程中无须添加额外的化学物质，形成的水凝胶体系具有良好的生物相容性。

2. 高分子链的缠结　高分子链相互缠结作为物理交联点形成三维网络结构的水凝胶，如藻类多糖和动物蛋白质等天然高分子材料具有温度敏感性，在温度改变时发生溶解度变化，形成聚合物链的缠结。

3. 离子交联　聚电解质与荷相反电荷的多价离子键合形成的离子型水凝胶（ionotropic hydrogel）。海藻酸钠是由 α-L-古罗糖醛酸（G 单元）和 β-D-甘露糖醛酸（M 单元）构成的线性高分子，结构如图 16-3 所示。G 单元组成的 G 链段与二价阳离子 Ca^{2+} 络合产生"蛋盒（egg-box）"结构作为交联点，形成离子包埋型水凝胶（图 16-4）。在海藻酸盐溶液中加入 Ca^{2+} 螯合剂，水凝胶结构会立即被破坏。海藻酸钠与二价阳离子在室温和生理 pH 条件下即可进行交联形成水凝胶，因此海藻酸钠水凝胶常被用作蛋白类药物的递释载体。

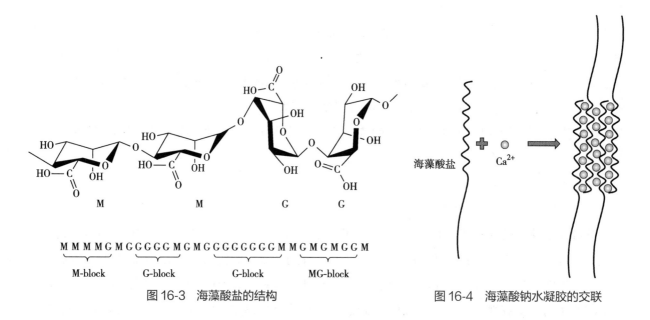

图 16-3　海藻酸盐的结构　　　　图 16-4　海藻酸钠水凝胶的交联

4. 主客体识别作用　主体分子和客体分子以非共价作用交联形成的物理水凝胶。环糊精是由 D-吡喃型葡萄糖单元经 1,4-糖苷键首尾相连而成的环状低聚糖。环糊精的结构类似于空心圆台，通过疏水性内腔与客体分子形成的包合物作为物理交联点，形成水凝胶三维网络结构。环糊精分子外表面分布有大量活泼羟基而呈现亲水性，可进行化学结构的改性或接枝，有利于改善水凝胶的机械强度。

5. 化学交联　高分子链间以化学键交联的形式形成三维网络结构的水凝胶。

（二）根据聚合物的来源

根据制备水凝胶聚合物高分子的来源分为天然水凝胶和合成水凝胶。

多糖类和蛋白质类是制备天然水凝胶常用的高分子。多糖类包括透明质酸、壳聚糖和藻朊酸盐等，蛋白质类包括明胶、胶原蛋白等。天然水凝胶具有良好的生物相容性、可生物降解性等优点，缺点是高分子来源有限，水凝胶的结构和性能不易调控。

制备合成水凝胶的高分子通常有确定的分子结构，改变高分子的分子结构可以调节水凝胶的力学性能、溶胀性能等,有利于满足不同疾病治疗药物的体内递释要求。

（三）根据聚合物的结构

根据高分子结构的不同,水凝胶分为以下三种:

1. 均聚物水凝胶　由均聚物制备形成的水凝胶,如环境响应性的聚乙二醇药用水凝胶。

2. 共聚物水凝胶　由共聚物制备形成的水凝胶,如可生物降解的聚乙二醇 - 聚（ε - 己内酯）- 聚乙二醇三嵌段共聚物药用水凝胶。

3. 互穿聚合物网络（interpenetrating polymer network,IPN）水凝胶　IPN 水凝胶是由两种或两种以上交联高分子链网络互穿在一起不能分离而构成的高分子共混物（图 16-5）。IPN 水凝胶的主要特点是水凝胶中的高分子网络不是通过分子间相互作用或者化学键形成的立体网络,而是通过不同高分子链互穿形成的高分子网络结构。IPN 药用水凝胶的物理性能更加可控,负载药物能力更为有效,调整 IPN 水凝胶网格的大小和表面性质有利于调控药物的释放动力学。

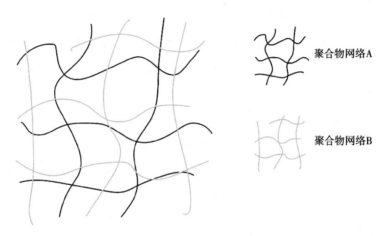

聚合物网络A

聚合物网络B

图 16-5　互穿聚合物网络结构

半互穿聚合物网络（semi-IPN）水凝胶是由线型高分子和交联高分子互穿制备的 IPN 水凝胶,（图 16-6）。semi-IPN 水凝胶因未受到相互贯穿的弹性高分子网络的限制,对环境 pH 和温度变化的响应性更快。以 N, N- 亚甲基双丙烯酰胺作为交联剂,烯丙基氯化铵的共聚物与丙烯酰胺 / 丙烯酸共聚物制备的 semi-IPN 水凝胶同时具有共价键和离子键。共价键维持水凝胶的三维网络结构,而离子键促使水凝胶具有较强的机械性能和可逆的 pH 响应能力。

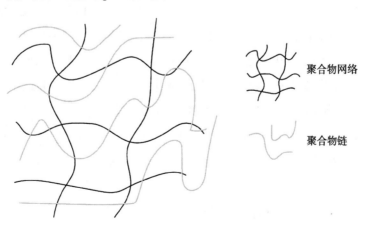

聚合物网络

聚合物链

图 16-6　半互穿聚合物网络结构

（四）根据对外界刺激响应性

根据水凝胶对外界刺激的响应情况可分为传统水凝胶和环境敏感型水凝胶。传统的水凝胶对环境的变化（如温度、pH 等变化）不敏感，而环境敏感型水凝胶自身能感知外界环境（如温度、pH、光、电和压力等）微小的变化或刺激，产生相应的物理性质和化学结构变化。

五、水凝胶的制备

水凝胶的制备方法主要分为物理方法和化学方法两类。

（一）物理方法

1. **自组装** 通过高分子间的电荷、氢键和离子键等非共价键作用力，自发形成三维网络结构的水凝胶。常利用以下两种自组装形式实现水凝胶的制备。

多肽链氨基酸序列之间的静电相互作用和链间疏水作用实现自组装。部分多肽链在生理条件下可自发且有规律地形成稳定的二级结构，并进一步堆叠成纳米纤维，吸水溶胀后形成水凝胶。对于本身不具备自组装性能的多肽体系，可加入包括蛋白质、金属离子和小分子表面活性剂等具有桥接功能的分子，促使水凝胶的形成。典型的多肽类自组装水凝胶是胶原的分级自组装：含有丰富的脯氨酸和羟脯氨酸的胶原分子，通过排列规律的氨基酸交联分级形成胶原基纤维、胶原水凝胶等复杂结构，多应用于仿生超分子自组装形成的多肽或蛋白质水凝胶。

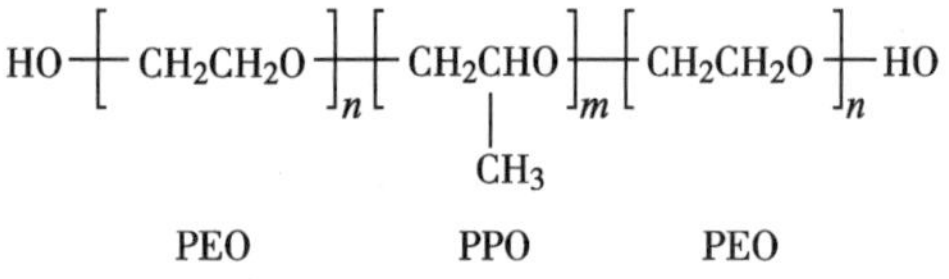

$$HO-\left[CH_2CH_2O\right]_n-\left[\underset{\underset{CH_3}{|}}{CH_2CHO}\right]_m-\left[CH_2CH_2O\right]_n-HO$$

PEO　　　　PPO　　　　PEO

图 16-7　三嵌段共聚物泊洛沙姆的分子结构

两亲性嵌段共聚物通过疏水相互作用自组装形成水凝胶，如聚氧乙烯（polyethylene oxide，PEO）与聚氧丙烯（polypropylene oxide，PPO）三嵌段共聚物泊洛沙姆水凝胶（PEO-PPO-PEO，图 16-7）。由于聚氧乙烯和聚氧丙烯理化性质的差异，泊洛沙姆具有独特的胶束化性质和凝胶化行为：在临界胶束浓度时，疏水性的聚氧丙烯链段相互靠拢形成疏水性内核，亲水性的聚氧乙烯与水结合后缠绕包围在疏水内核的外部，形成胶束结构；随着高分子浓度的增大，胶束的数量足够多且尺寸足够大时，胶束化的泊洛沙姆分子间进一步缠结、堆砌，产生胶凝作用形成具有三维网络结构的水凝胶。

2. **冷冻-解冻法** 利用相分离技术，在冷冻-解冻过程中使高分子侧链中的羟基、羧基等活泼基团形成局部微晶区作为物理交联点，由此而得到三维网络结构的水凝胶。以聚乙烯醇水凝胶为例：聚乙烯醇溶解在水或水-有机混合溶剂中，通过 −40~−10℃ 的冷冻过程，聚乙烯醇分子会结晶聚集在一起形成有序的微晶，分子间以范德华力和氢键等作用力相互缠结，分子运动被冻结而停止；在室温下解冻时，其分子间紧密接连的有序结晶微区并未完全分开而是缠结在一起，形成以氢键结晶微区为物理交联点的水凝胶。冷冻-解冻的循环次数影响水凝胶的溶胀性及力学性能。随着循环次数的增多，物理交联点也随之增加，水凝胶的三维网络结构越紧密。冷冻-解冻循环过程促进高分子链间的运动并使其重新排列，分子链之间产生彼此折叠而形成半结晶或结晶状态的水凝胶，不需要添加化学试剂，在水中具有较高的溶胀性。

3. **加热法** 常用于制备温度响应性水凝胶。

（二）化学方法

化学法制备水凝胶是一种非自发过程，需要通过交联剂或辐射能量引发化学反应，包括交联聚合法和载体接枝共聚法。

1. **交联聚合法** 常用的单体包括丙烯酸类、丙烯酸酯类、丙烯酰胺类和乙烯基类等，如表 16-1 所示。根据引发体系的不同，主要分为化学引发法、光引发法和辐射引发法。

表 16-1 制备水凝胶常用的单体与交联剂

名 称	英文名称与缩写
单体	
丙烯酸	acrylic acid, AA
甲基丙烯酸	methacrylic acid, MAA
甲基丙烯酸乙酯	ethyl methacrylate, EMA
甲基丙烯酸羟乙酯	hydroxyethyl methacrylate, HEMA
甲基丙烯酸羟丙酯	hydroxypropyl methacrylate, HPMA
N- 乙烯基吡咯烷酮	N-vinyl-2-pyrrolidone, NVP
N- 异丙基丙烯酰胺	N-isopropyl AAm, NIPAmm
乙酸乙烯酯	vinyl acetate, VAc
聚乙二醇丙烯酸酯	PEG acrylate, PEGA
聚乙二醇甲基丙烯酸酯	PEG methacrylate, PEGMA
聚乙二醇双丙烯酸酯	PEG diacrylate, PEGDA
聚乙二醇双甲基丙烯酸酯	PEG dimethacrylate, PEGDMA
交联剂	
二乙烯砜	divinyl sulfone, DVS
N, N- 亚甲基双丙烯酰胺	N, N-methylene-bis-acrylamide, BIS
二甲基丙烯酸四乙二醇酯	tetraethylene glycol dimethacrylate, TEGDMA

（1）化学引发法：利用引发剂分解产生自由基引发单体的链式聚合反应。常用的引发剂包括偶氮类引发剂和氧化还原类引发剂。偶氮类引发剂是一类含有氮 - 氮双键的引发剂，结构通式为 R—N≡N—R。利用 R—N 在加热下易断裂形成自由基的性质，偶氮类化合物常用作热化学引发聚合反应的引发剂。氧化还原类引发剂是一种利用特定的氧化 - 还原反应产生自由基的引发剂，常用的氧化剂包括过硫酸铵、过硫酸钾等，常用的还原剂有四甲基乙二胺、亚铁盐等。

（2）光引发法：一种是单体或聚合物本身含有光敏基团，在紫外或者可见光照射下发生交联反应形成三维网络的水凝胶，如肉桂酸酯结构发生环化二聚结构形成水凝胶；另一种是光引发剂在紫外光区或可见光区吸收能量后产生自由基，进而引发单体聚合。光引发法能够在相对温和的条件下引发水凝胶的快速形成，聚合过程中释放的能量较低，适用于原位凝胶的制备。

（3）辐射引发法：以电子束、γ 射线等高能辐射作为水溶性高分子材料形成水凝胶的引发机制，无须引入交联剂和引发剂，反应条件温和，常用作多肽类药物水凝胶的制备。

2. 载体接枝共聚法 在载体材料的表面通过共价键连接单体，通过化学引发或辐射引发的作用下在材料表面产生自由基，进一步发生交联聚合形成水凝胶。载体材料常用纤维素、淀粉等天然高分子或其衍生物。

六、水凝胶的应用

水凝胶的宏观尺寸和形状由高分子与水分子间相互作用力控制，通过调节水凝胶基质中交联剂的浓度、溶胀度与降解速率等因素，可以有效调控凝胶空隙的大小和药物的释放速率。水凝胶的空隙结构和水分有利于负载药物，吸收的大量水分充斥于高分子网络之中，可以较大程度舒展交联的高分子链，降低对机体组织的刺激性，使水凝胶具有良好的生物相容性。

（一）延长药物滞留时间

利用水凝胶与组织黏膜间的黏附作用，延长药物在体内的滞留时间，提高药物的治疗效果。用羟丙甲纤维素和卡波姆 934 制备的双氯芬酸钠水凝胶，生物黏附时间长达 5~6 小时，具有良好的药物缓释能力。以两亲性高分子抗坏血酸棕榈酸酯制备的地塞米松水凝胶，利用凝胶表面的负电荷与结肠黏膜炎症部位蛋白的正电荷产生的静电相互作用，靶向炎症组织或溃疡部位，并在该部位保持一周稳定的药物释放，克服了传统灌肠剂需频繁给药的不足。

水凝胶滴入眼部，眨眼带来的持续剪切力使水凝胶中的药物持续而缓慢释放。基于主客体相互作用的超分子水凝胶，外力的作用能够破坏其三维网络结构，促使凝胶流动，而外力撤去后又可恢复到起始状态。将甲氧基聚乙二醇-聚 ε-己内酯胶束与 α-环糊精水溶液等体积混合，利用主客体分子间的相互作用，制备用于眼部递送的双氯酚酸超分子水凝胶，明显延长药物在角膜前的滞留时间并增加药物的角膜渗透性，有效提高局部给药后的生物利用度。

（二）控制药物释放部位

环境响应性水凝胶可以有效控制药物在特定部位的释放。以聚乙二醇接枝的聚甲基丙烯酸（polymethylacrylic acid, pMAA）作为基质材料制备胰岛素水凝胶，利用 MAA 的羧基侧链以及 PEG 上的醚原子与质子相互络合作用形成络合物，在酸性介质中溶胀而不溶解，有效降低胃酸对胰岛素的破坏作用；在弱碱性的环境中，羧基基团电离且络合作用被破坏，水凝胶孔径变大，胰岛素在特定部位（小肠）快速释放。

（三）控制药物释放速度

水凝胶微针是一种新型的经皮给药剂型。微针应用于皮肤表面后，皮肤角质层完整性受到破坏，形成供药物进入皮肤的微米级孔道，有效提高药物透过皮肤屏障的渗透性，同时不伤及真皮层内的神经和血管，改善患者的服药依从性。通过调节水凝胶高分子的交联程度，改善微针的机械强度，有利于在刺穿皮肤角质层的同时，较好地控制药物的释放过程。水凝胶微针刺入皮肤后保留了水凝胶溶胀而不溶解的特性，使用后能从皮肤完整地取出而无基质残留，与普通的无机微针相比具有更好的生物相容性与安全性。

第二节　刺激响应性水凝胶

刺激响应性水凝胶（stimuli-responsive hydrogel）又称为环境敏感型水凝胶或智能水凝胶（smart hydrogel），是自身能感知外界环境（如温度、pH、光、电和压力等）微小的变化或刺激，产生相应的物理性质和化学结构变化的一类高分子水凝胶，在药物缓控释方面具有广阔的应用前景。

一、温度敏感型水凝胶

（一）温度敏感型水凝胶的性质

温度敏感型水凝胶是各种环境敏感高分子体系中研究较为广泛的一类药用水凝胶。温度敏感型水凝胶随环境温度的变化发生可逆性的体积变化，体积发生变化的临界转变温度称为最低临界共溶温度（lower critical solution temperature, LCST）。温度敏感型的高分子材料通常含有疏水性基团，如甲基、乙基和丙基等基团。聚 N- 异丙基丙烯酰胺［poly（N-isopropylacrylamide），PNIPAAm］是一种应用最为广泛的热敏水凝胶药用材料，常将其与甲基丙烯酸丁酯（butyl methacrylate，BMA）等单体共聚用以调整高分子的最低临界共溶温度。表 16-2 列举了制备温度敏感型水凝胶常用的高分子及其胶凝性质。

根据温度敏感型水凝胶对温度变化的响应不同，将其分为两类：一类是水凝胶的水溶性与环境温度升高成反比关系，即温度高于 LCST 时水凝胶呈收缩状态，而温度低于 LCST 时呈溶胀状态，称为高温收缩型；另一种与之相反，在温度低于 LCST 时水凝胶呈收缩状态，称为低温收缩型。

表 16-2　常用的温度敏感型水凝胶高分子和胶凝性质

名称	缩写	凝胶化机制	凝胶化浓度 /wt %	LCST/℃
胶质	—	由线型结构转变为三螺旋结构	~3	<30
木葡聚糖	—	三维膜网络结构	1~3	22~27
壳聚糖及其多元醇	—	疏水作用	~2	~37
甲基纤维素	MC	疏水作用	1~10	40~50
聚（N- 异丙基丙烯酰胺 -co- 丙烯酸）	PNIPAAm-co-AA	疏水作用，由线型结构转变为小球体结构	0.25~5	30~35
聚（N- 异丙基丙烯酰胺 -co- 聚氧乙烯）	PNIPAAm-co-PEO	疏水作用，由线型结构转变为小球体结构	20	~37
聚氧乙烯 - 聚氧丙烯醚嵌段共聚物	PEO/PPO/PEO	胶束有序堆积	>18	15~30
聚氧乙烯 - 聚乳酸 - 羟基乙酸嵌段共聚物	PEO/PLGA/PEO	胶束有序堆积	>16	30~35

PNIPAAm 的高分子链中既有疏水基团又有亲水基团,制得的水凝胶为高温收缩型。当温度较低时,亲水基团与水之间的氢键作用占主导,在水中呈良好的水化状态,即高分子的分子链呈现伸展状态,水分子分散于网络结构中;随着温度的升高,氢键的作用力减弱,疏水基团的相互作用力增强,促使高分子链间作用力增强、网络结构收缩、水分子被挤出,凝胶呈现脱水状态。通常高分子链中含有的疏水基团越多,LCST 越低。疏水基团和亲水基团的比例以及不同单体聚合均影响高分子材料的 LCST。例如,与亲水性共聚单体(如丙烯酰胺)聚合可以升高共聚物的 LCST,与疏水性共聚单体聚合则降低 LCST。聚(N, N- 二甲基丙烯酰胺)[poly(N, N-dimethyl acrylamide),PDMAAm]和聚丙烯酸(polyacrylic acid, PAAc)形成的 IPN 是一种低温收缩型水凝胶,当温度低于 LCST 时,PDMAAm 网络内部形成氢键,促使水凝胶收缩,体积减小。

高分子链通过氢键或范德华力交联后随温度的变化产生溶胶 - 凝胶相变的水凝胶,称为热可逆凝胶(thermo-reversible gel)。热可逆凝胶在温度较高时呈凝胶状态,温度较低时则呈溶胶状态。如 PEO 和 PPO 组成的嵌段共聚物是热可逆性水凝胶的典型高分子材料,其中疏水嵌段 PPO 可以由其他的疏水性高分子代替。例如,在高分子链中引入具有生物降解性的聚乳酸(polylactic acid, PLA),形成的水凝胶具有生物可降解性的特点。

（二）温度敏感型水凝胶的应用

高温收缩型热敏水凝胶常用作药物缓控释递送载体,药物的释放对外界温度的变化具有开 - 关响应。高温收缩型热敏水凝胶的释药模型包括溶胀 / 收缩型、壳式开关型与水凝胶阀型。

1. 溶胀 / 收缩型　利用温度敏感型水凝胶在不同温度下发生收缩或溶胀状态的改变,实现温度调控药物的释放过程,主要有溶胀型与收缩型两种释药形式。溶胀型药物释放是随着温度敏感型水凝胶的溶胀,高分子网络之间的空隙变大,增加药物向外扩散的速度和程度,反之高分子骨架的收缩减缓药物的释放。收缩型药物释放是借助水凝胶高分子三维网络结构的快速收缩控制药物释放,在低温环境下将高分子材料放入药物溶液中溶胀,形成吸附有药物的溶胀水凝胶,当温度高于 LCST 时,水凝胶发生收缩并挤压出体系中的药物溶液(图 16-8)。

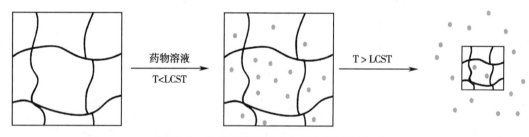

图 16-8　收缩型温度敏感水凝胶的释药过程

2. 壳式开关型　在 N- 异丙基丙烯酰胺中加入疏水性的共聚单体 BMA,形成的 PNIPAAm-co-BMA 水凝胶,呈现壳式开关释药模式。当温度高于 LCST 时,水凝胶快速收缩进而在表面形成了致密且不易渗透的凝胶壳,阻止水凝胶内部药物向外释放。凝胶壳随着温度降低逐渐溶胀消失,内部的药物以自由扩散的方式向外恒速释放,表现出温度依赖性特征的释药开关形式。

3. 水凝胶阀型　温度敏感型凝胶被装在带孔的硬胶囊中或者接枝在硬质膜表面作为释药开关阀,通过温度敏感型凝胶体积的可逆性变化控制药物的释放。将 PNIPAAm 接枝于多孔型聚酰胺微囊的空洞内,构建温度敏感型微囊递药体系。当环境温度低于 LCST 时,PNIPAAm 高分子链骨架处于溶胀的水凝胶状态而封堵住微囊的释药孔道,系统处于"关闭"状态;当温度高于 LCST 时,高分子链收缩,微囊释药孔道开启,系统处于"开启"状态(图 16-9)。

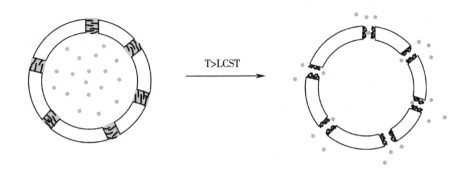

图 16-9　水凝胶阀型的释药模型

二、pH 敏感型水凝胶

(一) pH 敏感型水凝胶的性质

pH 敏感型水凝胶是通过线形高分子之间交联或互穿网络而形成体型大分子网络结构,常含有大量可离子化基团(羧基、磺酸基或氨基),随着环境 pH、离子强度变化发生电离,导致网络内大分子链段间氢键的解离,产生不连续的溶胀体积变化。根据 pH 敏感基团的不同可分为阴离子、阳离子和两性离子三种类型。阴离子型 pH 敏感水凝胶的可离子化基团常为羧基,交联产物在高 pH 时溶解度或溶胀率增大;阳离子型 pH 敏感水凝胶的可离子化基团一般为氨基,在低 pH 环境下电离,交联产物溶解度增大(图 16-10)。两性 pH 敏感型水凝胶同时含有酸碱基团,在所有 pH 范围均存在溶胀,不需要最低 pH 要求,同时对离子强度的变化更为敏感。影响 pH 敏感型水凝胶溶胀程度的因素主要有 pH、离子强度、静电斥力大小和反离子效应等。引入中性共聚单体,如甲基丙烯酸 -2- 羟乙酯、甲基丙烯酸甲酯和马来酸酐等,可以调节高分子链的疏水性,进而改变 pH 敏感型水凝胶的溶胀程度和 pH 响应性。例如,将聚乙二醇(polyethylene glycol, PEG)接枝聚甲基丙烯酸(polymethylacrylic acid, PMA)形成的 pH 敏感型水凝胶,PMA 中羧基的酸性质子与 PEG 中的醚氧键间形成氢键,在低 pH 环境下水凝胶呈收缩状态;当 pH 升高,PMA 上的羧基离子化减弱了氢键作用,凝胶溶胀。图 16-11 列举了一些常用的阴离子型 pH 敏感水凝胶药用材料。

(二) pH 敏感型水凝胶的应用

pH 敏感型水凝胶常作为口服给药的控释递送载体。胃的 pH<3,而小肠的 pH 接近中性,胃肠道的 pH 变化为 pH 敏感型水凝胶产生 pH 依赖的释药过程提供了天然的生理环境。交联壳聚糖和 PEO 形成的 semi-IPN 结构的 pH 敏感型水凝胶在酸性条件下溶胀程度变大,可有效递送阿莫西林、甲硝唑等药物在胃部定位释放,提高对幽门螺杆菌感染的治疗效果。由甲基丙烯酸甲酯和甲基丙烯酸 -N, N′- 二甲氨基乙酯[2-(dimethylamino)ethyl methacrylate, DMAEM]共聚物制备的咖啡因水凝胶,在中性 pH 环境下药物不释放,而在 pH 为 3~5 时,DMAEM 快速离子化,呈现零级释药过程。聚阴离子(如 PAA)与芳香偶氮交联剂交联形成的 pH 敏感药物水凝胶,在胃中的溶胀率较小,药物几乎不释放;随肠

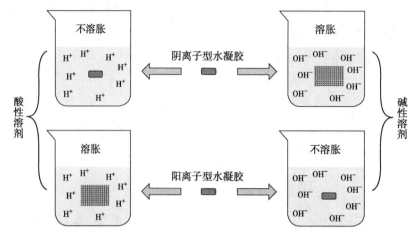

图 16-10 阴离子与阳离子型 pH 敏感水凝胶的溶胀性质

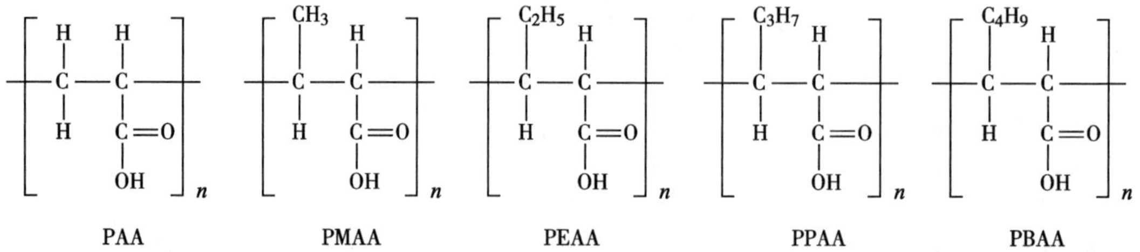

图 16-11 常用的阴离子型 pH 敏感水凝胶高分子

道 pH 的升高,羧基逐渐电离,水凝胶溶胀率增加,最终在结肠部位偶氮还原酶的降解作用下,实现药物在结肠部位的定位释放。

高分子材料中同时引入可离子化基团和疏水性基团(高温收缩型),可形成对温度和 pH 具有双重敏感的水凝胶。温度敏感型高分子材料中引入少量如丙烯酸的阴离子单体,水凝胶的 LCST 依赖于侧链上羧基的电离,当环境的 pH 高于聚阴离子的羧基基团 pK_a 时,亲水性增强,静电排斥力增加,LCST 升高。

三、葡萄糖敏感型水凝胶

胰岛素需要在特定时间释放合适的剂量,水凝胶作为胰岛素自调式给药的药物递送载体,一般具有葡萄糖刺激响应的特征。

(一)含葡糖氧化酶体系及其应用

葡糖氧化酶(glucose oxidase,GOD)的氧化作用促使葡萄糖发生生物转化产生葡萄糖酸,引起微环境 pH 的改变,触发 pH 敏感型水凝胶的响应。如葡萄糖氧化酶体系的胰岛素水凝胶是由葡萄糖氧化酶和甲基丙烯酸-甲基丙烯酸丁酯共聚物等聚阴离子接枝于孔性膜材料上形成。在无葡萄糖、中性 pH 环境下,聚阴离子链呈伸展状态,膜孔关闭,胰岛素释放缓慢甚至不释放;随着葡萄糖浓度增大,部分葡萄糖分子进入水凝胶后在 GOD 作用下转化为葡萄糖酸,降低环境 pH,触发水凝胶收缩并使膜孔张开,进而实现胰岛素的快速释放。pH 敏感可溶蚀型聚合物的引入同样可以构建类似体系。当葡萄糖浓度升高扩散进入水凝胶后被转化为葡萄糖酸,聚合物随着水凝胶内部环境 pH 的降低而发生溶蚀,进而快速释放胰岛素;当体内血糖水平降低后,水凝胶内的葡萄糖酸向外扩散使凝胶内的 pH 升高,中止胰岛素的释放,避免了普通胰岛素制剂产生低血糖的不良反应。

(二)含伴刀豆球蛋白 A 体系及其应用

伴刀豆球蛋白 A(concanavalin A,ConA)是一种从刀豆中提取的植物性蛋白,具有能与葡萄糖专一性共价键结合的特点。根据 ConA 与葡萄糖及具有生理活性的糖基化胰岛素的竞争和互补结合的性质,制备胰岛素自调式给药水凝胶。胰岛素分子中引入葡萄糖,形成糖基胰岛素(glycogen insulin,G-ISN),再与 ConA 共价结合,包封于多孔凝胶膜内,如聚甲基丙烯酸羟乙酯(poly-hydroxyethyl methacrylate,PHEMA)膜,膜孔直径宜控制在结合物不能透过,且葡萄糖和 G-ISN 可自由进出的范围内。当膜外血糖浓度异常升高时,大量葡萄糖分子进入膜内,与 G-ISN 竞争 ConA 上的结合位点,被取代的 G-ISN 则不断释放。

(三)含苯硼酸基团体系及其应用

苯硼酸(phenylboronic acid,PBA)及其衍生物在水溶液中存在电离平衡,能与 1,2-二醇或 1,3-二醇基化合物,如葡萄糖,在水溶液中形成可逆的共价复合物,当多种二醇基化合物同时存在时,发生竞争性置换。在含有苯硼酸及其衍生物的水凝胶体系中不需要加入任何敏感辅助类生物大分子,并且该体系不会因生物大分子不稳定或消耗而降低对葡萄糖的敏感性,可以通过水凝胶溶胀率的变化而导致体积信号改变,直接或间接地作为"开关"控制胰岛素的释放。将胰岛素加入到 PBA 和聚乙烯醇交联形成的水凝胶体系中,当葡萄糖浓度增加时,葡萄糖可以与聚乙烯醇(polyvinyl alcohol,PVA)竞争结合硼酸基团,降低水凝胶三维网络结构的交联密度,PVA 水溶性增加,体积膨胀,凝胶变为溶胶,胰岛素从体系中快速释放。

四、其他刺激响应性水凝胶

表 16-3 列举了其他常见的刺激响应性水凝胶。

表 16-3 其他刺激响应性水凝胶

分类	刺激因素	响应机制及应用	典型聚合物
物理因素	光照	将光敏物质加入凝胶中或在聚合物链上引入光敏基团,使水凝胶受光照后可引起分子构型的改变进而影响分子链间的距离,或光敏分子遇光分解后产生大量离子引起凝胶内部渗透压的改变,从而引起溶胀体积的不连续变化,进而释药	聚(三甲基亚胺三氟磺胺)
	电场	在电场下,聚电解质水凝胶中自由离子定向移动造成凝胶内部离子浓度和 pH 不均匀,从而发生体积和形状的改变	聚电解质类
	压力	压力响应性水凝胶在高压时溶胀,在低压时皱缩。压力响应性的机制是压力会显著影响聚合物的 LSCT,因此压力响应性水凝胶实际上是基于温度敏感型原理	聚异丙基丙烯酰胺
	磁场	磁场敏感型水凝胶通常包埋有磁性纳米粒子,在外加交变磁场作用下,磁体材料被加热导致凝胶内部局部温度升高进而引起体积变化和释药	四氧化三铁纳米粒与聚丙烯酰胺组成的复合水凝胶体系
	超声辐射	超声波的应用会暂时破坏水凝胶网络中的离子交联,药物释放;当撤去超声波后,离子交联随之恢复,是一种可逆型的敏感体系	藻酸钙、聚乳酸

续表

分类	刺激因素	响应机制及应用	典型聚合物
化学因素	盐	小分子盐的加入屏蔽聚电解质类水凝胶分子链上的带电基团并改变凝胶内外的渗透压差，导致分子链舒展，凝胶膨胀	聚电解质类
	CO_2	基于 pH 响应性水凝胶。当 pH 敏感型聚合物链骨架处于碳酸氢盐溶液中，CO_2 会使溶液 pH 改变，进而导致水凝胶的相体积转变	pH 敏感型聚合物
	氧化还原	氧化还原响应性水凝胶在细胞内基质中高含量谷胱甘肽的还原环境下，二硫键断裂，释放出药物	修饰有二硫键的聚合物
生物因素	酶	某些可以被特定酶消化的生物降解聚合物可以制备成酶响应性水凝胶，相应的酶可以导致水凝胶的降解和其中的药物释放，可用作酶传感器和酶敏药物传递系统	甲基丙烯酸缩水甘油酯、右旋糖酐 -G- 聚（丙烯酸）
	抗原	具有抗体抗原识别位点的水凝胶，在相应游离抗原的存在下发生溶胀并释放药物	
	DNA	接枝单链 DNA 的聚合物骨架，在与之互补 DNA 链的存在下发生溶胀	接枝有单链 DNA 的聚丙烯酰胺水凝胶

第三节　原 位 凝 胶

一、概述

原位凝胶（in situ gel），又称为即型凝胶、可注射水凝胶，是一类以相对低黏度的水性液体给药后，快速发生分散状态或构象的可逆变化，在用药部位形成半固体水凝胶状态的药物贮库。原位凝胶主要由亲水性高分子材料制备而成，与黏膜组织的亲和力强，组织生物相容性好，药物滞留时间长，具有良好的药物缓释或控释作用，可以通过皮肤、眼部、鼻腔、直肠等多种途径给药。

理想的可注射用原位凝胶满足以下条件：①注射前能够保持可流动的低黏度溶胶状态，可以通过较小的针头注射到人体；②注射后立即发生并快速完成凝胶化；③具有可生物降解性或体内溶蚀性，且材料、凝胶自身及其降解产物具有良好的生物相容性。

二、原位凝胶的类型

根据形成机制的不同，原位凝胶分为环境敏感型和化学反应触发型。环境敏感型原位凝胶主要包括温度敏感、pH 敏感以及离子敏感等，形成机制与刺激响应性水凝胶基本相同。化学反应触发型原位凝胶是通过高分子链之间形成共价键的交联触发反应，产生高分子材料的原位凝胶化，其主要机制是化学交联（图 16-12，文末彩图 16-12）。化学反应触发型原位凝胶通常具有良好的机械性能和物理化学稳定性，具体分为碱基配对、酶促反应、光引发聚合反应、希夫碱反应和点击化学等类型。

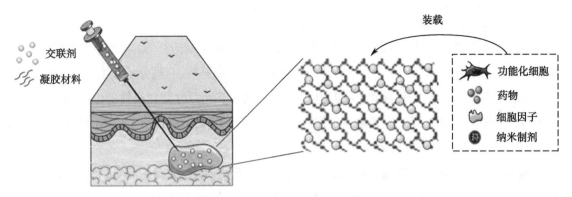

图 16-12　化学反应触发型原位凝胶示意图

（一）碱基配对型原位凝胶

碱基配对原则的本质是氢键作用。碱基配对遵循以下规律：在 DNA 中腺嘌呤（adenine，A）与胸腺嘧啶（thymine，T）配对，在 RNA 中与尿嘧啶（uracil，U）配对；鸟嘌呤（guanine，G）与胞嘧啶（cytosine，C）配对。基于碱基配对原则制备的原位凝胶网络，进入体内后由于水的渗入，在几个小时之内即被稀释和分散，因此仅适用于相对短效的药物递送。

以四臂聚乙二醇（four-arm PEG）为骨架材料，将巯基化的腺嘌呤和胸腺嘧啶接枝于四臂末端，制备具有碱基功能的前驱体 PEG-A 和 PEG-T，在水溶液中自组装形成 PEG-A/PEG-T 水凝胶。相较于线性的 PEG，四臂 PEG 的反应效率更高，交联形成的水凝胶具有强稳定性的立体结构。四臂 PEG 的化学结构如图 16-13 所示。

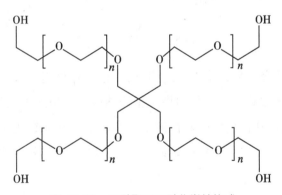

图 16-13　四臂聚乙二醇化学结构式

（二）酶促反应型原位凝胶

酶促反应是利用酶催化实现特异性的高分子交联反应，避免了刺激性化学交联剂的引入对机体组织的潜在损害，有效提高水凝胶的生物相容性。转谷氨酰胺酶（transglutaminase，TG）和辣根过氧化物酶（horseradish peroxidase，HRP）是利用酶促反应制备原位凝胶常用的两种酶，其中 TG 可以催化赖氨酸上的氨基与谷氨酰胺的酰胺基之间发生共价交联形成共价化合物，HRP 在过氧化氢的存在下催化含有酪胺和酪氨酸基团的高分子发生交联，如催化细胞外基质蛋白中的酪氨酸与高分子链上的酪胺基团发生交联，促使水凝胶与周围的组织稳定结合，延长药物滞留时间。酶促反应型原位凝胶反应条件温和，有利于保持药物或细胞的活性。

（三）光引发型原位凝胶

光引发型原位凝胶在可见光或紫外光的照射下会引发两种不同的行为：一类是含有叠氮、肉桂酸等光敏基团的高分子发生交联；另一类是光引发剂分解产生自由基后，与高分子发生交联反应原位形成水凝胶。光引发聚合反应的条件温和，反应速度较快，通过调节光照时间和照射部位，在时间和空间上控制交联反应的进行。由于光线穿透能力有限，光引发型原位凝胶不适合用于较厚组织或深处组织器官，主要作为人体浅表部位的药物递送载体。

壳聚糖分子中的氨基与乳糖酸或叠氮苯甲酸发生缩合反应，制备具有光可交联能力的水溶性壳聚糖衍生物。低功率紫外灯照射 30 秒后涂敷于小鼠的创口上，壳聚糖衍生物可以达到良好的密封和止血效果，照射 90 秒后即可形成黏附在伤口上的原位凝胶，促进伤口愈合。在该衍生物水溶液中加入成纤维细胞生长因子，在紫外光照射下形成的凝胶可以原位包埋成纤维生长因子，有效保持生长因子的活性，促进毛细管和上皮组织生成，加速伤口的密封与愈合，促进肉芽组织生成。

（四）希夫碱交联型原位凝胶

希夫碱反应是醛基化合物与氨基化合物之间发生胺醛缩合反应形成亚胺键的一类反应。该反应迅速敏感，广泛应用于原位凝胶的制备。希夫碱反应通式如图 16-14 所示。天然高分子中普遍不存在醛基，通常将分子链上丰富而活泼的羟基进行化学改性或修饰，如采用氧化糖环结构上的邻羟基或将醛基化合物接枝到活性胺基合成醛基化合物。

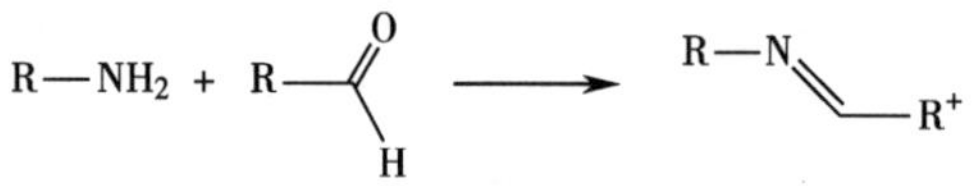

$$R-NH_2 + R-\overset{O}{\underset{H}{C}} \longrightarrow R-N=R^+$$

图 16-14　希夫碱反应通式

海藻酸盐是常用的离子交联型原位凝胶药用材料，存在降解速度慢及降解产物分子量过高难以排出体外的问题。利用高碘酸钠作为氧化剂将海藻酸钠糖醛酸单元上的邻二醇氧化成醛基，降低分子链刚性，有效改善海藻酸盐在体内的降解性能。带有两个醛基的氧化海藻酸钠进一步与含有氨基的水溶性聚合物 N- 琥珀酰壳聚糖发生希夫碱反应，原位形成三维结构的水凝胶，交联过程如图 16-15 所示。

（五）点击化学型原位凝胶

点击化学反应具有高可控性、高特异性及反应条件温和等优点，尤其在生理条件下具有高效、快速反应的特点，成为化学反应触发型原位凝胶常用的制备方法。

铜催化的炔 - 叠氮环加成反应（Cu-catalyzed azide-alkyne cycloaddition，CuAAC）是应用最早且最成熟的点击化学反应。CuAAC 反应是叠氮化合物和端基炔烃在一价铜的催化下发生 1，3- 偶极环加成反应，生成 1，4- 二取代 -1，2，3- 三唑类化合物（图 16-16）。利用 CuAAC 反应可一次性构建原位凝胶，在较短时间内形成交联密度高且稳定的水凝胶。利用 N，N- 羰基二咪唑与 PVA 的侧链羟基反应制备了侧链叠氮修饰 PVA 和侧链炔基修饰 PVA，将两种功能化的 PVA 溶于水或二甲基亚砜中，在 Cu 离子催化下发生 CuAAC 点击化学反应，数分钟内即可原位形成水凝胶。

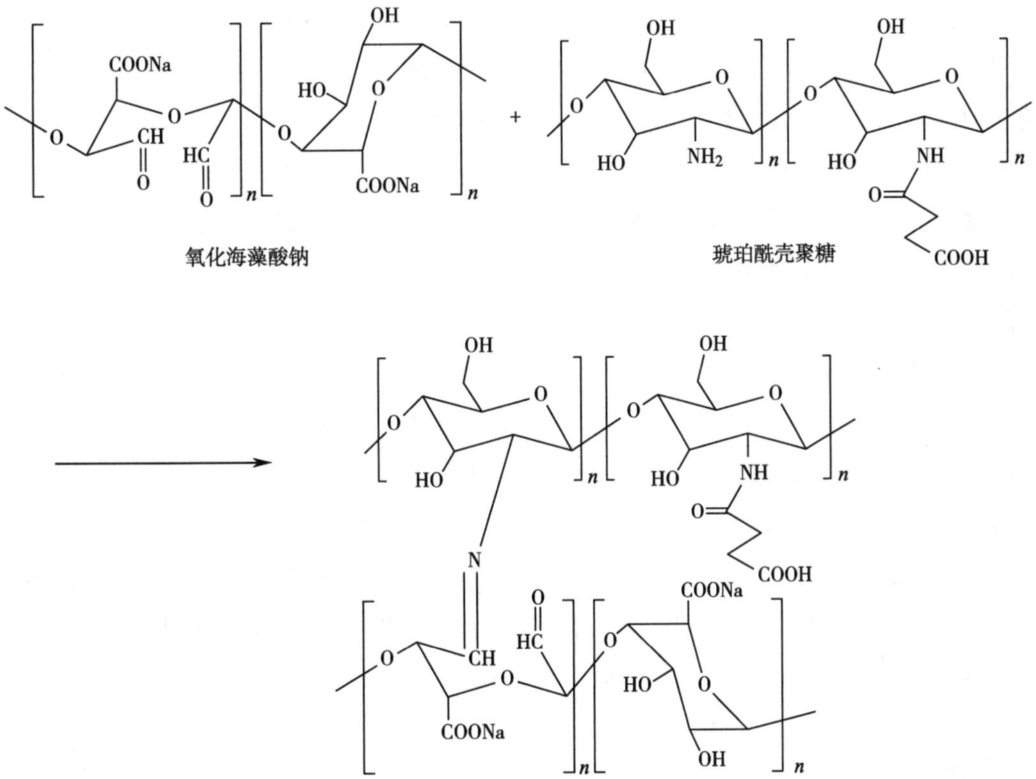

图 16-15　氧化海藻酸钠 - 琥珀酰壳聚糖原位凝胶形成机制

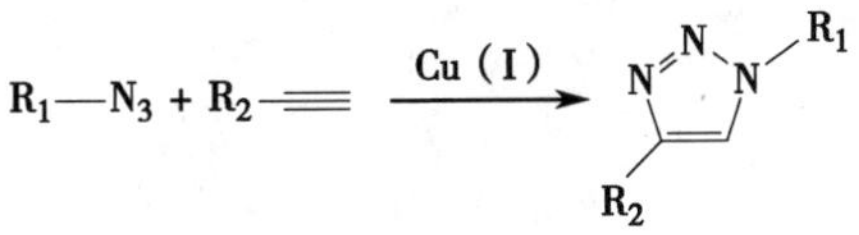

图 16-16　CuAAC 反应通式

三、原位凝胶的应用

(一)在肿瘤化疗中的应用

在肿瘤组织、瘤周组织的间质或肿瘤切除后的瘤床等部位注射载化疗药物的原位凝胶,可以起到局部释药、降低化疗药物对正常组织毒副作用的效果。

以聚乙二醇 - 聚乳酸羟基乙酸 - 聚乙二醇(PEG-PLGA-PEG)三嵌段共聚物作为载体材料制备的载紫杉醇温敏型原位凝胶注射剂,在浅表肿瘤和食道癌患者体内可局部缓慢释放化疗药物,释放时间长达 6 周。通过希夫碱反应交联形成载阿霉素的丝胶 - 多糖骨架复合原位凝胶,具有可注射性和生物降解性的特点,同时利用丝胶发光强度与原位凝胶的材料降解具有负相关的特性,可在线监测到该载体在体内长达 50 天的释药行为。

(二)在光疗中的应用

光疗是利用药物在特定光照射下发生变化,如光敏剂在光照射下发生光化学反应,产生单线态氧和其他活性氧,导致细胞的死亡;或者利用光热材料的光热转化能力,将光能转化为热能,通过高热效应杀死细胞。原位凝胶在光疗药物中的应用具有如下优势:

1. 一次注射,多次治疗　根据病灶位置进行局部注射或利用病灶病理特性作为原位凝胶交联的刺激环境,使不具有选择性的光敏剂或光热材料长时间滞留于病灶区域,减少光敏剂或光热材料对正常组织的毒性。在病灶部位富集的光敏剂或光热材料可以实现"一次注射,多次治疗"的目的,提高光疗效果和患者顺应性。含有聚苯胺侧链的壳聚糖衍生物在 pH 6.3 去离子水中自组装形成胶束溶液,瘤内注射后在肿瘤酸性微环境的刺激下快速形成原位凝胶。壳聚糖衍生物在肿瘤部位发生的溶液 - 凝胶转化可保持水凝胶完整的机械强度和在肿瘤部位的空间稳定性。经过四天一次、总共四次的光热治疗后,单次注射的原位凝胶可以有效滞留在肿瘤部位,发挥良好的光热转化能力,避免光热材料在注射部位的泄漏,具有更优的治疗效果和更小的副作用。

2. 一次注射,多种治疗　光敏剂和光热材料可同时负载于原位凝胶中,同时进行光动力和光热治疗,实现"一次注射,多种治疗"。载水溶性光敏剂的胶原蛋白 - 金纳米粒复合原位凝胶,正电荷的胶原蛋白链与无机阴离子团簇 $AuCl_4^-$ 之间通过静电络合作用自组装形成纳米纤维,在生物矿化作用下制备成含有金纳米粒的复合水凝胶(图 16-17,文末彩图 16-17)。光热材料金纳米粒作为水凝胶交联物质,可以调整胶原蛋白凝胶的力学性能,具有剪切稀释和自恢复的特性,在注射针的挤压下以溶液形式注射进入瘤内后可以快速在原位形成水凝胶。瘤内注射的水凝胶将金纳米粒和光敏剂限制在病灶部位,光热效应可有效调控水凝胶中光敏剂的释放,提高肿瘤区域的通透性和含氧量,增强光动力的治疗效果。

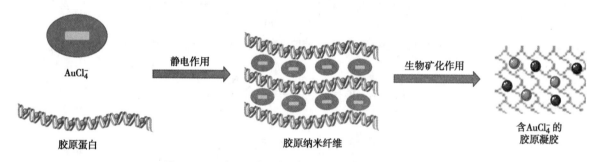

图 16-17　胶原蛋白 - 金纳米粒复合原位凝胶形成过程

（三）在免疫治疗中的应用

用于皮下注射的原位凝胶可以作为免疫治疗药物的递送载体,具有淋巴结引流、增强免疫激活的特点。

PEG 化聚 L- 缬氨酸多肽水凝胶作为抗原(肿瘤细胞裂解物 TCL)和 TLR3 激动剂[poly(I:C)]形成的可注射疫苗递送载体,能够持续释放 TCL 或[poly(I:C)]超过一周,促进抗原向淋巴结回流的百分比,引发强烈的免疫应答反应而抑制肿瘤生长。原位凝胶皮下注射疫苗体系有效地解决了免疫细胞存活率低、淋巴结归巢性不足和容易脱靶等问题。

（四）在基因治疗中的应用

原位凝胶作为基因药物的非病毒递送载体,可以实现长期、持续和局部的基因表达。水溶性壳聚糖和普朗尼克通过物理交联形成载基因药物的壳聚糖 / 普朗尼克水凝胶,皮下原位注射后采用光照射对水凝胶进一步化学交联,提高水凝胶在注射部位的稳定性。光照时间和壳聚糖含量会对光交联原位凝胶的溶蚀速率和释放特性产生影响:光照时间短,水凝胶降解速度快;壳聚糖含量高,水凝胶降解速度快。通过调节壳聚糖的用量和光照时间,调控基因药物在水凝胶中的释放速率,可有效提高基因药物在注射部位的滞留时间和转染效率。

第四节　纳 米 凝 胶

一、概述

纳米凝胶（nanogel）是一种以纳米级颗粒（粒径在 1~1 000nm）形式存在的分子内交联高分子水凝胶。纳米凝胶保留了普通水凝胶的含水量高、生物相容性良好和机械强度适宜等特点。纳米凝胶的纳米尺寸赋予了其特有的优势：①尺寸小，容易被细胞吞噬；②在实体瘤特有的高通透性和滞留效应下可以在肿瘤部位富集；③能够对外界的刺激更快地响应，利于设计智能响应性递药体系；④比表面积大，有利于进行表面化学修饰和生物接合。

二、制备方法

纳米凝胶的制备原理与普通水凝胶类似，但必须严格控制凝胶的粒径大小和均一性，避免形成宏观水凝胶或纳米凝胶的聚集体。纳米凝胶的制备方法分为两大类：一类是高分子前驱体的交联，高分子前驱体通过分子间的非共价键作用，自组装形成物理交联的纳米凝胶，或者利用高分子前驱体链上的活性位点、修饰基团产生化学交联的纳米凝胶；另一类是单体与交联剂的聚合。根据纳米凝胶三维网络的交联类型，具体的制备方法分为以下四类。

（一）高分子自组装

在合适的条件下，两亲性高分子能自组装形成核壳结构的胶束，疏水性的内核通过疏水作用或静电作用负载药物，亲水性外壳作为屏障避免粒子与体内蛋白质或组织产生作用，同时避免粒子在体内被单核吞噬系统识别，但此类方法制备的纳米凝胶存在体内不稳定的问题。采用接枝有疏水性交联基团的亲水性高分子作为纳米凝胶的聚合物前体，通过疏水性基团提供的多重交联位点，自组装形成的纳米凝胶克服了传统胶束结构的不稳定性（图 16-18）。高分子自组装一般在水性介质中进行，合成条件较为温和，有利于自组装过程中包载蛋白质等生物大分子药物。纳米凝胶的粒径大小可以通过改变高分子材料的浓度和环境参数进行调整。

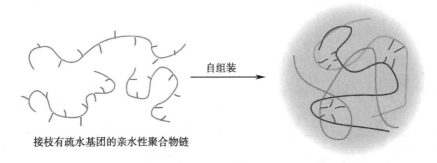

接枝有疏水基团的亲水性聚合物链　　自组装　　

图 16-18　接枝有疏水性基团的亲水性高分子自组装形成纳米凝胶

（二）高分子前驱体的化学交联

高分子前驱体化学交联形成的纳米凝胶网格孔径较大,广泛用于功能性纳米凝胶递药载体的制备。聚乙烯亚胺(polyethyleneimine, PEI)与两端活化的 PEO 化学交联制备 PEO-PEI 纳米凝胶:在 PEI 水溶液中加入活化的 PEO 二氯甲烷溶液,PEI 的氨基与活化的 PEO 一端的咪唑羰基迅速反应,在 3~5 分钟内形成过渡态氢键;使用超声使其乳化,在真空条件下移去有机溶剂可形成澄清的混悬液,离心可除去较大的粒子,制得具有较好分散度的纳米凝胶。

（三）单体聚合法

根据纳米凝胶的形成机理和聚合工艺的不同,单体聚合法可以分为沉淀聚合法和反相乳液聚合法。

1. 沉淀聚合法　在初期的反应过程中交联剂、引发剂和所用单体均能溶于反应介质,呈现为均相的反应体系。在引发剂的作用下,聚合反应缓慢进行,高分子链增长至一定长度后发生相分离,逐渐析出凝聚成核,形成初级的高分子胶体粒子。初级胶体粒子通过以下两种途径最终形成纳米凝胶粒子:一种途径是初级胶体粒子中增溶、吸附或包埋的少量单体、交联剂与未发生相分离的高分子链继续聚合,最终形成交联结构的纳米凝胶;另一种途径是初级胶体粒子在布朗运动过程中发生碰撞聚集,引发内部的聚合交联形成纳米凝胶。

利用其他纳米胶体粒子作为模板或种子,通过沉淀聚合法将高分子包裹在模板粒子表面,之后除去模板粒子制得中空的纳米凝胶,也可以保留模板粒子形成多功能性的复合纳米凝胶。模板粒子有助于改善传统沉淀聚合法制得粒子形状不均一的缺点,且可以通过调节模板粒子的大小控制纳米凝胶的尺寸。

沉淀聚合法的优点是未添加表面活性剂、稳定剂或乳化剂。纳米凝胶粒径一般在 100~600nm,存在水凝胶内部交联点分布不均匀的问题。

2. 反相乳液聚合法　反相乳液聚合法是在油溶性表面活性剂的乳化作用下,借助机械搅拌、超声分散等乳化方法,亲水性单体和交联剂稳定的分散在有机溶液中形成油包水型反相乳液,加入自由基引发剂引发水性液滴中单体和交联剂的聚合反应。除去乳化剂和有机溶剂后,得到稳定分散在水介质中的纳米凝胶(图 16-19)。传统的反相乳液法制得的纳米凝胶粒径一般为亚微米级,也可以采用反相微乳液法制得粒径小于 100nm 的纳米凝胶。相比于沉淀聚合法的成核阶段,反相乳液法的聚合反应主要发生在液滴中,制得的纳米凝胶交联点分布较为均匀,但由于反应中引入有机溶剂和油溶性乳化剂,使得纳米凝胶难以完全纯化。

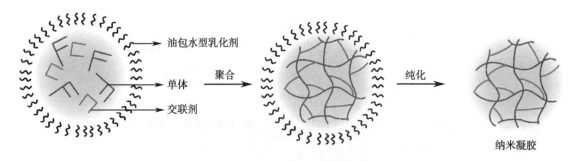

图 16-19　反相乳液聚合法制备纳米凝胶

与反相乳液法中将水性液滴作为反应器类似,脂质体的泡囊结构也可作为控制凝胶尺寸、提高稳定性的反应器,形成包裹纳米凝胶的复合脂质体。通过高压均质或共挤出等方法调节复合脂质体的尺寸,控制纳米凝胶的粒径大小。

（四）微模板法

微模板法的应用可以方便改变制得纳米凝胶的粒径和形状。在微模板中加入单体和交联剂,选用合适的引发剂或引发方法引发聚合形成纳米凝胶,移除模板后即可得到特定形状的纳米凝胶。非浸润模板微印制技术(particle replication in non-wetting template, PRINT)是应用较为广泛的微模板法,选择聚甲基硅氧烷或可光固化的全氟氧醚作为非湿润的模板和基板材料,模板形状通常用电子束光刻蚀制备。在基板上涂渍单体、交联剂与光引发剂的混合体系,加上微孔洞模板,在光引发下,单体和交联剂聚合交联形成单分散性的纳米凝胶粒子,具有粒子形状与微孔洞形状互补的特点(图16-20)。与其他方法相比,微模板法不需要强搅拌力、有机溶剂等较为苛刻的制备条件,但对模板和基板材料要求较高。材料与凝胶之间应没有黏附作用,凝胶材料可完整地从模板中分离。

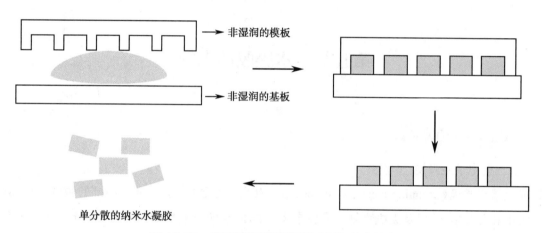

图 16-20　非浸润模板微印制技术制备纳米凝胶

三、纳米凝胶的应用

纳米凝胶在生物医药领域的应用必须满足安全、有效、稳定的基本要求。

（一）在药物递送方面的应用

药物与纳米凝胶的高分子通过静电相互作用、氢键、疏水相互作用等非共价方式物理吸附载药,也可以通过与高分子材料骨架之间形成可断裂的共价键,以前药的形式载药。

纳米凝胶通过纳米尺寸效应实现肿瘤部位的被动靶向递药。采用适当的制备方法改变纳米凝胶的形状,如在高剪切力作用下制备的长条形纳米凝胶,改变了血液表观黏度和血液中的流体动力学,有效延长纳米凝胶在血液中的循环时间。通过在纳米凝胶表面修饰具有靶向细胞受体的配体或抗体来实现主动靶向递药。利用疾病微环境的特异性,设计响应性纳米凝胶,实现药物定位释放的同时降低对正常细胞的毒性。

与传统高分子纳米粒的致密性内核结构相比,纳米凝胶内部亲水性的高分子三维网格结构可以稳定负载生物大分子药物。通过扩散载药和原位载药的方式可以将生物大分子药物负载于纳米凝胶中。扩散载药方式是指在具有合适大小孔径的纳米凝胶制备完成后,生物大分子药物通过凝胶孔径扩散入凝胶内部后,与纳米凝胶相互作用完成载药过程。原位载药方式是指生物大分子药物在交联过程中原位包载在纳米凝胶三维网络中,药物均匀分散在纳米凝胶网络结构中,具有较高的载药量,但交联反应必须在温和的条件下进行,避免大分子药物在载药过程中失活。

(二)在医学诊断上的应用

细胞或细胞器微小的物理化学性质变化,如 pH、温度、含氧量和自由基数量等,预示细胞或组织可能发生异常的病理变化,通过感知细胞内微小环境变化有助于疾病早期诊断和治疗效果评价。刺激响应性纳米凝胶能够被细胞内吞,且其较大的比表面积易连接各种诊疗探针,可以作为细胞内传感器用于疾病的诊断和治疗检测。例如,一种荧光纳米凝胶被设计成细胞内温度计,能够测定出小于 0.5℃ 的温度变化,并且不与细胞内物质成分发生沉淀等相互作用。含特定检测基团的 pH 响应性纳米凝胶可用于肿瘤的临床诊断。在高分子链上引入氟基团,当纳米凝胶在肿瘤部位微酸环境发生体积相转变时,分子链上氟基团运动能力受到影响,采用 ^{19}F 核磁共振波谱仪可以直观检测出肿瘤部位的信号强弱。

第五节　水凝胶的表征

一、水凝胶形态的表征

(一)扫描电子显微镜

扫描电子显微镜(scanning electron microscopy, SEM)表征干凝胶表面和内部的微观形貌,测定凝胶孔隙大小和分布情况,以及无机物复合凝胶中无机物的形态。具体操作:由于 SEM 只能对干态的凝胶进行表征,需要将溶胀后的水凝胶用液氮脆断后,冷冻干燥预处理保持其原有结构。将处理后的凝胶样品切成小薄块,四周贴好导电胶固定在底座后进行喷金处理,置于 SEM 中观察其形态。

(二)环境扫描电子显微镜

环境扫描电子显微镜(environmental scanning electron microscope, ESEM)是 SEM 的一个重要分支,样品室内的气压可大于水在常温下的饱和蒸气压,克服了 SEM 只能检测导电导热或经导电处理的干燥固体样品,适用于含水样品的微观形态观察。具体操作:将少量加热至40℃后呈液态状的凝胶样品置于盖玻片上,将盖玻片置于贴有导电胶的电镜样品托上,在样品表面喷金处理后即可在 ESEM 下观察水凝胶样品形态。

(三)透射电子显微镜

透射电子显微镜(transmission electron microscope, TEM)可以提供微凝胶或纳米凝胶的表面特征、形状、尺寸和结构信息,纳米凝胶中出现的交联断裂也可以通过 TEM 确定。

(四)原子力显微镜

原子力显微镜(atomic force microscope, AFM)主要用于表征水凝胶膜表面形貌,观察微凝胶和纳米凝胶的形状、大小、分布以及表面形态,也可以用于观察多肽水凝胶的自组装情况和水凝胶骨架的超微结构。具体操作:将使用去离子水稀释至一定浓度的水凝胶滴于云母片中心,25~30 秒后用去离子水轻轻冲洗几遍,将样品放置在无尘、室温环境中自然风干或用氮气轻轻吹干,即可放置在 AFM 上检测。

（五）动态光散射

动态光散射（dynamic light scattering, DLS）主要用于测定纳米凝胶的尺寸大小和粒径分布。具体操作：纳米凝胶样品稀释至适宜浓度后,将样品置于测试样品池中,待测样品测量多次后取平均值。

二、水凝胶结构的表征

（一）傅里叶变换红外光谱

傅里叶变换红外光谱（fourier transform infrared spectroscopy, FTIR）通过表征水分子羟基基团和水凝胶的网络结构中特征基团吸收峰的位置关系及变化,推测水凝胶中水形态的变化和比例,也可以推断三维网络中氢键相互作用的情况。具体操作：在石英研钵中放入冷冻干燥后的水凝胶,倒入适量液氮。在液氮即将挥干时快速研磨,得到的凝胶粉末用溴化钾压片法压片后用 FTIR 分析。

（二）其他方法

其他光谱方法,如核磁共振、拉曼光谱和紫外光谱等均可用于表征水凝胶的结构特征、特殊官能团等相关信息。

三、水凝胶溶胀性能的表征

（一）溶胀动力学和溶胀率

取冷冻干燥后的干凝胶称重,记作 W_0。完全浸入足量蒸馏水或 pH=7.4 的 PBS 缓冲溶液中。室温下每隔一段时间取出,用滤纸除去水凝胶表面残留的水后称重记为 W,记录溶胀率随时间的变化,研究水凝胶的溶胀动力学。足够长时间后达到溶胀平衡时测平衡溶胀率。用如下公式计算溶胀率（swelling ratio, SR）：

$$SR（\%）= \frac{W-W_0}{W_0} \times 100 \qquad 式（16-3）$$

（二）凝胶分率

凝胶分率（gel fraction, GF）是利用溶剂萃取将水凝胶中未交联的部分提取后,用重量法计算水凝胶中的凝胶分数,评价水凝胶的交联程度和溶胶含量。具体操作：取冷冻干燥后的干凝胶称重,记作 W_0。将干凝胶完全浸没在蒸馏水中,轻轻晃动或放在摇床上振荡,洗去未交联的溶胶部分,每隔一段时间换新的蒸馏水以保证充分提取。水凝胶充分溶胀后将其取出冻干称重,记作 W。GF 的计算公式如下：

$$GF（\%）= \frac{W}{W_0} \times 100 \qquad 式（16-4）$$

（三）退溶胀性能

环境敏感型水凝胶在外界环境变化下发生可逆性膨胀-收缩。以高温收缩性的温敏型水凝胶为例,当温度升高至 LCST 时,水凝胶网络中的亲水-疏水平衡状态被破坏,亲水作用下降而疏水作用占优,水分子与分子链间的氢键作用随之减弱。在水凝胶三维网络结构弹性回缩时,网格内部的水分子被挤出,溶胀的水凝胶转变为退溶胀状态。分子链的运动需要一定时间,退溶胀过程的快慢直接反映水凝胶的响应速率。具体操作:取冷冻干燥后的干凝胶称重,记作 W_0。放置于温度低于 LCST 的蒸馏水中,溶胀平衡后取出并称重,记作 W_s。快速放置 LCST 以上温度的蒸馏水中,每隔一段时间将水凝胶取出,用滤纸除去水凝胶表面残留的水后称重记为 W_t。用保水率(water retention, WR)公式衡量水凝胶的退溶胀性能:

$$\mathrm{WR}(\%)=\frac{W_t-W_0}{W_s-W_0}\times 100 \qquad \text{式(16-5)}$$

(四)溶胀 - 退溶胀 - 再溶胀循环

溶胀性质的可重复性影响水凝胶能否重复使用,在水凝胶的实际应用中具有重要意义。网络结构较为疏松、机械强度较低的水凝胶在重复溶胀 - 退溶胀过程中会产生网格结构不可逆的塌陷。溶胀 - 退溶胀 - 再溶胀循环实验用于评价水凝胶溶胀性能的可重复性。以高温收缩型温敏型水凝胶为例:水凝胶在低于 LCST 温度下溶胀,平衡一段时间后转移至 LCST 以上温度的水浴中退溶胀相同的时间,观察发生退溶胀现象,体积变小;再一次转移到低于 LCST 温度的水浴中溶胀相同的时间。重复循环多次,并在每次转移溶液前用滤纸除去水凝胶表面残留的水后称重,绘制溶胀率 - 时间曲线评价水凝胶溶胀 - 退溶胀 - 再溶胀性能。

四、水凝胶力学性能的表征

水凝胶力学性能表征主要利用动态机械测试仪在拉伸和压缩两种测试模式下,得到拉伸力 - 应变曲线和压缩力 - 应变曲线。测试样品为溶胀平衡状态下的水凝胶。在测定中需要注意水凝胶的水含量影响其力学性能,实验中由于温度升高或其他情况导致的失水情况以及随之带来的水凝胶结构变化,易引起实验结果产生偏差。在实验中采用石油凝胶或硅真空油脂涂抹固定夹具及水凝胶样品边缘可以减少水分挥发,或使水凝胶样品测试过程在恒温水槽中进行,保证处于平衡溶胀状态。

五、水凝胶流变学性能的表征

水凝胶流变学性能是表征水凝胶内部结构、力学强度的重要指标,主要测定储能模量(G')和损耗模量(G'')在时间、温度、剪切应力等条件下的变化规律。储能模量表示材料在发生形变时存储弹性形变能量的能力,作为材料变形后的弹性性能和回弹能力的评价指标;损耗模量表示因黏性形变而损耗的能量大小,用于表征材料的黏性行为。流变学行为常用来测定溶胶 - 凝胶相变的临界点。当储能模量小于损耗模量时,凝胶主要发生黏性形变,体系近似于黏性液体,即凝胶处于溶胶状态;而在相转变临界点时,体系黏度和储能模量突增,从近黏性液体状态转变为近固体状态,即体系处于凝胶状态。储能模量和损耗能量相当时,可以近似为溶胶 - 凝胶相转变的临界点。利用一些特定的经验公式和流变学行为参数表征水凝胶的内部结构、力学性能等特征。

六、环境敏感型水凝胶的表征

（一）pH 敏感性和温度敏感性测定

同溶胀动力学测定方法类似，将溶胀溶液设置成一系列 pH 梯度，或将溶胀水浴设置成不同温度，测定凝胶在不同环境条件下的溶胀动力学，评价水凝胶的 pH 和温度敏感性。

（二）温度敏感型水凝胶 LCST 测定

1. 小瓶倒置法 将装有聚合物溶液的小瓶放置在可精确控制温度的水浴锅中，测定温度梯度下样品的流动性，如果倒置小瓶溶液在 30 秒内不发生流动，即认为凝胶发生相转变，该温度即为凝胶的相变温度。

2. 透光率法 水凝胶的透光性取决于水凝胶内部孔隙含水量大小，水凝胶所处溶胀状态与其透光度之间存在相关性。水凝胶处于溶胀状态时，分子链在溶液中表现为充分伸展，溶胀的水凝胶体系与水之间的折射指数相差较小，透光度较高；而当温度升高，疏水作用占优，分子链发生团聚，表现为水凝胶的透明度降低。根据这一特点可以定性测定温度变化下水凝胶的相转变行为。具体操作：以蒸馏水为实验参比溶液，紫外分光光度仪测定不同温度下水凝胶样品的透光率，绘制水凝胶的透光率 - 温度变化曲线，曲线拐点即透光率明显下降点，所对应的温度即为水凝胶的 LCST。

3. 差示扫描量热法 差示扫描量热法（differential scanning calorimetry, DSC）用于测定温度敏感型水凝胶的 LCST 和对应焓变。将溶胀平衡的水凝胶擦去表面多余的水后放入 DSC 样品池测定，DSC 焓变与温度曲线关系图中的峰值温度即为样品的 LCST。对于部分温敏型水凝胶体系，如醚类聚合物水凝胶，发生溶胶 - 凝胶相变时没有明显焓变现象，不能采用 DSC 方法测定。

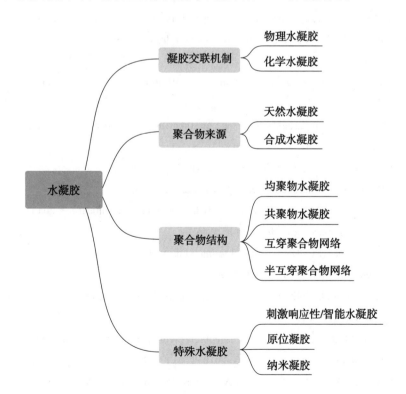

思考与讨论题　　　1. 请简述水凝胶的分类。

2. 在原位凝胶中,如何触发溶胶 - 凝胶状态的快速转化? 这些触发机制有何特点和局限?

3. 如何制备纳米尺寸的凝胶? 这些制备方法有何特点和局限?

4. 在肿瘤治疗领域,水凝胶在药物递送方面有哪些应用?

（沙先谊）

参考文献

[1] DALWADI C, PATEL G. Application of nanohydrogels in drug delivery systems: recent patents review[J]. Recent patents on nanotechnology, 2015, 9(1): 17.

[2] ULLAH F, OTHMAN M B H, JAVED F, et al. Classification, processing and application of hydrogels: A review[J]. Materials Science and Engineering: C, 2015, 57: 414-433.

[3] JIANG Y, CHEN J, DENG C, et al. Click hydrogels, microgels and nanogels: Emerging platforms for drug delivery and tissue engineering[J]. Biomaterials, 2014, 35(18): 4969-4985.

[4] TAHARA Y, AKIYOSHI K. Current advances in self-assembled nanogel delivery systems for immunotherapy[J]. Advanced Drug Delivery Reviews, 2015, 95: 65-76.

[5] ARNFAST L, MADSEN C G, JORGENSEN L, et al. Design and processing of nanogels as delivery systems for peptides and proteins[J]. Therapeutic Delivery, 2014, 5(6): 691-708.

[6] KAMATA H, LI X, CHUNG U, et al. Design of Hydrogels for Biomedical Applications[J]. Advanced Healthcare Materials, 2015, 4(16): 2360-2374.

[7] LI J, MOONEY D J. Designing hydrogels for controlled drug delivery[J]. Nature Reviews Materials, 2016, 1(12): 16071.

[8] HAMIDI M, AZADI A, RAFIEI P. Hydrogel nanoparticles in drug delivery[J]. Advanced Drug Delivery Reviews, 2008, 60(15): 1638-1649.

[9] AHMED E M. Hydrogel: Preparation, characterization, and applications: A review[J]. Journal of Advanced Research, 2015, 6(2): 105-121.

[10] DRURY J L, MOONEY D J. Hydrogels for tissue engineering: scaffold design variables and applications[J]. Biomaterials, 2003(24): 4337-4351.

[11] BUWALDA S J, BOERE K W M, DIJKSTRA P J, et al. Hydrogels in a historical perspective: from simple networks to smart materials[J]. Journal of Controlled Release, 2014, 190: 254-273.

[12] PEPPAS N A, BURES P, LEOBANDUNG W, et al. Hydrogels in pharmaceutical formulations[Z].European Journal of Pharmaceutics and Biopharmaceutics, 2000(50): 27-46.

[13] DIMATTEO R, DARLING N J, SEGURA T. In situ forming injectable hydrogels for drug delivery and wound repair[J]. Advanced Drug Delivery Reviews, 2018, 127: 167-184.

[14] LEE J H. Injectable hydrogels delivering therapeutic agents for disease treatment and tissue engineering[J]. Biomaterials Research, 2018, 22: 27.

[15] MATHEW A P, UTHAMAN S, CHO K, et al. Injectable hydrogels for delivering biotherapeutic molecules[J]. International Journal of Biological Macromolecules, 2018, 110: 17-29.

[16] NANJAWADE B K, MANVI F V, MANJAPPA A S. Retracted: in situ-forming hydrogels for sustained ophthalmic drug delivery[J]. Journal of Controlled Release, 2007, 122(2): 119-134.

[17] KLOUDA L. Thermoresponsive hydrogels in biomedical applications[J]. European Journal of Pharmaceutics and

Biopharmaceutics, 2015, 97: 338-349.

[18] SLAUGHTER B V, KHURSHID S S, FISHER O Z, et al. Hydrogels in Regenerative Medicine [J]. Advanced Materials, 2009, 21 (32-33): 3307-3329.

[19] PEPPAS N A, BLARCOM D S V. Hydrogel-based biosensors and sensing devices for drug delivery [J]. Journal of Controlled Release, 2016, 240: 142-150.

[20] SHARPE L A, DAILY A M, HORAVA S D, et al. Therapeutic applications of hydrogels in oral drug delivery [J]. Expert Opinion on Drug Delivery, 2014, 11 (6): 901-915.

[21] 郭圣荣. 药用高分子材料 [M]. 北京: 人民卫生出版社, 2009.

第十七章　生物技术药物载体

问题导航

1. 生物技术药物的递送载体有哪些类型？

2. 这些载体的化学结构是什么？

3. 不同的载体各自有什么特点和作用？

第一节　概　　述

生物技术药物（biotechnology drug）是指利用生物体、生物组织、细胞及其成分，综合应用化学、生物学和医药学各学科原理和现代生物技术方法制得的用于预防、诊断、治疗和康复保健的药物。广义上包括所有以生物体（动物、植物、微生物）为原料制造的各种天然活性物质及人工合成或部分合成的天然物质类似物，以及通过现代生物工程技术制造生产的新药物。生物技术药物的种类繁多，可以按药物的来源、药物的生理功能和用途以及药物的化学结构进行分类。通常，生物技术药物按化学结构可分为以下类型。

1. **多肽和蛋白质药物**　在生物医药研发中，多肽和蛋白质药物是发展最快、最活跃的领域。多肽和蛋白质均是由不同化学结构的 L 型 α- 氨基酸通过肽键连接而成的多聚体。两者之间的区别主要在于氨基酸残基的数量。一般认为氨基酸残基数少于 10 个的肽链称为寡肽，超过 10 个但少于 40 个的称之为多肽或肽，而蛋白质所含的氨基酸残基数一般超过 100 个，分子量明显增大。此外，多肽和蛋白质的区别还表现在空间结构上。大多数多肽的空间结构相对简单，多肽主链构象仅仅具有初级和二级结构；而蛋白质分子可由一条肽链或多条肽链组成，具有一级结构、二级结构、三级结构和四级结构，空间结构极其复杂。蛋白质的各种特定结构，决定了其特定的生理功能。蛋白质药物按功能的不同可分为激素类药物、细胞因子药物、治疗性抗体、蛋白酶或蛋白酶抑制剂、基因工程疫苗、重组血液制品、治疗酶、重组可溶性受体和黏附分子药物等类型。多肽药物主要来源于动物组织提取、化学合成和基因重组表达三种生产方式，其类型包括多肽激素类、免疫活性多肽、动物毒素多肽和合成多肽药物等。

2. **核酸药物**　核酸是由核苷酸以 3′, 5′-磷酸二酯键连接而成的一种多聚体化合物,是具有不同功能的寡聚核糖核苷酸(RNA)或寡聚脱氧核糖核苷酸(DNA),主要在基因水平上发挥作用。根据化学结构及作用机制不同,核酸药物分成质粒核酸药物、寡聚核苷酸药物和适配体药物三种类型。广义的核酸药物还包括核苷酸及其衍生物,如用于改善机体物质代谢、恢复正常生理功能的核苷酸药物 ATP、GTP、CTP、UTP、辅酶Ⅰ、辅酶Ⅱ,用于抗病毒的核苷酸药物齐多夫定、阿糖胞苷、利巴韦林、阿昔洛韦等。

3. **糖类药物**　糖是参与生物体多种生命活动的重要成分,含糖结构的糖类药物几乎在各类疾病的治疗中都有应用,特别在免疫系统疾病、感染性疾病、癌症等方面显示了巨大的前景。糖类药物根据其化学结构划分,可分为单糖类、多糖类和糖衍生物。

4. **脂类药物**　脂类是指广泛存在于生物体中的脂肪及其他类似于脂肪且不溶于水的化合物。脂类药物种类多,各成分的结构和性质差异大,表现出不同的临床功效。根据化学结构可分为以下类型:①磷脂类,如卵磷脂、脑磷脂、大豆磷脂等;②糖脂类,如神经节苷脂;③萜式脂类,如鲨烯;④类固醇类,如胆固醇、胆酸等;⑤其他,包括胆红素、人工牛黄等。

5. **维生素类药物**　维生素是生物体内一类化学结构各异,但具有特殊生理功能的小分子有机化合物,是生物体维持正常生命活动必不可少的微量物质。维生素药物在临床上主要用于防治各种维生素缺乏症及作为某些疾病的辅助治疗,通常按溶解性分为水溶性维生素和脂溶性维生素。

现代生物技术的飞速发展为生物技术药物的规模化研发开辟了广阔的前景。自 1982 年世界上第一个生物技术药物——重组人胰岛素获准生产销售以来,至今全球上市的生物制药产品已达 100 多个。在全球最畅销的 100 个处方药中,生物技术药物所占比重已从 2002 年的 15% 大幅提升,2019 年进入全球药物销售排名前十位中生物技术药物达 6 个,销售额均超过 60 亿美元,其中抗体药物占了 4 个,而阿达木单抗占据畅销药品首位。毫无疑问,生物技术药物已经成为未来几年各国在医药领域竞相追逐的焦点,在全球医药健康领域发挥着不可替代的作用。当前生物技术药物的发展热点主要集中在单克隆抗体、反义核酸药物、治疗性蛋白和疫苗等品种,重点研发方向将以治疗癌症、艾滋病/免疫缺陷疾病、心脏疾病、神经疾病以及常见药物不能有效治疗的病症为主。一方面,新结构生物技术药物将获得更快速的发展,更多的生物技术新药处于临床试验阶段并将进入临床应用。另一方面,生物技术药物与传统化学合成的小分子药物相比,在理化性质和药理学特性上都存在很大差别,因此针对生物技术药物存在的理化性质和药理学特性问题,对于新剂型及新载体的发展需求变得非常迫切,该领域的研究已成为生物技术药物研发的重要环节。

生物技术药物载体材料是指用于负载生物技术药物的材料,可提高生物技术药物的稳定性、延长其体内半衰期、促进其通过生物屏障、实现药物控制释放,最终达到提高用药安全性和有效性的目的。生物技术药物载体材料根据来源可分为天然来源材料和合成材料,根据物理化学属性可分为有机高分子材料、无机非金属材料、金属材料和不同类型材料所组成的复合材料。这些载体材料可进一步与生物技术药物结合制备成微球、纳米粒、水凝胶等多种制剂类型,用于生物技术药物在生物体内的递送。

多肽和蛋白质药物与核酸药物占据了生物技术药物中最大的比例,因此本章主要介绍适用于这两类药物的药物载体。

第二节　多肽和蛋白质药物的递送载体

一、多肽和蛋白质药物的理化性质和递送特点

多肽和蛋白质药物已应用于肿瘤、糖尿病、心血管疾病、肢端肥大症、骨质疏松症、胃肠道疾病、中枢神经系统疾病、免疫疾病及抗菌抗病毒等治疗领域。迄今为止,全球已批准近 100 个多肽和蛋白质产品上市,2015 年此类药物全球销售总额近 220 亿美元,占医药品市场总份额的 2% 左右,预测今后几年该类药物的全球销量将持续上升并成为增长最快的药物之一。多肽和蛋白质药物与小分子化学药物相比具有生物活性强、特异性高、用药剂量低、毒副作用小等突出特点,但是仍然存在若干问题。

1. **稳定性差**　多肽和蛋白质在体内外环境中可能会经受多种复杂的化学降解和物理变化而失活,如水解、氧化、二硫键断裂及交换、β 消除、凝集、沉淀、吸附、变性等。其中,水解、氧化、二硫键断裂及交换、β 消除涉及多肽和蛋白质一级结构的改变属于多肽和蛋白质药物的化学稳定性问题;其他主要与多肽和蛋白质三维结构的改变有关,称为物理稳定性问题。多肽和蛋白质药物的稳定性影响其治疗效果。即使多肽和蛋白质药物的氨基酸序列(一级结构)不变,三维结构发生变化,也可能使其失去生物活性和疗效。约 75% 多肽和蛋白质药物的临床应用剂型为注射剂。多肽和蛋白质药物的稳定性差、生物半衰期短,在治疗过程中常需多次频繁给药,患者用药依从性差。

2. **生物利用度低**　多肽和蛋白质药物易受胃肠道 pH、消化酶以及肝脏首过效应的影响,生物活性遭到破坏。此外,其分子量大且脂溶性差,难以透过生物膜,导致口服生物利用度低。多肽和蛋白质药物主要经肺部、黏膜(鼻腔黏膜和口腔黏膜等)、透皮给药,虽然可以避免低 pH、消化酶以及肝脏首过效应的影响,但难以跨膜转运,也会导致其生物利用度降低。

3. **组织选择性分布和胞内转运困难**　多肽和蛋白质药物稳定性差、生物分布无选择性,静脉注射后到达靶细胞的浓度较低,细胞水平转运困难,导致药效不能充分发挥。

借助药物载体研发多肽和蛋白质药物制剂的策略主要体现在以下三个方面:①注射制剂长效化,如聚乙二醇修饰、融合蛋白修饰、脂质体、微球或皮下植入;②绕过注射途径,实现有效的口服给药、透皮给药、吸入给药等;③克服多重生理屏障,促进药物的体内选择性分布及高效的胞内转运,实现注射给药的靶向递送。

二、长效化载体

(一)聚乙二醇修饰

多肽和蛋白质药物的聚乙二醇修饰(或称 PEG 化),即 PEG 与多肽和蛋白质药物以共价键方式结合。PEG 是多肽和蛋白质药物最常用的修饰剂,具有毒性小、生物相容性好及两亲性等特点。多肽和蛋白质药物经 PEG 修饰后,能显著增加药物的分子尺寸,降低肾脏清除率,延长半衰期,避免水解,提高稳定性,降低毒性和免疫原性,增强活性,提高疗效。

第一个 PEG 化蛋白质药物是 PEG 化腺苷脱氨酸,于 1991 年获美国 FDA 批准上市,用于儿童免疫

缺陷症的治疗。之后,PEG 化被广泛应用于多种蛋白质药物的修饰,如 PEG 化干扰素、PEG 化粒细胞集落刺激因子、PEG 化天冬酰胺酶修饰的门冬酰胺酶、PEG 化生长激素受体拮抗剂、PEG 化赛妥珠单抗等。

第一代多肽和蛋白质药物 PEG 化技术是采用分子量较小的线型 PEG 作为修饰剂。由于大量醇羟基的存在,易在反应中产生交联、聚合、多位点 PEG 化、产物不均一等问题,影响多肽和蛋白质修饰的质量。第二代 PEG 化技术采用相对分子量较大的分枝状 PEG 进行修饰,使修饰后的产品更为均一、易纯化,由于分枝状 PEG 的空间位阻效应,可有效降低蛋白水解酶对蛋白质的水解,增加蛋白质的化学稳定性。用分子量为 40kDa 的分枝状 PEG 修饰 α-2b 干扰素,与未修饰的干扰素相比较,修饰过的给药后体内维持治疗浓度的时间提高 7 倍,清除率和分布容积分别下降 10% 和 25%,治疗方案可调整为一周给药 1 次,显著改善患者的用药依从性,且治疗效果更好。

PEG 修饰的活性位点除了多肽和蛋白质药物的 N- 端氨基和 C- 端羧基,还包括氨基酸残基极性侧链基团。赖氨酸、半胱氨酸、组氨酸、精氨酸、天冬氨酸、谷氨酸、丝氨酸、苏氨酸、酪氨酸等均含有极性侧链基团。这些极性基团的亲核反应活性依次为:巯基 >α- 氨基 >ε- 氨基 > 羧基(羧酸盐)> 羟基。虽然巯基反应活性强,但巯基通常存在于多肽和蛋白质的二硫键和活性位点上,不适宜进行 PEG 修饰。因此,多肽和蛋白质分子最容易与 PEG 发生作用的位点是赖氨酸残基上的氨基,包括 α- 氨基或 ε- 氨基。用于多肽和蛋白质氨基修饰的 PEG 主要分为烷基化 PEG 和酰基化 PEG。烷基化 PEG 中最常用的是 PEG- 醛,如 PEG- 丙醛,它可与多肽和蛋白质的氨基反应形成席夫碱,然后经硼氢化钠还原得到稳定的亚胺键偶联物。由于游离氨基在多肽和蛋白质分子中含量较高,PEG 化产物的同分异构体多,难以分离纯化获得单一 PEG 化产物。通常反应控制在低 pH 条件下进行,可以达到仅修饰多肽和蛋白质 N 末端氨基的目的。

一般来说,PEG 修饰易产生位点异构体多、分离纯化困难、PEG 覆盖多肽和蛋白质表面活性位点导致其生物学活性降低甚至丧失、多肽和蛋白质发生团聚等问题。PEG 定点修饰是指 PEG 与多肽和蛋白质的某基团间发生定向特异性反应,并控制修饰程度,可克服上述问题。PEG 定点修饰包括:

(1)pH 控制的氨基定点修饰:PEG 化粒细胞集落刺激因子(granulocyte colony stimulating factor,GCSF)是第一个采用该技术修饰并成功上市的药物。

(2)基于氨基保护的定点修饰:先利用氨基保护剂对修饰后可能会导致多肽和蛋白质严重失活的位点进行保护,再对活性高的修饰位点进行定点修饰,最后除去保护剂。常用的氨基保护剂包括芴甲氧羰基、二甲基马来酸酐等。

(3)羧基定点修饰:当多肽和蛋白质的 N 末端为丝氨酸或苏氨酸时,可将其末端羟基氧化成具有反应活性的醛基,再与带氨基的 PEG 修饰剂进行特异性反应。

(4)二硫键定点修饰、非极性氨基酸定点修饰等。

利用 PEG 衍生物的疏水基团与蛋白质疏水基团之间的疏水相互作用,可使 PEG 以非共价键结合的方式修饰蛋白质。例如,利用色氨酸为疏水基团与 PEG 结合获得 PEG 化降钙素,能更好地抑制降钙素的聚合。

具有与 PEG 类似作用的化学修饰剂还包括聚唾液酸、葡聚糖、淀粉、白蛋白以及长链脂肪酸、聚烯烃基化合物、聚酸酐等。

例 1　PEG 修饰的重组人粒细胞刺激因子（PEG-rhG-CSF）注射液

处方：
PEG-rhG-CSF	6mg
醋酸盐	0.35mg
聚山梨酯 20	0.02mg
氯化钠	0.02mg
山梨醇	30mg
注射用水	至 0.6ml

处方解析：该注射剂采用 20kDa 的 PEG 分子选择性地与重组人粒细胞刺激因子的 N 末端定点修饰得到 PEG 化蛋白质药物，所用辅料包括醋酸盐缓冲液、聚山梨酯 20、山梨醇、氯化钠和注射用水。醋酸盐缓冲液为 pH 调节剂，聚山梨酯 20 为表面活性剂，山梨醇为稳定剂，钠离子为渗透压调节剂。

（二）融合蛋白修饰

采用化学方法或 DNA 重组技术将两个基因重组融合可实现两个不同蛋白质或蛋白质与多肽药物的连接，可以有效提高多肽和蛋白质药物的稳定性和活性。

血清白蛋白不仅可以偶联小分子药物或复合小分子药物（如白蛋白 - 紫杉醇纳米颗粒），同时也是最有发展前景的融合蛋白载体之一。人血清白蛋白是人体血液中含量最高的蛋白质，浓度达到 40g/L，占血浆总蛋白的 40%~60%，半衰期长达 20 天，稳定性强。胰高血糖素类肽 -1 白蛋白融合蛋白（阿必鲁肽）为第一个获得上市销售许可的白蛋白融合蛋白创新药。注射用重组人血清白蛋白/凝血因子Ⅸ融合蛋白产品是一种使用 CHO 细胞表达系统进行生产并上市销售的创新药，适用于儿童及成年血友病 B 的患者（先天性因子Ⅸ缺乏）。使用白蛋白 - 凝血因子Ⅷ融合蛋白创新药进行血友病 A 的治疗和预防目前也已开展临床前研究。处于临床和临床前研究的产品还包括注射用重组人血清白蛋白/粒细胞刺激因子融合蛋白、注射用重组人血清白蛋白/干扰素 $\alpha2a$ 融合蛋白、注射用重组人血清白蛋白/促红素融合蛋白、重组人血清白蛋白/生长激素融合蛋白、重组人血清白蛋白/白介素融合蛋白、重组人血清白蛋白/尿酸氧化酶融合蛋白、重组人血清白蛋白/白介素 -2 融合蛋白、重组人血清白蛋白/皮肤生长因子融合蛋白外用药和滴眼液等。

抗体分子的水解片段（如 Fab、Fv、scFv 和 Fc 片段）可作为融合蛋白载体与多肽和蛋白质药物融合，在延长多肽和蛋白质药物的血浆半衰期和提高稳定性的同时，利用抗体片段特有的生物学功能，赋予多肽和蛋白质药物特殊的生物学性质。抗体分子的可变片段（Fab、Fv、scFv、VH、VL）具有与抗原特异性结合的特点，使结合抗体可变片段的抗体融合蛋白药物能够特异性识别靶细胞，提高药物作用的特异性和活性。例如，人源抗乙型肝炎病毒表面抗原（HBsAg）抗体 Fab 片段/IFN-α 融合蛋白有望通过 Fab 对 HBsAg 导向结合作用加强 IFN-α 的抗病毒效应。将肿瘤坏死因子、外毒素、白喉毒素与 scFv 融合，用于肿瘤靶向治疗。与可变片段不同，抗体分子的恒定片段（Fc）能够特异性识别免疫细胞表面的 Fc 受体，发挥多种生物学功能，如介导穿过黏膜屏障、抑制炎症反应、增强细胞毒作用、促进树突状细胞成熟、调节 B 细胞增殖分化、调节细胞因子分泌等。将 Fc 片段与活性蛋白（如细胞因子、毒素、受体、酶等）融合后，可用于抗炎、抗病毒、抗肿瘤、自身免疫性疾病等的治疗。截至 2014 年 9 月，已有 9 种人 IgG-Fc 融合蛋白经美国 FDA 批准进入临床，涉及甲型和乙型血友病、移植排斥、黄斑变性、慢性免疫性血小板减少性紫癜、风湿性关节炎、银屑病等治疗药物，更多的 Fc 融合蛋白正处于临床研究中。

多肽激素融合蛋白和细胞因子融合蛋白也有相关报道，各组分通过协同作用，使融合蛋白的生物活性较单体显著增强。

例 2　凝血因子Ⅸ- 白蛋白融合蛋白（rⅨ-FP）冻干粉针（四个规格）

处方：rⅨ-FP（单位）　　　　　　250、500、1 000、2 000

柠檬酸钠（mg/ml）　　　　6.5、6.5、6.5、6.5

聚山梨酯 80（mg/ml）　　　0.06、0.12、0.24、0.24

甘露醇（mg/ml）　　　　　18、29、29、29

蔗糖（mg/ml）　　　　　　7、12、12、12

处方解析：该产品采用白蛋白为融合蛋白载体修饰重组凝血因子Ⅸ得到凝血因子Ⅸ - 白蛋白融合蛋白药物，辅料包括柠檬酸钠、聚山梨酯 80、甘露醇和蔗糖。柠檬酸钠和聚山梨酯 80 为稳定剂，甘露醇为渗透压调节剂，蔗糖为冻干保护剂。

（三）微球载体

将多肽和蛋白质药物包埋在微球载体中，经局部注射给药，使其在体内特定部位缓慢释放，可有效保护药物的活性、延长药物的治疗时间、提高药物的生物利用度、改善患者的用药依从性。全球已有十余个微球产品上市，其中多数是多肽和蛋白质药物。2015 年全球注射微球市场约 55 亿美元。我国已上市的代表性产品是亮丙瑞林微球。

微球载体材料应满足以下要求：①材料本身及降解产物具有优良的生物相容性，包括血液相容性、组织相容性及无免疫原性，对细胞及全身无毒性、刺激性、致突变性及致畸性；②具有良好且合理的生物降解性，降解速度能根据药物释放的需要进行调控；③不影响多肽和蛋白质药物的活性；④具有一定的机械强度及良好的加工成型性；⑤原料易得，制备工艺简单，价格便宜，适合大规模应用。

用于制备多肽和蛋白质药物微球的可生物降解高分子材料种类繁多，按照其来源可分为天然高分子材料、半合成高分子材料和全合成高分子材料。

天然高分子材料是最常用的微球材料，包括：①多糖类，如淀粉、海藻酸盐、透明质酸、壳聚糖、阿拉伯胶等；②蛋白质类，如明胶、白蛋白、丝素蛋白、酪蛋白等。其特点是来源广泛、性能独特、价格低廉、无毒、可生物降解、可再生等。但是天然高分子材料容易产生免疫原性，且存在较多杂质，在微球研发中需要加以重视和控制。

半合成高分子材料多指纤维素衍生物，如羧甲纤维素、邻苯二甲酸醋酸纤维、醋酸纤维素、乙基纤维素、羟丙纤维素等，是一类生物相容性好且易进行结构修饰的功能性材料。

合成高分子材料包括聚乳酸（PLA）、聚羟基乙酸（PGA）、聚乳酸 - 羟基乙酸共聚物（PLGA）、聚己内酯（PCL）、聚乳酸 - 聚乙二醇嵌段共聚物（PELA）。1970 年，PLA 和 PGA 首次被合成用于手术缝合线，1997 年美国 FDA 正式批准 PLGA 用作药物辅料，是目前常用的药物缓释微球载体材料。已上市的 8 种可注射微球剂型产品（表 17-1）均采用 PLGA 为载体，其中，黄体生成素释放激素（LHRH）类似物曲普瑞林微球注射剂可缓释药物达一个月，是第一个多肽和蛋白质微球产品。

表 17-1 美国 FDA 批准上市的 PLGA 微球制剂产品

药物	亮丙瑞林	奥曲肽	生长激素	曲普瑞林	亮丙瑞林	阿巴瑞克	帕瑞肽	艾塞那肽
适应证	前列腺癌、子宫内膜异位	肢端肥大症	儿童发育缺陷	晚期前列腺癌	晚期前列腺癌	晚期前列腺癌	肢端肥大症	糖尿病
给药方式	皮下注射4周1次	皮下注射4周1次	皮下注射1个月1次	肌内注射4周1次	皮下注射1个月1次	肌内注射4周1次	肌内注射4周1次	皮下注射1周1次

载体材料的性质在很大程度上影响和控制多肽和蛋白质药物微球的载药量、包封率和释放速度。以 PLGA 载体为例，PLGA 的分子量大小影响多肽和蛋白质药物的突释和包封率。在一定分子量范围内，PLGA 分子量越低，药物突释越高而包封率越低。当 PLGA 分子量增大到一定程度后，PLGA 分子量越大，与多肽和蛋白质药物的相互作用越弱，药物突释越严重。例如，采用不同分子量（4 000~10 000Da）的 PLGA（50：50）制备胰岛素微球，当分子量大于 6 000Da 时，突释随着分子量增大而愈显著，给药后初期的血药浓度愈高。PLGA 中 LA 和 GA 两种组分的比例是影响 PLGA 亲水性的重要因素之一。PLGA 与亲水性多肽和蛋白质药物的低亲和性是造成包封率偏低的原因，在一定范围内通过提高 GA 含量来增强 PLGA 的亲水性有助于提高多肽 / 蛋白药物的包封率，但也可能出现药物突释增加的现象。例如，分别用 PLGA（50：50）和 PLGA（70：30）制备 BSA-PLGA 微球，前者的牛血清白蛋白（BSA）突释量高于后者，且在第 13 周前者累积释放率达 70.60%，而后者仅为 33.37%。类似地，卵清蛋白从 PLGA（50：50）和 PLGA（70：30）微球中的突释率分别为 40% 和 20%。PLGA 的末端修饰对微球的药物突释亦有影响。比较末端羧基和末端酯化的 PLGA 微球，前者表面易形成较大的孔洞，突释更明显。这是由于羧基自催化作用，微球降解加快，使得药物释放较末端酯化 PLGA 微球更快。引入 PEG 链段可提高聚合物的亲水性，采用不同分子质量的 PLGA（20 000Da、30 000Da、40 000Da）和 PEG（4 000Da、12 000Da、20 000Da）的嵌段共聚物制备生长因子微球。高分子量 PLGA 与低分子量 PEG 嵌段共聚物制备微球的药物包封率最佳，突释最少，药物可以持续释放达 36 天。

此外，采用碱性羟基磷灰石吸附 BSA 可同时减缓 PLGA 降解，增加 PLGA 微球的药物包封率并减少突释，延长药物缓释达 3 周。采用微球表面交联的方法可抑制药物突释并延长药物释放时间，如以乳化法制备芥子酶结合蛋白 2（myrosinase-binding protein 2, MBP2）- 明胶微球，可用京尼平在微球表面交联；VEGF- 海藻酸钠微球可用二价阳离子 Zn^{2+} 或 Ca^{2+} 交联。以温敏材料制备微球，可延缓药物在生理体温条件下的释放，如 PCL-Pluronic 嵌段聚合物。葡萄糖响应性释放胰岛素的微球以壳聚糖为载体，载药量和包封率可达 9.1% 和 92.2%，葡萄糖与该微球表面的伴刀豆球蛋白 A（Con A）竞争性结合，破坏 Con A 与壳聚糖和右旋糖苷的结合，响应性释放胰岛素。在 PLGA 微球中加入阴离子表面活性剂二辛醇磺基琥珀酸酯钠，可提高卵清蛋白、溶菌酶、重组 HIV 糖蛋白、奈瑟球菌 B 蛋白的载药量。采用无机或有机材料作为致孔剂制备 PLGA 多孔微球可提高多肽和蛋白质药物的包封率，但是释放行为难以控制。

例 3　醋酸亮丙瑞林注射微球冻干粉针

处方：注射器前室（冻干微球）：

醋酸亮丙瑞林　　　　　　7.5mg

精制明胶	1.3mg
PLGA	66.2mg
D-甘露醇	13.2mg

注射器后室（稀释剂）：

羧甲纤维素钠	5.0mg
D-甘露醇	50.0mg
聚山梨酯 80	1.0mg
注射用水	
冰醋酸	

处方解析：该产品采用预灌装无菌冻干微球的双室注射器，使用前将冻干微球与稀释剂混合得到用于肌内注射的混悬液。采用 DL-丙交酯和乙交酯共聚物 PLGA 作为微球载体，明胶为稳定剂，羧甲纤维素钠为助悬剂，聚山梨酯 80 为润湿剂，D-甘露醇为冻干填充剂和渗透压调节剂，冰醋酸为 pH 调节剂。该产品可释药 1 个月。将 PLGA 替换成 PLA，改变 PLA 的用量可获得 3 个月、4 个月、6 个月释药规格的醋酸亮丙瑞林注射微球产品。

（四）水凝胶载体

水凝胶具有良好的生物相容性、药物释放可调节性及多种给药部位适用性，且水凝胶具有亲水性，能提供给多肽和蛋白质药物亲水性微环境，可以防止多肽和蛋白质药物构象改变和聚集，保持稳定性，因此在多肽和蛋白质药物递送领域显示出良好的应用前景。

可注射原位水凝胶是研究最为广泛的多肽和蛋白质药物水凝胶载体。利用生理环境的改变，如 pH、温度、离子强度以及某些化学反应，可以使载有多肽和蛋白质药物的高分子溶液经注射后在体内温和的条件下自动形成凝胶，持续释放药物。例如，以 PLGA-PEG-PLGA 三嵌段共聚物温敏水凝胶为载体制备的白细胞介素 -2 水凝胶制剂及生长激素水凝胶制剂可分别用于肿瘤免疫及生长激素不足症的治疗。含 PLGA 和 *N*-甲基吡咯烷酮（溶剂）的亮丙瑞林溶液注入体内后，*N*-甲基吡咯烷酮迅速被机体吸收使亮丙瑞林包载在 PLGA 中一起沉淀析出，随着 PLGA 的降解实现药物缓释。通过调节 PLGA 中 LA 和 GA 的比例，可以控制载体的降解速度，获得 1 个月、3 个月、4 个月和 6 个月四种不同给药周期的制剂规格。但是 *N*-甲基吡咯烷酮具有毒性，用药安全性需要进一步关注。

通常情况下，多肽和蛋白质药物从水凝胶中突释严重，如何控制多肽和蛋白质药物释放行为对水凝胶制剂产品的研发非常重要。水凝胶载体对药物的释放遵循以下控制机制：

（1）温度响应机制：对于温敏水凝胶，温度改变能控制多肽和蛋白质药物的释放。例如，聚（*N*-异丙基丙烯酰胺）水凝胶在较高温度时收缩，胰岛素的释放速度加快。

（2）静电作用机制：聚电解质形成的水凝胶，如聚甲基丙烯酸水凝胶、聚丙烯酰胺水凝胶等，荷电性对 pH 改变产生响应，从而改变凝胶网络的溶胀和收缩。例如，甲基丙烯酸 - 丙烯酸乙酯共聚物水凝胶在较高 pH 时，凝胶溶胀，触发释放药物。

（3）载体降解机制：聚合物主链或交联链中的敏感键降解，凝胶网络结构破坏，触发药物释放。例如，含乙缩醛的聚丙烯酰胺水凝胶，在较低 pH 条件下，乙缩醛水解，所载的白蛋白释放；以二硫键交联的聚丙烯酸水凝胶在还原性环境下二硫键断裂，水凝胶溶胀，释放药物。

（4）特殊物质触发机制：该类水凝胶可用于胰岛素的智能释放。例如，伴刀豆球蛋白A（Con A）作为右旋糖酐或其他多糖水凝胶的交联链，糖基化胰岛素与Con A结合后，被包载在水凝胶中，当环境中葡萄糖浓度增大时，葡萄糖与Con A竞争性结合，从而使水凝胶中的胰岛素释放。另一种胰岛素智能释放水凝胶以聚甲基丙烯酸二乙氨基乙酯为载体，结合葡萄糖氧化酶。当其暴露于葡萄糖环境中时，葡萄糖氧化酶将葡萄糖氧化成葡萄糖酸，水凝胶荷电性提高，水凝胶溶胀而释放胰岛素。

（5）外加刺激触发机制：包括超声波、光、磁场等。

（五）植入剂载体

植入剂具有延长药物作用时间、减少给药次数和给药剂量、定位释放药物等特点，临床上用于避孕、抗肿瘤、眼疾和糖尿病等治疗。早期的植入剂是以聚四氟乙烯、聚乙烯醇、乙烯-乙酸乙酯共聚物、硅胶等非生物降解聚合物为载体，制备成一头封闭，另一头开口的空心细棒，腔内填充药物与材料混合物。美国《内科医生手册》收载了一种以非生物降解聚合物为载体用于计划生育的植入剂，埋植在患者上臂内侧，药物以零级模式释药达5年，但是药物释放完后需手术取出。如今植入剂载体逐渐采用生物降解材料，并制备成可注射产品。例如，将多肽药物与PLGA在熔融状态下混合均匀，经多孔装置挤出形成直径为1mm的条状物，然后切割成单剂量制剂，灭菌后密封于一次性注射器内，可直接注射于皮下或肌内。代表性植入剂产品包括戈舍瑞林、组氨瑞林以及亮丙瑞林植入剂。戈舍瑞林是一种以PLGA为载体的植入棒，目前有两种产品规格，分别是3.6mg和10.8mg剂量，对应的释药周期为1个月和3个月，于患者肚脐下方皮下注射给药，用于治疗如前列腺癌、乳腺癌等激素相关性癌症。组氨瑞林植入剂以乙烯-乙酸乙烯酯共聚物为载体，于上臂内侧皮下植入一年，每天持续释放65μg组胺瑞林，有效抑制垂体腺产生促性腺激素，用于前列腺癌、乳腺癌、子宫内膜异位症的治疗。相较PLGA微球，植入剂可以更长时间持续释放药物。

三、非注射给药载体

（一）口服递送载体

少数多肽药物如胸腺肽、环孢素、杆菌肽、利那洛肽等可口服给药，而多数多肽和蛋白质药物口服给药后吸收不好，需克服多个生理屏障，包括：①胃酸导致药物降解；②小肠中存在大量的肽酶和蛋白水解酶是导致多肽在口服过程中降解的主要因素；③多肽和蛋白质药物相对分子量大、脂溶性差，并带有一定的电荷，难以通过细胞通道转运。大多数多肽和蛋白质药物口服吸收以细胞旁路通道转运为主，吸收能力受水性通道的大小所限制，带负电荷的多肽和蛋白质较带正电荷的多肽和蛋白质更难吸收，可能与水性通道本身荷负电性有关；④肝脏的首过效应。针对上述生理屏障，一种方法是对多肽和蛋白质药物的分子结构进行化学修饰，提高其稳定性和吸收能力；另一种方法就是利用载体提高药物稳定性并促进吸收。

1. 蛋白酶抑制剂 多肽和蛋白质药物口服后首先被胃中的胃蛋白酶消化，生成的多肽在肠道被胰蛋白酶和刷状缘蛋白酶进一步降解成三肽或四肽，上皮细胞胞液及溶酶体中的酶也会对所摄取的多肽进行水解。蛋白酶抑制剂可以减少或防止多肽和蛋白质药物在胃肠道降解而失活。不同蛋白酶对蛋白质的敏感性不同，需要选择适宜的蛋白酶抑制剂种类以及使用剂量。

酶抑制剂可分为 4 类：

（1）非氨基酸类：p- 氨基苯甲酰胺、1，2，3，4- 四氢 -1- 萘甲酸 4-（4- 异丙基 -1- 哌啶羟基）- 苯酯甲烷磺醋（FK-448）、甲磺酸卡莫司他、甘氨胆酸钠盐等。其中，FK-448 是一种低毒性的胰凝乳蛋白酶特异性强抑制剂，可以显著提高胰岛素的口服吸收。

（2）氨基酸类：氨基酸是一类低毒性且对肠道酶抑制作用较弱的小分子化合物，经修饰后酶抑制作用增强，如硼酸亮氨酸、硼酸缬氨酸、硼酸丙氨酸、N- 乙酰半胱氨酸等。

（3）肽类和修饰肽：杆菌肽是一种典型的肽类酶抑制剂，能强烈抑制胃蛋白酶和胰蛋白酶的水解作用，有助于胰岛素的口服吸收，但肾脏毒性限制了其应用。胃抑素是一种修饰化的十肽，可强烈抑制胃蛋白酶对药物的降解。此外，一些末端带醛基的修饰化肽类，如类胰蛋白酶抑制剂、亮肽素等，是胰凝乳酶的可逆抑制剂。

（4）多肽类：抑肽酶由 58 个氨基酸组成，是最基本的多肽类蛋白酶抑制剂，可通过抑制胰蛋白酶和胰凝乳蛋白酶，提高多肽和蛋白质药物的口服吸收。

2. 吸收促进剂　吸收促进剂可以降低黏液层的黏度、打开上皮细胞的紧密连接、改善生物膜的透过性，进而提高多肽和蛋白质药物在胃肠道的吸收。理想的吸收促进剂应安全无毒、无刺激和免疫原性。常用的吸收促进剂包括表面活性剂、高分子材料、胆酸及胆酸盐类、螯合剂（如 EDTA、柠檬酸、水杨酸）、酰基肉碱和脂肪酸（如油酸、亚麻油酸、辛酸）等。

表面活性剂能使细胞膜的流动性发生改变，高浓度时可能破坏细胞，因此必须确定表面活性剂的安全使用范围。作为吸收促进剂的表面活性剂主要是亲水型非离子型表面活性剂，如乙氧基聚乙二醇甘油酯和聚山梨酯 80 等，其毒性小于离子型表面活性剂。

某些可生物降解高分子在作为药用载体的同时，本身也具有促进药物吸收的作用，如卡波姆、甲壳质等。卡波姆可促进口服蛋白质类药物的吸收，其原因可能是由于其能够络合钙、锌离子，从而使蛋白酶活性被抑制，其络合钙离子可同时提高机体细胞的通透性，促进蛋白质药物吸收。卡波姆分子中的大量羧基可在肠道内释放出质子，形成局部酸性环境，抑制蛋白酶活性。含卡波姆的微乳可增加去氨加压素、鲑鱼降钙素等的肠内吸收，这是因为它既包裹乳滴，延长与肠壁黏膜的黏附时间，又具有蛋白酶抑制和促吸收的共同作用。

胆酸及其盐类可作为药物促吸收剂，如去氧胆酸钠、牛磺去氧胆酸钠、甘胆酸钠，其对胰岛素的促吸收作用依次为去氧胆酸钠 > 牛磺去氧胆酸钠 > 甘胆酸钠。将胰岛素 / 聚氰基丙烯酸烷酯纳米球混悬于三种介质中：①水溶液；②含 1% 泊洛沙姆 188 和 0.01% mol/L 的去氧胆酸钠水溶液；③含 1% 泊洛沙姆 188 和 0.01%mol/L 去氧胆酸钠的油溶液。体外实验发现：溶于①的纳米球混悬液降糖作用不明显；溶于②的混悬液可达到与溶于③的混悬液相同的降糖效果，但维持时间稍短；溶于③的混悬液能使血糖降至初始血糖的 50%~60%，降糖时间长达 15 天。

3. 生物黏附材料　人体胃肠道黏膜表面的上皮细胞能分泌一种含糖蛋白的黏液，利用生物黏附材料与糖蛋白的相互作用，产生生物黏附作用，延长多肽和蛋白质药物在该部位的滞留，提高药物的吸收。生物黏附材料可分为非特异性和特异性两类。前者是通过机械力和化学键作用于黏膜表面，常用的材料包括卡波姆、壳聚糖、纤维素衍生物、海藻酸钠、明胶、果胶等亲水性高分子。这些材料不仅能延长药物在黏膜上的滞留时间，还可以通过与黏膜的紧密接触提高局部药物浓度，促进药物的吸收，同时可在一定程度上避免多肽和蛋白质药物在胃肠道的降解。材料的生物黏附性主要取决于材料的理化性质和胃肠道的生理环境。通常相对分子量高、含亲水基团（如羟基、羧基、氨基、磺酸基）多、链段柔顺性好的高分子材料，具有较强的生物黏附性。胃肠道消化液的 pH 改变会影响材料的解离和溶胀状态，从而影响材料的生物黏附性。食物的存在以及感染炎症等病理状态引起的黏膜表面理化性质的改变，也会影响生物黏附材料的黏膜黏附效果。特异性生物黏附材料是指与黏膜细胞表面特定受体发生相互作用产生持久的黏附作用。如外源凝集素是一种糖蛋白，可特异性黏附于肠道黏膜的 M 细胞，是最为常见的特异性生物黏附材料。

4. 胃肠道定向材料　结肠是口服多肽和蛋白质药物的主要吸收部位，其生理特点如下：①结肠的消化酶活性较低，药物降解有所缓减；②结肠的 pH 相对上消化道较高，有利于药物活性的保持；③结肠蠕动较慢，药物在结肠部位的转运时间较长，有利于提高药物的吸收程度；④结肠中分布多种有益菌群，产生的酶如糖苷酶和偶氮还原酶可催化药物载体实现药物在结肠部位的定点释放，并提高局部药物浓度，促进药物吸收。

多肽和蛋白质药物在结肠部位的定向释放是实现其在该部位有效吸收的前提，所用载体主要有以下类型：

（1）肠溶型载体：包括丙烯酸树脂系列高分子材料以及壳聚糖，这些载体含有羧酸和氨基基团，可以有效控制药物经过上消化道后在结肠部位的释放。

（2）时滞型载体：根据制剂口服后经胃和小肠到达结肠的转运时间（5~6 小时），以亲水溶蚀性材料如纤维素类进行包衣，实现药物在结肠部位的释放。

（3）酶解型载体：如果胶及含偶氮键的高分子。利用结肠菌群产生果胶酶的分解作用，以果胶为载体的制剂可以在结肠部位快速释放药物。利用偶氮还原酶对偶氮键的分解作用，可以设计一系列含偶氮键的高分子，或者以偶氮键链接的前体药物，从而实现药物在结肠部分的释放。

5. 促吸收纳米载体　纳米或微米化的载体不仅能保护多肽和蛋白质药物免受胃肠道消化酶的破坏降解，还可促进药物的跨膜吸收。

消化道上皮由具有极性的柱状上皮细胞紧密排列形成，为粒子跨膜转运的生理屏障。杯状细胞分布在肠上皮细胞间，分泌黏液形成黏液层，可阻碍粒子的转运。从十二指肠至回肠末端，杯状细胞逐渐增多，黏液层逐渐增厚。借助粒子实现多肽和蛋白质药物的口服吸收需要克服黏液及上皮细胞屏障。通常情况下，细胞通道转运即肠道上皮细胞较难摄取粒子。肠腔中的粒子可通过上皮细胞表面受体介导内吞并运送到基底层释放完成转运。粒子的细胞旁路途径转运也很困难，需要吸收促进剂辅助。散布于肠道黏膜上皮细胞间的 M 细胞是黏膜免疫系统中一种特化的抗原转运细胞，能将抗原由肠腔转运到上皮细胞下的淋巴组织诱导免疫黏膜发生免疫应答或免疫耐受，可以作为粒子转运的通道。

常用制备微粒或纳米粒的方法包括乳化溶剂挥发法、相分离法、界面聚合法、乳液聚合法、两亲性聚合物自组装法等。载体的理化性质和微/纳米粒制备方法常常决定所制备微/纳米粒的理化性质，如形态、尺寸、表面状态以及药物的装载形式、装载量、释放速度，这些因素均会不同程度影响多肽和蛋白质药物的口服吸收。一般认为具有疏水表面的粒子更容易被派伊尔淋巴结的 M 细胞摄取。口服尺寸为 1~10μm 的 PLGA 微球，和疏水性更强的聚苯乙烯、聚甲基丙烯酸酯、聚羟基丁酸酯微球相比，更难吸收。200nm 聚苯乙烯纳米粒能促进 Caco-2 细胞对药物的摄取，但是在与 MTX-E12 细胞共培养产生黏液的情况下,吸收下降 2 倍,这可能是由于粒子表面疏水性能促进其与细胞的接触和摄取,但不利于粒子在黏液层的渗透。为提高粒子在黏液层的扩散速度,可采用 PEG 修饰方法,使粒子表面亲水性增强。表面荷正电的粒子具有较强的肠上皮细胞和 M 细胞摄取作用,如壳聚糖包裹的 PLGA 纳米粒能增强破伤风类毒素和降血钙素的吸收。但是粒子的荷电性对其在黏液层中扩散速度有很大的影响。表面荷正电的聚苯乙烯纳米粒比荷负电的粒子在黏液层中的移动慢。壳聚糖与黏液层的静电作用,使粒子在黏液层滞留,缓慢释放药物,药物以游离形式吸收;移除黏液层,药物的吸收明显增强。

利用肠上皮细胞和 M 细胞配体设计主动靶向纳米粒,可促进药物的口服吸收。常用的配体主要包括凝集素、侵袭素、维生素 B_{12} 衍生物等。把土豆凝集素修饰到 500nm 聚苯乙烯纳米粒表面,连续灌胃 5 天,检测到分别有 12% 和 1% 的药物被小肠上皮细胞和派伊尔淋巴结所摄取,体循环中凝集素修饰的粒子达 23%,而给予土豆凝集素抑制剂后纳米粒摄取降低至 0.5%,这表明凝集素修饰能通过细胞靶向而促进药物吸收。小麦胚芽凝集素(WGA)是另一种常用的凝集素,可靶向于小肠上皮细胞的 N- 乙酰 -D- 氨基葡萄糖和唾液酸,用 WGA 修饰 PLGA 纳米粒包载免疫调节剂胸腺五肽,口服 1 天和 7 天的总摄取达到 13% 和 15%,是未修饰对照组的 1.5~3 倍。一些病原细菌如沙门杆菌和志贺氏杆菌表面携带的侵袭素具有黏膜黏附和上皮内化的作用,侵袭素修饰的聚(甲基乙烯醚 - 马来酸酐)纳米粒能竞争性抑制肠道的病菌感染。耶尔森氏菌表面所含的侵袭素 C192 修饰聚苯乙烯纳米粒,大鼠灌胃 0.1ml,体循环中检测值为 13%,而未修饰纳米粒仅为 2%。

(二)吸入和透皮递送载体

鼻腔给药和肺部吸入给药具有吸收快、可避免肝脏首过效应、给药方便等特点,是适合于多肽和蛋白质药物的非注射给药方式。鼻腔给药的多肽药物包括醋酸那法瑞林、去氨加压素、降钙素等,以溶液剂为主,涉及的药物载体较少。由于鼻黏膜在嗅区与脑部存在独特的天然联系,药物经鼻腔给药后,能绕过血脑屏障直接进入脑内,对于多肽和蛋白质药物的中枢神经系统靶向递送具有重要意义。例如,具有抗惊厥作用的促甲状腺激素释放激素(TRH)的 PLA 纳米粒经鼻腔给药用于治疗癫痫,与游离药物相比疗效更好。肺部吸入制剂除溶液型、乳剂型和混悬型气雾剂外,干粉吸入剂已成为目前研究较多的多肽和蛋白质药物肺部吸入剂型,具有保证多肽和蛋白质药物稳定性,提高其生物利用度的优点。采用干粉吸入剂递送的多肽和蛋白质药物包括胰高血糖素、重组人粒细胞 - 集落细胞刺激因子、重组人脱氧核糖核酸酶、降钙素、白介素 -2、胰岛素等。目前所用的载体主要是可溶性辅料,如乳糖、甘露醇、赤藓糖醇、木糖醇和阿拉伯胶等,其作用包括改善干粉流动性、提高药物的肺沉积性能,还可作为填充剂增加单剂量给药体积,实现小剂量药物的准确分装和给药。胰岛素吸入剂以 3,6- 双(4- 双反丁烯二酰基氨丁基)-2,5- 二酮哌嗪(FDKP)为载体制成胰岛素微粒,相对生物利用度达到 33%,是一种速效胰岛素制剂,用于 1 型和 2 型糖尿病患者。

多肽和蛋白质药物不宜制成常规的透皮制剂,因为多肽和蛋白质大分子难以透过皮肤角质层,小分子透皮制剂中常用的促透剂对多肽和蛋白质药物基本无效。微针凭借其微米尺度锋利的针尖,可在皮肤上刺穿角质层形成具有一定深度、可到达表皮层甚至真皮层的微孔洞,便于药物分子经皮肤被吸收,从而达到无痛、高效透皮给药的目的。微针材料包括硅、金属等材料,也常用聚合物材料,如可降解聚合物(PLGA)和水溶性聚合物(PVP 和 PVA)。甲状旁腺激素的 34 个氨基酸片段和胰高血糖素微针制剂已进入 II 期临床试验。借助纳米载体可促进多肽蛋白类药物的透皮吸收,如脂质体包载的胰岛素在小鼠腹部皮肤给药后表现出明显的血糖降低现象。将离子导入技术作用于包载胰岛素的荷电脂质体,在糖尿病大鼠模型上显示,18 小时后仍能检测到血液胰岛素浓度,血糖水平降低至初始的 20%。

例 4　胰岛素干粉吸入剂(三个规格)

处方:胰岛素(单位)　　　　　　　　　　　　　　　　　　　　　　4、8、12

　　　3,6- 双(4- 双反丁烯二酰基氨丁基)-2,5- 二酮哌嗪(FDKP)(g)　3.15、6.3、9

　　　聚山梨酯 80

处方解析:FDKP 是一种惰性辅料,在温和酸性条件中通过氢键作用自组装形成尺寸均一的微球(约 $2\mu m$),吸附并包载胰岛素得到胰岛素颗粒。聚山梨酯 80 为稳定剂。

四、可注射纳米载体

多肽和蛋白质药物包括激素、酶、细胞因子等,其应用于临床的作用靶点存在较大差异。例如,胰岛素和降血钙素作用于细胞膜,葡萄糖氧化酶、半乳糖苷酶、葡萄糖醛酸酶需要递送到胞内发挥作用,左旋天冬酰胺酶、腺苷酸脱氨酶在血液中作用于癌细胞。采用具有被动或主动靶向功能的纳米载体以实现多肽和蛋白质药物的体内选择性分布和高效胞内递送,是提高多肽和蛋白质药物疗效的有效方法。多肽和蛋白质药物经静脉注射递送的载体包括脂质体、聚合物胶束、纳米凝胶、固体纳米粒等。这些纳米载体的共同特点是具有屏蔽免疫、血液长循环、肿瘤组织 EPR 效应、多种途径介导细胞内化以及强大的功能性修饰等特点。

(一)脂质体载体

脂质体的入胞递送包括细胞吸附和内吞过程。通常中性磷脂所制备的脂质体能被细胞内吞,内吞后由于其内吞体逃逸能力弱将滞留于溶酶体中,适合于溶酶体相关疾病的治疗。当脂质体内吞进入内涵体后,pH 敏感磷脂的羧基质子化,一方面降低磷脂的水化程度,破坏脂质体;另一方面磷脂与内涵体膜融合,释放多肽和蛋白质药物。由阳离子磷脂和中性磷脂混合制备的阳离子脂质体具有更强的入胞和溶酶体逃逸作用,能够更有效地实现多肽和蛋白质药物的胞内递送。例如,以 TFA-DODAPL 与 DOPE 混合磷脂为载体的阳离子脂质体能将 β- 半乳糖苷酶和半胱天冬酶转运入细胞浆;含有脂精胺的阳离子脂质体具有类似功能。米伐木肽是 NOD2 受体特异性配体,为分支杆菌胞壁成分的衍生物,对人体具有天然免疫原性。米伐木肽脂质体被机体巨噬细胞摄取后释出米伐木肽,通过激活巨噬细胞杀灭肿瘤细胞,用于治疗非转移性可切除的骨肉瘤。以脂质体为载体的药物还包括用于肿瘤治疗的热休克蛋白 70/Blc-2 脂质体、Melan-A/MART-127-35 肽脂质体等,以及用于免疫治疗的 hepatitis C 肽脂质体、HIV 肽脂质体等。

脂质体表面 PEG 化修饰,可延长其血液循环时间,提高药物被靶组织的摄取。脂质体的靶向基团修饰,包括抗体、多肽、维生素类、糖基、适配体等修饰,可有效促进细胞靶向识别和胞内转运。采用 pH 梯度法制备荷负电的阿霉素脂质体,利用静电复合作用在脂质体表面复合带正电的肿瘤坏死因子相关凋亡诱导配体(TRAIL)和穿膜肽 R8H3,再修饰透明质酸并用光激发交联,得到带透明质酸交联壳的脂质体,粒径为 120nm,阿霉素与 TRAIL 包封率分别达到 99.5% 和 82%,具有被动和主动双重靶向性。当该脂质体给药后达到肿瘤组织时,透明质酸被酶解,释放出 TRAIL 及含阿霉素的脂质体,阿霉素脂质体可实现进一步肿瘤细胞内的药物递送。与普通阿霉素脂质体相比,该复合脂质体的体外MDA-MB-231细胞抑制率提高了5.9倍。同时装载亲水性免疫调节剂白介素-2和小分子疏水TGF-β受体抑制剂SB505124的脂质体,肌内注射或尾静脉注射均能在荷B16-F10小鼠体内表现出协同抑瘤作用。用抗肿瘤stoppin多肽和p53-MDM2/MDMX抑制剂作为药物制备的核酸-多肽-脂质体复合物,其抵抗胰酶和DNA酶的能力均有所提高,对A549肺癌细胞的生长抑制率较单纯多肽提高3倍。

例5　米伐木肽脂质体冻干粉针剂

处方:米伐木肽　　　　　　　　　　　　4mg

　　　二油酰磷脂酰胆碱(DOPC)　　　　696mg

　　　二油酰磷脂酰丝氨酸钠盐(OOPS)　　304mg

处方解析:该产品为脂质体冻干粉针剂,米伐木肽为主药,DOPC和OOPS为制备脂质体的辅料,DOPC和OOPS摩尔比为7:3,脂质总质量为1g。使用前将4mg冻干粉针剂重悬于50ml生理盐水。

(二)高分子纳米载体

1. 骨架型纳米粒　高分子纳米粒通常采用疏水性材料为载体,多肽和蛋白质药物通过疏水作用、氢键作用载入纳米粒。例如,以PLA为载体,采用乳化溶剂挥发法制备多肽药物神经毒素1(neurotoxin 1)纳米粒,粒径65nm,药物包封率35%,大鼠静脉注射后30分钟,发现脑脊液中药物浓度明显高于游离药物对照组,说明PLA纳米粒有助于多肽和蛋白质药物穿越血脑屏障作用于中枢神经系统。以PLGA为载体,同样采用乳化溶剂挥发法制备神经胶质细胞源性的神经营养因子纳米粒,粒径200nm,能缓释药物达7天,经椎管内注射给药一周后,运动功能明显提高,治疗效果持续增强。

亲水性高分子经疏水化修饰后也可作为骨架型纳米粒载体。例如,以疏水性5β-胆烷酸修饰的壳聚糖作为载体,用溶剂挥发法包载RGD制成纳米粒。该纳米粒经静脉注射后,与游离RGD相比,小鼠B16F10肿瘤内的药物浓度增强,RGD能与新生血管内皮细胞上的$a_v\beta_3$整合素结合,抑制血管增长。

除物理方式载药外,多肽和蛋白质药物也可采用化学键合方式先制备成聚合物修饰的药物,再制备成纳米粒,可解决多肽和蛋白质药物在纳米粒负载中包封率低和突释严重的问题。例如,将硫醇化管状细胞溶解酶A(Tub A)化学链接到环糊精聚合物CDP上,制成CDP-Tub A纳米粒。化学键合方法装载多肽和蛋白质药物必须注意防止药物的失活。

2. 聚合物胶束　聚合物胶束具有疏水内核结构,通常以疏水作用装载疏水性小分子药物,而亲水性多肽和蛋白质药物难以装载。为了提高胶束对多肽和蛋白质药物的装载,常设计荷电聚合物为纳米载体,借助静电相互作用复合多肽和蛋白质药物,继而自组装形成载药纳米粒。例如,荷正电的PEG化聚赖氨酸两嵌段聚合物(PLL-PEG)可复合荷负电的蛋白质形成纳米胶束。

通过非共价键作用(疏水作用、氢键作用或静电复合作用)制备载药胶束,高分子载体与多肽和蛋白质药物之间较弱的相互作用可能导致体内给药后胶束不稳定和药物在达到靶标部位前的过早释放。通过共价键装载多肽和蛋白质药物可有效提高稳定性、实现药物靶向释放。核糖核酸酶、绿荧光蛋白和免疫球蛋白与 PEI 键合后能有效进入细胞并在胞质中发挥作用,并且在 PEI 外端链接靶向基团可进一步促进多肽和蛋白质药物在特定细胞的胞内转运。

3. 聚合物囊泡 两亲性聚合物在一定条件下能自组装成具有类似脂质体结构的纳米囊泡,因其含有中央水腔且较脂质体具有更好的稳定性及功能化特性,作为多肽和蛋白质药物递送的新型载体受到越来越多的关注和研究。例如,聚氧乙烯 -b- 聚(1- 丁烯)自组装囊泡包载肌红蛋白、血红蛋白、牛血清白蛋白,聚氧乙烯 -b- 聚硫化丙烯和聚氧乙烯混合囊泡包载卵清蛋白和牛血清白蛋白,聚氧乙烯 -b- 聚己内酯 -b- 聚甲基丙烯酸二乙氨基乙酯囊泡包载细胞色素 C、溶菌酶、卵清蛋白、免疫球蛋白 G,具有 pH 和还原性双重响应的聚氧乙烯 -SS- 聚甲基丙烯酸二乙氨基乙酯囊泡包载细胞色素 C,聚氧乙烯 -b- 聚丁二烯囊泡包载血红蛋白。

虽然自组装聚合物囊泡为多肽和蛋白质药物的装载提供了亲水区域,但是药物包封率普遍较低,特别是具有较大体积的蛋白质药物,因此提高载药能力对于囊泡递送多肽和蛋白质而言非常重要。药物的装载与高分子材料的化学结构密切相关,同时也受囊泡制备方法的影响。最近有研究报道将蛋白质与带有活性氨基的丙烯酸酯反应,然后在蛋白质表面进行原位聚合得到聚合物薄膜,构成载单个蛋白质的纳米囊,其药物含量有所提高,且尺寸、表面电位、结构都可调节,并具有较高的稳定性和入胞效率。也可在聚合物薄膜中引入环境敏感性交联键,达到细胞内溶酶体逃逸或响应性药物释放的目的。

4. 纳米凝胶 纳米凝胶具有水凝胶和纳米粒的相应性质,能够保持药物活性、靶向作用部位、促进药物入胞、控制药物释放,在多肽和蛋白质药物递送方面显示出明显的优势和良好的应用前景。纳米凝胶由天然或合成的水溶性或两亲性高分子材料通过化学或物理交联作用构建而成,常用的材料包括右旋糖苷、壳聚糖、海藻酸钠、透明质酸、聚丙烯酰胺、聚丙烯酸、普朗尼克、聚乙烯醇等。为了控制水凝胶的纳米尺度,常需要采用纳米分散技术,一方面构成纳米凝胶载体,另一方面完成多肽和蛋白质药物的装载。

化学交联法是制备纳米凝胶最常用的方法,根据药物的装载形式,可分为化学键合装载与非共价装载两种。化学键合装载是通过化学反应将多肽和蛋白质药物与聚合物单体或预聚物键合,然后单体引发聚合并交联,形成载药纳米凝胶。例如,辣根过氧化酶与带活泼氨基的丙烯酰胺单体反应再聚合得到聚合物壳包裹酶的纳米凝胶,能保持 80% 的酶活性。同样把葡萄糖氧化酶和过氧化氢酶链接在丙烯酰胺和 N-(3- 氨丙基)甲基丙烯酰胺单体上,加入交联剂 N, N'- 亚甲基双丙烯酰胺,原位聚合得到纳米凝胶,可使酶保持原有活性并提高热稳定性。非共价装载是多肽和蛋白质药物利用静电作用、疏水作用或氢键作用先与聚合物单体或预聚物产生物理吸附,然后单体引发聚合并交联,形成载药纳米凝胶。例如,阳离子单体丙烯酰胺和 N-(3- 氨丙基)甲基丙烯酰胺先结合阴离子多肽和蛋白质药物再聚合得到载药纳米凝胶,用该法制备的醇氧化酶 - 过氧化氢酶纳米凝胶对酒精中毒具有较好的治疗效果。化学键合可能导致多肽和蛋白质药物失活,而非共价键合需考虑载体 / 药物相互作用的强度,作用过强影响药物发挥功效,作用过弱使得药物装载不稳定。

纳米凝胶制备的另一个方法是利用载体分子上官能团之间较强的相互作用自组装形成物理交联的三维结构,同时装载多肽 / 蛋白药物。例如,胆固醇修饰的普鲁兰多糖(CHP)可组装形成纳米凝胶,小角中子散射分析表明 CHP 纳米凝胶中有约 19 个交联点,每个交联点由胆固醇三聚体组成。此外,静电作用、金属螯合作用、主客体超分子作用等也能发挥纳米凝胶的物理交联作用。蛋白质药物分子中的疏水性氨基酸残基,可与聚合物疏水基团作用实现药物的装载,载药量的多少可用结合常数 K 表示,K 高的蛋白质在纳米凝胶中载药量大。影响 K 的因素包括蛋白质的分子量、尺寸大小及疏水性。分子体积较小的胰岛素较分子体积较大的牛血清白蛋白在纳米凝胶中的载药量大。

CHP 纳米凝胶作为载体可递送多种抗原蛋白包括人表皮生长因子受体 2 型抗原、纽约食管鳞状细胞癌 1 型抗原和黑色素瘤相关抗原 4。小鼠皮下注射纳米凝胶负载的抗原通过淋巴管到达淋巴结并被抗原递呈细胞高效摄取,有效激活细胞毒 T 细胞,促进肿瘤免疫反应,在食道癌、胰腺癌的 I 期临床试验中,取得了显著的免疫治疗效果。将载重组小鼠白细胞介素 12(rmIL-12)的 CHP 纳米凝胶皮下注射,血清中 rmIL-12 可维持 12~24 小时,γ- 干扰素浓度也可达到较高水平,在荷 CSA1M 纤维肉瘤小鼠模型上,能有效抑制肿瘤生长达 31 天。将普朗尼克与巯基化阴离子多糖肝素通过二硫键交联形成纳米凝胶,装载核糖核酸酶,可有效促进该蛋白药物的胞内转运,该纳米凝胶表面复合 PEI 并包载血管内皮生长因子和编码 *VEGF165* 基因的 pDNA,能够被内皮细胞摄取,促进缺血性肢体模型组织中血管的分化和再生。

(三)无机纳米载体

无机纳米载体常通过物理包裹或吸附、化学键合和复杂组装等形式装载药物,用于癌症治疗、免疫调节和遗传病治疗。

介孔二氧化硅纳米粒(MSN)或中空介孔二氧化硅囊(HMSC)通过疏水或静电作用吸附多肽和蛋白质药物,保护药物、实现胞内转运和控制释放。MSN 或 HMSC 中介孔的尺寸和表面均可调节,以适应不同多肽和蛋白质药物的装载和递送。HMSC 通过静电作用装载 β- 半乳糖苷酶,可保持酶活性。实心硅纳米粒虽然不具有与介孔二氧化硅相当的空洞和比表面积,但是也可经修饰后有效递送多肽和蛋白质药物。十八烷基三甲氧基硅烷表面疏水改性的硅纳米粒可吸附多种蛋白质,包括绿色荧光蛋白、牛血清白蛋白、核糖核酸酶 A、单克隆 pAkt 抗体等。荷正电的氨基硅烷表面改性得到的硅粒子吸附荷负电的壳层粒子可吸附阳离子蛋白质药物,如细胞色素 C、IgG-F、IgG-A、抗 pAkt 抗体。二氧化硅与氧化铁形成球形杂化多孔粒子装载蛋白质药物,可提高药物在血液循环中的稳定性,实现磁热响应性释药。碳纳米管由于缺少功能基团,因此不能与多肽和蛋白质药物复合,若用强氧化剂和酸性介质处理引入功能基团,便可装载多肽和蛋白质药物。单壁碳纳米管外层引入羧基,即可自动吸附多种蛋白质,包括牛血清白蛋白、链霉亲和素、细胞色素 C 等,并促进药物的胞内转运。

金纳米粒通常通过表面硫醇化修饰形成多肽和蛋白质药物复合物。血管内皮生长因子(VEGF)半胱氨酸残基中的硫醇基与金纳米粒反应制备 VEGF- 金纳米粒,能模拟 VEGF 刺激人微血管内皮细胞的生长。化学改性氧化石墨烯键合肿瘤坏死因子相关的 TRAIL 蛋白,具有肿瘤靶向和抑制肿瘤生长作用。

无机纳米粒子通常都具有非常小的粒径,仅靠表面吸附或化学键合较难提高多肽和蛋白质药物的递送效率,近年来所报道的复杂组装是解决这一问题的有效方法。例如,金纳米粒先修饰配体构成三个区域:①一条烷基链稳定疏水纳米金核;②四甘醇避免粒子与生物大分子的非特异性作用;③肽链(Hys-Lys-Arg-Lys)用于蛋白质表面识别,肽链的精氨酸残基通过静电作用和氢键作用结合 β-Gal 形成复杂组装体,能有效保持 β-Gal 的活性,促进入胞和溶酶体逃逸,发挥多种功能。精氨酸修饰的金纳米粒与羧基端谷氨酸修饰的绿荧光蛋白通过羧基 - 胍基反应形成复杂组装体,可与细胞膜融合直接将蛋白质递送入细胞浆,也可以共递送基因药物。

第三节　核酸药物的递送载体

一、核酸药物的理化性质和递送特点

基因治疗通常指将外源基因导入患者的靶细胞以纠正或补偿缺陷的或异常的基因,从而达到治疗目的,是一种新型的分子治疗方法。1990 年一名患腺嘌呤脱氨酶基因缺失遗传病的 4 岁女孩在美国接受了全球首例基因治疗,腺嘌呤脱氨酶基因被成功导入 T 细胞。1992 年国内首次将人凝血因子Ⅸ基因成功用于血友病治疗。随着基因治疗时代的到来,基因治疗已涵盖遗传性疾病、癌症、心血管疾病、神经系统疾病和病毒感染(艾滋病)等领域,临床适应证越来越广泛。截至 2016 年,全球范围内已有 2 050 多项基因治疗进入临床试验。然而,裸核酸由于本身易被机体快速清除、具有非特异性的组织分布以及细胞摄取困难等问题,通常只能在体外通过显微注射、基因枪、电穿孔、高压注射、超声等物理手段介导完成细胞转染。

病毒常用作基因载体(见表 17-2)。可将几种病毒载体的有效部分进行拼接组装得到嵌合型病毒载体,如腺病毒嵌合载体、单纯疱疹病毒 - 腺相关病毒嵌合载体、腺病毒 - 腺相关病毒嵌合载体、单纯疱疹病毒 -EB 病毒嵌合载体、腺病毒 - 反转录病毒嵌合载体等。生物类基因载体还包括细菌载体和人工染色体载体。

表 17-2　DNA 病毒载体和 RNA 病毒载体

	类型	优点	缺点	举例
DNA 病毒载体	腺病毒载体	对细胞转染率高,可加工制备达到 10^{11}~10^{12}pfu/ml 的高滴度病毒;对分裂和非分裂的细胞都有感染性,可导入各种组织细胞;不发生宿主基因组整合,安全性好	暂时表达,需反复给药;常用的第 2 代载体含有病毒衣壳蛋白,有免疫原性和细胞毒性;容量小,插入的外源基因不能超过 11kb	*p53* 基因 适应证:头颈部鳞状细胞癌
	单纯疱疹病毒载体	能携带 30~50kb 的外源基因;对分裂和非分裂的细胞都有感染性,可在多种细胞中复制	毒性大	
	腺相关病毒载体	对分裂和非分裂的细胞都有感染性,感染谱广;定点整合于 19q13.3 染色体;安全性好 持续稳定表达;无病毒蛋白表达,无免疫原性;理化性质稳定,便于分离纯化	病毒滴度低;感染效率低;基因容量小;常需包装质粒辅助;野生型 AAV 可能产生免疫排斥反应	
	痘病毒载体	使用时间长;毒性小;外源基因装载量大		
	乙型肝炎病毒载体	特异性与肝细胞结合并高效感染静止期肝细胞		
	杆状病毒载体	可插入大基因片段;高病毒滴度 无细胞毒性		

续表

类型		优点	缺点	举例
RNA病毒载体	逆转录病毒载体	对细胞感染率高；外源基因可长期稳定表达；没有免疫原性；转染谱广	无靶向性随机插入可能导致细胞恶变；片段插入容量有限，一般为8kb；只能转染分裂期细胞，对静止期细胞不敏感	*CD19*基因 适应证：成人R/R大B细胞淋巴瘤 *Cyclin G1*基因 适应证：恶性肉瘤 *ADA*基因 适应证：由腺苷脱氨酶缺乏引起的严重联合免疫缺陷
	慢病毒载体	能感染静止期细胞；持久稳定表达外源基因；没有免疫原性	存在毒力恢复、垂直感染等安全问题	*CD19*基因 适应证：儿童和青少年急性淋巴细胞白血病
	泡沫病毒载体	较大的基因组；较宽的宿主范围；可构建分别表达Gag、Env、Pol结构的装配细胞系		
	辛德毕斯病毒载体	表达量高；宿主细胞广泛；安全性好		

　　病毒载体能高效递送核酸，其生物安全性问题也值得关注。非病毒载体表现出许多超越病毒载体的优点，特别是在体内应用安全性方面，可避免产生对载体特殊宿主的免疫反应。但是，与病毒载体相比，非病毒载体对于基因的递送效率低，对治疗基因表达的持续时间和水平均有欠缺，其根本原因在于基因递送的过程需要克服细胞外和细胞内的多个生理屏障，主要包括：①基因复合物进入血液循环后，需避免与血浆中的物质发生非特异性作用以及酶类与网状内皮系统的降解吞噬；②跨膜转运被认为是完成基因转染最重要的限制步骤，需通过激活不同的细胞摄取机制促进其入胞；③大多数基因复合物经内吞途径被细胞摄取后进入内含体，继而转运到消化性溶酶体，若不能及时从溶酶体逃逸，核酸药物将被降解；④核酸载体复合物的解离也是重要的限速步骤，有些核酸载体复合物即使从溶酶体逃逸后仍处于结合状态；⑤对于质粒DNA，还必须通过充满黏性蛋白溶液和细胞骨架网状结构的胞质空间并穿过核膜进入细胞核发挥作用，核膜是DNA进入细胞核必须跨越的屏障。因此，提高非病毒载体对核酸药物递送有效性的关键是在保证安全的同时突破上述生理屏障。非病毒载体通常可分为有机纳米载体、无机纳米载体和有机-无机杂合载体。有机纳米载体可包括高分子、脂质及脂质-高分子杂合物。有机纳米载体具有可生物降解、生物相容性好、易于功能化修饰等优势；无机纳米载体的化学和热力学稳定性好，粒子大小、形态和结构易于控制，可在生物活体内实时示踪。

二、阳离子有机递送载体

　　利用核酸药物的荷负电性质，以阳离子载体通过静电作用复合压缩核酸药物实现递送和转染，是最常用的非病毒基因递送载体的设计策略。阳离子类基因递送载体主要包括阳离子脂质体和阳离子高分子。

（一）阳离子脂质体

阳离子脂质体是目前最常用的非病毒基因递送载体，2018 年 8 月美国 FDA 批准全球首个 RNAi 药物上市，其载体即为阳离子脂质体。阳离子脂质体的关键组分是阳离子脂质，包括阳离子极性头、连接键和亲脂性疏水尾。带正电的头部可与核酸中带负电荷的磷酸基团通过电荷吸引作用复合，形成复合物并压缩核酸。亲脂性疏水尾为脂肪链，其长度和类型决定脂质体的相转变温度、双分子层的流动性，并影响脂质体的稳定性和转染效率。极性头和疏水尾之间连接键的类型和相对位置会影响脂质体的转染效率、生物降解性、稳定性和细胞毒性。连接键可为醚、酯、酰胺、二硫化物、氨基甲酸酯、脲、酰腙、磷酸以及肉毒碱、乙烯醚、缩酮、谷氨酸、天冬氨酸、丙二酸二酰胺和苯二酚等。环境响应性连接键，包括 pH、氧化还原和酶敏感连接键等。

用于核酸药物递送的阳离子脂质体应该无毒，可高效递送基因到特定的细胞，促进细胞摄取和溶酶体逃逸以及基因的核定位。

阳离子脂质体通常可分为以下三种类型：

1. **丙三醇骨架的阳离子脂质体**　丙三醇骨架的阳离子脂质体为阳离子头通过丙三醇骨架与疏水尾连接，如图 17-1 所示。包括 DOTMA、DOTAP、DMRIE、DOSPA 等。

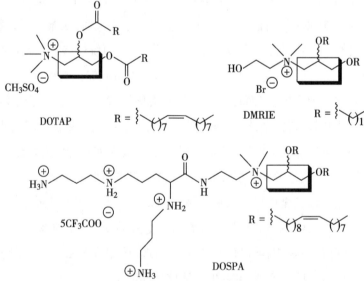

图 17-1　丙三醇骨架的阳离子脂质

2. **胆固醇骨架的阳离子脂质体**　胆固醇骨架的阳离子脂质体是以胆固醇骨架为疏水链，生物降解性氨基甲酸酯作为连接键合成得到的一种阳离子脂质体，如图 17-2 所示，包括 DC-CHOL、BGTC、CTAP 等。

3. **其他阳离子脂质体**　不含丙三醇和胆固醇单元的脂质体，如图 17-3 所示，包括 DOGS、双 -C$_{14}$-脒、DOTIM、SAINT 等。

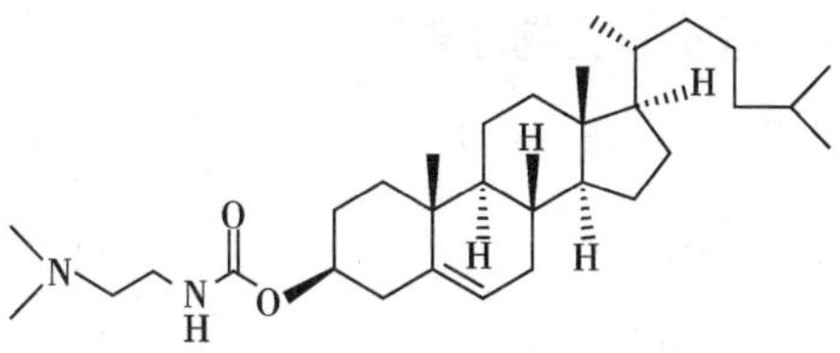

DC-CHOL

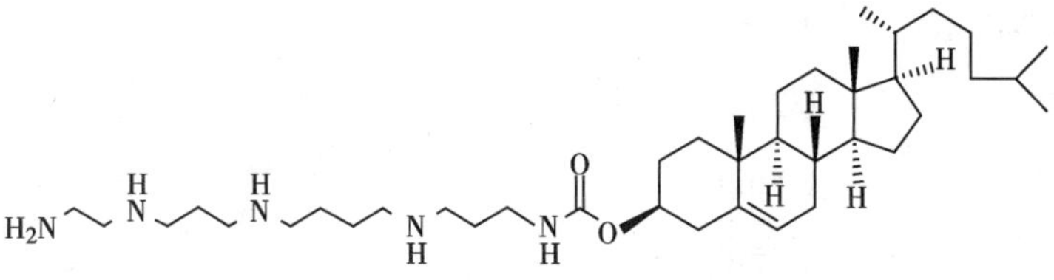

CTAP

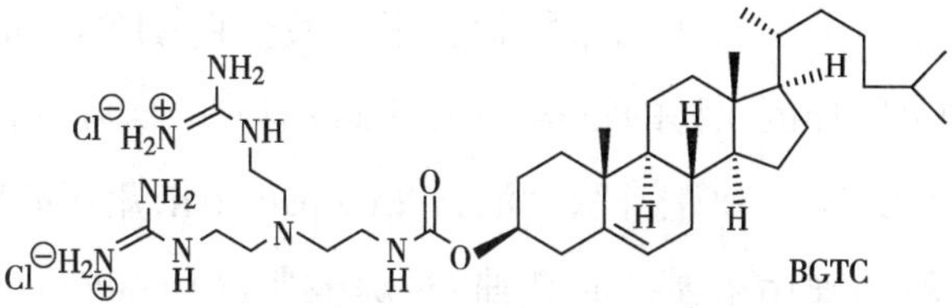

BGTC

图 17-2 胆固醇骨架的阳离子脂质

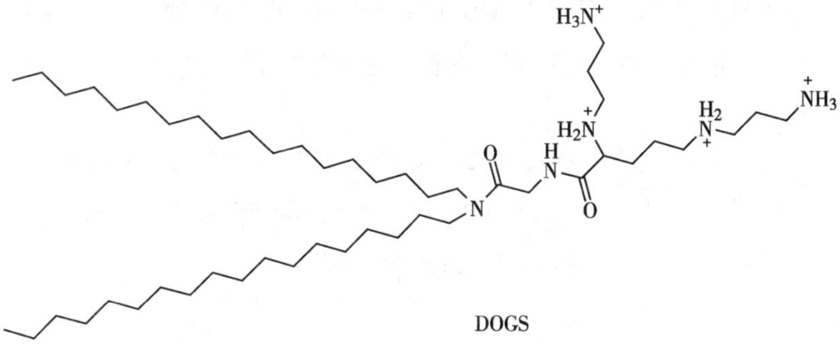

DOGS

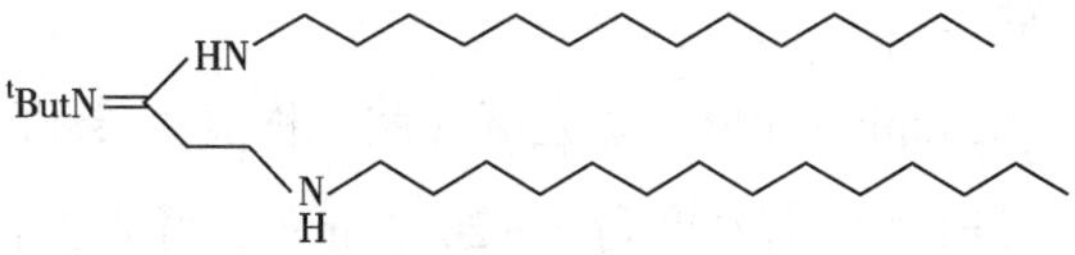

diC$_{14}$-amidine

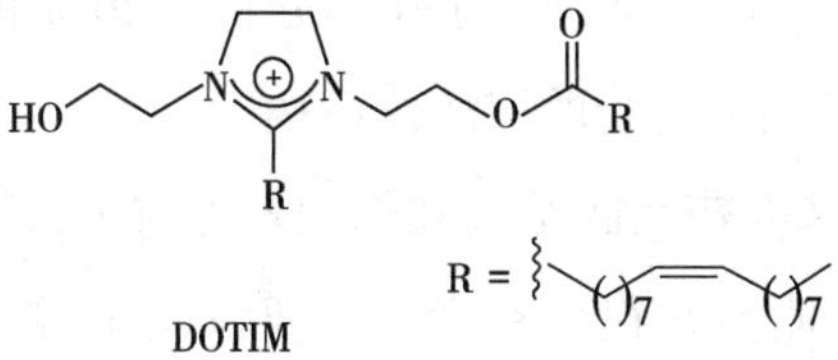

DOTIM

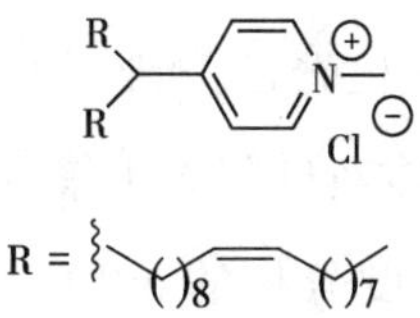

R = ⌇(⌇)$_7$═⌇⌇$_7$

SAINT

R = ⌇(⌇)$_8$═⌇⌇$_7$

图 17-3 不含丙三醇和胆固醇单元的脂质

例6　siRNA 药物 patisiran 脂质复合物注射剂

处方：

Patisiran（钠盐）	2.0mg（2.1mg）
胆固醇	6.2mg
DLin-MC3-DMA	13.0mg
DSPC	3.3mg
PEG 2000-C-DMG	1.6mg
无水磷酸钾	0.2mg
氯化钠 USP	8.8mg
磷酸二氢钠	2.3mg
注射用水	至 1ml

处方解析：Patisiran 是一种靶向并沉默甲状腺素运载蛋白（TTR）mRNA 的 siRNA，可阻断 TTR 的生成，减少周围神经中淀粉样沉积物的积累。patisiran 脂质复合物注射剂为在磷酸盐缓冲盐溶液中配制的脂质复合物纳米粒浓缩液，每毫升浓缩液含 2mg patisiran，用于静脉输注。该产品的载体组成为胆固醇、结构脂质 1,2- 二硬脂酰基 -sn- 甘油 -3- 磷酸胆碱（DSPC）、PEG 化脂质 α-（3'）-｛[1,2- 二（肉豆蔻酰氧基）丙氧基] 羰基氨基｝丙基 -ω- 甲氧基聚氧乙烯（PEG 2000-C-DMG）以及一种阳离子脂质体（DLin-MC3-DMA）（如图 17-4）。DLin-MC3-DMA 可通过静电相互作用复合 siRNA，PEG 2000-C-DMG 由于 PEG 的修饰有利于维持制剂在储存过程中的稳定性。

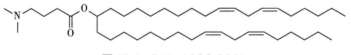

图 17-4　DLin-MC3-DMA

（二）阳离子高分子

1. 聚乙烯亚胺及其衍生物

（1）聚乙烯亚胺（polyethylenimine，PEI）：聚乙烯亚胺又称聚氮杂环丙烷，是一种具备伯胺、仲胺和叔胺的水溶性阳离子聚合物。PEI 的电荷密度高达 +20~25mV/g，可通过静电作用将荷负电荷的基因药物压缩成纳米尺度的复合物，有利于与细胞膜作用，促进基因的细胞摄取。PEI 结构中伯胺、仲胺和叔胺的比例为 1∶2∶1，在 pH 7 和 pH 5 时，PEI 的质子化率分别为 20% 和 45%，具有很强的质子缓冲能力，可充当有效的"质子海绵"，促进基因复合物的溶酶体逃逸。

PEI 载体的转染能力不仅与基因药物的结构和作用靶点有关，还与转染条件，如有无血清、孵育时间、转染模型等有关。此外，转染能力在很大程度上主要依赖于材料的特性，如化学结构、分子量、浓度等。

聚乙烯亚胺根据分子化学结构分为分枝状聚乙烯亚胺（bPEI）（图 17-5）和线状聚乙烯亚胺（lPEI）（图 17-6）两大类。bPEI 是由氮丙啶单体通过阳离子聚合得到，而 lPEI 则是由 2- 乙基 -2- 噁唑啉单体聚合后经水解而成的。与 lPEI 相比，高度分枝的 bPEI 具有更强的基因压缩能力，能与 DNA/RNA 形成更紧密、更小的复合物。

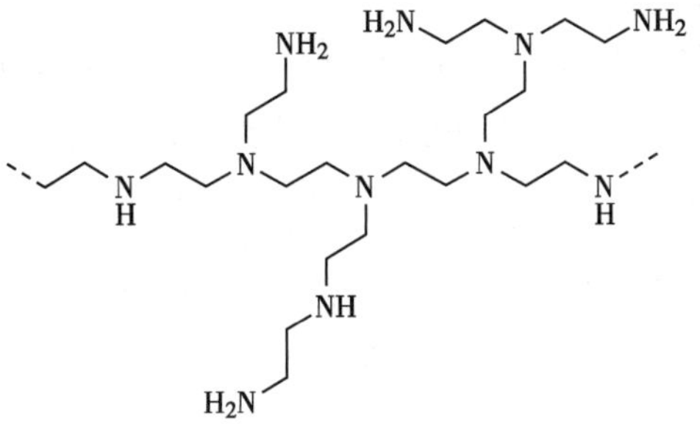

图 17-5　分支状聚乙烯亚胺（bPEI） 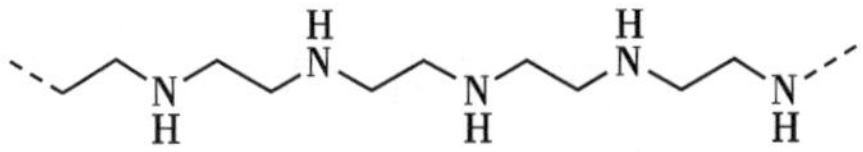　　　　　　　　　图 17-6　线状聚乙烯亚胺（lPEI）

用于基因递送的 PEI 分子量分布在 0.6~800kDa 之间。分子量≤25kDa 的 PEI 比较适合用作基因载体。与低分子量的 bPEI 相比，分子量较大（如高达 800kDa）的 bPEI 可与核酸药物形成密实的复合物以提高转染效率，但细胞毒性较大。

PEI 与基因药物形成复合物的比例可以用质量比或 N/P 比表示。N/P 比即 PEI 中氮原子与 DNA 中磷酸根的摩尔比。N/P 比简单地描述了 PEI 与基因药物形成复合物时各自所用的数量，N/P 比越高意味着载体的含量越大，复合物的正净电荷越高。一般来说，较高 N/P 比的复合物具有较高基因转染效率。

（2）PEI 的修饰：PEI 具有显著的基因转染能力，但是 PEI 的高正电性容易使复合物被巨噬细胞和网状内皮系统清除，导致在血液循环中不稳定，也会产生较强的细胞毒性。因此对于 PEI 作为基因药物递送载体的研究特别需要解决安全性和有效性的平衡问题。为了解决这些问题，研究人员进行了大量 PEI 的修饰工作。

1）PEG 修饰的 PEI：亲水性 PEG 能提高基因复合物的溶解性，屏蔽复合物的正电荷，显著提高血液稳定性并降低细胞毒性，但是 PEG 修饰程度和 PEG 分子量可能影响 PEI 与基因的复合，降低复合物与靶向细胞间的相互作用，导致转染效率的降低。PEI 分别与 PEG 按 1:1、1:2、1:5、1:10 进行反应，制得 PEG 化程度逐渐增大的 PEG-PEI，细胞毒性显著减小，但完全结合编码虫荧光素酶基因质粒 pCMV-luc 所需的 N/P 比随之增大，转染效率显著降低。PEG 修饰按载体与基因的复合顺序可分为前 PEG 化和后 PEG 化两种方法。前者是将 PEI 先进行 PEG 修饰后得到 PEG-PEI，然后再与基因复合；而后者是采用未修饰的 PEI 先与基因药物复合形成复合物后再用 PEG 修饰，PEG 链段仅与粒子表面反应形成围绕复合物表面的保护层。与前 PEG 化方法相比，后 PEG 化修饰对基因复合的影响较小，但 PEG 的键合较困难。在采用 PEG 化策略时，需要筛选 PEG 合适的分子量及修饰程度。在 PEG 与 PEI 化学链接中引入响应性链接基团，如双硫键、pH 敏感基团、酶敏感基团等，可使载体在目标细胞部位脱除 PEG，恢复 PEI 本身的高转染性能。在 PEG 链段外端经活化可进一步链接靶向基团，使基因复合物具有一定的细胞靶向性。

2）多糖修饰的 PEI：壳聚糖接枝 PEI 一般采用高碘酸盐氧化壳聚糖的方法，转染效率可提高达 50 倍。也可采用环氧丙烷法合成壳聚糖接枝 PEI。将二硫键链引入壳聚糖接枝 PEI，可获得一定的氧化还原响应性。壳聚糖接枝 PEI 同时修饰 PEG，能进一步提高载体稳定性和功能性，如半乳糖聚乙二醇 - 壳

聚糖 -PEI 可靶向肝细胞递送基因，与未修饰的 PEI 相比，转染效率显著提高。

葡聚糖也是一种常被用于修饰 PEI 的生物降解性多糖。采用环乙烷二异氰酸盐的方法合成葡聚糖接枝低分子量 lPEI（800Da），与高分子量 PEI（25kDa）相比，修饰后的 lPEI 转染能力提高。与此类似，羧甲基葡聚糖接枝 PEI 也表现出低细胞毒性和高转染效率。

支链淀粉琥珀酸盐接枝的 bPEI，经叶酸修饰后，可实现肝细胞 siRNA 递送，且毒性较低，递送 siRNA 进入肝细胞的能力较未接枝 PEI 增强。

3）疏水基团修饰的 PEI：PEI 是水溶性高分子，对 PEI 进行疏水基团修饰可以诱导其形成自组装纳米粒，改善递送性能。6- 溴己酸修饰 PEI（10kDa）后，转染效率提高而毒性降低。烷基链是研究较广泛的疏水性修饰基团，其化学结构包括链长、饱和程度、烷基位置等都能影响修饰后载体基因递送效果。此外，疏水基团的取代度也是重要的影响因素，例如，PEI 57% 伯胺乙酰化后基因转染效率有所提高，但更高的乙酰化取代则会使转染效率降低。

4）配体修饰的 PEI：PEI 经配体修饰后具有细胞靶向性，已报道可用于 PEI 修饰的配体有很多类型。甘露糖通常用来介导抗原递呈细胞（巨噬细胞和 DC 细胞）对抗原的内吞。与壳聚糖 -PEI 相比，甘露糖修饰的壳聚糖 -PEI 在 RAW 264.7 细胞中的内吞和转染都有所提高。肝靶向性半乳糖、上皮细胞靶向性表皮生长因子以及肿瘤细胞靶向性转铁蛋白、RGD 肽、抗体、叶酸、乙酰氨基葡萄糖等配体均可修饰 PEI。

5）其他修饰的 PEI：氨基酸修饰也可调整和优化 PEI 基因递送效率，但是目前仅有少量相关研究报道。赖氨酸 - 组氨酸修饰的 PEI（10kDa）与未修饰 PEI 相比，转染效率提高。组氨酸属于带有咪唑环的碱性氨基酸，与 PEI（10kDa）和 PEI（25kDa）共价连接后，与其他不同杂环胺修饰的复合物相比，在 Neuro 2a 细胞中转染效率的高低排序依次是哌嗪＞吡啶＞组氨酸。

（3）低分子量 PEI 的偶联：一般来说，低分子量 PEI 较高分子量 PEI 毒性小但基因转染效率低。用交联剂将低分子量 PEI 链接制备的高分子量 PEI 衍生物作为基因载体具有较高的基因转染效率和较低的细胞毒性。PEG 与 PEI（2kDa）制备的交联物细胞毒性较低，作为基因载体对 293T 细胞的转染效率是未交联 PEI 的 3 倍。将分子量为 10kDa 的 8 臂 PEG 末端羟基用 1, 1- 羰基二咪唑活化，然后链接 2kDa PEI 制备的 PEI 衍生物对 COS-7 和 NT2 细胞具有较高的转染效率并基本保持低分子量时 PEI 较低的细胞毒性。在交联剂中可引入易生物降解的基团，如二硫键［二硫代二丙酸二（N- 琥珀酰亚胺）、3, 3′- 二硫代双丙亚氨酸二甲酯二盐酸盐］、酯键（1, 3- 丁二醇 - 二丙烯酸酯, 1, 6- 戊二醇 - 二丙烯酸酯）、酰胺键等，制备可降解的 PEI 衍生物。

2. 阳离子树状大分子 阳离子树状大分子是一种树枝状、呈球形结构、高度分支的阳离子聚合物，通常具有疏水性内核和亲水性外壳，又称为单分子胶束。聚酰胺 - 胺型树状大分子（PAMAM）（图 17-7）和聚丙烯亚胺树状大分子（PPI）（图 17-8）具有优良的基因复合能力和溶酶体逃逸作用，常用于核酸药物的递送。

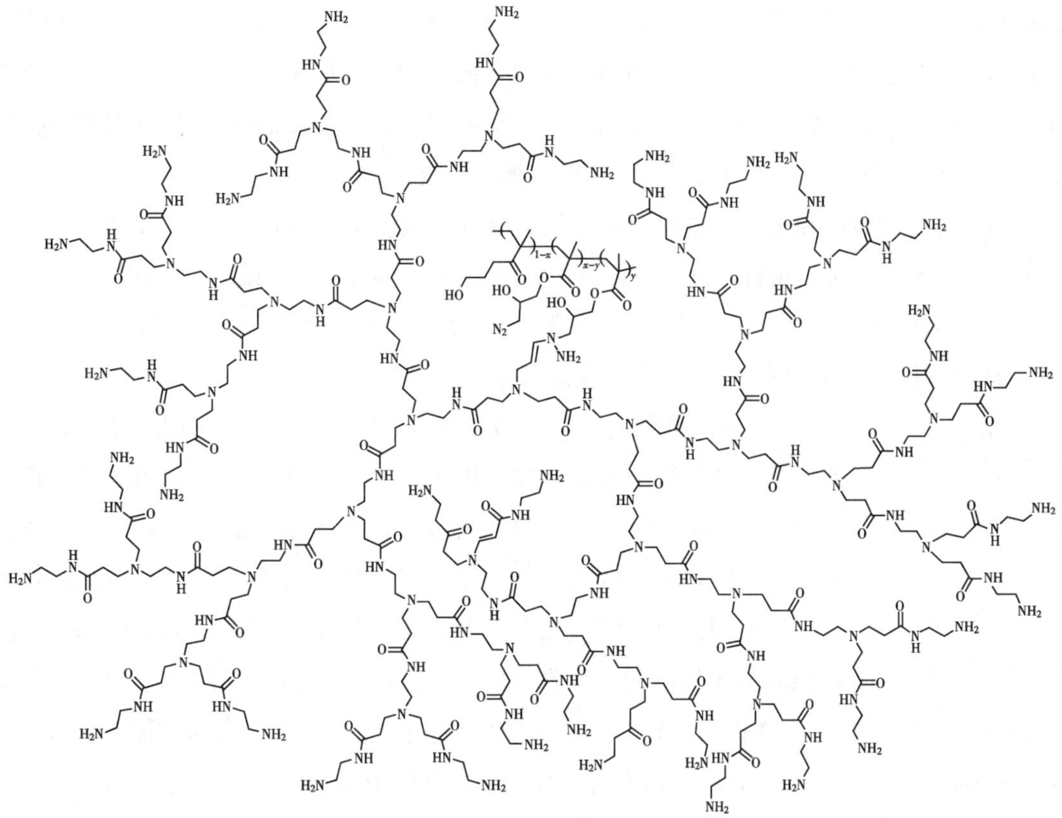

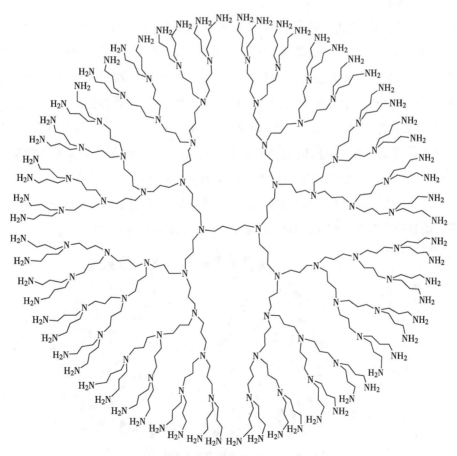

图 17-7 PAMAM 树状大分子

图 17-8 PPI 树状大分子

PAMAM 是由乙二胺与甲基丙烯酸酯通过连续的迈克尔亲核加成,然后进行胺化制得的。PAMAM 每增加一代,分子尺寸增加约 1nm,分子量也同步增加一倍。随着代数的增加,分子结构更显刚性和致密的特点。5~6 代的树状 PAMAM 作为载体递送核酸,对多种细胞均具有较高的转染效率。PAMAM 分子表面修饰 PEI、PEG、配体后,可有效改善其性能。

PPI 是由伯胺与丙烯腈通过连续的迈克尔亲核加成,再还原处理制得的。PPI 分子外周分布高密度伯胺基,复合压缩核酸的能力很强。分子内部存在大量的叔胺,通过质子海绵效应可加速核酸药物的内涵体逃逸。与 PAMAM 类似,分子量高的 PPI 细胞毒性较大,一般采用 2~3 代的 PPI 作为基因递送载体。PPI 表面氨基修饰可提高其基因转染效率并降低细胞毒性。

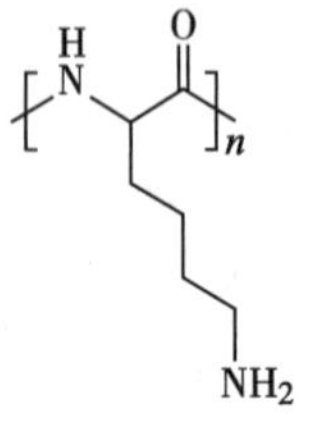

3. 聚赖氨酸[poly(L-lysine),PLL] PLL 是一类以赖氨酸为重复单元聚合而成的线性多肽结构生物高分子,如图 17-9 所示。PLL 具有良好的生物相容性。在生理条件下,PLL 分子上的基团质子化显正电性,可通过静电作用复合压缩核酸形成复合物。相对于阳离子脂质体和 PEI,PLL 的基因转染效率较低,主要原因在于:①增大 PLL 的分子量可以提高其转染效率,但是随着 PLL 分子量增大其细胞毒性增大,但细胞毒性较低的 PLL 对基因的复合压缩能力较弱;②PLL/ 基因复合物稳定性较差,进入血液循环后,PLL/ 基因复合物快速与带负电性的蛋白质结合,加剧复合物的聚集和清除;③PLL 分子中仅有伯胺基团,当 PLL/ 基因复合物进入内涵体后,PLL 几乎没有质子海绵效应,内涵体逃离困难,即使 PLL 携带足量的核酸药物进入细胞,但难以释放进入细胞核导致转染效率较低。

图 17-9 PLL

PEG 化修饰可有效提高 PLL/ 基因复合物稳定性并降低其细胞毒性。PEG 修饰 PLL 可通过两种方式完成。一种是聚合法,以 α- 甲氧基 -ω- 氨基 - 聚乙二醇为引发剂,用 N- 羰基环内酸酐(NCA)法开环赖氨酸单元,得到 PEG-b-PLL 嵌段共聚物。另一种是直接将 PEG 键合于 PLL,得到 PEG-g-PLL。PEG 的分子量和含量均会影响 PEG 化 PLL 的性能。当 PEG 分子量为 5kDa、取代度为 4%~5% 时,PLL-g-PEG 转染效率增高,达到 40%。多糖(壳聚糖、透明质酸、葡聚糖等)修饰 PLL 可以达到降低细胞毒性和提高转染效率的目的。采用磷酸为催化剂,通过高温脱水缩合法制备天冬氨酸 - 赖氨酸聚合物以及 PEI 修饰的天冬氨酸 - 赖氨酸聚合物,基因转染效率显著提高。

PLL 还可以制备成分支状或树枝状结构。第 6 代树状聚赖氨酸(KG6)无明显细胞毒性,分子中的叔胺具有质子海绵效应有利于核酸从内涵体逃逸,使转染效率提高,如图 17-10 所示。

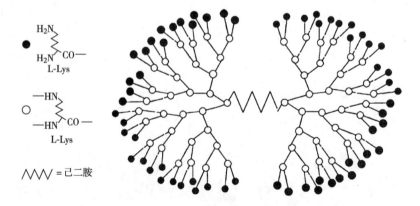

图 17-10 第 6 代树状聚赖氨酸(KG6)

4. 阳离子多糖（cationic polysaccharide）　壳聚糖是唯一带有氨基的碱性天然多糖,氨基密度较高,在弱酸性条件下荷正电性强（pK_a=5.5）,可以与荷负电的核酸形成复合物。壳聚糖的分子量、脱乙酰度以及与核酸复合的 N/P 比等因素均会影响其转染效率。高分子量的壳聚糖（>100kDa）只能溶解在稀酸溶液中,0.1~1mol/L 的醋酸溶液是常用的溶剂。分子量较低的壳聚糖（<22kDa）可用磷酸缓冲液溶解,更有利于核酸药物的稳定复合,且分子量较大的壳聚糖所形成的基因复合物粒径较大,不稳定,转染效率不高。壳聚糖依赖所带氨基与核酸复合,因此脱乙酰度较大的壳聚糖复合核酸能力较强,N/P 比在 2~5 时,可完全复合核酸。壳聚糖的基因转染效率较低,可能与其内涵体逃逸作用较弱有关。PEI 修饰壳聚糖可有效提高其转染效率。环糊精和 PEG 修饰壳聚糖可提高其基因复合物的溶解性和稳定性。用硬脂酸、去氧胆酸、烷基链等疏水性修饰壳聚糖也可改善其基因复合物性能。配体修饰壳聚糖可赋予其靶向性。

葡聚糖 - 精胺（D-SPM）是由葡聚糖和精胺偶合而成的多糖衍生物（图 17-11）。先用高碘酸钾氧化葡聚糖的羟基为醛基,再加入精胺与醛基反应,最后在硼氢化钠作用下制得 D-SPM。D-SPM 作为基因载体具有较高的转染效率,且与阳离子脂质体或其他阳离子聚合物相比,D-SPM 的毒性更低。

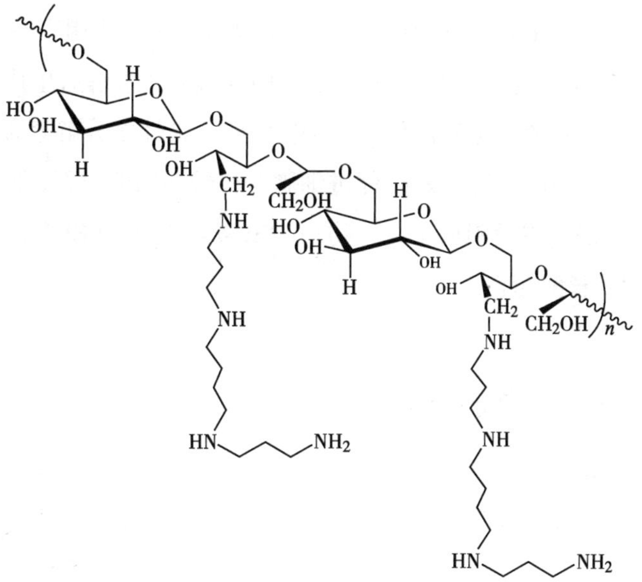

图 17-11　D-SPM

5. 其他

（1）聚甲基丙烯酸酯类阳离子聚合物:聚［甲基丙烯酸 -2-（N, N- 二甲氨基）乙酯］（PDMAEMA）可作为基因载体。PDMAEMA 是由含有弱碱性叔胺基团（pK_a 约为 7）的单体聚合而成的线型阳离子均聚物（图 17-12）。PDMAEMA 可复合基因免受核酸酶的降解,在细胞内加速内涵体破裂并释放基因,且具有与 PEI 类似的转染活性。改变 DMAEMA 单体中二甲基叔胺结构,分别以二异丙基氨基、哌啶基或吡咯烷基作为取代基,通过自由基聚合可得到一系列亲疏水性和解离性能不同的均聚物或共聚物,从而调节载体的生物相容性及转染效率。以含溴端基的 PEG 为引发剂引发 DMAEMA 聚合可以制备嵌段共聚

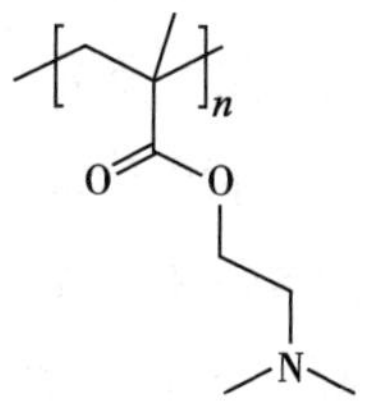

图 17-12　PDMAEMA

物 PEG-*b*-PDMAEMA。2- 甲基丙烯酰氧乙基磷酸胆碱与 DMAEMA 通过原子转移自由基聚合（atom transfer radical polymerization，ATRP）制备带有亲水性磷酸胆碱链段的共聚物，可改善稳定性和生物相容性。天然多糖分子结构中含有大量羟基，如羟丙纤维素、葡聚糖等，可被溴化后转化成引发位点，通过 ATRP 法制备以多糖为骨架的梳状 PDMAEMA。壳聚糖富含氨基，也可以作为引发位点，通过 ATRP 法制得以壳聚糖为骨架的阳离子聚合物。

（2）聚（*β*- 氨基酯）（PAE）：PAE 是一类可生物降解的阳离子基因载体（图 17-13）。以二胺和二丙烯酸酯为原料，通过迈克尔加成反应可得到骨架中含有叔胺基团的线型聚氨基酯。*N*, *N*- 二甲基乙二胺、哌嗪或 4, 4- 丙基哌啶基为二胺，分别与 1, 4- 丁二醇二丙烯酸酯反应生成 PAE，其可用作基因载体。线型 PAE 分子中只有叔胺基团，对基因的复合压缩能力不强。支链 PAE 分子上有伯胺基和仲胺基，具有较强的复合压缩基因能力以及较好的 pH 缓冲能力。支链 PAE 主要通过二丙烯酸酯与多胺反应或者二胺与多丙烯酸酯反应制得。PAE 具有 pH 敏感降解性，降解速度跟 pH 和分子结构有关。有些 PAE 的转染效率甚至高于 PEI。PAE 在酸性条件下因氨基质子化而溶于水，但在 pH=7.4 的条件下疏水性较大。将 PEG 连接在 PAE 的一端或两端，可提高其与基因复合物的水溶性和稳定性，延长血液循环时间。

（3）聚磷酸酯（polyphosphoester）：聚磷酸酯是一类具有良好生物相容性、结构易修饰的可生物降解高分子，主链通过磷酸酯键连接结构单元而构成（图 17-14），经水解后生成磷酸、醇等小分子，最终排泄出体外。聚磷酸酯的合成方法包括缩聚法、加成聚合法、烯烃复分解聚合法及开环聚合法。引入氨基或铵盐基团的聚磷酸酯可作为基因载体，促进细胞对核酸药物的内吞，介导核酸在细胞内的表达。PEG、PCL 和聚磷酸酯构成的三嵌段阳离子共聚物（mPEG-*b*-PCL-*b*-PPEEA），在水中自组装形成胶束，可包载疏水性抗癌药物以及核酸药物。

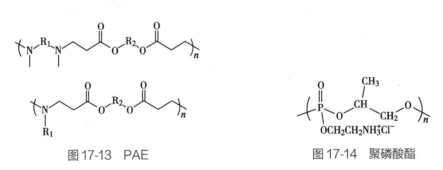

图 17-13　PAE　　　　　　　　　　　　图 17-14　聚磷酸酯

三、非阳离子有机递送载体

将核酸药物包载在微粒中可以保护核酸不被核酶清除、延长血液循环时间、促进目标细胞的吞噬等。与阳离子类载体不同，非阳离子脂质或高分子不带电荷，与核酸药物的相互作用弱，因此，提高核酸药物的载药量以及进入细胞后的内涵体逃逸释放等都是该类载体研究的重点。

阳离子脂质体被广泛用于核酸药物的递送，但是中性脂质体较难包载大量核酸药物，需要设计特殊结构的载体及装载方法。与脂质体具有相似结构的聚合物囊泡，利用亲水性空腔可以装载核酸药物。聚乙二醇 - 聚 -L- 乳酸（PEG-PLA）和聚乙二醇 - 聚己内酯（PEG-PCL）囊泡包载 siRNA，包封率分别为 30% 和 20%，具有良好的基因沉默效果。聚（低聚乙二醇 - 甲基丙烯酸甲酯）- 聚［2-（二丙胺）- 甲基丙烯酸甲酯](POEGMA-PDPA)是一种以低聚乙二醇甲基丙烯酸甲酯(OEGMA)为亲水链、以 pH 敏感的 2-(二丙胺)-甲基丙烯酸甲酯(DPA)为疏水链组成的两嵌段共聚物(图 17-15)。该聚合物囊泡包载 pDNA,细胞内吞后,内涵体酸性 pH 引起 DPA 的质子化,导致囊泡解离释放出 pDNA。

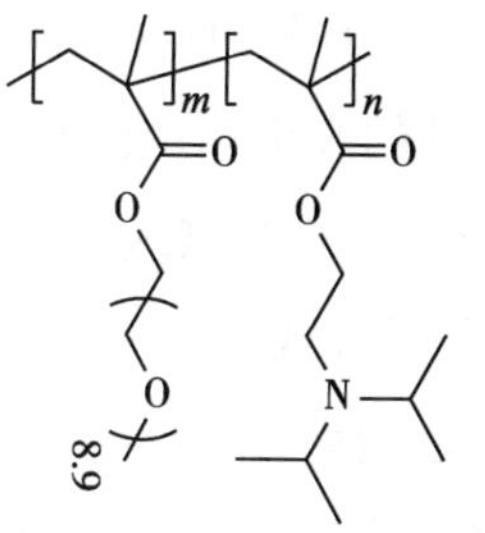

PLGA 微球或纳米粒包载质粒 DNA,经肌内注射或静脉注射后可诱导产生抗肿瘤免疫作用,口服还可抗轮状病毒。但 PLGA 作为基因载体存在许多问题,如 PLGA 微球或纳米粒制备过程中可能导致 DNA 破坏、包封率低、释放缓慢以及转染效率低。

图 17-15　POEGMA-b-PDPA

四、无机纳米载体

目前尚未有无机纳米载体递送基因用于临床,与有机纳米载体相比,无机纳米载体显示出性质稳定、易于功能化、粒径形态可调节以及材料相关的特殊性能等优势,具有临床应用潜力。

(一)金纳米粒

金纳米粒(AuNP)通常采用共价键合和超分子组装两种方式装载基因药物。

通过 Au-S 键很容易把巯基修饰的核酸药物键合到金纳米表面形成载核酸药物的金纳米粒。键合于金纳米粒上的核酸能抵制核酸酶的降解,有效地被细胞摄取。将具有肿瘤抑制作用的 miR-205 键合到金纳米粒表面,对 miRNA 靶向蛋白表达的抑制能力提高 3 倍。巯基-聚乙二醇-聚(2-N, N-二甲氨基甲基丙烯酸乙酯)和巯基化 siRNA 键合金纳米粒,得到载 siRNA 金纳米粒。该金纳米粒显著提高 siRNA 在血清中的稳定性,使 HuH-7 细胞中荧光素酶的表达量降低 60%。在核酸药物与金纳米粒之间引入各种刺激(如谷胱甘肽、pH、酶等)响应性基团,可实现核酸药物从金纳米粒表面响应性释放。利用金纳米粒本身强烈的等离子吸收效应,经近红外辐射破坏共价键合,达到释放核酸的目的,而且通过金纳米棒纵横比的调节,可获得近红外波长选择性的光热响应性核酸药物释放。金纳米粒表面修饰各种靶向基团,使金纳米粒具有靶向性,实现金纳米粒靶细胞的基因递送和转染。

超分子组装是金纳米粒负载核酸药物更为常用的方法。该方法是在金纳米粒表面先修饰荷正电分子,通过静电作用吸附荷负电核酸形成载核酸金纳米粒。金纳米粒表面修饰的荷正电分子,不仅能复合核酸药物,还能借助其质子泵效应和膜融合效应加速核酸药物的释放,有利于核酸药物完成细胞内转染。用分子量 2kDa 的 PEI 对金纳米粒表面进行修饰再复合质粒 DNA,转染效率较 PEI 作为载体提高 12 倍。二代树状赖氨酸修饰的金纳米粒作为载体可负载 β-半乳糖苷酶-siRNA,可达到最大(50%)的基因沉默效率和最低的细胞毒性。聚阳离子修饰金纳米粒有两种方法,一种是利用 Au-S 键将聚阳离子直接与金纳米粒键合;另一种是聚合修饰法,如将 Br 引发点引入到金纳米粒上,再通过 ATRP 反应使甲基丙烯酸二甲氨基乙酯(DMAEMA)单体在金纳米粒表面聚合生长形成聚阳离子,进而复合核酸药物。

(二)氧化铁纳米粒

2009 年美国 FDA 已批准一种右旋糖酐包覆的氧化铁纳米粒注射剂枸橼酸焦磷酸铁作为一种铁替代疗法用于治疗成人慢性肾病患者的缺铁性贫血,说明超顺磁性氧化铁纳米粒(SPIO)在体内使用的安全性。SPIO 的特点为可通过物理吸附、包埋或化学偶联多种形式载药、利用外部磁场和表面修饰特异性靶向分子实现药物的主动靶向，同时在外加磁场作用下控制药物释放，提高核酸药物的转染率。但是，单纯的 SPIO 存在稳定性差、压缩基因能力弱、易被氧化和易受酸碱腐蚀等问题，因此对其表面进行改性修饰是提高其载体性能的关键。

利用 N 或 O 与 Fe 的配位作用，将含氨基或羧基的分子修饰在 SPIO 表面。用该方法将 PEI 包覆在 SPIO 表面，不仅能提高其稳定性，而且能压缩复合 DNA，将所载的 DNA 递送到细胞核内，达到较高的转染效率和较低的毒性。PEG 化的 PEI 包覆在 SPIO 表面，可以有效抵御核酸酶的降解，提高 SPIO 的物理稳定性并降低细胞毒性。其他可修饰的聚阳离子包括聚精氨酸、聚赖氨酸、阳离子磷脂、阳离子树状大分子等。SPIO 表面修饰的另一种方法是采用两亲性聚合物通过自组装作用将疏水性 SPIO 包裹成纳米粒。该方法可以包裹多个 SPIO，实现更灵活的粒径调节和性能调控。

（三）无机钙纳米粒

磷酸钙是人体骨骼和牙齿组织的基本成分，具有优异的生物相容性和生物降解性。磷酸钙作为一类较理想的基因递送载体，早在 20 世纪 70 年代即有报道。磷酸钙纳米粒表面的钙离子可以结合荷负电的核酸，入胞后在内涵体弱酸性环境中溶解，完成核酸的内涵体逃逸和释放。磷酸钙和 DNA 共沉淀法是制备磷酸钙/基因复合物的常用方法。磷酸钙纳米粒的生成较难控制，制备过程中的原料浓度、pH、温度、搅拌速度和沉淀时间等因素均会影响基因的转染效率，因此提高稳定性和控制尺寸是制备磷酸钙载体的关键。在制备过程中加入聚乙二醇 -b- 聚天冬氨酸可得到复合率高、稳定性好、粒径可控且具有核壳结构的磷酸钙/质粒复合纳米粒或磷酸钙/siRNA 复合纳米粒，能够实现细胞内转染。聚乙二醇 -b- 聚甲基丙烯酸和磷酸钙共结晶制备得到杂化纳米粒，装载 GL3- 荧光素酶 siRNA，转染稳定表达荧光素酶基因的 HEK 293 细胞，获得 80% 的基因抑制率。采用反相微乳法，将氯化钙/siRNA 和磷酸钠水溶液分别分散到含有壬基酚聚氧乙烯醚的环己烷油相中，产生磷酸钙/siRNA 复合沉淀后，用阳离子脂质体稳定，可制得粒径可控的磷酸钙/siRNA 复合纳米粒。针对不同脂质（如 DSPE-PEG、DOPA、DOTAP）修饰的磷酸钙/核酸复合纳米粒表面进一步修饰靶向基团，作为载体与基因复合，靶向肿瘤、肝、肺等不同部位，在细胞水平和动物体内均可达到较高的转染效率。

可作为基因递送载体的无机钙纳米粒还包括碳酸钙纳米粒，其制备方法与磷酸钙纳米粒类似。例如，采用乳化法制备得到碳酸钙/siRNA 复合纳米粒，可有效沉默 SGC-7901 细胞 VEGF-C 的表达，抑制动物体内肿瘤的生长和转移。

（四）介孔二氧化硅纳米粒

介孔二氧化硅纳米粒（mesoporous silica nanoparticle, MSN）是一种硅基结构材料，具有良好的生物相容性、长时程稳定性、比表面积大、孔径及形貌可调控、易于表面修饰和改造、易于大批量制备等特点。利用 MSN 的孔洞可以装载核酸药物。普通 MSN 介孔直径为 2~3nm，核酸药物只能吸附在纳米粒表面，不能得到有效的保护且载药量受限，因此，许多研究聚焦于获得大尺寸介孔的 MSN。与小尺寸介孔 MSN 相比，大尺寸介孔 MSN 不仅能有效装载和保护质粒，还能达到更高的转染效率。将核酸药物以非共价键形式负载于 MSN 后再包裹阳离子高分子，可提高核酸药物的稳定性、促进入胞和内涵体逃逸、提高转染效率。核酸药物也可以通过共价键与 MSN 链接，但是制备比较复杂。更为简便且有效的方法是将阳离子高分子修饰 MSN 后借助静电复合作用负载核酸。PEI 修饰 MSN 递送 DNA，能使绿色荧光蛋白表达率达到 70% 以上。

（五）碳基纳米载体

碳纳米管（carbon nanotube，CNT）是单层或多层的石墨卷曲形成的无缝纳米级圆柱状结构材料，末端为闭合或开放。根据 CNT 碳原子层数的不同，分为单壁碳纳米管（SWCNT）和多壁碳纳米管（MWCNT）。利用 CNT 高比表面积和长径比，可以吸附或共价连接核酸药物。CNT 本身溶解性差，易聚集在细胞和组织中，表面化学改性可有效改善 CNT 的溶解性和稳定性，提高核酸负载能力，促进细胞靶向摄取，提高基因转染效率。例如，采用 PEG 化磷脂修饰和硫醇化 siRNA 链接的 CNT，可使人 T 细胞的 CXCR4 受体表达沉默达 60%。

氧化石墨烯（graphene oxide，GO）是由石墨经化学氧化处理获得的，因氧化条件不同，可获得十到几百纳米的 GO。GO 可溶于水，但是在生理溶液中因电荷屏蔽效应产生聚集，需要利用其表面的含氧活性基团，如环氧基、羟基、羰基、羧基，进行共价修饰引入聚丙烯酸、PEG、PLL 等亲水链段，提高其稳定性。通过疏水作用、π-π 堆积或静电复合也可对 GO 进行非共价修饰，如普朗尼克 F127 修饰的 GO、PEI 修饰的 GO 等，所修饰的阳离子链段进一步负载核酸药物，即可达到基因递送的目的。

CNT 和 GO 除了负载核酸药物的作用外，本身还具有很强的近红外光吸收效应，可进行高效的光热转换，调控核酸释放。

五、生物内源性递送载体

（一）外排体概述

外排体（exosome）是由细胞分泌产生的包含 RNA 和蛋白质、大小在 40~100nm 的小膜囊泡。外排体产生的主要过程包括：①细胞质膜凹陷形成细胞内小泡；②细胞内小泡进一步发展形成多泡小体；③多泡小体与细胞质膜融合释放外排体。外排体主要由蛋白质和脂质组成，包括融合蛋白、运输蛋白（主要是膜蛋白和脂筏蛋白）、热休克蛋白（HSP）、标志物蛋白（CD9，CD63，CD81）、磷脂酶以及丰富的脂质，如胆固醇、鞘磷脂、磷酸甘油酯等。这些特殊蛋白质组分为外排体的检测提供了便捷，如可以通过检测 CD9、CD63 和 CD81 等外排体标志物来判断外排体是否存在。外排体因包裹多种生物活性物质，是实现细胞间有效物质交流和信息交换的重要媒介，调控细胞的生长及微环境。基于外排体的理化和生物学性质，常用的提取方法包括超速离心、超滤、免疫吸附、沉淀法、微流控分离技术等。靶细胞对外排体的接收可以通过配体-受体相互作用、脂质与靶细胞相互作用、质膜融合或胞饮/吞噬方式来实现。

外排体除了自身具有特定的生物学功能，如间充质干细胞、树突细胞、T 细胞等可承担治疗作用，亦可以作为药物载体用于药物的精准递送，具有诸多优势：①由于外排体是从血液、尿液、唾液、脑脊液、乳汁等体液中获得的生物内源性物质，具有良好的生物相容性且免疫原性低；②在体内保持较长的半衰期；③较小的尺寸便于其突破生理屏障将生物活性物质递送到靶细胞；④外排体膜表面表达多种膜蛋白，能促进与受体细胞膜的相互作用与融合；⑤不同来源的外排体具有定向归巢能力，即具有特定细胞的靶向性能；⑥可通过体内或体外方式装载基因、疏水或亲水性药物分子；⑦可利用基因工程技术对外排体膜进行修饰，赋予其更强的主动靶向性。

外排体在细胞通讯过程中就具备高效传递 miRNA、mRNA、siRNA、DNA 等基因物质的能力，并且外排体源自自身,利用外排体作为基因类药物载体,可以同时满足对细胞的高效转染和相对安全的需求,兼顾病毒类基因载体和非病毒类基因载体的优点。

(二)外排体的基因装载方式

外排体通过两种方式装载基因,即外源性载药方式和内源性载药方式。

外源性载药方式是将目标基因导入已提取纯化的外排体中。基因药物可采用电穿孔技术和试剂转染技术进行装载。电穿孔技术为对外排体施加一个外部电场,当电场能量高于外排体磷脂膜所能承受的能量时,击穿磷脂膜,产生一个小孔,将基因导入外排体。利用电穿孔技术可将外源性 siRNA 导入到不同的外周血细胞(单核细胞或淋巴细胞)的外排体中。电穿孔方法可能影响外排体的质量,装载效率相对较低。

内源性载药方式是将基因载入供体细胞,随后供体细胞释放含有导入目标基因的外排体,再经分离和纯化得到载基因外排体。例如,利用反转录病毒载体将重组基因 *GATA-4* 转染骨髓间充质干细胞,收集大量富含 miRNA-19a 的外排体,小鼠静脉注射后,可使小鼠心肌细胞的 miRNA-19a 上调,提高心肌细胞的抗缺氧能力、减少凋亡、促进心肌功能恢复。

(三)外排体的细胞靶向修饰

外排体在肝、肺等器官高分布,因此对外排体进行靶向性修饰非常有必要。外排体靶向修饰主要采用向靶细胞转染质粒等物质,使其在外排体膜上表达。将表达 2b 型溶酶体相关膜蛋白和白介素 -3(IL-3)的质粒转染肾上皮 EK293T 细胞,该细胞即分泌携带 IL-3 片段的外排体,可靶向过度表达 IL-3 受体的慢性粒细胞白血病细胞。将可靶向表皮生长因子受体的抗体连接到 PEG 化的磷脂胶束表面,与 Neuro2A 细胞外排体孵育后可提高其与 EGFR 高表达 A431 细胞的结合率。将多个超顺磁性纳米粒连接到网织红细胞外排体表面,制备外排体 - 超顺磁性纳米粒复合体,静脉注射后,可在磁场作用下聚集在肿瘤组织,提高治疗效果。

(四)外排体的基因药物递送

1. siRNA　可选用多种细胞来源的外排体为载体递送 siRNA 达到基因沉默的目的。小鼠成纤维 L929 细胞来源的外排体包载靶向转化生长因子 -β1(TGF-β1)的 siRNA,建立小鼠皮下肉瘤模型,注射 5 次含低剂量 siRNA 的外排体即能显著抑制小鼠肿瘤细胞中 TGF-β1 的表达及下游信号的传导,抑制肿瘤的生长及肺转移,说明外排体能够将所携带的药物高效地运送到靶细胞并发挥作用。表面表达 IL-3 的 HEK293T 细胞来源的外排体装载 Bcr-Abl 特异性 siRNA,能够靶向性抑制 Bcr-Abl 慢性髓性白血病细胞的生长。用化学转染试剂将 RAD51siRNA 装载入宫颈癌 HeLa 细胞的外排体,可将 siRNA 递送至目标细胞,有效抑制 RAD51,使癌细胞大量死亡。采用表达可与脑部神经元特异性肽 RVG 融合的 Lamp2b 蛋白的未成熟树突细胞外排体为载体,装载甘油醛 -3- 磷酸脱氢酶(GAPDH)siRNA,经静脉注射后,该外排体可以有效抑制阿尔茨海默病相关的 BACE-1,说明该外排体能够逃避网状内皮系统,穿过血脑屏障,实现 siRNA 的高效转染。

2. miRNA　miRNA 是一类非编码的内源性 RNA,主要通过与 mRNA 的未翻译区域(untranslated regions,UTR)结合起到抑制基因表达和降解 mRNA 的作用。将缺氧诱导因子 1(HIF-1)与心脏祖细胞共同孵育,使细胞过度表达 HIF-1 并分泌富含 miR-126 和 miR-210 的外排体,注射入小鼠体内,可发挥缺血性心肌的保护作用。载有 anti-miR-9 的间充质干细胞外排体可将 anti-miR-9 传递给多形性成角质细胞瘤（glioblastoma multiforme，GBM）细胞，降低 U87 和 T98G 两种 GBM 细胞对肿瘤药物替莫唑胺的抵抗能力，提高治疗效果。将负载 miR-146b 的间充质干细胞外排体注射至小鼠体内的 GBM 部位，可显著抑制肿瘤的生长。

3. mRNA　信使 RNA（mRNA）是由 DNA 的一条链作为模板转录而来、携带遗传信息且能指导蛋白质合成的一类单链核糖核酸。mRNA 可以被外排体递送。利用外排体负载 mRNA/ 蛋白进行肿瘤治疗，利用内源性载药方式获得含有 mRNA/ 蛋白（CD-UPRT-EGFP）的 HEK-293 细胞外排体，注射至小鼠的神经鞘瘤处，辅助注射 5- 氟尿嘧啶，可明显抑制神经鞘瘤的增长。

（五）展望

以生物内源性外排体作为纳米载体的研究尚处于起步阶段。外排体纯化困难，目前尚难以得到纯净的外排体，且产量极低，基因装载量较难控制。为了增强外排体的靶向性，常常需要在外排体膜上表达或修饰靶向分子，这可能会带来一些毒副作用。不同来源的外排体本身含有多种生物活性物质，可能会增加体内治疗的复杂性，对其安全性需要更加深入地研究。

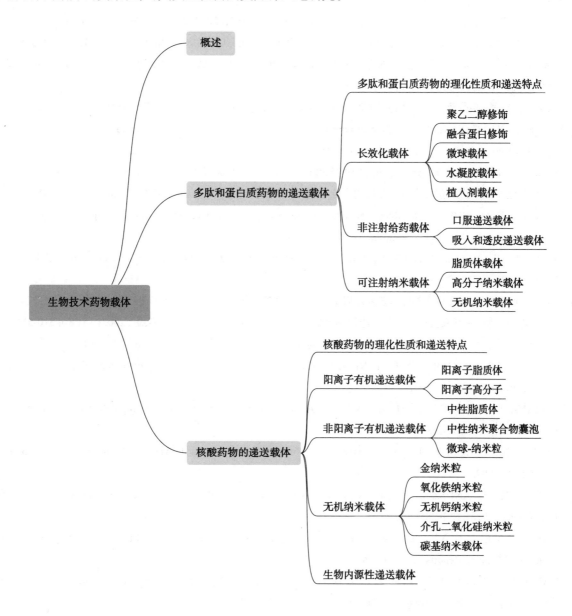

思考和讨论题　　　1. 生物技术药物载体在多肽和蛋白质药物以及核酸药物递送中有什么作用？

　　　　　　　　　　2. 生物技术药物载体如何负载、递送和释放药物？举例说明。

（邱利焱）

参考文献

［1］方亮,龙晓英. 药物剂型与递药系统［M］. 北京:人民卫生出版社,2014.

［2］汤玥,尹莉芳. 生物技术药物药剂学［M］. 北京:人民卫生出版社,2018.

［3］王佃亮,乐卫东. 生物药物与临床应用［M］. 北京:人民军医出版社,2015.

［4］惠希武,陈虹,黄秉仁. 蛋白质、多肽类药物聚乙二醇修饰的研究进展［J］. 中国生物制品学杂志,2012,25（4）:520-524.

［5］李磊,许冰洁,宣尧仙. 融合蛋白药物的研究进展［J］. 中国新药杂志,2015,24（3）:266-269.

［6］吕丕平,王玉霞,崔一民,等. 蛋白类药物缓释微球制剂的研究进展［J］. 临床药物治疗杂志,2015,13（3）:5-9.

［7］赵先英,高继宁,粟永萍,等. 乳酸-羟基乙酸共聚物多肽蛋白类药物微球控释系统的突释与控制［J］. 中国组织工程研究与临床康复,2011,15（38）:7177-7180.

［8］王襄平,梅兴国. 多肽及蛋白类药物微球包封率和释放的研究进展［J］. 国外医学（药学分册）,2006,3:219-223.

［9］MAO S R,GUO C Q,SHI Y,et al. Recent advances in polymeric microspheres for parenteral drug delivery part 1［J］. Expert Opinion on Drug Delivery,2012,9（9）:1161-1176.

［10］徐晓寒,吴闻哲. 多肽类药物微球注射制剂的研究进展［J］. 中国医药工业杂志,2014,45（10）:985-989.

［11］丁婷婷,范洋,林贵梅. 蛋白多肽类药物的高分子载体材料研究进展［J］. 药物生物技术,2016,23（5）:417-421.

［12］MAO S,GUO C,SHI Y,et al. Recent advances in polymeric microspheres for parenteral drug delivery part 2［J］. Expert Opinion on Drug Delivery,2012,9（10）:1209-1223.

［13］CAI Y P,CHEN Y H,HONG Y X,et al. Porous-microsphere and its-applications［J］. International Journal of Nanomedicine,2013,8:1111-1120.

［14］李坤,刘晓君,陈庆华. 可生物降解长效注射给药系统的研究进展［J］. 中国医药工业杂志,2012,43（3）:214-221.

［15］王萍,陈钧. 酶抑制剂在蛋白质和肽类药物口服制剂中的应用［J］. 中国医药工业杂志,2005,36（8）:510-514.

［16］周洁雨,张兰,毛世瑞. 蛋白及多肽药物干粉吸入剂研究进展［J］. 药学学报,2015,50（7）:814-823.

［17］ALEXANDER N Z,CARSTEN E,ANNE M H. Materials and methods for delivery of biological drugs［J］. Nature Chemistry,2016（8）:997-1007.

［18］JULIANA A P,ANDRÉ M L,ALEXSANDRA C A,et al. Nanostructures for protein drug delivery［J］. Biomaterials Science,2016（4）:205-218.

［19］DU J J,JIN J,YAN M,et al. Synthetic nanocarriers for intracellular protein delivery［J］. Current Drug Metabolism,2012（13）:82-92.

［20］AGNIESZKA P,JANUSZ S. Nanoparticles as carriers of proteins,peptides and other therapeutic molecules［J］. Open Life Science,2018（13）:285-298.

［21］GAO Y F,WEI X N,YE X L,et al. Anticancer activity of stoppin based on a novel peptide delivery system［J］. Molecular Medicine Reports,2015,12（4）:5437-5442.

［22］TAN M L,PETER F M C,CRISPIN R D. Recent developments in liposomes,microparticles and nanoparticles for protein and peptide drug delivery［J］. Peptides,2010（31）:184-193.

［23］YE Y Q, YU J C, GU Z. Versatile protein nanogels prepared by in situ polymerization［J］. Macromolecular Chemistry and Physics, 2016（217）: 333-343.

［24］YOSHIHIDE H, SADA-ATSU M, YOSHIHIRO S, et al. Nanogel tectonics for tissue engineering: protein delivery systems with nanogel chaperones［J］. Advanced Healthcare Materials, 2018（7）: 1800729.

［25］FEDERICA S, JOSEPH H, LEE Y W, et al. Protein delivery into cells using inorganic nanoparticle-protein supramolecular assemblies［J］. Chemical Society Reviews, 2018（47）: 3421-3432.

［26］YU M, WU J, SHI J J, et al. Nanotechnology for protein delivery: overview and perspectives［J］. Journal of Controlled Release, 2016（240）: 24-37.

［27］SALMASI Z, SHIER W, HASHEMI M, et al. Heterocyclic amine-modified polyethylenimine as gene carriers for transfection of mammalian cells［J］. European Journal of Pharmaceutics and Biopharmaceutics, 2015, 96: 76-88.

［28］DING Y, JIANG Z W, SAHA K, et al. Gold nanoparticles for nucleic acid delivery［J］. Molecular Therapy, 2014, 22（6）: 1075-1083.

［29］LI J, CHEN Y C, TSENG Y C, et al. Biodegradable calcium phosphate nanoparticle with lipid coating for systemic siRNA delivery［J］. Journal of Controlled Release, 2010, 142: 416-421.

［30］SOLMAZ M D, MOHAMMAD B J, MOHAMMAD H Z, et al. Calcium carbonate nanoparticles as cancer drug delivery system［J］. Expert Opinion on Drug Delivery, 2015, 12（10）: 1649-1660.

［31］洪婷,薛晓梅,何斌. 内源性外排体作为纳米载药系统在心肌缺血治疗中的研究进展［J］. 上海交通大学学报（医学版）, 2018, 38（8）: 985-989.

［32］李思迪,侯信,亓洪昭,等. 外排体：为高效药物投递策略提供天然的内源性纳米载体［J］. 化学进展, 2016, 28（2/3）: 353-362.

［33］ALVAREZ E L, SEOW Y, YIN H, et al. Delivery of siRNA to the mouse brain by systemic injection of targeted exosomes［J］. Nature Biotechnology, 2011, 29（4）: 341-345.

第十八章　无机纳米载体

问题导航

1. 无机纳米载体有哪些主要特点？
2. 如何设计、制备和修饰无机纳米载体？
3. 无机纳米载体在抗肿瘤研究中有哪些应用？

无机纳米载体是基于无机材料制备的、作为药物载体的纳米尺寸颗粒状物,常用的无机材料主要包括金属及非金属单质、氧化物、杂化物等。无机纳米载体用于构建纳米药物递送系统,可实现药物的靶向递送、缓控释及示踪,同时具有光热、光动力、磁热等功能,不仅可实现高效低毒的药物治疗、物理治疗及其协同作用,还可通过成像用于疾病的诊断。药物可在无机纳米载体制备过程中负载,也可在已制备的无机纳米载体上负载。一般来说,常用的无机纳米载体具有良好的生物相容性、较强的载药能力、独特的理化性质和高度可控的尺寸、结构及均一性。

无机纳米载体按照其结构可分为:

（1）单质:金纳米粒、银纳米粒、碳纳米材料等。

（2）氧化物:Fe_3O_4 纳米粒、SiO_2 纳米粒、MnO_2 纳米粒等。

（3）其他:量子点、金属 - 有机框架等。

第一节　无机单质纳米载体

无机单质纳米载体是一类由无机材料构成的纳米级别的微粒,常见的无机单质纳米载体主要包括金纳米粒、银纳米粒、碳纳米粒和黑磷纳米粒等。它们通过共价键或非共价键装载药物分子并运载到体内特定部位后进行释放。

一、金／银纳米粒

（一）金纳米粒

金纳米粒（AuNP）指单质金纳米颗粒,在生物学研究中一般称为胶体金。金单质具有化学惰性和生物惰性,根据形貌和结构的不同,可将金纳米粒分成金纳米球、金纳米棒、金纳米笼、金纳米星等,如图 18-1 所示。

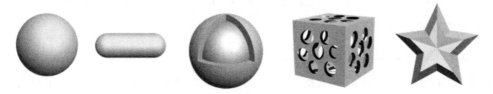

图 18-1　金纳米粒示意图

金纳米粒表面具有负电性、易与巯基等发生键合作用,可以非共价或共价方式与药物及其他材料相互作用,如图 18-2 所示。金纳米粒的等离子共振峰波长位于 650~950nm 和 1 000~1 350nm 处,该波长的光具有较好的组织穿透性。金纳米粒具有很高的光热转换效率,可以用于肿瘤的光热治疗,其特点包括:①制备过程简单,尺寸、形貌及单分散性可控;②表面功能化修饰简单高效,对硫醇或胺类化合物具有亲和力,可以通过与金纳米粒表面形成 Au-S 或 Au-N 键进行修饰;③具有局域表面等离子共振(LSPR)性质。

金纳米粒一般是在稳定剂的存在下通过还原氯金酸制备得到,如图 18-3 所示。通过对反应条件的控制可得到不同形状和结构的金纳米颗粒,包括金纳米球、金纳米棒、金纳米笼和金纳米星等,如种子调节生长法可获得金纳米棒;以银纳米立方体为模板,蚀刻模板可制备金纳米笼;以十六烷基三甲基溴化铵作为表面活性剂、抗坏血酸作为还原剂的种子调节诱导法可制备金纳米星;而金纳米壳可在金种子存在的情况下通过羟胺还原氯金酸、沉积制得;金纳米球的制备通常采用柠檬酸钠还原法,通过改变氯金酸和柠檬酸钠的比例来控制金纳米球的尺寸。

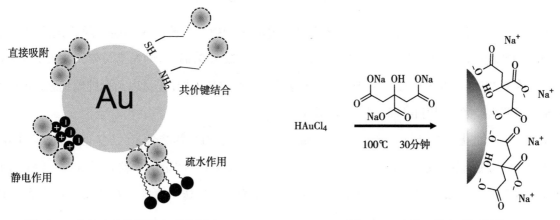

图 18-2　金纳米粒的载药方式示意图　　　　　图 18-3　金纳米粒合成示意图

金纳米粒可通过共价或非共价方式来载药,也可在修饰其他分子的基础上与药物或功能分子相连。常见的包括:

1. 巯基修饰　巯基是常用来与金纳米粒表面结合的官能团。含末端巯基官能团的有机分子修饰金纳米粒,可形成致密的单分子层,减小金纳米粒的毒性,提高稳定性。巯基与金纳米粒紧密结合,可利用外接分子端基修饰,使金纳米粒具有强大的功能化潜力。

2. 硅化　普通硅源可在金纳米粒表面形成介孔硅,而多元化的硅源可为进一步功能化金纳米粒提供基础,如 3- 氨丙基三乙氧基硅烷(APTES)修饰后可形成表面具有氨基的核壳结构的金纳米粒,为药物和配体等的装载提供了位点。

3. 大分子包覆　聚乙二醇(PEG)、树状大分子、聚电解质、天然聚合物、多肽、单抗等可包覆金纳米粒。PEG 包覆的金纳米粒具有较高的稳定性,在体内可不被网状内皮系统吞噬,延长循环时间;树状大分子包覆的金纳米粒可改变其表面电荷和功能性等,金纳米粒 - 树状大分子复合材料含有大量的官能团,可进一步功能化;聚电解质的静电吸附,可提高金纳米粒的分散性和稳定性,负载相反电荷的药物;天然大分子壳聚糖修饰的金纳米粒毒性更小。

金纳米粒的聚合物包覆可通过自由基聚合来完成,如可逆加成 - 断裂链转移聚合(RAFT)或使用表面引发活性开环聚合(ROP)的方法得到聚合物修饰的金纳米粒(图 18-4)。通过在金纳米棒表面引入聚环氧乙烷链段和带羟基的 ROP 引发剂,以丙交酯为单体,在 4- 二甲氨基吡啶催化下,生成可生物降解的聚乳酸链段,使金纳米棒具有两亲性。在此基础上组装形成杂化囊泡负载抗癌药物,可实现光热治疗和化疗的协同作用。

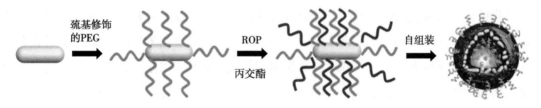

图 18-4　开环聚合方法合成聚合物修饰金纳米粒

表皮生长因子抗体(anti-EGFR)连接的金纳米笼对 SK-BR-3 细胞的杀伤能力随着光照功率密度和光照时间的增加而增强。小鼠体内注射 PEG- 金纳米笼 72 小时后,对肿瘤部位使用波长为 808nm、功率密度为 0.7W/cm² 的红外光照 10 分钟,局部温度可达到 55℃,此高温足以杀死肿瘤细胞,未注射金纳米笼的对照组经激光照射相同时间后温度几乎不变。

非共价载药是指金纳米粒通过静电作用、疏水作用等方法与药物结合,其结合能力的强弱取决于金纳米粒 - 药物复合物体系中多种作用力的大小。如直接用 13nm 的金纳米粒和甲氨蝶呤(MTX)偶联,如图 18-5 所示,相比游离的甲氨蝶呤,以金纳米粒作为载体递送甲氨蝶呤对肿瘤细胞的杀伤作用更大。

两亲性聚合物修饰的金纳米粒具有亲水性外部和亲脂性内层,可利用疏水作用负载亲脂性的药物,比如多西他赛(图 18-6),这种负载方式可以增强多西他赛的细胞毒性,获得更好的抗肿瘤效果。

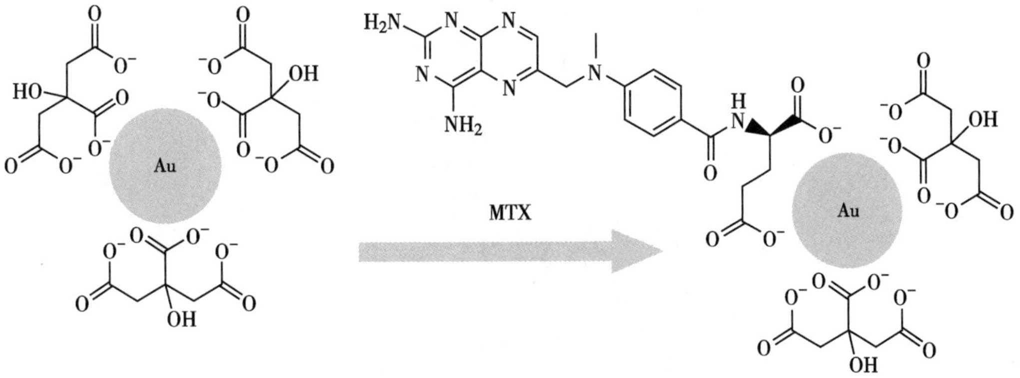

图 18-5　金纳米粒直接吸附甲氨蝶呤

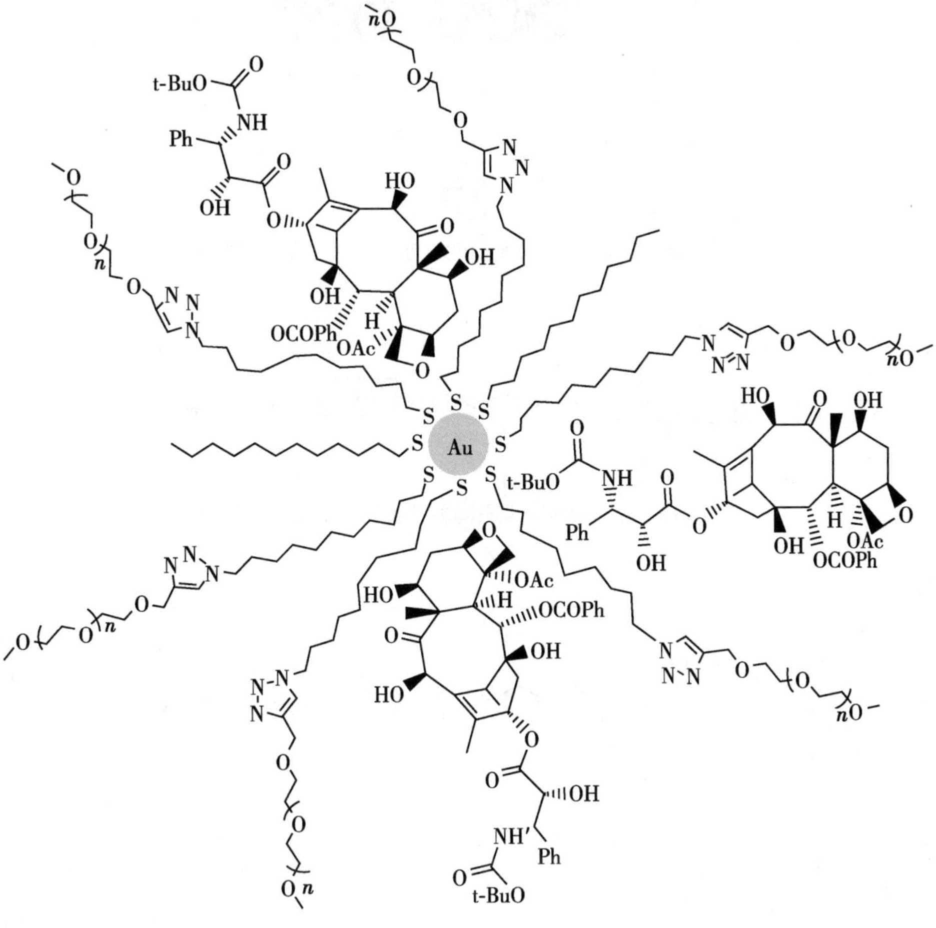

图 18-6　金纳米粒利用疏水作用负载多西他赛

聚赖氨酸修饰的金纳米壳可以通过静电作用吸附核酸(图 18-7,文末彩图 18-7)起到基因治疗的作用,同时可以利用近红外光控制核酸药物的释放。

金纳米粒本身或经过表面修饰后,可与药物通过共价键结合而负载药物。金纳米粒通过共价键载药比非共价键载药更稳定,载药量更可控。在巯基和药物之间引入不同敏感类型的连接臂(linker)可以实现 pH、酶、温度或光敏感性药物释放(图 18-8)。

1. pH 敏感释药　如通过 pH 敏感的腙键将多柔比星分子连接到聚乙二醇修饰的硫辛酸上,然后以此来修饰金纳米粒(图 18-9),可以得到 pH 响应性的金纳米粒释药系统。

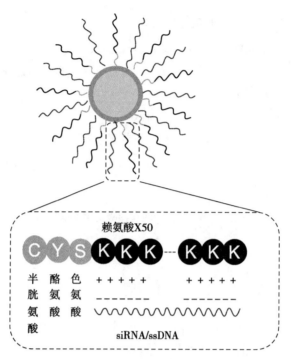

图 18-7　聚赖氨酸修饰的金纳米粒负载核酸药物

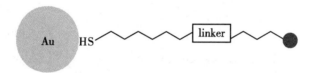

图 18-8　金纳米粒实现不同敏感类型共价载药示意图

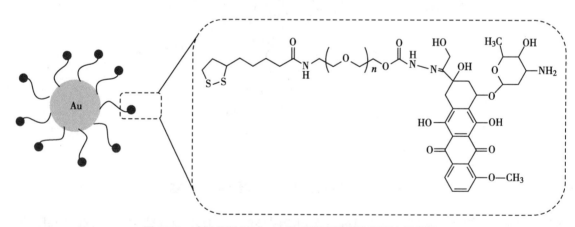

图 18-9　金纳米粒通过 pH 敏感的腙键连接多柔比星分子

2. 还原性敏感释药　二硫键在血液循环过程和细胞外微环境中稳定,而在细胞内还原物质的作用下通过巯基-二硫键交换反应容易断裂。如利用肿瘤细胞内高浓度谷胱甘肽(GSH,一种含巯基的三肽,是细胞中主要的还原性物质)使还原性的生物链接断裂,用于肿瘤部位响应性药物释放,如图 18-10 所示。

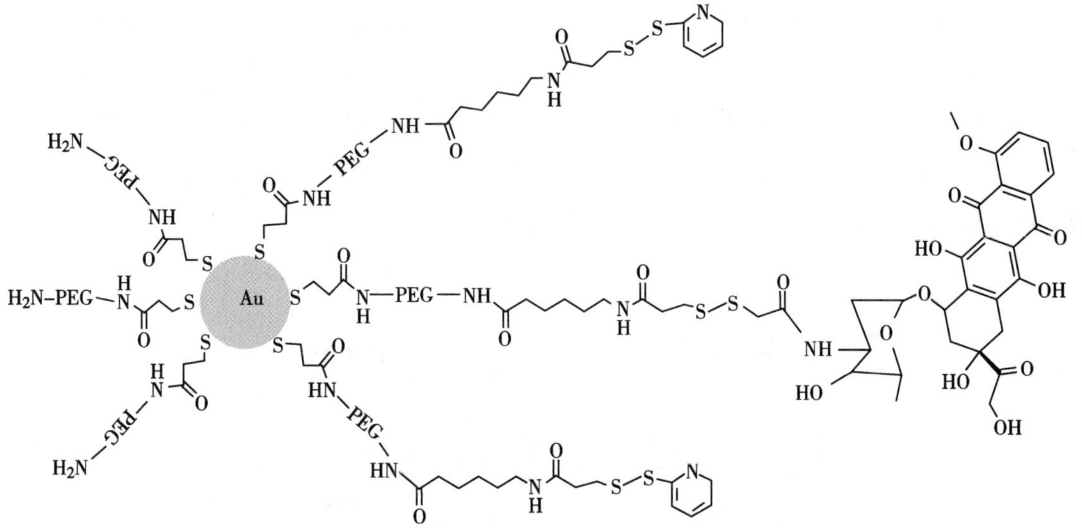

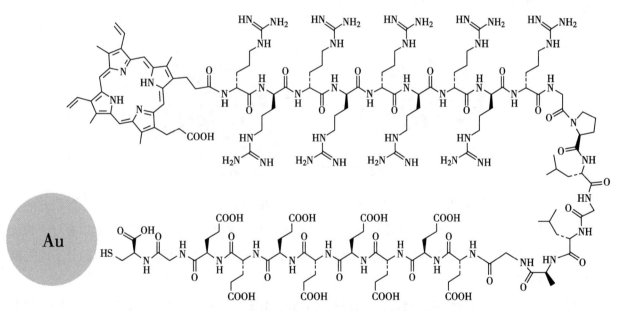

图 18-10　金纳米粒通过还原性物质敏感的二硫键连接多柔比星分子

3. 酶敏感释药　酶在细胞调节中扮演着重要的角色,其活性和浓度根据所处的组织和部位不同而不同,因此可以利用酶在肿瘤部位的活性和浓度差异引发药物的释放。将药物分子通过酶(如基质金属蛋白酶 2, MMP-2)响应的 linker 共价连接到金纳米粒上(图 18-11),在酶产物作用下引发 linker 断裂从而释放出药物分子。

图 18-11　金纳米粒通过 MMP-2 敏感的多肽连接药物分子

4. 温敏释药　温敏效应是温度响应性聚合物的特征,它具有临界溶解温度(CST)。如果聚合物溶液在较低温度下为均一相,而达到或高于某一温度时出现相分离,则该温度被称为低临界溶解温度(LCST)。若某一分子其分子链中同时具有亲水性的氨基和疏水性的异丙基,温度低于其临界溶解温度时该分子为亲水性,而由于氨基的亲水性在温度升高时会因为氢键的破坏而逐渐降低,当温度高于 LCST 时该分子为疏水性,产生温敏效应。温敏性聚(N- 异丙基丙烯酰胺 -co- 丙烯酰胺共聚物)[p(NIPAAm-co-AAm)]修饰的金纳米笼在近红外激光或者高密度聚焦超声作用下可响应性释放药物

（图 18-12）。p（NIPAAm-*co*-AAm）链段的构象在 LCST 时发生改变。LCST 可通过改变共聚物的组成，实现温度从 30~50℃范围的调控。金纳米笼在波长为其局域表面等离子共振（localized surface plasmon resonance,LSPR）的近红外激光照射下产生光热效应，温度升高至 LCST，金纳米笼表面的 P（NIPAAm-*co*-AAm）链发生塌缩使金纳米笼壁孔打开，进行药物释放；不用近红外光照射时，体系温度下降至 LCST 以下，聚合物重新舒展并堵住金纳米笼壁孔，终止药物释放。

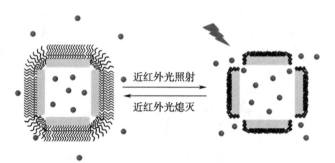

图 18-12　温敏材料控制药物释放

温敏相变材料能够在达到相转变温度（T_m）时融化，将负载的药物释放。装载阿霉素（Dox）的 SiO$_2$ 包覆的金纳米棒（AuNR）可以使用相转变材料十四醇来控制 Dox 的释放行为，如图 18-13 所示。在 AuNR 进行光热治疗的同时，产生的热量会导致十四醇发生相变，使得 SiO$_2$ 孔道内的 Dox 被释放出来。与单独的光热或者化疗相比，二者的联合治疗具有协同作用。

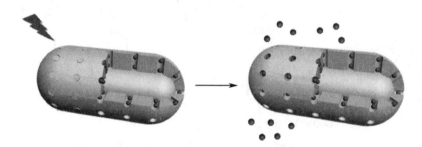

图 18-13　温敏材料控制药物释放

5. 光响应性释药　利用一些对光敏感的基团与 AuNR 连接，可以控制药物的释放。根据光响应行为的不同，可将这些基团分为以下几种类型：①以偶氮苯为代表的光致异构化反应；②以香豆素为代表的光致二聚化反应；③以邻硝基苯衍生物为代表的光致断裂反应；④以螺吡喃为代表的分子内光致成键和断裂反应。

利用 AuNR 在光热治疗的同时可以进行热敏前药的递送（图 18-14），当使用近红外光（NIR）照射时，AuNR 可以进行有效的光热治疗。光热治疗导致肿瘤组织局部温度的升高使前药分子中热不稳定的偶氮键断开，触发抗癌药物的释放，进行化疗，实现光热治疗和化疗的联合治疗。

金纳米粒可以作为一个近红外光控制的多功能癌症诊疗载体，发挥诊断和治疗作用。两亲性的 AuNP 可以经过自组装得到 AuNP 纳米囊，囊壁上封装表面增强拉曼散射（SERS）探针用于标记靶向细胞和检测胞内活动（图 18-15），纳米囊的解离会导致散射光和 SERS 信号的急剧改变从而产生信号回馈。这种独特设计的 AuNP 纳米囊可以包覆亲水药物或疏水药物，在生物成像的同时实现光热和化疗协同治疗。

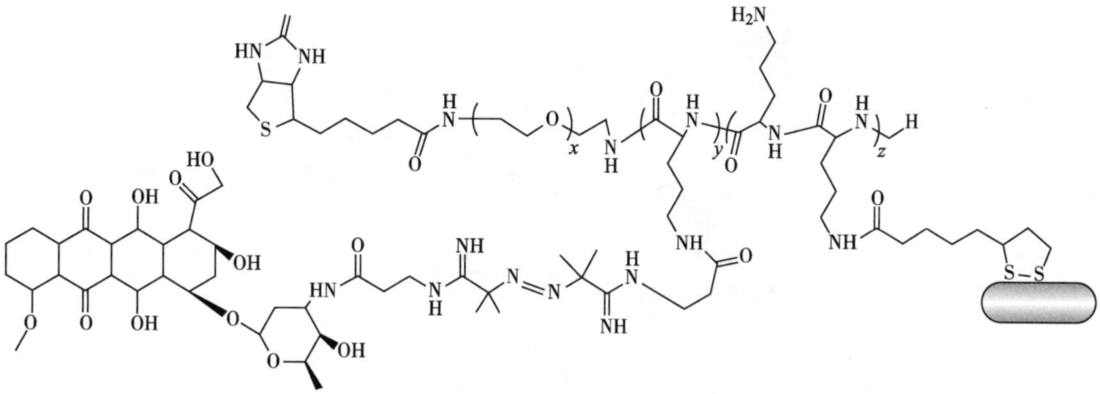

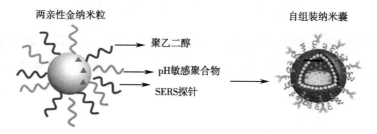

图 18-14 金纳米粒通过光敏感偶氮键连接热敏前药分子

图 18-15 两亲性金纳米粒自组装成为多功能诊疗纳米囊

（二）银纳米粒

银纳米粒（AgNP）指单质银纳米颗粒。银纳米粒与金纳米粒相似,具有很强的局域表面等离子共振效应,并且共振更强、更窄,向短波方向移动。银纳米粒也是良好的抗菌剂。

化学还原法是制备银纳米粒最常用的方法。其制备原理是在液相中通过使用还原剂还原银的化合物制备银纳米粒。直接生成的银纳米粒不稳定,易聚集,需要在反应体系中加入表面活性剂作为稳定剂,常用的还原剂有硼氢化钠、柠檬酸盐、抗坏血酸等。

AgNP 能够产生活性氧（ROS）,造成肿瘤细胞的损伤。AgNP 能够有效提高胞内的 ROS 水平,诱导氧化应激,使线粒体跨膜电位下降,造成 DNA 损伤,最终导致细胞凋亡。具有还原作用的维生素 C 和 N- 乙酰基 -L- 半胱氨酸能够抑制 AgNP 产生 ROS。

肿瘤的生长依赖于新生血管的形成,抑制血管的生成有利于抑制肿瘤的生长。AgNP 的抗肿瘤机制也与抗血管生成有关。AgNP 可有效降低牛视网膜血管内皮细胞（BREC）的细胞活力,阻滞血管内皮生长因子（VEGF）诱导的 BREC 细胞增殖,抑制新生血管的生成,阻止 PI13K/Akt 信号通路的激活,引发细胞凋亡。

利用含半胱氨酸的细胞穿膜肽（TAT）的巯基与 AgNP 结合制备 AgNP-TAT。与普通的 AgNP 相比,细胞对 AgNP-TAT 摄取量显著增加,从而提高了 AgNP-TAT 抗肿瘤作用（图 18-16）。AgNP-TAT 能够有效抑制癌细胞,如 B16、Hela、MCF-7 以及 MCF-7/ADR 细胞的增殖。此外,AgNP-TAT 能够抑制 MCF-7 耐药细胞的增殖,可用于抗多药耐药的肿瘤。

银纳米粒 EPR 效应与其尺寸有关,粒径越小的银纳米粒穿透能力越强,可以产生更强的细胞毒性。基于高温高压气化法的自动化“金属蒸汽 - 冷凝”设备可制备果糖包裹的埃米银,埃米银有抗肺癌、胰腺癌等多种肿瘤的作用,且对正常组织无明显毒副作用。

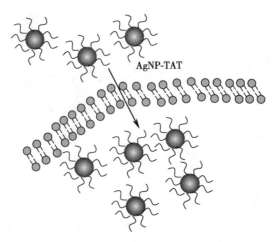

图 18-16　TAT 修饰的 AgNP 抗肿瘤示意图

银纳米粒具有抗菌作用。银纳米粒与细菌细胞壁和细胞膜蛋白上的巯基结合,使细菌丧失活性,导致细菌死亡。银纳米粒还具有非常高的催化活性,可使细菌中的有机物加速降解,破坏细菌的正常生理过程,造成细菌死亡。

二、碳纳米材料

碳纳米材料被誉为"纳米材料之王",其具有良好的力学、光学及热学性能,在生物医学领域中广泛应用于生物成像及药物递送。

碳纳米材料中,已用于药物递送的材料包括富勒烯、碳纳米管、石墨烯、介孔碳、碳量子点及纳米钻石等,常用的碳纳米材料的结构、性质及载药方式如表 18-1 所示。

表 18-1　碳纳米材料的结构、性质及载药方式

碳纳米材料	结构	维度及杂化类型	载药方式	性质及应用
碳纳米管		一维,sp^2 杂化	空腔装载,内外壁 π-π 堆叠吸附,静电吸附及化学键合	光热成像及治疗
石墨烯		二维,sp^2 杂化	表面 π-π 堆叠吸附,静电吸附及化学键合	光热成像及治疗,抗菌及组织再生
介孔碳		二维,sp^2 及 sp^3 杂化	孔隙装载,π-π 堆叠吸附,静电吸附及化学键合	纳米酶活性
富勒烯		零维,sp^2 杂化	空腔掺入,表面化学键合	光动力学治疗,抗病毒

续表

碳纳米材料	结构	维度及杂化类型	载药方式	性质及应用
碳量子点		零维，sp^2 杂化	表面化学键合	生物成像
纳米钻石		三维，sp^3 杂化	表面化学键合	生物成像

碳纳米管（CNT）又称为巴基管，由二维的碳层卷曲形成的中空、无缝的纳米管体，也可看作石墨烯层片绕中心轴卷曲而成的管体。根据碳层数可将 CNT 分为两种：单壁碳纳米管（SWCNT）由单层碳原子卷曲而成，直径小至 0.4nm，多壁碳纳米管（MWCNT）由多个同心碳层组成，直径可达 100nm，两者的长度可从 50nm 至 1cm 不等。原始 CNT 表面光滑，外部未进行化学键修饰，具有化学惰性，在各种溶剂中溶解性差，毒性较大。功能化 CNT 毒副作用显著降低，可键合其他化合物，外部及空腔可装载小分子、蛋白质及基因药物。

CNT 的一维管状结构，赋予其优异的载药性能，从而广泛应用于成像、递药及光动力、光热治疗等领域。CNT 具有良好的柔性，易于与细胞接触，可通过被动扩散及主动胞吞作用入胞；CNT 还具有较好的稳定性、较强的吸附能力，且其卷曲中空结构，易于装载蛋白质、药物及成像剂等。

CNT 的比表面积可达 1 300m^2/g，有足够的空间包载药物或进行化学修饰，sp^2 杂化的 CNT 可通过 π-π 堆积作用吸附生物大分子、芳香化合物及其他生物活性物质。CNT 吸收近红外光后可转化成热量产生光热效应，利用 CNT 的光热效应可构建热敏及酸敏型应答的纳米递药系统。通过对碳纳米管进行亲水性修饰，制备温敏型 CNT 纳米凝胶并包载化疗药物，在使用近红外光照射纳米粒富集的肿瘤部位后可实现药物快速释放（图 18-17，文末彩图 18-17）。

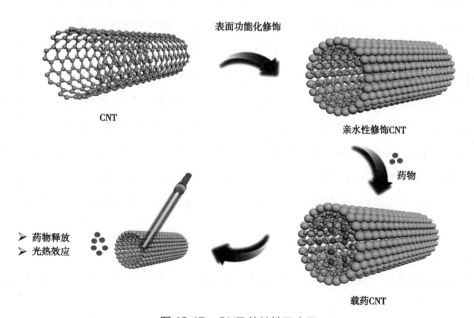

图 18-17　CNT 的特性及应用

CNT 低水溶性及其高生物毒性限制了其体内的应用,表面功能化修饰可提高 CNT 的水溶性及生物相容性。通过共价或非共价作用将生物相容性大分子修饰到 CNT 上,可改善其在生理条件下的理化性质,同时实现药物递送。

石墨烯(graphene)是一种 sp^2 杂化碳原子构成的单层二维纳米材料,与 CNT 类似,石墨烯有大量的 π-π 共轭结构,每一个原子都暴露在表面,使得其比表面积较 CNT 更高。石墨烯具有良好的导电性能、高机械强度以及生物相容性,石墨烯还具有抗菌性能以及促组织再生能力。

石墨烯结构完整,稳定高,难以进一步修饰。石墨烯的衍生物氧化石墨烯(GO)由石墨烯氧化而成。与石墨烯相比,其表面具有大量的羧基、羰基及羟基,水溶性及生物相容性较好,易于与生物大分子或聚合物反应。通过共价或非共价修饰,将药物、靶向配体或高分子负载到 GO 上,可用于肿瘤靶向治疗与成像。利用 GO 构建的多模式肿瘤血管靶向的纳米递药系统(图 18-18,文末彩图 18-18),具有以下优势:①可修饰主动靶向基团;②大量 π-π 共轭结构,对含有共轭环的化疗药物具有较强的吸附作用;③负电性可吸附正电荷的药物分子。

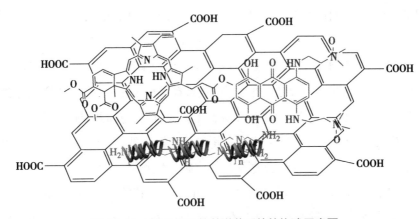

图 18-18　基于 GO 的共递药系统的构建示意图

介孔碳纳米粒(MCN)的粒径在 2~50nm,具有独特有序的纳米级孔隙、较大的比表面积及可调的孔径,热稳定性好,具有化学反应惰性。利用 π-π 堆叠的方法将荧光标记的单链 DNA 探针吸附到 MCN 上,其对胞内目标蛋白的检测具有较高的灵敏度和较低的检测限。

富勒烯(Fullerene)及其衍生物可用于生物成像、诊断及治疗。富勒烯的碳原子数量范围在 20(C_{20})~84(C_{84})。C_{60} 是一种范德华直径约为 1.1nm 的单个碳原子组成的高度均匀球体,通常将其视为"零维"结构。将 Gd^{3+}、Ga^{3+}、^{99m}Tc 等金属掺入富勒烯空腔中可用于核磁共振成像等。

碳量子点(carbon quantum dot)是一种以纳米簇形式存在的无定型碳或微小的零维晶体结构,其粒径通常小于 10nm,可认为是一种零维的 sp^2 碳杂化材料。碳量子点具有稳定的荧光性能、高耐光漂白性及可调控的发射波长等特点,可应用于生物成像,但是碳量子点的荧光量子产率低,发射波长主要集中在蓝绿光区,不适合深层成像。

纳米钻石(nanodiamond)是由 sp^3 杂化的碳原子组成,粒径范围为 2~10nm,具有良好的光稳定性、生物相容性及易于表面功能化。纳米钻石具有超高的荧光量子产率,可用于药物和基因递送及组织工程。

三、其他无机单质纳米材料

黑磷是单质磷中最稳定的同素异形体。黑磷很容易与氧气和水发生反应,最终降解为无毒的磷氧化物,拥有良好的生物相容性。黑磷由折叠的层状磷片通过微弱的范德华力结合而成,通常可被剥离成多层甚至单层的超薄二维纳米片。黑磷可作为高效的光敏剂,能产生大量单线态氧,应用于光动力治疗(PDT),且具有良好的光热转换效率,在光热治疗(PTT)领域也具有潜在的应用前景。

黑磷纳米片具有多褶皱结构且表面带有负电荷,能够吸附大量药物。采用聚合物 PEG、PLGA 修饰或磷脂包被后可使其更加稳定。包裹具有靶向功能的聚合物材料可实现靶向性,包裹温敏材料或活性氧响应材料可实现包载药物的光热响应或活性氧响应释放(图 18-19,文末彩图 18-19)。

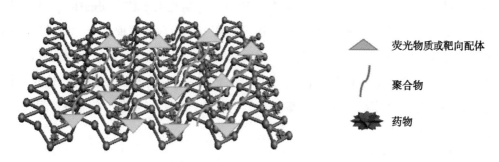

图 18-19　载药黑磷纳米片的修饰及功能化

荧光物质或靶向配体

聚合物

药物

第二节　无机氧化物纳米载体

无机氧化物纳米载体是由金属或非金属氧化物构成的纳米粒,包括 Fe_3O_4、MnO_2 和 SiO_2 纳米粒等。它们具有独特的理化性质,如 Fe_3O_4 纳米粒的磁学性质、MnO_2 的还原降解性以及介孔 SiO_2 纳米粒的多孔性等。无机氧化物纳米粒可用于递送各种治疗分子(包括化疗药物、核酸、蛋白质和多肽类药物等)。通过对其表面进行修饰和各种功能化改性,可实现对肿瘤组织的靶向、治疗、成像以及药物示踪等作用。

一、Fe_3O_4 纳米粒

Fe_3O_4 纳米粒具有独特的磁学性质,可通过结合其他功能性分子(如荧光探针、生物靶向分子或抗肿瘤药物等)实现多功能应用。Fe_3O_4 纳米粒可以和聚合物一起组装形成核-壳、镶嵌、壳-核、壳-核-壳、哑铃等结构(图 18-20,文末彩图 18-20)。

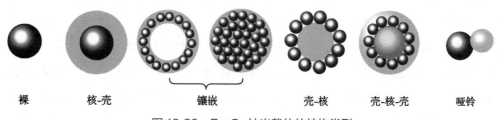

裸　　　核-壳　　　镶嵌　　　壳-核　　壳-核-壳　　哑铃

图 18-20　Fe_3O_4 纳米载体的结构类型

Fe$_3$O$_4$纳米粒的特点包括：①溶于酸，是一种酸性可降解的纳米材料；②同时具备纳米效应（如小尺寸效应、量子尺寸效应等）和磁效应，可在纳米尺度上表现出新的磁性行为，包括单畴铁磁性和超顺磁性，Fe$_3$O$_4$纳米粒的磁学特性赋予其磁靶向与磁热疗功能；③具有很强的类芬顿反应活性，可以催化过氧化氢产生单线态氧用于肿瘤治疗。

Fe$_3$O$_4$纳米粒的合成方法主要有物理法和化学法。物理法包括电子束刻蚀法、蒸发冷凝法、磁控溅射法等。化学法又分为湿化学法与化学气象法。湿化学法包括共沉淀法、水热法、水解法、微乳液和反相微乳液法、溶胶-凝胶法等，该类方法操作简单，制备的粒子粒径小、分布均匀，且比物理法更节能。化学气相法包括化学气相沉积法（CVD）、化学气相凝聚法（CVC）以及等离子蒸发法等。

Fe$_3$O$_4$纳米粒的修饰主要是通过物理吸附或者化学反应在表面形成一层有机层来实现的。修饰后的纳米粒借助有机层的空间位阻作用，对表面羟基进行屏蔽，阻止纳米粒之间的相互靠近，提高纳米粒的分散稳定性。通过改变有机功能材料的种类，还可以调节纳米粒的表面性能，降低纳米粒的细胞毒性并增强生物相容性。用于Fe$_3$O$_4$纳米粒表面固定的基团有邻苯二酚衍生物、三乙氧基硅烷、膦酸衍生物、巯基衍生物等，此外聚合物或无机材料的包裹也可以实现Fe$_3$O$_4$纳米粒表面固定，这些材料包括：聚乙烯亚胺，聚丙烯酸酯，聚多巴胺（PDA），壳聚糖及其衍生物，聚乙二醇，聚乙烯吡咯烷酮，透明质酸，二氧化硅以及金等（图18-21）。

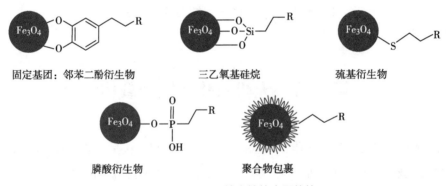

图18-21　Fe$_3$O$_4$纳米粒的表面修饰

利用这些固定基团，可在Fe$_3$O$_4$纳米粒表面修饰各种类型的功能分子。修饰聚乙二醇、聚乙烯醇、壳聚糖、蛋白质、多肽等，可以提高纳米粒稳定性，增加体循环时间；修饰小分子配体、抗体、核酸适配体等，赋予Fe$_3$O$_4$纳米粒靶向性；修饰聚合物可提高载药量；修饰金、聚多巴胺、聚吡咯等，可以增加光热效率；修饰光敏剂（如卟啉类分子），赋予其光动力功能。

Fe$_3$O$_4$纳米粒的磁性评价指标主要包括饱和磁化强度和矫顽力，其中饱和磁化强度越高，Fe$_3$O$_4$纳米粒在外磁场作用下表现出的磁力越强，矫顽力越大，其在强度可变的外磁场作用下产生的热量越多，短时间内温度升高越快，越适合用于肿瘤热疗，因此对Fe$_3$O$_4$纳米粒的磁化强度及矫顽力进行测量评价是非常重要的。此外，Fe$_3$O$_4$纳米粒作为纳米药物载体，其安全性与毒性的评价也非常重要。

Fe$_3$O$_4$纳米粒的载药方式包括直接载药和间接载药两种，如图18-22所示。小分子药物（含羧基、酚羟基、氨基等）、蛋白质、多肽、核酸等通过静电作用或者物理吸附作用直接负载在Fe$_3$O$_4$纳米粒表面，该法操作简单，易行。但这两种作用力吸附的药物相对来说容易被置换、取代，容易在到达靶部位前提前释放。间接载药是药物分子在中间体的介导下，间接装载在Fe$_3$O$_4$纳米粒上，包括几种类型：

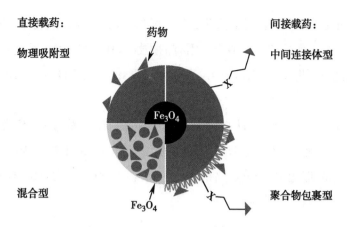

图 18-22　Fe_3O_4 纳米粒的载药方式

（1）通过中间连接体载药：中间连接体一端修饰固定基团，固定在 Fe_3O_4 纳米粒表面，另一端修饰药物。中间连接体可以是 PEG 或其他线状聚合物。该法载药稳定，不易发生提早泄漏。中间连接体可含酸敏基团、氧化还原响应基团、光或热响应基团，从而实现刺激响应性药物释放。

（2）核壳包裹型载药：壳包裹于 Fe_3O_4 纳米粒表面，然后药物通过物理吸附或化学键合在壳上。而化学键合方式也可由中间连接体介导载药，壳材料可以是聚丙烯酰胺、聚乙烯亚胺、聚多巴胺、透明质酸等高分子有机聚合物，也可以是二氧化硅、磷酸钙以及碳材料等无机材料。核壳包裹型的药物释放不仅与聚合物壳的性质相关，还与修饰的化学键相关。

（3）混合型载药：通常是聚合物纳米粒内部混合包载小 Fe_3O_4 纳米粒和药物。用于包载的聚合物可以是温敏感型、pH 敏感型、氧化还原敏感型等刺激响应性材料。

磁靶向是 Fe_3O_4 纳米粒特有的性质，即在外加磁场的作用下能选择性富集在病灶部位，达到靶向目的。多嵌段聚合物共载超顺磁 Fe_3O_4 纳米粒和模型药物的纳米胶束，在磁场的导向下，能够有效靶向肿瘤部位，如图 18-23 和文末彩图 18-23 所示。

磁介导肿瘤热疗（MMH）简称磁热疗，是指在外加交变磁场的作用下，肿瘤部位富集的 Fe_3O_4 纳米粒使组织温度上升（>42.0℃），达到治疗肿瘤的目的，如图 18-23 和文末彩图 18-23 所示。磁热也可用于药物的控释治疗，如相转变纳米材料内部嵌入 Fe_3O_4 纳米粒，磁热效应使体系温度升高，材料发生相转变而释放药物。

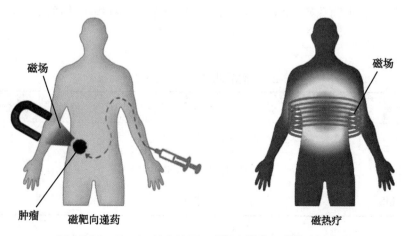

图 18-23　Fe_3O_4 纳米粒用于磁靶向递药和磁热疗示意图

Fe_3O_4 纳米粒也是重要的造影剂,用于辅助磁共振成像(MRI)或其他成像。Fe_3O_4 纳米粒用于多模式成像提高空间分辨率和灵敏度;Fe_3O_4 纳米粒固有的磁性可作为信号源,通过高级成像技术对纳米粒进行可视化。聚乙二醇修饰的 Fe_3O_4 纳米粒用 ^{99m}Tc 标记,不仅可实现体内长循环,还可实现 T_1 MRI 和 SPECT 的双模式成像。

Fe_3O_4 纳米粒表面修饰捕获剂,可从血液中捕获致病物质(如病原体、细菌等),用于血液净化;Fe_3O_4 纳米粒还可催化过氧化氢产生 ROS,用于肿瘤的治疗;Fe_3O_4 纳米粒作为药物载体,装载葡萄糖氧化酶,能够有效实现肿瘤的饥饿治疗;Fe_3O_4 纳米粒还可负载检测探针,用于医学检测等。

二、SiO_2 纳米粒

SiO_2 纳米粒表面带有大量的羟基,微孔丰富、比表面积大、分散性能好,具有优越的稳定性、增稠性及触变性。SiO_2 纳米粒可分为介孔 SiO_2 纳米粒和非介孔 SiO_2 纳米粒,其表面存在不饱和的残键和不同键合状态的羟基,具有高反应活性,易于形成化学键或氢键。SiO_2 纳米粒在水性介质中会与水分子形成很强的氢键,具有强大的吸附能力,同时 SiO_2 具有良好的生物相容性;非介孔 SiO_2 纳米粒主要依赖自身物化特性(如光学特性和结构特性)应用于材料改性。

介孔 SiO_2 纳米粒(MSN)作为药物载体具有以下结构特点和生物医学特性:①拥有均匀且孔径可调的介孔孔道,且孔道之间互不相通,使其载药和释药精确可控;②巨大的比表面积使其具有优越的载药能力,可促进难溶性药物的溶出;③粒径在 50~300nm 可控,易于被活细胞内化;④MSN 具有两个功能表面,即圆柱形孔隙表面和外部颗粒表面,这些含硅醇的表面可以选择性地功能化,以更好地控制药物的装载和释放,此外,外表面可与靶向配体结合。

生产 SiO_2 纳米粒的方法主要有干法和湿法两种。干法包括气相法和电弧法,湿法有沉淀法、溶胶-凝胶法、微乳液法、超重力反应法和水热合成法等。沉淀法是液相化学合成高纯度纳米级 SiO_2 粒子广泛采用的一种方法。该法利用酸化剂和硅酸钠溶液反应生成沉淀,而后经分离干燥得到纯 SiO_2 粒子。SiO_2 纳米粒粒径受酸化剂种类、硅酸盐的浓度以及搅拌条件等影响,常用的酸化剂为硫酸、盐酸以及有机酸酸化剂。

传统介孔材料的合成是基于溶胶-凝胶化学理论。MSN 的合成是在酸性或碱性环境下,以表面活性剂形成模板,加入无机硅源后,利用无机硅源与有机模板的反应使之成型,最后辅以煅烧法或溶剂萃取法除去表面活性剂,得到孔径大小在 2~50nm、孔径分布窄且有规则孔道结构的无机多孔材料,见表 18-2。

表 18-2 3 类常见的 MSN 及其主要特征

分类	主要特征	孔径 /nm
M41S	外观为蠕虫状,二维孔道	2~10
SBA	外观为棒状,二维孔道	5~30
中空 MSN	内部为中空结构	2~10

　　M41S 系列是采用液晶模板机制,利用烷基季铵盐阳离子表面活性剂为结构导向剂,合成孔径在 2~10nm 内的 M41S 系列介孔材料,包括六方相的 MCM-41(图 18-24)、立方相的 MCM-48 和层状相的 MCM-50(图 18-25)。MCM-41 的制备多采用经典的水热法。

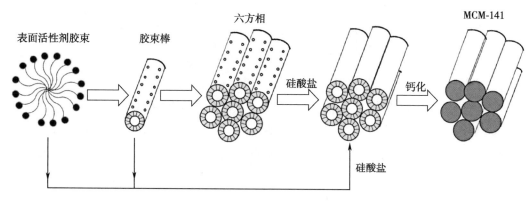

图 18-24　MCM-41 合成机制

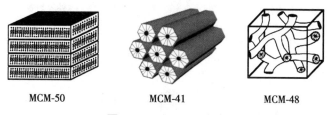

图 18-25　M41S 家族

　　SBA 系列主要包括 SBA-1、SBA-3、SBA-15。合成方法为:首先将适量聚环氧乙烷 - 聚环氧丙烷 - 聚环氧乙烷三嵌段共聚物溶于超纯水,随后将该溶液与 2mol/L HCl 溶液混合,搅拌均匀后将反应体系加热至 35℃,并加入适量正硅酸乙酯,随后搅拌 20 小时。反应结束后在 80℃下晶化 48 小时,待样品冷却至室温后过滤洗涤,45℃干燥 12 小时后,将新合成的样品置于马弗炉中,550℃煅烧 8 小时即得 SBA-15。

　　中空 MSN(HMSN)的制备可采用硬模板法和软模板法,两种方法均工艺复杂且重现性差。采用"阳离子表面活性剂辅助选择性侵蚀法(CSASE)"可以制备出大量高质量、单分散的 HMSN。

　　SiO_2 纳米粒主要是通过物理吸附作用直接载药,也可以作为骨架材料再包裹其他聚合物间接载药,如外层包裹聚多巴胺后物理吸附抗癌药多柔比星;在制备 SiO_2 纳米粒的过程中添加含氨基的硅源(如 3- 氨丙基三乙氧基硅烷),可以得到表面富含氨基的纳米粒,可进一步通过酰胺键连接药物分子;在制备 SiO_2 纳米粒的过程中添加含羧基的硅源,可获得表面富含羧基的纳米粒,然后连接与羧基具有反应活性的药物。载药方式如图 18-26 所示。

　　SiO_2 纳米粒的药物释放行为主要受药物与 SiO_2 纳米粒的界面作用力、介孔孔径、介孔封端类别等影响。介孔 SiO_2 表面通过酸敏键、谷胱甘肽响应键、活性氧响应键连接介孔封端基团,实现所载药物在肿瘤部位的响应性缓控释放。为提高肿瘤靶向性,可在介孔 SiO_2 纳米粒表面修饰靶向基团,如叶酸、RGD 肽等;修饰或负载磁性物质及成像剂可得到多功能 MSN。介孔采用金纳米粒封端,还可使得 MSN 具有光热效应等多功能;采用 Fe_3O_4 纳米粒封端,MSN 兼具磁靶向性和辅助磁共振成像的功能。

　　根据介孔封端的物质结构和功能的差异,在此总结归类,如图 18-27 和文末彩图 18-27 所示。

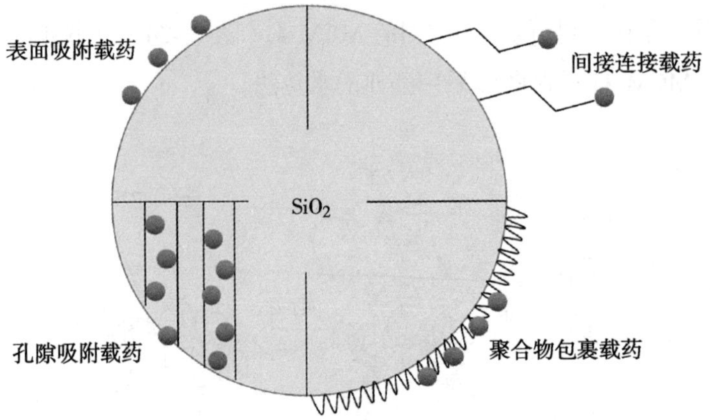

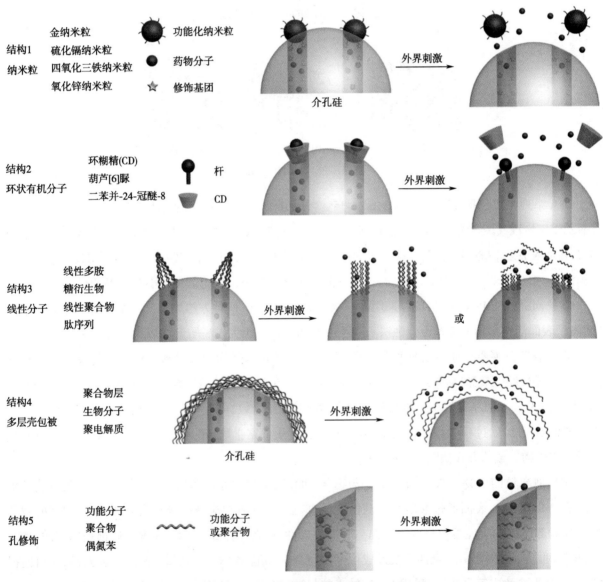

图 18-26 二氧化硅纳米粒的载药方式

图 18-27 MSN 介孔封端的物质结构和功能差异

MSN 基速释药物递送系统（immediate drug delivery system, IDDS）可提高药物溶解度和生物利用度，球形 MSN 递药系统能提高难溶性药物替米沙坦口服生物利用度，MSN 可用于改善抗凝血药西洛他唑（cilostazol）的吸收。

MSN 基缓释药物递送系统（sustained drug delivery system, SDDS）主要是用于缓慢、持续地释放药物，使药物在一定时间内维持相对稳定的血药浓度。用不同结构参数的 MSN 对布洛芬进行载药，布洛芬的释放速率与 MSN 的孔径和颗粒形态有关，MSN450（450 代表粒径为 450nm，下同）对布洛芬吸附最高且释放最慢，MSN300、MSN100 次之，表明减小孔径、延长孔隙、增大粒径等手段可以减缓药物的释放。对 MSN 表面外接官能团进行改性，让药物分子与表面官能团相互作用，可延迟药物的释放，例如，3- 氨基 - 丙基三乙氧基硅烷（APTS）对 MSN 表面进行修饰后，再对其表面羧基化，与未表面修饰的 MSN 相比，可使磺胺嘧啶的释放速率明显减慢，全部释放所需时间延长了约 20 小时，其机制是 MSN 表面羧基与磺胺嘧啶氨基之间的相互作用力远高于修饰前硅羟基与磺胺嘧啶氨基之间的作用力；壳聚糖修饰 MSN 可有效延缓卡维地洛的释放，增加生物利用度。

PEG 化的 MSN 通过二硫键桥连叶酸修饰的环糊精，用该纳米粒装载多柔比星，实现细胞内药物的 pH 响应和谷胱甘肽响应释放，相比于游离药物和非叶酸靶向纳米粒，具有更优的抗肿瘤效果。利用 MSN 作为内核，通过二硫键外接 RGD 肽作为靶头，在 MSN 表面通过苯甲酰亚胺键连接 PEG 以防止 RGD 肽在正常组织中被酶破坏，当该纳米粒进入到肿瘤组织时，苯甲酰亚胺键会在弱酸性肿瘤微环境中断裂进而暴露 RGD 肽以增加肿瘤细胞对载药纳米粒的摄取；而纳米粒进入到肿瘤细胞后，胞内高浓度的谷胱甘肽会进一步断裂 MSN 与 RGD 肽之间的二硫键，促使目标药物从 MSN 孔道中释放，在此过程中，RGD 肽一方面作为靶头，另一方面起 MSN 孔道"守门员"的作用。

通过胺化改性、金属阳离子共传递和阳离子聚合物功能化等可提高 MSN 的基因装载能力。3- 氨基 - 丙基三乙氧基硅烷或氨基 - 丙基三甲氧基硅烷常用于 MSN 的改性。在不同金属阳离子介导的 DNA 吸附中，Mg^{2+} 相比于 Na^+ 或 Ca^{2+} 具有更强的 DNA 吸附能力。而聚乙烯亚胺、聚酰胺 - 胺、多聚赖氨酸、聚精氨酸等聚阳离子材料包裹 MSN 可以增加基因转染效率。

三、MnO_2 纳米粒

MnO_2 纳米粒作为一种具有氧化还原活性的过渡金属氧化物纳米材料，在检测及递药领域引起关注。MnO_2 在低 pH 及高浓度 GSH 条件下降解并生成 Mn^{2+}，应用于递药时具有还原性及酸敏性应答的特性，Mn^{2+} 还可用于核磁共振成像。

MnO_2 纳米粒可通过吸附或包载的方式递送药物和基因，且可在肿瘤微环境低 pH 和高 GSH 浓度的条件下降解，实现药物的响应释放。值得注意的是，片状的 MnO_2 在药物和基因递送方面表现出更优异的性质，通过静电吸附和 Mn-N 配位作用，将化疗药物包载在 MnO_2 纳米片表面，随后 PEG 化稳定其结构。该纳米递药系统具有良好的肿瘤微环境响应性药物释放特性。MnO_2 纳米片还具有良好的单链 DNA 吸附性能，MnO_2 纳米粒可吸附 DNA 酶，利用 MnO_2 降解产生的 Mn^{2+} 作为 DNAzyme 的辅酶，实现肿瘤的化学 - 基因联合治疗。化学动力学治疗（CDT）是一种新型的肿瘤治疗技术，MnO_2 纳米粒降解产生的 Mn^{2+} 可催化内源性 H_2O_2 转变为 ·OH，即类芬顿反应，进而杀死肿瘤细胞，达到化学动力学治疗肿瘤的目的。MnO_2 纳米粒可催化 H_2O_2 分解产生 O_2，有效地缓解肿瘤缺氧，增强光动力及放射治疗的效果。MnO_2 降解产生的 Mn^{2+} 具有很强的顺磁性，可导致 T_1 弛豫时间缩短，T_1 加权 MRI 信号强度增加，是一种良好的磁共振对比剂，用于核磁共振成像。如图 18-28 所示。

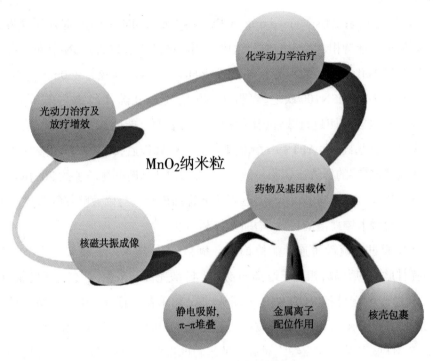

图 18-28　MnO_2 纳米粒的应用

　　将光敏剂和化疗药物共载到 MnO_2 纳米粒上，用 PVP 包裹后，该复合纳米粒在肿瘤微环境下分解释放出药物及 Mn^{2+}，实现光动力治疗、化学动力治疗及化疗三模式治疗，并且可用于肿瘤的热成像、荧光成像及光声成像。

第三节　其他无机纳米载体

一、量子点

　　半导体纳米粒子，也被称作半导体量子点（QD），是由一定数量原子组成的聚集体，属于准零维材料，即在三个维度上尺寸均呈现纳米级别。量子点通常由 II-VI 族元素（如 CdTe、CdSe、ZnS）、III-V 族元素（如 InP）、I-III-VI$_2$ 族元素（如 AgInS$_2$）、VI-IV 族元素（如 PbSe）和 IV 族元素（如 Si、C）组成。

　　量子点自身尺寸大小介于微观原子团和宏观物质之间，使其具有区别于微观粒子和宏观物质之间的独特物理化学性质。量子点作为无机纳米载体，最有应用价值的是其独特的光学特性，包括：①激发光的波长宽而连续，且发射波长窄，不同粒径的量子点可采用同一种激发光激发，所以量子点可发射出波长不同的荧光；②具有窄而对称的发射峰和较大的斯托克斯位移，半高峰宽很小，因此可同时使用光谱特征不同的量子点，发射峰重叠小或不重叠；③谱峰是对称高斯分布，且控制其组成和大小可调节发射波长；④荧光强且稳定性好，是普通有机荧光染料的100倍左右，不易发生荧光淬灭。这些光学特性使量子点成为一种独特的功能性无机纳米载体，在疾病诊断、可视化递药方面具有潜在的应用价值。

量子点的制备方法主要包括两种，自上而下（top-down）法和自下而上（bottom-up）法。不同的量子点具有不同的生物相容性，其中，硅量子点具有更为优秀的生物相容性。

（1）自上而下制备QD：利用薄膜生长技术并结合腐蚀、光刻等超微化加工技术，通过减小固体的尺寸来制备量子点，如化学气相沉积（CVD）、分子束外延（MBE）。该类方法的应用受超微化工艺条件的限制。

（2）自下而上制备QD：经过物理气相沉积或者化学合成和组装，把原子或分子组合成量子点。在此途径中，根据采用原料的不同，主要分为有机相合成法和水相合成法。在制备过程中，产物的形成分为两个步骤，快速成核和缓慢生长过程，量子点在缓慢生长过程中会经历Ostwald熟化过程。有机相合成法制备的量子点具有种类多、荧光量子产率高、光学性能优异、粒径可控等优点；水相合成法中的水热法制备量子点的周期短，便于量化制备；而微波法是在外加微波的作用下，产生一种短暂的高能环境，使得反应物在高能环境下发生化学键的断裂与生成，从而生成量子点，该方法制备的量子点质量较高。

量子点作为纳米药物载体通常需要进行表面修饰来改善稳定性，增加载药量，以及赋予靶向性。最常用的修饰方法是包裹法，主要是将量子点包裹在聚合物或水凝胶中；另一种是固定基团修饰法，常用的固定基团是巯基衍生物和硫辛酸衍生物（图18-29）。

量子点的载药主要是间接型载药。例如，药物修饰含巯基的试剂，然后通过巯基装载到量子点上，或者量子点先被聚合物包裹，然后将药物载到聚合物层中。药物释放与其连接的化学键类型、聚合物性质密切相关，若修饰的化学键或包裹的聚合物是刺激响应性的，则药物释放具有刺激响应特性。

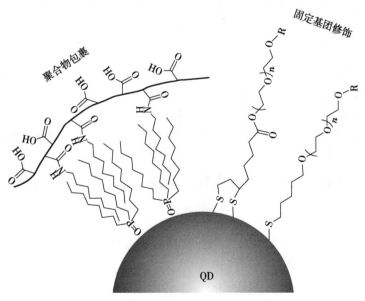

图18-29　量子点表面修饰

量子点与生物分子相偶联,可用于细胞内生物分子检测、肿瘤细胞标记和生物活体成像。例如,量子点修饰肿瘤细胞高表达的识别配体时,可以标记肿瘤细胞。

量子点表面具有高活性,可根据需要进行不同的表面活性剂修饰,从而连接所需药物、靶向配体及功能性生物分子等。量子点作为荧光探针能够监控药物的释放,例如,量子点上修饰多柔比星,通过荧光共振能量转移使量子点的荧光淬灭,而当多柔比星释放时,量子点的荧光恢复,达到释药监控目的。同时量子点还可以作为荧光修饰基团,来修饰其他纳米载体,用于递药系统的体内示踪。此外,部分量子点还具有良好的近红外光响应能力,可用于多模式诊断与治疗。

二、金属-有机框架

MOF 为由无机金属中心与有机配体通过自组装相互连接而成的具有周期性网状结构的多孔材料。MOF 是一种无机-有机杂化型的纳米载体,在适宜条件下,无机金属中心与有机配体可自发地形成 MOF。常见的 MOF 制备方法包括再沉淀法、反相微乳液法、溶剂热法、模板合成法等。MOF 具有特殊的多孔性结构,可用于药物的高效装载。同时,MOF 孔口可修饰官能团,在不同外界条件下打开或关闭,实现药物控释。组成 MOF 的金属中心与配体间存在相对不稳定的配位键,在体内可以逐渐解组装。由此可以看出,MOF 具有生物可降解性与药物缓释作用。

MOF 具有刺激响应特性,可用于药物的刺激响应性释放。其刺激响应包括:pH 响应、磁响应、离子响应、温度响应和压力响应等。有些 MOF 含有的无机金属中心,具有类芬顿反应活性,如 Fe^{2+}、Mn^{2+} 等。这类 MOF 可升高肿瘤细胞内 ROS,起到肿瘤治疗的协同增效作用。MOF 负载药物方法主要有以下几种:

(1)包载型:在制备过程中加入药物,在无机金属中心与有机配体自组装形成 MOF 的过程中,将药物包入其孔隙内。

(2)自组装型:药物或前药分子作为有机配体,与金属离子自组装形成 MOF。

(3)后装载型:在制备好 MOF 后,通过物理吸附或化学修饰方法装载药物,如图 18-30 和文末彩图 18-30 所示。

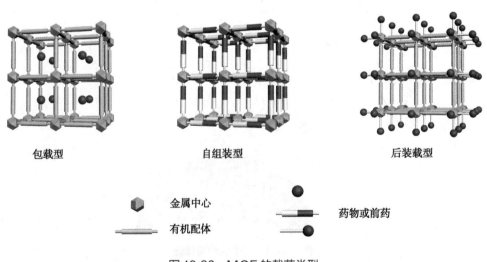

图 18-30   MOF 的载药类型

　　MOF 是一种多功能纳米载体材料,可负载小分子药物、基因药物、活性金属、活性气体分子等。MOF 不仅可用于载药,其本身还可拥有治疗作用与光热效应;MOF 可用于辅助成像,如光热成像、磁共振成像等;同时 MOF 表面易被修饰,可修饰小分子配体、蛋白质、多肽、核酸等可整合化学、光动力、光热治疗及成像于一体,如图 18-31 和文末彩图 18-31 所示。

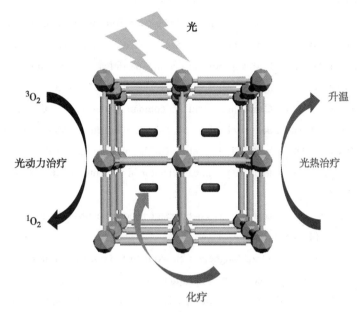

图 18-31　MOF 用于多功能治疗示意图

思考和讨论题

1. 请简述无机纳米药物载体在肿瘤递药中的优势。
2. 请简述常见无机纳米药物载体的类型、主要特点及其主要应用。
3. 请举例说明无机纳米药物载体的表征方法及常见的设计策略。
4. 无机纳米药物载体对于肿瘤治疗及其他疾病治疗的应用前景。

（丁劲松）

参考文献

[1] YAVUZ M S, CHENG Y, CHEN J, et al. Gold nanocages covered by smart polymers for controlled release with near-infrared light[J]. Nature Materials, 2009, 8(12): 935-939.

[2] LIU J, ZHAO Y, GUO Q, et al. TAT-modified nanosilver for combating multidrug-resistant cancer[J]. Biomaterials, 2012, 33(26): 6155-6161.

[3] FRANCOIS A, LAROCHE A, PINAUD N, et al. Encapsulation of docetaxel into pegylated gold nanoparticles for vectorization to cancer cells[J]. Chemmedchem, 2011, 6(11): 2003-2008.

[4] CHEN Y, YE D, WU M, et al. Nanomedicine: break-up of two-dimensional Mno$_2$ nanosheets promotes ultrasensitive ph-triggered theranostics of cancer[J]. Advanced Materials, 2015, 26(41): 7018.

[5] FAN H, ZHAO Z, YAN G, et al. A smart DNAzyme-MnO$_2$ nanosystem for efficient gene silencing[J]. Angewandte Chemie, 2015, 54(16): 4801-4805.

［6］QIN Y, CHEN J, BI Y, et al. Near-infrared light remote-controlled intracellular anti-cancer drug delivery using thermo/pH sensitive nanovehicle［J］. Acta Biomaterialia, 2015, 17: 201-209.

［7］HONG G, DIAO S, ANTARIS A L, et al. Carbon nanomaterials for biological imaging and nanomedicinal therapy［J］. Chemical reviews, 2015, 115（19）: 10816-10906.

［8］WANG X, SHAO J, ABD EL R M, et al. Near-infrared light-triggered drug delivery system based on black phosphorus for in vivo bone regeneration［J］. Biomaterials, 2018, 179: 164-174.

［9］MENG H, WANG M, LIU H, et al. Use of a lipid-coated mesoporous silica nanoparticle platform for synergistic gemcitabine and paclitaxel delivery to human pancreatic cancer in mice［J］. Acs Nano, 2015, 9（4）: 3540-3557.

［10］ZHANG Y, WANG J, BAI X, et al. Mesoporous silica nanoparticles for increasing the oral bioavailability and permeation of poorly water soluble drugs［J］. Molecular Pharmaceutics, 2012, 9（3）: 505-513.

［11］QUAN Z, WANG X, LI P Z, et al. Cancer treatment: biocompatible, uniform, and redispersible mesoporous silica nanoparticles for cancer-targeted drug delivery in vivo［J］. Advanced Functional Materials, 2014, 24（17）: 2413.

［12］SANDIFORD L, PHINIKARIDOU A, PROTTI A, et al. Bisphosphonate-anchored PEGylation and radiolabeling of superparamagnetic iron oxide: long-circulating nanoparticles for in vivo multimodal（T_1 MRI-SPECT）Imaging［J］. ACS nano, 2013, 7（1）: 500-512.

［13］SHIN T H, CHOI Y, KIM S, et al. Recent advances in magnetic nanoparticle-based multi-modal imaging［J］. Chemical Society reviews, 2015, 44（14）: 4501-4516.

［14］LAURENT S, FORGE D, PORT M, et al. Magnetic iron oxide nanoparticles: synthesis, stabilization, vectorization, physicochemical characterizations, and biological applications［J］. Chemical reviews, 2008, 108（6）: 2064-2110.

［15］ZHAO N, YAN L, ZHAO X, et al. Versatile types of organic/inorganic nanohybrids: from strategic design to biomedical applications［J］. Chemical reviews, 2019, 119（3）: 1666-1762.

［16］WANG Y, WANG F, SHEN Y, et al. Tumor-specific disintegratable nanohybrids containing ultrasmall inorganic nanoparticles: from design and improved properties to cancer applications［J］. Materials Horizons, 2018, 5（2）: 184-205.

附录　名词术语缩略词表

规范缩写	英文全称	中文全称
5-FU	5-fluorouracil	5-氟尿嘧啶
AAL	aleuria aurantia lectin	橙黄网孢盘菌凝集素
AAS	atomic absorption spectrum	原子吸收光谱
ADC	antibody-drug conjugate	抗体药物偶联物
ADHD	attention deficit hyperactivity disorder	注意缺陷多动障碍
AFM	atomic force microscope	原子力显微镜
AM	acrylamide	丙烯酰胺
AP	aseptic preparation	无菌制剂
APC	antigen presenting cell	抗原呈递细胞
ApoE	apolipoprotein E	载脂蛋白 E
ATRP	atom transfer radical polymerization	原子转移自由基聚合
AuNP	gold nanoparticle	金纳米粒
BHA	butylated hydroxyanisole	叔丁基羟基茴香醚
BHT	butylated hydroxytoluene	丁基化羟基甲苯
BMA	butyl methacrylate	甲基丙烯酸丁酯
BSA	bovine serum albumin	牛血清白蛋白
BSB	binding-site barrier	结合位点屏障
CAC	critical aggregation concentration	临界聚集浓度
CAP	cellulose acetate phthalate	醋酸纤维素酞酸酯
CAT	catalase	过氧化氢酶
CDT	chemodynamic therapy	化学动力学治疗
CFC	chlorofluorocarbon	氯氟烃
CMC	carboxymethyl cellulose	羧甲纤维素

续表

规范缩写	英文全称	中文全称
CMC	critical micelle concentration	临界胶束浓度
CMC-Na	carboxymethyl cellulose sodium	羧甲纤维素钠
CMS-Na	sodium starch glycolate	羧甲淀粉钠
CNT	carbon nanotube	碳纳米管
Con A	concanavalin A	伴刀豆球蛋白 A
CP	cellacefate	纤维醋法酯
CP	cloud point	浊点
CPP	cell-penetrating peptide	细胞穿膜肽
CPT	camptothecin	喜树碱
CQD	carbon quantum dot	碳量子点
CRH	critical relative humidity	临界相对湿度
Cryo-TEM	Cryo-transmission electron cryomicroscopy	冷冻透射电镜
CS	chitosan	壳聚糖
CT	computed tomography	电子计算机断层扫描
CVC	chemical vapor condensation	化学气相凝聚
CVD	chemical vapor deposition	化学气相沉积
DDB	bifendatatum	联苯双酯
DDS	drug delivery system	药物传递系统
DEPC	1, 2-dierucoyl-sn-glycero-3-phosphocholine	二芥酰基卵磷脂
DEPE	1, 2-dierucoyl-sn-glycero-3-phosphoethanolamine	二芥酰基磷脂酰乙醇胺
Dex	dextrose	葡聚糖
DL	drug-loading capacity	载药量
DLPC	1, 2-dilauroyl-sn-glycero-3-phosphocholine	二月桂酰磷脂酰胆碱
DLPE	1, 2-dilauroyl-sn-glycero-3-phosphoethanolamine	二月桂酰基磷脂酰乙醇胺
DLS	dynamic light scattering	动态光散射

规范缩写	英文全称	中文全称
DMF	N, N-dimethylformamide	N, N- 二甲基甲酰胺
DMPC	1, 2-dimyristoyl-sn-glycero-3-phosphocholine	二肉豆蔻酰磷脂酰胆碱
DMPE	1, 2-dimyristoyl-sn-glycero-3-phosphoethanolamine	二肉豆蔻酰基磷脂酰乙醇胺
DMPG	1, 2-dimyristoyl-sn-glycero-3-phosphoglycerol	二肉豆蔻酰磷脂酰甘油
DMPS	1, 2-dimyristoyl-sn-glycero-3-phosphoserine	二肉豆蔻酰基磷脂酰丝氨酸
DMSO	dimethyl sulfoxide	二甲基亚砜
DNA	deoxyribonucleic acid	脱氧核糖核酸
DOPC	1, 2-dioleoyl-sn-glycero-3-phosphocholine	二油酰磷脂酰胆碱
DOPE	1, 2-dioleoyl-sn-glycero-3-phosphoethanolamine	二油酰磷脂酰乙醇胺
DOPG	1, 2-dioleoyl-sn-glycero-3-phosphoglycerol	二油酰磷脂酰甘油
DOPS	1, 2-dioleoyl-sn-glycero-3-phosphoserine	二油酰磷脂酰丝氨酸
DOTAP	1, 2-dioleoyl-3-trimethylammonium-propane, chloride	2- 二油酰基羟丙基 -3-N, N, N- 三甲铵氯
DOTAP	N-［1-（2, 3-dioleoyloxy）propyl］-N, N, N-trime-thylammonium chloride	溴化三甲基 -2, 3- 二油酰氧基丙基铵
DOTMA	N-［1-（2, 3-dioleyloxy）propyl］-N, N, N-trime-thylammonium chloride	氯化三甲基 -2, 3- 二油烯氧基丙基铵
DOX	doxorubicin	多柔比星
DPI	dry powders inhalation	干粉吸入剂
DPPA	1, 2-dipalmitoyl-sn-glycero-3-phosphate	二棕榈酰磷脂酸
DPPC	1, 2-dipalmitoyl-sn-glycero-3-phosphocholine	二棕榈酰基卵磷脂
DPPE	1, 2-dipalmitoyl-sn-glycero-3-phosphoethanolamine	二棕榈酰磷脂酰乙醇胺
DPPG	1, 2-dipalmitoyl-sn-glycero-3-phosphoglycerol	二棕榈酰磷脂酰甘油
DPPH	2, 2-diphenyl-l-picrylhydrazyl Radical Scavenging Capacity	2, 2- 二苯基 -l- 苦基肼自由基清除能力
DPPS	1, 2-dipalmitoyl-sn-glycero-3-phosphoserine	二棕榈酰基磷脂酰丝氨酸
DPSP	dipalmitoyl sphingomyelin	二棕榈酰神经鞘磷脂

规范缩写	英文全称	中文全称
DSC	differential scanning calorimetry	差示扫描量热法
DSPC	1, 2-distearoyl-sn-glycero-3-phosphocholine	二硬脂酰基磷脂酰胆碱
DSPE	1, 2-distearoyl-sn-glycero-3-phosphoethanolamine	二硬脂酰磷脂酰乙醇胺
DSPG	1, 2-distearoyl-sn-glycero-3-phosphoglycerol	二硬脂酰磷酸酰甘油
DSPS	1, 2-distearoyl-sn-glycero-3-phosphoserine	二硬脂酰基磷脂酰丝氨酸
DTPA	diethylenetriaminepentaacetic acid	二乙烯三胺五乙酸
DTT	dithiothreitol	二硫苏糖醇
DTX	docetaxel	多西他赛
EC	ethyl cellulose	乙基纤维素
EDTA	ethylenediaminetetraacetic acid	乙二胺四乙酸
EDTA-2Na	edetate disodium	依地酸二钠
EE	encapsulation efficiency	包封率
EGFR	epidermal growth factor receptor	表皮生长因子受体
EIP	emulsion inversion point	乳液转变点
EPO	erythropoietin	促红细胞生成素
EPR	enhanced permeability and retention effect	高通透性和滞留效应
ESEM	environmental scanning electron microscope	环境扫描电子显微镜
EVA	ethylene-vinylacetate copolymer	乙烯 - 醋酸乙烯酯共聚物
FA	folic acid	叶酸
Fab	fragment of antig en binding	抗原结合片段
FasL	Fas Ligand	Fas 配体
Fc	fragment crystallizable	可结晶片段
F-C	Folin-Ciocalteu	福林酚
FDA	Food and Drug Administration	美国食品药品管理局
FR	Folate receptor	叶酸受体

规范缩写	英文全称	中文全称
FRAP	ferric reducing antioxidant power	铁还原抗氧化能力
FRAP	fluorescence recovery after photobleaching	光漂白荧光恢复
FRET	fluorescence resonance energy transfer	荧光共振能量转移
FTIR	fourier transform infrared spectroscopy	傅里叶变换红外光谱术
FTIR-ATR	Fourier transform infrared spectroscopy-attenuated total reflection	衰减全反射傅里叶变换红外光谱
Fv	fragment variable	可变片段
GA	glycyrrhetinic acid	甘草次酸
GBM	glioblastoma multiforme	多形性胶质母细胞瘤
GBP	glucose binding protein	葡萄糖结合蛋白
GBR	glutathione-sodium bicarbonate-Ringer's solution	谷胱甘肽 - 碳酸氢钠 - 林格液
GLP-1	glucagon-like peptide 1	胰高血糖素样肽 -1
GLUT	glucose transporter	葡萄糖转运蛋白
GO	graphene oxide	氧化石墨烯
GOD	glucose oxidase	葡萄糖氧化酶
GPC	gel permeation chromatograghy	凝胶渗透色谱
GSH	glutathione	谷胱甘肽
GSH/GSSG	glutathione/glutathione disulfide	谷胱甘肽 / 二硫化谷胱甘肽
GTP	group transfer polymerization	基团转移聚合
HA	hyaluronic acid	透明质酸
HAase	hyaluronidase	透明质酸酶
HCST	higher critical solution temperature	高临界溶解温度
HEC	hydroxyethyl cellulose	羟乙基纤维素
HER2	human epidermal growth factor receptor 2	人表皮生长因子受体 2
HFA	hydrofluoroalkane	氢氟烷
hGH	human growth hormone	人生长激素

续表

规范缩写	英文全称	中文全称
HIFU	high intensity focused ultrasound	高强度超声聚焦
HIV	human immunodeficiency virus	人类免疫缺陷病毒
HLA	human leukocyte antigen	人白细胞抗原
HLB	hydrophilic-lipophilic balance	亲水亲油平衡
HPC	hydroxypropyl cellulose	羟丙纤维素
HPMC	hydroxypropyl methylcellulose	羟丙基甲基纤维素
HPMCAS	hypromellose acetate succinate	醋酸羟丙基甲基纤维素琥珀酸酯
HPMCP	hypromellose phthalate	羟丙基甲基纤维素酞酸酯
HRP	horseradish peroxidase	辣根过氧化物酶
HRTEM	high resolution transmission electron microscope	高分辨率透射电子显微镜
HSA	human serum albumin	人血清白蛋白
HSPC	hydrogenated soybean phospholipid	氢化大豆磷脂
IAP	intestinal alkaline phosphatase	肠道碱性磷酸酶
ICH	international council on harmonization	国际人用药品注册技术协调会
ICP-MS	inductively coupled plasma mass spectrometry	电感耦合等离子体质谱法
IFN-β	interferon-β	干扰素 -β
IL-2	interleukin-2	白介素 -2
IPEC	international pharmaceutical excipients council	国际药用辅料协会
IPN	interpenetrating polymer network	互穿聚合物网络
IR	infrared absorption spectrum	红外吸收光谱
LCST	lower critical solution temperature	最低临界溶解温度
LD_{50}	median lethal dose	半数致死量
LDL	low density lipoprotein	低密度脂蛋白
Lf	lactoferrin	乳铁蛋白
LfR	lactoferrin receptor	乳铁蛋白受体

续表

规范缩写	英文全称	中文全称
L-HPC	low-substituted hydroxypropyl cellulose	低取代羟丙纤维素
LPL	lamina propria lymphocyte	固有层淋巴细胞
LR	laser raman spectrum	激光拉曼光谱
LRP	low density lipoprotein receptor-related protein	低密度脂蛋白受体相关蛋白
LRP1	low density lipoprotein receptor-related protein 1	低密度脂蛋白受体相关蛋白 1
LSPR	localized surface plasmon resonance	局域表面等离子体共振
LTSL	lysolipid thermally sensitive liposome	溶脂热敏感脂质体
MC	methyl cellulose	甲基纤维素
MDF	maximum detachment force	最大剥离力
MIP	molecular imprinted polymer	分子印迹聚合物
MMH	magnetically mediated hyperthermia	磁介导肿瘤热疗
MMP	matrix metalloproteinase	基质金属蛋白酶
MMUS	magneto-motive ultrasound	磁动超声
MPA	magneto-photo-acoustic	磁光声
mPEG	methoxy polyethylene glycol	甲氧基聚乙二醇
MPI	magnetic particle imaging	磁微粒成像
MPS	mononuclear phagocytic system	单核吞噬细胞系统
MPT	multiple particle tracking	多颗粒示踪
MRI	magnetic resonance imaging	磁共振成像
MS	magnesium stearate	硬脂酸镁
MSN	mesoporous silica nanoparticle	介孔二氧化硅纳米粒
MSR	molar solubilization ratio	摩尔增溶比
MWCNT	multi-walled carbon nano-tube	多壁碳纳米管
NGO	nano graphene oxide	纳米氧化石墨烯
NGR	asparagine-arginine-glycine	天冬酰胺酸 - 精氨酸 - 甘氨酸

规范缩写	英文全称	中文全称
NHS	*N*-hydroxysuccinimide	*N*-羟基琥珀酰亚胺酯
NIPAAm	*N*-isopropyl acrylamide	*N*-异丙基丙烯酰胺
NIR	near infrared	近红外
NK	natural killer cell	自然杀伤细胞
NLC	nanostructured lipid carriers	纳米脂质结构载体
NMP	*N*-methyl-2-pyrrolidone	*N*-甲基-2-吡咯烷酮
NMR	nuclear magnetic resonance	核磁共振
OTC	over the counter	非处方药
P（CPP-SA）	poly［1,3-bis（p-carboxyphenoxy）propane-sebacic acid］	聚［1,3-双（对二羧基苯氧基）丙烷-癸二酸］
P（EAD-SA）	poly（erucic acid dimer-sebacic acid）	聚（芥酸二聚体-癸二酸）
P（FA-SA）	poly（fumaric acid-sebacic acid）	聚（富马酸-癸二酸）
P（NVK-*co*-VBC）	poly［（*N*-vinylcarbazole）-*co*-（4-vinylbenzyl chloride）］	聚［（*N*-乙烯基咔唑）-*co*-（4-乙烯基苄基氯）］
P（NVK-*co*-VBC）-*co*-P（DMAEMA-*co*-AAc）	poly［（*N*-vinylcarbazole）-*co*-（4-vinylbenzyl chloride）］-*co*- poly［（（2-dimethylamino）ethyl methacrylate）-*co*-（acrylic acid）］	聚［（*N*-乙烯基咔唑）-*co*-（4-乙烯基苄基氯）］-聚［（（2-二甲氨基）甲基丙烯酸乙酯）-*co*-（丙烯酸）］
P（TA-SA）	poly（terephthalic acid-sebacic acid）	聚（对苯二甲酸-癸二酸）
P2VP-*b*-PSS	poly（2-vinylpyridine）-*b*-poly（4-styrene sulfonate）	聚（2-乙烯基吡啶）-*b*-聚（4-苯乙烯磺酸钠）
PA	phosphatidic acid	磷脂酸
PAA	poly（acrylic acid）	聚丙烯酸
PAE	poly（*β*-amino esters）	聚（*β*-氨基酯）
PAH	poly（allylamide hydrochloride）	聚（丙烯胺盐酸盐）
PAMAM	polyamidoamine dendrimer	聚酰胺-胺型树状大分子
PAMPS	poly（2-acrylamide-2-methylpropane sulfonic acid）	聚（2-丙烯酰胺-2-甲基丙烷磺酸）

规范缩写	英文全称	中文全称
PArg	polyarginine	聚精氨酸
PAsp	polyaspartic acid	聚天冬氨酸
PBA	phenylboronic acid	苯硼酸
PBAA	poly（butylacrylic acid）	聚（丁基丙烯酸）
PBS	phosphate buffer saline	磷酸缓冲盐溶液
PC	polycarbonate	聚碳酸酯
PC	phosphatidylcholine	磷脂酰胆碱
PCB	poly（carboxybetaine）	聚羧酸甜莱碱
PCL	polycaprolactone	聚己内酯
PCL-PEG	polycaprolactone-*b*-poly（ethylene glycol）	聚己内酯 - 聚乙二醇
PC-PEG	polycarbonate-*b*-poly（ethylene glycol）	聚碳酸酯 - 聚乙二醇
PCS	photon correlation spectroscopy	光子相关光谱法
PDA	polydopamine	聚多巴胺
PDEA	poly［（2-diethylamino）ethyl methacrylate］	聚甲基丙烯酸（2- 二乙基氨基）乙酯
PDGF	platelet-derived growth factor	血小板源性生长因子
PDI	polydispersity index	多分散指数
PDMA	poly［（2-dimethylamino）ethyl methacrylate］	聚甲基丙烯酸（2- 二甲基氨基）乙酯
PDMAAm	poly（N,N-dimethyl acrylamide）	聚（N,N- 二甲基丙烯酰胺）
PDMA-*co*-PMAAc	poly［（2-dimethylamino）ethyl methacrylate］-*co*-poly（methacrylic acid）	聚［甲基丙烯酸（2- 二甲基氨基）乙酯］- 聚（甲基丙烯酸）
PDMAEMA	poly（N,N-dimethylaminoethyl methacrylate）	聚［甲基丙烯酸 -2-（N,N- 二甲氨基）乙酯］
PDPA	poly［（2-dipropylamino）ethyl methacrylate］	聚［甲基丙烯酸（2- 二丙基氨基）乙酯］
PDSMA	pyridine methacrylate	甲基丙烯酸吡啶酯

规范缩写	英文全称	中文全称
PDT	photodynamic therapy	光动力学治疗
PE	phosphatidylethanolamine	磷脂酰乙醇胺（脑磷脂）
PEAA	poly（ethacrylic acid）	聚（乙基丙烯酸）
PEEK	poly（ether-ether-ketone）composite	聚醚醚酮树脂
PEG	poly（ethylene glycol）	聚乙二醇
PEGMA	poly（ethylene glycol）methyl ether methacrylate	聚乙二醇甲基醚甲基丙烯酸酯
PEG-P（LA-*co*-CPC）	poly（ethylene glycol）-poly（lactic acid-*co*-2-methyl-2-carboxyl acrylic acid）	聚乙二醇 - 聚（乳酸 -2- 甲基 -2- 羧基 - 丙烯酸）
PEG-pASP	poly（ethylene glycol）-*b*-poly（asparticacid）	聚乙二醇 - 聚天冬氨酸
PEG-pASP-CL	poly（ethyleneglycol）-*b*-poly（asparticacid）-cholesterol	聚乙二醇 -*b*- 聚天冬氨酸 - 胆固醇
PEG-PBD	poly（ethylene glycol）-*b*-polybutadiene	聚乙二醇 - 聚丁二烯
PEG-PGA	poly（ethylene glycol）-*b*-poly（glutamincacid）	聚乙二醇 - 聚谷氨酸
PEG-PLH	poly（ethylene glycol）-*b*-poly-L-histidine	聚乙二醇 - 聚组氨酸
PEG-PLL	poly（ethylene glycol）-*b*-poly-L-lysine	聚乙二醇 - 聚赖氨酸
PEG-PLL-PCL	poly（ethylene glycol）-*b*-poly-L-lysine-*b*-polycaprolactone	聚乙二醇 - 聚赖氨酸 - 聚己内酯
PEG-PMMA	polyethylene glycol-polymethyl methacrylate	聚乙二醇 - 聚甲基丙烯酸甲酯
PEG–PTMBPEC	poly（ethyleneglycol）-*b*-poly（2，4，6-trimethoxybenzylidenepentaerythritol carbonate）	聚乙二醇 – 聚（2，4，6- 三甲氧基亚苄基季戊四醇碳酸酯）
PEG-PTTMA-PAA	poly（ethyleneglycol）-*b*-poly［trimethoxybenzylidenetris（hydroxymethyl）ethane methacrylate］-*b*-poly（acrylic acid）	聚乙二醇 -*b*- 聚（三酯甲氧基苯亚甲基三（羟甲基）甲基丙烯酸酯 -*b*- 聚（丙烯酸）
PEI	polyethyleneimine	聚乙烯亚胺
PG	phosphatidyl glycerol	磷脂酰甘油
PGA	poly（glycolic acid）	聚羟基乙酸
PGA	polyglutaminc acid	聚谷氨酸

规范缩写	英文全称	中文全称
PHB	poly（3-hydroxybutyrate）	聚（3- 羟基丁酸酯）
PHEA	poly（α, β-N-hydroxyethyl-DL-asparagine）	聚（α, β-N- 羟乙基 -DL- 天冬酰胺）
PHEMA	poly（hydroxyethyl methacrylate）	聚甲基丙烯酸羟乙酯
PHPMA	poly N-（2-hydroxypropyl）methacrylamide	聚 N-（2- 羟丙基）甲基丙烯酰胺
PHV	poly（3-hydroxyvalerate）	聚（3- 羟基戊酸酯）
PI	phosphatidylinositol	磷脂酰肌醇
pIESC	pluripotent intestinal epithelial stem cell	多能性肠上皮干细胞
PIT	phase inversion temperature	相转变温度
PLA	poly lactic acid	聚乳酸
PLA-PEG	polylactic acid-polyethylene glycol	聚乳酸 - 聚乙二醇
PLA-PEG-PLA	poly（lactic acid）-b-poly（ethylene glycol）-b-poly（lactic acid）	聚乳酸 - 聚乙二醇 - 聚乳酸
PLA-PEG-PLL	poly（lactic acid）-b-poly（ethylene glycol）-b-poly-L-lysine	聚乳酸 - 聚乙二醇 - 聚赖氨酸
PLGA	poly（lactide-co-glycolide）	乙交酯 - 丙交酯共聚物
PLGA-PEG	poly（lactic-co-glycolic acid）-b-poly（ethylene glycol）	乳酸羟基乙酸共聚物 - 聚乙二醇
PLL	poly-L-lysine	聚赖氨酸
PLLA	poly（L-lactide）	聚（L- 丙交酯）
PMAA	polymethacrylic acid	聚甲基丙烯酸
PMBV	poly（2-ethylphosphorylcholine methacrylate-n-butyl methacrylate-p-vinylphenylboronic acid）	聚（甲基丙烯酸 2- 乙基磷酰胆碱 - 甲基丙烯酸丁酯 - 对乙烯基苯硼酸）
PMMA	polymethyl methacrylate	聚甲基丙烯酸甲酯
PMPC	poly（2-methacryloyloxyethyl phosphocholine）	聚 2- 甲基丙烯酰氧乙基磷酸胆碱

续表

规范缩写	英文全称	中文全称
PNIPAAm	poly（N-isopropylacrylamide）	聚 N- 异丙基丙烯酰胺
PNIPAAm-PDEAEMA	poly（N-isopropylacrylamide）-poly N, N-diethylamino ethyl methacrylate	聚（N- 异丙基丙烯酰胺）- 聚甲基丙烯酸 -N, N- 二乙基胺基乙酯
POE	poly（ortho ester）	聚原酸酯
POPC	1-palmitoyl-2-oleoyl-sn-glycero-3-phosphocholine	1- 棕榈酰基 -2- 油酰基卵磷脂
PP	polypropylene	聚丙烯
PPE	polyphosphoester	聚磷酸酯
PPI	poly（propylene imine）	聚（丙烯亚胺）
PPO	polypropylene oxide	聚氧丙烯
PPS	poly（propylene sulfide）	聚硫化丙烯
PPS-PEI-PEG	polypropylene sulfide-polyethyleneimine polyethylene glycol	聚硫化丙烯 - 聚乙烯亚胺聚乙二醇
PS	polystyrene	聚苯乙烯
PSA	Pressure sensitive adhesive	压敏胶
PSDM	poly（sulfadimethoxine）	聚（磺胺二甲氧嘧啶）
PSI	polysuccinimide	聚琥珀酰亚胺
PSSA	poly（4-styrene sulfonic acid）	聚（4- 苯乙烯磺酸）
PTA	polyterephthalic anhydride	聚对苯二甲酸酐
PTK7	protein tyrosine kinase-7	蛋白酪氨酸激酶 7
PTMC-b-PGA	poly（trimethylene carbonate）-b-poly（L-glutamic acid）	聚（三亚甲基碳酸酯）- 聚（L- 谷氨酸）
PTX	paclitaxel	紫杉醇
PVA	polyvinyl alcohol	聚乙烯醇
PVC	polyvinyl chloride	聚氯乙烯
PVL	poly（δ-valerolactone）	聚 δ- 戊内酯

规范缩写	英文全称	中文全称
PVP	polyvinyl pyrrolidone	聚乙烯吡咯烷酮（聚维酮）
PVPK30	polyvinyl pyrrolidone K30	聚维酮 K30
PVPP	crospovidone	交联聚维酮
QD	quantum dot	量子点
RAFT	reversible addition fragmentation chain transfer polymerization	逆加成断裂链转移聚合
RES	reticuloendothelial system	网状内皮系统
RESS	rapid expansion of supercritical solution	超临界流体快速膨胀技术
RFA	radiofrequency thermal ablation	射频热消融
R_g	radius of gyration	回转半径
RGD	Arg-Gly-Asp	精氨酸 - 甘氨酸 - 天门氨酸
rh-BMP-2	recombinan human bonemorphorgeneticprotein-2	重组人骨形态蛋白
RI	refractive index	折光指数
ROP	ring-opening polymerization	开环聚合
ROS	reactive oxygen specie	活性氧簇
s-（PDEA$_{62}$）-b-PMMA$_{195}$-b-P（PEGMA$_{47}$）$_6$	poly［（2-diethylamino）ethyl methacrylate］-b-poly（methyl methacrylate）-b-poly［poly（ethylene glycol）methyl ether methacrylate］	聚［（2- 二乙基氨基）甲基丙烯酸乙酯］- 嵌段 - 聚（甲基丙烯酸甲酯）- 嵌段 - 聚［聚（乙二醇）甲基醚甲基丙烯酸酯］
SA	sebacic acid	癸二酸
SANS	small-angle neutron scattering	中子小角散射
SATA	N-succinimidyl-S-acetyl-thioacetate	N- 琥珀酰亚氨基 -S- 乙酰硫基乙酸酯
SBS	styrene butadiene styrene block copolymer	乙烯 - 丁二烯 - 苯乙烯嵌段共聚物
scFv	single-chain fragment variable	单链可变片段

续表

规范缩写	英文全称	中文全称
SEM	scanning electron microscope	扫描电子显微镜
semi-IPN	semi-interpenetrating polymer network	半互穿聚合物网络
SERS	surface enhanced raman scattering	表面增强拉曼散射
SIPN	semi-interpenetrating polymer network	半互穿聚合物网络
scFv	single-chain fragment variable	单链可变片段
SIS	styrene isoprene styrene block copolymer	苯乙烯 - 异戊二烯 - 苯乙烯嵌段共聚物
SLN	solid lipid nanoparticle	固体脂质纳米粒
SLS	sodium lauryl sulfate	十二烷基硫酸钠
S-lysoPC	1-stearoyl-2-hydroxy-sn-glycero-3-phosphocholine	硬脂酰溶血卵磷脂
SMEDDS	self-microemulsifying drug delivery system	自微乳化药物递送系统
SP	sterile preparation	灭菌制剂
SPDP	N-succinimidyl-3-（2-pyridyldithiol）propionate	3-（2- 吡啶二巯基）丙酸 N- 羟基琥珀酰亚胺酯
SPECT	single photon emission computed tomography	单光子发射计算机断层显像
SPFI	sterile powder for injection	注射用无菌粉末
SPIO	superparamagnetic iron oxide	超顺磁性氧化铁
sPLA2	secretory phospholipase A2	分泌型磷脂酶 A2
SPR	surface plasmon resonance	表面等离激元共振
SUV	single unilamellar vesicle	小单层脂质体
SWCNT	single-walled carbon nano-tube	单壁碳纳米管
TA	thermal analysis	热分析
TEAC	trolox equivalent antioxidant capacity	总抗氧能力
TEER	transepithelial electrical resistance	跨上皮电阻

规范缩写	英文全称	中文全称
TEM	transmission electron microscope	透射电子显微镜
TEM8	tumor vascular endothelial marker 8	肿瘤血管内皮标记物 8
TEOS	tetraethylorthosilane	正硅酸乙酯
Tf	transferrin	运铁蛋白
TfR	transferrin receptor	运铁蛋白受体
T_g	glass transition temperature	玻璃化转变温度
TG	transglutaminase	转谷氨酰胺酶
TGA	thermogravimetric analysis	热重分析法
THF	tetrahydrofuran	四氢呋喃
TLR	toll-like receptors	Toll 样受体
TLRa	Toll-like receptor agonist	Toll 样受体激动剂
TMBQ	trimethyl-p-benzoquinone	三甲基苯醌
TMC	N-trimethyl chitosan	N- 三甲基壳聚糖
TNF-α	tumor necrosis factor-α	肿瘤坏死因子 -α
TOSC	total oxyradical scavenging capacity	总氧自由基清除能力
TPGS	D-alpha-tocopheryl polyethylene glycol 1000 succinate	聚乙二醇 1000 维生素 E 琥珀酸酯
TPM	two-photon microscopy	双光子显微镜
TRAP	total radical trapping antioxidant parameter	总自由基捕获抗氧化参数
TrkA	tropomyosin-related kinase A	原肌球蛋白相关激酶 A
UCST	upper critical solution temperature	高临界溶解温度
UEA-1	ulex europaeus agglutinin Ⅰ	荆豆凝集素 -1
USPIO	ultrasmall superparamagnetic iron oxide	超顺磁氧化铁纳米粒
UV	UV-Vis Spectrophotometry	紫外可见分光光度法
VEGF	vascular endothelial growth factor	血管内皮生长因子

续表

规范缩写	英文全称	中文全称
VIP	vasoactive intestinal peptide	血管活性肠肽
XPS	X-ray photoelectron spectroscopy	X 射线光电子能谱
XRD	X-ray diffraction	X 射线衍射光
β-CD	β-cyclodextrin	β- 环糊精

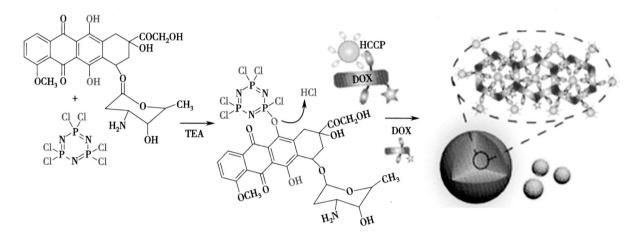

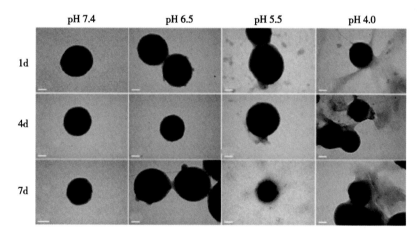

彩图 10-40 阿霉素 - 聚膦腈纳米粒的制备示意图及其在不同 pH 和时间下的 TEM 照片

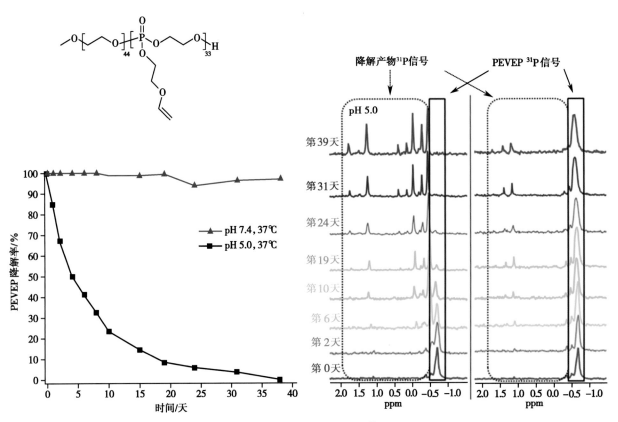

彩图 10-46　PEVEP 在不同 pH 下降解速率及不同时间后 ^{31}P-NMR 谱图（溶剂：DMSO-d6）

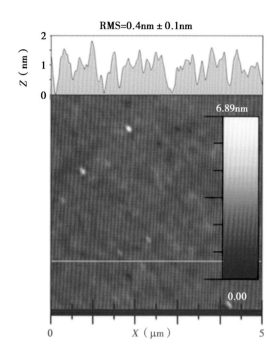

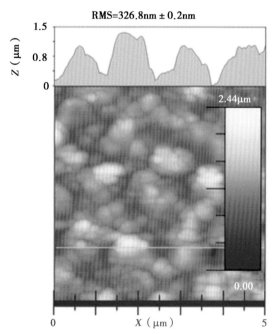

彩图 10-54　PLGA 膜表面在氧等离子体处理前（左）、后（右）AFM 图像

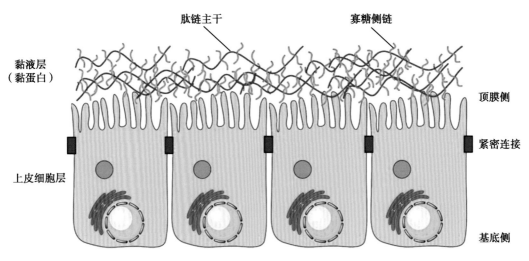

肽链主干　　　　寡糖侧链

黏液层
（黏蛋白）

顶膜侧

紧密连接

上皮细胞层

基底侧

彩图 11-1　黏膜结构示意图

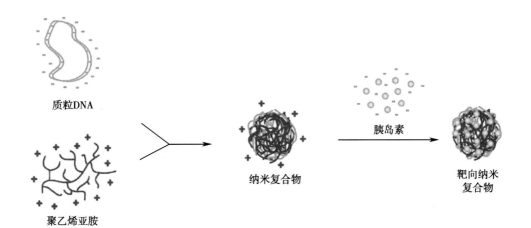

质粒DNA

聚乙烯亚胺

纳米复合物

胰岛素

靶向纳米
复合物

彩图 11-10　PEI-pDNA-INS 纳米复合物制备示意图

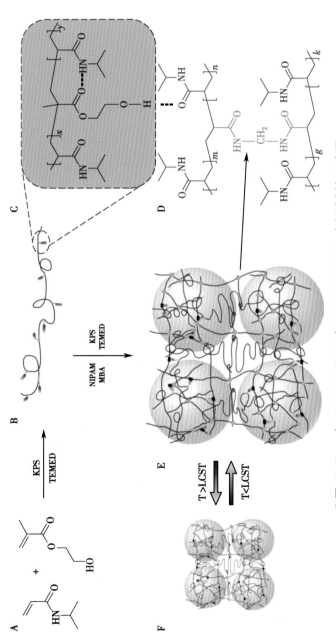

彩图 11-16 p（NIPAM-HEMA）/pNIPAM SIPN 水凝胶制备示意图

A. NIPAM 和 HEMA 单体；B. 线性聚（NIPAM-HEMA）共聚物；C~E. 在溶胀状态下（T<LCST）SIPN 结构的水凝胶示意图；F. 处于收缩状态的 SIPN 水凝胶（T>LCST）。

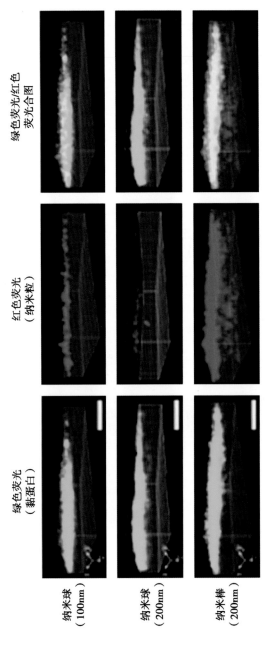

绿色荧光（黏蛋白）　　　红色荧光（纳米粒）　　　绿色荧光/红色荧光合图

纳米球（100nm）

纳米球（200nm）

纳米棒（200nm）

彩图 11-22　共聚焦显微镜 3D 扫描观察不同粒径及不同形状纳米粒在黏液层中的分布

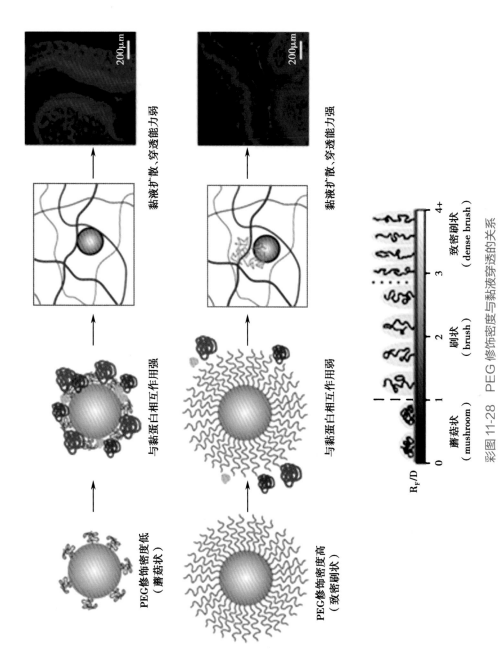

PEG修饰密度低（蘑菇状）　与黏蛋白相互作用强　黏液扩散、穿透能力弱

PEG修饰密度高（致密刷状）　与黏蛋白相互作用弱　黏液扩散、穿透能力强

彩图 11-28　PEG修饰密度与黏液穿透的关系

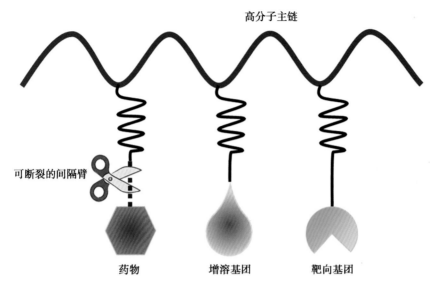

彩图 13-1 药物 - 高分子轭合物的一般模型

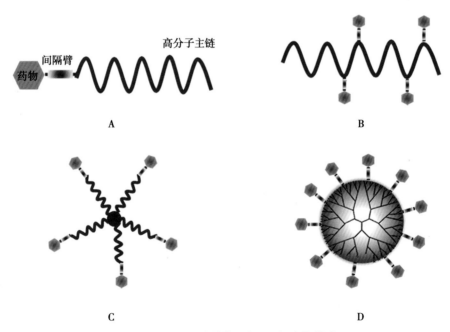

彩图 13-3 不同的药物 - 高分子轭合物模式

A. 药物 - 单官能团线型高分子轭合物；B. 药物 - 多官能团线型高分子轭合物；
C. 药物 - 星形高分子轭合物；D. 药物 - 树枝状高分子轭合物。

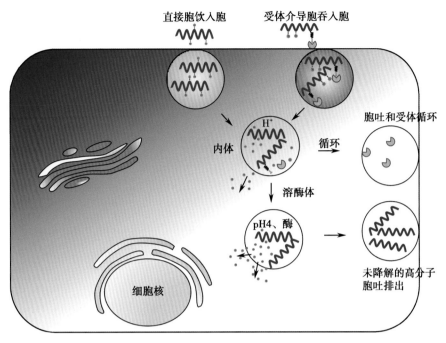

彩图 13-4　药物 - 高分子轭合物的入胞途径

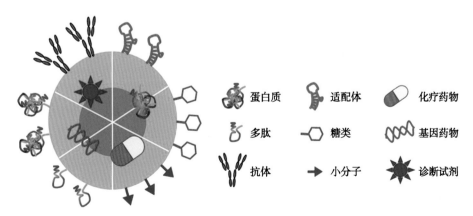

彩图 14-1　高分子微 / 纳米药物载体主动靶向与载药示意图

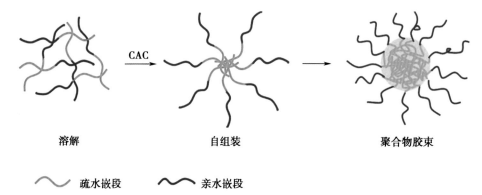

溶解   自组装   聚合物胶束

〜 疏水嵌段   〜 亲水嵌段

彩图 14-2 聚合物胶束的自组装示意图

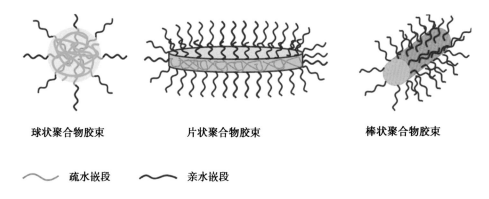

球状聚合物胶束   片状聚合物胶束   棒状聚合物胶束

〜 疏水嵌段   〜 亲水嵌段

彩图 14-3 不同形状的聚合物胶束示意图

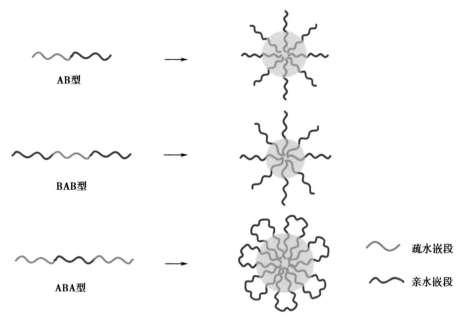

AB型

BAB型

ABA型

〜〜〜 疏水嵌段

〜〜〜 亲水嵌段

彩图 14-4　嵌段聚合物胶束结构示意图

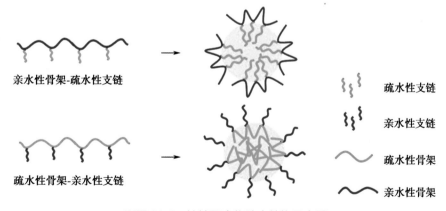

亲水性骨架-疏水性支链

疏水性骨架-亲水性支链

疏水性支链

亲水性支链

疏水性骨架

亲水性骨架

彩图 14-5　接枝聚合物胶束结构示意图

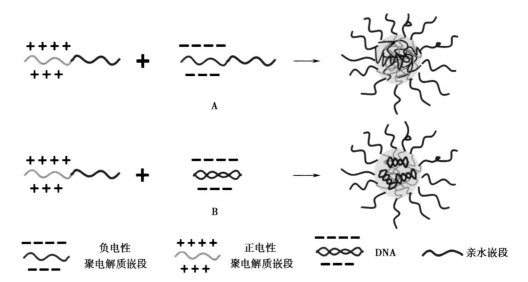

彩图 14-6 聚电解质聚合物胶束结构示意图
A. 两聚电解质嵌段共聚物；B. 阳离子聚电解质嵌段共聚物与基因药物。

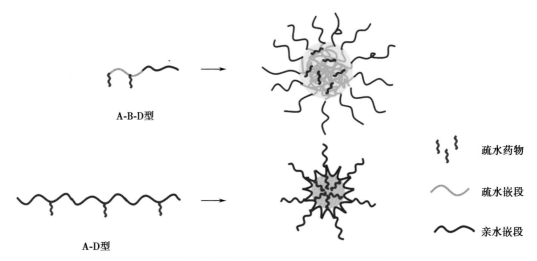

图 14-7 聚合物 - 药物轭合物胶束结构示意图

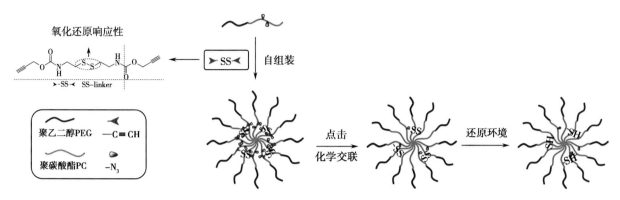

彩图 14-9　二硫键交联聚合物胶束示例示意图

以双硒键（Se-Se）连接两亲嵌段共聚物的亲水嵌段 PEG 与疏水嵌段 PLA，并在水溶液中自组装形成氧化还原响应性 PLA-Se-Se-PEG 聚合物胶束。该胶束在水中几乎不释放装载药物，而在 0.5%H_2O_2 还原环境中，双硒键断裂，胶束解体，使装载药物快速释放。

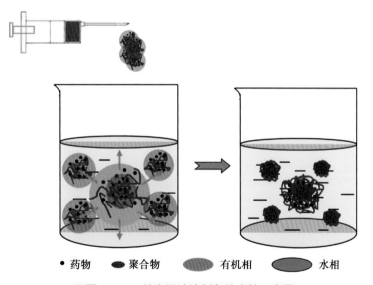

彩图 14-14　纳米沉淀法制备纳米粒示意图

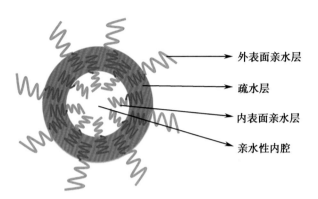

外表面亲水层

疏水层

内表面亲水层

亲水性内腔

彩图 14-22 聚合物囊泡形态示意图

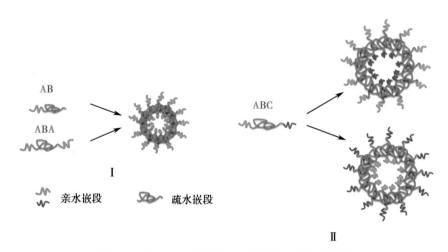

AB

ABA

I

亲水嵌段

疏水嵌段

ABC

II

彩图 14-23 不同嵌段聚合物组装聚合物囊泡结构

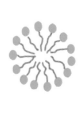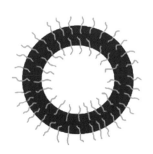

球形聚合物胶束
$f>50\%$

蠕虫状聚合物胶束
$f=40\%\sim50\%$

聚合物囊泡
$f=25\%\sim40\%$

彩图 14-24　不同 f 值两亲嵌段聚合物形成结构示意图

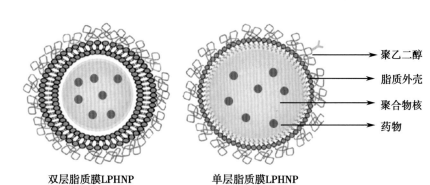

聚乙二醇

脂质外壳

聚合物核

药物

双层脂质膜LPHNP　　　　　单层脂质膜LPHNP

彩图 14-25　脂质聚合物杂化纳米粒形态示意图

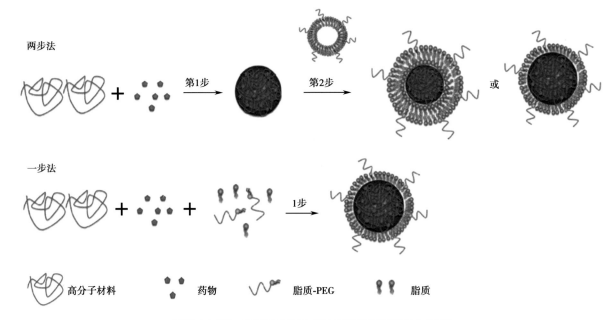

两步法

第1步

第2步

或

一步法

1步

高分子材料　　　　药物　　　　脂质-PEG　　　　脂质

彩图 14-26　脂质聚合物杂化纳米粒的制备方法示意图

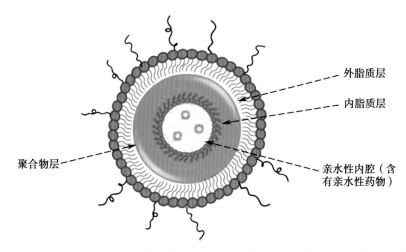

外脂质层

内脂质层

聚合物层

亲水性内腔（含有亲水性药物）

彩图 14-27　W/O/W 型乳化溶剂挥发法制备脂质聚合物杂化纳米粒结构示意图

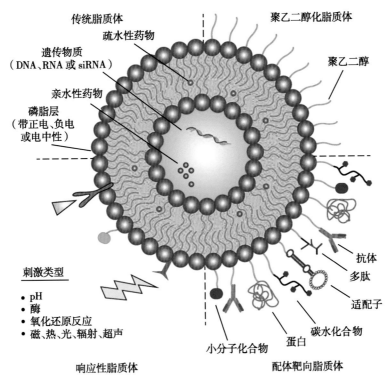

传统脂质体

疏水性药物

遗传物质
（DNA、RNA 或 siRNA）

亲水性药物

磷脂层
（带正电、负电
或电中性）

聚乙二醇化脂质体

聚乙二醇

抗体

多肽

适配子

碳水化合物

蛋白

小分子化合物

刺激类型

- pH
- 酶
- 氧化还原反应
- 磁、热、光、辐射、超声

响应性脂质体　　　　　　　　配体靶向脂质体

彩图 15-7　不同种类脂质体的示意图

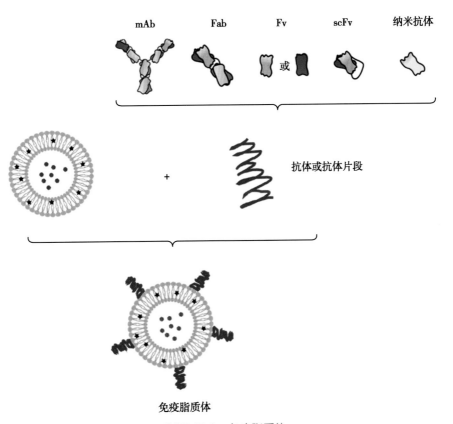

mAb　　Fab　　Fv　　scFv　　纳米抗体

或

抗体或抗体片段

+

免疫脂质体

彩图 15-8　免疫脂质体

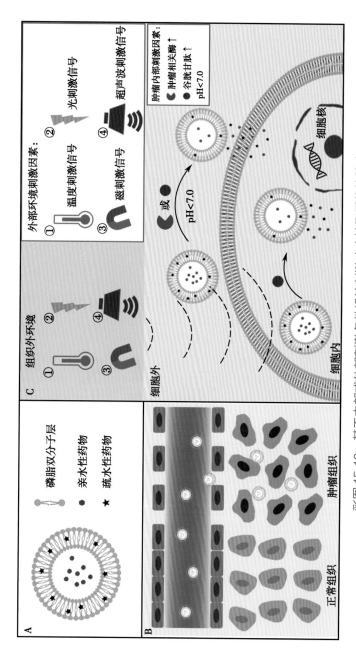

彩图 15-10 基于内部或外部刺激条件设计刺激响应性脂质体的策略

A. 脂质体结构；B. 脂质体随血液循环到达肿瘤部位，并在肿瘤部位的脂质体在体内部或外部刺激条件下释放药物。

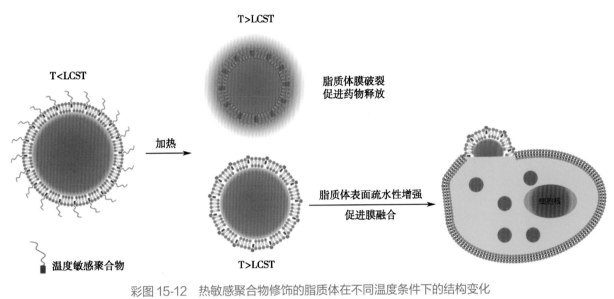

彩图 15-12　热敏感聚合物修饰的脂质体在不同温度条件下的结构变化

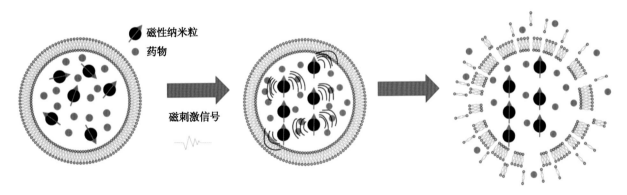

彩图 15-13　磁性脂质体的释药机制

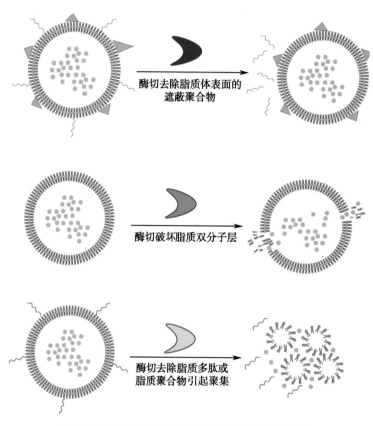

酶切去除脂质体表面的
遮蔽聚合物

酶切破坏脂质双分子层

酶切去除脂质多肽或
脂质聚合物引起聚集

彩图 15-15　酶敏感脂质体释放药物的机制示意图

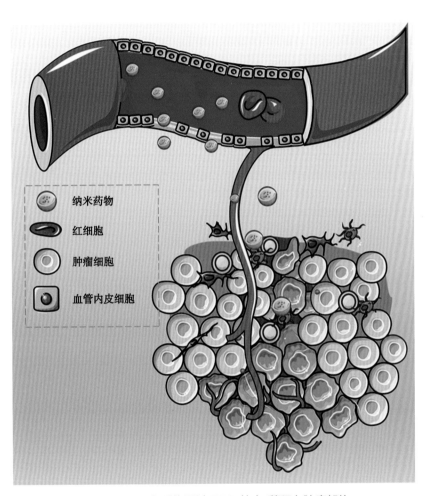

彩图 15-16　脂质体通过 EPR 效应,蓄积在肿瘤部位

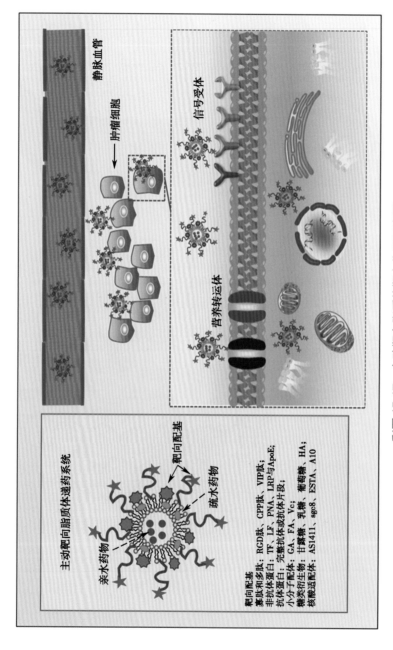

彩图 15-17　主动靶向脂质体靶向作用示意图

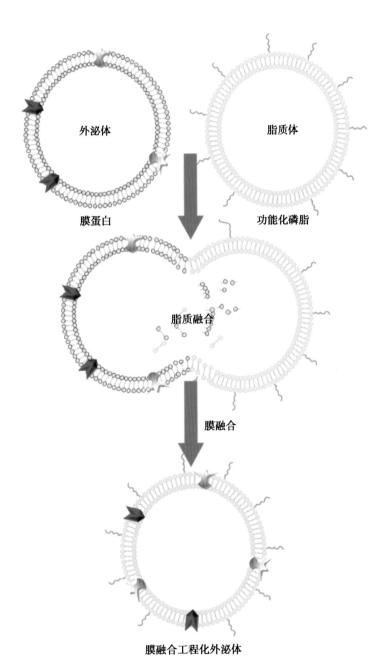

外泌体

脂质体

膜蛋白

功能化磷脂

脂质融合

膜融合

膜融合工程化外泌体

彩图 15-24　外泌体融合脂质体机制示意图

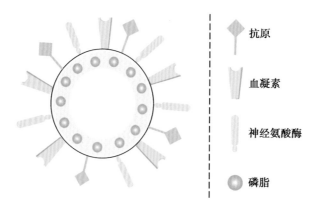

抗原

血凝素

神经氨酸酶

磷脂

彩图 15-26 病毒小体的结构

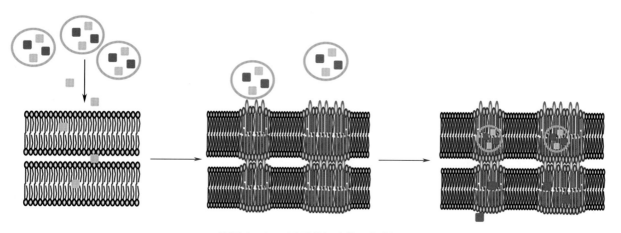

彩图 15-27 醇质体经皮作用机制

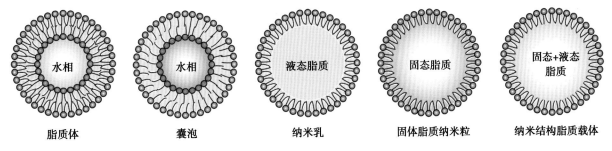

| 脂质体 | 囊泡 | 纳米乳 | 固体脂质纳米粒 | 纳米结构脂质载体 |

彩图 15-29　不同脂质纳米载体的结构

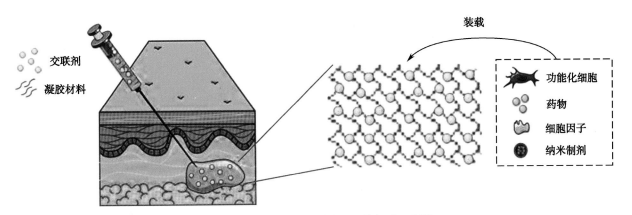

彩图 16-12　化学反应触发型原位凝胶示意图

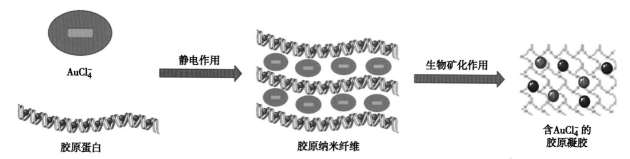

彩图 16-17 胶原蛋白 - 金纳米粒复合原位凝胶形成过程

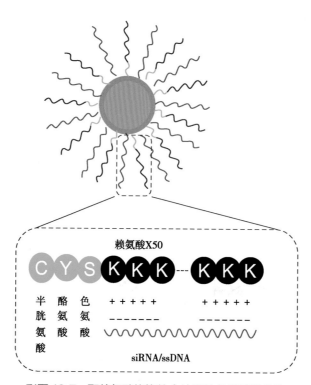

彩图 18-7 聚赖氨酸修饰的金纳米粒负载核酸药物

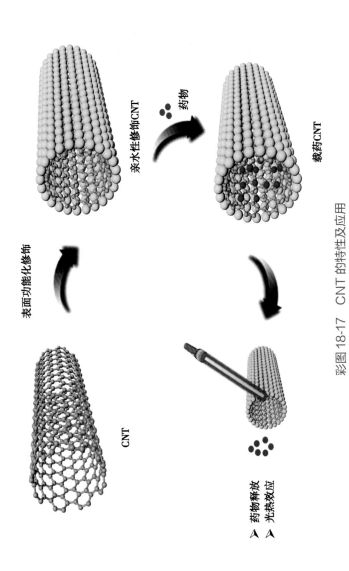

CNT

表面功能化修饰

亲水性修饰CNT

药物

载药CNT

药物释放
光热效应

彩图18-17　CNT 的特性及应用

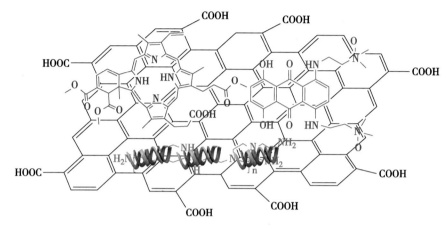

彩图 18-18　基于 GO 的共递药系统的构建示意图

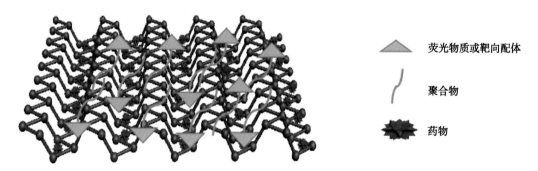

彩图 18-19　载药黑磷纳米片的修饰及功能化

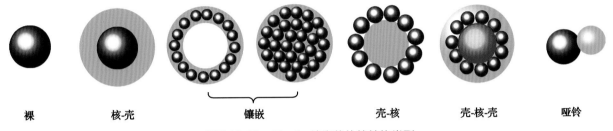

| 裸 | 核-壳 | 镶嵌 | 壳-核 | 壳-核-壳 | 哑铃 |

彩图 18-20　Fe_3O_4 纳米载体的结构类型

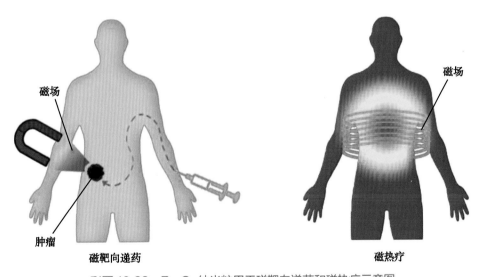

磁场

肿瘤

磁靶向递药

磁场

磁热疗

彩图 18-23　Fe_3O_4 纳米粒用于磁靶向递药和磁热疗示意图

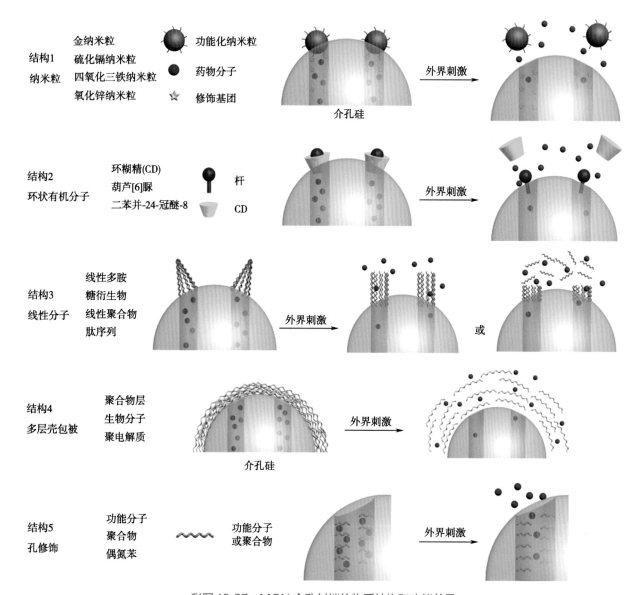

彩图 18-27　MSN 介孔封端的物质结构和功能差异

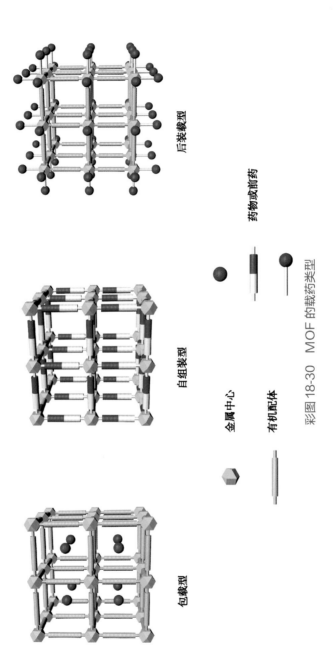

后装载型

自组装型

包载型

药物或前药

金属中心

有机配体

彩图 18-30　MOF 的载药类型

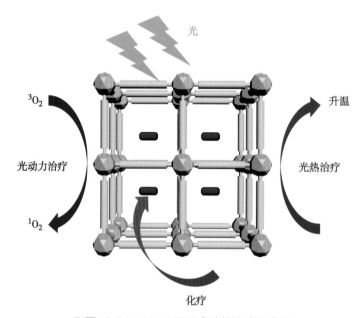

彩图 18-31　MOF 用于多功能治疗示意图